一体多病错杂病证医案指南

张树生　著

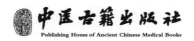
中医古籍出版社
Publishing House of Ancient Chinese Medical Books

图书在版编目（CIP）数据

一体多病错杂病证医案指南／张树生著 . —北京：
中医古籍出版社，2024.3
ISBN 978 - 7 - 5152 - 2505 - 0

Ⅰ.①一… Ⅱ.①张… Ⅲ.①医案—汇编—中国—现代
Ⅳ.①R249.7

中国版本图书馆 CIP 数据核字（2022）第 112902 号

一体多病错杂病证医案指南

著 张树生

策划编辑 郑 蓉
责任编辑 于 佳
封面设计 宝蕾元
出版发行 中医古籍出版社
社　　址 北京市东城区东直门内南小街 16 号（100700）
电　　话 010 - 64089446（总编室）010 - 64002949（发行部）
网　　址 www. zhongyiguji. com. cn
印　　刷 北京广达印刷有限公司
开　　本 787mm×1092mm 1/16
印　　张 39.75
字　　数 777 千字
版　　次 2024 年 3 月第 1 版 2024 年 3 月第 1 次印刷
书　　号 ISBN 978-7-5152-2505-0
定　　价 168.00 元

" 自 序 "

　　为病之道杂矣！有外感、内伤。外感又有伤寒、温病、疫疠等，伤寒又有六经之病，温病又有卫、气、营、血、三焦之分，疫疠多见高热、闭、脱病证等。内伤有病在脏、腑、经络、皮、肉、筋、脉、骨、五官，病及气、血、精、津、液、神志等。人有一体一病者、两病者、三病者、五病者，其中有内伤、有外感、内伤合外感者。其辨证，又有阴阳错杂、表里错杂、寒热错杂、虚实错杂等，又有不同具体定位和定性。夫病之杂难尽，病之能（态）难全，病之变难穷，证之杂谜底。

　　治病之道微矣！一病有一病之理，多病有多病之由，错杂有错杂之深邃。一体多病，错杂病证，它是孤立的，还是相互联系、相互影响的？一病有一病之证、一病之机，是分先后一病一治好呢，还是多元思维，把整体的多种疾病全面彻查、辨证、审机，各司其属，应治尽治，整体治疗，杂合以治好呢？实在微妙，值得探索。通常在生理上，人不仅与自然相应，是一个生命共同体，人的自身也是一个生命共同体，以应天道。《黄帝内经》及后世医家是以阴阳学说、五行学说，即阴阳辨证观、五行生克制衡的多元观来阐发的，余则与时俱进，是以自稳调节论来揭示、阐发的，都在说明人的构体、脏腑组织的属性及其功能，虽都有独特的一面，但又相互联系、相互促进、相互制衡，以平为期，并与天道息息相关、生命与共。生理如此，病理也如此。治病之道微妙，辨证（机）论治是中医的普遍规律，辨病论治是中医的特殊规律，通常二者结合，纲举目张。我在五十余年从事一体多病、错杂病证的实践中，以中医的实践观、理论观、哲学观为指导，边实践，边总结，再实践，再总结，逐步深入地体会到：一体多病，应治尽治，辨证与辨病相结合，整体治疗，杂合以治，各守其乡，各得所宜，法相通而互补，药协从而互利，可收事半功倍之效。夫医用药配伍之道无底，药理作用难穷，机理微妙难明，此书可以窥见。书中颇多治疗奇难杂证的独到医技与经验，仍候明眼采摘。若目望远，见悟自会深幽，可见阴阳奥秘、五行辉映，以明微妙机理，以穷药理作用，见底玄机，自会兴叹中医博大精深。月亮跟着太阳跑，中医跟着西医跑，可西医不是太阳，丢掉了整体观与辨证观，丢掉了中医理论，还叫中医吗？

　　成书之事难矣！史中虽有金元四家，历代又多名家、流派著满五库，但在中医宝库的案书中，一体多病，错杂病证，应治尽治，整体治疗，杂合以治，各得所宜，而收全效者，实难觅寻，究其因难矣！此属更高层次的医疗平台，更能彰显中医特色。构建确属系统工程，需要多家的实践与努力。余著此书，是一种大胆尝试，在现实分科、分病越来越细的趋势中，确也是另辟蹊径。能成此类书的重担落在我们这代老中医的肩上，余自知天资不聪，但对此很执着，坚信有志者事竟成。我已有五十余年的历练，在理论与临床实践中早已做了大量的准备工作，如精读经典，研发精萃，在国家级中医期刊发表论文多篇，在象数学、信息学、脏象学、体质学、生命学、自稳调节论等方面都有发挥、发展、创新及立论。主编和专著计二十部，其中有深入研发中药特殊效用、用药精益求精的，如《百药效用奇观》《中药临床鉴用指迷》；有重研发、宏扬中药经典、把握中药特色的，如《神农本草经译注；难经译注》《神农本草经贯通》及中医硕士研究生教材《神农本草经理论与实践》；有研发中医诊法的，如《中华医学望诊大全》；有注重临床全科的，如《中医临床必读》《中医临床大全》，此为中医大型临床工具书；有研发中药外治的，如《中药贴敷疗法》《古今中药外治真传》；有研发食疗的，如《中华养生药膳大典》《百病食疗奇验大观》等。我对清代中医大家叶天士尤为景仰，对他的书热爱有加，近年来更精心研究，并编著《临证指南医案译注》，历时三年。凡上，我白天门诊，余时著述，无数个夜晚挑灯夜战映射出我的苦心和付出。我极为热爱临床，治病救人，履行医者之天职。并德医双修，很接地气，我从小在贫困的农村长大，那里生活之艰辛、疾病之苦深，刻印在我的脑海里，我自愿医沉边远基层，医惠患者二十余载。在那里，脱俗超尘，沉得住气，静得下心，稳得住神，埋头苦干，让辛勤成为一种习惯，让苦干成为一种乐趣，当好一名全科医生。我在治疗一体多病、错杂病证的平台上，大有用武之地，勤于坐诊，精心探索，在实践中总结，在总结中实践，日积月累，集腋成裘，记载典型医案数千，并蕴蓄于胸。此书虽不能全录，但能举隅，用以展示治疗一体多病、错杂病证的规律与经验，亦不失奇难杂证的独到技能与经验。余自知年事已高，夕阳已晚，此事不能怠慢，更需奋蹄！不求夕阳红似火，但要余热有作为，必须坚持，坚持源于热爱与责任，并以仁德之心，无私与奉献促成。此书能使后学观摩、取法救人，若能接力全科，余则无遗憾矣！也使后学对老中医的期待没有落空，亦无惋惜。此书乃一家之所见与经验，毕竟有限，若能抛砖引玉，不亦乐乎！

张树生

北京·中国中医科学院

2021 年岁次辛丑春 时年 80 岁

‖ 凡 例 ‖

1. 案中有中、西病名，所用西医病名，均为西医经过理化、影像等现代技术手段检查一次或反复多次诊断的，案中不再做诊断过程的描述。

2. 案中使用了一些西医病名，系从客观实际出发。因中医病名很包容，内涵广，有解多元，而在个案中需要明确、具体，也需与时俱进。西医个别疾病如高血压等诊断标准及疾病名称现在有所改变，但医案仍尊原史，书中所载糖尿病均为Ⅱ型。

3. 案中有类案多例，一方面是用数量反映质量，意在疗效不是自愈，也不是偶然，而是治疗之必然；另一方面通过一定的数量可以寻求辨治规律、独家的经验与治疗用药特色。

4. 书中医案，皆门诊日记中之简案，不是详案，更不是科研案、中西医结合案，因此仅以主症、辨治、处方为体例，突出中医特色，彰显中医整体观、辨证观，并欲体现叶案风格。

5. 用药有先煎者，如石类、介类、川乌、草乌等；有后下者，如芳香药广藿香、佩兰等，大黄（欲取其攻下），钩藤等；有毒用炮制，如何首乌、半夏、川乌、草乌等。此其常也，故案中处方多不标注，请以常态阅观使用。

6. 各篇中的医案排序多以就诊日记载时为序，病名为辅，亦有不按病排列者。

目 录

高血压及其合并病证案

1. 高血压合并心脑神系列病证案

高血压，合并脑梗后遗症

齐某，男，73岁，朝阳市建平县人。

初诊：2001年4月8日。患高血压、脑梗后遗症2年余。失语，心能意会，反应迟钝，头晕，半身不遂，行走艰难，不能自理，腰以下觉冷畏寒。饮食可，小便频，大便不干、迟缓，2~3日1行。舌暗红、苔少，脉弦细。

辨治：年过八八，肝肾阳亏，精少于下，风热菀结于上，血气不利，脑络不畅，生机闭阻。治以养肝息风，填精壮阳，开窍活络。

处方：天麻15 g，乌梢蛇15 g，钩藤30 g，山茱萸15 g，石斛15 g，生地黄15 g，麦冬10 g，五味子10 g，肉苁蓉15 g，巴戟天15 g，桑寄生20 g，怀牛膝30 g，桑枝20 g，制何首乌15 g，石菖蒲10 g，远志10 g，肉桂10 g，炮附子10 g，白蒺藜15 g，蝉蜕10 g，薄荷^{后下}6 g。6剂，水煎服。

二诊：2001年4月16日。患者服4剂后，语言能出，较为清楚，患者及家属大喜。现头晕大减，血压基本正常，患侧畏寒消失，笨重有所减轻，上下肢活动力加。舌苔有增薄白，脉弦势有缓。思此方地黄饮子化裁，补泻兼寒热并投，药虽杂，但必各得所宜，原方继服6剂。

三诊：2001年4月24日。患者语言比较流畅，语音比较清楚，患侧上下肢活动比较有力，有所进步。知此并非短日所能康复，嘱其强化锻炼，改用散剂，徐徐图之，上方加三七花10 g、水蛭10 g。5剂，共为散，每次30 g，每日2次，水冲服。

高血压，合并颈椎病、脑供血不足、失眠、腰腿痛

龚某，女，56岁，赤峰市宁城县人。

初诊：2001年4月18日。患者高血压4年。头晕，头痛，目昏，颈部疼痛、转动

加重。失眠心烦，腰腿痛，劳累加重。饮食可，二便调。舌暗红、苔薄白，脉弦数。

辨治：肝风夹热菀壅头目，血气不利；颈部经络瘀滞，肌筋不利；心虚热扰，神失宁静；年过七七，肾督亏虚，筋骨不健，复加腰腿经络气血阻滞，以致腰腿诸症。拟用平肝息风，清利头目；通经活络，解肌舒筋；补肾健骨，祛风活血止痛。

处方：天麻15 g，地龙15 g，钩藤^{后下}40 g，川芎15 g，赤芍15 g，白芍15 g，夏枯草30 g，菊花30 g，葛根30 g，防己20 g，威灵仙20 g，炒酸枣仁30 g，生龙骨30 g，生牡蛎30 g，桑寄生20 g，怀牛膝30 g，乌梢蛇10 g，鸡血藤20 g。4剂，水煎服。

二诊：2001年4月24日。患者近两日血压降至正常，头晕、头痛消失，颈部疼痛缓解，已能安然入眠，腰腿疼痛减轻。此治高血压使用中药能速降稳定者，显然与颈椎病致脑供血不足有关，病证能速除者，又与治疗颈椎病、腰腿痛"法相通，药相协"不无关系。继予原方4剂，隔日1剂，水煎服。

高血压，合并冠心病、失眠

赵某，男，53岁，赤峰市宁城县人。

初诊：2003年4月1日。血压160/100 mmHg，胸闷憋气。常发心绞痛，含丹参滴丸可缓解，头晕、头胀，心烦失眠，易热多汗，饮食可，大便正常，小便黄。舌质暗红、苔白，脉弦数。

辨治：风阳菀结头目，血气不利；心虚阳扰，血气郁瘀，神脉失主，失眠、心烦、心痛由生。拟用息风潜阳，清利头目；养心秘阳，理气化瘀，安神通脉。

处方：天麻15 g，地龙15 g，钩藤^{后下}40 g，川芎15 g，赤芍15 g，白芍15 g，夏枯草30 g，菊花30 g，酸枣仁30 g，生龙骨30 g，生牡蛎30 g，代赭石30 g，磁石30 g，豨莶草30 g，怀牛膝20 g，丹参30 g，三七片10 g，合欢皮20 g，瓜蒌15 g，郁金15 g，五味子10 g，浮小麦30 g。4剂，水煎服。

二诊：2003年4月6日。患者连日来血压明显下降，多为140/90 mmHg，头晕、头胀消失，胸闷憋气缓解，心绞痛未发，已能安睡，其脉弦数势缓。此治各得所宜，再予原方4剂，隔日1剂。

三诊：2003年4月16日。患者诸症基本平息，恐复发，心有余悸，故予原方3剂为散，每日3次，每次30 g，水煎服。

高血压，合并心肌缺血、腹胀、水肿、腰腿痛

徐某，女，54岁，包头市固阳县人。

初诊：2003年9月4日。血压150/100mmHg，头晕、头昏，心前区憋闷。腹胀大，

下肢肿，尿少，腰腿痛，大便不爽。舌质暗、苔白厚，脉弦细。

辨治：血瘀生风，风阳上扰头目，血气不利；中焦气虚，水湿不运不化，蕴停于内，下渗于腿；年过七七，肾督亏虚，筋骨不健，经络阻滞，腰腿疼痛。拟用活血息风，清利头目；益心健脾，通理郁瘀，利水消肿；补肾壮骨，祛风活络。

处方：天麻15 g，地龙15 g，钩藤^{后下}40 g，川芎15 g，赤芍15 g，白芍15 g，夏枯球20 g，生龙骨30 g，生牡蛎30 g，生黄芪20 g，防己20 g，茯苓15 g，陈皮20 g，大腹皮20 g，益母草30 g，泽兰叶20 g，毛冬青15 g，桑寄生30 g，怀牛膝30 g，鸡血藤30 g，全蝎粉^冲5 g，生薏苡仁20 g，伸筋草20 g。6剂，水煎服。

二诊：2003年9月12日。患者服此6剂，腹胀大减，下肢浮肿消退，血压基本正常，腰腿疼（坐骨神经痛）缓解。舌暗有减，舌苔薄白，脉如常人。此治各得所宜。当知症虽退，病待时日。再予患者上方5剂，隔日1剂，水煎服，期服长效远。

高血压，合并心肌缺血、心律不齐、慢性胃炎

孙某，女，54岁，赤峰市宁城县人。

初诊：2004年3月12日。头晕、头昏，目胀，心烦失眠，心前区憋闷，心悸动，咽有异物感。心下胀满，嗳气，纳差，大便不畅，小便黄。舌红有瘀色、苔白厚，脉弦代。

辨治：风火菀结头目，血气不利；心虚血瘀气滞，神脉失主；气、食、痰郁阻咽、胃，失于顺降传导，咽、胃病症由生。况木风、心火、中土、肺金，五行相生相克，体内生态亦损，治必整体治疗，且各求其属。拟用息风活络，清利头目；养心潜阳，化瘀理气；解郁化痰，消导降气。

处方：天麻15 g，地龙15 g，钩藤40 g，川芎15 g，赤芍15 g，白芍15 g，夏枯球20 g，菊花30 g，丹参30 g，三七片10 g，炒酸枣仁30 g，玉竹15 g，炙甘草10 g，生地黄15 g，生龙骨30 g，生牡蛎30 g，合欢皮20 g，瓜蒌15 g，葶苈子10 g，厚朴花10 g，八月札10 g，焦槟榔15 g，生山楂10 g。4剂，水煎服。

二诊：2004年3月18日。血压基本正常，头目清利，心前区憋闷缓解，心动悸感不明显。胃脘胀满减轻，咽异物感亦减，脉弦偶代。此治各得所宜，五行新常态有望，继服前方4剂，水煎服。

三诊：2006年4月8日。患者自述两年来身体比较好，过去治疗很理想，近日血压升高，服用西药亦不时高达160/105 mmHg，心前区亦觉憋闷，偶有绞痛，含速效救心丸缓解，心悸眠差，又来求治。查舌有瘀色、苔白，脉弦有代。治重肝、心，拟用息风活络，清利头目；养心镇静，化瘀行滞。

处方：天麻 15 g，地龙 15 g，钩藤 40 g，川芎 15 g，赤芍 15 g，白芍 15 g，夏枯球 20 g，菊花 30 g，炒酸枣仁 30 g，生龙骨 30 g，生牡蛎 30 g，玳瑁 8 g，炙甘草 10 g，生地黄 15 g，玉竹 15 g，丹参 30 g，三七片 10 g，葶苈子 10 g，瓜蒌 15 g，郁金 10 g。8 剂，水煎服。

四诊：2006 年 4 月 24 日。诸症平复，患者担心复发，询问有无良策。予下方试用。肝常有余，必舒之折之；心常不足，心补之而主血脉；肺朝百脉以益之；健补中州以灌四旁。

处方：天麻 15 g，地龙 15 g，钩藤 40 g，川芎 15 g，赤芍 15 g，白芍 15 g，菊花 30 g，女贞子 10 g，玳瑁 10 g，代赭石 10 g，炒酸枣仁 30 g，炙甘草 10 g，玉竹 15 g，丹参 30 g，三七 10 g，生晒参 15 g，麦冬 10 g，五味子 6 g，水蛭 5 g，生黄芪 30 g，防己 15 g，茯苓 15 g，生山楂 10 g。共为极细面，每次 15 g，每日 3 次，沸水冲，温服。

高血压，合并心律不齐

林某，女，34 岁，赤峰市宁城县人。

初诊：2004 年 3 月 26 日。血压 150/100 mmHg，心律不齐，久不能愈。头晕，头胀痛，心烦易急，失眠，动悸频频，胸闷憋气，偶有心痛。饮食尚可，食后心悸憋气加重，小便黄，大便正常。舌红、苔薄白，脉数代。

辨治：厥阴风热菀结头目，血气不利；心虚夹有瘀热，神脉失主。拟用息风活络，清利头目；养心镇静，清热化瘀。

处方：天麻 15 g，地龙 15 g，钩藤 40 g，川芎 15 g，赤芍 15 g，白芍 15 g，夏枯草 30 g，菊花 30 g，炒酸枣仁 30 g，生龙骨 30 g，生牡蛎 30 g，代赭石 30 g，白薇 20 g，丹参 30 g，三七片 15 g，玉竹 20 g，苦参 10 g，五味子 10 g，浮小麦 30 g，合欢皮 20 g。4 剂，水煎服。

二诊：2004 年 4 月 1 日。血压 140/90 mmHg，头晕头痛消失，烦除卧安，能睡 6 小时以上，偶有心动悸，胸闷憋气大减，已无心痛。舌红有减，脉数已缓，代脉几无。呈见所治肝、心各得所宜，即将康复，功能所自主，上方继服 4 剂，水煎服。

后查心电图正常，连日血压正常。

高血压，合并心肌缺血

高某，女，45 岁，赤峰市宁城县人。

初诊：2004 年 4 月 3 日。收缩压常为 150～170 mmHg，舒张压常为 90～105 mmHg，

心肌缺血。头晕目昏，两侧太阳穴胀痛，烦躁易怒，胸闷憋气，偶有心绞痛，含丹参滴丸缓解。食减，大便不畅，小便黄。舌红、苔白，脉弦数。

辨治：厥阴风阳上菀结头目，血气不利；心虚夹有瘀滞，以致憋气甚至心痛。拟用息风潜阳，清利头目；养心益阴，活络通心。

处方：天麻15 g，地龙15 g，钩藤40 g，川芎15 g，赤芍15 g，白芍15 g，菊花30 g，夏枯草30 g，白蒺藜15 g，生龙骨30 g，生牡蛎30 g，珍珠母30 g，磁石30 g，石决明20 g，丹参30 g，三七15 g，合欢皮20 g，川牛膝20 g，茵陈10 g，制首乌15 g，生山楂15 g。4剂，水煎服。

二诊：2004年4月9日。血压130/85 mmHg，头晕、太阳头痛缓解，胸闷憋气亦轻，弦数脉势亦缓。当知症欲去，病未除，其治尚需时日。继予上药4剂，隔日1剂，水煎服。

三诊：2004年4月20日。患者诸症悉平，血压平稳。虽此，当知心无小病，血压尚需巩固。前方加玳瑁10 g，2剂，共为散，每次30 g，每日2次，水煎服，望其服长效远。再嘱节情志，适饮食，节肥甘酒辛，适宜锻炼。

高血压，合并脑梗死

付某，男，66岁，赤峰市宁城县人。

初诊：2004年4月10日。血压常为160/100 mmHg，4个月前出现脑梗死。头眩晕，两侧太阳穴胀痛，易急躁，右半身笨重，行走不利，腰酸。饮食可，二便尚利。面有瘀色，舌暗红、苔白，脉弦数。

辨治：厥阴风热菀结头目，血气瘀郁不利；半身经络不畅，复加年过八八，本肾虚，阳跃助风犯脑；血脉已衰，血流已涩，甚至亦塞，诸病症生焉。拟用平肝息风，清利头目；益肾潜阳，活血通络。

处方：天麻15 g，地龙15 g，钩藤40 g，川芎15 g，赤芍15 g，白芍15 g，夏枯球30 g，菊花30 g，生龙骨30 g，生牡蛎30 g，珍珠母30 g，杜仲15 g，制何首乌15 g，桑寄生30 g，怀牛膝30 g，乌梢蛇15 g，豨莶草30 g，水蛭4 g，鸡血藤30 g，威灵仙15 g，桑枝30 g，丝瓜络10 g，远志10 g，伸筋草20 g。4剂，水煎服。

二诊：2004年4月16日。血压135/85 mmHg，头眩晕、头痛缓解，右侧肢体活动有明显进步，较稳且力增，腰酸不显。得知收效明显，治切证机，再予原方4剂。

三诊：2004年4月21日。连日来血压正常，患侧活动有进步，手足活动都较灵活，行稳力增，面、舌瘀色有减，而脉弦数之势有缓。但知此病康复尚待时日。予原方6剂，3剂水煎服，日1剂；3剂为散，每次30 g，每日2次，水煎服，寄其药长效远。再嘱加强康复锻炼，合力为之。

高血压，合并心肌缺血、慢性气管炎

麻某，女，40岁，赤峰市宁城县人。

初诊：2004年4月26日。血压常为170/100 mmHg，头晕，头昏，时有头胀痛。心烦失眠，心悸憋气，偶有绞痛。咳嗽有痰，气短动喘。饮食可，二便尚正常。舌红，舌底有瘀色、苔白，脉弦数。

辨治：厥阴风火菀结头目，血气不利；心阴虚阳扰，气虚夹瘀，神脉失主；痰热犯肺，气道阻滞，诸症生焉。拟用息风泻火，清利头目；养心镇静，活血通脉；清肺化痰，利气止咳。

处方：天麻15 g，地龙15 g，钩藤^后下45 g，川芎15 g，赤芍15 g，白芍15 g，夏枯球30 g，菊花30 g，炒酸枣仁15 g，生龙骨30 g，生牡蛎30 g，代赭石15 g，磁石30 g，太子参30 g，麦冬15 g，五味子10 g，琥珀10 g，丹参30 g，三七15 g，知母15 g，浙贝母15 g，葶苈子10 g，玉竹15 g，蜜枇杷叶10 g，炙紫菀10 g。6剂，水煎服。

二诊：2014年5月4日。连日血压135/85 mmHg，头晕、头昏消失，头痛顿解，心烦消失，眠能安卧，心悸憋气几近正常，心绞痛未作。咳嗽大减，气短近平。其脉弦数势缓。由上可知，辨治各得所宜，且治肝平肝，肝疏泄以助心主血脉，助肺司呼吸；去肝热，则木不侮金，心火减刑。整体治疗，法相通，药协从。继服前方6剂，3剂水煎服，日1剂；3剂为散，每次30 g，每日2次，水煎服。

高血压，合并脑出血后遗症、失眠

王某，男，67岁，赤峰市宁城县人。

初诊：2005年4月20日。半年前脑出血，后遗流涎，语言不利，半身笨重，上下肢拘紧，活动不力，扶能行走，手不能持碗、匙，心烦易急，失眠。饮食减少，大便迟，3日1行，小便黄。舌暗、苔白，脉弦。

辨治：年过八八，肝肾阴精亏虚于下，风热阳亢菀结于上，头目气血不利，偏身经络阻滞。心虚阳扰，神失宁谧，痰涎阻滞心窍，有碍生机，诸症生焉。拟用清肝潜阳，息风活络；补肾益精，强筋壮骨；补心宁神，开窍化痰。

处方：天麻15 g，地龙15 g，川芎15 g，赤芍15 g，白芍15 g，菊花30 g，白蒺藜20 g，炒酸枣仁30 g，生龙骨30 g，生牡蛎30 g，珍珠母30 g，桑枝30 g，怀牛膝30 g，乌梢蛇15 g，肉苁蓉15 g，枸杞子15 g，制首乌15 g，石菖蒲10 g，远志10 g，水蛭4 g，竹沥水15 mL。6剂，水煎服。

二诊：2005年4月28日。患者服药4剂后，流涎即止，语言清利，夜能安睡，现半身亦有松动，上下肢活动之势有缓。当知风阳欲静，火热将除，心虚得补，肾精得充，心窍得开，经络得通，此治各得所宜，且法相通而互补，药协从而互利，非治一病一法所能比，继服前方6剂，水煎服。

三诊：2005年5月6日。患者半身自觉轻便，翻身比较灵活，上下肢活动亦轻利，已能稳步行走，无须扶助，生活能够自理。此药无奇，收效甚速，值得玩味。予上方2剂为散，每次30g，日2次，水煎服。

高血压，合并冠心病

杨某，男，77岁，赤峰市宁城县人。

初诊：2005年3月8日。血压常为180/110 mmHg，多年换服多种降压药片不理想，伴冠心病。头晕，头昏，目胀，胸闷憋气，时有心绞痛，口含速效救心丸得缓，烦躁易怒，头重脚轻，步态不稳，腰酸腿软。食可，大便不干，2～3日1行，小便尚利，面有瘀色。舌暗、苔白，脉弦数。

辨治：年近八旬，肝肾根本亏于下，风火肝阳菀结于上，血气不利。年老之人，经脉已衰，血虚流涩，心瘀滞则主血脉失司。拟用息风潜阳、清利头目以治标，填补肝肾以治根，养益心以治本，化瘀通络以治标。

处方：天麻15g，地龙15g，钩藤45g，川芎15g，赤芍15g，白芍15g，夏枯球30g，菊花30g，生龙骨30g，生牡蛎30g，珍珠母30g，紫贝齿30g，代赭石15g，玉竹15g，制何首乌15g，枸杞子15g，怀牛膝15g，当归15g，丹参30g，三七15g，合欢皮15g，葶苈子10g。6剂，水煎服。

二诊：2005年3月15日。患者自觉头目清利，头晕得解，心绞痛未作，胸闷憋气缓解，行走较稳，心无惧跌感，大便通畅。血压140/96 mmHg。可知五行之中，肾水已能涵木、潜阳，水火将能既济；肝平主疏泄以助通心脉经络；治君主亦能安天下，新生态恢复有望。原方6剂继服。

三诊：2005年3月22日。连日来自测血压平稳在140/80 mmHg，各种症状解除，唯恐东山再起，要求再予治疗，考虑其平素喜酒，投其所喜，再予多年经验良方。

处方：天麻50g，玳瑁50g，龟甲50g，菊花40g，枸杞子40g，山茱萸50g，乌梢蛇50g，地龙50g，怀牛膝30g，制何首乌50g，丹参50g，三七花30g。白酒2kg，浸泡5～7日始服，早、晚各5钱，服完后白酒1kg续泡，次日照服，酒助药力，药借酒威，以此善后继续调治。后追访效佳。

高血压，合并冠心病、心绞痛、失眠、浮肿

杜某，男，59岁，赤峰市宁城县人。

初诊：2006年3月26日。血压160/100 mmHg，头晕头昏，目胀，失眠，心悸，胸闷气短，动则尤甚，常发心绞痛，含丹参滴丸缓解。腹胀，饮食减少，尿少，双下肢浮肿，大便不畅。舌质暗、苔白厚，脉弦有代。

辨治：厥阴风热阳乘于上，菀结头目，血气不利；心气阴亏虚，血气瘀郁，痰滞湿溢，而主神脉功能失司；脾虚运化水湿不及，复加血脉不畅，泛溢浮肿。且木病，木不生火，不能助心、扶心；脾病不能统血、疏木，失于灌泽四旁；心痛不能惠泽十二官安天下，体内五行生态受损、失常。治需同调以复正常生态。拟用清肝潜阳，息风通络；益气养阴补心，活血理气，利水安神。

处方：天麻15 g，地龙15 g，钩藤50 g，川芎15 g，赤芍15 g，白芍15 g，菊花30 g，白蒺藜15 g，炒酸枣仁30 g，生龙骨30 g，生牡蛎30 g，珍珠母30 g，代赭石20 g，瓜蒌15 g，薤白12 g，半夏10 g，枳实15 g，丹参30 g，三七15 g，葶苈子10 g，玉竹15 g，生黄芪30 g，防己20 g，苦参10 g，益母草20 g，毛冬青10 g，五加皮15 g，茯苓皮20 g。4剂，水煎服。

二诊：2006年4月1日。血压140/92 mmHg，头晕、头昏缓解，睡眠不安、胸闷气短好转，心绞痛未作。腹胀消失，二便通畅，浮肿消退。舌暗有减、苔转薄白，脉弦缓无结。所治肝、心、脾各得所宜，五行新生态有望得复，原方继予4剂。

三诊：2006年4月6日。连日来血压正常，睡眠安好，胸闷气短消失。饮食增，水肿消退，二便通利。舌暗亦轻、苔薄白，脉弦势转缓，并无结代。虑其病较久，年近六旬，血脉亦进衰退期，病易复发，再予3剂为散，每日2次，每次30 g，水煎服。以期药长效远。

高血压，合并失眠、心肌缺血、腰椎间盘膨出

刘某，女，58岁，赤峰市宁城县人。

初诊：2007年4月11日。血压150/100 mmHg，头晕、头昏，目涩多眵，心烦失眠，心悸，胸闷憋气，偶发心绞痛。腰痛，腿痛沿坐骨神经线明显，活动加剧。舌有瘀色、苔薄白，脉弦数。

辨治：年过七七，肝肾精血亏于下，风阳热菀于上，头目气血不利；心虚阳浮，血瘀络阻，神、脉失主；肝肾亏虚，筋骨不健，复有腰腿筋骨阻痹。拟用清肝潜阳，息风活络；养心安神，活血通络；补肝肾壮筋骨，搜风活络通痹。

处方：天麻 15 g，地龙 15 g，川芎 15 g，赤芍 15 g，白芍 15 g，菊花 30 g，白蒺藜 15 g，钩藤 40 g，炒酸枣仁 30 g，生龙骨 30 g，生牡蛎 30 g，珍珠母 30 g，代赭石 30 g，玉竹 20 g，丹参 30 g，三七 15 g，杜仲 15 g，怀牛膝 30 g，乌梢蛇 15 g，全蝎 8 g，鸡血藤 20 g，枸杞子 15 g，沙苑子 15 g。4 剂，水煎服。

二诊：2007 年 4 月 16 日。血压 135/85 mmHg，头目清利，头晕得解，夜能安卧，心悸亦除，胸闷憋气好转，心绞痛未作。腰腿痛缓解，行走已不困难。可见所治肝、心、肾各得所宜，而木、火、水，五行之生克常态将复，再予原方 4 剂。

三诊：2007 年 4 月 21 日。连日来血压 135/80 mmHg，头目清利，睡眠安好，胸闷憋气消失，心绞痛无犯。腰腿痛基本消失，行走正常。予原方 2 剂为散，每次 30 g，每日 2 次，水煎服。

高血压，合并心肌缺血、失眠、颈椎病

张某，男，40 岁，赤峰市宁城县人。

初诊：2007 年 4 月 7 日。血压 170/100 mmHg，头晕、头痛，目胀痛，心烦失眠，胸闷憋气，偶发心绞痛，颈肩疼痛。食欲一般，大便微干，小便黄。舌红、苔少，脉弦数。

辨治：厥阴风火上扰，阳亢风热壅痹，肌筋不利。心阴亏虚，气血亦虚，夹有瘀滞，神脉失主，诸症生焉。拟用清肝潜阳，息风通络，清利头目；养心安神，化瘀通脉；解肌舒筋，祛风通痹。

处方：天麻 15 g，地龙 15 g，钩藤 45 g，川芎 15 g，赤芍 15 g，白芍 15 g，野菊花 30 g，白蒺藜 15 g，夏枯草 25 g，炒酸枣仁 30 g，生龙骨 30 g，生牡蛎 30 g，珍珠母 30 g，代赭石 20 g，紫贝齿 20 g，沙苑子 15 g，天冬 15 g，玉竹 20 g，丹参 30 g，三七 15 g，葶苈子 10 g，旋覆花 10 g，茜草 15 g，川楝子 10 g，葛根 30 g，防己 15 g，延胡索 20 g，全蝎 8 g。6 剂，水煎服。

二诊：2007 年 4 月 15 日。患者连日来自测血压正常，头晕、头痛消失，颈肩疼痛缓解，已能安睡，胸闷憋气轻微，心绞痛未作，二便通调，其脉弦数势缓。此虽杂合以治，各得所宜，但与"法相通，药协从"不无关系，此效非专一可比。继用原方 6 剂，前 4 剂水煎服，日 1 剂；后 2 剂为散，每次 30 g，每日 2 次，水煎服，期疗效牢固，药效长远。

高血压，合并颈椎病、眩晕

田某，女，57 岁，包头市人。

初诊：2007 年 7 月 13 日。血压常为 150/90 mmHg，常头晕，头痛，目干涩，间断

性发作眩晕，目不敢睁，恶心呕吐，作后转头晕不旋转，失眠，颈肩疼痛，活动受限。饮食减少，二便不畅。舌暗红、苔白厚，脉弦数。

辨治：风热菀结头目，血气不利，间有风痰壅逆清窍，眩晕作矣。颈、肩经络阻痹，肌筋拘急，又有湿热阻滞中焦，升降乖乱，诸症作矣。拟用息风平肝，清利头目；祛风活络，解肌舒筋；清化痰热，降逆止呕；养心祛邪，镇静宁神。

处方：天麻15 g，地龙15 g，钩藤35 g，川芎15 g，赤芍15 g，白芍15 g，菊花30 g，白蒺藜15 g，炒酸枣仁30 g，生龙骨30 g，生牡蛎30 g，葛根30 g，防己15 g，延胡索20 g，乌梢蛇15 g，全蝎8 g，怀牛膝20 g，代赭石15 g，竹茹10 g，半夏10 g，泽泻10 g，白术15 g，琥珀5 g，益母草30 g，沙苑子15 g。6剂，水煎服。

二诊：2007年3月20日。血压135/80 mmHg，头晕、头痛缓解，眩晕未作，恶心呕吐已止，睡眠较安，颈肩疼痛基本消除，活动比较灵活。饮食有增，二便通调。苔转薄白，其脉弦数势缓。疗效显然，再予原方6剂，前3剂，每日1剂；后3剂，隔日1剂，水煎服。

高血压，合并失眠、冠心病心肌缺血

曲某，女，41岁，包头市人。

初诊：2007年7月13日。血压140/100 mmHg，头晕，目干涩，失眠心悸，胸闷气短，动则尤重，偶发心绞痛，心痛彻背，动剧亦作重。脘胀，纳少，乏力，大便迟。舌淡红、苔白厚，脉弦细。

辨治：厥阴风热上扰头目，气血菀结不利；心虚痰血壅瘀心脉，神脉失主。脾虚失于统血运化，诸症由生。拟用平肝息风，清利头目；养心安神，化瘀理气；宽胸消痰，健脾运化。

处方：天麻15 g，地龙15 g，钩藤30 g，川芎15 g，赤芍15 g，白芍15 g，菊花30 g，白蒺藜15 g，炒酸枣仁30 g，生龙骨30 g，生牡蛎30 g，瓜蒌10 g，薤白10 g，半夏10 g，丹参30 g，三七10 g，降香10 g，石菖蒲10 g，党参15 g，苍术15 g，白术15 g，薏苡仁20 g。5剂，水煎服。

二诊：2007年7月20日。血压130/80 mmHg，头目清利，睡眠安卧，胸闷憋气已微，心绞痛未作。脘胀消失，饮食有增，二便通调。苔转薄白，其脉弦数之势亦缓。此治虽各司其属，各守其乡，但法相通，药合力，非一方一法可比。此方虽治肝木、心火、中土为主，但五行相生相克生态康复有望，原方继服5剂，水煎服。

高血压，合并冠心病、心痛

郝某，女，39岁，包头市人。

初诊：2007 年 8 月 3 日。血压 145/100 mmHg，头晕，头痛，目干涩。胸闷憋气，心慌心悸，动则尤甚，偶发心绞痛，睡眠多梦。食欲一般，二便尚可。舌红有瘀色、苔白，脉弦数有代。

辨治：风热上菀清空，头目气血不利；心气虚阴亏，夹有气血郁瘀，失主血脉。拟用平肝息风，清利头目；益气养阴补心，理气活血清热。

处方：天麻 15 g，地龙 15 g，钩藤 40 g，川芎 15 g，赤芍 15 g，白芍 15 g，菊花 30 g，瓜蒌 10 g，薤白 10 g，丹参 30 g，三七 10 g，太子参 15 g，麦冬 15 g，五味子 10 g，玉竹 10 g，苦参 10 g，旋覆花 10 g，茜草 15 g，降香 10 g。5 剂，水煎服。

二诊：2007 年 8 月 10 日。患者服药 3 剂后血压正常，头晕、头痛得解，现胸闷憋气、心慌、心悸基本消失，心绞痛未作，睡眠梦少，其脉弦数之势有缓，间歇基本无。呈见肝、心同治法互补，药相成。原方继投 5 剂，隔日 1 剂，水煎服，再嘱调情志，节饮食，练身体，顺四时。

高血压，合并心肌缺血、附睾炎

段某，男，40 岁，包头市人。

初诊：2007 年 8 月 6 日。患者收缩压为 140～160 mmHg，舒张压为 96～110 mmHg，头昏，头晕，两侧太阳穴胀痛，胸闷憋气，偶发心绞痛，含丹参滴丸缓解。右侧附睾肿痛，小便黄少不利，大便尚调。舌红、苔黄厚，脉弦数有力。

辨治：患者喜酒体胖，多为湿热之质，风热菀结头目，血气不利；心络气血郁瘀，血脉失于心主；湿热蕴阻下焦，气化不利，厥阴不畅，壅滞阴囊、附睾，诸症生焉。拟用息风活络，清利头目；扶正强心，化瘀通脉；清热利湿，泻肝行络。

处方：天麻 15 g，地龙 15 g，钩藤后下 40 g，川芎 15 g，赤芍 15 g，白芍 15 g，野菊花 30 g，夏枯球 30 g，生龙骨 30 g，生牡蛎 30 g，玳瑁 10 g，丹参 30 g，三七 10 g，葶苈子 10 g，玉竹 15 g，怀牛膝 20 g，益母草 15 g，车前子 15 g，冬葵子 20 g，龙胆 15 g，虎杖 20 g，白花蛇舌草 20 g，延胡索 15 g，橘核 10 g。5 剂，水煎服。

二诊：2007 年 8 月 12 日。患者服上药 3 剂后血压正常，现头目清利，头昏头晕消失，头痛亦解，胸闷憋气轻微，心绞痛未作。小便清利，右侧附睾肿痛几近消除。舌苔白薄，其脉弦数势减。前方再予 5 剂，水煎服。

高血压，合并冠心病心肌缺血、慢性胃炎

王某，女，60 岁，包头市人。

初诊：2007 年 8 月 10 日。患者头昏头晕，时轻时重，胸闷憋气，常作心绞痛，含速效救心丸缓解。胃脘痞满，嗳气频频，饮食减少，大便不爽。舌暗红、苔白厚，脉弦数。

辨治：风热上菀头目，血气不利；心虚血瘀，体胖夹有痰湿阻滞心络；脾虚胃实，升降失司，胃失下行之顺，传导失常，诸症生焉。拟用息风活络，清利头目；养心活络，通阳化痰；补脾泻胃，辛开通降。杂合以治，各司其属。

处方：天麻15 g，地龙15 g，钩藤40 g，川芎15 g，赤芍30 g，白芍30 g，菊花30 g，白蒺藜15 g，生龙骨30 g，生牡蛎30 g，代赭石15 g，丹参30 g，三七10 g，玉竹15 g，太子参15 g，瓜蒌10 g，薤白10 g，半夏10 g，枳实10 g，苍术15 g，白术15 g，焦三仙各10 g，干姜10 g，乌药10 g。6剂，水煎服。

二诊：2007年8月18日。患者连日来血压正常，头昏头晕得解，胸闷憋气缓解，心绞痛未作。脘痞消除，二便通调。苔转薄白，其脉弦数势缓。可知肝木、心火、中土各得所宜，体内五行生态恢复有望，亦虑年高体胖，此类病症亦复发，治已防变理所必然，再予原方3剂为散，每次30 g，日2次，水煎服。

高血压，合并失眠、心肌缺血、颈椎病、慢性前列腺炎

薛某，男，53岁，包头市人。

初诊：2007年8月16日。血压150/100 mmHg，头晕、头痛、目干涩。失眠心悸，胸闷憋气，偶发心痛。颈、肩疼痛，活动受限。尿频、色黄、味大、不利，欲减早泄。舌红有瘀色、苔白，脉弦数有力。

辨治：风热菀结于头目，血气不利；心虚血瘀，阳热郁扰，心主神脉失司；湿热壅滞下焦，肾虚开合失司，不主二阴。此内病于脏，外及经络，肌肉脉筋骨，五行之中，体内木、火、水相生、相克失常。拟用息风活络，清利头目；养心化瘀，镇静安神；祛风通痹，解肌舒筋；填精益肾，清利湿热。

处方：天麻15 g，地龙15 g，钩藤40 g，川芎15 g，赤芍15 g，白芍15 g，菊花30 g，夏枯球20 g，炒酸枣仁30 g，生龙骨30 g，生牡蛎30 g，珍珠母30 g，葛根30 g，防己15 g，延胡索15 g，丹参30 g，三七10 g，合欢皮15 g，山茱萸15 g，怀牛膝30 g，龙胆15 g，王不留行10 g，木通10 g，车前子10 g，泽泻10 g。5剂，水煎服。

二诊：2007年8月22日。患者服上3剂后，血压正常，头目清利，头晕、头痛消失，睡眠安可。现心悸、胸闷气短缓解，颈、肩疼痛轻微，心绞痛未作，小便比较通利，其色较清，尿频得控。舌红有减，其脉弦数势缓。此虽杂合以治，但各得所宜，体内生态恢复有望，再予原方5剂。

三诊：2007年8月28日。患者多次自测血压正常，头目清利，无不适。睡眠安好，心悸憋气等症消失。颈、肩疼痛消失，活动自如。小便较为正常，唯性欲仍低，早泄有好转但未复前。改用下方养肝疏泄，益肾作强。

处方：山茱萸 15 g，菟丝子 10 g，五味子 10 g，韭菜子 10 g，覆盆子 10 g，雄蚕蛾 15 g，肉苁蓉 15 g，紫梢花 10 g，柴胡 10 g，当归 15 g，白芍 15 g，枳壳 10 g，蜜甘草 10 g，蜈蚣^{研,冲}2 条。6 剂，前 3 剂，每日 1 剂，水煎服；后 3 剂为散，每次 30 g，每日 2 次，水煎服。

高血压，合并心肌缺血、慢性前列腺炎

孙某，男，34 岁，包头市人。

初诊：2007 年 9 月 5 日。血压 150/100 mmHg，心肌缺血，慢性前列腺炎，久苦不解。头昏、头晕，易急，头易汗，胸闷心悸，时有心绞痛，含速效救心丸得解。腰酸痛，小便频急、不利不痛、色黄、味大、有泡沫，性欲大减，早泄。舌红、苔黄白相间，脉弦数，偶有早搏。

辨治：厥阴风热菀郁于头目，气血不利；心虚夹瘀，血脉失主；肾虚夹有湿热，不能作强，不主气化，不主二阴，诸症生焉。此肝、心、肾俱病，需整体治疗，寄木、火、水生态早日恢复，还原生机。拟用息风活络，清利头目；养心化瘀，畅通心脉；益肾潜阳，水火既济，清利湿热，净化下焦。

处方：天麻 15 g，地龙 15 g，钩藤 40 g，川芎 15 g，赤芍 15 g，白芍 15 g，夏枯球 30 g，菊花 20 g，生龙骨 20 g，生牡蛎 20 g，珍珠母 30 g，当归 15 g，丹参 30 g，三七 10 g，葶苈子 10 g，山茱萸 15 g，肉苁蓉 15 g，雄蚕蛾 10 g，紫梢花 15 g，怀牛膝 15 g，牵牛子 10 g，冬葵子 15 g，车前子 15 g，龙胆草 15 g，木通 10 g。5 剂，水煎服。

二诊：2007 年 9 月 12 日。患者服上药后血压正常，头目清利，现不仅头昏、头晕消失，而且胸闷心悸亦无，心绞痛未作。小便通利，房事亦能满意。苔转薄白，其脉弦数势缓。此效得益于法相通，药协从，合力而为。当知症虽解，病未根除，患者恐复发而来，医、患合意，再予上方 5 剂，隔日 1 剂，水煎服。再嘱：调饮食，节酒辛肥甘，舒情志，不妄作劳。

高血压，合并失眠、冠心病、糖尿病

潘某，女，69 岁，包头市人。

初诊：2007 年 9 月 16 日。患者收缩压常为 160～180 mmHg，舒张压常为 100～110 mmHg，空腹血糖常为 8～14 个单位，久用西药，苦不能解。头昏，头晕，两目干涩，面暗红，心烦少寐，手足心热，上半身多汗，胸闷憋气，偶发心绞痛，含速效救

心丸缓解。口干渴，喜饮食可，腰腿乏力，小便黄，大便干，2～3日1行。舌暗红、苔黄干，脉弦数有力。

辨治：气有余便是火，风为阳之变动，风火菀结头目，血气不利；年近七旬，肝肾阴血亏虚于下，肝阳上亢；水火不能既济，心火上炎，心神、血脉失主，肾主二阴失司，诸病症由生。且在五行之中，肝木、心火、肾水相生、相克生态破坏，需要整体治疗以复生态。拟用息风活络，清利头目；滋阴潜阳，清热通脉；养心秘阳，以主血脉。

处方：天麻15 g，地龙15 g，钩藤40 g，川芎15 g，赤芍30 g，白芍30 g，石决明29 g，磁石30 g，代赭石20 g，生地黄15 g，百合20 g，玉竹15 g，炒酸枣仁30 g，白薇15 g，丹参30 g，三七10 g，葛根30，天花粉20 g，黄连15 g，黄柏10 g，荔枝核15 g，怀牛膝15 g，乌梅10 g。5剂，水煎服。

二诊：2007年9月24日。患者服上药3剂后血压正常，现空腹血糖、餐后2小时血糖均正常，头昏、头晕得解，烦热、多汗渐除，睡眠安好，胸闷憋气轻微。心绞痛未作。口不多饮，二便通畅。舌苔白薄，其脉弦数势缓。在五行常态中，生也平衡，克也平衡；今治肝木、心火、肾水失衡，亦是为五行平衡，整体安衡，当明此理。再予原方5剂，水煎服。

三诊：2007年9月30日。患者连日来血压正常，血糖正常，头目清利，头晕、心绞痛无犯，热、汗消除，睡眠安卧。饮食正常，二便通调，走路较前轻快。舌红暗红已减、苔薄白，脉亦和缓。患者欲求长效，医者亦尽力而为。予上方4剂共为散，每次40 g，水煎去渣服，日2次。再嘱管好嘴，节饮食，忌肥甘，练好腿，舒情志，顺四时。

高血压，合并冠心病、频发早搏

杨某，男，58岁，包头市人。

初诊：2008年1月9日。血压150/100 mmHg，头晕，头昏，胸闷憋气，心悸怔忡，情志易急，善太息。饮食尚可，大便微干，小便黄。舌红暗、苔白厚，脉数代。

辨治：厥阴风热菀结头目，血气不利；心虚痰热气血郁瘀，失主血脉，且木、火生克有损、异常，诸症生焉。拟用平肝息风，清利头目；养心通瘀，清心化痰行滞。

处方：天麻15 g，地龙15 g，钩藤40 g，川芎15 g，赤芍15 g，白芍15 g，菊花30 g，白蒺藜15 g，生龙骨30 g，生牡蛎30 g，首乌藤15 g，瓜蒌10 g，薤白10 g，半夏10 g，枳实10 g，苦参10 g，葶苈子10 g，合欢皮15 g，太子参15 g，玉竹15 g，生地黄15 g，丹参30 g，三七12 g。6剂，水煎服。

二诊：2008年1月16日。患者服上药4剂，血压平稳在130/80 mmHg，头目清利，早搏消失，胸闷憋气不显，心悸无觉。舌红暗有减，脉数之势减，无代。思所以速效，不仅在于各司其属，各得所宜，还在于肝木、心火相生相克自稳调节功能基础尚可。康复体内五行生态有望，原方再予6剂，隔日1剂，水煎服。

高血压，合并慢性心力衰竭

穆某，女，45岁，包头市人。

初诊：2009年10月22日。血压170/130 mmHg，头昏，头晕，面、唇色暗，神疲身倦，喘息，不能仰卧，心悸，腹胀，面及下肢浮肿。纳少，尿少，大便不实。舌暗胖齿痕、苔白厚，脉弦虚数。

辨治：厥阴风阳菀结头目，血气不利。心肺脾虚，失主血脉、主气及运化，血瘀水蕴，诸症由生。拟用活络息风，清镇头目；养心健脾益肺，强心化瘀利水。

处方：天麻15 g，地龙15 g，钩藤50 g，川芎15 g，赤芍15 g，白芍15 g，夏枯草15 g，菊花15 g，生龙骨30 g，生牡蛎30 g，代赭石30 g，生晒参20 g，麦冬15 g，五味子10 g，毛冬青12 g，葶苈子15 g，生黄芪20 g，防己15 g，茯苓15 g，泽泻10 g，丹参30 g，三七10 g。6剂，水煎服。

二诊：2009年10月29日。患者服上药后，血压140/92 mmHg，头昏、头晕已解，呼吸较为平稳，身肿已去，饮食增加，睡能平卧，二便较为通顺。舌暗有减，其脉弦数之势得缓。可见体内木、火、土、金复常有望，继用原方6剂，前3剂每日1剂，后3剂，隔日1剂，水煎服。

三诊：2010年5月10日。患者自述，近半年血压一直正常，身亦无明显不适。近日月经量少、色暗，心烦失眠，头昏腰酸易急，手足心热，多汗，食欲一般，二便尚可，亦无带下病，时有腰酸。舌红有瘀色、苔少，脉弦细数。患者年近七七，冲任亏虚，天癸近竭，如无上述诸症，亦属自然。此应填冲任，强肝肾，清热养阴。

处方：知母15 g，黄柏15 g，生地黄15 g，女贞子10 g，墨旱莲15 g，当归15 g，生白芍15 g，玄参15 g，益母草30 g，白薇10 g，生龙骨30 g，生牡蛎30 g，紫河车^冲6 g。6剂，前4剂，水煎服，后2剂为散，每次30 g。每日2次，水煎服。再嘱：舒情志，节饮食，忌肥甘，勿劳累。

高血压，合并失眠、心肌缺血

梁某，女，38岁，包头市人。

初诊：2010年3月14日。血压170/110 mmHg，服多种西药，苦不能解。头晕、头痛，目胀，心烦易急，常失眠少寐，胸闷憋气，善太息，时发心绞痛，含速效救心丸缓解。饮食尚可，小便黄，大便不干，隔日1次。舌红、苔黄白相间，脉弦数有力。

辨治：风阳热上冲，菀结于头目，血气不利，心虚热扰，血瘀，神脉失主，且肝木、心火生、克生态失常，诸症生焉。拟用清肝潜阳，活络息风；养心安神，化瘀通脉。

处方：天麻15 g，地龙15 g，钩藤45 g，川芎15 g，赤芍15 g，白芍15 g，夏枯草15 g，菊花20 g，茺蔚子15 g，生龙骨30 g，生牡蛎30 g，代赭石15 g，珍珠母20 g，玳瑁8 g，太子参15 g，麦冬15 g，五味子10 g，丹参20 g，三七10 g，玉竹12 g，炒酸枣仁30 g，益母草15 g，怀牛膝15 g。6剂，水煎服。

二诊：2010年3月31日。患者服上药后血压连日保持在130/85 mmHg，头晕头痛缓解，胸闷憋气得舒，心绞痛未作，烦除，夜能安卧。舌红有减、苔转薄白，其脉弦数之势亦减。此效不仅各得所宜，有余者折之，不足者补之，高者抑之、降之，瘀者通之、化之。而且五行之中，借年轻之基，肝木、心火速复有望。继服前方6剂，前3剂每日1剂，后3剂隔日1剂，水煎服。

高血压，合并失眠、头痛

吴某，女，30岁，包头市人。

初诊：2012年4月1日。血压150/95 mmHg。头昏，头晕，头痛，目胀，心烦失眠，腰酸腿软，舌硬舌麻。食欲一般，二便尚可。舌红有瘀色、苔白，脉弦数。

辨治：厥阴风热痰瘀于头目，血气不利；心虚风热壅滞心络，舌窍不利；肾虚失于制阳，阳动风起。拟用肝木、心火、肾水整体治疗，以求体内五行生态早日复常。拟用息风活络化痰，清利头目；养心益肾，开窍宁神。

处方：天麻15 g，地龙15 g，钩藤40 g，川芎15 g，赤芍15 g，白芍15 g，菊花15 g，夏枯球15 g，胆南星10 g，龙胆草15 g，凌霄花10 g，乌梢蛇10 g，细辛3 g，远志10 g，炙甘草10 g，生地黄15 g，制首乌15 g，山茱萸15 g，枸杞子15 g，益母草15 g，怀牛膝15 g。12剂，水煎服。

二诊：2012年1月14日。患者服上药12剂，血压持续130/80 mmHg，头晕、头痛、舌硬舌麻消失，心烦已去，夜能安卧，腰酸腿软亦去。其舌红、瘀亦减，弦数脉势亦缓。可见肝木、心火、肾水五行生态恢复在即，予前4剂，隔日1剂，水煎服。

高血压，合并失眠、心肌缺血、颈椎病

肖某，女，64岁，包头市人。

初诊：2013年11月3日。血压160/100 mmHg。头昏，头晕，头痛，两目干涩，心烦失眠，心悸、胸闷憋气，偶发心绞痛，含丹参滴丸解。颈部疼痛，脘胀纳减，大便不爽，小便利。舌暗红、苔白，脉弦数。

辨治：年岁已高，血脉已进衰退期，心、肝、肾也已进入老化期，复加风热菀结于上，头目气血不利，颈部经络阻滞，筋脉不舒；心虚热扰夹瘀，神脉失主；木失疏泄则土滞塞，传导失常，诸症由生。拟用息风活络，清利头目；祛风通痹，解肌舒筋；养心通脉，镇静安神；辛开苦降，和胃培中。

处方：天麻15 g，地龙15 g，钩藤40 g，川芎15 g，赤芍15 g，白芍15 g，夏枯草15 g，生龙骨20 g，生牡蛎20 g，生铁落20 g，炒酸枣仁20 g，炙甘草15 g，生地黄15 g，丹参15 g，银杏叶10 g，苦参10 g，太子参10 g，麦冬15 g，五味子10 g，葛根30 g，防己15 g，延胡索15 g，肿节风12 g，黄连10 g，竹茹10 g，鲜姜3片，大枣3枚。5剂，水煎服。

二诊：2013年11月9日。血压130/85 mmHg，头目清利，睡眠安好，胸闷憋气缓解，心绞痛未作，颈部疼痛好转。胃胀亦减，饮食尚可，大便通畅。苔薄白，其脉弦数之势有缓。思厥阴、太阳经脉有所通畅，肌筋有所舒利，肝木、心火、中土生克生态有所恢复，继予原方5剂，水煎服。

三诊：2013年11月16日。患者连日来血压正常，病症基本消除。为巩固疗效，予上方3剂为散，每次30 g，日2次，水煎服。

高血压，合并失眠、心肌缺血

燕某，女，46岁，包头市人。

初诊：2013年12月16日。血压150/100 mmHg，头晕，头昏，目干涩，心烦失眠，心悸动，胸闷气短，偶发心绞痛。饮食可，二便如常。舌红苔少，脉弦数，时夹代。

辨治：风阳热菀结头目，血气不利，心阴亏虚夹瘀热扰，神脉失主，且肝木、心火相生相克异常，诸症生焉。拟用息风清热潜阳，通利头目；养阴益气补心，安神理气通脉。

处方：天麻15 g，地龙15 g，钩藤40 g，川芎15 g，赤芍15 g，白芍15 g，菊花30 g，夏枯草15 g，胆南星10 g，炒酸枣仁20 g，生龙骨30 g，生牡蛎30 g，磁石20 g，炙甘草 15 g，生地黄 15 g，丹参 20 g，银杏叶 15 g，苦参 12 g，浮小麦 15 g，玉竹 15 g，合欢皮 15 g。5 剂，水煎服。

二诊：2013 年 12 月 22 日。血压 130/80 mmHg，头目清利，不昏不晕，烦热已解，夜能安卧，胸闷气短好转，心绞痛未作，舌红有减，薄白苔生，其脉弦数势缓，早搏偶见。可见杂合以治，各得所宜，法相通，药协从，所治肝木、心火而相成。再予原方 5 剂，隔日 1 剂，水煎服。

高血压，合并神经性耳鸣、失眠、颈椎病脑供血不足

陈某，女，61 岁，锡林郭勒盟人。

初诊：2013 年 12 月 15 日。血压常在 170/100 mmHg 以上，严重失眠，久苦不解。头昏，头晕，头痛，两目涩胀，心烦少寐，易急，易热出汗，耳鸣如潮如蝉，时轻时重已久，颈部痛且晨起及低头劳作重。口苦食可，大便 2 日 1 行、不干，小便黄。舌暗红、苔白干，脉弦数。

辨治：厥阴风阳热扰于清空，头目气血不利；心阴虚阳扰，神失宁谧；颈部劳损，气血经输不畅，有所阻滞。年过六旬，体质已入衰退期，心、肝、肾五行生克异常，在所难免。拟用息风潜阳，清利头目；养心益肾，安神镇静；通窍利耳，活血通络，解肌舒筋。

处方：天麻 15 g，地龙 15 g，钩藤 40 g，川芎 15 g，赤芍 15 g，白芍 15 g，菊花 20 g，夏枯球 15 g，胆南星 10 g，炒酸枣仁 30 g，生龙骨 30 g，生牡蛎 30 g，磁石 15 g，天冬 15 g，茵陈 10 g，川楝子 10 g，石菖蒲 10 g，制首乌 15 g，石斛 15 g，葛根 30 g，防己 15 g，延胡索 15 g，6 剂，水煎服。

二诊：2013 年 12 月 23 日。患者服上药 4 剂后，头目清利，头晕、头痛大减，颈部疼痛轻微，现夜能安卧，耳鸣轻微、时短间止，血压连日 140/95 mmHg。大便日常，小便黄减。舌、脉具有好转势。肝木、心火、肾水五行相生相克生态恢复有望，继服前方加玳瑁粉 6 g。6 剂，前 3 剂，每日 1 剂，后 3 剂，隔日 1 剂，水煎服。

高血压，合并失眠、心肌缺血

高某，女，63 岁，包头市人。

初诊：2014 年 6 月 8 日。血压 160/100 mmHg，头昏头晕，心悸失眠，胸闷憋气，手足心热，心烦汗多。饮食可，小便黄短，大便略干。舌暗红、苔少，脉弦数时代。

辨治：血瘀生风，热盛生风，阳亢生风，肝为风脏，今厥阴风热菀结头目，血气不利，心气阴两虚夹瘀，神脉失主。复加年过六旬，体质有虚，血流有减易瘀，肝木、

心火生克生态异常，诸症由生。拟用清肝潜阳，息风活络；益气养阴，补心通脉安神。

处方：天麻15 g，地龙15 g，钩藤40 g，川芎15 g，赤芍15 g，白芍15 g，菊花30 g，夏枯草15 g，炒酸枣仁20 g，生龙骨30 g，生牡蛎30 g，代赭石15 g，炙甘草15 g，生地黄20 g，太子参15 g，麦冬15 g，五味子10 g，琥珀8 g，丹参20 g，银杏叶10 g，浮小麦15 g，枸杞子15 g。6剂，水煎服。

二诊：2014年6月24日。患者头昏、头晕顿去，血压连日稳定在135/96 mmHg，烦热多汗缓解，心悸、失眠、胸闷憋气均好欲平，肝木、心火平复有望，相生相克五行生态恢复在即。继用原方6剂，前3剂，每日1剂，后3剂，隔日1剂，水煎服。

高血压，合并心肌缺血、失眠、腰腿痛

吴某，女，74岁，包头市人。

初诊：2014年12月12日。血压160/96 mmHg，头昏时晕，心烦失眠，心悸气短，胸闷亦憋，偶发心绞痛，含丹参滴丸缓解，动则气短心慌加重，时有心悸。饮食偏少，腰腿酸痛已久，劳累后重，小便利，大便迟。舌暗、苔白，脉弦数偶代。

辨治：年过七旬，体质本虚，进入衰退期，脏与五体功能减弱，常见本虚标实。此则有厥阴风热菀结于上，头目气血不利；心气阴两虚夹有血瘀，肝肾下虚，筋骨不健，气血阻滞，诸症由生。拟用整体治疗，清肝潜阳，活络息风；补心益气养阴，活血通心安神；补肾强筋健骨，舒畅通痹。

处方：天麻15 g，地龙15 g，钩藤40 g，川芎15 g，赤芍15 g，白芍15 g，菊花30 g，夏枯草15 g，炒酸枣仁20 g，生龙骨30 g，生牡蛎30 g，生铁落20 g，炙甘草10 g，生地黄15 g，琥珀8 g，党参15 g，麦冬15 g，五味子10 g，丹参15 g，银杏叶12 g，益母草15 g，怀牛膝30 g，杜仲15 g，鸡血藤20 g，生麦芽10 g。6剂，水煎服。

二诊：2014年12月24日。患者头昏、头晕基本消失，血压连日为135/80 mmHg，心烦、心悸基本消失，夜能安寐，心绞痛未发，腰腿痛顿减。舌暗有减，其脉弦数势缓，已无早搏。此见所治肝木、心火、肾水各得所宜，其按原方6剂，前3剂，每日1剂，后3剂，隔日1剂，水煎服。

高血压，合并心肌缺血、神经性耳鸣

李某，男，70岁，包头市人。

初诊：2014年12月14日。血压160/100 mmHg多年，头昏，头晕，两目涩胀，耳鸣时轻时重，心慌心悸，胸闷憋气，偶发心痛，少寐。纳可，腰疼，小便黄欠畅，大便通。舌暗红、苔白，脉弦数。

辨治：年近七旬，肝肾体虚于下，风、热、阳亢于上，菀结头目，乱扰耳窍，血气不利。心阴虚，而瘀滞失主血脉。下焦湿热，气化变异，诸症由生。拟用息风活络，清肝潜阳；养心通脉，益肝肾；利湿热，平耳窍。

处方：天麻15 g，地龙15 g，钩藤40 g，川芎15 g，赤芍15 g，白芍15 g，菊花15 g，夏枯草15 g，生龙骨30 g，生牡蛎30 g，磁石20 g，胆南星10 g，蝉蜕10 g，凌霄花20 g，银杏叶10 g，丹参15 g，山茱萸15 g，沙苑子10 g，怀牛膝15 g，龙胆15 g，泽泻10 g，车前子10 g。5剂，水煎服。

二诊：2014年12月21日。患者头昏、头晕好转，血压时高时正常，耳鸣显著好转，心悸、胸闷憋气亦轻，心绞痛未作。小便通利，腰疼有减。当知老年体质已入衰退期，五脏、五体不比当年，其病调治亦缓，自需时日有待，守方继治。5剂，水煎服。

三诊：2014年12月28日。患者连日来血压135/85 mmHg，头晕、头昏基本消失，头目比较清利，睡眠较好，夜寐能达6小时，心慌心悸平复，胸闷憋气轻微，心绞痛未作。饮食增加，小便通利，唯耳鸣虽轻未除，余思有风则鸣，心细有声，肾窍在耳。其治仍重息肝风，安心神，填肾主窍。

处方：天麻15 g，地龙15 g，当归15 g，生白芍15 g，川芎15 g，僵蚕10 g，炒酸枣仁20 g，生龙骨30 g，生牡蛎30 g，生地黄15 g，山茱萸15 g，麦冬10 g，石菖蒲10 g，远志10 g，磁石15 g，紫石英15 g，香附8 g，薄荷6 g。6剂，水煎服。

四诊：2016年8月6日。患者自上次治疗后年余头目清利，血压正常，心无不适，耳鸣消失。近日小便不利，尿频无力，经常尿等待，夜尿频尤不利，腰酸，彩超提示前列腺增生。舌红暗、苔白，脉弦数。辨为肾虚，湿热瘀滞，下焦气化不利，精道、水路不畅，宜补肾化瘀利水。

处方：山茱萸15 g，肉苁蓉15 g，怀牛膝30 g，桂枝10 g，生白芍15 g，茯苓15 g，牡丹皮15 g，桃仁10 g，牵牛子10 g，猪苓15 g，泽泻15 g，冬葵子15 g，车前子15 g，椒目10 g，皂角刺10 g，路路通10 g，威灵仙30 g。5剂，水煎服。

药后追访，小便通利。

高血压，合并心肌缺血

王某，女，64岁，包头市人。

初诊：2015年4月21日。血压160/100 mmHg，头昏，头晕，目胀痛，心慌气短，胸闷憋气，动则加重，郁怒亦重，偶发心痛，含速效救心丸缓解。饮食偏少，大便迟，小便可。唇紫，舌质暗红、苔白、舌下脉络迂曲，脉弦数。有早搏。

辨治：时值春风，发陈之季，肝木风、热、阳亢菀结于上，头目气血不利；心之气阴亏虚，夹有血瘀，失主血脉。复加气滞肠中，肝着不能舒畅。五行之中肝木、心火相生、相克自稳调节失常，风借火狂，火借风威。病症由生。拟用清肝潜阳，活络息风；益气养阴，补心活络。

处方：天麻15 g，地龙15 g，钩藤40 g，川芎15 g，赤芍15 g，白芍15 g，菊花20 g，夏枯球15 g，生龙骨30 g，生牡蛎30 g，生铁落20 g，益母草15 g，豨莶草15 g，怀牛膝15 g，蜜甘草15 g，生地黄15 g，黄芪15 g，党参15 g，麦冬15 g，五味子10 g，旋覆花10 g，茜草15 g，丹参15 g，毛冬青10 g，降香10 g。6剂，水煎服。

二诊：2015年4月27日。患者服上药4剂，自觉头目清利，血压140/85 mmHg，诸症减轻，头晕、目胀痛不明显，心慌气短、胸闷憋气均轻微，心绞痛未作。舌、唇色暗有减，其脉早搏未现，可见虽杂合以治，但各得所宜，肝、心有平和之势，木、火有相生相克复常之能。再予原方6剂。

三诊：2015年5月2日。患者连日来血压基本维持在135/80 mmHg，头目清利，心系诸症平复，唇舌暗色有减，其脉弦数势缓。症虽趋平，病未尽除，仍需绸缪，予前方3剂为散，每次30 g，每日2次，水煎服。

高血压，合并失眠、心肌缺血、糖尿病

吴某，男，45岁，包头市人。

初诊：2015年5月14日。血压160/105 mmHg，失眠，空腹血糖8.5个单位，并用西药。头昏，头晕，心烦少寐，易热，易汗，易急郁怒，胸闷憋气，偶有心绞痛，含丹参滴丸缓解，口干渴，饮多食可，大便微干，小便利微黄。舌红、苔少，脉弦数。

辨治：风、热、阳亢犯上，菀结头目，血气不利。心则阴虚夹瘀，神脉失主；更有阴虚不能上承，火旺煎熬津液以致消渴，此阴阳失济，肝木、心火、肾水五行生态失调，且波及脾肺，诸症由生。拟用清肝潜阳，活络息风；养阴益心，安神通脉；清热坚阴，化气润燥。

处方：天麻15 g，地龙15 g，钩藤40 g，川芎15 g，赤芍15 g，白芍15 g，夏枯球15 g，炒酸枣仁15 g，生龙骨30 g，生牡蛎30 g，珍珠母20 g，炙甘草10 g，生地黄15 g，丹参20 g，三七花10 g，银杏叶10 g，玉竹15 g，麦冬10 g，黄连15 g，黄柏15 g，苦瓜根15 g，肉桂10 g。10剂，水煎服。

二诊：2015年5月26日。患者连日来血压明显下降，140/80 mmHg，头目清利，头昏、头晕基本消失，烦除眠安，热、汗已消，胸闷憋气亦微，心绞痛未作，口干渴多饮得解，空腹血糖常在6～7个单位间，二便通利。舌红减，薄白苔生，脉弦数势缓。可见肝、心、肾各得所宜，脾、肺亦得清润，五脏有平和之期，五行之生态有复常之望。前方加太子参30 g，6 剂，水煎服。

三诊：2015 年 6 月 3 日。患者连日来血压正常，头目清利，睡眠安好，胸闷憋气全无，唯血糖不稳，饮食稍不注意，空腹、餐后 2 小时血糖分别达到 6.8、8 个单位，特嘱多食菜，少食粮，多清淡，禁肥甘，多运动，减体肥，管好嘴，练五腿，再予下方配合，行持久之策。处方：生黄芪 100 g，黄连 80 g，黄柏 80 g，苦瓜根 100 g，荔枝核 80 g，僵蚕 30 g，生地黄 80 g，玉竹 80 g，丹参 80 g，苍术 30 g，肉桂 40 g，猪胰腺 8 副。上药共为极细面，与猪胰腺共捣，加少许矿泉丸，烘干，每次 15～20g，每日 3 次，饭前服。3 个月后追访，空服、餐后 2 小时血糖正常，糖化血红蛋白 5.6 个单位。西药全停，体重大减，自觉身轻有力，精力充沛，随访半年后体康，丸药全停。

高血压，合并颈椎病、失眠、神经性耳鸣、心肌缺血、慢性胃炎、前列腺增生

韩某，男，68 岁，包头市人。

初诊：2015 年 7 月 22 日。血压多年在 170/100 mmHg 以上，头昏，头晕，目胀，头痛，颈部疼痛，烦热失眠，耳鸣时轻时重已久，胸闷憋气，时有心悸。胃胀痞满，嗳气便秘，腰酸，小便不利。舌暗红、苔腻，脉弦实。

辨治：年过八八，进入老年，身体自稳调节失常而病，五行生态异常可以理解，厥阴风热、阳亢，菀结头目，气血不利；颈部经络阻滞，筋肌不舒；心虚夹瘀邪扰，神脉失主；肾虚瘀浊阻滞精道、尿路，气化不利，病症由生。诸病并非孤立，而互相影响，需要整体治疗，恢复体内生态。拟用清肝潜阳，活络息风；疏通厥阴太阳，解肌舒筋；养心化瘀，安神通脉；益肾通利，主耳主窍。

处方：天麻 15 g，地龙 15 g，钩藤 40 g，川芎 15 g，赤芍 15 g，白芍 15 g，菊花 30 g，决明子 15 g，炒酸枣仁 15 g，生龙骨 30 g，生牡蛎 30 g，生铁落 15 g，磁石 20 g，炙甘草 15 g，生地黄 15 g，丹参 15 g，银杏叶 15 g，葛根 30 g，防己 15 g，延胡索 15 g，瓜蒌 15 g，黄连 10 g，焦槟榔 15 g，焦三仙各 10 g，火麻仁 15 g，山茱萸 15 g，怀牛膝 30 g，牵牛子 12 g，生蒲黄 10 g，五灵脂 10 g。6 剂，水煎服。

二诊：2015 年 7 月 30 日。患者服上药后耳鸣消失，心烦好转，夜能安寐，头目清利，颈部疼痛缓解，胸闷憋气轻微。心下痞满近消，大便通畅，小便较前通利。舌暗红有减、苔腻转白，其脉弦实之势有缓。此虽杂合以治，但各得所宜，而所治各病症之效，亦和整体维稳、自稳相关。继服前方 6 剂。

三诊：2015 年 8 月 6 日。诸证基本平复，连日血压稳定在 140/80 mmHg，心系病

证消失，纳可眠安，二便通利。其舌淡红，脉弦和。予上方2剂为散，每日30 g，每日2次，水煎服。以此善后调治。再嘱：要忌糖，少吃咸，忌肥烤，练行走，舒情志，顺四时。

妊娠高血压

葛某，女，29岁，包头市人。

初诊：2015年6月18日。妊娠期间始患高血压，现产后年余虽服西药仍控制不理想，收缩压常为140～160 mmHg，舒张压常为90～105 mmHg，头昏，头晕时旋，头胀痛，两目干涩，心烦易急，时有憋气，身热易汗，腰酸腿软。饮食可，大便略干，小便畅微黄。舌红、苔少，脉弦数。

辨治：肝肾阴血亏于下，阳热冒菀于上，气血不利，肝失疏泄，心失木助，血瘀热扰，五行生态变异，诸症由生。拟用清肝潜阳，活络息风；养心化瘀，柔肝滋肾。

处方：天麻100 g，地龙80 g，钩藤60 g，罗布麻80 g，川芎60 g，菊花60 g，决明子60 g，荷叶50 g，生地黄80 g，天冬80 g，丹参80 g，三七50 g，生龙骨100 g，生牡蛎100 g，代赭石80 g，玳瑁50 g，龟甲60 g，怀牛膝80 g，枸杞子60 g，桑椹60 g，生首乌60 g，生山楂50 g。上药1剂，共为极细面，每次20 g，每日3次，沸水冲，待温服。嘱其西药降压药暂不停，食忌肥甘辛辣，加强活动锻炼身体，上方连服。

效果：服上药半月血压已正常，2个月后渐停西药，血压135/80 mmHg，又服1个月后血压稳定在115/80 mmHg。嘱慎食辛辣肥甘，多锻炼身体。

高血压，合并心肌缺血、颈椎病、慢性前列腺增生

王某，男，53岁，包头市人。

初诊：2015年10月8日。患者头晕，头痛，颈部疼痛，项强。胸闷憋气，偶发心痛向左背放射。小便黄，尿后不尽，腰酸，早泄，性欲低下，大便可。舌红有瘀色、苔白，脉弦数。

辨治：厥阴风热菀结于头目，血气不利；颈部经络阻滞不畅，肌筋拘急；心有郁痹，血脉失主；肾虚湿热阻滞精道，障碍水路，失主二便开合，凡此肝、心、肾、太阳之病，亦宜整体治疗，以复木、火、水之生态。拟用息风活络，清利头目；疏经通痹，解肌舒筋；化瘀通心，补肾作强，清利湿热。

处方：天麻15 g，地龙15 g，钩藤40 g，川芎15 g，赤芍15 g，白芍15 g，菊花30 g，夏枯球15 g，生龙骨30 g，生牡蛎30 g，葛根30 g，防己15 g，延胡索15 g，肿节风15 g，当归15 g，丹参15 g，三七粉6 g，莪术10 g，制没药10 g，山茱萸15 g，

肉苁蓉 15 g，怀牛膝 15 g，雄蚕蛾 10 g，土茯苓 15 g，虎杖 15 g，金钱草 15 g，王不留行 10 g，威灵仙 15 g。6 剂，水煎服。

二诊：2015 年 10 月 16 日。患者头晕、头痛已去，自觉头目清利，血压降为 135/85 mmHg，颈部疼痛缓解，胸闷憋气渐轻，心绞痛未作。腰酸好轻，小便较前通利。舌红及瘀色有减，其脉弦数之势亦缓。当知杂合以治，各得所宜，法相通，药协从，联合治疗有效，五行相生相克生态互利。继用原方 6 剂。

三诊：2015 年 10 月 24 日。患者诸症平复，血压连日来 130/80 mmHg。唯小便仍有不尽，不能作强，早泄，当知年过六八，肾虚之年，治重补肾作强，兼以疏肝养心，调精悦神。

处方：枸杞子 15 g，菟丝子 15 g，山茱萸 15 g，肉苁蓉 15 g，鹿角片 15 g，韭菜子 10 g，雄蚕蛾 10 g，凌霄花 10 g，柴胡 10 g，当归 15 g，合欢皮 10 g，石菖蒲 10 g，蜈蚣^{研冲}2 条，车前子 10 g。6 剂，水煎服。

四诊：2015 年 11 月 3 日。患者性欲已起，阳事已兴，要求再用药以巩固。用上方 2 剂为散，每次 30 g，每日 2 次，水煎服。

高血压，合并颈椎骨质增生、脑供血不足、冠心病、心律不齐

杨某，女，70 岁，包头市人。

初诊：2015 年 12 月 18 日。血压 160/105 mmHg 多年，头昏时晕，头痛牵及目系，面有瘀色带暗，颈部疼痛，重则转动不利，手麻。心悸动，胸闷气短，动则加重，偶发心绞痛，含丹参滴丸缓解。口干渴，食可，尿黄少。舌红暗、苔少，脉弦细数时代。

辨治：厥阴风热菀结头目，血气不利；太阳经输阻滞，肌筋拘紧；复加年已七十，脏与五体老化，心、肾亦宜为病，筋骨不健，神、脉失主，虚中夹实，体内生态异常，阴阳失稳，五行失稳，而需整体治疗，恢复其生态。拟用平肝息风，清利头目；疏通经络，解肌舒筋；益气养阴，补心通脉。

处方：天麻 15 g，地龙 15 g，川芎 15 g，赤芍 15 g，白芍 15 g，夏枯草 15 g，菊花 20 g，灯盏花 10 g，生龙骨 30 g，生牡蛎 30 g，葛根 30 g，防己 15 g，延胡索 15 g，桑枝 15 g，豨莶草 15 g，代赭石 15 g，炙甘草 10 g，生地黄 15 g，玉竹 15 g，太子参 15 g，麦冬 15 g，五味子 10 g，浮小麦 15 g，琥珀 8 g，丹参 15 g，银杏叶 10 g。6 剂，水煎服。

二诊：2015 年 12 月 24 日。患者头晕、头痛顿减，颈部疼痛轻微，手指麻轻。胸闷气短亦觉轻微，心动悸偶发，口已不渴。舌红暗好转，脉弦细数势缓，兼代偶见。可见肝木有平复之势，心火有自稳之象，肾水有既济之用。继予原方 6 剂。

三诊：2016 年 1 月 3 日。患者头目清利，颈部疼痛消失、转动灵活，手指不麻。胸闷气短不觉，心动悸已无。白苔薄布，脉弦数细势亦缓，代脉不见。血压为 140/85 mmHg，心电图心律正常，未再予药。

四诊：2016 年 12 月 8 日。患者自云治疗后近年来头目清利，颈部亦好，心脏无不适，现胃部胀满，嗳气反酸，饮食不敢多食，大便不爽。查其舌质暗、苔厚腻，脉弦。年事已高，证属脾虚胃实肝犯，拟用健脾清热化湿，辛开苦降，兼以疏肝以和中土。

处方：党参 20 g，黄连 10 g，半夏 10 g，干姜 10 g，焦槟榔 15 g，焦三仙 10 g，枳实 10 g，白术 10 g，薏苡仁 15 g，陈皮 10 g，佛手 10 g，生麦芽 10 g。4 剂，水煎服。

高血压，合并冠心病、失眠、前列腺增生

刘某，男，74 岁，包头市人。

初诊：2015 年 12 月 24 日。血压 170/100 mmHg，服西药控制。面暗红，头昏头晕，失眠，胸闷憋气，常有心绞痛，含速效救心丸得解。胃脘亦觉痞胀不舒。腰酸，小便频而不畅无力，尿后余沥，大便不干不畅，小腹觉胀。舌暗红、苔白厚，脉弦迟。

辨治：年过七旬，脏腑老化，功能有退，正有亏虚，正与邪气不两立，正虚则不逐邪而邪盛，此肝、心、肾病不足为奇，又五行相生相克失常，不能制衡，诸症由生。厥阴热阳菀结于上，头目气血不利，血瘀生风；心虚热扰血瘀，神脉失主；肾虚而精道、尿路瘀阻，失主二阴。整体治疗，以复体内阴阳五行、自稳调节之生机。拟用清肝潜阳，活络息风；益气养心，化瘀复脉安神；宽胸理气，降逆和胃；益肾化瘀利湿，通畅精水二道。

处方：天麻 15 g，地龙 15 g，钩藤 40 g，川芎 15 g，赤芍 15 g，白芍 15 g，菊花 20 g，夏枯草 15 g，炒酸枣仁 15 g，生龙骨 30 g，生牡蛎 30 g，代赭石 10 g，党参 15 g，麦冬 15 g，五味子 10 g，丹参 15 g，毛冬青 10 g，瓜蒌 10 g，薤白 10 g，半夏 10 g，山茱萸 15 g，怀牛膝 30 g，牵牛子 10 g，木通 10 g，泽泻 10 g，益母草 15 g，桃仁 10 g，椒目 10 g。6 剂，水煎服。

二诊：2016 年 1 月 3 日。患者头目清利，血压 140/90 mmHg，睡眠转安，胸闷憋气已减。脘痞已消，小便较前显通，大便畅。苔转薄白，脉弦势缓，迟有所增。此虽杂合以治，但各得所宜，且法相通，药协从，显效必然。再予原方 6 剂。

三诊：2016 年 8 月 12 日。患者自述半年来血压比较正常，平稳，头目清利，睡眠较好，心脏无不适。近日来唯觉胃口胀满，饮食有减，大便不爽，小便不利，尿后不尽，查舌有瘀色、苔腻，脉弦滑。显然脾虚胃实，运化传导失主，肾虚失主二阴，夹

实血瘀湿阻精、水二道。拟用益气健脾以升，苦降消导以降通；补肾化瘀利水，标本同治。

处方：生晒参 15 g，瓜蒌 10 g，黄连 10 g，姜半夏 10 g，生槟榔 10 g，焦三仙各 10 g，白术 10 g，山茱萸 15 g，核桃仁 15 g，川牛膝 30 g，桃仁 10 g，丹参 20 g，莪术 10 g，益母草 15 g，牵牛子 10 g，木通 10 g，猪苓 15 g，泽泻 15 g，皂角刺 10 g，蝼蛄 10 g。6 剂，水煎服。

药后半月未来，询问二便已通调。

高血压，合并高血脂、颈椎病、冠心病、心肌缺血、失眠

张某，男，62 岁，包头市人。

初诊：2014 年 10 月 16 日。患者头昏，头晕，头痛，目干涩，心慌气短，胸闷常太息，偶发心绞痛，含丹参滴丸缓解，心烦失眠。颈部疼痛，转动加重，腰酸，饮食可，二便尚调。舌暗、苔薄白，脉弦细。

辨治：年近八八，体质降退之年，自稳调节功能亦差，肝失疏泄，风热阳督，郁瘀生风；颈部络阻，肌筋阻痹；心虚失主神脉，复加经脉老化而夹血瘀；肾虚精血亏虚，不能涵木、济火，诸症由生。拟用肝、心、肾、太阳经同调，各司其属，法相通，药协从，合力以复体内生机。拟用清肝潜阳，活络息风；祛风通痹，解肌舒筋；养心益气，安神通脉；补肾柔肝，涵阳强身。

处方：天麻 15 g，地龙 15 g，钩藤 40 g，川芎 15 g，赤芍 15 g，白芍 15 g，菊花 15 g，夏枯草 15 g，灯盏花 10 g，生龙骨 30 g，生牡蛎 30 g，代赭石 15 g，益母草 15 g，怀牛膝 15 g，葛根 20 g，威灵仙 15 g，延胡索 15 g，丹参 15 g，银杏叶 10 g，太子参 15 g，麦冬 15 g，五味子 10 g，枸杞子 15 g，桑椹 15 g，凌霄花 10 g，荷叶 10 g，生山楂 10 g。12 剂。水煎服。

三诊：2015 年 10 月 30 日。患者自述去年治疗后效果非常好，血压平稳，头目清利，颈无疼痛，转动自如，睡眠亦好，心无不适。近周来自觉复发，头昏时晕，睡眠亦差，亦有彻夜不眠，心慌，胸闷憋气，颈部自觉不舒。血压 150/100 mmHg。舌暗红、苔白，脉弦细。认定前病复作，前治平复 1 年，仍可使用前法前方，亦叫效不更方。整体治疗，各司其属，静观中药治疗可否重复。予药 6 剂，水煎服。

四诊：2015 年 11 月 2 日。患者诸症基本平复，血压 135/85 mmHg。继服前方 6 剂，前 3 剂水煎服；后 3 剂加玳瑁 10 g（计 30 g），共为散，每次 30 g，每日 2 次，水煎服。以此善后调治。

高血压，合并心肌缺血、失眠、前列腺炎

黄某，男，49岁，包头市人。

初诊：2016年5月12日。血压160/100 mmHg，头昏头晕，头胀，目干涩，胸闷气短，心悸失眠，心烦易急，易热易汗。腰酸，小便频急，尿时常分叉，色黄味大，会阴部胀痛，性欲减，早泄。舌红、苔黄白相间，脉弦数。

辨治：年值壮年，形似粗壮，素喜酒肉，肝热风阳积蓄，久而勃发，菀结头目，血气不利；心虚邪扰血瘀，神脉失主；肾虚夹有湿热败精壅滞精道，阻碍水道，不能作强技巧，不主二阴，膀胱亦失决渎，诸症由生。拟用整体杂合，各司其属，各得所宜。拟用清肝潜阳活络息风；养心安神，化瘀通脉；益肾作强，清利精道、水道。

处方：天麻15 g，地龙15 g，钩藤40 g，川芎15 g，赤芍15 g，白芍15 g，菊花30 g，夏枯球15 g，炒酸枣仁15 g，生龙骨30 g，生牡蛎30 g，代赭石15 g，炙甘草10 g，生地黄15 g，山茱萸15 g，肉苁蓉15 g，杜仲15 g，怀牛膝15 g，牵牛子10 g，龙胆15 g，土茯苓30 g，瞿麦15 g，猪苓15 g，泽泻15 g。6剂，水煎服。

二诊：2016年5月20日。患者服药4剂，头目清利，不昏不晕，血压为135/90 mmHg，眠好心安，胸闷气短不明显。小便通利，性试一次仍早泄，腰酸乏力。舌红有减、苔黄已去，其脉弦数之势亦缓。但知症虽速去，病难速除，仍需时日。患者继服原方6剂，前3剂每日1剂，后3剂隔日1剂，水煎服。

三诊：2016年5月28日。患者诸症基本平复，血压130/85 mmHg，性欲有兴，性交比较满意。患者体质，易犯心脑血管病，嘱其禁止饮食肥甘、以酒为浆、以肉为常、食甜畏苦。再予上方2剂为散，每次30 g，每日2次。

高血压，合并冠心病、慢性胃炎、前列腺增生、足跟痛

付某，男，63岁，包头市人。

初诊：2016年10月6日。患者头昏，时有眩晕，胸闷气短，偶有心痛，心悸。胃脘不舒，纳减，腰酸，小便频急不利，时有滴沥不尽，会阴部坠胀，大便不爽。面有瘀色。舌暗、苔白，脉弦数偶代。

辨治：年近八八，体质已有衰老，体内生态不比壮盛期，此肝、心、脾、肾阴阳、五行失衡、失稳，功能有异，经脉循行有变，肝热风阳菀结头目，血气不利，心虚血瘀，主脉失司；脾胃湿热阻滞，失司失降；肾虚瘀郁，湿热阻滞，诸病症由生。拟用清肝潜阳息风，通利头目；益气养阴，化瘀通脉；益脾泻胃，辛开苦降；填肾化瘀，

通利湿热。

处方：天麻 15 g，地龙 15 g，钩藤 40 g，川芎 15 g，赤芍 15 g，白芍 15 g，菊花 20 g，夏枯球 15 g，灯盏花 10 g，生龙骨 30 g，生牡蛎 30 g，代赭石 15 g，炙甘草 15 g，生地黄 15 g，丹参 15 g，毛冬青 10 g，太子参 15 g，麦冬 15 g，五味子 10 g，瓜蒌 15 g，黄连 10 g，焦三仙各 10 g，山茱萸 15 g，怀牛膝 15 g，肉苁蓉 15 g，牵牛子 10 g，龙胆 15 g，瞿麦 15 g，生蒲黄 10 g，威灵仙 15 g。8 剂，水煎服。

二诊：2016 年 10 月 16 日。患者头昏眩晕已除，头目清利，血压维持在 130/82 mmHg 左右，胸闷气短已微，心痛未作。胃舒食加，大便通畅，小便次数减少，虽不畅利，但不余沥，足跟痛消失。舌、脉亦有减势。当知此虽杂合以治，但各得所宜，体内五行相生相克生态有所恢复，继用原方调治亦属当然。继服原方 6 剂，前 3 剂每日 1 剂，后 3 剂隔日 1 剂，水煎服。

三诊：2016 年 10 月 28 日。患者诸症平复，唯性事未振，小便通利中偶有费力，每食油腻辛辣后明显。此属肾虚难能作强，夹有瘀郁湿热未尽。拟用下方益肾作强，通逐利湿，畅精道、水路。

处方：肉苁蓉 15 g，山茱萸 15 g，菟丝子 10 g，怀牛膝 30 g，雄蚕蛾 15 g，紫梢花 10 g，紫石英 15 g，莪术 15 g，桃仁 10 g，牵牛子 10 g，龙胆 15 g，瞿麦 15 g，泽泻 10 g，蜈蚣 2 条。2 剂为散，每次 30 g，早晚各 1 次，水煎服。

高血压，合并心肌缺血、颈椎病

张某，女，64 岁，包头市人。

初诊：2016 年 12 月 3 日。患者头昏，时晕，目干涩，胸闷憋气，善太息，偶有心悸，心痛。颈部疼痛，手麻，晨起双手胀痛。纳食可，二便尚正常。舌红有瘀色、苔薄白，脉弦细数。

辨治：年已八八，肝失疏泄，肝体失柔，风热菀郁于头目，血气不利；颈部经络阻滞，肌筋失柔；心失肝疏，虚夹瘀郁，不主血脉，病症由生。拟用平肝息风，清利头目；益气养血，活血通脉；解肌舒筋，祛风通络。

处方：天麻 15 g，地龙 15 g，钩藤 40 g，赤芍 15 g，白芍 15 g，菊花 15 g，夏枯球 15 g，生龙骨 30 g，生牡蛎 30 g，太子参 15 g，麦冬 15 g，北五味子 10 g，旋覆花 10 g，茜草 15 g，合欢皮 15 g，当归 15 g，丹参 15 g，银杏叶 10 g，葛根 30 g，防己 15 g，桑枝 15 g，稀莶草 15 g。6 剂，水煎服。

二诊：2016 年 12 月 11 日。头昏、头晕基本消失，头目较清利，血压 135/85 mmHg，胸闷憋气轻微，颈转动比较自如，手麻消失。舌红、瘀色有减，其脉弦细数之势亦缓。

当知见效之快，不仅在治，更在外因是通过内因而起作用的，体内有五行生克，协助制约之基础能够自稳调节。再予原方6剂，前3剂每日1剂，后3剂隔日1剂，水煎服。

高血压，合并心源性浮肿、便秘

王某，男，76岁，包头市人。

初诊：2018年1月24日。患者头昏头晕，心悸气短，精神时萎时躁，全身浮肿，眼睑与下肢肿甚。腹胀纳少，大便干结，小便黄少。舌暗、苔厚腻，脉细数兼代。

辨治：心为神主，又主血脉，心气虚夹瘀，神脉失主；脾胃属土，生化万物，又主升降，运化水湿，统血周营，传导推陈，今病湿热壅结中焦，则失所主、所司。头晕为风，风乃升降之异常，升之太过，责之于肝；升之不及，责之于脾，今病气虚升清不及头目，反被痰湿菀结。拟用益气升清，通导推陈；益气强心，化瘀司主。

处方：生晒参15 g，黄芪15 g，桂枝10 g，生白芍15 g，炙甘草10 g，毛冬青15 g，防己15 g，茯苓皮30 g，大腹皮15 g，五加皮15 g，陈皮20 g，益母草30 g，生大黄^{后下}15 g，石斛15 g，火麻仁15 g。4剂，水煎服。

二诊：2018年1月3日。患者二便调，腹胀消，神清不晕，心悸气短亦无，血压基本正常。此得釜底抽薪之妙。继予前方2剂为散，每次30 g，每日2次，水煎服。扶正去邪，缓而善后调理。

高血压，合并冠心病心肌缺血、颈椎病脑供血不足

王某，女，57岁，包头市人。

初诊：2017年3月2日。患者头昏头晕，目胀，胸闷憋气，偶有心绞痛。颈部疼痛，转动不利。饮食尚可，睡眠偶差，大便不干，2日1行，小便黄。舌红、苔薄白，脉弦数。

辨治：厥阴风火菀于头目，血气不利；少阴心虚，气阴亏虚夹瘀，失主血脉；颈部气血阻痹，肌筋拘紧不利。拟用清肝潜阳，活血息风；养阴益气，补心通脉；祛风通痹，解肌舒筋。

处方：天麻15 g，地龙15 g，钩藤40 g，川芎15 g，赤芍15 g，白芍15 g，菊花15 g，夏枯球15 g，生龙骨30 g，生牡蛎30 g，代赭石15 g，太子参15 g，麦冬15 g，五味子10 g，炙甘草10 g，生地黄15 g，丹参15 g，银杏叶10 g，三七粉6 g，葛根30 g，防己15 g，延胡索15 g，肿节风15 g，菝葜15 g。12剂，水煎服。

三诊：2018年3月23日。患者自去年春季调治后，诸病症平复，血压平稳，多为

135/85 mmHg，头目无不适，心脏无明显不舒，颈椎亦无病痛。近周来先是血压升高，继则心病复起，颈椎跟随病来，病症复发，再来求治。予前方6剂，水煎服。

四诊：2018年4月1日。患者头晕头昏不显，胸闷气短好转，颈部疼痛轻微，其脉弦数势缓。前方加玳瑁6g，继服6剂，前3剂每日1剂，后3剂隔日1剂。水煎服。

高血压，合并失眠、脑鸣

魏某，女，70岁，包头市人。

初诊：2017年10月2日。患者头昏头晕，心烦失眠，脑鸣，声粗，易急，多汗，腰酸腿软，口干。舌红夹瘀色，脉弦细数。

辨治：年已七十，体质进入衰退期，体内生态有异，阴阳五行自稳调节亦差，此则肝肾阴亏于下，风阳上亢菀于头目，血气不利；心阴亏虚，阳热继扰，神失心主。拟用柔肝滋肾，平肝潜阳，清利头目；养心镇静，通窍宁神。

处方：天麻15g，地龙15g，钩藤40g，川芎15g，赤芍15g，白芍15g，菊花30g，夏枯球15g，炒酸枣仁20g，生龙骨30g，生牡蛎30g，磁石20g，白石英20g，胆南星10g，生地黄15g，山茱萸15g，石斛15g，麦冬15g，石菖蒲10g，远志10g，制何首乌15g，枸杞子15g，桑叶10g。10剂，水煎服。

三诊：2018年4月2日。患者自上次治疗后，头目清利，血压110/70 mmHg，睡眠很好，脑鸣消失。近周来睡眠不好，脑鸣复作，血压160/110 mmHg，故来求治。查血压150/100 mmHg，舌红、苔少，脉弦数。前方加玳瑁粉^冲8g，6剂，水煎服。

四诊：2018年4月10日。患者头目清利，脑鸣亦微，睡眠好转，热、汗亦平，血压140/85 mmHg。再予原方4剂，2剂水煎服；2剂为极细面，每次20g，每日2次，沸水冲焗，待温服。

高血压，合并心肌缺血、咽炎

张某，男，47岁，包头市人。

初诊：2016年4月6日。患者头目不时眩晕、胀痛，面赤，烦躁易怒，胸闷憋气，心悸，偶发心痛，咽干痛，腰腿晕时发软。饮食可，大便通，小便黄。舌红、苔黄白相间，脉弦实。

辨治：体内自稳严重失衡，肝木太过，风阳夹热厥逆，菀于头目，血气不利；心热夹瘀，血脉失主；肺金郁热于咽，而失清利。显然肝、心、肺有病，肝有余者折之，有逆者镇之，有热者清之，木平可以生心火，助心功能；肺属金，有热者清之，阴伤者润之，金平可以克木，制木之太过。心有热者清之，血有滞者通之，心平以安十二官。肝为刚脏，体阴而用阳，拟用刚药，必佐以柔。

处方：天麻15 g，地龙15 g，钩藤40 g，川芎15 g，赤芍15 g，白芍15 g，夏枯草15 g，玳瑁粉^冲6 g，生龙骨30 g，生牡蛎30 g，代赭石15 g，桑椹15 g，绞股蓝15 g，炙甘草10 g，生地黄15 g，丹参15 g，银杏叶10 g，玄参15 g，麦冬15 g，金银花15 g，锦灯笼10 g，牛蒡子10 g，金果榄10 g，僵蚕10 g，杜仲15 g，怀牛膝15 g。10剂，水煎服。

二诊：2017年3月25日。患者上次服药10剂，1年来头目清利，头部未见晕痛，不用西药时收缩压未超140 mmHg，舒张压未超90 mmHg，胸无憋气，亦无心悸，咽部比较舒服，近日酒肉辣太过，连与亲友相聚几次，旧病复发，再次求治，查咽红，舌红、苔厚，脉弦实，血压160/100 mmHg。再予原方10剂，前6剂每日1剂，后4剂隔日1剂，水煎服。

高血压，合并冠心病

杨某，男，64岁，包头市人。

初诊：2011年3月20日。患者头昏时晕，胸闷憋气，心悸气短，动则尤甚，偶发心痛。饮食偏少，二便尚可。舌暗红、苔白，脉弦数间代。

辨治：肝失疏泄，风阳上督，菀于头目；心气阴两虚夹瘀，血脉失主。复加肝木失于助心生火，心病而累于肝，诸症由生。拟用息风平肝，通利头目；益气养阴，化瘀通脉。

处方：天麻15 g，地龙15 g，钩藤^{后下}40 g，川芎15 g，赤芍15 g，白芍15 g，菊花20 g，代赭石10 g，玳瑁10 g，党参20 g，蜜甘草15 g，生地黄15 g，麦冬15 g，北五味子10 g，丹参15 g，银杏叶15 g，瓜蒌10 g，郁金10 g，当归15 g，桃仁10 g，三七粉^冲6 g，浮小麦15 g。8剂，水煎服。

三诊：2018年5月21日。患者自述7年前患高血压、心脏病经服中药6剂病症消失，身体较好，近日复作，病症同前，头昏时晕，胸闷憋气，心悸气短，血压又高，特来再治，舌暗红、苔白，脉结代。血压160/100 mmHg。查前方宜用，再予6剂，前4剂，每日1剂；后2剂，隔日1剂，水煎服。

高血压，合并心肌缺血、失眠、慢性胃炎

王某，女，61岁，包头市人。

初诊：2018年4月18日。患者血压160/100 mmHg，头昏头晕，心烦失眠，心悸气短，偶发心绞痛。胃脘胀，食减不香，大便黏滞，小便略黄。舌暗红、苔白，脉

结代。

辨治：肝失自稳，风热菀于头目，血气不利，心失自稳，气阴两虚，夹有郁瘀，神脉失主；脾胃失稳，升降运导失常，脾虚胃实，诸病症由生。拟用清肝息风，通利气血；益气养阴，活血通脉安神；补脾泻胃，畅通中州。

处方：天麻 15 g，地龙 15 g，钩藤^{后下}40 g，川芎 15 g，赤芍 15 g，白芍 15 g，菊花 20 g，决明子 15 g，炒酸枣仁 15 g，生龙骨 30 g，生牡蛎 30 g，蜜甘草 15 g，生地黄 15 g，丹参 20 g，银杏叶 15 g，太子参 15 g，麦冬 10 g，五味子 10 g，焦槟榔 15 g，焦三仙各 10 g，石莲子 10 g，炒谷芽 10 g，荷叶 10 g。6 剂，水煎服。

二诊：2018 年 4 月 26 日。患者头昏头晕已减，心烦失眠好转，夜能安睡 6 小时，心悸偶发，气短减轻。脘腹胀减，大便畅通。脉弦虚。肝木、心火、中土各得所宜，相生、制衡生态有望，继服上方 6 剂。

三诊：2018 年 5 月 4 日。患者头晕头昏已除，血压 130/80 mmHg，夜能安睡，心悸气短全无，心绞痛未作，自觉胸部舒服。饮食增加，大便通畅，脘腹无不适。苔脉亦较正常。患者唯恐再犯，继服上药 4 剂，隔日 1 剂，水煎服，嘱其调心态，节郁怒；食五味而全，慎肥甘；要运动，勿太过。

2. 高血压合并脾胃肠系列病证案

高血压，合并慢性胃炎、结肠炎、颈椎病

宋某，女，63 岁，赤峰市宁城县人。

初诊：2003 年 4 月 5 日。患者头昏头晕，头痛目胀，颈部疼痛，体位变动时头晕明显，转动不利。脘腹胀满，饮食减少，大便不畅，左小腹痛，小便黄。舌红夹瘀、苔厚腻，脉弦数。

辨治：年入老年，五脏易于失稳，五体易于失常，肝之风热阳亢，菀于头目，血气不利；颈部经络阻滞，筋肌不舒；中土湿热壅滞，下行传导失司，运化失常。拟用清肝潜阳，活络息风；疏通经络，解肌舒筋；辛开苦降，清降化湿，理气行滞。

处方：天麻 15 g，地龙 15 g，钩藤 40 g，川芎 15 g，赤芍 15 g，白芍 15 g，夏枯草 30 g，菊花 30 g，白蒺藜 30 g，代赭石 15 g，珍珠母 30 g，葛根 30 g，防己 20 g，威灵仙 15 g，瓜蒌 15 g，黄连 10 g，制半夏 10 g，厚朴 10 g，地榆 15 g，黄柏 15 g，乌梅 10 g。5 剂，水煎服。

二诊：2003 年 4 月 11 日。患者头目清利，晕、痛皆除。颈痛轻微，转动比较自如。脘腹胀满消失，大便通畅。收缩压由 160 mmHg 降至 140 mmHg，舒张压由 105 mmHg 降至 85 mmHg。可知肝司疏泄之职，土得疏通之能，经络通畅，解肌舒筋，五行生态恢复有望，再予原方 5 剂。

高血压，合并慢性胃炎、风湿热痹

张某，男，40 岁，赤峰市宁城县人。

初诊：2003 年 4 月 7 日。患者头昏头晕，双目胀痛。胃脘胀满，饮食减少，大便运迟，多 3 日 1 行。四肢多关节疼痛，畏热微肿，上肢重于下肢，小便黄。舌红、苔黄腻，脉弦实。

辨治：上有肝风热壅，血气不利；中有脾胃湿热阻滞，运化传导失司；风湿热邪入侵四肢经络，蕴滞关节。且三者之病，互相影响而不能相助。拟用整体治疗，各得所宜，法相通，药协从。

处方：天麻 15 g，地龙 15 g，钩藤 40 g，川芎 15 g，赤芍 15 g，白芍 15 g，夏枯球 30 g，菊花 30 g，瓜蒌 15 g，黄连 10 g，制半夏 10 g，槟榔 15 g，生山楂 15 g，防己 20 g，生薏苡仁 30 g，乌梢蛇 12 g，全蝎^{捣,冲}4 g，秦艽 20 g，忍冬藤 30 g，海桐皮 20 g，穿山龙 15 g，黄柏 15 g，桑枝 20 g，怀牛膝 30 g，络石藤 30 g。4 剂，水煎服。

二诊：2003 年 4 月 13 日。患者头目清利，不晕不痛，血压正常。胃脘胀消，大便通畅，四肢关节疼轻消肿。舌红有减、苔转白，其脉弦实之势亦缓。思所治各得所宜，且平土可以生木，平木可以疏土，避免土壅木塞、木郁犯土之弊，合助五体及肌筋功能之恢复。继用原方 4 剂。

三诊：2003 年 4 月 18 日。患者诸症基本平复，唯手足关节活动或作劳略有不舒，思症虽平，病未必都速能除，除邪务尽，治病务痊。上方加蛴螬 10 g，2 剂为散，每次 30 g，每日 2 次，水煎服。

高血压，合并慢性胃炎、胆囊炎、失眠

杨某，男，58 岁，赤峰市宁城县人。

初诊：2003 年 4 月 8 日。血压 180/110 mmHg，头昏，头晕，头痛，心烦失眠，易急。胃脘纳痛，嗳气，胸闷憋气，善太息，大便或秘，或不畅，舌红苔厚，脉弦实。

辨治：经言诸风掉眩皆属于肝，肝之风热阳亢上瞀，头目血气不利；心虚阳热内扰，神失宁谧；中焦湿热食滞阻塞，传导失司，复加肝木、心火、中土，相生相克变故，诸症由生。拟用平肝潜阳，清利头目；养心镇静，化瘀宁神；辛开苦降，通导胃肠。

处方：天麻 15 g，地龙 15 g，钩藤 40 g，川芎 15 g，赤芍 15 g，白芍 15 g，夏枯球

30 g，菊花 30 g，丹参 30 g，柏子仁 20 g，生龙骨 30 g，生牡蛎 30 g，代赭石 30 g，玳瑁 10 g，瓜蒌 15 g，黄连 10 g，制半夏 10 g，生槟榔 15 g，生山楂 15 g，厚朴 10 g，三七 6 g，合欢皮 30 g。4 剂，水煎服。

二诊：2003 年 4 月 14 日。患者头目清利，已不昏、不晕、不痛，血压降为正常，烦除眠安，睡眠已达 6 小时以上。脘腹胀消，胸闷憋气轻微，食欲感增加，大便通调。舌苔转薄色白，其脉弦实势缓。肝木、心火、中土渐平，五行生态大有转机。再予原方 4 剂，隔日 1 剂，水煎服。

三诊：2005 年 3 月 6 日。患者自云经前调理，1 年来身体感觉很好，血压一直正常，睡眠，饮食均好，心无不适。近日偶感风寒，鼻塞，咽痛，咳嗽少痰。饮食减少，大便略干，小便正常。舌淡红、苔薄白，脉浮数。风寒外束，热不得泄，上郁于肺而失司主气，下移大肠郁热失于传导。凡此寒热夹杂，当外疏风寒，内泻郁热，宣通气机，表里兼治。

处方：炙麻黄 10 g，荆芥 10 g，防风 10 g，杏仁 10 g，知母 15 g，生石膏 20 g，牛蒡子 10 g，前胡 10 g，枇杷叶 10 g，生槟榔 15 g，火麻仁 15 g。3 剂，水煎服。

高血压，合并慢性胃炎、呃逆、失眠

樊某，男，66 岁，包头市人。

初诊：2003 年 10 月 17 日。患者头微昏，偶晕。心下满，纳减，呃逆频频，声不甚高，小便频，不利时用力，大便不爽。舌暗、苔白厚，脉弦数。

辨治：时进老年，脏器组织已有衰退，肝失疏泄而化风，胃失传导而胀满；心虚阴阳不济而神失宁谧；肾虚不主二便而失常。拟用平肝息风，降逆导胃，养心镇静，益肾通利。

处方：天麻 15 g，地龙 15 g，川芎 15 g，赤芍 15 g，白芍 15 g，钩藤 30 g，菊花 30 g，僵蚕 10 g，炒酸枣仁 20 g，生龙骨 30 g，生牡蛎 30 g，枳实 15 g，厚朴 10 g，苍术 15 g，白术 15 g，豆蔻 10 g，生山楂 10 g，怀牛膝 30 g，牵牛子 15 g，瞿麦 20 g，冬葵子 30 g，乌药 10 g。5 剂，水煎服。

二诊：2003 年 10 月 25 日。患者头目无不适，血压降至 140/82 mmHg。脘腹胀满消，二便通畅，服 3 剂时呃逆除。苔白薄，脉弦数之势减。此木疏泄，土通达，心主神，肾窍通，体内相生相克之生态恢复有望，继用原方 4 剂，隔日 1 剂，水煎服。

高血压，合并失眠、慢性胃炎、慢性结肠炎

张某，女，66 岁，赤峰市宁城县人。

初诊：2004年4月2日。患者头昏，时晕，目胀，心烦失眠。纳减胃脘胀，左小腹痛，里急后重便血，反复发作而年余，小便黄。舌红暗、苔厚，脉弦实。

辨治：老年体质，肝功能失于疏泄，郁瘀生火生风，菀于头目，血气不利；胃失和降，毒热壅郁，久病伤络动血。且木土相生、相克、相助、制衡之功亦有变异，故此病症由生。拟用疏肝平热息风，清利头目；养心制阳，宁心镇神；理气健脾，清毒止血。

处方：天麻15 g，地龙15 g，川芎15 g，钩藤40 g，赤芍15 g，白芍15 g，夏枯球30 g，菊花30 g，炒酸枣仁30 g，生龙骨30 g，生牡蛎30 g，磁石30 g，太子参15 g，石莲子15 g，苍术10 g，白术10 g，当归15 g，赤小豆20 g，地榆15 g，马齿苋15 g，槐花10 g，乌梅10 g。4剂，水煎服。

二诊：2004年4月8日。患者头目清利，头昏、头晕、目胀皆除，血压降至140/80 mmHg，烦除卧安。脘胀轻微，便血已止，里急后重轻微，左小腹仍有压痛。当知症虽多去，病未尽除，效不更方，再予4剂。

三诊：2004年4月13日。患者诸症平复，大便里急后重消失，色黄不干不稀，左小腹压痛消失。予下方调理，以防复作。

处方：生晒参15 g，石莲子10 g，当归15 g，生白芍10 g，黄连10 g，炒地榆10 g，白及10 g，石榴皮10 g，木香6 g。4剂，共为散，每次30 g，每日2次，水煎服。

高血压，合并失眠、慢性结肠炎、前列腺炎

张某，男，39岁，赤峰市宁城县人。

初诊：2004年4月4日。患者头昏，时痛，心烦易急少寐。大便微干带血，左小腹痛，按之压痛，小便黄、频、不利，左附睾肿痛，性事早泄。舌红、苔白厚，脉弦实。

辨治：年在壮盛期，此病与其善酒嗜肉甘甜，以及情志相关，郁勃发风生热，菀郁头目，血气不利；湿热犯下，阻滞肠道，精道，久则伤络动血，更使肝木、中土、心火、肾水之生克生态失常，病症由生。拟用清肝潜阳，通络息风；养心镇静，安神宁谧；清利湿热，化瘀通利。

处方：天麻15 g，地龙15 g，钩藤40 g，川芎15 g，赤芍15 g，白芍15 g，夏枯球30 g，炒酸枣仁30 g，生龙骨30 g，生牡蛎30 g，当归15 g，赤小豆30 g，生地榆20 g，马齿苋20 g，槐花10 g，土茯苓20 g，败酱草30 g，金钱草30 g，石韦20 g，车前子15 g，桃仁10 g，竹叶15 g，橘核10 g。6剂，水煎服。

二诊：2004年4月11日。患者头昏、头痛消失，血压130/75 mmHg。心安眠可，

夜达 6 小时。大便畅通血止，小便通利，睾丸肿痛亦轻，左小腹仍有轻微压痛。舌红有减、苔薄白，其脉弦实之势有缓。当知其效不仅在治各得所宜，亦在体质正处于充盛，非老年可比。再予原方 4 剂，隔日 1 剂，水煎服。特嘱：食慎辛酒肥甘，节欲望，畅情志。

高血压，合并心肌缺血、慢性结肠炎

孙某，女，68 岁，赤峰市宁城县人。

初诊：2005 年 5 月 2 日。患者收缩压 160～180 mmHg、舒张压 100～110 mmHg，面赤暗，头眩晕，目胀，胸闷憋气，偶发心绞痛。左小腹痛，压痛明显，大便微干，下坠，小便黄。舌暗红、苔白厚，脉弦数。

辨治：年近七十，器官、组织老化，阴阳、五行、自稳调节功能减弱，肝失疏泄，内生郁瘀，化热生风，菀郁头目，血气不利；心虚阳扰血瘀，神不宁谵，心神失主；阳明传导失常，湿热蕴郁，复加肝木、心火、中土相生共助、相克制衡失调，诸病症由生。拟用清肝潜阳，活络息风；养心化瘀主脉，镇宁心神；清润阳明，通肠理滞。

处方：天麻 15 g，地龙 15 g，钩藤 40 g，川芎 15 g，赤芍 15 g，白芍 15 g，菊花 30 g，白蒺藜 20 g，炒酸枣仁 30 g，生龙骨 30 g，生牡蛎 30 g，石决明 30 g，珍珠母 30 g，丹参 30 g，三七 15 g，葶苈子 10 g，旋覆花 10 g，茜草 15 g，黄精 20 g，石斛 20 g，生地榆 20 g，马齿苋 20 g，当归 15 g，木香 10 g，槐花 10 g。5 剂，水煎服。

二诊：2005 年 5 月 8 日。患者连日眩晕轻微，血压 140/85 mmHg，睡眠安好，胸闷憋气基本消失，心绞痛未作。大便畅通，左小腹无明显痛。舌暗红有减、苔转薄白，其脉弦数势缓。所见肝、心、大肠各得宜治，体内五行木、火、土，生态又得相生、相克、扶助、制衡。再予原方 5 剂，前 3 剂每日 1 剂，后 2 剂隔日 1 剂，水煎服，以使医无过度，亦无不及。

高血压，合并便秘

赵某，女，37 岁，赤峰市宁城县人。

初诊：2007 年 4 月 4 日。血压常为 150/100 mmHg，面红，头昏头晕，两目胀痛，心烦易急。纳可，腹胀，便干如球，6～7 日 1 行，小便黄。舌红、苔干黄，脉弦实。

辨治：体质尚盛，其病亦实，肝木风火菀，瞀于头目，血气不利；阳明胃肠阴虚燥结，失于传导。拟用清泄风热，息风活络；泻下润燥，通导阳明。

处方：天麻 15 g，地龙 15 g，钩藤 40 g，川芎 15 g，赤芍 15 g，白芍 15 g，决明子 15 g，女贞子 15 g，生龙骨 30 g，生牡蛎 30 g，石决明 30 g，知母 20 g，生石膏 30 g，

生地榆 20 g，马齿苋 30 g，火麻仁 15 g，生大黄^{后下}10 g，生槟榔 15 g，莱菔子 30 g，石斛 20 g，玄参 15 g，当归 15 g，赤小豆 10 g。4 剂，水煎服。

二诊：2007 年 4 月 10 日。患者头昏、头晕目胀痛消失，血压 130/80 mmHg。腹胀消失，大便通畅，日 1 行，不干。此肝平而行疏泄，土通釜底抽薪，相得益彰。继用原方 4 剂，水煎服。

三诊：2007 年 4 月 16 日。患者连日来头目清利，血压正常，饮食增加，大便通畅。继予原方 4 剂，共为散剂，每次 30 g，每日 2 次，水煎服。

高血压，合并慢性胃炎

左某，男，50 岁，包头市人。

初诊：2007 年 8 月 3 日。患者头昏时晕，胃脘胀痛，牵及两肋及后背胀痛，饮食有减，大便亦迟，小便利。舌红、苔黄白相间，脉弦数。

辨治：肝失疏泄，郁瘀生风化热，菀于头目，血气不利。脾虚胃实，运化传导不及，复加肝木乘犯中土，气滞络瘀，诸症由生。拟用清肝镇潜，活络息风；补脾泻胃，舒肝和胃。

处方：天麻 15 g，地龙 15 g，钩藤 35 g，川芎 15 g，赤芍 15 g，白芍 15 g，菊花 30 g，白蒺藜 15 g，生龙骨 30 g，生牡蛎 30 g，珍珠母 20 g，党参 15 g，瓜蒌 15 g，薤白 10 g，半夏 10 g，百合 15 g，蒲公英 20 g，乌药 10 g，川楝子 15 g，延胡索 20 g，郁金 15 g，香附 10 g，片姜黄 10 g。5 剂，水煎服。

二诊：2007 年 8 月 10 日。患者头昏头晕已去，头已清利，血压连日为 130/82 mmHg。胃脘胀痛轻微，两肋胀痛亦减，后背疼痛不显，饮食似增，二便通调。当知年龄未老，体质尚可，治疗之外因通过体质之内因发挥作用，木、土相生、相克、相助、制衡，恢复体内生态有望。再予原方 5 剂。

三诊：2008 年 10 月 4 日。患者经上治疗后 1 年来自觉身体良好，无明显不适，血压、饮食均正常。近周来因办事业酒肉肥甘有贪，先胃后头，病症复生，请求再治。查其血压 140/96 mmHg，舌红、苔白厚，脉弦数。病症虽比从前轻，但病难除，仍用原方，亦不为过，予原方 6 剂，前 3 剂每日 1 剂，后 3 剂隔日 1 剂，水煎服。

高血压，合并慢性胃炎、结肠炎、淋证

张某，男，67 岁，包头市人。

初诊：2007 年 9 月 8 日。血压 160/105 mmHg，面赤暗，头晕头胀，两目干涩。胃脘胀痛，腹胀便秘，饮食减少，小便疼痛淋沥。舌红、苔腻，脉弦数。

辨治：年入老年，脏器功能有减，自稳调节失衡有增，此则肝失疏泄，热郁生风，菀郁头目，血气不利；胃实失于传导，食、气、热郁；肾与膀胱气、决渎不行，湿热壅滞精道，阻滞尿路，复加肝木、中土、肾水之阴阳、五行失常，诸症由生。拟用清肝潜阳，活络息风。泻热行郁，通导阳明；清利湿热，化瘀通淋。

处方：天麻15 g，地龙15 g，钩藤45 g，川芎15 g，赤芍15 g，白芍15 g，夏枯球30 g，野菊花30 g，生龙骨30 g，生牡蛎30 g，石决明30 g，瓜蒌10 g，黄连10 g，焦槟榔15 g，生山楂15 g，地榆15 g，马齿苋15 g，椿皮15 g，怀牛膝30 g，火麻仁15 g，牵牛子10 g，郁李仁12 g，桃仁12 g，益母草30 g，泽兰叶15 g，冬葵子20 g，车前子15 g，萹蓄10 g。6剂，水煎服。

二诊：2007年9月16日。患者头目转清利，头晕、胀痛基本消失，连日来血压140/80 mmHg。二便通畅，脘腹胀痛消失，舌红有减、苔已薄白，其脉弦数势缓。此治肝平疏泄，土平传导畅通，肾平主下窍而司开合，法相通，药协从，继用原方6剂，隔日1剂，水煎服。

高血压，合并反流性食管炎、慢性胃炎、颈椎病、咽炎

周某，女，51岁，包头市人。

初诊：2009年4月21日。患者头昏、眩晕，头痛牵目，心烦失眠，颈肩疼痛，咽干痛。心下痞，纳减，反流，甚则酸水至咽引咳呛，大便不爽，小便黄利。舌红、苔腻，脉弦滑。

辨治：厥阴风热阳逆，菀于头目，血气不利；颈部经络阻痹，肌筋不舒；心虚邪扰，神失宁谧；脾虚胃实，升降反逆；阴虚热郁，咽失和利。五行之中，肝木、心火、中土、肺金病及，五行生克生态有异，病证错杂，治有余者折之、清之，行滞化瘀；其不足者补之、养之、润之。拟用平肝清热，活络息风；养心镇静，活血安神；健脾泻胃，辛开苦降；清肺利咽，兼润燥金。

处方：天麻15 g，地龙15 g，钩藤[后下]40 g，赤芍15 g，白芍15 g，野菊花15 g，夏枯草20 g，生龙骨30 g，生牡蛎30 g，珍珠母30 g，葛根30 g，防己15 g，延胡索20 g，瓜蒌10 g，黄连10 g，半夏10 g，焦槟榔10 g，生山楂10 g，百合15 g，乌药10 g，旋覆花10 g，代赭石20 g，蜣螂15 g，知母15 g，蒲公英15 g，金银花15 g，牵牛子10 g。6剂，水煎服。

二诊：2009年4月29日。患者头昏、眩晕、头目疼痛缓解，血压140/80mmHg。颈部疼痛减轻，肌筋活动比较自由。二便通利，脘痞、反流消失，咽部干痛不觉。所治各得其宜，各有效应。原方再予6剂，前3剂每日1剂，后3剂隔日1剂，水煎服。

嘱其眩晕，血压之作在于肝，安以柔克刚，情宜似土，厚德包容；食慎酒肉辛辣刚烈，宜平淡似水之静；欲不可过旺如火，宜节欲养生。

高血压，合并慢性结肠炎

郭某，男，75 岁，包头市人。

初诊：2009 年 5 月 1 日。患者头昏，时晕。纳少乏力，左小腹痛，大便时尤显，便时里急后重，常有脓血如痢，小便黄利。舌暗红、苔腻，脉弦数。

辨治：年已老年，脏器有虚，肝失疏泄而宣生风；脾虚失运而宣生寒，胃实失于传导宣生热，寒热结滞于阳明大肠以致休息痢。拟用疏肝息风，清利头目；补脾泻胃，寒热并投以治痢，木、土同治。

处方：天麻 15 g，地龙 15 g，钩藤^{后下}40 g，川芎 15 g，赤芍 15 g，白芍 15 g，菊花 15 g，生龙骨 30 g，生牡蛎 30 g，太子参 30 g，茯苓 15 g，苍术 15 g，白术 15 g，莲子 15 g，当归 10 g，黄连 10 g，黄柏 10 g，干姜 10 g，石榴皮 10 g，五味子 6 g，肉豆蔻 10 g。4 剂，水煎服。

二诊：2009 年 5 月 6 日。患者头晕缓解，血压 140/85 mmHg。纳食增加，精神有兴，大便脓血不见，里急后重消失。此治肝平疏泄，则脾运胃降，木疏泄则助土通达；治土平运化通达则助木疏泄而抑其过，二法相得益彰。再予原方 4 剂。

三诊：2009 年 5 月 12 日。患者头晕消失，连日血压正常。食增已无乏力，大便调畅，小腹痛消失，里急后重全无。舌苔薄白，其脉弦数之势亦缓。上方加生晒参 15 g，共为散，每次 30 g，每日 2 次，水煎服。风乃升降异常之病，实风重在肝，升之太过；虚风重在脾，升之不及。脾胃乃升降之枢，升降之砥柱，中焦镇定，少风之患，故加人参。

高血压，合并慢性胃炎

杨某，男，53 岁，包头市人。

初诊：2010 年 3 月 20 日。患者头晕，头重，头胀。心下痞满，恶心欲吐，饮食减少，口苦，大便稀黏，小便黄。舌淡红、苔腻，脉弦数。

辨治：风热菀于头目，血气不利；中焦虚实夹杂，脾虚不能运化而多湿；胃实不能通降，而湿热阻滞。且中焦升降异常而助风；肝失疏泄而土壅。拟用清肝息风，通利头目；补脾泻胃，辛开苦降。

处方：天麻 15 g，地龙 15 g，钩藤^{后下}40 g，川芎 15 g，赤芍 15 g，白芍 15 g，菊花 30 g，白蒺藜 15 g，生龙骨 30 g，生牡蛎 30 g，党参 15 g，瓜蒌 15 g，黄连 10 g，半夏

10 g，焦槟榔 10 g，炒谷芽 10 g，莲子 10 g，炒白扁豆 10 g，陈皮 10 g，竹茹 10 g，代赭石 20 g，紫苏叶 10 g。6 剂，水煎服。

二诊：2010 年 3 月 26 日。患者头晕、头胀基本消失，血压 140/80 mmHg。脘痞、恶心得解，大便通调。苔转薄白，其脉弦数之势亦缓，病症缓解之快，贵在年龄未老，有自稳调节之功能基础，得到药疗之效用，转化亦快。再予原方 4 剂，隔日 1 剂，水煎服。

高血压，合并慢性胃炎、结肠炎、颈椎病

薛某，女，54 岁，包头市人。

初诊：2014 年 5 月 23 日。患者头痛，时头眩晕、目系胀痛，颈部疼痛，转动尤甚。脘腹胀满，胃脘及左小腹按之痛。大便干，数日 1 行，小便黄利。舌红、苔厚腻，脉弦数。

辨治：肝为刚脏而主怒，最易冲胃犯上，此则风阳热菀于头目，血气不利；颈部经络阻痹，肌筋不利，活动失灵；中土湿热食壅，升降失常，生态有变，诸症生焉。拟用清肝镇逆，通利头目；疏通经络，解肌舒筋；滋脾泻胃，通导阳明。

处方：天麻 15 g，地龙 15 g，钩藤 40 g，川芎 15 g，赤芍 15 g，白芍 15 g，菊花 30 g，决明子 15 g，夏枯球 15 g，生龙骨 30 g，生牡蛎 30 g，代赭石 15 g，葛根 20 g，防己 15 g，延胡索 20 g，瓜蒌 15 g，黄连 10 g，生槟榔 15 g，莱菔子 15 g，火麻仁 15 g，黄精 15 g，石斛 15 g，生地榆 15 g。5 剂，水煎服。

二诊：2014 年 5 月 3 日。患者头目清利，眩晕、头痛缓解，颈部疼痛大减，血压得解。大便通调，脘腹胀满减轻，心下及左小腹压痛不明显。舌红有减、苔转薄白，其脉弦数之势亦减。此治平肝而主疏泄，助土通行传导且利舒筋解肌；治土传导以利肝疏泄，养土厚德生化滋养以荣。继予原方 5 剂，前 3 剂每日 1 剂，后 2 剂隔日 1 剂，水煎服。此治无不及，亦无过度，期其平和。

高血压，合并慢性胃炎、习惯性便秘、颈椎病、失眠

张某，女，60 岁，包头市人。

初诊：2015 年 4 月 21 日。患者头晕目眩，头痛，颈部疼痛，活动不利，心烦眠差。脘腹胀满，饮食减少，大便干，左小腹有压痛。舌红有瘀色、苔白厚，脉弦数。

辨治：厥阴风热菀于头目，血气不利；颈部经输阻滞，肌筋拘紧不舒；心虚热扰，神失宁谧；脾虚胃实，升降运导失司。且肝木、心火、中土五行生克制化亦异，病症由生。拟用清肝息风，通利头目；解肌舒筋，活络通痹；健脾泻胃，升清导浊；养心

清热，宁谧心神。

处方：天麻 15 g，地龙 15 g，川芎 15 g，赤芍 15 g，白芍 15 g，钩藤 40 g，菊花 30 g，夏枯球 15 g，灯盏花 6 g，葛根 30 g，防己 15 g，延胡索 15 g，狗脊 10 g，申姜 10 g，炒酸枣仁 15 g，生地黄 15 g，蜜甘草 10 g，百合 15 g，党参 15 g，瓜蒌 10 g，黄连 10 g，生槟榔 15 g，焦三仙各 10 g，黄精 15 g，石斛 15 g，胡麻仁 15 g，生地榆 10 g。10 剂，水煎服。

二诊：2015 年 5 月 3 日。服 4 剂后头晕、头痛解除，6 剂后颈部疼痛缓解。现头目清利，睡眠亦佳，二便通调，左小腹痛消失，饮食有增，连日来血压 130/80 mmHg。舌红有减、苔转薄白，其脉弦数势缓。可知所治各得所宜，肝木、心火、中土各得安平，各得所主。继服前方 4 剂，隔日 1 剂，水煎服。

高血压，合并慢性胃炎、糖尿病

刘某，女，65 岁，包头市人。

初诊：2016 年 6 月 2 日。患者头昏头晕，目胀痛。口苦咽干，胃脘灼胀，知饥食可，身热易汗体倦怠，大便微干，2～3 日 1 行，小便黄利，双小腿午后微肿，晨消。舌暗红、苔腻，脉弦数。

辨治：年岁已老，脏器老化自稳调节失常，肝失疏泄，风阳亢扰清空，菀郁头目，血气不利；脾虚生化异常，胃实气、热、食郁，消导功能减异，且肝木、中土不能相生、制衡，也影响肺金生燥生热，影响大肠传导，诸症由生。拟用清肝潜阳，健脾运化；泻胃消导，坚阴活血消肿。

处方：天麻 15 g，地龙 15 g，钩藤^{后下} 40 g，川芎 15 g，赤芍 15 g，白芍 15 g，菊花 20 g，夏枯球 15 g，生龙骨 30 g，生牡蛎 30 g，生铁落 20 g，知母 15 g，麦冬 15 g，板蓝根 15 g，太子参 15 g，瓜蒌 15 g，黄连 10 g，焦槟榔 15 g，焦三仙各 10 g，黄芪 15 g，黄柏 15 g，苦瓜根 15 g，鸡内金 10 g，荔枝核 10 g，僵蚕 10 g，益母草 20 g，泽兰 10 g，毛冬青 10 g。6 剂，水煎服。

二诊：2016 年 6 月 10 日。患者头昏头晕不显，目胀痛消失，血压 135/80 mmHg。口苦咽干基本消失，大便已调，日 1 行，胃脘灼胀缓解，小便清利，小腿肿胀消失。血糖：空腹 6.3，餐后 7.2 单位。善治风者，必于清镇中疏泄；善降糖者，必于健脾中苦寒坚阴理血。此治法相通，药协从，有效必然。原方再予 6 剂，前 3 剂水煎服，后 3 剂为散（粗末），每日 2 次，每次 30 g，水冲服。再嘱：多喝奶，少食粮，多吃菜，少吃甜，多运动，腿别懒。

高血压，合并慢性胃炎、胰腺炎、颈椎病

王某，女，54 岁，包头市人。

初诊：2016 年 6 月 26 日。患者头晕，头痛，目胀，颈部疼痛。上腹胀痛，左上腹痛重，按之尤甚，进饮食加剧。大便干，小便黄。舌红、苔黄腻，脉弦数实。

辨治：风热上壅头目，血气不利；颈部经络阻痹，肌筋阻滞拘紧；中焦湿热蕴郁，升降运化失常，阳明失于传导。拟用清利头目，畅通中土，清肝泻胃，通运湿浊，佐以通便。

处方：天麻 15 g，地龙 15 g，钩藤^{后下}40 g，川芎 15 g，野菊花 15 g，夏枯球 15 g，葛根 30 g，防己 15 g，延胡索 15 g，柴胡 15 g，黄芩 30 g，黄连 10 g，瓜蒌 10 g，半夏 10 g，焦槟榔 15 g，焦三仙各 10 g，蒲公英 30 g，败酱草 20 g，川楝子 10 g，黄精 10 g，石斛 15 g。6 剂，水煎服。

二诊：2016 年 7 月 4 日。头晕、头痛缓解，颈部疼痛轻微，转动比较松活。二便通畅，脘腹胀痛减轻，进食水仍有疼痛已轻，左上腹压痛已减，血压近平。舌红有减。清肝（胆）疏泄，滋脾泻实，畅导肠道，通常胰属于脾。实证属胆胃（少阳、阳明），再予上方 6 剂，前 3 剂每日 1 剂，后 3 剂隔日 1 剂，水煎服。

高血压，合并慢性胃炎、慢性咽炎

王某，女，80 岁，包头市人。

初诊：2016 年 5 月 5 日。患者头昏眩晕，目干涩而现混、不净，心下痞而纳减，腹常胀而大便滞，且咽干痛不利，小便尚可。舌暗红、苔白厚，脉弦细数。

辨治：患者年过八十，构体中的脏器组织随之老化，其五行的生化制衡、人体中的自稳调节功能衰退，肝失疏泄而生风、生热、生瘀；脾胃失稳而脾虚胃实，升降失常，传导失常；土不生金而热郁生燥，诸病症生焉。拟用清肝镇逆，活络息风；益气健脾，辛开苦降，通导胃肠；清热养阴，润燥利咽。

处方：天麻 15 g，地龙 15 g，钩藤^{后下}40 g，川芎 15 g，赤芍 15 g，白芍 15 g，菊花 30 g，夏枯球 15 g，生龙骨 30 g，生牡蛎 30 g，代赭石 15 g，太子参 15 g，瓜蒌 10 g，黄连 10 g，半夏 10 g，焦槟榔 15 g，焦三仙各 10 g，百合 15 g，乌药 10 g，青木香 10 g，锦灯笼 10 g，牛蒡子 10 g，知母 15 g，麦冬 15 g，木蝴蝶 10 g。6 剂，水煎服。

二诊：2016 年 5 月 13 日。患者头昏、头晕缓解，血压由 180/105 mmHg 降至 140/80 mmHg。大便通畅，痞消较舒。苔转薄白，其脉弦数之势得缓。善治风者，当于清镇中寓疏泄；善治痞者，当于升降中寓补泻；善治咽干痛者当于苦寒中寓凉润。此获卓效，非仅如此，又得多病同治之益，木、金、土得相生又制衡，以平为期。再予原方6剂。

三诊：2016年5月20日。头昏头晕消失，连日来血压正常。痞、胀平复，饮食增加，二便调畅，咽干痛得除。予前方2剂为散，每次30g，每日2次，水送服。

高血压，合并慢性胃炎、习惯性便秘

高某，女，60岁，包头市人。

初诊：2017年9月30日。患者头昏时晕，目干涩。脘腹胀满多年，按无痛，饮食偏少，大便干燥如球，数日1行，小便黄。舌红、苔白厚，脉弦实。

辨治：肝木风阳菀于头目，血气不利；脾虚不运，肠胃燥热壅滞，失于传导。治肝疏泄以助土通行；治土通降以利肝平。拟用清肝降逆，活络息风；健脾运化，泻胃除燥，理气通导。

处方：天麻15g，地龙15g，钩藤40g，川芎15g，赤芍15g，白芍15g，菊花20g，决明子15g，生龙骨30g，生牡蛎30g，蜜甘草10g，太子参15g，白术15g，瓜蒌10g，黄连10g，生槟榔15g，莱菔子15g，火麻仁15g，枳实10g，石斛15g，当归15g，大血藤10g，芦荟8g。6剂，水煎服。

二诊：2017年10月8日。患者头昏头晕已轻，脘腹胀满已减，大便2日1行，虽干但排已省力，知饥食加。舌红有减、苔已变薄，其脉弦实势缓。此治各得所宜，再予上方6剂。

三诊：2017年10月16日。服药3剂后，头目清利，不昏不晕，血压135/78 mmHg。现脘腹胀满消除，大便不干通调，小便正常。舌淡红、苔薄白，脉微弦。虑陈年宿疾，再予原方4剂，隔日1剂，期药远效长。

高血压，合并口腔溃疡

丁某，女，57岁，包头市人。

初诊：2007年11月2日。血压150/95 mmHg，头昏头晕，舌边溃烂，牙龈肿痛，口干渴，喜凉饮，大便略干，小便黄。舌红、苔黄白相间，脉弦实。

辨治：厥阴风热阳扰于头目，血气不利；心与阳明热毒蕴郁，犯于舌龈。拟用清肝潜阳，活络息风；解毒凉血，清心泻胃。

处方：天麻15g，地龙15g，钩藤40g，川芎15g，赤芍15g，白芍15g，菊花30g，生龙骨30g，生牡蛎30g，知母20g，百合20g，升麻10g，黄连10g，当归15g，生地黄15g，牡丹皮15g，金银花15g，蒲公英20g，麦冬10g，灯心草3g。

6 剂，水煎服。

二诊：2007 年 11 月 10 日。患者头昏、头晕缓解，血压基本正常，牙龈肿痛消失，舌边溃疡近愈，食物刺激痛轻微。舌红亦减、苔转薄白，其脉弦数实势缓。再予原方 4 剂，水煎服。

3. 高血压合并肺系列疾病证案

高血压，合并喘证、颈椎病

高某，女，69 岁，赤峰市宁城县人。

初诊：2003 年 3 月 13 日。患者头昏，头痛，头晕，颈部疼痛，喘咳顽痰，喘中有声，饮食尚可，二便无大异。舌暗红、苔白，脉弦数。

辨治：年事已高，肝、肺自稳调节功能减退，经络循环减弱，此则风热菀于头目，血气不利；厥阴、太阳经脉阻滞，肌筋骨损；痰湿阻肺，呼吸不利。拟用清热平肝，活络息风；疏通经脉，解肌舒筋健骨；化痰利气，通畅气道。

处方：天麻 15 g，地龙 15 g，钩藤 40 g，川芎 15 g，赤芍 15 g，白芍 15 g，夏枯球 30 g，菊花 30 g，葛根 30 g，防己 20 g，威灵仙 20 g，乌梢蛇 10 g，补骨脂 10 g，骨碎补 10 g，知母 15 g，浙贝母 15 g，僵蚕 10 g，紫苏子 10 g，葶苈子 10 g，射干 15 g，海浮石 30 g。4 剂，水煎服。

二诊：2003 年 3 月 18 日。患者头昏基本消失，头痛、颈部疼痛缓解，痰减，呼吸比较顺畅，痰鸣偶闻。当知所治各得所宜，且肝木、肺金相生相克平复有望。再予原方 4 剂。

三诊：2003 年 3 月 24 日。患者头目清利，晕痛消失，血压正常，颈部活动自如，不觉头痛。呼吸比较平稳，痰鸣消失，仅喘大气时偶闻，当知气虚根浅。予下方调治。处方：生晒参 15 g，麦冬 10 g，知母 15 g，浙贝母 15 g，紫苏子 10 g，葶苈子 10 g，射干 15 g，海浮石 15 g，陈皮 10 g，当归 15 g，熟地黄 15 g，紫菀 10 g，生白芍 15 g，炙甘草 10 g。4 剂，隔日 1 剂，水煎服，以善其后。

高血压，合并老年人慢性支气管炎、慢性胃炎、下肢浮肿

杜某，男，65 岁，赤峰市宁城县人。

初诊：2003 年 4 月 20 日。患者头昏，时晕，胸闷，咳嗽，气短。心下痞满，纳少，双下肢浮肿，小便少，大便不爽。舌暗红、苔白厚，脉弦。

辨治：年过八八，脏器、血脉老化失于自稳，肝木风阳菀于头目，血气不利；痰热阻肺，气道不畅；脾胃升降失调，痞来气滞；血瘀气滞，水失通利。拟用平肝潜阳，活络息风；化痰利气，止咳平喘；辛开苦降，祛痞泰平；化瘀行滞，利水消肿。

处方：天麻15 g，地龙15 g，钩藤40 g，川芎15 g，赤芍15 g，白芍15 g，夏枯球15 g，生龙骨30 g，生牡蛎30 g，知母15 g，浙贝母15 g，射干15 g，海浮石30 g，葶苈子10 g，瓜蒌15 g，黄连10 g，半夏10 g，厚朴12 g，焦山楂15 g，益母草30 g，泽兰20 g，陈皮20 g，防己20 g，茯苓皮20 g，车前子15 g。4剂，水煎服。

二诊：2003年4月26日。患者头昏、头晕已去，血压由180/100 mmHg降至140/80 mmHg，头目清利。胸闷气短轻微，其喘基本平复。心下痞已消，二便通利，下肢浮肿减其大半。得知肝木、中土、肺金各得所宜，五行生态平复有望，血流、水道将欲通利。继服原方4剂，隔日1剂，水煎服。

高血压，合并气管炎、心肌缺血

孟某，女，61岁，包头市人。

初诊：2007年9月14日。患者头昏、时晕，眼痒流泪，胸闷气短，心悸眠少，偶有心绞痛，咳嗽白痰，咽干。饮食偏少，二便尚可。舌暗红、苔少，脉弦细数。

辨治：肝木风阳热壅头目，血气不利；心虚热扰夹瘀，神脉失主；肺失清肃，主气失司。复加肝木、心火、肺金五行相生相克生态失常，诸症由生。拟用清肝潜阳，活络息风；养心化瘀，安神通脉；化痰利咽，降逆止咳。

处方：天麻15 g，地龙15 g，钩藤40 g，川芎15 g，赤芍15 g，白芍15 g，菊花30 g，白蒺藜15 g，柏子仁30 g，生龙骨30 g，生牡蛎30 g，代赭石20 g，瓜蒌10 g，郁金15 g，丹参30 g，三七10 g，玉竹15 g，射干15 g，海浮石20 g，葶苈子10 g，枇杷叶15 g，青果10 g，降香10 g，桔梗10 g，甘草10 g。6剂，水煎服。

二诊：2007年9月22日。患者头昏、头晕缓解，头目比较清利，血压降至140/85 mmHg。偶有心悸，睡眠已安，胸闷气短好转，心绞痛未犯。咳嗽吐痰轻微，咽干好转。苔转薄白，脉弦数势缓。得知肝木、心火、肺金渐平，相生制衡生态亦将恢复，再予原方6剂。

三诊：2007年9月30日。患者头目清利，血压正常，心悸已无，睡眠亦安，胸闷憋气消失，心痛未作。呼吸平稳，咳痰已止。患者为恐复发而来，再予原方3剂，隔日1剂，水煎服。

高血压，合并咳喘

李某，男，74岁，包头市人。

初诊：2010 年 11 月 8 日。患者头目眩晕，咳嗽喘促，痰多黄白，不能仰卧，心悸乏力。纳少不欲食，腰亦酸楚，大便不实，小便偏少。舌暗红、苔白厚，脉弦细数。

辨治：年事已高，复加久病，脏器组织老化失于自稳，肝风痰上壅头目，血气不利；肺中痰盛，阻塞气道，呼吸不利；脾肾气虚，土不生金而生痰；肾不纳气而吸浅。且有碍于心而生悸。拟用息风镇痰，清利头目；清化痰饮，肃肺平喘；益气健脾，升填宗气；兼补心肾，除悸纳气。

处方：天麻 15 g，地龙 15 g，钩藤^{后下}40 g，川芎 15 g，赤芍 30 g，白芍 30 g，菊花 15 g，代赭石 20 g，生龙骨 30 g，生牡蛎 30 g，炙麻黄 10 g，杏仁 10 g，知母 15 g，浙贝母 15 g，芦根 10 g，冬瓜子 15 g，桃仁 10 g，生薏苡仁 15 g，无花果 10 g，罗汉果 1 枚，陈皮 10 g，黄芪 30 g，党参 30 g，柴胡 10 g，桔梗 10 g，胡桃肉 15 g，毛冬青 10 g。6 剂，水煎服。

二诊：2010 年 11 月 16 日。患者头目眩晕好转，血压降至 140/94 mmHg。咳痰亦爽，呼吸好转，已能平卧，饮食有所增加，精神有所振奋，心悸已无，步履较稳，二便可。舌暗有减、苔转薄白，其脉弦数之势有缓。此治肝、肺、脾、肾、心各得所宜，体内五行生态恢复有望，继用原方 6 剂，水煎服。

三诊：2010 年 11 月 23 日。头目眩晕消失，血压 135/82 mmHg。咳喘平复，饮食增加，已无明显不适，仅活动量增加时略觉气短。改用下方，重在治本。

处方：生晒参 80 g，麦冬 50 g，五味子 30 g，蛤蚧^{去头足}1 对，当归 50 g，熟地黄 50 g，紫菀 50 g，地龙 50 g，川贝母 30 g，无花果 50 g。共为极细面，每次 15 g，沸水冲，待温服，每日 2 次。

高血压，合并支气管扩张

曹某，女，48 岁，包头市人。

初诊：2012 年 8 月 2 日。患者头昏，时晕，目胀，心烦失眠。咳痰带血，胸闷痛，咽干，气短，动则症重。食欲一般，二便可。舌红、苔少，脉弦数。

辨治：肝木风热痰壅头目，血气不利；肺金痰热阻滞，失主呼吸；心虚热郁，神脉失主，诸病由生。拟用清肝镇逆，活络息风；养心镇静，安神宁谧；清肺化痰，扶正止血。

处方：天麻 15 g，地龙 10 g，钩藤^{后下}40，赤芍 15 g，白芍 15 g，菊花 15 g，夏枯球 15 g，炒酸枣仁 20 g，生龙骨 30 g，生牡蛎 30 g，代赭石 20 g，牛蒡子 10 g，金果榄 10 g，青果 10 g，茜草 10 g，白及 10 g，百部 15 g，紫菀 10 g，阿胶^{烊化}10 g，炒艾叶 10 g，山茱萸 15 g，仙鹤草 20 g，海蛤壳 20 g，炙黄芪 15 g。10 剂，水煎服。

二诊：2013 年 9 月 10 日。患者自述近 1 年身体较好，血压正常，呼吸平稳。近周来又有胸闷气短，咳痰不爽，用力咳出或黄痰，或白痰，尚无带血。观其舌红、苔厚，脉数。是属肺实，痰热壅肺，兼有气虚，肺失主气，拟用肃肺化痰、补肺祛邪。

处方：紫苏子 10 g，牛蒡子 10 g，葶苈子 10 g，生薏苡仁 15 g，冬瓜子 15 g，败酱草 15 g，鱼腥草 15 g，生晒参 15 g，当归 15 g，熟地黄 15 g，陈皮 10 g，茯苓 15 g。5 剂，水煎服。

高血压，合并哮喘、心肌缺血

范某，女，56 岁，包头市人。

初诊：2014 年 12 月 26 日。患者头目眩晕，失眠心悸。胸胀喘息，喉中痰鸣，有黄浊痰。饮食偏少，身倦乏力。舌红、苔白厚，脉弦滑。

辨治：风痰热盛，菀于头目，血气不利；心虚邪扰，神脉失主；痰热壅肺，肺失主气；气血亏虚，正不胜邪。拟用息风镇逆，清利头目；养心镇静，宁神主脉；清肺化痰，利气平喘；益气养血，扶正祛邪。

处方：天麻 15 g，地龙 15 g，钩藤 后下 40，川芎 15 g，赤芍 15 g，白芍 15 g，菊花 15 g，夏枯球 15 g，炒酸枣仁 15 g，生龙骨 30 g，生牡蛎 30 g，代赭石 20 g，磁石 15 g，炙甘草 15 g，生地黄 15 g，丹参 20 g，银杏叶 10 g，炙麻黄 10 g，杏仁 10 g，知母 15 g，浙贝母 15 g，葶苈子 10 g，冬瓜子 20 g，射干 15 g，海浮石 30 g，红景天 15 g，生晒参 15 g，当归 15 g，熟地黄 10 g。6 剂，水煎服。

二诊：2014 年 1 月 3 日。患者头目眩晕缓解，血压 140/82 mmHg，心悸已无，睡眠好转。胸胀喘息减轻，喉中偶有痰鸣，吐痰色白。舌红有减、苔薄白，其脉弦滑势缓，得知肝之风痰欲平，心火渐熄，肺金渐欲清肃，气血渐生，体倦乏力好转，人体五行生态恢复有望，继服原方 6 剂。

三诊：2014 年 1 月 10 日。患者头目清利，血压正常，夜能安睡，呼吸平稳，喉鸣消失，精神振作，饮食如常。患者唯恐哮喘再犯，求赐良方。脾为生痰之源，肺为贮痰之器，肾为气之根，予生脉六君煎调养。

处方：生晒参 15 g，麦冬 10 g，五味子 6 g，陈皮 10 g，茯苓 15 g，清半夏 10 g，炙甘草 10 g，当归 15 g，熟地黄 15 g。忌烟，辛辣，慎肥甘海鲜，菜宜淡勿咸。

高血压，合并支气管炎、慢性咽炎、慢性胃炎

李某，女，51 岁，包头市人。

初诊：2016 年 11 月 13 日。患者头昏，时晕，两侧太阳穴痛。咽干痒，咳嗽吐白

痰，胸闷气短。脘胀嗳气，大便微干，小便黄。舌红、苔白厚干，脉弦数。

辨治：肝之风阳上扰，清窍不利；痰热阻滞肺、咽，气道不畅。胃脘湿热食郁，失于传导。拟用息风潜阳，清利脑窍；清肺化痰，通利气道；理气通导，消食降利。

处方：天麻15 g，地龙15 g，钩藤^{后下}40 g，生龙骨30 g，生牡蛎30 g，代赭石15 g，牛蒡子10 g，锦灯笼10 g，桑白皮15 g，麦冬15 g，杏仁10 g，知母15 g，浙贝母15 g，生白芍15 g，炙甘草10 g，前胡15 g，蜜枇杷叶15 g，瓜蒌15 g，黄连10 g，焦槟榔10 g，焦三仙各10 g，百合15 g，乌药10 g。5剂，水煎服。

二诊：2016年11月20日。患者头昏时晕轻微，两太阳穴痛缓解，血压正常。咽干痒得解，咳嗽轻微，脘胀消失，大便通畅。舌红有减、苔转薄白，其脉弦数之势亦缓。当知所治肝木、肺金、中土各得所宜，体内五行生态恢复有望，继服原方3剂，水煎服。

高血压，合并喘息性气管炎、心脏病

张某，男，54岁，包头市人。

初诊：2017年3月8日。患者头昏头晕，心悸，咳吐黄痰，胸闷憋气，动则喘息，时有痰鸣。饮食减少，大便不畅，小便黄。舌红有瘀色、苔黄，脉弦数。

辨治：肝木风热痰菀于头目，血气不利；肺金痰热壅滞气道，呼吸不利；心受其累，失主血脉，复加木、火、金相生、制约有异，不能自稳，诸症由生。拟用平肝息风，通利气血；清肺化痰，畅通气道；益气化痰，强心主脉。

处方：天麻15 g，地龙15 g，钩藤^{后下}40 g，川芎15 g，菊花15 g，夏枯球20 g，代赭石15 g，炙麻黄10 g，杏仁10 g，知母15 g，浙贝母15 g，白芍15 g，炙甘草10 g，紫苏子10 g，葶苈子10 g，牛蒡子10 g，鱼腥草15 g，败酱草15 g，冬瓜子15 g，当归15 g，丹参15 g，太子参15 g，毛冬青10 g。6剂，水煎服。

二诊：2017年3月16日。患者头昏头晕轻微，血压130/80 mmHg，心悸亦无。咳痰转白，胸闷憋气好转，痰鸣基本消失。大便通畅，小便色浅，舌红有减、苔已转白，其脉弦数势减，得知所治各得所宜，且法相通，药协从。再予原方6剂，水煎服。

三诊：2017年3月23日。患者头目清利，连日来血压正常。呼吸较为平稳，仅晨起咳少量白痰，饮食增加，二便亦调。得知除邪待尽，仅以下方善后调理。

处方：罗汉果1个，青果10 g，无花果10 g，麦冬10 g，白果10 g，陈皮6 g，太子参15 g，当归10 g。5剂，水煎服。

高血压，合并喘息性支气管炎、咽炎、心肌缺血、前列腺增生

郭某，男，72岁，包头市人。

初诊：2017年11月22日。患者头昏头晕，两目干涩，胸前憋气，偶有心痛发作，移时得缓。口干咽痛，喘息，咳痰黏稠、黄白。大便干，小便黄少不利，会阴处坠胀，尿等待。舌暗红、苔白厚干，脉弦数。

辨治：年过七旬，人体自稳调节功能减退，肝木风热阳亢上扰，菀于头目，气血不利；心血瘀滞，痰热壅阻肺咽，气道不利；更有肾虚，夹有瘀郁，精道、水道不利。拟用木、火、金、水同调，以寄五行生态恢复，而拟清肝息风，通利头目；化瘀通心，以主脉；清肺化痰，肃肺利咽以主气；益肾化瘀利水。

处方：天麻15g，地龙15g，钩藤40g，川芎15g，菊花15g，决明子15g，生龙骨30g，生牡蛎30g，丹参15g，当归15g，银杏叶10g，知母15g，生石膏20g，枇杷叶15g，杏仁10g，麦冬15g，胡麻仁15g，浙贝母15g，葶苈子10g，牛蒡子10g，冬瓜子15g，败酱草15g，金果榄10g，山茱萸15g，牵牛子15g，怀牛膝30g，桃仁10g，泽泻15g。6剂，水煎服。

二诊：2017年11月30日。患者头目清利，血压140/90 mmHg。咳痰已少，其色转白，呼吸不喘，略觉气短，心痛未作。小便次频较多，但较通利，大便通调。苔转薄白，其脉弦数势减。此知治疗各得所宜，再予原方6剂，前3剂每日1剂，后3剂隔日1剂，水煎服。

三诊：2017年12月12日。患者诸症悉平，唯小便仍有频而不尽之感，会阴仍胀。当知补肾不足，化瘀无力，通调决渎不到位，继用下方转调。

处方：山茱萸15g，肉苁蓉15g，怀牛膝30g，桂枝10g，茯苓15g，牡丹皮15g，生白芍15g，桃仁10g，益母草15g，猪苓15g，泽泻20g，牵牛子15g，车前子15g，椒目10g，皂角刺10g。5剂，水煎服。随后而安。

高血压，合并咽干、咳喘

张某，男，60岁，包头市人。

初诊：2018年6月8日。患者头昏，时晕，咽痛不利，咳嗽吐痰，晨黄，昼白，喘息夜重，难以仰卧，失眠。饮食偏少，体倦乏力，二便尚可。舌暗红、苔白厚，脉弦滑。

辨治：风热痰扰清窍，血气不利；心虚邪干，神失宁谧；痰热阻肺，气道不利；脾虚气弱，生痰之源。拟用清肝镇痰，活络息风；养心镇静，宁心安神；肃肺化痰，通利气道；益气养血，健运中州。

处方：天麻 15 g，地龙 15 g，钩藤 40 g，川芎 15 g，赤芍 15 g，白芍 15 g，菊花 15 g，夏枯球 15 g，柏子仁 15 g，生龙骨 30 g，生牡蛎 30 g，代赭石 12 g，牛蒡子 10 g，葶苈子 10 g，紫苏子 10 g，金果榄 10 g，炙麻黄 10 g，杏仁 10 g，知母 10 g，浙贝母 15 g，陈皮 10 g，茯苓 10 g，海浮石 20 g，党参 20 g，当归 15 g。6 剂，水煎服。

二诊：2018 年 6 月 16 日。患者头目清利，血压 132/80 mmHg。睡眠已安，痰嗽大减，已吐白痰少许，呼吸喘平，仍有气短，精神好转，体倦亦轻。舌苔薄白，其脉弦数。所治肝木、心火、肺金、中土各得所宜，继用原方 6 剂，前 3 剂每日 1 剂，后 3 剂隔日 1 剂水煎服。随后而安。

4. 高血压合并肝胆系列病证案

高血压，合并胆囊炎、前列腺肥大、失眠

袁某，男，60 岁，包头市固阳县人。

初诊：2003 年 10 月 4 日。患者头昏，时晕，心烦失眠，右胁痛。脘胀纳减，大便不爽，小便色黄，尿频、急、不利，小腹抽痛，尿后不尽。舌红、苔白厚，脉弦数。

辨治：肝木风热菀于头目，血气不利；心虚阳不能秘，神失宁静。肝胆热郁，木郁土塞，下焦湿热，阻滞精、水二道，失于气化，以致肝木、心火、中土、肾水生态失常，病症由生。拟用清肝息风，通利头目；养心镇静，宁心谥神；疏肝利胆，通降中土；益肾通瘀，清利湿热。

处方：天麻 15 g，地龙 15 g，钩藤后下 40 g，川芎 15 g，赤芍 15 g，白芍 15 g，夏枯球 30 g，炒酸枣仁 30 g，生龙骨 30 g，生牡蛎 30 g，柴胡 10 g，瓜蒌 15 g，蒲公英 20 g，虎杖 15 g，生山楂 15 g，山茱萸 15 g，怀牛膝 30 g，牵牛子 10 g，冬葵子 20 g，瞿麦 20 g，桑螵蛸 10 g。6 剂，水煎服。

二诊：2003 年 10 月 12 日。患者头目清利，血压 125/75 mmHg，睡眠安好，胁痛轻微，胃脘胀消，饮食好转，大便通调，唯小便频急好转，但仍欠利，小腹抽痛减轻，但未消除。舌红、苔薄白，脉弦数。仍用前方，加木通 10 g、龙胆 15 g、桃胶 15 g。6 剂，前 3 剂每日 1 剂，后 3 剂隔日 1 剂，水煎服。随后而平。

高血压，合并胆囊炎、心肌缺血、失眠、慢性胃炎

赵某，女，68 岁，包市人。

初诊：2007 年 9 月 18 日。患者头目眩晕，两目胀痛，胸闷憋气，偶发心痛，含速

效救心得以缓解，失眠。胃脘胀痛，右肋刺痛，牵引右肩胛处，口苦，咽干，不欲饮食，大便不爽。舌暗红、苔白厚，脉弦数。

辨治：年事已高，脏器组织的阴阳、五行自稳调节功能较差，肝木风热阳亢，菀于头目，血气不利；心虚血瘀，神脉失主；胆失疏泄，胃土壅滞，复加木、火、中土生态失常，诸症由生。拟用清肝潜阳，活络息风；养心化瘀，宁神通脉；疏肝泄胆，补脾泻胃。

处方：天麻 15 g，地龙 15 g，钩藤^{后下}40 g，川芎 15 g，赤芍 15 g，白芍 15 g，夏枯球 30 g，菊花 30 g，茺蔚子 15 g，炒酸枣仁 30 g，生龙骨 30 g，生牡蛎 30 g，珍珠母 30 g，丹参 30 g，三七 10 g，玉竹 15 g，柴胡 10 g，黄芩 15 g，金钱草 20 g，延胡索 20 g，郁金 15 g，党参 15 g，瓜蒌 10 g，薤白 10 g，半夏 10 g，焦槟榔 15 g，焦山楂 10 g。6 剂，水煎服。

二诊：2007 年 9 月 26 日。患者头目清利，眩晕已去，血压 134/78 mmHg。胸闷憋气轻微，夜能安睡，心绞痛未作。胁痛缓解，脘胀消失，饮食增加，大便通畅。舌暗有减、苔薄白，其脉弦数势缓。得知所治各得所宜，法相通而互补，药协从而互利。再予原方 6 剂，前 3 剂每日 1 剂，后 3 剂隔日 1 剂，水煎服。

5. 高血压合并肾膀胱系列病证案

高血压，合并吐血、尿血、锁骨窝淋巴结肿大

陈某，男，72 岁，赤峰市宁城县人。

初诊：2004 年 3 月 24 日。患者头昏，时晕，右锁骨窝淋巴结肿大，呕恶吐血，腰痛，尿血，小便淋沥，小腹痛，大便黑。舌暗红、苔白厚干，脉弦数。

辨治：年过七旬，脏器常失自稳，肝木风痰热扰于上，头目不利；痰热郁结于锁窝而为肿结；更有燥热瘀胃动血，下焦湿热蕴滞，迫血妄行。拟用清肝息风，化痰软坚，清润胃腑，化瘀止血，清利下焦湿热，凉血止血。

处方：天麻 15 g，地龙 15 g，钩藤^{后下}40 g，玄参 15 g，浙贝母 15 g，生牡蛎 30 g，夏枯球 30 g，代赭石 20 g，百合 20 g，知母 15 g，三七 15 g，花蕊石 30 g，蒲公英 20 g，白及 10 g，槐花 10 g，白茅根 30 g，小蓟 30 g，石韦 30 g，金钱草 30 g，白花蛇舌草 30 g，仙鹤草 30 g。5 剂，水煎服。

二诊：2004 年 3 月 30 日。患者头目清利，昏、晕已止，血压降至 140/82 mmHg。锁骨窝淋巴结消减大半，吐血、尿血全止，显见治肝平治以行疏泄，木疏泄而土通达；木疏泄而畅水道。治下彻下，以利平息肝木，以利中土泻行。法相通，药协从。再予

原方4剂。

三诊：2004年4月5日。患者头目清利，连日来血压正常。胃脘比较舒适，饮食增加，小腹不痛，大便色黄，小便通利，查无潜血。锁骨窝淋巴结几近消失。舌暗红已减。其脉弦数势缓。思症虽速去，病亦有难愈之虑，再予原方4剂，隔日1剂，水煎服，亦正合患者来意。

随后观察4个月未见复发。

高血压，合并淋证、失眠

刘某，女，63岁，赤峰市宁城县人。

初诊：2004年3月25日。患者头昏，头晕，目胀，心烦失眠。腰酸痛，排尿时小腹痛，时而尿道热痛，时而淋沥不尽，大便不爽。舌红、苔薄黄，脉弦数。

辨治：厥阴风热菀于头目，血气不利；心虚阳扰，神失宁谧；下焦肾虚，夹有湿热，气化失司。拟用清肝泻热，活络息风；养心潜阳，镇静安神；清利湿热，益肾气化。

处方：天麻15g，地龙15g，钩藤[后下]40g，川芎15g，赤芍15g，白芍15g，夏枯球20g，菊花30g，炒酸枣仁30g，生龙骨30g，生牡蛎30g，山茱萸15g，黄柏15g，怀牛膝30g，金钱草30g，石韦30g，地肤子15g，车前子20g，竹叶15g，乌药10g，桑螵蛸15g，益智仁10g。4剂，水煎服。

二诊：2004年3月30日。患者头目清利，头昏、头晕已去，睡眠好转，血压正常，小便尿痛消失，仍有尿频或不禁。舌红有减、苔白，脉弦数之势有缓。此治各得所宜，再予原方4剂，水煎服，去邪务尽。

高血压，合并肾功能不全、糖尿病

马某，女，74岁，包头市人。

初诊：2007年8月10日。患者头昏，头晕，头痛，全身浮肿。口苦，咽干，不多饮，食亦少，脘腹胀，小便少，大便不爽。尿蛋白（＋），空腹血糖16个单位，血肌酐、尿素氮高。舌暗、苔白，脉弦细。

辨治：厥阴风火菀于头目，血气不利；中焦脾虚，失于运化；少阴肾阴亏虚夹瘀，气化不行，水蕴湿阻，水道不畅而浮肿。拟用清肝息风，通利头目；健脾益气，苦寒坚阴；滋肾通关，化瘀行气利水。

处方：天麻15g，地龙15g，钩藤40g，川芎15g，赤芍15g，白芍15g，菊花30g，茺蔚子15g，灯盏花6g，生龙骨30g，生牡蛎30g，知母20g，黄柏20g，肉桂

10 g, 益母草 30 g, 泽兰叶 15 g, 陈皮 15 g, 茯苓皮 30 g, 水蛭粉[冲]4 g, 生晒参 15 g, 黄芪 15 g, 苦瓜根 15 g, 黄连 15 g。10 剂, 水煎服。

二诊: 2007 年 8 月 22 日。头昏、头晕已去, 头目清利, 血压稳定在 140/82 mmHg, 水肿消退, 二便通利, 脘腹胀满已除, 口苦咽干消失。尿蛋白（-）, 空腹血糖 6.8 个单位, 血肌酐、尿素氮显著下降。所治各得所宜, 而且肝木、脾土、肾水法相通, 药协从, 如方中治肝, 平肝疏肝, 肝平则不克土, 则土伸; 肝疏泄, 土畅达; 唯肝疏泄, 则助肾疏通水道, 气化行。方中治土, 土平则不克水而肾行; 土平通调, 土不壅则木疏泄, 从而恢复五行生态。再予原方 15 剂, 前 5 剂每日 1 剂, 后 10 剂隔日 1 剂, 水煎服。再嘱忌肥甘, 特忌高蛋白食物, 少食盐, 宜清淡、低蛋白饮食。

随后追访 6 个月, 血压、血糖、肾功能均正常。

高血压, 合并肾结晶

柳某, 女, 47 岁, 包头市人。

初诊: 2007 年 9 月 16 日。患者头昏, 时晕, 头胀痛, 心烦少寐。腰酸痛, 小便淋涩、色黄, 眼睑及双下肢浮肿。舌红、苔少白, 脉弦细数。

辨治: 肝木风热阳亢菀于头目, 血气不利; 心虚阳扰, 神失宁谧; 肾阴亏虚, 气化失司, 水湿泛溢。拟用清肝潜阳, 活络息风; 滋阴通关, 活血行滞; 通利水道, 分别清浊。

处方: 天麻 15 g, 地龙 15 g, 钩藤 45 g, 川芎 15 g, 赤芍 15 g, 白芍 15 g, 夏枯球 20 g, 菊花 30 g, 生龙骨 30 g, 生牡蛎 30 g, 磁石 20 g, 百合 20 g, 生地黄 15 g, 黄柏 20 g, 知母 15 g, 肉桂 10 g, 茯苓皮 30 g, 陈皮 15 g, 萆薢 10 g, 金钱草 30 g, 石韦 30 g, 益母草 30 g, 猪苓 15 g, 车前子 15 g, 冬瓜皮 15 g。6 剂, 水煎服。

二诊: 2007 年 9 月 24 日。患者头昏、头晕、头胀痛缓解, 血压由 170/106 mmHg 降至 140/86 mmHg。心烦得解, 睡眠较好, 小便清利, 浮肿基本消退。再予原方 6 剂。

三诊: 2007 年 10 月 2 日。患者头目清利, 血压多为 130/80 mmHg, 睡眠安好, 腰无酸痛, 小便清利, 水肿全消, 肾彩超提示肾结晶消失。再予原方 3 剂, 隔日 1 剂, 水煎服。以此善后调理。

高血压, 合并脑供血不足、神经性耳鸣

杨某, 男, 45 岁, 包头市人。

初诊: 2012 年 4 月 2 日。患者头昏, 时晕, 头痛, 面赤, 易急, 耳鸣, 其声时大时细, 多梦易汗, 腰酸。饮食尚可, 二便尚调。舌红、苔少, 脉弦细数。

辨治：肝木风阳亢扰于头目，血气不利；肾虚阳亢，失主耳窍。拟用清肝潜阳，活络息风；补益精血，镇静通窍。

处方：天麻15 g，地龙15 g，钩藤^{后下}40 g，川芎15 g，赤芍15 g，白芍15 g，菊花15 g，夏枯球15 g，北龙胆15 g，柏子仁15 g，生龙骨30 g，生牡蛎30 g，珍珠母20 g，磁石30 g，枸杞子15 g，制首乌15 g，怀牛膝15 g，益母草15 g，石菖蒲10 g，远志10 g，蝉蜕10 g，凌霄花10 g。10剂，水煎服。

二诊：2012年4月14日。患者头目清利，血压130/80 mmHg，耳鸣亦止，睡眠安好，腰酸亦无。舌红亦减、苔生薄白，其脉弦数势缓。鸣乃风之声，心不静，肾根摇，本方息肝风、静心神、填肾根，故能奏效。再予原方5剂，隔日1剂，以此善后调治。

高血压，合并肾功能不全

蒙某，女，51岁，天津市宝坻区人。

初诊：2006年2月2日。血压200/115 mmHg，头昏，头晕，目胀痛，恶心，食少，面、腿浮肿，大便干，尿少。尿蛋白（＋～＋＋），血肌酐、尿素氮高。舌淡红、苔白干，脉弦数。

辨治：肝木风阳上督头目，血气不利；肾虚血瘀，湿热毒蕴，水气泛溢。拟用清肝潜阳，活络息风；滋肾通关，化瘀利水。

处方：天麻15 g，地龙15 g，钩藤45 g，玳瑁粉^冲8 g，川芎15 g，赤芍15 g，白芍15 g，生龙骨30 g，生牡蛎30 g，石决明30 g，知母20 g，黄柏15 g，肉桂10 g，益母草30 g，水蛭粉^冲4 g，陈皮15 g，茯苓皮30 g，白花蛇舌草30 g，车前子15 g，石韦20 g，桑螵蛸15 g。大便干者，加生槟榔15 g、火麻仁15 g，水煎服。

用此治疗3个月，血压保持在140/85 mmHg左右，尿蛋白消失，水肿消退，血肌酐、尿素氮转正常。

高血压，合并肾病水肿

张某，女，54岁，赤峰市宁城县人。

初诊：2007年3月24日。患者头昏，头晕，面、身、胸腹水肿，胸闷憋气，饮食皆少，尿少，尿蛋白（＋＋），大便干，腰怕冷。舌淡胖，薄白厚，脉沉弦。

辨治：风热阳上督头目，血气不利；水泛太阴、厥阴、三焦，水道不畅、泛滥，气化失司，肾关不利。拟用平肝清热，活络息风；肃肺利水，健脾行水，疏肝泄水，滋肾通关，温肾泻胃。

处方：天麻 15 g，地龙 15 g，钩藤 40 g，川芎 15 g，赤芍 15 g，白芍 15 g，菊花 30 g，白蒺藜 15 g，生龙骨 30 g，生牡蛎 30 g，苏子 10 g，莱菔子 15 g，葶苈子 12 g，知母 20 g，黄柏 20 g，肉桂 10 g，黄芪 40 g，陈皮 20 g，茯苓皮 30 g，桑白皮 20 g，大腹皮 20 g，益母草 30 g，泽兰叶 20 g，芦巴子 10 g，山茱萸 15 g，五加皮 15 g，淫羊藿 10 g，沉香^{后下}10 g，火麻仁 15 g，生槟榔 15 g。8 剂，水煎服。

二诊：2007 年 4 月 4 日。患者头目清利，血压正常，水肿全消，呼吸平稳，腹水已消，判若两人。尿蛋白（＋）。舌淡红、苔薄白，脉弦。上方继服 4 剂。

三诊：2007 年 4 月 10 日。患者连日来头目清利，血压正常，查胸水、腹水全消，没有反复，尿蛋白仍为（＋）。

处方：生晒参 15 g，生黄芪 30 g，知母 15 g，黄柏 20 g，肉桂 10 g，水蛭^冲4 g，益母草 30 g，白茅根 30 g，猪苓 15 g，泽泻 10 g，山茱萸 15 g，爵床 10 g，芡实 10 g，桑螵蛸 10 g。6 剂，水煎服。

四诊：2007 年 4 月 17 日。浮肿、血压并无反复，尿蛋白转阴性，继服前方 6 剂，隔日 1 剂，水煎服。

五诊：2007 年 5 月 8 日。患者数日来病症消失，尿蛋白阴性。使用原方 4 剂为散，每次 30 g，每日 2 次，水煎服。

6. 高血压合并妇科系列病证案

高血压，合并带下病、腰腿痛

杜某，女，40 岁，赤峰市宁城县人。

初诊：2003 年 4 月 26 日。患者头晕，目干涩，两侧太阳穴胀痛。腰腿痛，沿坐骨神经线痛。带下甚多、黄多白少，小腹两侧胀痛，有明显压痛，小便黄，大便干。舌红、苔中心黄，脉弦数实。

辨治：肝木风热菀于头目，血气不利；腰腿筋骨邪犯，气血阻滞；湿热毒蕴下焦，带脉失主。拟用清肝潜阳，活络息风，清利头目；祛风健骨，活络舒筋；清热解毒，去湿止带。

处方：天麻 15 g，地龙 15 g，钩藤 40 g，川芎 15 g，赤芍 15 g，白芍 15 g，夏枯球 30 g，菊花 30 g，决明子 15 g，生龙骨 30 g，生牡蛎 30 g，石决明 30 g，磁石 30 g，桑寄生 20 g，怀牛膝 20 g，乌梢蛇 12 g，豨莶草 30 g，防己 15 g，威灵仙 20 g，土茯苓 30 g，鱼腥草 20 g，墓头回 15 g。4 剂，水煎服。

二诊：2003 年 5 月 8 日。患者连日来头目清利，头痛亦去，血压正常。腰腿痛轻微，带下色白已微，舌红亦减、苔转薄白，其脉弦略数。祛邪务尽，再予原方4剂，隔日1剂，水煎服。

高血压，合并乳腺增生、失眠

迟某，女，42岁，赤峰市宁城县人。

初诊：2004年4月1日。血压160/88 mmHg，头昏，头痛，目干涩。心烦热，易汗，少寐。双乳胀痛，B超示两侧各有多个结节，大小不等。饮食尚可，大便干，小便黄。舌红、苔白干，脉弦数实。

辨治：肝木风热阳亢郁瞀头目，血气不利；心虚阳热内扰，神明失主；痰热壅结乳络，聚结为癖块。拟用清肝潜阳，活络息风；补心清热，镇静宁神；清热解毒，化痰散结消癖。

处方：天麻15 g，地龙15 g，钩藤^{后下}40，夏枯球30 g，炒酸枣仁30 g，生龙骨30 g，生牡蛎30 g，石决明20 g，珍珠母30 g，生地黄15 g，白薇20 g，天冬15 g，土茯苓30 g，败酱草30 g，蒲公英30 g，瓜蒌15 g，玄参15 g，浙贝母20 g，山慈菇15 g，黄药子10 g，半枝莲30 g，海藻15 g。6剂，水煎服。

二诊：2004年4月8日。患者头目清利，血压128/82 mmHg。睡眠安好，烦热亦除。双乳不痛，癖块大减，二便通畅。舌红有减、苔转薄白，其脉弦数实之势亦减，此知所治虽各司其属，各得其宜，但法相通，药协从。再予原方6剂。

三诊：2004年4月16日。连日来头目清利，不昏不痛，血压保持正常。睡眠安好，热、汗亦无。双乳结节小者已消，大者亦已减为黄豆大。仅用后方调治。

处方：柴胡10 g，当归15 g，生白芍15 g，蒲公英30 g，瓜蒌15 g，丝瓜落15 g，僵蚕10 g，玄参15 g，浙贝母20 g，生牡蛎30 g，山慈菇15 g，黄药子10 g，半枝莲30 g，海藻15 g。6剂，前3剂每日1剂，后3剂隔日1剂，水煎服。

高血压，合并附件炎、静脉炎

史某，女，40岁，包头市人。

初诊：2008年9月17日。患者头晕，头痛，目胀，右下肢肿胀疼痛，有瘀结疼痛红斑。黄白带下较多，两少腹胀痛，明显压痛，小便黄，大便可。舌红、苔白厚，脉弦数。

辨治：肝木风热阳瞀头目，血气不利；下焦湿热蕴结冲带，外犯下肢静脉瘀阻，诸症由生。拟用清肝潜阳，活络息风；清热解毒，活血通脉。

处方：天麻15 g，地龙15 g，钩藤^{后下}40，川芎15 g，赤芍15 g，白芍15 g，菊花

15 g，决明子15 g，生龙骨30 g，生牡蛎30 g，代赭石20 g，益母草30 g，泽兰叶15 g，怀牛膝15 g，陈皮15 g，茯苓皮20 g，水蛭粉^冲4 g，土茯苓15 g，虎杖15 g，当归15 g，赤小豆15 g，桃仁10 g，红花10 g。6剂，水煎服。

二诊：2008年9月25日。患者头目比较清利，血压接近正常，140/86 mmHg。带下已少，其色转白，小腹无胀痛，仍有轻微压痛。双小腿浮肿大减，局部红斑肿痛消失。舌红有减、苔转薄白，其脉弦数势缓。此治虽各守其乡，各得所宜，但法相通，药协从。再予原方6剂，前3剂每日1剂，后3剂隔日1剂，水煎服。

高血压，合并乳腺增生

孟某，女，43岁，赤峰市宁城县人。

初诊：2007年4月16日。患者头晕，头痛，目干涩，心烦易急。右乳多个结块，大如枣核，小如豆粒，胀痛不已。饮食可，大便干，小便黄。舌红、苔黄，脉弦数实。

辨治：厥阴风热菀郁于头目，血气不利；肝失疏泄，胃失通畅，痰热壅结乳络。拟用清泄肝热，活络息风；清热化痰，散结软坚，通畅乳络。

处方：天麻15 g，地龙15 g，钩藤^{后下}40 g，川芎15 g，赤芍15 g，白芍15 g，夏枯球30 g，野菊花30 g，生龙骨30 g，生牡蛎30 g，玄参15 g，浙贝母15 g，瓜蒌20 g，蒲公英30 g，青黛8 g，虎杖15 g，半枝莲30 g，橘核10 g，延胡索20 g，山慈菇15 g，海藻15 g，天冬15 g，制乳香10 g，制没药10 g，合欢皮15 g。4剂，水煎服。

二诊：2007年4月22日。患者头目清利，血压接近正常，140/80 mmHg。乳房疼痛顿减，乳块亦显著消退，大便通畅。舌苔转白，其脉弦数。思治乳腺增生，肝胃同治自不可少，再予原方4剂。

三诊：2007年4月27日。头目一直清利，连日来血压正常。乳痛消失，乳房结块小者已消，仅存一块大者消减如黄豆。再予原方4剂，隔日1剂，水煎服。

高血压，合并乳腺增生、双下肢浮肿

靳某，女，38岁，赤峰市宁城县人。

初诊：2007年4月22日。患者头昏，时晕，目胀痛。两乳胀痛，各有多个小结节，行经期前尤显。双下肢浮肿，夜休后肿消。舌红、苔白厚，脉弦数。

辨治：肝木风热菀于头目，血气不利；肝失疏泄，痰热瘀郁乳络成癖；下焦湿热郁瘀下肢静脉水泛。拟用清肝息风，通畅脑络；清热化痰，软坚散结；清热利水，化瘀通脉。

处方：天麻15 g，地龙15 g，钩藤^{后下}40 g，川芎15 g，赤芍15 g，白芍15 g，夏枯

球 30 g，野菊花 15 g，玄参 15 g，浙贝母 15 g，生牡蛎 30 g，半枝莲 30 g，瓜蒌 20 g，蒲公英 30 g，橘核 10 g，土茯苓 20 g，败酱草 15 g，柴胡 10 g，当归 15 g，合欢皮 20 g，益母草 30 g，泽兰叶 20 g，防己 15 g，茯苓皮 30 g，桑白皮 15 g。8 剂，水煎服。

二诊：头昏、头晕得解，目胀痛基本消除、血压转为正常。两乳胀痛得解，乳中结节渐消。双下肢浮肿消退，行经比较正常。再予原方 6 剂，水煎服。

三诊：2008 年 5 月 2 日。患者自述经上次治疗后 1 年来血压平稳，头目清利。双乳无疼，增生乳癖全消。近月来月经偏少色黑，行经前左乳痛，经查有一枣核大肿物，再请治疗。再予舒肝解郁、软坚散结法。

处方：牡丹皮 15 g，生栀子 15 g，柴胡 10 g，当归 15 g，生白芍 15 g，益母草 30 g，熟地黄 15 g，莪术 10 g，半枝莲 20 g，玄参 15 g，浙贝母 15 g，生牡蛎 30 g，猫爪草 15 g，黄药子 10 g，钟乳石 20 g，橘核 10 g，白胶香[冲] 6 g。6 剂，水煎服。

四诊：2008 年 5 月 10 日。患者月经适来，经量、色泽比较正常，乳房未痛，肿块消去大半。再予上方 6 剂，隔日 1 剂，水煎服。

五诊：2008 年 5 月 24 日。患者乳中乳块几近消失，再予 3 剂，隔日 1 剂，水煎服。

高血压，合并月经不调、带下病、颈椎病

许某，女，40 岁，包头市人。

初诊：2018 年 4 月 28 日。患者头胀痛，目干涩，颈部疼痛，转动加重，畏风寒，手指麻。月经先期，有血块，行经小腹痛，黄带常多，少腹有压痛。大便微干，小便黄少。舌红、苔厚，脉弦数。

辨治：肝木风热菀郁头目，血气不利；颈部风寒阻滞，经络不畅，肌筋拘紧，任冲不足，肝之疏泄失常，夹有郁瘀；湿热蕴滞冲带二脉，以致痛经，带下病。拟用息风清肝，通利头目；疏风散寒，解肌舒筋，疏肝调冲，养血化瘀；清热解毒，燥湿除带。

处方：天麻 15 g，地龙 15 g，川芎 15 g，菊花 15 g，夏枯球 15 g，生龙骨 30 g，生牡蛎 30 g，石决明 15 g，葛根 30 g，防己 15 g，延胡索 20 g，肿节风 15 g，地枫皮 15 g，乌梢蛇 10 g，柴胡 10 g，熟地黄 15 g，益母草 30 g，桃仁 10 g，红花 10 g，豆蔻 10 g，土茯苓 20 g，败酱草 15 g，墓头回 10 g，生薏苡仁 15 g。6 剂，水煎服。

二诊：2018 年 5 月 5 日。头目比较清利，头胀痛、目干涩已消，血压 128/70 mmHg，颈部疼痛轻微。月经未行，带下已少转白，少腹压痛不明显。再予原方 6 剂，水煎服。

三诊：2018 年 5 月 12 日。患者头目清利，血压平稳，颈部无疼痛，转动自如。带下病白色少量，行经 2 日。患者此次未先期，无血块，小腹未痛，大便通畅，小便通利。舌红有减、苔转薄白，其脉弦数势缓，继服前方 4 剂，隔日 1 剂，水煎服。

7. 高血压合并男科系列病证案

高血压，合并附睾炎

李某，男，34 岁，赤峰市宁城县人。

初诊：2001 年 3 月 20 日。患者头昏，头热，头胀，心烦寐差。左侧附睾肿痛，小便黄，大便可。舌红、苔中心黄，脉弦数。

辨治：肝热风阳上瞀头目，血气不利；肝之湿热下注下焦，壅滞附睾；心虚阳扰，心神不宁。拟用清肝潜阳，活络息风；清泄湿热，理滞疏经；养心镇静宁神。

处方：天麻 15 g，地龙 15 g，钩藤 40 g，川芎 15 g，赤芍 15 g，白芍 15 g，炒酸枣仁 30 g，生龙骨 30 g，生牡蛎 30 g，代赭石 30 g，石决明 20 g，龙胆草 15 g，土茯苓 30 g，败酱草 30 g，虎杖 20 g，蛇莓草 15 g，川楝子 10 g，橘核 10 g。4 剂，水煎服。

二诊：2001 年 3 月 26 日。患者头目清利，血压 126/80 mmHg，睡眠较好，已达 6 小时。左侧附睾肿痛近消，小便清利，大便调。舌红亦减、苔转薄白，其脉弦数势缓。所治各司其属，各得其宜，再予上方 4 剂。

高血压，合并前列腺炎、早泄

陈某，男，35 岁，赤峰市宁城县人。

初诊：2004 年 4 月 9 日。血压 160/96 mmHg，头晕，时晕，心烦少寐，腰酸乏力。小腹胀痛，小便频急、不利，尿液色黄味大，会阴部胀痛，性欲低，早泄，大便可。舌红、苔白，脉弦细数。

辨治：风阳上扰，肾气亦虚；湿热壅郁下焦，阻滞精道，障碍尿路。拟用平肝息风，补肾益精，清热利湿，行郁（瘀）固精。

处方：天麻 15 g，地龙 15 g，钩藤 40 g，炒酸枣仁 15 g，生龙骨 30 g，生牡蛎 30 g，山茱萸 15 g，菟丝子 10 g，巴戟天 15 g，雄蚕蛾 15 g，黄柏 15 g，怀牛膝 15 g，土茯苓 15 g，败酱草 15 g，地锦草 10 g，地肤子 10 g，车前子 10 g，川楝子 10 g，牵牛子 10 g，桑螵蛸 15 g，乌药 6 g。6 剂，水煎服。

二诊：2004 年 4 月 16 日。头目清利，血压 130/78 mmHg，睡眠较好。小便比较畅利，房事仍不能作强。继用前方 3 剂，再加蜈蚣 6 条、紫梢花 80 g、韭菜子 60 g，共为散，每次 30 g，每日 2 次，水煎服。半月诸症平。

高血压，合并前列腺炎、前列腺增生、颈椎病

孙某，男，61岁，赤峰市宁城县人。

初诊：2005年4月3日。患者头晕，头痛，颈部疼痛强直、活动不利。小便不利，排尿用力，色黄，会阴部坠胀，大便可。舌红有瘀色、苔白，脉弦数。

辨治：肝木风热阳亢苑于头目，血气不利；颈部经络不畅，肌筋拘紧；肾虚湿热壅滞精道，障碍尿路，气化不利。拟用平肝潜阳，活络息风；祛风通痹，解肌舒筋；补肾化瘀，清热利湿。

处方：天麻15 g，地龙15 g，钩藤后下40 g，川芎15 g，赤芍15 g，白芍15 g，菊花30 g，夏枯球30 g，石决明30 g，磁石20 g，葛根30 g，防己20 g，延胡索20 g，威灵仙20 g，乌梢蛇15 g，全蝎冲5 g，怀牛膝30 g，雄蚕蛾15 g，桃仁12 g，牵牛子10 g，土茯苓30 g，冬葵子10 g，车前子20 g，地肤子15 g。6剂，水煎服。

二诊：2005年4月10日。患者头目清利，头晕、头痛皆除，颈部疼痛缓解，转动比较灵活。小便通利，小腹胀痛消失，会阴部坠胀轻微、血压已正常。舌红瘀色有减，其脉弦数势缓。此虽杂合以治，但各守其乡，各得其所宜，再予原方6剂，前3剂日1剂，后3剂隔日1剂，水煎服。

高血压，合并前列腺炎、前列腺增生

赵某，男，73岁，赤峰市宁城县人。

初诊：2005年4月15日。患者头昏，头晕，头胀，目干痒，面赤暗。小便频急、费力、不时断流，尿后不尽，尿液黄色味大，会阴部坠胀，腰酸，腿乏力。舌暗红、苔白，脉弦数。

辨治：肝木风热阳瞀，苑于头目，血气不利；年过七旬，肾虚于下，血瘀湿热阻塞精道，障碍尿路，气化失常。拟用清肝潜阳，活络息风；补肾填精，化瘀利尿。

处方：天麻15 g，地龙15 g，钩藤后下40 g，川芎15 g，赤芍15 g，白芍15 g，菊花30 g，白蒺藜20 g，生龙骨30 g，生牡蛎30 g，石决明30 g，磁石30 g，怀牛膝30 g，山茱萸15 g，雄蚕蛾15 g，冬葵子20 g，车前子20 g，桃仁15 g，牵牛子15 g，土茯苓20 g，白花蛇舌草30 g，瞿麦30 g，乌药10 g。4剂，水煎服。

二诊：2005年4月20日。头目比较清利，血压由170/105 mmHg降至140/85 mmHg。小便次数减少，夜尿由5~6次减为2~3次，排尿量增，也比较顺利，会阴坠胀减轻。此肝行疏泄，肾在主水可知，再予原方4剂。

三诊：2005年4月25日。患者头目近日一直清利，血压平稳。小便比较通利，腰

酸腿软亦减，会阴部坠胀几近消失。舌暗红亦减，脉弦数势缓，再予原方 4 剂，隔日 1 剂，水煎服。

高血压，合并前列腺增生、失眠

宋某，男，69 岁，赤峰市宁城县人。

初诊：2005 年 4 月 22 日。患者头昏，不时眩晕，心烦易急，失眠少寐。腰酸，小便淋沥，排尿费力，色黄如茶，小腹亦胀，大便不干不畅。舌暗红、苔白，脉弦数。

辨治：肝木风热阳扰头目，血气菀郁不利；心虚阳扰，神失宁谧；年近七旬，肾本已虚，夹瘀，夹有湿热壅滞精道，障碍尿路，气化不利。拟用清肝潜阳，息风活络；补心秘阳安神；补肾化瘀，疏通精道，清热利水，通畅尿路。

处方：天麻 15 g，地龙 15 g，钩藤^{后下}40 g，川芎 15 g，赤芍 15 g，白芍 15 g，菊花 30 g，白蒺藜 20 g，炒酸枣仁 30 g，生龙骨 30 g，生牡蛎 30 g，石决明 30 g，怀牛膝 30 g，山茱萸 15 g，桃仁 12 g，莪术 10 g，牵牛子 15 g，郁李仁 10 g，土茯苓 30 g，败酱草 20 g，白花蛇舌草 30 g，冬葵子 30 g，车前子 20 g，路路通 10 g。6 剂，水煎服。

二诊：2005 年 4 月 30 日。患者头目比较清利，头昏时晕得以缓解，血压顿减，夜能安寐。小便明显比较通利，淋沥几近消失。此效不仅在于治疗各守其乡，各司其属，而且在于法相通，药协从，如治肝，肝平以行疏泄，能助心气以安神，能助肾气以通利。再予原方 6 剂，前 3 剂每日 1 剂，后 3 剂隔日 1 剂，水煎服。

三诊：2006 年 6 月 3 日。患者自上次治疗后 1 年来血压比较平稳，小便也比较通利，近半月又觉头昏头晕，小便越来越不通利，而且夜尿 3～5 次，影响睡眠，请求再治。查舌暗红、苔白，脉弦数。知其旧病复发，再查原方予 8 剂，前 4 剂每日 1 剂，后 4 剂隔日 1 剂，水煎服。

高血压，合并前列腺增生

段某，男，71 岁，包头市人。

初诊：2007 年 9 月 23 日。血压 160/110 mmHg，头昏，时晕。腰酸困，小腹胀，小便色黄浊、频急、淋沥不尽，夜尿 4～5 次，大便不畅。舌暗红、苔白，脉沉弦。

辨治：厥阴风热阳督，菀于头目，血气不利，老年肾虚，复加湿热郁瘀，阻塞精道，障碍尿路，气化不行。拟用清肝潜阳，活络息风；补肾通瘀，清热通关。

处方：天麻 15 g，地龙 15 g，钩藤^{后下}40 g，川芎 15 g，赤芍 15 g，白芍 15 g，野菊花 30 g，夏枯草 20 g，生龙骨 30 g，生牡蛎 30 g，代赭石 15 g，山茱萸 15 g，肉苁蓉 15 g，桑寄生 20 g，怀牛膝 30 g，石见穿 15 g，桃仁 10 g，水蛭^冲4 g，半枝莲 20 g，白

花蛇舌草 20 g，知母 15 g，黄柏 15 g，肉桂 10 g，车前子 15 g，路路通 10 g。5 剂，水煎服。

二诊：2007 年 9 月 30 日。患者头目比较清利，头昏、头晕不显，血压 140/94 mmHg。小便比较通利，夜尿明显减少，腰酸困、小腹胀亦轻微，大便通畅。此效不仅在于各司其属，各得所宜，而且法相通，药协从，相得益彰。再予原方 5 剂。

三诊：2007 年 10 月 7 日。患者头目清利，连日来血压多为 138/82 mmHg。小便通利，腹与小腹无异常。患者担心复发，继服前方 5 剂，隔日 1 剂，水煎服。以寄药长效远。

8. 高血压杂合以治案

高血压，合并失眠、颈椎病、腰椎间盘突出

李某，女，59 岁，赤峰市宁城县人。

初诊：2003 年 4 月 12 日。血压 150/96 mmHg。头痛，头晕，经常失眠，颈部疼痛，腰腿痛，常沿坐骨神经线痛，右腿重、左腿轻，每因弯腰、行走加重，怕累。饮食如常，二便尚调。舌偏红有瘀色、苔薄白，脉弦数。

辨治：肝木风热阳亢，菀于头目，血气不利；心虚阳不平秘，神失宁静；颈部经络阻滞，肌筋拘紧；肾虚筋骨不健，腰腿经络气血滞痹。拟用清肝潜阳，活络息风；养心镇静，阳秘宁神；祛风活络，解肌舒筋；强壮筋骨，祛风通痹。

处方：天麻 15 g，地龙 15 g，钩藤 ^{后下}40 g，川芎 15 g，赤芍 15 g，白芍 15 g，夏枯球 15 g，菊花 30 g，代赭石 30 g，炒酸枣仁 30 g，生龙骨 30 g，生牡蛎 30 g，葛根 30 g，防己 20 g，宽筋藤 20 g，桑寄生 30 g，怀牛膝 30 g，乌梢蛇 12 g，延胡索 15 g，伸筋草 20 g，鸡血藤 20 g，薏苡仁 20 g，木瓜 10 g，蜈蚣 ^{研冲}2 条。5 剂，水煎服。

二诊：2003 年 4 月 18 日。血压 130/78 mmHg，头昏、头晕顿减，睡眠已安，颈部疼痛缓解，腰腿疼痛已轻。体内五行肝木、心火、肾水病态有减，生态恢复之机有望。继予原方 4 剂。

三诊：头目清利，血压连日正常。颈部亦舒，活动比较灵活，腰腿痛几乎不显。舌红有减，其脉弦数势缓。再予原方 4 剂，隔日 1 剂，水煎服。

高血压，合并失眠、颈椎病、慢性胃炎、带下病

王某，女，40 岁，赤峰市宁城县人。

初诊：2003 年 4 月 13 日。血压 145/96 mmHg，头昏、目痛。心烦易急，入睡难。

颈部疼痛，转动受限。心下痞满，尿赤，大便不爽，带黄。舌红、苔腻，脉弦数。

辨治：肝热风阳上扰头目，血气不利；心虚阳扰，神失宁谧；颈部风邪阻络，肌筋拘急；湿热阻滞中焦，乏于升降；湿热邪毒，蕴阻下焦，损伤任带。拟用清肝潜阳，活络息风；养心镇静，宁心安神；祛风活络，解肌舒筋；解毒清热，利湿止带。

处方：天麻15 g，地龙15 g，钩藤^后下40 g，川芎15 g，赤芍15 g，白芍15 g，夏枯球30 g，菊花30 g，茺蔚子15 g，炒酸枣仁30 g，生龙骨30 g，生牡蛎30 g，珍珠母30 g，代赭石30 g，葛根30 g，防己20 g，威灵仙20 g，乌梢蛇10 g，全蝎^冲5 g，瓜蒌15 g，黄连10 g，半夏10 g，土茯苓20 g，败酱草20 g，车前子15 g。6剂，水煎服。

二诊：2003年4月21日。患者头目清利，不昏不痛，血压连日为135/80 mmHg。颈部痛基本消失，转动已可。心下痞消失，大便通畅，带下显著减少、色白不稠。舌红有减、苔转薄白，其脉弦数势减。治虽杂合，但各得所宜，原方再予6剂，前3剂每日1剂，后3剂隔日1剂，水煎服。

高血压，合并颈椎病、慢性胃炎、带下病、淋证

孙某，女，47岁。赤峰市宁城县人。

初诊：2004年3月24日。血压156/98 mmHg，头痛，头晕，目干痛，心烦易急，失眠，颈酸痛。胃脘胀满，纳减，带下黄白，小便淋涩，大便不爽。舌红、苔中心黄厚，脉弦数。

辨治：风热痰菀于头目，血气不利；心虚阳扰，神失宁谧；颈部经络不畅，肌筋不舒；脾胃升降失司，胃失传导；下焦湿热阻滞，带脉失约，气化不利。拟用清肝镇痰，活络息风；养心镇静，宁心安神；解肌舒筋，理气消导，解毒除带，利湿通淋。

处方：天麻15 g，地龙15 g，钩藤^后下40 g，川芎15 g，赤芍15 g，白芍15 g，夏枯球30 g，野菊花30 g，炒酸枣仁30 g，生龙骨30 g，生牡蛎30 g，代赭石30 g，石决明30 g，葛根30 g，防己20 g，延胡索15 g，瓜蒌15 g，黄连10 g，焦槟榔15 g，焦三仙各10 g，土茯苓30 g，败酱草20 g，当归15 g，赤小豆15 g，车前子20 g，地肤子15 g。4剂，水煎服。

二诊：2004年3月30日。血压降至138/82 mmHg，头痛头晕好转，睡眠较好，能达6小时。胃脘胀满已消，大便通畅，带下明显减少、色白，小便仍有不利。所治肝、心、胃土及下焦湿热，各得所宜，各有转机，再予原方4剂，水煎服。

三诊：2004年4月6日。患者头目清利，血压正常，睡眠安好，颈无不适。胃脘转舒，饮食有增，大便通调，带下病基本消失，小便稍欠通利。舌淡红、苔薄白，脉弦缓。再予原方4剂，隔日1剂，水煎服。

高血压，合并心肌缺血、失眠、慢性结肠炎、前列腺增生

潘某，男，77岁，赤峰市宁城县人。

初诊：2004年4月16日。患者头昏眩晕，两目干涩，心烦失眠，心悸，胸闷憋气。大便干，左小腹压痛，便后痛减，小便不利，常有滴沥不尽。舌暗红、苔白，脉弦数、时代。

辨治：肝木风热郁督头目，血气不利；心虚阳不能秘，神失宁静，心络瘀滞，脉失通达；胃肠燥热，传导失司，肾虚夹瘀，不主二阴，气化失司。拟用平肝息风，清利头目；养心镇静，宁心安神；化瘀行滞，畅达心脉；泻胃润燥，通导阳明；补肾化瘀，清热利尿。

处方：天麻15 g，地龙15 g，钩藤40 g，川芎15 g，赤芍15 g，白芍15 g，夏枯球30 g，菊花30 g，决明子15 g，炒酸枣仁20 g，生龙骨30 g，生牡蛎30 g，代赭石30 g，丹参30 g，三七15 g，玉竹15 g，苦参10 g，瓜蒌15 g，薤白10 g，葶苈子10 g，生槟榔15 g，地榆15 g，马齿苋20 g，杜仲15 g，怀牛膝20 g，桃胶10 g，冬葵子30 g，石韦30 g，牵牛子15 g，椒目10 g。8剂，水煎服。

二诊：2004年4月25日。头目比较清利，略昏，偶晕，血压140/92 mmHg，接近正常，睡眠亦安，心悸动已无。胸闷憋气不显，大便畅通，左小腹无疼痛，小便比较通利，有时仍需用力，偶有尿后不尽。所治肝、心、胃、肾各得所宜，病症各有所去，但均需继治，再予原方8剂，前4剂每日1剂，后4剂隔日1剂，水煎服。

三诊：2005年8月10日。患者自述经上次治疗后1年多血压一直比较平稳，头目清利，睡眠亦好，大便通畅，饮食亦好，小便比较通畅。近周来，小便逐渐不利，夜尿亦频，影响睡眠，请求再治。问其腰酸腿软，会阴有点坠胀，小便色黄味大，小腹觉胀。舌暗红、苔白厚，脉弦数。是属肾虚夹瘀，湿热蕴结，气化不利，精道瘀塞，障碍尿路。治以补肾化瘀，通利湿热。

处方：肉苁蓉15 g，怀牛膝30 g，杜仲15 g，山茱萸15 g，雄蚕蛾15 g，桃仁15 g，莪术15 g，水蛭⁽沖⁾4 g，生蒲黄15 g，滑石30 g，生甘草10 g，知母15 g，黄柏15 g，肉桂10 g，冬葵子30 g，车前子15 g，猪苓15 g，泽泻15 g，皂角刺10 g。6剂，水煎服。

四诊：2005年8月18日。患者尿量增多，尿次减少，小便比较通畅，小腹不胀，腰酸腿软好转，会阴胀痛轻微。再予原方6剂，前3剂每日1剂，后3剂隔日1剂，水煎服。

高血压，合并颈椎病、类风湿、膝关节滑膜炎

姜某，女，60岁，赤峰市宁城县人。

初诊：2004 年 4 月 28 日。血压 160/90 mmHg，头痛，时晕。颈部疼痛，手、足关节肿痛，昼夜皆痛，尚无畸形，右腕关节亦肿痛，左膝上缘肿痛，膝关节弯曲受限。饮食可，小便黄，大便不爽。舌红、苔白厚，脉弦数。

辨治：肝木风热上扰头目，血气不畅；颈部风湿阻滞经络，肌筋不利；风湿热痹关节经脉，肌筋受损。拟用平肝息风，解肌舒筋；祛风清热除湿，通利肌筋。

处方：天麻 15 g，地龙 15 g，钩藤 40 g，葛根 30 g，防己 20 g，苍术 15 g，黄柏 20 g，怀牛膝 30 g，乌梢蛇 15 g，全蝎粉^冲6 g，虎杖 20 g，雷公藤 15 g，忍冬藤 30 g，蜂房 15 g，桑枝 30 g，穿山龙 15 g，老鹳草 20 g，生槟榔 15 g，紫苏叶 10 g，薏苡仁 30 g，木瓜 10 g。6 剂，水煎服。

二诊：2004 年 5 月 4 日。患者头痛、头晕好转，颈部疼痛大轻，手足关节痛减、肿消，左膝上缘肿消过半，痛亦明显减轻。血压 140/90 mmHg。得知治求其属，各得所宜。再予原方 6 剂，水煎服。

三诊：2004 年 5 月 11 日。头目清利，血压连日稳定在 130/80 mmHg。颈部头痛消失，转动比较自由，手足关节肿消痛微，夜间已无疼痛，左膝上缘肿已全消，关节伸屈灵活，亦无疼痛。舌红亦减、苔已薄白，其脉弦数之势亦缓。此所能效者，法相通，药协从，相得益彰。再予原方 4 剂，隔日 1 剂，以此善后调理。

高血压，合并失眠、腰腿痛

温某，女，42 岁，赤峰市宁城县人。

初诊：2004 年 5 月 2 日。血压常为 180/110 mmHg，诸药不效，经查排除肾上腺瘤。失眠，腰腿痛。头目眩晕，两目胀痛，心烦易急，失眠少寐。腰腿疼痛，饮食可，二便尚调。舌红、苔白，脉弦数实。

辨治：肝木风热阳眚，菀于头目，血气壅滞不利；心虚阳热内扰，神志失主；肾虚筋骨不健，经络阻滞。拟用清肝潜阳，息风活络；养心镇静，秘阳安神；补肾健骨，活血通络止痛。

处方：天麻 15 g，地龙 15 g，钩藤 45 g，川芎 15 g，赤芍 15 g，白芍 15 g，菊花 30 g，夏枯球 30 g，白蒺藜 30 g，玳瑁粉^冲8 g，炒酸枣仁 20 g，生龙骨 30 g，生牡蛎 30 g，代赭石 30 g，磁石 30 g，茵陈 10 g，制首乌 15 g，桑寄生 20 g，怀牛膝 30 g，乌梢蛇15 g，鸡血藤 30 g，络石藤 30 g，延胡索 15 g。6 剂，水煎服。

二诊：2004 年 5 月 9 日。患者头目眩晕几近消失，两目胀痛大减，烦除眠安，腰腿痛缓解。舌红大减，其脉弦数势缓。效不更方，再予 6 剂。

三诊：2004 年 5 月 17 日。患者头目清利，血压连日稳定在 135/85 mmHg，睡眠较好，腰腿痛轻微。患者担心血压反复，再予原方 6 剂，前 3 剂日 1 剂，水煎服，后 3 剂为散，每次 40 g，每日 2 次，水冲服。

高血压，合并咽炎、腰腿痛、直肠炎

穆某，女，25 岁，赤峰市宁城县人。

初诊：2004 年 4 月 2 日。患者头昏，不时晕，目干涩，咽干痛不适，热咳，腰腿痛。大便时肛门坠胀，偶有血便，小便微黄。舌红、苔白，脉弦数。

辨治：肝木风热菀于头目，血气不利；肺部热郁于咽，致气道不利；肾虚经络不畅，大肠湿热郁滞。拟用清肝息风活络，清肺润燥利咽，补肾健骨通经，清热解毒，通便止血。

处方：天麻 15 g，地龙 15 g，钩藤^{后下}40 g，川芎 15 g，赤芍 15 g，白芍 15 g，菊花 15 g，白蒺藜 30 g，生龙骨 30 g，生牡蛎 30 g，知母 15 g，金银花 15 g，金莲花 10 g，青果 10 g，桑寄生 15 g，怀牛膝 30 g，杜仲 15 g，鸡血藤 20 g，防己 15 g，延胡索 15 g，黄连 10 g，地榆 15 g，石莲子 10 g，槐花 10 g，诃子 10 g。6 剂，水煎服。

二诊：2004 年 4 月 10 日。患者头昏、头晕好转，血压 140/94 mmHg。咽干痒好转，腰酸痛亦轻，大便转为正常，肛门坠胀消失。此所取效者，不仅在于各司其属，各得所宜，还在于年轻，有自稳调节之基础，又其法相同，疏肝、清热共享。再予原方 6 剂，前 3 剂每日 1 剂，后 3 剂隔日 1 剂，水煎服。

高血压，合并失眠、带下病

丁某，女，36 岁，赤峰市宁城县人。

初诊：2004 年 4 月 24 日。患者头昏，头胀痛，时晕，血压 145/96 mmHg，心烦失眠。黄带多，大便干，小便黄。舌红、苔黄白相间，脉弦数实。

辨治：肝热风阳菀于头目，血气不利；心虚阳热内扰，神失宁静；下焦湿热蕴郁冲带，带脉失约。拟用清肝潜阳，活络息风；养阴清心，镇静宁神；清热解毒，祛湿止带。

处方：天麻 15 g，地龙 15 g，钩藤^{后下}40 g，川芎 15 g，赤芍 15 g，白芍 15 g，夏枯草 30 g，野菊花 30 g，炒酸枣仁 30 g，生地黄 15 g，百合 15 g，生龙骨 30 g，生牡蛎 30 g，磁石 30 g，土茯苓 30 g，败酱草 30 g，黄柏 15 g，当归 15 g，生薏苡仁 15 g，赤小豆 30 g，白薇 10 g。6 剂，水煎服。

二诊：2004 年 5 月 2 日。患者头晕基本消失，头胀痛已微，血压正常，睡眠好转，心烦亦去，带下明显减少，黄色转白，二便调畅。舌红已减、苔转薄白，其脉弦数势

缓。肝木、心火有欲平之势，冲带二脉亦大有转机。原方再予 6 剂，前 3 剂每日 1 剂，后 3 剂隔日 1 剂，水煎服。

高血压，合并脑出血后遗癫痫

刘某，男，52 岁，赤峰市宁城县人。

初诊：2005 年 3 月 6 日。患者面赤，头晕，头痛，烦躁失眠。癫痫 3~5 日 1 发，发时抽搐，不省人事，移时自醒。舌红有瘀色，少苔，脉弦数。

辨治：肝木风火阳亢，菀于头目，血气不利；阴虚阳热扰心，神失宁谧；复加风痰热郁于脑，郁勃暴作，诸症由生。拟用清肝泻火，潜阳活络；补阴清心，镇静安神；息风清热，活络通脑。

处方：天麻 15 g，地龙 15 g，钩藤 40 g，川芎 15 g，赤芍 15 g，白芍 15 g，夏枯球 30 g，女贞子 15 g，炒酸枣仁 30 g，生地黄 15 g，生龙骨 30 g，生牡蛎 30 g，石决明 30 g，磁石 30 g，代赭石 20 g，寒水石 30 g，百合 15 g，白薇 15 g，乌梢蛇 15 g，僵蚕 10 g，石菖蒲 10 g，蜈蚣^{研·冲}2 条，胆南星 10 g。6 剂，水煎服。

二诊：2005 年 5 月 14 日。患者头晕、头痛顿减，血压下降，烦躁好转，睡眠较安，癫痫未作。舌苔见长，其脉弦数势缓。病症有所减轻，再予原方 6 剂。

三诊：2005 年 5 月 21 日。头目比较清利，不晕不痛，烦热亦除，睡眠安好，癫痫十余日未作，再予原方 6 剂观察。

四诊：2005 年 5 月 28 日。患者癫痫未作，亦不可掉以轻心，原方 4 剂为散，每次 40 g，每日 2 次，水冲服。

高血压，合并失眠、类风湿关节炎

赵某，女，44 岁，赤峰市宁城县人。

初诊：2005 年 3 月 25 日。患者头昏，时晕，失眠，颈部痛，双手关节肿痛，昼夜皆痛，痛处热感。饮食略减，大便可，小便黄。舌红、苔白干，脉弦数。

辨治：风热菀于头目，血气不利；颈部经络不畅，肌筋不舒；风湿热邪痹阻经络关节，且肝木、心火、肾水，五行生态有变，诸症由生。拟用清肝活络息风，养心镇静安神，搜风祛热通痹。

处方：天麻 15 g，地龙 15 g，钩藤^{后下}40 g，川芎 15 g，赤芍 15 g，白芍 15 g，菊花 30 g，炒酸枣仁 30 g，生龙骨 30 g，生牡蛎 30 g，葛根 30 g，防己 20 g，生槟榔 15 g，生山楂 10 g，苍术 15 g，黄柏 15 g，怀牛膝 20 g，乌梢蛇 15 g，蜂房 15 g，全蝎^冲5 g，土茯苓 20 g，败酱草 20 g，海桐皮 20 g，雷公藤 12 g，忍冬藤 30 g，青风藤 20 g。5 剂，

水煎服。

二诊：2005 年 3 月 31 日。患者头目比较清利，头昏、头晕已不明显，血压好转，降至 135/80 mmHg。睡眠近常，夜寐能达 6 个小时。颈部疼痛缓解，手指肿消痛轻，夜痛已不明显。此虽治守其乡，各司其属，但法相通，药协从，相得益彰。再予原方 5 剂。

三诊：2005 年 4 月 6 日。头目清利，血压降至 128/78 mmHg。睡眠安好，饮食亦好，双手指肿痛消失。当知症虽速去，病未必尽除，治当绸缪，再予原方 2 剂为散，每日 2 次，每次 35 g，水冲服。

高血压，合并失眠、颈椎病、类风湿关节炎

郝某，男，53 岁，天津市宝坻区人。

初诊：2006 年 1 月 12 日。患者头昏，时晕，血压 150/100 mmHg，失眠，颈部痛，手足关节及肘关节热痛，昼夜皆痛，关节僵直。饮食尚可，大便略干，小便黄。舌红、苔白，脉弦数实。

辨治：肝木风热上菀头目，血气不利；心虚阳扰，神失宁静；风湿邪热，痹阻经络关节，筋肌受损。拟用平肝息风，清利头目；养心潜阳，镇静安神；祛风湿热，通经活络，解肌舒筋。

处方：天麻 15 g，地龙 15 g，钩藤 40 g，生龙骨 30 g，生牡蛎 30 g，川芎 15 g，菊花 30 g，柏子仁 20 g，生铁落 20 g，葛根 30 g，防己 15 g，苍术 15 g，黄柏 15 g，怀牛膝 20 g，忍冬藤 20 g，海风藤 15 g，雷公藤 12 g，蚂蚁 10 g，蜂房 10 g，乌梢蛇 10 g，全蝎粉[冲]4 g，老鹳草 15 g，生乌梅 10 g。8 剂，水煎服。

二诊：2006 年 1 月 21 日。患者头目清利，不昏不晕，血压降至 140/80 mmHg。睡眠较好，颈部疼痛消失，手足关节疼痛轻微，肘关节疼痛消失。法相通，药相从，全效必然，再予原方 8 剂，前 4 剂每日 1 剂，后 4 剂隔日 1 剂，水煎服。

高血压，合并颈椎病脑供血不足、腰椎病、失眠

孙某，女，44 岁，赤峰市宁城县人。

初诊：2006 年 3 月 18 日。患者头晕，头痛，目系内疼痛，心烦，失眠。颈部疼痛僵直，转动不利，腰腿痛亦重，沿坐骨神经线痛，影响走路。饮食可，大便畅，小便黄。舌红、苔薄白，脉弦数。

辨治：肝木风热菀于头目，血气不利；心虚热扰，主神失司；颈部经络阻痹，肌筋拘急；腰腿经脉不畅，肌筋不利。此病肝木、心火、肾（膀胱）水五行生态受损，

诸症由生。宜整体治疗，恢复五行生态。拟用平肝清热，活络息风；养心清热，镇静宁神；解肌舒筋，祛风通痹。

处方：天麻15 g，地龙15 g，钩藤40 g，川芎15 g，赤芍15 g，白芍15 g，水红花子10 g，夏枯球20 g，菊花30 g，女贞子15 g，炒酸枣仁30 g，生龙骨30 g，生牡蛎30 g，珍珠母30 g，白薇15 g，墨旱莲15 g，葛根30 g，防己15 g，延胡索15 g，制乳香10 g，制没药10 g，桑寄生20 g，怀牛膝30 g，乌梢蛇15 g，全蝎^冲6 g。6剂，水煎服。

三诊：2006年4月2日。血压好转，连日稳定在135/82 mmHg，头目清利，目系也不痛，睡眠安好。颈部痛消失，转动灵活，腰腿基本不痛。再予原方3剂，隔日1剂，水煎服。

高血压，合并颈椎病、脑供血不足、失眠、腰腿痛、慢性胃炎

李某，女，64岁，赤峰市宁城县人。

初诊：2006年4月4日。患者头昏，头晕，两目干痛，心烦易急，失眠。颈部疼痛，腰腿痛。脘胀纳减，大便干，小便黄。舌红、苔白厚，脉弦数。

辨治：肝木风热菀于头目，血气不利，津液不能上奉于目；心虚热扰，神失心主；肾与膀胱经不利，气血阻痹；阳明燥热，失于传导。拟用清肝润目，活络息风；养阴清热，镇静宁神；补肾通痹，解肌舒筋；养阴润胃，消导胃肠。

处方：天麻15 g，地龙15 g，钩藤^{后下}40 g，川芎15 g，赤芍15 g，白芍15 g，菊花30 g，白蒺藜15 g，青葙子15 g，女贞子15 g，炒酸枣仁30 g，生地黄15 g，生龙骨30 g，生牡蛎30 g，珍珠母30 g，葛根30 g，防己15 g，延胡索15 g，杜仲15 g，怀牛膝30 g，乌梢蛇15 g，全蝎^冲6 g，生槟榔15 g，焦山楂15 g，黄精15 g，石斛20 g。5剂，水煎服。

二诊：2006年4月10日。患者头昏头晕已去，两目干痛速效，血压好转，已降至135/85 mmHg。睡眠好转，颈部疼痛缓解，腰腿疼痛已经轻微，大便通畅，小便亦利。舌红有减、苔转薄白，其脉弦数之势有缓，呈见肝木、心火、中土、肾与膀胱经脉诸症均有转机，五行生态平衡恢复有望，再予原方6剂，水煎服。

三诊：2006年4月18日。患者头目清利，两目干痛消失，夜能安睡，颈部疼痛消失，腰腿部仍有轻微痛。大便通畅，脘胀消失，饮食有增。仅予下方调治腰腿。

处方：熟地黄15 g，鹿角霜15 g，桑寄生15 g，怀牛膝15 g，鸡血藤15 g，千斤拔15 g，生白芍20 g，蜜甘草10 g，延胡索15 g，当归15 g，丹参15 g，没药10 g。4剂，水煎服。

高血压，合并腰椎间盘膨出

汪某，男，34岁，赤峰市宁城县人。

初诊：2007年3月28日。血压160/95 mmHg，头昏，有时晕。腰腿疼痛较剧，腰腿强直，仰俯受限，活动痛重，两腿沿坐骨神经线痛，行走困难，右脚麻，恶风寒。饮食可，二便尚调，舌红、苔薄白，脉弦数。

辨治：肝木风热阳瞀于上，头目气血不利，腰腿经络阻痹，气血阻滞。拟用平肝息风，活血通络；补肾壮骨，搜风通络止痛。

处方：天麻15 g，地龙15 g，钩藤40 g，川芎15 g，赤芍15 g，白芍15 g，菊花30 g，白蒺藜15 g，生龙骨30 g，生牡蛎30 g，珍珠母30 g，代赭石30 g，桑寄生30 g，怀牛膝30 g，延胡索30 g，全蝎10 g，乌梢蛇15 g，当归15 g，丹参20 g，制乳香10 g，制没药10 g，川续断15 g，透骨草15 g，骨碎补15 g，苏木15 g，炮附子10 g。6剂，水煎服。

二诊：2007年4月5日。血压138/86 mmHg。头昏头晕已轻，腰痛减轻，已不强直，腿痛明显向好，已可忍受，独立行走。疗效显著，再予原方6剂。

三诊：2007年4月12日。患者头目清利，腰腿疼痛轻微，可慢慢活动，脚已不麻，恶风寒去。再予原方6剂，前3剂每日1剂，后3剂隔日1剂，水煎服。嘱其活动轻微，不可太过，慎劳累。

高血压，合并心肌缺血、失眠、慢性胃炎、前列腺增生

林某，男，62岁，赤峰市宁城县人。

初诊：2007年4月6日。患者头昏、时晕，心悸，胸闷憋气，偶发心绞痛，含丹参滴丸后缓解，心烦失眠。心下胀满，嗳气食少，大便不爽，左小腹坠痛，小便不利，甚至点滴不尽，会阴坠胀。舌暗红、苔白厚，脉弦数。

辨治：肝木风热菀于头目，血气不利；心虚阳扰血瘀，神脉失主；中焦湿热壅塞，失于传导、升降、运化；肾虚夹瘀，湿热蕴滞，阻塞精道，障碍尿路。拟用平肝息风，清利头目；益气养阴，补心通脉安神；辛开苦降，运化消导胃肠；补肾化瘀，清热利湿。

处方：天麻15 g，地龙15 g，钩藤后下40 g，川芎15 g，赤芍15 g，白芍15 g，夏枯球30 g，野菊花30 g，炒酸枣仁30 g，生龙骨30 g，生牡蛎30 g，珍珠母30 g，太子参20 g，麦冬15 g，五味子10 g，丹参30 g，三七10 g，玉竹15 g，葶苈子10 g，瓜蒌15 g，黄连10 g，半夏10 g，焦槟榔15 g，焦山楂10 g，地榆炭15 g，乌梅10 g，肉苁

蓉 15 g，怀牛膝 20 g，牵牛子 15 g，桃仁 15 g，冬葵子 20 g，车前子 15 g，桑螵蛸 15 g。8 剂，水煎服。

二诊：2007 年 4 月 25 日。患者头目清利，血压好转，降至 138/84 mmHg。烦除眠安，心悸已除，胸闷憋气轻微。大便畅通，心下痞满已除，小便较前通畅，但仍费力，有时仍有不尽。此五行之中，肝木、心火、中土、肾与膀胱水各得所效，相得益彰。再予原方 8 剂，前 4 剂每日 1 剂，后 4 剂隔日 1 剂，水煎服。

三诊：2008 年 5 月 8 日。患者自述经去年治后 1 年来情况很好，身体无明显不适，近半月小腹胀，会阴部坠胀，腰酸困，尿等待，余沥不尽。舌暗红、苔白厚，脉沉数。年近八八，肾虚不能自稳，脉老不能畅流，湿热内蕴，失于气化。拟以补肾填精，化瘀利尿通关。

处方：肉苁蓉 15 g，核桃仁 15 g，怀牛膝 30 g，知母 15 g，黄柏 20 g，肉桂 10 g，桃仁 15 g，莪术 15 g，生蒲黄 15 g，滑石 20 g，桃胶 12 g，冬葵子 15 g，牵牛子 15 g，车前子 15 g，木通 10 g，椒目 10 g，生甘草 10 g，漏芦 10 g。5 剂，水煎服。

四诊：2008 年 5 月 15 日。患者腰酸困已去，小便比较通利。再予原方 5 剂，隔日 1 剂，水煎服。

高血压，合并颈椎病、慢性胃炎、结肠炎、乙型肝炎

彭某，女，53 岁，赤峰市宁城县人。

初诊：2007 年 4 月 14 日。患者头痛，时晕，颈部疼痛、强直，转动不利。心下痞满，嗳气，纳减，右肋下胀痛，小便黄，大便不爽。舌红、苔腻，脉弦数。

辨治：肝之风热菀于头目，血气不利；心虚热扰，神失心主；颈部风湿阻痹，肌筋拘紧；脾虚胃实，升降运导失常；湿热瘀滞，肝失疏泄。拟用息风清肝，通利头目；养心清热，宁心安神；祛风通痹，解肌舒筋；健脾泻胃，升降通导；清热去湿，化瘀疏肝。

处方：天麻 15 g，地龙 15 g，钩藤 40 g，川芎 15 g，赤芍 15 g，白芍 15 g，菊花 30 g，白蒺藜 15 g，炒酸枣仁 30 g，生龙骨 30 g，生牡蛎 30 g，琥珀 10 g，葛根 30 g，防己 15 g，延胡索 30 g，乌梢蛇 15 g，全蝎 6 g，片姜黄 15 g，党参 20 g，瓜蒌 10 g，黄连 10 g，半夏 10 g，焦槟榔 15 g，生山楂 10 g，地榆 10 g，丹参 20 g，三七 10 g，鸡骨草 30 g，叶下珠 15 g，茵陈 10 g。10 剂，水煎服。

二诊：2007 年 4 月 26 日。患者头晕不显，头痛顿减，颈部疼痛已轻微。心下痞满基本消除，大便通畅，肝区疼痛缓解。可见法相通，药相从，相得而益彰，原方再予 4 剂。

三诊：2007年5月2日。患者头目清利，头晕头痛消失，血压136/85 mmHg，颈部疼痛消失，转动亦较灵活，烦除眠安，心下痞满消失，饮食有增，二便通调。唯肝区隐痛未除，拟用疏肝解郁，清利余毒。

处方：牡丹皮10 g，生栀子10 g，柴胡10 g，当归15 g，白芍20 g，茯苓15 g，茵陈10 g，鸡骨草30 g，叶下珠15 g，紫草15 g，香橼10 g，赤小豆20 g，川楝子10 g，延胡索15 g，三七粉冲6 g。5剂，水煎服。

四诊：2007年5月10日。患者肝区疼痛消失，饮食增加。上方4剂为散，每次40 g，每日2次，水冲服。

高血压，合并失眠、颈椎病、类风湿关节炎

赵某，女，43岁，赤峰市宁城县人。

初诊：2007年4月20日。患者头昏，头晕，头痛，烦热失眠。颈部疼痛僵直，四肢手足及多关节肿痛，疼痛难忍，昼夜皆痛。口渴喜饮，大便干，小便黄。舌红、苔黄白相间，脉弦实。

辨治：肝木风火阳亢莞于头目，血气不利；颈部风湿热痹，血气经络壅滞，久则尪羸。心虚热扰，神失宁谧。拟用急需整体治疗，各守其乡，各司其属，法相通，药协从。

处方：天麻15 g，地龙15 g，钩藤后下50 g，川芎15 g，赤芍15 g，白芍15 g，夏枯球30 g，菊花30 g，白蒺藜15 g，炒酸枣仁30 g，生龙骨30 g，生牡蛎30 g，珍珠母30 g，代赭石20 g，葛根30 g，威灵仙20 g，乌梢蛇15 g，全蝎8 g，延胡索30 g，生石膏30 g，知母20 g，虎杖20 g，蜂房15 g，土茯苓30 g，黄柏20 g，怀牛膝30 g，生地黄15 g，忍冬藤30 g，雷公藤15 g，石斛20 g，天花粉20 g，生槟榔15 g，生山楂10 g。4剂，水煎服。

二诊：2007年4月25日。头昏、头晕轻微，头痛大好，血压140/90 mmHg。颈部疼痛减轻，强直亦有缓解，四肢关节肿痛奇效，肿消痛轻。可知正当壮年，自稳调节基础尚好，再加所治精准重药，才有此效。法相通，药协从，再予原方4剂。

三诊：2007年5月3日。患者头晕、头痛基本消失，血压130/85 mmHg。颈部疼痛轻微，转动亦可，四肢关节疼痛轻微。再予原方4剂，隔日1剂，水煎服。

四诊：2007年5月15日。患者头目清利，血压一直好转，颈部活动比较自如，各关节疼痛基本消失，仅用力活动尚有微痛。当知高血压、类风湿之痛症虽去，病难除，再予原方4剂为散，每次40 g，每日2次，水冲服。

高血压，合并颈椎病、慢性胃炎、前列腺炎伴增生

赵某，男，59 岁，内蒙古宁城县人。

初诊：2007 年 4 月 17 日。患者头昏，时晕，颈部痛，胃脘胀满，大便黏滞，小便不利、分叉、色黄味大，腰酸痛，性欲低下。舌红有瘀色、苔白厚，脉弦数。

辨治：肝木风热菀于头目，血气不利；颈部经输不利，肌筋不舒；中焦湿热，升降运化无力；肾虚夹瘀，阻塞精道，障碍尿路。拟用息风清肝，通利头目；活络通痹，解肌舒筋；健脾泻胃，辛开苦降；补肾化瘀，清利湿热。

处方：天麻 15 g，地龙 15 g，钩藤 50 g，川芎 15 g，赤芍 15 g，白芍 15 g，野菊花 30 g，生龙骨 30 g，生牡蛎 30 g，葛根 30 g，防己 15 g，延胡索 30 g，乌梢蛇 15 g，党参 15 g，瓜蒌 10 g，黄连 10 g，半夏 10 g，焦槟榔 10 g，焦三仙各 10 g，地榆炭 10 g，生乌梅 10 g，山茱萸 15 g，怀牛膝 30 g，雄蚕蛾 15 g，牵牛子 10 g，桃仁 10 g，冬葵子 15 g，车前子 15 g，桑螵蛸 15 g。6 剂，水煎服。

二诊：2007 年 4 月 22 日。血压 140/80 mmHg，头昏、头晕基本消失，颈部疼痛轻微，胃脘胀满亦减。此治各得所宜，原方再予 6 剂。

三诊：2007 年 10 月 6 日。患者经上次治疗后半年来身体比较好，无明显不适。近周来小便不利，频、急，尿时淋沥不尽，腰酸痛，无性欲，会阴部略胀。大便干，小便黄。舌红有瘀色、苔白厚，脉沉数。此属肾虚，开合失司，夹瘀湿热，阻滞精道，障碍尿路，非补通别无出路，拟用下方。

处方：山茱萸 15 g，肉苁蓉 15 g，怀牛膝 30 g，雄蚕蛾 15 g，九香虫 10 g，土茯苓 15 g，半枝莲 15 g，生蒲黄 15 g，滑石块 15 g，生甘草 10 g，牵牛子 15 g，郁李仁 10 g，桃胶 15 g，桃仁 15 g，冬葵子 15 g，车前子 10 g。5 剂，水煎服。

四诊：2007 年 10 月 13 日。患者二便畅利，会阴部无坠胀，腰无酸痛。上方 3 剂为散，每次 30 g，每日 2 次，水冲服。

高血压，合并颈椎病、慢性胃炎、带下病

董某，女，39 岁，包头市人。

初诊：2007 年 7 月 22 日。患者头昏，头痛，时晕，两目干涩，颈部疼痛，转动加重。心下痞满，嗳气纳减，黄带甚多、味大，小腹及盆腔胀痛，小便黄，大便不畅。舌红、苔厚，脉弦数。

辨治：肝木风热菀于头目，血气不利；颈部邪阻经络气血瘀滞，肌筋拘急；胃脘湿热食郁，失于传导；下焦湿热毒壅为患。拟用平肝息风，清利气血；祛风通络，解

肌舒筋；清胃燥湿，下气消导；清热解毒，去湿除带。

处方：天麻15 g，地龙15 g，钩藤^{后下}40 g，川芎15 g，赤芍15 g，白芍15 g，菊花30 g，白蒺藜15 g，葛根30 g，防己15 g，延胡索20 g，全蝎^{研,冲}8 g，瓜蒌10 g，黄连10 g，生槟榔10 g，焦山楂10 g，土茯苓20 g，败酱草20 g，蒲公英20 g，墓头回15 g，赤小豆15 g。6剂，日1剂，水煎服。

二诊：2007年8月2日。患者头目清利，不痛不晕，颈背疼痛缓解。大便通畅，心下痞满得解。带下大减，已转白色，小便黄减。舌红有减，舌苔转薄，其脉弦数势缓。此所速效者，年龄尚轻，有自稳调节之基，治虽各守其乡，各司其属，但法相通，药协从，相得益彰。再予原方4剂。

三诊：2007年8月7日。头目清利，血压125/70 mmHg。颈部疼痛消失，饮食大增，带下少许已为白色。为巩固计，再予原方3剂，隔日1剂，水煎服。

高血压，合并心肌缺血、颈椎病、失眠、糖尿病、尿道炎

米某，女，72岁，包头市人。

初诊：2007年8月3日。血压160/105 mmHg，头昏、头晕，心烦失眠，觉热多汗，易急，胸闷憋气，偶有心痛。颈部酸痛，口干喜饮，空腹血糖常达12个单位，小便热淋不舒。舌暗红、苔白干，脉弦细数。

辨治：年已老年，体质自稳调节功能已低，常有不能维稳，现肝木风热上壅头目，血气不利；心阴虚阳不自秘，精神不治，不主神与血脉；中焦湿热，生化异常；下焦湿热，淋热生焉。拟用平肝息风，清利头目；养阴益心，敛阳化瘀，以主神脉；解肌舒筋；苦寒坚阴清热，调节脾胃生化；清热利湿通淋。

处方：天麻15 g，地龙15 g，钩藤^{后下}40 g，川芎15 g，赤芍15 g，白芍15 g，菊花30 g，白蒺藜15 g，炒酸枣仁30 g，生龙骨30 g，生牡蛎30 g，百合15 g，生地黄15 g，知母15 g，丹参30 g，三七10 g，葛根30 g，防己15 g，延胡索20 g，苦瓜根15 g，荔枝核15 g，苦参10 g，僵蚕10 g，山茱萸15 g，萹蓄15 g，泽兰15 g，车前子15 g，竹叶10 g。6剂，水煎服。

二诊：2007年8月12日。患者头昏头晕缓解，血压好转，刻下140/84mmHg，睡眠转安，心烦、发热、多汗得解，胸闷憋气轻微。颈部酸痛消失，口干喜饮改变，当日空腹血糖5.5个单位，小便热淋好转。苔薄白不干，脉弦细数有缓。此虽各司其属，但法相通，药协从，相得益彰，速效必然。再予原方6剂。

三诊：2007年8月20日。患者头目清利，无明显不适，血压连日为140/85 mmHg。睡眠安好，胸及心前区无明显不适。口无干渴，饮水正常，空腹血糖5.3～6.5个单

位，颈无不适，小便正常。症虽去，病难除，再予原方 3 剂为散，每次 30 g，每日 3
次，水冲服。

高血压，合并颈椎病、腰腿痛、神经性耳鸣、牙痛

侯某，男，61 岁，包头市人。

初诊：2007 年 9 月 10 日。血压 180/110 mmHg，头昏，头晕，头痛。颈部疼痛，
腰腿痛，神经性耳鸣年余，下牙痛，牙龈红肿 4 天，食欲一般，大便干，小便黄。舌
红、苔黄白相间，脉弦数。

辨治：肝木风火阳亢，上瞀头目及耳，血气不利；颈部经络阻滞，肌筋不利；阳
热风壅窍犯耳，肾虚筋骨不健，经络不畅；阳明胃火犯口齿龈。拟用息风泻肝，清利
头目；疏通经络，解肌舒筋；强筋健骨；清胃泻火，消肿通肠止痛。

处方：天麻 15 g，地龙 15 g，钩藤 45 g，川芎 15 g，赤芍 15 g，白芍 15 g，夏枯草
30 g，野菊花 20 g，生龙骨 30 g，生牡蛎 30 g，珍珠母 30 g，磁石 30 g，葛根 30 g，防
己 15 g，延胡索 30 g，乌梢蛇 10 g，全蝎 8 g，桑寄生 20 g，怀牛膝 20 g，鸡血藤 15 g，
知母 15 g，生石膏 20 g，黄柏 15 g，龙胆 15 g，黄连 10 g，蜂房 15 g，牡丹皮 10 g，升
麻 10 g。6 剂，水煎服。

二诊：2007 年 9 月 17 日。血压 130/80 mmHg。头目清利，不晕不痛，耳鸣大好，
由粗声转为偶有极细声。颈部痛消失，头转动比较灵活，腰腿痛亦轻微。牙痛大减，
吃东西时微痛，二便通畅。舌红已减、苔转薄白，其脉弦数之势已缓。此杂合以治，
各得其宜，其效显然。再予原方 6 剂，前 3 剂每日 1 剂，后 3 剂隔日 1 剂，水煎服。

高血压，合并失眠、颈椎病、双下肢浮肿

刘某，女，42 岁，包头市人。

初诊：2007 年 9 月 8 日。患者头昏、时晕，失眠时烦，颈部痛，转动不利。双下
肢浮肿，昼重夜退。饮食可，大便调，小便有时欠利。舌偏红、苔白，脉弦数。

辨治：肝木风热菀于头目，血气不利；心虚阳扰，神失宁谧；颈部风邪阻滞，经
络气血不畅，水泛于下。拟用平肝息风，清利头目；养心镇静，宁心安神；祛风通络，
解肌舒筋；活血通脉，利水消肿。

处方：天麻 15 g，地龙 15 g，钩藤 40 g，川芎 15 g，赤芍 15 g，白芍 15 g，菊花
30 g，白蒺藜 15 g，生龙骨 30 g，生牡蛎 30 g，珍珠母 20 g，炒酸枣仁 30 g，葛根 30 g，
防己 15 g，延胡索 30 g，乌梢蛇 10 g，全蝎 8 g，片姜黄 15 g，益母草 30 g，泽兰叶
15 g，茯苓皮 20 g，陈皮 15 g，毛冬青 15 g。6 剂，水煎服。

二诊：2007年9月26日。患者头目较清利，不昏不晕，血压130/80 mmHg，睡眠好转。颈部疼痛亦转轻微，小腿浮肿消退。此整体治疗，各得所宜，应之以效。再予原方6剂，前3剂每日1剂，后3剂隔日1剂，水煎服。

高血压，合并面肌痉挛、糖尿病

秦某，女，52岁，包头市人。

初诊：2008年3月16日。患者头晕，不时旋，左侧面肌痉挛。口干渴，食多汗多，乏力，大便干，小便黄。空腹血糖8.6个单位，餐后2小时血糖12个单位。舌红、苔白黄相间，脉弦数。

辨治：肝木风热阳亢菀壅头目，血气不利；风热乘犯面部经络面肌，伸缩无序而拘挛；热灼津液，伤及脾肾，生化、代谢异常。拟用息风清热镇阳，通利头目；祛风清热，活络止痉；苦寒清热，滋肾健脾，以复其职。

处方：天麻15 g，地龙15 g，钩藤^{后下}45 g，川芎15 g，赤芍15 g，白芍15 g，菊花30 g，代赭石30 g，生龙骨30 g，生牡蛎30 g，生铁落30 g，防风30 g，胆南星10 g，牛蒡子15 g，僵蚕12 g，乌梢蛇15 g，沙苑子15 g，生晒参15 g，山药15 g，黄连10 g，黄柏10 g，苦瓜根30 g，荔枝核^{碎}15 g。6剂，水煎服。

二诊：2008年3月22日。患者头目清利，已不眩晕，血压由180/100 mmHg降至140/90 mmHg。左面肌痉挛已懈息，转为轻微缓慢，间时已长。口不干渴，饮食已减，多汗已止，乏力亦平。空腹血糖6.2个单位，餐后2小时血糖7.2个单位，二便通畅。夫医用药配伍之道无底，药理作用难穷，微妙之处难明。再予原方4剂。

三诊：2008年3月28日。患者头面清利，血压135/85 mmHg。饮水正常，饮食如常，血糖维持正常，面肌痉挛已止，二便调畅。舌红已减、苔转薄白，其脉弦数势缓。症虽去，病难除，再予原方4剂为散，每次35 g，每日3次，水煎服。

高血压，合并颈椎病、脑供血不足、气管炎、慢性胃炎、习惯性便秘

王某，女，79岁，包头市人。

初诊：2008年12月18日。血压175/100 mmHg，头昏，头晕，颈部疼痛。脘腹胀满，饮食尚少。大便干秘，数日1行。咳痰白黏，胸闷，时有气短。舌暗红、苔白厚，脉弦数。

辨治：年事已高，脏腑组织常已衰老，阴阳、五行自稳调节功能已弱，此则肝木风热阳亢菀于头目，血气不利；颈部经络气血阻滞，肌筋不舒；脾虚不运，胃实不降，运化传导失司；脾不生金而生痰，肺有郁热而不清肃，复加体内肝木、中土、肺金五

行生态失常，诸症生焉。宜整体治疗，以恢复体内生态。拟用清肝潜阳，活络息风；通经活络，解肌舒筋；健脾泻胃，传导胃肠；清肺化痰，止咳利气。

处方：天麻15 g，地龙15 g，钩藤^{后下}40 g，川芎15 g，赤芍15 g，白芍15 g，菊花15 g，决明子15 g，生龙骨30 g，生牡蛎30 g，代赭石20 g，珍珠母20 g，三七花8 g，葛根30 g，防己15 g，延胡索20 g，乌梢蛇10 g，太子参15 g，瓜蒌10 g，黄连10 g，莱菔子15 g，葶苈子12 g，牛蒡子12 g，火麻仁15 g，番泻叶4 g，炙麻黄10 g，杏仁10 g，知母15 g，浙贝母15 g，紫菀10 g，前胡10 g。8剂，水煎服。

二诊：2008年12月28日。患者头昏头晕缓解，刻下血压145/90 mmHg。颈部疼痛缓解，大便通畅，脘腹胀满已去，饮食有增。咳痰已少，质稀易出，呼吸比较平稳。舌质红有减、苔转薄白，其脉弦数势缓，呈见肝木、中土、肺金各得所宜，趋于平衡。再予原方8剂，前4剂每日1剂，后4剂隔日1剂，水煎服。

高血压，合并慢性胃炎、前列腺肥大

赵某，男，61岁，包头市人。

初诊：2008年12月15日。患者头昏，时晕，头痛。胃脘胀满，纳减，嗳气。腰酸困，小腹胀，小便不利，甚至点滴，会阴部坠胀，大便不爽。舌暗红、苔白厚，脉弦数。

辨治：肝木风热菀于头目，血气不利；中焦湿热食郁，胃肠失于传导；肾虚夹有湿热瘀滞，阻精道，碍尿路，失于气化。拟用清肝息风，通利头目；清化中焦湿热，消食导滞；补肾化瘀，通利精、水二道。

处方：天麻15 g，地龙15 g，钩藤^{后下}40 g，赤芍15 g，白芍15 g，决明子15 g，瓜蒌10 g，黄连10 g，半夏10 g，焦槟榔15 g，生山楂10 g，山茱萸15 g，怀牛膝30 g，肉苁蓉15 g，桃仁15 g，莪术15 g，三棱10 g，水蛭粉^冲4 g，牵牛子15 g，冬葵子20 g，金钱草15 g，路路通10 g，黄芪30 g，桂枝10 g。5剂，水煎服。

二诊：2008年12月22日。患者头昏、头晕轻微，头痛缓解，血压134/80 mmHg。脘腹胀满减轻，嗳气已少，腰酸困不显，二便通畅，小腹已不胀，会阴部坠胀大减。苔转薄白，其脉弦数势缓。此治肝木、中土、肾与膀胱各得所宜，且法相通，药协从，相得而效彰，再予原方5剂。

三诊：2008年12月28日。患者头目清利，头痛已解，血压128/80 mmHg。脘腹不胀，嗳气已无。腰酸困、会阴部坠胀消失，二便通畅。再予原方5剂，隔日1剂，水煎服。为医者不仅着眼于治一病之小效，更应着眼于恢复五行生态之大效。

高血压，合并失眠、多汗、慢性胃炎、腰腿痛

张某，女，69岁，包头市人。

初诊：2009年4月21日。血压150/96 mmHg，头昏，头热，心烦少寐，骨蒸汗出，自汗盗汗，常汗如洗。胃脘灼热，纳少，大便不爽，腰腿疼痛，小便黄。舌红、苔薄黄，脉弦数。

辨治：厥阴风火菀郁头目，血气不利；心虚热扰，神失宁谧；阳加于阴谓之汗，津液被火蒸腾，复加卫不固表；胃脘热郁食郁，失于传导；年老筋骨不健，复加经络瘀滞。拟用息风清肝，通利头目；养心清热，镇静宁神；清热坚阴，实卫固表；补肾壮骨，活血通络。

处方：天麻15 g，地龙15 g，钩藤^{后下}40 g，川芎15 g，赤芍15 g，白芍15 g，菊花30 g，酸枣仁30 g，生龙骨30 g，生牡蛎30 g，生地黄10 g，首乌藤20 g，黄芪20 g，黄柏15 g，黄连10 g，黄芩15 g，浮小麦20 g，桑寄生20 g，怀牛膝20 g，乌梢蛇10 g，鸡血藤20 g，焦槟榔10 g，焦山楂10 g，苍术10 g，白术10 g。5剂，水煎服。

二诊：2009年4月27日。血压144/86 mmHg，头昏、头热轻微。身热盗汗、自汗已减，睡眠较好。胃脘灼热已去，大便通畅，腰腿疼痛亦轻。舌红有减、苔转薄白，其脉弦数势缓。此五行之中，肝木、心火、中土、肾水趋于调平，五行生态恢复有望，再予原方5剂。

三诊：2009年5月3日。血压130/76 mmHg，头目清利，热、汗皆去，睡眠安好。胃脘已舒，饮食有增，大便已调，腰腿疼痛尚没全解。再予上方3剂，隔日1剂，水煎服。

高血压，合并失眠、牙痛

张某，女，68岁，包头市人。

初诊：2009年4月2日。血压160/86 mmHg，头昏，时晕，心烦失眠。牙痛龈肿，口渴喜凉饮，大便干，小便黄。舌红、苔白干，脉弦数。

辨治：肝木风热菀于头目，血气不利；心虚阳扰，不主神明；阳明胃火，上炎牙龈，以致肝木、心火、胃土相生相克异常，诸症生焉。拟用清肝息风，通利头目；养心镇静，宁心安神；清泻阳明，消龈肿，固齿。

处方：天麻15 g，地龙15 g，钩藤^{后下}40 g，川芎15 g，赤芍15 g，白芍15 g，菊花30 g，夏枯草15 g，炒酸枣仁30 g，生龙骨30 g，生牡蛎30 g，磁石30 g，丹参30 g，知母20 g，生石膏30 g，怀牛膝15 g，玄参15 g，蜂房10 g，黄连10 g，蒲公英15 g，

延胡索 15 g。6 剂，水煎服。

二诊：2009 年 4 月 10 日。血压 140/80 mmHg。头目清利，头昏时晕已去，烦除眠安。牙龈肿消，牙痛已止。为巩固计，再予原方 3 剂，隔日 1 剂，水煎服。

高血压，合并静脉炎水肿

退某，女，58 岁，包头市人。

初诊：2010 年 6 月 6 日。患者头不清利，时昏时晕，血压 150/82 mmHg。双小腿肿胀，两踝上色黑紫而痛，且有热感。饮食可，大便畅，小便略少。舌有瘀色、苔白，脉弦细。

辨治：风热上扰头目，血气不利；下肢血瘀湿热蕴郁，血脉瘀滞。拟用平肝息风，清利头目；理气化瘀，清热利水。

处方：天麻 15 g，钩藤 40 g，地龙 15 g，川芎 15 g，赤芍 15 g，白芍 15 g，夏枯球 15 g，茺蔚子 15 g，益母草 30 g，泽兰叶 15 g，陈皮 15 g，茯苓皮 30 g，汉防己 20 g，桃仁 10 g，红花 10 g，水蛭[冲]4 g，苍术 15 g，黄柏 15 g，怀牛膝 15 g，鸡血藤 20 g，蛇莓 15 g，金银花 10 g。

服上方 30 余剂，血压平稳，双小腿肿消，两踝上色黑紫消、热痛止。

高血压，合并前列腺增生

焦某，男，66 岁，包头市人。

初诊：2010 年 1 月 5 日。患者头目不清利，时昏时晕。腰酸困，小腹胀，小便频急不利，排尿费力，尿后不尽，会阴部坠胀。饮食尚可，大便尚调。舌暗红、苔白，脉弦数。

辨治：年过八八，肾气以衰，血脉老化，自稳调节功能有差。此则肝木风热菀于头目，血气不利；肾虚夹瘀，阻滞精道，障碍尿路，气化失常。拟用平肝息风，清利头目；补肾化瘀，通利精、水二道。

处方：天麻 15 g，地龙 15 g，钩藤 40 g，夏枯草 15 g，菊花 20 g，代赭石 20 g，川芎 15 g，赤芍 15 g，白芍 15 g，桂枝 10 g，茯苓 15 g，牡丹皮 15 g，桃仁 10 g，莪术 10 g，石见穿 10 g，益母草 15 g，猪苓 15 g，冬葵子 20 g，车前子 15 g，海藻 10 g，牵牛子 15 g，肉苁蓉 15 g，怀牛膝 30 g。8 剂，水煎服。

二诊：2010 年 1 月 15 日。患者头目清利，不昏不晕，血压好转。小便比较通利，次数减少，腰酸困已轻，会阴坠胀亦减。再予原方 8 剂，前 4 剂每日 1 剂，后 4 剂隔日 1 剂，水煎服。

高血压，合并颈椎病、类风湿关节炎

吕某，女，76岁，包头市人。

初诊：2011年3月23日。患者头昏，时晕，头痛，颈椎部痛，转动加剧，上下肢多关节疼痛，以手关节肿痛僵直为主，昼夜皆痛，且有热感。食欲一般，二便尚可，舌暗红、苔白厚，脉弦数。

辨治：肝火风热菀于头目，血气不利；颈部风热阻滞经络，肌筋不舒；年事已高，肾骨不健，经脉老化，复加风湿热郁邪痹阻经络关节，诸症生焉。拟用息风清肝，通利头目；活络祛风，解肌舒筋；补肾壮骨，祛风湿热痹，活血止痛消肿。

处方：天麻15g，地龙15g，钩藤^{后下}40g，赤芍15g，白芍15g，菊花20g，夏枯球10g，生龙骨30g，生牡蛎30g，葛根30g，汉防己15g，延胡索30g，桑寄生15g，怀牛膝20g，鸡血藤15g，雷公藤15g，络石藤15g，忍冬藤20g，知母15g，生石膏20g，蜂房10g，乌梢蛇10g，生槟榔15g，紫苏叶10g。8剂，水煎服。

二诊：2011年4月3日。患者头晕、头痛缓解，血压140/86 mmHg。颈部疼痛已经轻微，上下肢各关节疼痛减轻，手足关节活动已不僵直。舌暗红亦轻、苔转薄白，其脉弦数之势有缓。此所收效者，全面治疗，法相通，药协从，相得益彰，再予原方6剂。

三诊：2011年4月10日。血压130/80 mmHg。头目清利，不晕，不痛，颈无疼痛，转动比较自由，诸关节疼痛消失，肿消，活动比较灵活。再予原方4剂，隔日1剂，水煎服。

高血压，合并颈椎病、失眠、咳嗽、慢性胃炎、尿道炎

王某，女，73岁，包头市人。

初诊：2012年11月23日。血压180/105 mmHg，头昏头晕，心烦失眠，颈部疼痛。胃脘胀满，嗳气纳少。胸闷咳嗽气短，吐痰较多，时黄时白。小便淋涩，排尿时牵及小腹痛，大便不爽。舌暗红、苔白厚，脉弦滑。

辨治：患者年事已高，脏器组织老化，阴阳气血自稳调节功能减弱，此则肝木风热阳亢，菀于头目，血气不利；心虚阳不能秘，精神不治，神失宁谧。颈部经络阻滞，肌筋不利。胃脘湿热食郁，升降运化失常，胃肠失于传导。土不生金，痰热阻肺。下焦湿热，决渎之官失常，复加肝木、心火、中土、肺金、肾与膀胱生态失常，诸症生焉。拟用息风潜阳，清利头目；养心镇静，宁心安神；疏通经络，解肌舒筋；清热化湿，消导胃肠；肃肺化痰，止咳平喘；清热利湿，通淋气化。

处方：天麻15 g，地龙15 g，钩藤^{后下}45 g，川芎15 g，菊花20 g，夏枯草15 g，玳瑁^冲6 g，柏子仁15 g，生龙骨30 g，生牡蛎30 g，代赭石15 g，葛根20 g，防己15 g，延胡索20 g，太子参15 g，瓜蒌10 g，黄连10 g，焦槟榔15 g，焦三仙各10 g，炙麻黄10 g，杏仁10 g，知母10 g，浙贝母10 g，葶苈子10 g，黄柏15 g，肉桂10 g，山茱萸15 g，怀牛膝15 g，龙胆15 g，木通10 g，竹叶10 g。5剂，水煎服。

二诊：2012年11月30日。患者头昏、头晕好转，夜睡可达6个小时，颈部疼痛轻微，胃脘胀满减少，咳嗽大减，痰少、色白、易出。小便比较通利，溺时已无疼痛。可见所治木、火、土、金、水各得所宜，平衡五行中的每一行，都是为了整体平衡，恢复五行整体生态，不是治一行所能达到的。再予原方5剂。

三诊：2012年12月6日。血压140/85 mmHg，头目比较清利，头晕、头痛基本缓解，睡眠安好，颈部头痛消失，胃脘已舒，咳嗽已平，呼吸正常。小便通利，小腹疼痛消失，大便通畅。症易去，病难除，尚需巩固，再予上方5剂，隔日1剂，水煎服，以期药长效远。

高血压，合并口腔溃疡、多汗

李某，男，53岁，包头市人。

初诊：2012年12月10日。血压150/90 mmHg，头昏，时晕，头痛。舌及左侧口腔溃疡疼痛，会有刺激物痛甚。自觉身热，多汗时如洗，大便干，小便黄。舌红、苔薄黄，脉弦数。

辨治：肝木风热菀于头目，血气不利；肝肾阴虚，心胃火旺，上炎于口舌；复加肝木、心火、胃土、肾水，五行生态失稳，诸症由生。拟用清肝息风，通利头目；滋肾清心，清胃导赤。

处方：天麻15 g，地龙15 g，钩藤40 g，龟甲胶^{烊化}12 g，知母15 g，黄柏20 g，生地黄15 g，升麻15 g，黄连10 g，当归15 g，牡丹皮15 g，山茱萸15 g，丹参15 g，麻黄根10 g，桑白皮10 g，灯心草5 g，赤小豆10 g，蛇莓10 g。5剂，水煎服。

二诊：2012年12月16日。血压135/82 mmHg，头目清利，不晕，不痛，身热多汗基本控制。舌部溃疡消退，口腔左侧溃疡亦轻，二便通利。舌红有减、苔转薄白，其脉弦数势缓。此病肝木、心火、胃土、肾水同调，各得所宜，相得益彰，再予原方5剂。

三诊：2012年12月23日。患者头目清利，血压平稳，身热汗出已释，睡眠安好。舌与口腔溃疡面愈合。再予原方3剂，隔日1剂，水煎服。

高血压，合并扁平苔癣

安某，女，58 岁，包头市人。

初诊：2012 年 12 月 10 日。血压偏高，头昏，时晕，两目干湿，易急易怒，偶发胸闷。口腔左侧有扁平苔癣，久治未愈，饮食可，大便微干，小便黄。舌红、苔微黄腻，脉弦数。

辨治：肝木风热阳督，菀郁头目，血气不利；脾胃湿热蕴郁，上犯口腔腐蚀。拟用清肝潜阳，活络息风；清热解毒，凉血行瘀。

处方：天麻 15 g，地龙 15 g，钩藤^{后下}40 g，川芎 15 g，赤芍 15 g，白芍 15 g，野菊花 15 g，夏枯球 15 g，生龙骨 30 g，生牡蛎 30 g，代赭石 15 g，丹参 15 g，银杏叶 10 g，升麻 10 g，黄连 10 g，当归 15 g，赤小豆 10 g，白英 15 g，蛇莓 15 g，紫荆皮 15 g，红景天 10 g，知母 10 g，黄柏 15 g，灯心草 3 g，薏苡仁 15 g，白扁豆 10 g。10 剂，水煎服。

二诊：2013 年 11 月 24 日。患者经上次治疗后血压平稳，口腔内扁平苔癣已愈 10 个多月，近日血压偏高，145/85 mmHg，又觉头昏，不时头晕，口腔内扁平苔癣复作，大便干，小便黄。舌红、苔白厚，脉弦数。查原方再予 8 剂，水煎服。

三诊：2014 年 12 月 4 日。患者服上药后，头目清利，血压降至 130/80 mmHg，口腔内扁平苔癣基本愈。再予原方 3 剂，隔日 1 剂，水煎服。

高血压，合并颈椎病、慢性胃炎、前列腺炎

张某，男，48 岁，包头市人。

初诊：2013 年 11 月 24 日。血压 150/100 mmHg，头晕，头痛，两目亦胀，颈部疼痛。心下痞满，纳减嗳气，胸时闷。小便频急不畅、味大、分叉，性欲下降，早泄，大便不爽。舌红、苔厚，脉弦数。

辨治：肝木风热阳亢，菀于头目，血气不利；颈部经输不畅，肌筋不舒；脾虚胃实，升降、运化、传导失常；湿热郁瘀精道，障碍尿路，肾虚失主。拟用平肝潜阳，清利头目；通经活络，解肌舒筋；补脾泻胃，辛开苦降；补肾作强，通利精道水路。

处方：天麻 15 g，地龙 15 g，钩藤^{后下}40 g，川芎 15 g，赤芍 15 g，白芍 15 g，菊花 30 g，夏枯草 15 g，生龙骨 30 g，生牡蛎 30 g，代赭石 20 g，丹参 15 g，银杏叶 10 g，葛根 30 g，防己 15 g，延胡索 20 g，瓜蒌 10 g，黄连 10 g，半夏 10 g，焦槟榔 15 g，焦三仙各 10 g，佛手 10 g，山茱萸 15 g，肉苁蓉 15 g，雄蚕蛾 15 g，怀牛膝 20 g，牵牛子 10 g，冬葵子 15 g，车前子 15 g，路路通 10 g。8 剂，水煎服。

二诊：2013 年 12 月 4 日。血压 135/80 mmHg，头目比较清利，头晕、头痛已除，颈部转舒。心下痞满大减，大便通畅，小便比较通畅，次数明显减少，性事能力作强，但时间短。舌红有减、苔转薄白，其脉弦数势缓。肝木、中土、肾水均得所宜，且在体内生态将要恢复。相互协资，相互制衡，痊愈有望。再予原方 8 剂，前 4 剂每日 1 剂，后 4 剂隔日 1 剂，水煎服。

高血压，合并颈椎病、类风湿关节病

王某，女，45 岁，包头市人。

初诊：2013 年 10 月 8 日。血压 156/98 mmHg，头昏，头痛，时有眩晕，颈部疼痛，上下肢多关节疼痛，手足指趾关节肿痛，自觉痛热。口渴不多饮，食减，大便不爽，小便黄。舌红、苔黄白相间，脉弦数。

辨治：肝木风热阳亢，上瞀头目，血气不利；颈部风热阻络，肌筋不舒；风湿热邪痹阻经络关节，以致肿痛热感。拟用息风清肝潜阳，通利头目；祛邪通经，解肌舒筋；祛风湿热，活血通痹。

处方：天麻 15 g，地龙 15 g，钩藤[后下]40 g，川芎 15 g，赤芍 15 g，白芍 15 g，菊花 15 g，夏枯草 15 g，生龙骨 30 g，生牡蛎 30 g，代赭石 20 g，葛根 30 g，防己 15 g，延胡索 20 g，苍术 15 g，黄柏 20 g，怀牛膝 15 g，桑枝 15 g，忍冬藤 30 g，雷公藤 15 g，丁公藤 15 g，蜣螂 15 g，全蝎[研，冲]5 g，蚂蚁 10 g，萆薢 10 g，白英 15 g，蛇莓 15 g，红芽大戟 10 g，陈皮 10 g。8 剂，水煎服。

二诊：2013 年 10 月 19 日。头目比较清利，头痛缓解，不昏不晕。颈部痛轻微，上下肢各关节疼痛缓解，手足指趾关节肿消痛轻。饮食可，二便通畅。舌红减、苔薄白，其脉弦数势缓。此所速效者，除用药各得其宜外，且法相通，药协从，相得益彰。年龄正值壮年，有自稳调节功能之基础。再予原方 8 剂。

三诊：2014 年 9 月 10 日。患者自述，经上治疗后近年来，头目清利。血压平稳，颈部无明显不适，各关节肿痛消失。近周来手足关节开始肿痛，并且颈部也开始不舒。查原方继用 8 剂，前 5 剂每日 1 剂，后 3 剂隔日 1 剂，水煎服。再嘱忌劳累，适寒温，慎水湿。

高血压，合并颈椎病、心肌缺血、慢性胃炎

王某，女，62 岁，包头市人。

初诊：2015 年 6 月 17 日。患者头昏，时晕，头痛，颈部疼痛，胸闷憋气，心悸。心下胀满，纳少，嗳气，大便不爽，小便黄。舌暗红、苔白中心厚，脉弦数。

辨治：肝木风热阳乘，上犯头目，血气不利；颈部经络阻滞，肌筋不舒；心虚夹瘀，失主血脉；脾虚胃实，升降、运化、传导失司。拟用清肝潜阳，通利头目；活血通滞，解肌舒筋；养心化瘀，以主血脉；补脾泻胃，辛开苦降。

处方：天麻 15 g，地龙 15 g，钩藤后下 40 g，川芎 15 g，赤芍 15 g，白芍 15 g，菊花 20 g，夏枯草 15 g，灯盏花 6 g，生龙骨 30 g，生牡蛎 30 g，珍珠母 20 g，蜜甘草 15 g，生地黄 15 g，丹参 15 g，银杏叶 15 g，首乌藤 10 g，瓜蒌 10 g，黄连 10 g，半夏 10 g，焦槟榔 10 g，焦三仙各 10 g。5 剂，水煎服。

二诊：2015 年 6 月 23 日。头目比较清利，不晕，不痛，血压，132/78 mmHg，颈部疼痛缓解。心悸已平，胸闷憋气轻微。心下胀满消失，饮食有所增加，嗳气偶发，二便通畅。舌苔薄白，其脉弦数势缓。此治肝木、心火、中土各得所宜，且法相通，药协从，相得而益彰。再予原方 5 剂，前 3 剂每日 1 剂，后 2 剂隔日 1 剂，以期此治无太过，亦无不及。

高血压，合并失眠、腰腿痛、前列腺增生

张某，男，76 岁，包头市人。

初诊：2014 年 5 月 12 日。血压 170/100 mmHg，头昏，头晕。颈部疼痛，手麻，失眠，易急多怒。腰腿痛，小便不利，常有尿等待或尿中断流，大便尚通。舌暗红、苔白，脉弦数。

辨治：患者年事已高，脏器组织老化，阴阳、五行、自稳调节功能有差，此肝木风热阳亢于上，头目气血不利；心虚阳不平秘，失眠精神不治；颈部经络阻痹，肌筋不利；肾虚筋骨不健，复加血瘀气滞，阻滞精道，障碍尿路。拟用清肝潜阳，息风通络；养心镇敛浮阳，宁心安神；疏通经络，解肌舒筋；补肾健骨，化瘀利水，通畅精道水路。

处方：天麻 15 g，地龙 15 g，钩藤后下 40 g，川芎 15 g，赤芍 15 g，白芍 15 g，灯盏花 6 g，菊花 20 g，夏枯草 15 g，炒酸枣仁 15 g，生龙骨 30 g，生牡蛎 30 g，代赭石 15 g，葛根 20 g，防己 15 g，延胡索 15 g，桑枝 15 g，丝瓜络 10 g，肿节风 15 g，杜仲 15 g，怀牛膝 20 g，山茱萸 15 g，桃仁 10 g，牵牛子 15 g，木通 10 g，泽泻 10 g，冬葵子 10 g，路路通 10 g，益母草 15 g。10 剂，水煎服。

二诊：2015 年 7 月 9 日。患者自述上次治疗后年余，头昏头晕消失，血压平稳在 140/80 mmHg，睡眠较好，颈部、腰腿部无明显不适，小不通利。近半月来，先是小便不利，继则腰腿痛、颈痛，血压常高不稳，165/100 mmHg，头昏头晕，脉弦数。查原方再予 10 剂，前 6 剂每日 1 剂，后 4 剂隔日 1 剂，水煎服。此方法相通，药协从，相得而效彰。如治前列腺增生、小便不利，除治肾外，又得治肝疏泄之相助。此通精道，

不仅化瘀，更得牵牛子，本品不仅通水道，更通精道、泻湿热，见李时珍治癃闭，外甥柳乔案便知。

高血压，合并失眠、颈椎病、腰椎病、慢性胃炎

宋某，女，54岁，包头市人。

初诊：2015年12月4日。血压160/96 mmHg，头痛，头昏，时眩晕，目涩，心悸。颈部及腰腿疼痛，觉冷畏风。心下痞满，纳减嗳气，大便不爽，小便利。舌红、苔白，脉弦数。

辨治：肝为将军之官，喜柔恶刚，现则过刚，风热阳亢于头目，失于疏泄而郁瘀，血气不利；心为君主之官，喜阴阳平秘，今阴虚而阳浮越，精神不治；脾胃为升降之枢，运化传导失职；经络输通不利，风寒阻滞，肌筋为痉。拟用清肝潜阳，活络息风，通利头目；养心敛镇阳气，以主神明；补肾祛风，通经活络，解肌舒筋；补脾泻胃，能升能降，运化消导。

处方：天麻15 g，地龙15 g，钩藤40 g，川芎15 g，赤芍15 g，白芍15 g，灯盏花10 g，炒酸枣仁20 g，蜜甘草12 g，生地黄15 g，生龙骨30 g，生牡蛎30 g，代赭石15 g，远志10 g，葛根20 g，防己15 g，延胡索15 g，肿节风15 g，羌活10 g，独活10 g，桑寄生15 g，怀牛膝20 g，狗脊15 g，鸡血藤15 g，太子参15 g，瓜蒌10 g，黄连10 g，焦槟榔10 g，焦三仙各10 g。5剂，水煎服。

二诊：2015年12月10日。血压140/80 mmHg，头晕、头痛缓解，心悸减，睡眠得安。颈痛缓解，腰腿痛轻微。心下痞满得舒，二便通畅。风乃肝主，贵在适中，不可太过，亦不可不及，此则太过，故用清之、镇之；肝喜疏泄，勿抑郁，故用疏泄之。风借火腾，火借风威，此治心火，镇敛阳气，亦欲风平腾止。风乃升降之变异，此调脾胃，镇定中州，以求升降有常，亦求风平之举。可见法相通，药协从，非仅治其一可比。再予原方5剂。

三诊：2015年12月17日。患者头目清利，不晕不痛，血压130/80 mmHg，心平眠安，颈、腰腿疼痛消失。饮食增加，二便通调。患者欣喜，但恐复发，此亦我意，再予原方5剂，隔日1剂，以求药长效远。

高血压，合并心肌缺血、慢性胃炎、前列腺增生

高某，男，71岁，包头市人。

初诊：2015年11月2日。患者头昏，时晕，胸闷憋气，偶有心痛。胃脘不舒，食减嗳气。腰酸困，小便不利，常有断流，尿后不尽，小腹胀，大便尚可。舌暗红、苔

白，脉弦数。

辨治：肝木风热阳亢，菀于头目，血气不利；心虚夹瘀，失主血脉；老年肾虚夹瘀，阻滞经隧，障碍尿路，失于气化。脾虚胃实，升降运化传导失司。拟用整体治疗，各司其属。宜用清肝潜阳，活络息风；养心化瘀，通主血脉；健脾泻胃，运化消导；补肾化瘀，通经隧利水道。

处方：天麻 15 g，地龙 15 g，钩藤 40 g，川芎 15 g，赤芍 15 g，白芍 15 g，菊花 30 g，夏枯草 10 g，生龙骨 30 g，生牡蛎 30 g，代赭石 15 g，丹参 30 g，三七粉 8 g，党参 15 g，瓜蒌 10 g，黄连 10 g，焦槟榔 15 g，焦三仙各 10 g，山茱萸 15 g，肉苁蓉 15 g，怀牛膝 20 g，桃仁 10 g，莪术 15 g，牵牛子 15 g，益母草 30 g，椒目 10 g，猪苓 10 g，泽泻 10 g，木通 10 g，车前子 10 g。5 剂，水煎服。

二诊：2015 年 11 月 12 日。患者头痛、头晕缓解，血压 142/86 mmHg，胸闷憋气轻微，心痛未作。胃脘转舒，饮食有增，腰酸困亦轻，小便有好转，比较流畅，偶有不尽。五行之中，肝木、心火、中土、肾水各得所宜，但应看到法相通，药协从，如治前列腺增生小便不利，除治肾化瘀利水外，还与治肝之疏泄，治脾胃之健运密切相关。再予原方 5 剂，水煎服。

高血压，合并颈椎病、心肌缺血、慢性胃炎、带下病

王某，女，53 岁，包头市人。

初诊：2015 年 12 月 31 日。血压 150/96 mmHg，头昏头痛，颈部疼痛，恶风寒，心慌气短，偶有左胸闷痛。脘胀，饮食减少，带下较多、色白稠，大便不爽，小便黄。舌红、苔白，脉弦数。

辨治：厥阴风热菀于头目，血气不利；颈部外感冬月风寒，阻滞经络，肌筋拘紧不舒；心虚夹瘀，血脉失主；胃失和降，下焦湿热壅郁有犯冲带之脉。拟用平肝息风，清利头目；祛风活络，解肌舒筋；益气化瘀，补心通脉；补脾泻胃，运化消导；清热燥湿除带。

处方：天麻 15 g，地龙 15 g，钩藤 40 g，川芎 15 g，赤芍 15 g，白芍 15 g，菊花 20 g，夏枯草 15 g，灯盏花 10 g，葛根 30 g，防己 15 g，片姜黄 15 g，寻骨风 15 g，羌活 15 g，党参 20 g，麦冬 15 g，五味子 10 g，蜜甘草 10 g，生地黄 15 g，丹参 20 g，银杏叶 15 g，白术 10 g，焦槟榔 15 g，焦三仙各 10 g，土茯苓 20 g，败酱草 15 g，生薏苡仁 15 g。6 剂，水煎服。

二诊：2016 年 1 月 8 日。血压 125/80 mmHg，头晕、头痛缓解，颈部疼痛基本消除，心慌气短轻微，心痛未作。脘胀亦减，带下已少、色白。舌红有减、苔薄白，脉

弦数势缓。本方所治肝木、肾与膀胱经、心火、中土、任带脉，各得所宜，且法相通，药协从，五行生态恢复有望。再予原方5剂，隔日1剂，水煎服。

高血压，合并冠心病、慢性胃炎、腰腿痛

邵某，女，63岁，包头市人。

初诊：2016年3月31日。患者头昏，头胀，时晕，时有头痛，颈部酸痛。心悸，胸闷憋气，时有心痛，含速效救心丸缓解。腰腿痛，沿坐骨神经线痛。心下痞，纳减。大便不爽，小便尚利。舌暗红、苔白厚，脉弦数。

辨治：肝木风阳菀于头目，血气不利；颈部经络不畅，肌筋不舒；心虚夹瘀，失主血脉；脾虚胃实，升降、运化、传导失常；肾虚筋骨不健，气血阻痹。拟用息风平肝，清利头目；通经活络，解肌舒筋；益气养阴，化瘀通脉；补脾泻胃，运化消导；强筋壮骨，行瘀通痹。

处方：天麻15 g，地龙15 g，钩藤后下40 g，川芎15 g，赤芍15 g，白芍15 g，菊花15 g，夏枯草15 g，生龙骨30 g，生牡蛎30 g，葛根15 g，防己15 g，延胡索15 g，肿节风15 g，桑寄生15 g，怀牛膝20 g，寻骨风15 g，鸡血藤15 g，狗脊15 g，党参15 g，麦冬15 g，五味子10 g，蜜甘草10 g，生地黄15 g，丹参15 g，毛冬青10 g，瓜蒌15 g，黄连10 g，半夏10 g，焦三仙各10 g。6剂，水煎服。

二诊：2016年4月8日。血压136/84 mmHg，头目比较清利，头昏、头晕、头痛缓解。颈部疼痛轻微，腰腿疼痛大减。心胸较舒，心悸、胸闷憋气已失，心痛未作，心下宽松。饮食有增，大便通畅。舌暗红有减、苔转薄白，其脉弦数势缓，肝木、心火、中土、肾与膀胱经脉皆有欲平之势，五行生态恢复为期不远。再予原方5剂。

三诊：2017年5月6日。患者治疗后1年余身体情况较好。近周来头昏头痛，血压160/100 mmHg，颈部疼痛，转动受限，胸闷憋气，心痛连日发作，前来求治。查其舌暗红、苔少且干，其脉弦数偶代。宜用平肝息风，清利头目；通经活络，解肌舒筋；益气养阴，化瘀通脉。

处方：天麻15 g，地龙15 g，钩藤40 g，川芎15 g，菊花30 g，夏枯草15 g，生龙骨30 g，生牡蛎30 g，珍珠母20 g，葛根30 g，防己15 g，延胡索20 g，狗脊15 g，肿节风15 g，寻骨风15 g，片姜黄10 g，党参30 g，麦冬15 g，五味子10 g，炙甘草15 g，生地黄15 g，丹参20 g，三七6 g，毛冬青10 g，合欢皮15 g。6剂，水煎服。嘱其舒情志，慎肥甘，既看地，又仰天。

高血压，合并颈椎病、失眠、心肌缺血、慢性胃炎、尿道炎

赵某，女，60岁，包头市人。

初诊：2016 年 3 月 1 日。血压 160/100 mmHg，头昏头痛，颈部疼痛，转动疼重。心烦失眠，胸闷气短，心前区常有隐痛，偶发心绞痛。脘腹胀满，大便不爽，小便淋涩热痛，排尿时牵及小腹痛。舌红、苔白，脉弦数。

辨治：肝之风热菀于头目，血气不利；颈部经络不畅，肌筋不舒；心虚热扰夹瘀，失主神脉；湿热食郁，胃失消导；下焦湿热蕴滞，气化不利。拟用平肝息风，清利头目；通经活络，解肌舒筋；养心安神，化瘀通脉；清热化湿，消食导滞；清热利湿通淋。

处方：天麻 15 g，地龙 15 g，钩藤 40 g，川芎 15 g，赤芍 15 g，白芍 15 g，菊花 15 g，夏枯草 15 g，炒酸枣仁 15 g，生龙骨 30 g，生牡蛎 30 g，蜜甘草 10 g，生地黄 15 g，丹参 15 g，银杏叶 15 g，三七花 10 g，瓜蒌 15 g，黄连 10 g，半夏 10 g，焦槟榔 15 g，焦三仙各 10 g，葛根 20 g，防己 15 g，延胡索 15 g，威灵仙 15 g，龙胆 15 g，瞿麦 15 g，车前子 10 g。10 剂，水煎服。

二诊：2016 年 3 月 12 日。患者诸症基本平复，血压 140/90 mmHg。再予原方 4 剂，隔日 1 剂，水煎服。

高血压，合并脑供血不足、失眠、颈椎病、腰椎病、慢性胃炎

崔某，女，65 岁，包头市人。

初诊：2016 年 3 月 20 日。患者头昏，不时头晕，头痛，心烦失眠。颈部疼痛，转动不舒，腰痛，两腿坐骨神经痛。心下痞，大便秘，3~4 日 1 行，小便黄利。舌暗红、苔白厚，脉弦数。

辨治：肝木风热阳亢菀于头目，血气不利；心虚阳不平秘，精神不治；年老脏器有虚，筋骨血脉不健，肾虚经络阻滞；脾虚胃实，升降运化传导失司。拟用清肝息风，通利头目；养心镇静，秘阳安神；补脾泻胃，升降传导。

处方：天麻 15 g，地龙 15 g，钩藤 40 g，川芎 15 g，赤芍 15 g，白芍 15 g，菊花 15 g，夏枯草 15 g，水红花子 10 g，炒酸枣仁 15 g，生龙骨 30 g，生牡蛎 30 g，代赭石 15 g，葛根 30 g，防己 15 g，延胡索 15 g，肿节风 15 g，菝葜 15 g，桑寄生 15 g，怀牛膝 15 g，鸡血藤 15 g，刘寄奴 15 g，党参 15 g，瓜蒌 10 g，黄连 10 g，半夏 10 g，槟榔 15 g，焦三仙各 10 g，火麻仁 15 g。10 剂，水煎服。

服上药 10 剂，诸症尽平。能收此效者，法相通，药协从，相得而益彰。如此治心得治肝之清利疏泄，则心火无盛而畅流；治颈、腰之痛得治肝之疏泄，则通行瘀郁而舒痹；治土之郁，得肝之疏泄而通舒。余则亦然，不再赘举。

高血压，合并颈椎病、失眠、神经性耳鸣、慢性胃炎

邬某，女，64 岁，包头市人。

初诊：2018年7月28日。血压170/100 mmHg，头昏，时晕，头痛，颈头痛，手麻，耳鸣已久，汗多易热，眠差，常影响入睡。胃脘胀，口干，大便不爽，小便利。舌红、苔薄白，脉弦数。

辨治：风热上扰，头目气血不利；颈部经输不畅。肌筋不舒；风热扰于耳窍，胃热食郁和降。拟用息风平肝，通利头目；转输经脉，解肌舒筋；养心秘阳，宁心安神；疏散风热，开窍通耳；养胃理气，消食导滞。

处方：天麻15 g，地龙15 g，钩藤^{后下}40 g。川芎15 g，赤芍15 g，白芍15 g，灯盏花10 g，菊花30 g，白蒺藜15 g，葛根20 g，防己15 g，延胡索15 g，桑枝15 g，丝瓜络10 g，月季花10 g，炒酸枣仁15 g，生龙骨30 g，生牡蛎30 g，磁石20 g，蝉蜕10 g，石菖蒲10 g，百合15 g，乌药10 g，焦槟榔10 g，焦三仙各10 g。10剂，水煎服。

二诊：2018年8月11日。血压140/80 mmHg。头昏、头晕、头痛得解，颈部疼痛基本消失，耳鸣3年今得息，眠好。食可，大便通畅。唯头仍少热，又恐耳鸣复作，再予原方6剂，隔日1剂，水煎服。

高血压，合并眩晕、失眠、颈椎病

樊某，女，52岁，包头市人。

初诊：2017年9月17日。患者头昏、头晕，恶心欲吐，耳闷不舒，偶有眩晕，眩晕作后仍有轻晕，血压150/90 mmHg。失眠，胸闷不舒。颈部疼痛，手麻。食欲一般，大便调，尿偏少。舌红、苔白腻，脉弦数。

辨治：风痰上壅清窍，脑络不利，耳窍壅闭。心虚阳浮，失主神脉。颈部经络阻滞，肌筋不舒。拟用息风豁痰，通利目、耳；养心镇静，秘阳安神；疏通经络，解肌舒筋。

处方：天麻15 g，地龙15 g，钩藤^{后下}40 g，菊花15 g，僵蚕10 g，半夏10 g，白术15 g，泽泻10 g，代赭石15 g，炒酸枣仁15 g，生龙骨30 g，生牡蛎30 g，葛根30 g，防己15 g，延胡索15 g，肿节风15 g，桑枝20 g，豨莶草15 g，天仙藤15 g。8剂，水煎服。

二诊：2018年3月23日。患者上次治疗后近半年，头不昏不晕，血压平稳，睡眠亦好。颈部无疼痛，手不麻。近日因发作眩晕，天转地转，不敢睁眼，恶心呕吐，过后诸症相继复发，血压145/96 mmHg，舌脉如前。再予原方8剂，水煎服。

高血压，合并颈椎病、失眠、心肌缺血、糖尿病

白某，女，55岁，包头市人。

初诊：2017 年 1 月 20 日。患者头晕，头痛，目干涩，颈背疼痛。心烦失眠，胸闷憋气，偶发心绞痛，含丹参滴丸缓解。口干喜饮，手足心热，多汗，小便黄，大便略干。舌红、苔薄黄，脉弦数。

辨治：肝风热阳菀于头目，血气不利；风热郁瘀经络，颈部肌筋不舒；心虚热扰郁瘀，失主神、脉；热郁伤津，脾胃生化异常。拟用清肝潜阳，活络息风；清热通痹，解肌舒筋；养心清热镇静，通脉宁神；益气养阴，苦寒坚阴，清利湿热。

处方：天麻 15 g，地龙 15 g，钩藤[后下] 40 g，川芎 15 g，赤芍 15 g，白芍 15 g，菊花 15 g，夏枯球 15 g，炒酸枣仁 15 g，生龙骨 30 g，生牡蛎 30 g，生铁落 20 g，蜜甘草 10 g，生地黄 15 g，玉竹 15 g，丹参 20 g，银杏叶 15 g，黄芪 15 g，当归 15 g，黄连 10 g，黄芩 15 g，黄柏 15 g，知母 15 g，苦瓜根 15 g，猪苓 10 g，泽泻 10 g，葛根 20 g，防己 15 g，延胡索 15 g，五爪龙 10 g，秦艽 15 g。10 剂，水煎服。

二诊：2018 年 3 月 18 日。患者药后数月来头不晕、不痛，血压 135/80 mmHg，颈背疼痛转舒。睡眠亦好，身无烦热，胸闷憋气缓解。空腹血糖在 5.9 ~ 6.4 个单位间，餐后 2 小时血糖常在 6.2 ~ 7.4 个单位间，身热多汗亦无，二便通畅。近周来因操劳，食随意不忍旧病复发，感觉同前，血压 160/100 mmHg，空腹血糖 8.1 个单位，餐后 2 小时血糖 10 个单位。舌红、苔白干，脉弦数，继服前方 8 剂。

三诊：2018 年 3 月 28 日。患者诸症皆平。血压 140/80 mmHg。空腹血糖 6.4 个单位，餐后 2 小时血糖 7.6 个单位。仍用原方 8 剂，前 4 剂每日 1 剂，后 4 剂隔日 1 剂，再嘱忌劳累，慎饮食，忌肥甘。

高血压，合并慢性胆囊炎、胃炎、痛风

云某，男，65 岁，包头市人。

初诊：2016 年 5 月 13 日。患者头昏，不时头晕，头痛目胀。胃脘及右肋下疼痛，牵及背及肩胛下，纳减，嗳气。右足大趾红肿疼痛及踝，左足亦有疼痛但轻，大便不爽，小便黄浊。舌红、苔白厚，脉弦数实。

辨治：肝木风火上壅头目，血气不利；肝胆湿热壅滞，失于疏泄，木壅土塞，失于传导；下焦湿毒蕴蓄，犯于下肢，血热瘀阻，犯于肌肤。拟用清肝息风，通利头目；清利肝胆，泻胃通壅；清利湿热，凉血通瘀。

处方：天麻 15 g，地龙 15 g，钩藤[后下] 40 g，川芎 15 g，夏枯球 15 g，生龙骨 30 g，生牡蛎 30 g，代赭石 12 g，柴胡 10 g，黄芩 15 g，生大黄[后下] 10 g，川楝子 15 g，延胡索 15 g，瓜蒌 15 g，黄连 10 g，生槟榔 15 g，莱菔子 10 g，龙胆 15 g，栀子 10 g，土茯苓 20 g，忍冬藤 15 g，萆薢 15 g，生地黄 15 g，红花 10 g，瞿麦 20 g，益母草 15 g。10 剂，

水煎服。

三诊：2018 年 4 月 15 日。患者经上次治疗后近年来，身体比较好，头目清利，血压稳定，比较正常，脘腹及右胁无显不适，饮食正常，二便通畅。近日因多食海鲜，痛风亦犯，右大趾疼痛，开始红肿，请求再医。查其尿酸高。思前方，一清火疏肝，二清泻肝胃，三清利下焦湿热，凉血解毒而共奏效，此次亦不敢专治下焦。

处方：天麻 10 g，地龙 15 g，川芎 10 g，赤芍 15 g，白芍 15 g，野菊花 15 g，柴胡 10 g，黄芩 15 g，川楝子 15 g，延胡索 15 g，生大黄 10 g，龙胆 15 g，生栀子 10 g，土茯苓 20 g，忍冬藤 15 g，萆薢 15 g，红花 10 g，生地黄 15 g，瞿麦 20 g，益母草 15 g。8 剂，前 4 剂每日 1 剂，后 4 剂隔日 1 剂，水煎服。医无太过，亦无不及。再嘱慎劳累，节饮食，忌海鲜、动物脏器，勿过酸，勿食鱼籽。痛风不忌口，用药效难奏。

高血压，合并颈椎病、失眠、心肌缺血、尿道炎

张某，女，63 岁，包头市人。

初诊：2016 年 11 月 24 日。血压 156/94 mmHg，头昏，时晕，两侧太阳穴胀痛，颈部疼痛，心烦失眠，胸闷憋气。大便尚调，小便频、涩不利，不时尿痛。舌红、苔白，脉弦数。

辨治：肝之为脏，体柔用刚，最易阳动热盛，化风上督，血气不利，故见头昏、头晕、头痛等症。心乃阴阳自稳之脏，主藏神，主血脉，心阴虚而阳不秘，精神不治，神、脉异常以致失眠，胸闷憋气等。颈乃大脑与肢体沟通气血、信息之瓶颈，经络是其主要通道，颈部经络不畅，肌筋不舒，而致疼痛。三焦者，决渎之官，水道出焉，下焦湿热，气化不利，以致小便频涩不利、疼痛等症。拟用清肝潜阳，息风活络；养心潜敛阳气，阴平阳秘，安神疏脉；疏通颈部经络，解肌舒筋；清热利湿，通利水道。

处方：天麻 15 g，地龙 15 g，钩藤^{后下}40，川芎 15 g，赤芍 15 g，白芍 15 g，菊花 20 g，夏枯球 15 g，炒酸枣仁 15 g，生龙骨 30 g，生牡蛎 30 g，代赭石 15 g，葛根 30 g，防己 15 g，延胡索 15 g，山茱萸 15 g，怀牛膝 15 g，益母草 15 g，泽泻 10 g，车前子 15 g。5 剂，水煎服。

二诊：2016 年 11 月 30 日。血压 135/78 mmHg，头昏、头晕、头痛顿减，烦除眠安，胸闷憋气轻微，颈部疼痛缓解，小便比较通利。舌红有减，其脉弦数势缓。此效不仅在于治疗各守其乡，各司其属，而更在于整体治疗法相通，药协从，相得益彰。再予原方 5 剂，水煎服。

高血压，合并颈椎病、糖尿病、前列腺炎

吴某，男，46 岁，包头市人。

初诊：2017 年 1 月 7 日。血压 150/90 mmHg，头不清利，时昏，时晕。口干渴，饮食较多，空腹血糖 8.6 个单位。颈部疼痛，大便干，小便不利，分叉味大，亦常尿急，性欲下降，早泄。舌红、苔白干，脉弦数。

辨治：肝木风热阳眚头目，血气不利；颈部经络不畅，肌筋不舒；热盛伤阴，壮火食气，中焦生化异常，影响上下二焦；肾阴亏虚夹有湿热，气化不利。拟用清肝潜阳，息风活络；疏通经络，解肌舒筋；清肝养阴，益气生化；补肾清热利湿，畅通水道。

处方：天麻 15 g，地龙 15 g，钩藤^{后下}40 g，川芎 15 g，赤芍 15 g，白芍 15 g，菊花 20 g，夏枯球 15 g，生龙骨 30 g，生牡蛎 30 g，玳瑁粉^冲6 g，葛根 30 g，防己 15 g，延胡索 15 g，秦艽 15 g，威灵仙 15 g，人参 15 g，知母 15 g，生石膏 30 g，苦瓜根 30 g，黄柏 15 g，玉竹 15 g，荔枝核^{打碎}20 g，山茱萸 15 g，怀牛膝 15 g，龙胆 15 g，木通 10 g，牵牛子 10 g，车前子 15 g。10 剂，水煎服。日 1 剂。

二诊：2017 年 1 月 20 日。血压 130/78 mmHg，头目清利。口干渴解，食欲一般，空腹血糖 6.3 个单位，餐后 2 小时血糖 7.4 个单位。小便比较通利。舌红有减、苔薄白，脉弦数势缓。此所速效者，年尚壮年，有自稳调节之基，再加整体治疗，法相通，药协从，再予原方 8 剂，隔日 1 剂，水煎服。

高血压，合并颈椎病、心肌缺血、慢性胃炎、老年性尿道炎

赵某，女，66 岁，包头市人。

初诊：2016 年 12 月 29 日。患者头时昏、时晕，两目干涩。颈酸痛，活动尚可，头转动时颈椎响声。心慌气短，时有胸闷憋气。胃脘不舒，纳少嗳气，大便不爽，小略不畅。舌红、苔少，脉弦细数。

辨治：年事已高，身体偏瘦，风阳上眚头目，血气不利，颈失濡养，经脉不畅。心虚热扰，气阴多不足，失主血脉。下焦湿热，失于气化，此致小便不利。拟用柔肝息风，清利头目；滋濡通络，解肌转筋；益气养阴，通心主脉；健脾养胃，权以升降；理气化湿，通利小便。

处方：天麻 15 g，地龙 15 g，钩藤^{后下}40 g，川芎 15 g，赤芍 15 g，白芍 15 g，桑椹 15 g，僵蚕 10 g，菊花 20 g，葛根 30 g，天花粉 20 g，威灵仙 15 g，延胡索 15 g，太子参 15 g，炙甘草 12 g，生地黄 15 g，麦冬 15g，百合 15 g，生龙骨 30 g，生牡蛎 30 g，瓜蒌 10 g，焦三仙各 10 g，焦槟榔 10 g，木香 10 g，车前子 15 g，通草 5 g。10 剂，水煎服。

二诊：2017 年 1 月 12 日。血压降至 125/80 mmHg，头目清利，颈部已舒，胸闷憋

气轻微。饮食增加，胃脘无不适，大便通畅，小便比较通畅。原方再予 5 剂，隔日 1 剂，以期药长效远。

高血压，合并颈椎病、高血脂、脂肪肝

宋某，男，47 岁，包头市人。

初诊：2017 年 2 月 28 日。患者头昏，头晕，头痛，颈部疼痛，转动加剧，手麻。腹胀，小便黄，大便不畅。舌红、苔厚，脉弦数。

辨治：患者身体肥胖，腹大如锅，湿热之体，厥阴风痰热逆上犯头目，壅郁气血不利；阻滞颈部经络，肌筋失灵；痰湿热阻滞，脘腹之气失于顺畅，诸症生焉。拟用祛风痰热，清利头目；祛风湿热，通经活络，解肌舒筋；清利湿热，化痰柔肝。

处方：天麻 15 g，地龙 15 g，钩藤^{后下}40 g，川芎 15 g，赤芍 15 g，白芍 15 g，菊花 15 g，决明子 15 g，玳瑁粉^冲6 g，石决明 15 g，牛蒡子 10 g，生龙骨 20 g，生牡蛎 20 g，胆南星 10 g，僵蚕 10 g，葛根 20 g，防己 15 g，延胡索 15 g，肿节风 15 g，桑枝 20 g，豨莶草 15 g，茵陈 10 g，生栀子 10 g，枸杞子 15 g，桑椹 10 g，沙苑子 10 g，绞股蓝 15 g，生山楂 10 g，荷叶 10 g，泽泻 10 g。10 剂，水煎服。特忌酒肉肥甘，管好嘴，练好腿。

二诊：2017 年 3 月 15 日。血压 130/75 mmHg，头目已经清利，头昏、头晕、头痛皆解，颈部疼痛轻微，手麻已去。自觉身体较前轻松，二便通利，腹胀有减。舌红有减、苔厚转薄，其脉弦数势缓。所治各司其属，各得其宜，且法相通，药协从，相得益彰。再予原方 10 剂，前 5 剂每日 1 剂，后 5 剂隔日 1 剂，水煎服。后改散剂，每次 20 g，每日 3 次，调理 3 个月而平，各项指标正常。

高血压，合并颈椎病、失眠、心肌缺血、慢性胃炎、结肠炎

陈某，女，74 岁，包头市人。

初诊：2017 年 6 月 25 日。血压 160/100 mmHg，头昏，时晕，颈部疼痛，手麻。失眠，心慌气短，心下支结，按之痛，大便里急后重，时有黏液，小便利。舌暗红、苔白厚，脉弦细数。

辨治：肝热风阳菀于头目，血气不利；颈部风热阻滞经络，肌筋不舒，骨亦不健；心虚阳浮，不能自稳，神脉失主；脾胃寒热互结、脾虚大肠寒热夹杂，运化传导失司。拟用清肝潜阳，活络息风；疏通颈部经络，解肌舒筋；养阴益气，补心以主神、脉；健脾运化，寒热并投，理滞敛肠。

处方：天麻 15 g，地龙 15 g，钩藤^{后下}40 g，川芎 15 g，赤芍 15 g，白芍 15 g，菊花

15 g，夏枯球 15 g，炒酸枣仁 15 g，生龙骨 30 g，生牡蛎 30 g，珍珠母 20 g，太子参 15 g，麦冬 15 g，五味子 10 g，葛根 20 g，防己 15 g，延胡索 15 g，片姜黄 10 g，桑枝 15 g，豨莶草 15 g，干姜 10 g，半夏 10 g，黄连 10 g，炒谷芽 10 g，炒乌梅 10 g，儿茶 8 g，防风 10 g。5 剂，水煎服。

二诊：2017 年 7 月 2 日。患者服上药后，血压 140/80 mmHg，头目比较清利，不昏不晕。颈部疼痛缓解，手已不麻。已能安睡，心慌气短好转，心下支满减轻，纳食增加，大便里急后重减轻，次数减少，其色软黄，小便通利。治疗虽杂，但各得所宜，体内肝木、心火、中土相生相克生态恢复有望，再予原方 5 剂。

三诊：2017 年 7 月 9 日。血压 128/78 mmHg，头目清利，睡眠安好，心慌气短消失，颈部疼痛消失。唯心下支满虽轻未除，大便里急后重时有发生，大便时黄时暗。脾胃寒热夹杂未除，大肠湿热未消，改用下方治疗。

处方：生晒参 15 g，黄连 10 g，黄芩 10 g，半夏 10 g，干姜 10 g，石莲子 10 g，炒谷芽 10 g，炒白芍 15 g，石榴皮 10 g，木香 10 g，炙甘草 10 g，鲜姜 2 片，大枣 2 枚。5 剂，水煎服。

四诊：2017 年 7 月 16 日。患者心下痞满消失，饮食有增，大便里急后重消失，排便顺畅，色亦正常。舌暗红有减、苔转薄白。再予原方 5 剂，隔日 1 剂，水煎服。嘱节饮食，适寒温，慎肥甘酒煿。

高血压，合并颈椎病、腰椎间盘膨出、前列腺增生

张某，男，77 岁，包头市人。

初诊：2017 年 6 月 10 日。患者头时昏、时晕，颈部疼痛，转动不利，手麻。腰疼转剧，翻身加重，两腿坐骨神经痛，行走困难。尿不尽，大便尚可。舌暗红、苔白，脉弦数。

辨治：年事已高，脏腑组织老化，筋骨不健，血脉流畅亦变，自稳调节功能下降。此则风热菀郁于头目，血气不利；颈部经络失于流畅，肌筋不利；腰腿筋骨不健，寒凝阻络，气血痹涩；下焦肾虚，精道瘀结，障碍水道，失于气化。拟用平肝息风，清利头目；通畅经络，解肌舒筋；补肾壮骨，祛寒通经止痛；补肾化瘀，通经隧、利水道。

处方：天麻 15 g，地龙 15 g，钩藤^{后下}40 g，川芎 15 g，赤芍 15 g，白芍 15 g，菊花 15 g，生龙骨 30 g，生牡蛎 30 g，葛根 20 g，防己 15 g，延胡索 15 g，桑枝 20 g，豨莶草 15 g，熟地黄 15 g，桑寄生 15 g，怀牛膝 30 g，鸡血藤 15 g，炙麻黄 10 g，炮姜 15 g，当归 15 g，丹参 15 g，没药 10 g，山茱萸 15 g，桃仁 10 g，龙胆 15 g，猪苓 15 g，泽泻

15 g，牵牛子 15 g，椒目 10 g。10 剂，水煎服。

二诊：2017 年 6 月 22 日。患者头晕、头昏得解，血压 140/78 mmHg。颈部疼痛缓解，手麻消失，腰腿疼痛轻微，行走不困难，小便比较通利。舌暗红有减，其脉弦数有缓，已知虽整体治疗，但各得所宜。再予原方 5 剂。

三诊：2018 年 7 月 14 日。患者自述上次治疗后 1 年来身体比较好，血压平稳，头目比较清利；颈部无明显疼痛，腰腿亦无大碍，小便比较通利。近半月来旧病复发，先见小便不利，继则腰腿疼痛，颈部不适，头昏头晕，血压 170/100 mmHg。舌暗红、苔白，脉弦数。再查原方去桑枝、豨莶草，加生蒲黄 10 g、滑石 15 g。5 剂，水煎服。

四诊：2018 年 7 月 21 日。患者诸症皆平，小便比较通利，再予上方 5 剂，隔日 1 剂，水煎服。

高血压，合并颈椎病、失眠、心肌缺血、前列腺增生

顾某，男，59 岁，包头市人。

初诊：2016 年 5 月 20 日。患者头昏，时晕，头胀痛，颈部疼痛。心烦失眠，胸闷憋气，偶有心绞痛，含速效救心丸缓解。腰酸困，小便频、不利，尿有分叉，亦有等待，尿黄味大，大便尚可。舌红、苔厚，脉弦数。

辨治：肝木风热阳瞀头目，气血不利；颈部经络阻滞，肌筋不舒；心虚夹瘀，神脉失主；肾虚夹瘀，湿热蕴结，精隧、尿路不畅。拟用清热潜阳，息风通络；通经活血，解肌舒筋；养心化瘀，安神通脉；补肾化瘀，通利精隧尿路。

处方：天麻 15 g，地龙 15 g，钩藤 40 g，川芎 15 g，赤芍 15 g，白芍 15 g，灯盏花 10 g，生龙骨 30 g，生牡蛎 30 g，代赭石 15 g，葛根 30 g，防己 15 g，延胡索 15 g，五爪龙 15 g，炒酸枣仁 15 g，太子参 15 g，麦冬 15 g，北五味子 10 g，丹参 15 g，银杏叶 10 g，合欢皮 15 g，山茱萸 15 g，怀牛膝 20 g，牵牛子 15 g，北龙胆 15 g，桃胶 10 g，威灵仙 15 g，瞿麦 20 g，车前子 15 g，木通 10 g。10 剂，水煎服。

二诊：2017 年 7 月 26 日。患者自述，自上次治疗后 1 年余身体比较好，头目无不适，血压比较平稳，颈部亦未疼痛，特别是心无大碍，无明显病症，小便也比较通畅。近半月因操劳办事，又连续应酬饮酒，旧病复发，越来越重，又来求教。再询病症，果然如前，查原方再予 8 剂，水煎服。

三诊：2017 年 8 月 6 日。患者诸症又平，血压 136/78 mmHg。舌略红、苔薄白，脉弦。再予原方 5 剂，隔日 1 剂，水煎服。

高血压，合并失眠、心肌缺血、颈椎病、腰椎间盘膨出

王某，男，71 岁，包头市人。

初诊：2017年9月1日。血压170/108 mmHg，头时昏，时晕，目不清利。心烦失眠，胸闷气短，偶有心疼，觉身热多汗。颈部疼痛，腰腿痛，站立与行走加重，其痛沿坐骨神经线。饮食可，二便尚利。舌暗红、苔少，脉弦数。

辨治：肝木风热阳壅头目，血气不利；颈部经络阻滞，肌筋不舒；心虚热扰夹瘀，神脉失主；老年肾虚，五体老化，筋骨不健，气血不畅，腰腿诸症生焉。拟用清肝潜阳，通利头目；清热养心，通脉安神；疏通经络，解肌舒筋；补肾壮骨，通痹止痛。

处方：天麻15 g，地龙15 g，钩藤40 g，川芎15 g，赤芍15 g，白芍15 g，菊花20 g，夏枯球15 g，石决明20 g，玳瑁^{冲}6 g，炒酸枣仁15 g，生龙骨30 g，生牡蛎30 g，蜜甘草10 g，生地黄15 g，山茱萸15 g，知母15 g，黄柏15 g，浮小麦15 g，葛根20 g，防己15 g，威灵仙15 g，桑寄生15 g，怀牛膝30 g，鸡血藤15 g，当归15 g，丹参15 g，血竭^{冲}5 g。5剂，水煎服。日1剂。

二诊：2017年3月8日。血压140/90 mmHg，头目比较清利，头昏、头晕轻微有时，心烦已除，睡眠亦安，胸闷气短轻微，身热、多汗亦消，心痛未作。颈部已舒，腰腿疼痛减轻，行走好转。所治杂合，但各得所宜，再予原方5剂。

三诊：2017年3月14日。血压140/85 mmHg，头目清利，睡眠安好，胸闷气短不觉。颈部活动比较自如，腰腿仍有轻微疼痛。前方去知母、黄柏，加杜仲、鹿角片各15 g，再壮筋骨之本。5剂，隔日1剂，水煎服。

高血压，合并失眠、颈椎病、脑供血不足、腰椎间盘膨出

秦某，女，59岁，包头市人。

初诊：2017年11月24日。患者头晕，疼痛，心烦失眠，颈部疼痛，畏风寒，强直而不能转动。腰腿疼痛亦重，翻身，行走痛重，影响活动，亦怕冷。饮食尚可，二便尚调。舌淡红、苔薄白，脉弦数。

辨治：肝木风热菀于头目，血气不利；心虚热扰，失主藏神；风寒乘袭太阳，经脉拘急；风寒侵袭少阴，经脉不通，筋骨挛急。拟用各司其属，清肝息风，通利头目；养心清热，安心宁神；祛风散寒，解肌舒筋；补肾壮骨，活络止痛。

处方：天麻15 g，地龙15 g，钩藤40 g，川芎15 g，灯盏花10 g，夏枯球15 g，紫贝齿20 g，炒酸枣仁15 g，生龙骨30 g，生牡蛎30 g，炙甘草15 g，生地黄15 g，葛根30 g，防己15 g，延胡索15 g，炙麻黄10 g，炮附子10 g，细辛3 g，全蝎粉^{冲}5 g，当归15 g，丹参15 g，没药10 g，桑寄生15 g，怀牛膝30 g，鸡血藤15 g。6剂，水煎服，日1剂。

二诊：2017年12月2日。血压135/90 mmHg，头晕、头痛缓解，睡眠亦有进步，可达 6 小时。颈部疼痛缓解，已不强直，腰腿疼痛大减，已为轻微。疼痛虽急，用药亦猛，证虽错杂，上热下寒，心热外寒，但寒热并投各得所宜。证虽缓解，其病未除，仍用原方 5 剂，每日 1 剂，水煎服。

三诊：2017 年 12 月 10 日。患者已无明显不适，头目清利，睡眠亦好，颈无疼痛，转动自如，腰腿无明显疼痛，仅走路腿有点沉重。为巩固计，再予原方 3 剂，隔日 1 剂，水煎服。

高血压，合并失眠、颈椎病、类风湿关节炎

王某，女，44 岁，包头市人。

初诊：2017 年 9 月 8 日。血压 145/92 mmHg，头时昏、时痛，心烦热，失眠。颈疼痛，手足关节肿痛且热，昼夜皆痛。饮食尚可，大便通畅，小便黄。舌红、苔白，脉弦数。

辨治：肝木风热上犯头目，血气不利；心虚邪扰，心神不藏；颈部与四肢指趾风湿热阻，经脉壅痹。拟用清肝息风，通利头目；祛风湿热邪，解肌舒筋，活络消肿；养心秘阳，安神宁心。

处方：天麻 15 g，地龙 15 g，钩藤 40 g，川芎 15 g，赤芍 15 g，白芍 15 g，菊花 20 g，夏枯草 15 g，炒酸枣仁 20 g，炙甘草 10 g，生地黄 15 g，生龙骨 30 g，生牡蛎 30 g，代赭石 10 g，葛根 30 g，威灵仙 15 g，防己 15 g，延胡索 15 g，桑枝 20 g，豨莶草 15 g，老鹳草 20 g，土茯苓 15 g，半枝莲 15 g，蛇莓 15 g，草薢 10 g，知母 15 g，黄柏 15 g，怀牛膝 15 g，肿节风 15 g，蜣螂 15 g，乌梢蛇 10 g，当归 15 g，丹参 15 g，血竭冲 8 g。8 剂，水煎服，日 1 剂。

二诊：2017 年 12 月 15 日。患者自上次治疗后头已不晕不痛，睡眠尚好，颈部已不痛，手足关节肿痛亦轻微，便未在意。近日来旧病复发，先关节肿痛，继则颈痛，影响睡眠，血压亦高。查如其说，血压 150/90 mmHg，舌红、苔白，脉弦数。再予原方 6 剂。

三诊：2017 年 12 月 22 日。患者诸症基本又平，关节肿痛又消，睡眠亦安，血压 130/80 mmHg。症虽去，病未尽除，再予原方 6 剂，隔日 1 剂，水煎服。以期药效长远。

高血压，合并颈椎病、皮肤过敏

薛某，女，58 岁，包头市人。

初诊：2017 年 11 月 17 日。患者头时晕（体位变动时明显），头痛，颈部疼痛，口干，目涩痛。全身泛发红色痒疹，虽服脱敏西药亦不得尽解。饮食可，大便干，小便黄。舌红、苔白，脉弦数。

辨治：肝之风热菀于头目，血气不利；颈部经络阻滞，肌筋不舒；风湿热泛肌肤，有阻血络，皮肤诸症生焉。拟用清肝息风，通畅头目；疏通经络，解肌舒筋；清热除湿，祛风止痒。

处方：天麻15 g，地龙15 g，钩藤40 g，川芎15 g，赤芍15 g，白芍15 g，菊花15 g，白蒺藜15 g，灯盏花10 g，葛根20 g，防己15 g，延胡索15 g，肿节风10 g，生地黄15 g，牡丹皮10 g，紫荆皮15 g，白鲜皮15 g，金银花10 g，蝉蜕10 g，生乌梅10 g，银柴胡10 g，苦参10 g，胡麻仁15 g，千里光10 g，芙蓉叶10 g。8剂，水煎服，日1剂。

二诊：2018年5月6日。患者自述经上次治疗后4个月来，身体自觉良好，血压平稳，颈椎无不适，近3日来皮肤病复发，色红而痒，其症同前。

处方：生地黄15 g，牡丹皮15 g，赤芍15 g，紫荆皮15 g，白鲜皮10 g，金银花10 g，蝉蜕10 g，生乌梅10 g，银柴胡10 g，苦参10 g，胡麻仁15 g，千里光10 g，地肤子10 g，木贼10 g。4剂，水煎服。

三诊：2018年5月12日。患者皮疹全消，无痕不痒，再予原方2剂为散，每次30 g，每日2次，水煎服。嘱慎海鲜、发物。

高血压，合并颈椎病、腰椎间盘膨出、慢性胃炎、结肠炎

阮某，女，55岁，包头市人。

初诊：2018年3月26日。患者头目常因体位变动眩晕，头痛，颈部疼痛，转动不利。心下痞满，食减，常有酸水反流至咽，大便里急不爽。腰痛牵及右下肢疼痛较剧，翻身，行走加重，疼痛沿坐骨神经线，畏寒，小便利。舌淡红、苔厚，脉弦数。

辨治：肝木风热阳亢于上，头目血气不利；颈部气血阻滞，肌筋不舒；中焦脾虚胃实，升降运导失常，大肠寒热壅滞，魄门不利；年过七七，肾气有虚，筋骨不健，虚寒凝滞，腰腿气血阻痹。肝木、中土、肾水生态有变，诸症生焉。拟用整体治疗，各司其属，宜用清肝潜阳，息风活络；疏通经脉，解肌舒筋；补脾泻胃，辛开苦降；补肾健骨，去寒通络；寒热并投，和通魄门。

处方：天麻15 g，地龙15 g，钩藤40 g，川芎15 g，赤芍15 g，白芍15 g，菊花15 g，夏枯球15 g，生龙骨30 g，生牡蛎30 g，代赭石15 g，旋覆花10 g，党参15 g，瓜蒌10 g，黄连10 g，半夏10 g，焦槟榔10 g，焦三仙各10 g，石莲子10 g，干姜10 g，生乌梅10 g，葛根30 g，防己15 g，延胡索15 g，杜仲15 g，桑寄生15 g，怀牛膝30 g，鸡血藤15 g，肿节风15 g，寻骨风15 g，独活10 g。6剂，水煎服。

二诊：2018年5月28日。血压130/82 mmHg，头目眩晕消失，头痛轻微，颈部疼痛缓解。心下痞满及反逆物近消失，大便通畅，已无里急。腰腿疼痛减轻，翻身、行走均无痛剧之感。所治各得其所宜，各有其效，原方继用，再予6剂，水煎服。

三诊：2018年6月2日。患者头目清利，血压连日来多为正常。心下痞满消失，胃无反逆，大便调通转为黄色。颈部及腰腿轻松不痛，行走比较轻快。舌苔薄白，其脉弦数之势已缓，患者恐复发而来。再予原方5剂，隔日1剂，水煎服。

高血压，合并耳源性眩晕、心肌缺血、颈椎病、腰腿痛

王某，女，74岁，包头市人。

初诊：2007年10月4日。患者头昏，时晕，头胀痛，偶发眩晕，不敢睁眼，呕心欲吐。胸闷憋气，偶有心痛，含丹参滴丸缓解。颈部疼痛，腰腿痛，饮食偏少，二便尚可。舌暗红、苔白，脉弦数。

辨治：年已老年，脏器组织老化，五体有衰，自稳调节功能不及，今肝木风热阳亢，菀郁于头目，血气不利；亦有痰湿热扰耳窍；心阴虚，阳不能秘，血瘀失主血脉；肾虚筋骨不健，经脉阻滞，肌筋不利。肝木、心火、肾水五行生态有异，相生相克难以自稳，诸症生焉。拟用清肝潜阳，息风活络，祛痰通耳；养益养阴，镇阳平秘，化瘀通脉；补肾壮骨，通经活络，解肌舒筋。

处方：天麻15 g，地龙15 g，钩藤40 g，川芎15 g，赤芍15 g，白芍15 g，菊花20 g，夏枯球15 g，生龙骨30 g，生牡蛎30 g，磁石20 g，玳瑁冲6 g，白术10 g，半夏10 g，泽泻10 g，炙甘草10 g，生地黄15 g，丹参15 g，银杏叶10 g，葛根15 g，防己15 g，延胡索15 g，桑寄生15 g，怀牛膝15 g，鸡血藤15 g。8剂，水煎服。

二诊：2018年6月10日。患者自述上次治疗后1年余，身体状况比较好，头不昏、不晕、不痛，眩晕亦无大作，血压平稳在140/80 mmHg，睡眠比较好，胸闷憋气不明显，颈部，腰部亦无明显疼痛。近半月来，先是眩晕大作一次，天转地转，不敢睁眼，恶心欲吐，此后各病复发，现如治前，请再原方治疗。血压170/100 mmHg。舌暗红、苔白，脉弦数，再予原方8剂，水煎服。

三诊：2018年6月18日。患者诸症悉平，血压140/82 mmHg，舌暗红有减、苔已薄白，其脉弦数势缓。再予原方5剂，隔日1剂，水煎服。

高血压，合并颈椎病、风湿病

魏某，女，71岁，包头市人。

初诊：2018 年 5 月 30 日。患者头昏、目痒，颈部疼痛，转动不利，恶风寒；腰痛，四肢多关节肿痛，恶风，咽干痛。饮食尚可，小便黄，大便尚调。舌暗红、苔白，脉弦数。

辨治：肝木风热菀于头目，血气不利；颈部风寒阻痹，肌筋拘紧不舒；腰及四肢关节风湿痹阻，气血不畅；咽有郁热不利。拟用平肝息风，清利头目；祛风散寒，解肌舒筋；补肾健骨，祛风除湿；养阴清热利咽。

处方：头麻 15 g，地龙 15 g，钩藤 40 g，川芎 15 g，赤芍 15 g，白芍 15 g，菊花 15 g，白蒺藜 15 g，葛根 30 g，防己 15 g，延胡索 15 g，细辛 3 g，全蝎粉^冲g，羌活 10 g，独活 10 g，桑寄生 15 g，怀牛膝 15 g，鸡血藤 15 g，秦艽 15 g，防风 15 g，老鹳草 30 g，海风藤 15 g，天仙藤 15 g，蚕蝣 10 g，知母 15 g，牛蒡子 10 g。5 剂，水煎服。

二诊：2018 年 6 月 6 日。血压 135/80 mmHg，头昏、目痒已去，颈、腰及四肢关节肿痛减轻。所治各司其属，各得其宜，疗效显著，再予原方 5 剂，水煎服。

三诊：2018 年 6 月 13 日。患者头目清利，血压已平，颈痛消失，转动较利。腰痛已解，四肢关节肿痛已轻微，仅关节活动时有觉。舌暗红有减、苔已薄白，其脉弦数势缓。此所能效者不仅在于各司其属，各得所宜，更在于法相通，药协从，相得益彰。再予原方 5 剂，隔日 1 剂，水煎服。

高血压，合并颈椎病、风湿性关节炎

尹某，男，63 岁，包头市人。

初诊：2018 年 11 月 3 日。患者头昏，不时头晕，时有头痛，颈部疼痛。手足关节红肿疼痛，双小腿各有一红色结节。食欲一般，小便黄，大便干。舌红、苔厚，脉弦数。

辨治：肝木风热菀于头目，血气不利；颈部风湿阻痹，肌筋不舒；风湿热壅手足关节，经络阻滞。拟用清肝息风，通利头目；祛风除湿，解肌舒筋；祛风湿热邪，通利关节止痛。

处方：天麻 15 g，地龙 15 g，钩藤 40 g，川芎 15 g，赤芍 15 g，白芍 15 g，菊花 15 g，夏枯草 15 g，银杏叶 10 g，生龙骨 30 g，生牡蛎 30 g，葛根 30 g，防己 15 g，延胡索 15 g，苍术 15 g，黄柏 20 g，怀牛膝 15 g，土茯苓 15 g，金银花 15 g，萆薢 10 g，红花 10 g，忍冬藤 30 g，猪苓 15 g，泽泻 10 g，桑枝 30 g，豨莶草 15 g，五爪龙 15 g，蚕蝣 15 g，红芽大戟 10 g。6 剂，水煎服

二诊：2018 年 11 月 12 日。血压 130/80 mmHg，头目清利，不昏，不晕，头痛缓解。颈部疼痛轻微，手足关节红肿消退、痛亦轻微，双小腿红色结节近平。此杂合以

治，各得所宜，各得其效。原方再予6剂，水煎服。

三诊：2018年11月19日。诸症平复，血压正常，二便通利。舌红已减、苔转薄白，其脉弦数势缓。症虽去，病难除，为巩固计，再予原方6剂，水煎服。

高血压，合并失眠、糖尿病、喘证

刘某，女，53岁，包头市人。

初诊：2018年6月17日。患者颜面暗紫，头昏头晕，心慌喘息，喉中痰鸣，白痰较多，晨有黄痰，失眠。食减不欲饮，脘腹胀，空腹血糖8.6个单位，餐后2小时血糖10.6个单位。小腿浮肿，大便不爽，小便少。舌暗红、苔白厚，脉弦数有代。

辨治：肝木风热痰壅头目，血气不利；心虚热壅，神脉失主；肺虚痰阻，气道不利，失主呼吸；中焦脾虚，生化不及，胃实有热，失于传导；肺失通调水道，血瘀水易外溢，以致水肿。拟用息风平肝，通利头目；养心泻热，安神通脉；补肺化痰，利气平喘；健脾生化，泻胃坚阴消导；益气行瘀利水。

处方：天麻15 g，地龙15 g，钩藤40 g，川芎15 g，赤芍15 g，白芍15 g，菊花15 g，夏枯球15 g，代赭石12 g，炒酸枣仁15 g，生龙骨30 g，生牡蛎30 g，生晒参12 g，黄芪20 g，丹参15 g，毛冬青15 g，炙麻黄10 g，杏仁10 g，知母15 g，浙贝母15 g，葶苈子10 g，牛蒡子10 g，皂角刺10 g，苦瓜根15 g，荔枝核10 g，僵蚕10 g，益母草20 g，泽兰叶15 g，五加皮15 g，猪苓10 g，茯苓皮15 g。10剂，水煎服。

三诊：2018年11月5日。患者自述自上次治疗后4个多月，情况较好，头已不晕，血压平稳，多为130/80 mmHg，睡眠亦可，咳喘轻微，仅有少许白沫痰，空腹血糖6.4个单位，餐后2小时血糖7.2个单位，小腿浮肿亦消。近半月来病症日加，反复同前，故又来治。查如实，辨治同前，再予原方8剂，每日1剂，水煎服。

三诊：2018年11月14日。诸症基本平复，咳喘平息，呼吸较为通畅，血压平稳，空腹血糖6.3个单位，餐后2小时血糖7.1个单位，小腿浮肿消失。再予原方6剂，隔日1剂，水煎服。

高血压，合并心肌缺血、失眠、颈椎病、慢性胃炎、腰腿痛

张某，女，68岁，包头市人。

初诊：2016年3月20日。患者头昏，不时晕，头痛，血压160/80 mmHg，失眠心烦，胸闷憋气，心悸，偶发心痛，含速效救心丸缓解。颈部疼痛，转动加重。胃脘胀，纳减嗳气，腰腿疼痛，大便不爽，小便利。舌暗红、苔白厚，脉弦数。

辨治：肝木风热阳亢壅塞头目，血气不利；心虚夹瘀，阳不内秘，失主神、脉；

颈部经输不畅，肌筋不舒；中焦湿热壅滞，失于传导；下焦肾虚失于主骨，经络瘀痹。拟用清肝潜阳息风，通利头目；养心化瘀，潜阳宁秘；活血通经，解肌舒筋；辛开苦降，通导阳明；补肾壮骨，活血止痛。

处方：天麻 15 g，地龙 15 g，钩藤 40 g，川芎 15 g，赤芍 15 g，白芍 15 g，菊花 20 g，夏枯草 15 g，生龙骨 30 g，生牡蛎 30 g，代赭石 15 g，炒酸枣仁 15 g，太子参 15 g，麦冬 15 g，五味子 10 g，蜜甘草 10 g，生地黄 15 g，丹参 15 g，银杏叶 10 g，琥珀 8 g，葛根 20 g，防己 15 g，延胡索 15 g，瓜蒌 10 g，黄连 10 g，半夏 10 g，焦三仙各 10 g，桑寄生 15 g，怀牛膝 20 g，肿节风 15 g，鸡血藤 20 g。10 剂，水煎服。

三诊：2018 年 12 月 3 日。患者自述上次治疗两年多身体较好，头目比较清利，血压比较平稳，心前比较舒服，而无胸闷憋气、心悸、睡眠亦安，颈部不痛，胃脘亦舒，腰腿无明显疼痛。近来头目不清利，血压 160/80 mmHg，睡眠不好，常有胸闷憋气，颈、腰开始疼痛，空腹血糖 8.4 个单位，餐后 2 小时血糖 10.8 个单位，口干渴，易汗出。特请再治。查舌暗红、苔腻，脉弦数。

处方：天麻 15 g，地龙 15 g，钩藤 40 g，川芎 15 g，赤芍 15 g，白芍 15 g，菊花 20 g，夏枯球 15 g，炒酸枣仁 15 g，生龙骨 30 g，生牡蛎 30 g，代赭石 12 g，蜜甘草 10 g，生地黄 15 g，丹参 15 g，银杏叶 10 g，黄芪 20 g，黄连 10 g，黄柏 15 g，苦瓜根 15 g，荔枝核 15 g，僵蚕 10 g，葛根 15 g，防己 15 g，延胡索 15 g，桑寄生 15 g，怀牛膝 15 g，鸡血藤 15 g。8 剂，水煎服。

三诊：2018 年 12 月 12 日。患者头目清利，血压 136/80 mmHg。睡眠较好，心无异常感觉。口干多饮消失，空腹血糖 5.6 个单位，餐后 2 小时血糖 7.4 个单位。颈痛消失，腰腿亦无明显疼痛。舌暗红有减、苔已薄白，其脉弦数势缓。再予上方 6 剂，隔日 1 剂，水煎服。

高血压，合并失眠、糖尿病、腰腿痛

刘某，女，53 岁，包头市人。

初诊：2018 年 11 月 30 日。血压 160/90 mmHg，头昏，时晕，头亦痛，目干涩，心烦失眠，自觉身热多汗，胸闷气短，偶有心痛，含丹参滴丸缓解。颈部酸痛，口干喜饮，口苦，空腹血糖 8.1 个单位，餐后 2 小时血糖 9.2 个单位，腰腿酸痛。大便干，3 日 1 行，小便黄。舌红、苔少，脉弦数。

辨治：肝木风热阳亢，菀于头目，血气不利；颈部津液失调，肌筋不舒；心虚火旺夹瘀，神脉失主；脾虚胃实，生化传导失常；肾虚骨弱，经络不畅。拟用清肝潜阳，通利头目；养心清热，镇静阳秘，化瘀通心；益气健脾生化，苦寒肠胃传导；滋阴活络，舒筋解肌；补肾健骨，活络通滞。

处方：天麻 15 g，地龙 15 g，钩藤 40 g，川芎 15 g，赤芍 15 g，白芍 15 g，菊花 15 g，夏枯草 15 g，炒酸枣仁 15 g，生龙骨 30 g，生牡蛎 30 g，生铁落 20 g，蜜甘草 10 g，生地黄 15 g，丹参 20 g，银杏叶 15 g，黄芪 20 g，当归 15 g，黄连 15 g，黄柏 15 g，苦瓜根 15 g，荔枝核 10 g，僵蚕 10 g，葛根 30 g，天花粉 15 g，延胡索 15 g，桑寄生 15 g，怀牛膝 15 g，血风藤 15 g。10 剂，水煎服。

二诊：2018 年 12 月 12 日。血压 130/80 mmHg，头目清利，头晕、头痛已除。烦除眠安，身热汗多亦消，亦无胸闷憋气，心无疼痛，亦无口干渴多饮，空腹血糖 6.4 个单位，餐后 2 小时血糖 7.4 个单位，颈舒，腰腿痛亦轻微，二便通畅。舌红已减、苔转薄白，其脉弦数势缓。此虽杂合以治，但各司其属，法相通，药协从，相得益彰。再予原方 5 剂，隔日 1 剂，水煎服。

高血压，合并心肌缺血、慢性胃炎

熊某，女，74 岁，包头市人。

初诊：2018 年 11 月 30 日。血压 170/96 mmHg，头昏，头晕，头胀易热，胸闷憋气，常有心痛，含速效救心丸缓解。心下痞满，嗳气纳少，大便不爽，小便黄。舌暗红、苔白厚，脉弦数。

辨治：肝木风热阳亢，菀于头目，血气不利；心虚夹瘀，失主血脉；脾虚胃实，升降，传导失常。拟用清肝潜阳，通利头目；益气养阴，补心通脉；补脾泻胃，辛开苦降，通泻胃肠。

处方：天麻 15 g，地龙 15 g，钩藤 40 g，川芎 15 g，赤芍 15 g，白芍 15 g，菊花 20 g，夏枯草 15 g，生龙骨 30 g，生牡蛎 30 g，代赭石 15 g，党参 15 g，麦冬 15 g，五味子 8 g，丹参 20 g，三七块 10 g，瓜蒌 10 g，黄连 10 g，半夏 10 g，焦槟榔 10 g，焦三仙各 10 g，豆蔻 10 g，炒谷芽 10 g。8 剂，水煎服。

二诊：2018 年 12 月 10 日。患者头目清利，血压 140/80 mmHg。胸闷憋气基本消失，心痛未作。心下痞满已解，二便通调。舌暗红有减、苔转薄白，其脉弦数势缓。症易去，病难除，继服前方 5 剂，隔日 1 剂。

颈椎病及其合并病证案

1. 颈椎病合并心脑神系列病证案

颈椎病，合并高血压、神经衰弱

龚某，女，56 岁，赤峰市宁城县人。

初诊：2003 年 4 月 25 日。患者颈部疼痛，转动受限，头痛头晕，两目干涩，失眠少寐。腰膝酸痛，行走无力。舌红、苔薄白，脉弦数。

辨治：邪阻太阳经输不利，厥阴风火上扰头目，气血不利；阳、火扰心动神，失于宁谧；肾虚筋骨不健，经络阻滞，而为虚实错杂证。拟用舒筋通络，清肝息风，养心镇静，益肾补虚，强筋健骨，补泻兼施。

处方：天麻 15 g，地龙 15 g，钩藤^{后下}40 g，川芎 15 g，赤芍 15 g，白芍 15 g，夏枯草 30 g，菊花 30 g，葛根 30 g，防己 20 g，延胡索 15 g，威灵仙 20 g，炒酸枣仁 30 g，生龙骨 30 g，生牡蛎 30 g，桑寄生 20 g，怀牛膝 30 g，乌梢蛇 10 g，鸡血藤 20 g。8 剂，日 1 剂，水煎服。

二诊：2003 年 5 月 4 日。服上方 4 剂，颈部疼痛缓解，头痛头晕轻微，睡眠好转，现诸症欲平，血压 136/90 mmHg。继服前方 8 剂，前 4 剂每日 1 剂，后 4 剂隔日 1 剂，水煎服。

颈椎病，合并心律失常

王某，男，36 岁，天津市宁河区人。

初诊：2003 年 8 月 15 日。患者颈僵痛，活动不利，头晕头痛，多方求治不解。心悸动，胸闷憋气，动则尤甚，伴失眠不安等。舌有瘀色，脉结代。

辨治：太阳经输阻滞，筋肌拘紧不利；厥阴风热上扰头目，血气不利；心虚血瘀气滞，神脉失主。证属虚实夹杂。拟用舒筋解肌通络，平肝息风；清利头目，养心益气；活血化瘀，补泻兼施。

处方：天麻 15 g，地龙 15 g，川芎 15 g，赤芍 15 g，白芍 15 g，菊花 15 g，夏枯草 10 g，葛根 20 g，防己 15 g，延胡索 15 g，党参 15 g，炙甘草 15 g，生地黄 15 g，当归 15 g，丹参 20 g，三七粉^冲8 g，瓜蒌壳 10 g。6 剂，水煎服，日 1 剂。

服上方 6 剂，诸症减，半月诸症平，多次心电图转正常。

颈椎病，合并高血压、心肌缺血、神经衰弱

张某，女，62 岁，天津市人。

初诊：2005 年 11 月 24 日。患者头晕头痛，目干涩，颈部疼痛及肩。常失眠，心前区憋闷、时疼，咽亦不舒，虽用些西药，其苦难除。舌暗红、苔薄白微苦，脉弦。

辨治：风阳上扰头目，血气不利。心脉瘀滞，神失宁谧。颈部经输阻滞，筋肌不利。拟用平肝息风潜阳，清利头目；活血化瘀，养心安神；解肌舒筋活络。

处方：天麻 15 g，地龙 15 g，钩藤^{后下}40 g，川芎 15 g，赤芍 15 g，白芍 15 g，菊花 30 g，决明子 15 g，葛根 30 g，防己 15 g，炒酸枣仁 30 g，生龙骨 30 g，生牡蛎 30 g，珍珠母 30 g，玉竹 15 g，丹参 30 g，三七粉^冲6 g，葶苈子 10 g，合欢皮 15 g，首乌藤 30 g。7 剂，日 1 剂，水煎服。

二诊：2015 年 12 月 4 日。患者服上方 7 剂，头晕头痛消失，心前区转舒，睡眠转安，颈部疼痛缓解。血压 140/80 mmHg。后照原方继服 7 剂，隔日 1 剂，以善后调理。

颈椎病，合并失眠、右手颤抖

金某，女，37 岁，赤峰市宁城县人。

初诊：2007 年 2 月 28 日。患者头晕头痛，颈背痛，失眠，右手麻、颤动 3 月余，虽治其效不显，不能写字。胸闷心烦时有心悸，多汗。舌暗红干、苔薄黄，脉弦数。

辨治：风阳上扰，经输不利，肝风内动。热扰心神，心失所主。拟用凉肝息风，清利头目，解肌活络，清心镇静安神。

处方：天麻 15 g，地龙 15 g，川芎 15 g，赤芍 15 g，白芍 15 g，菊花 30 g，白蒺藜 15 g，葛根 30 g，延胡索 20 g，防己 15 g，炒酸枣仁 15 g，生龙骨 30 g，生牡蛎 30 g，珍珠母 20 g，琥珀 10 g，玉竹 15 g，蜜甘草 15 g，浮小麦 30 g，僵蚕 10 g，乌梢蛇 15 g，胆南星 10 g，首乌藤 15 g，桑枝 20 g，合欢皮 15 g。

服上方 4 剂，右手颤动止，麻亦轻，睡眠转佳，颈、头诸症好转。后用此方加减调理 10 余日，诸症消失。

颈椎病，合并冠心病

李某，男，56 岁，包头市人。

初诊：2007 年 7 月 16 日。患者颈部疼痛较重，牵及肩背，头转动不利，头痛目痛。心绞痛日作多次，睡眠不安。经多方治疗痛苦不解。舌暗红、苔微黄，脉弦。

辨治：邪阻太阳经脉，风阳上扰头目。心脉阻痹，心有所瘀，必然阻滞生机，而兼心虚。用药当祛实兼补，凉肝息风，解肌舒筋活络，益心化瘀宁神。

处方：天麻 15 g，地龙 15 g，川芎 15 g，赤芍 15 g，白芍 15 g，夏枯草 30 g，菊花 20 g，炒酸枣仁 30 g，生龙骨 30 g，生牡蛎 30 g，葛根 20 g，防己 15 g，延胡索 20 g，全蝎 8 g，瓜蒌 10 g，薤白 10 g，郁金 10 g，党参 15 g，麦冬 10 g，五味子 6 g，丹参 20 g，三七 10 g，玉竹 15 g，合欢皮 15 g。

服上方 6 剂，而收效速，诸症大减，随后原方调治，不月而安。

颈椎病，合并高血压、冠心病

郭某，女，55 岁，包头市人。

初诊：2007 年 7 月 24 日。患者颈部酸痛，头晕头痛，每在精神紧张时血压高达 200/110 mmHg，心慌动悸。全身乏力，睡眠极差，面色萎黄。舌有瘀色、苔少，脉细数。

辨治：风阳上扰头目，血气不利。太阳经脉失畅，心气阴两虚夹瘀，证属虚实夹杂。拟用镇肝息风，养阴益气，补心化瘀，解肌舒筋，补泻兼施法。

处方：天麻 15 g，地龙 15 g，钩藤^{后下}40 g，川芎 15 g，赤芍 15 g，白芍 15 g，菊花 30 g，白蒺藜 15 g，炒酸枣仁 30 g，生龙骨 30 g，生牡蛎 30 g，代赭石 20 g，玳瑁粉 6 g，百合 15 g，生地黄 15 g，葛根 30 g，防己 15 g，延胡索 20 g，瓜蒌 10 g，郁金 10 g，丹参 30 g，三七块 15 g，合欢皮 15 g，太子参 15 g，麦冬 15 g，五味子 10 g。

服用上方调治近月，头目清利，睡眠亦安，颈部已舒，血压平稳在 140/85 mmHg，心慌动悸已平。舌瘀色已去、苔生薄白，其脉弦数势缓，诸症悉平。

颈椎病，合并冠心病

魏某，男，58 岁，包头市人。

初诊：2008 年 1 月 6 日。患者颈部疼痛，头目疼，肩部痛楚。胸闷憋气，时有心绞痛，苦不能解。舌暗、苔白，脉弦细数。

辨治：邪痹太阳，筋肌不舒。厥阴风热上扰头目，血气不利。心虚夹瘀，失于主脉。拟用疏风通痹，平肝息风，化瘀养心，补泻兼施。

处方：天麻 15 g，地龙 15 g，川芎 15 g，赤芍 15 g，白芍 15 g，菊花 30 g，葛根 30 g，防己 15 g，延胡索 30 g，乌梢蛇 10 g，片姜黄 10 g，丹参 30 g，三七粉 8 g，葶苈

子 10 g，当归 15 g，瓜蒌 10 g，郁金 10 g，玉竹 15 g，旋覆花 10 g，茜草 15 g。

服上方 6 剂，诸症皆缓，随后调治半月余，诸证平。追访观察 3 个月，体安。

颈椎病，合并心绞痛、老年性尿道炎

张某，女，65 岁，包头市人。

初诊：2010 年 11 月 22 日。患者头晕、目涩，颈痛，转动不利，手麻。心前区闷痛，阵发绞痛，失眠。小便频数不畅，大便调。舌质暗、苔薄白黄相间，脉弦有代。

辨治：风火上扰头目，血气不利。心虚夹瘀，心络阻滞。上有膀胱经输不利，下有膀胱湿热阻滞。拟用平肝息风，清利头目；养心通脉，镇静安神；解肌舒筋，通经活络，补泻兼施。

处方：天麻 15 g，地龙 15 g，川芎 15 g，赤芍 15 g，白芍 15 g，菊花 30 g，夏枯草 10 g，炒酸枣仁 20 g，生龙骨 30 g，生牡蛎 30 g，生铁落 20 g，葛根 30 g，防己 15 g，延胡索 20 g，党参 15 g，瓜蒌 10 g，薤白 10 g，桂枝 10 g，毛冬青 12 g，丹参 15 g，三七粉 8 g，山茱萸 15 g，怀牛膝 15 g，冬葵子 15 g，路路通 10 g，车前子 10 g。

服上方 6 剂，头、颈诸症皆减，心绞痛止发，继治半月而安。

颈椎病，合并失眠、梦遗

高某，男，25 岁，鄂尔多斯市人。

初诊：2017 年 12 月 5 日。患者头晕头痛，颈疼痛，目干涩，失眠数月，烦躁易怒，夜卧不安，常梦遗精。大便调，小便黄。舌质红、苔薄黄，脉弦数。

辨治：风阳上扰头目，血气不利。阳热内乱神明，颈部经输不利，肌筋痹阻。拟用清肝息风，清利头目，镇心宁神，填肾固精，解肌活络舒筋。

处方：天麻 15 g，地龙 15 g，川芎 15 g，赤芍 15 g，白芍 15 g，菊花 15 g，夏枯草 15 g，灯盏花 10 g，炒酸枣仁 20 g，代赭石 15 g，生龙骨 30 g，生牡蛎 30 g，生铁落 20 g，炙甘草 10 g，生地黄 15 g，首乌藤 15 g，丹参 15 g，僵蚕 10 g，胆南星 10 g，葛根 15 g，浮小麦 15 g，防己 15 g，延胡索 15 g，肿节风 10 g，片姜黄 10 g，金樱子 10 g。

服上方 5 剂，头目清利，颈痛明显好转，随后以本方调治 20 余日诸症得除。

颈椎病，合并高血压、失眠

王某，女，44 岁，包头市人。

初诊：2010 年 3 月 25 日。患者头晕头痛，面赤，胸闷气短，心烦少寐，失眠日久。颈肩疼痛，每在体位改变时头晕加重。舌质红、苔黄白相间而薄，脉弦数。

辨治：厥阴风阳上扰头目，血气不利；心火乘扰神明，太阳经输不利，气血阻滞。拟用平肝息风，清心镇静安神，解肌柔筋通络。

处方：天麻 15 g，地龙 15 g，钩藤[后下] 40 g，川芎 15 g，赤芍 15 g，白芍 15 g，菊花 15 g，夏枯草 15 g，灯盏花 8 g，炒酸枣仁 30 g，生龙骨 30 g，生牡蛎 30 g，代赭石 20 g，磁石 20 g，葛根 30 g，防己 15 g，延胡索 20 g，菝葜 15 g，丹参 15 g，生栀子 10 g，银柴胡 10 g，当归 12 g，益母草 15 g，怀牛膝 15 g，苦参 10 g，太子参 15 g，麦冬 10 g，五味子 10 g，合欢皮 10 g。

服上方 6 剂，血压由治疗前 160/100 mmHg 降至 130/80 mmHg，头晕头痛消失，睡眠转佳，心前区不适消失，颈肩疼痛缓解。继用此方为基础调治半月余而安，3 个月后追访疗效巩固。

颈椎病，合并失眠、牙痛

李某，女，65 岁，包头市人。

初诊：2010 年 9 月 26 日。患者头晕、目干涩，右侧偏头痛，颈肩疼痛反复发作已较久，转动受限。心烦失眠日久，近日牙痛。大便可，小便黄。舌有瘀色、苔白，脉弦数。

辨治：厥阴风热上扰头目，太阳经输痹阻，筋肌不利。热扰心神不能宁谧。拟用清肝息风，解肌舒筋活络，清心镇静安神。

处方：天麻 15 g，地龙 15 g，川芎 15 g，赤芍 15 g，白芍 15 g，菊花 15 g，夏枯草 15 g，茺蔚子 10 g，葛根 30 g，防己 15 g，延胡索 15 g，灯盏花 8 g，炒酸枣仁 30 g，生龙骨 30 g，生牡蛎 30 g，首乌藤 15 g，沙苑子 15 g，生地黄 15 g，益母草 10 g，怀牛膝 10 g，无莿根 15 g。

服此方 5 剂，收效显著，颈肩转舒，头晕、偏头痛止，牙痛消失。继用此方调治 10 余日已安。

颈椎病，合并头痛头晕、耳鸣

张某，男，45 岁，包头市人。

初诊：2011 年 9 月 10 日。患者头晕头胀痛较重，目干涩痛，颈项强疼，活动不利。耳鸣日久，其声较高。食可，二便调。舌有瘀色、苔白，脉弦紧。

辨治：厥阴风阳亢扰头目，血气不利。太阳经络阻滞，气血失畅以致肌筋拘急。

鸣为风之声，风盛可耳鸣。拟用息风潜阳，清利头目，活血通经，解肌舒筋。

处方：天麻15 g，地龙15 g，川芎18 g，赤芍15 g，白芍15 g，灯盏花8 g，菊花15 g，夏枯草15 g，生龙骨30 g，生牡蛎30 g，珍珠母30 g，磁石20 g，葛根30 g，防己15 g，延胡索30 g，菝葜10 g，怀牛膝15 g，益母草15 g，全蝎8 g，沙苑子15 g。8剂，水煎服。

二诊：2011年9月19日。患者服此方8剂，头、颈疼痛缓解，耳鸣已止，诸症悉平。继服原方5剂隔日1剂，以此善后，巩固疗效。

颈椎病，合并头晕

王某，女，56岁，包头市人。

初诊：2011年10月8日。患者头目眩晕时作已年余，近3个月来严重，每因体位变动而发作严重，如抬头、低头、转动等，并偶发晕厥，颈酸痛。舌红有瘀色、苔白，脉弦数。

辨治：风阳上扰头目，气血不利，厥阴、太阳经络阻滞，肌筋不利。拟用平肝潜阳息风，通经活络，解肌舒筋。

处方：天麻15 g，地龙15 g，川芎18 g，赤芍15 g，白芍15 g，菊花15 g，夏枯草15 g，灯盏花10 g，生龙骨30 g，生牡蛎30 g，葛根30 g，防己15 g，延胡索20 g，片姜黄15 g，伸筋草15 g，僵蚕10 g，代赭石20 g，怀牛膝15 g，枸杞子10 g。

二诊：2011年10月14日。患者服上方5剂，头晕基本消失，颈症缓解，原方继服5剂，隔日1剂，服后而平。

颈椎病，合并眩晕

陈某，女，37岁，包头市人。

初诊：2012年8月18日。患者头晕目眩，时轻时重已久，近日较重，眩时头重脚轻，步态不稳，两腿酸软，颈痛。舌暗红、苔白厚，脉弦滑。

辨治：风痰上扰清窍，血气不利失充，肝经、膀胱经受阻，筋肌失于柔和。拟用息风化痰，益气活络，解肌舒筋。

处方：天麻15 g，地龙15 g，川芎15 g，赤芍15 g，白芍15 g，半夏10 g，白术10 g，代赭石15 g，生龙骨30 g，生牡蛎30 g，葛根20 g，防己15 g，延胡索20 g，寄生15 g，银杏叶10 g，灯盏花8 g，怀牛膝15 g。6剂，水煎服。

二诊：2012年9月24日。患者服此6剂后，眩晕几平，颈痛已轻，两腿有力。舌红暗已减、苔白薄，脉略弦。继服5剂。

颈椎病，合并冠心病

杨某，女，55岁，包头市人。

初诊：2013年3月14日。患者颈肩痛，头晕头痛。心前区阵发心绞痛，啥速效救心丸缓解，胸闷气短，亦善太息，失眠少寐，咽干痛。舌红有瘀、苔薄黄，脉弦细。

辨治：厥阴、太阳经络瘀滞，清窍气血失充，筋肌失养拘紧。心系血瘀气滞，心肌缺血失养，心神失宁，更有肺咽郁热。拟用疏通经络，解肌舒筋，平肝息风，化瘀通心，清热利咽。

处方：天麻15g，地龙15g，川芎15g，赤芍15g，白芍15g，菊花15g，葛根15g，防己15g，片姜黄15g，当归15g，丹参15g，没药10g，瓜蒌15g，丝瓜络10g，川楝子10g，旋覆花10g，茜草15g，合欢皮15g，金银花10g，牛蒡子10g，金果榄10g，枇杷叶10g，柴胡10g，炒酸枣仁15g，生龙骨30g，生牡蛎30g。8剂，日1剂，水煎服。

二诊：2013年3月20日。患者服此方5剂，颈肩痛、头痛缓解，头晕亦轻。心绞痛近2日未发作，睡眠亦可，胸闷、咽痛缓解。经服前方8剂后诸症平。继服前方4剂，隔日1剂水煎服，以求药长效远。

颈椎病，合并高血压

常某，女，50岁，包头市人。

初诊：2015年4月10日。患者头晕头昏头痛，颈酸痛。失眠心悸，时有烦热，偶有皮肤瘙痒无疹。月经尚有，经期无常，经血量少色黑。舌暗红、苔薄白，脉弦数。

辨治：风热上扰厥阴头目，厥阴太阳经输失畅，筋肌不利，阴虚热扰心神。拟用息风清肝，活血通络，解肌舒筋，养阴宁神。

处方：天麻15g，地龙15g，川芎15g，赤芍15g，白芍15g，菊花15g，决明子15g，葛根15g，防己15g，延胡索15g，炙甘草10g，生地黄15g，钩藤40g，生龙骨20g，生牡蛎20g，远志10g，银柴胡10g，当归15g，益母草15g，红花10g，沙苑子10g，枸杞子10g，怀牛膝15g。5剂，水煎服。

二诊：2015年4月17日。患者头、颈诸症大减，眠安，血压稳定在135/80mmHg。继服5剂，隔日1剂。

三诊：2015年4月28日。患者头晕、头痛消失，颈部无不适，血压平稳。月经来潮，经色、量转正常。用加味逍遥丸、杞菊地黄丸善其后。

颈椎病，合并高血压、前列腺炎伴增生

王某，男，53岁，包头市人。

初诊：2015年10月8日。患者头晕头痛目痛，颈疼痛，腰酸痛。小便不利，尿色黄、气味重，小腹胀，会阴部胀痛，性功能减弱，久苦不解。舌红暗、苔黄白相间而厚，脉弦。

辨治：风火上扰厥阴头目，复加太阳经输阻滞，筋肌不利。肾虚下则湿热瘀滞精道，阻碍水道。拟用平肝息风，舒筋解肌活络，补肾化瘀，清利湿热。

处方：天麻15 g，地龙15 g，钩藤40 g，川芎15 g，赤芍15 g，白芍15 g，菊花15 g，夏枯草15 g，生龙骨30 g，生牡蛎30 g，葛根15 g，防己15 g，延胡索15 g，肿节风15 g，伸筋草15 g，山茱萸15 g，肉苁蓉15 g，怀牛膝15 g，虎杖15 g，金钱草15 g，王不留行10 g，益母草15 g，雄蚕蛾10 g，桃仁10 g，泽泻10 g，龙胆10 g。6剂，水煎服。

二诊：2015年10月15日。患者服上方后，头晕、头痛、目痛明显减轻，血压平稳，颈痛顿减。腰酸痛消失，小便较利，夜尿次数减少。效不更方，继服6剂。

三诊：2015年10月24日。患者药后头、颈症状消失，血压正常平稳，小便畅利。上药3剂为散，每次15 g，每日3次，以善其后。

颈椎病，合并失眠、耳鸣

贾某，女，53岁，包头市人。

初诊：2017年6月7日。患者头晕头痛，颈痛，失眠，心烦热，耳鸣半年，时轻时重，听力下降，腰酸痛，久治不解。舌红、苔白黄相间，脉弦数。

辨治：风热上扰，壅瘀气血；厥阴、太阳气血阻滞，筋肌不利；风阳干扰耳窍，肝肾精血不充，心神失养。拟用息风清热，通经活络，舒筋解肌，补益精血，养心宁神。

处方：天麻15 g，地龙15 g，川芎15 g，赤芍15 g，白芍15 g，菊花15 g，夏枯草15 g，灯盏花10 g，炒酸枣仁15 g，生龙骨30 g，生牡蛎30 g，磁石20 g，石决明20 g，炙甘草10 g，半夏10 g，白术10 g，胆南星10 g，片姜黄10 g，枸杞子15 g，制首乌15 g，怀牛膝15 g。6剂，水煎服。

二诊：2017年6月14日。患者药后头晕顿减，头痛亦轻，颈部痛亦缓，耳鸣亦轻。继用上方6剂，水煎服。

三诊：2018年3月8日。患者半年前经上治疗诸症消失，现因劳顿，心事亦重，

复发，再次求治。经查前方，肝木、心火、肾水同调，法相通，药协从，各得所宜。再予8剂。药后诸症解除。

颈椎病，合并心肌炎

张某，女，25岁，包头市人。

初诊：2008年9月10日。患者心慌气短，胸闷憋气，善太息，常有心悸，甚则心痛。颈不舒，肩酸，全身乏力，睡眠不佳，月经量偏少。食欲一般，二便尚调。舌红、有瘀点、苔薄白，脉细数偶有间歇。

辨治：心主血脉，有赖气血阴液，心怕受邪，偏有毒邪来犯，以致心诸症生焉。颈部筋肌又少滋养，经络有滞，而致颈症。拟用益气养阴以补心，清心化瘀行滞以泻实，兼以解肌舒筋通络。

处方：生晒参30g，麦冬15g，五味子10g，玉竹15g，苦参10g，丹参30g，三七10g，琥珀8g，炒酸枣仁30g，生龙骨30g，生牡蛎30g，炙甘草15g，浮小麦30g，旋覆花10g，茜草15g，合欢花15g，柴胡10g，当归15g，赤芍15g，白芍15g，葛根15g，防己15g，延胡索15g，大枣4枚。6剂，水煎服。

三诊：2008年9月17日。患者服上药6剂，心慌气短、胸闷憋气明显减轻，心动悸感消失，睡眠转佳，精神有振，全身倦怠感大减，颈症除。舌红、苔薄白，脉细数势缓，无间歇。原方继服10剂。

三诊：2008年9月28日。患者药后诸症皆除，精神愉悦，睡眠亦安，饮食很好，月经亦调。继服前方8剂，前5剂隔日1剂，后3剂为极细面，每次15g，煮散服，每日2次，以巩固疗效。

颈椎病，合并心肌缺血、失眠、前列腺增生

王某，男，68岁，包头市人。

初诊：2015年5月20日。患者头晕较重，兼以头痛目昏，心烦失眠，心动悸，时发心前区闷痛。颈痛，头转动时突出。小腹胀，小便不利，尿等待、色黄，大便不干但亦不畅。舌暗红、苔白，脉弦数偶代。

辨治：风热上郁头目，血气不利。年高筋骨不健，颈部肌筋气血阻痹。心虚血瘀，脉神失主。肾亏，湿热瘀阻下焦，精道水路涩滞不畅。拟用清肝息风，清利头目；活络通痹，解肌舒筋；养心镇静，化瘀通脉；益肾通瘀，清热利水。

处方：天麻15g，地龙15g，川芎15g，赤芍15g，白芍15g，灯盏花8g，菊花15g，夏枯草15g，炒酸枣仁15g，生龙骨30g，生牡蛎30g，生铁落20g，炙甘草

10 g，生地黄15 g，百合15 g，丹参15 g，银杏叶10 g，葛根15 g，防己15 g，肿节风15 g，知母15 g，黄柏15 g，肉桂10 g，山茱萸15 g，怀牛膝20 g，桃仁10 g，莪术10 g，益母草15 g，虎杖15 g，木通10 g，泽泻15 g，路路通10 g。10剂，水煎服。

二诊：2015年6月3日。服上药后，患者自述头已不晕、不痛，目清利。颈部疼痛已大减，仅转动有时微痛，尤其睡眠大好，心不难受。小腹胀、排尿亦有所好转。其脉弦，无结代。虑其病已久，肝主疏泄，畅通气血，推陈致新，心为大主，又主火源，现里证重下焦，亦还应同治，予药5剂，水煎服。

三诊：2015年6月10日。患者诸症基本平复，唯小便比较通利，排尿较前顺利，但尿后仍有时点滴不尽。此治专重下焦，补肾通关，化瘀利水，畅通精隧、水道。

处方：山茱萸15 g，肉苁蓉15 g，怀牛膝30 g，知母15 g，黄柏15 g，肉桂10 g，牵牛子10 g，桃仁10 g，莪术10 g，猪苓15 g，泽泻15 g，益母草15 g，冬葵子15 g，路路通10 g，椒目10 g，皂角刺10 g。8剂，水煎服。

四诊：2015年6月20日。患者小便比较畅通，虑其年事已高，为巩固疗效，常服上方，共为细面，每次30 g，每日2次，水煎早晚服。有条件者也可酌加少许穿山甲、阿胶，治下并顾上之心、肝。

颈椎病，合并失眠、口腔溃疡

石某，女，67岁，包头市人。

初诊：2015年4月24日。患者头晕头痛，目干涩，颈部疼痛。心烦失眠，口腔中舌、唇、腔内两侧多处溃疡反复发作疼痛，有碍饮食。大便干，小便赤。舌红、苔黄干，脉弦数。

辨治：风热上扰头目，血气不利。颈部筋脉阻滞，筋肌不舒。热扰心神而失宁谧。复加脾胃火热乘犯于上窍，诸病生焉。拟用清肝息风，清利头目；活血通滞，解肌舒筋；清心镇静，养心宁神；凉血解毒，去疮除疡。

处方：天麻15 g，地龙15 g，川芎15 g，赤芍15 g，白芍15 g，菊花20 g，葛根20 g，防己15 g，延胡索15 g，伸筋草15 g，白薇10 g，炒酸枣仁15 g，生龙骨20 g，生牡蛎20 g，生铁落20 g，远志10 g，升麻10 g，黄连10 g，当归15 g，生地黄15 g，牡丹皮15 g，蒲公英15 g，败酱草15 g，蛇莓15 g，石斛10 g。5剂，水煎服。

二诊：2015年4月30日。患者服上药后，头晕头疼明显减轻，颈部疼痛亦轻，眠可。唯口腔多处溃疡仍在，疼痛有所减，大便畅通，小便黄减。舌红有减、苔转白，脉弦势有缓。继予原方5剂。

三诊：2015年5月6日。患者药后头晕头痛消失，颈部疼痛不觉。纳增，眠安，二便通调。舌苔薄白，脉略数。显然肝之风热已去，头目清利，厥阴太阳经脉畅通，颈部筋肌舒解，心神宁谧，口腔脾胃余毒仍在。

处方：升麻 10 g，黄连 10 g，生地黄 15 g，牡丹皮 15 g，蒲公英 20 g，败酱草 30 g，蛇莓 15 g，当归 15 g，石斛 15 g，紫草 10 g。5 剂，水煎服。

四诊：2015 年 5 月 13 日。服上药后，口腔溃疡消失，饮食时不痛。舌象正常。考虑除邪务尽，扶正以祛邪，前方加黄芪 10 g、生晒参 15 g。5 剂，水煎服，隔日 1 剂，以善后。

2. 颈椎病合并脾胃肠系列病证案

颈椎病，合并慢性胃炎、心肌缺血

于某，女，32 岁，赤峰市宁城县人。

初诊：2003 年 4 月 14 日。患者头晕头痛，目干涩，颈疼痛。失眠，心前区闷憋，疼痛阵发，速即止。胃脘常胀痛，纳减，食不香，黄白带下较多，大便不爽，小便黄。舌红夹瘀斑、苔厚腻，脉弦数。

辨治：厥阴风热上扰头目，气血瘀阻心脉、太阳经络。湿热蕴郁中、下二焦。拟用清肝息风，疏经活络，化瘀阻滞，通畅心胃，清热除带。

处方：天麻 15 g，地龙 15 g，川芎 15 g，赤芍 15 g，白芍 15 g，菊花 30 g，白蒺藜 20 g，炒酸枣仁 20 g，生龙骨 30 g，生牡蛎 30 g，玉竹 15 g，葛根 30 g，防己 15 g，威灵仙 15 g，瓜蒌 15 g，薤白 10 g，郁金 15 g，丹参 30 g，三七 10 g，枳实 15 g，苍术 15 g，白术 15 g，焦三仙各 10 g，土茯苓 20 g，败酱草 15 g，蒲公英 15 g，当归 15 g，赤小豆 15 g。5 剂，水煎服。

二诊：2003 年 4 月 20 日。患者服上药后，头晕头痛缓解，颈痛消失，睡眠转好，心前区症减轻。胃脘胀痛已减，纳可，带下减少，大便通畅。前方继服 8 剂后，诸症消失。

颈椎病，合并阑尾炎、胃炎、失眠

陈某，女，40 岁，赤峰市宁城县人。

初诊：2003 年 4 月 21 日。患者小腹痛，右侧疼剧，有压痛反跳痛。胃脘胀，纳减，大便不爽，久有头晕头痛，颈痛，失眠，睑肿重。舌红、苔黄白相间，脉弦紧。

辨治：胃肠湿热壅滞，传导不利。厥阴风热上扰头目，经输不利。心虚阳不平秘，失主神志。拟用清理肠胃，解毒化瘀，舒筋活络，养心秘阳宁神。

处方：天麻15 g，地龙15 g，川芎15 g，赤芍15 g，白芍15 g，苞蔚子15 g，生薏苡仁30 g，败酱草30 g，大血藤15 g，蒲公英30 g，桃仁10 g，冬瓜子15 g，陈皮30 g，茯苓皮30 g，益母草30 g，泽兰叶15 g，防己15 g，蝉蜕10 g，炒酸枣仁20 g，生龙骨30 g，生牡蛎30 g，葛根15 g，威灵仙20 g。5剂，水煎服。

二诊：2003年4月27日。患者服上方4剂，睑肿全消，胃脘已舒，纳可，阑尾处痛消失，眠好。头痛、颈痛基本消失，二便调。上方继服4剂，隔日1剂。

颈椎病，合并慢性胃炎、结肠炎

李某，男，57岁，天津市宝城区人。

初诊：2003年12月13日。患者颈肩疼痛，手胀痛，头痛。四肢不温，脘痞，大便稀黏不爽，里急后重，左小腹痛，身体消瘦。舌淡红、苔白，脉沉。

辨治：厥阴风阳上扰，太阳、厥阴阳气阻郁不伸，气血失畅。脾胃升降失司，运化失常。拟用平肝息风，疏解太阳，舒筋活络，健脾和胃，畅中兼敛。

处方：天麻15 g，地龙15 g，川芎15 g，菊花30 g，葛根30 g，防己20 g，骨碎补15 g，桂枝10 g，白芍20 g，细辛3 g，木通10 g，蜜甘草15 g，太子参15 g，苍术15 g，白术15 g，炒地榆10 g，黄连10 g，乌梅10 g，炒谷芽10 g。6剂，水煎服。

二诊：2003年12月20日。患者药后，头、颈、肩痛减轻，胃舒纳增，大便暂调。前方继服6剂，隔日1剂。药后而安。

颈椎病，合并慢性胃炎、附件炎

宫某，女，24岁，赤峰市宁城县人。

初诊：2004年4月1日。患者头晕头痛，颈、目痛。胃脘胀痛，大便秘，小腹两侧按痛，黄带多，小便黄。舌红、苔黄腻，脉弦实。

辨治：厥阴风热上扰头目，血气不利。肝与膀胱经脉络不畅，筋肌不利。脾胃湿热痞塞，下焦湿热蕴结冲带二脉。拟用清肝息风，舒筋解肌活络，通导中焦湿热，清热解毒除带。

处方：天麻15 g，地龙15 g，川芎15 g，赤芍15 g，白芍15 g，夏枯球30 g，菊花30 g，葛根30 g，防己20 g，威灵仙20 g，生龙骨30 g，生牡蛎30 g，生山楂15 g，苍术15 g，白术15 g，当归15 g，赤小豆30 g，土茯苓20 g，败酱草20 g，鱼腥草15 g，香附10 g。6剂，水煎服。

二诊：2004年4月10日。患者服上药后，头、目诸症缓解，胃口大开，大便通畅，黄带不显。继服6剂而安。

颈椎病，合并慢性胃炎、结肠炎

冯某，女，51 岁，赤峰市宁城县人。

初诊：2004 年 4 月 10 日。患者颈痛时晕，目痛干涩。胃脘胀痛，左小腹痛，大便干，时便血带黏液，失眠。舌红、苔黄厚，脉数实。

辨治：厥阴风火上扰头目，血气不利。肝经、膀胱经不疏，筋肌不利。胃肠湿热壅阻，传导不畅。拟用清肝息风，疏经络，柔筋解肌，清导胃肠湿热。

处方：天麻 15 g，地龙 15 g，川芎 15 g，赤芍 15 g，白芍 15 g，夏枯球 30 g，菊花 20 g，白蒺藜 15 g，珍珠母 30 g，葛根 30 g，防己 20 g，瓜蒌 15 g，黄连 10 g，半夏 10 g，槟榔 15 g，生山楂 10 g，椿皮 15 g，地榆 20 g，马齿苋 20 g，槐花 10 g，木香 10 g。5 剂，水煎服。

二诊：2004 年 4 月 16 日。药后颈、头疼痛缓解，两目干痛亦轻。大便通畅，左小腹痛亦消，夜能安睡。舌红已减、苔转薄白，脉和缓。原方继用 6 剂，前 3 剂日 1 剂，后 3 剂隔日 1 剂，水煎服。药后诸症除而安。

颈椎病，合并慢性胃炎、尿道炎、附件炎

宋某，女，36 岁，赤峰市宁城县人。

初诊：2004 年 4 月 18 日。患者头痛、目痛，偶晕、颈痛。胃脘胀痛，大便不爽，小便不利淋涩，黄带、白带较多，小腹右侧坠胀。舌红、苔白厚，脉弦实。

辨治：风热上扰头目，血气不畅，厥阴、太阳经脉不利，筋肌不舒。湿热壅滞脾胃，下注膀胱、任带。拟用清肝息风，舒筋活络，辛开苦降，清利下焦湿热。

处方：天麻 15 g，地龙 15 g，川芎 15 g，赤芍 15 g，白芍 15 g，菊花 30 g，夏枯球 20 g，石决明 20 g，葛根 30 g，威灵仙 20 g，防己 15 g，山茱萸 15 g，黄柏 15 g，生地黄 15 g，萹蓄 15 g，金钱草 g，石韦 30 g，土茯苓 20 g，败酱草 15 g，车前子 10 g。6 剂，水煎服。

二诊：2004 年 4 月 24 日。患者服上药后，头痛、目痛、颈痛缓解。胃脘胀痛消失，大便通畅，小便已利，带下顿减转白。原方继服 6 剂，前 3 剂每日 1 剂，后 3 剂隔日 1 剂。药后诸症均消而转安。

颈椎病，合并慢性胃炎、腰椎间盘膨出、坐骨神经痛

王某，女，38 岁，赤峰市宁城县人。

初诊：2004 年 4 月 28 日。患者头晕目痛，颈痛。胃脘胀痛，大便秘。腰腿疼痛较

剧，腿沿坐骨神经痛，行走困难，畏寒。舌红、苔白厚，脉弦紧。

辨治：厥阴风热上扰头目，血气不利。湿热中阻脾胃，中州失运。寒湿凝滞下焦经络，腰腿阻痹。拟用息风清肝，清热燥湿通中，温经散寒，通痹止痛。

处方：天麻 15 g，川芎 15 g，赤芍 15 g，白芍 15 g，菊花 30 g，白蒺藜 15 g，葛根 30 g，防己 20 g，瓜蒌 15 g，黄连 10 g，半夏 10 g，焦槟榔 15 g，桑寄生 30 g，怀牛膝 30 g，乌梢蛇 15 g，宽筋藤 15 g，伸筋草 20 g，制川乌 15 g，制草乌 15 g，延胡索 20 g。6 剂，水煎服，二乌先煎 1 小时。

二诊：2004 年 5 月 3 日。患者服上药后，头、目、颈痛大减，胃脘胀痛消失，腰腿疼痛顿减，行走亦可。前方继服 4 剂，隔日 1 剂，以善其后。后诸症消除而安。

颈椎病，合并慢性胃炎、胆囊炎

张某，女，41 岁，赤峰市宁城县人。

初诊：2004 年 4 月 28 日。患者头痛，目干涩，颈痛。胃脘胀痛，右胁痛胀，口苦咽干，大便不畅，常 2 日 1 行，小便黄。舌红、苔黄腻，脉弦数。

辨治：肝之风热上犯头目，厥阴、太阳经脉不畅，筋肌不利。湿热阻滞脾胃失于传导，少阳阻滞而胆失疏泄。拟用清肝息风，舒筋活络解肌，清泄脾胃少阳湿热。

处方：天麻 15 g，地龙 15 g，川芎 15 g，赤芍 15 g，白芍 15 g，菊花 30 g，白蒺藜 15 g，葛根 30 g，防己 20 g，片姜黄 15 g，延胡索 15 g，瓜蒌 15 g，薤白 10 g，黄连 10 g，半夏 10 g，生槟榔 15 g，生山楂 15 g，百合 20 g，乌药 10 g，柴胡 15 g，蒲公英 15 g。4 剂，水煎服。

二诊：2004 年 5 月 3 日。患者服上药后，头痛、颈痛缓解，大便畅通，胃脘胀痛消失，胁痛缓解。舌红有减苔转白，脉弦不数。上方继服 4 剂。

三诊：2004 年 5 月 8 日。药后诸症基本平复，用加味逍遥加天麻、葛根、威灵仙，3 剂，隔日 1 剂以善其后。用颈椎枕，饮食少油腻。

颈椎病，合并慢性胃炎、结肠炎、带下病

崔某，女，32 岁，赤峰市宁城县人。

初诊：2004 年 4 月 26 日。患者头晕，头痛，颈痛较重。胃脘胀满，有时亦痛，大便干，左少腹有压痛，黄白带下，小便黄。舌红、苔白厚，脉弦数实。

辨治：厥阴风火菀逆，上犯头目清空；复加太阳经输不利，筋肌失于柔和；更有湿热中犯阳明胃肠，谷道失于降顺；下犯冲带二脉，以致带下病、月经失调。拟用清肝息风，平定厥阴；解肌舒筋，活血通络，以去颈头诸痛；清热燥湿，畅导中、下二焦，以安胃肠、冲带。

处方：天麻15 g，地龙15 g，川芎15 g，赤芍15 g，白芍15 g，菊花30 g，白蒺藜15 g，葛根30 g，防己20 g，延胡索15 g，瓜蒌15 g，黄连10 g，半夏10 g，生山楂15 g，椿根皮15 g，当归15 g，赤小豆15 g，生地榆15 g，马齿苋15 g，土茯苓20 g，槐花10 g，木香10 g，乌梅10 g。5剂，水煎服。

二诊：2004年5月1日。患者服上药后，头晕、头痛已缓，颈痛转微。胃胀满消失，大便畅通，带下明显转少。苔已转薄，脉弦数实已缓。前方继服5剂，水煎服。

三诊：2004年5月8日。患者药后诸症悉平，予上药3剂，隔日1剂，以善其后。

颈椎病，合并慢性胃炎、类风湿

王某，女，44岁，赤峰市宁城县人。

初诊：2005年3月20日。患者手足关节肿痛已久，昼夜疼且有热感。头晕痛，目痛，颈肩痛。胃脘胀痛，大便不畅，小便黄。舌红、苔黄厚，脉数实。

辨治：风热壅瘀头目，夹湿热阻滞经络，以致头目血气不利，筋肌骨脉阻痹，颈部及多关热肿痛，胃失和降。拟用清肝息风，清利头目；解肌舒筋，通利太阳经脉；搜风祛湿热，通脉以除痹，以降胃气。

处方：天麻15 g，地龙15 g，川芎15 g，赤芍15 g，白芍15 g，菊花30 g，白蒺藜15 g，瓜蒌10 g，生槟榔15 g，黄柏15 g，苍术15 g，怀牛膝30 g，忍冬藤30 g，海桐皮20 g，雷公藤12 g，青风藤15 g，乌梢蛇15 g，延胡索20 g，蜂房15 g，蚂蚁10 g，全蝎5 g，乌梅10 g。5剂，水煎服。

二诊：2005年3月26日。患者服上药后，头晕、头痛消失，颈痛缓解。手足关节肿消、痛顿减。胃脘胀痛消失，大便通调。舌红已减，苔转白薄，脉弦。继予上药5剂。

三诊：2005年4月2日。患者服上药后，头、颈诸症已除，各关节肿痛消失。食可，二便通调。用上方2剂，共研细面，每次15 g，每日2次，以善其后。

颈椎病，合并高血压、慢性胃炎、结肠炎

关某，女，50岁，赤峰市宁城县人。

初诊：2007年4月6日。患者头痛时晕，颈疼而僵直。胃脘胀痛，嗳气，食减，大便稀黏，左小腹有压痛。舌淡红、舌苔白厚，脉弦细。

辨治：风热上扰头目，血气不利。厥阴、太阳气血阻滞，筋肌不利。脾虚胃实，运化传导失常。拟用清肝息风，活血行滞，解肌舒筋，健脾消食，畅中佐敛。

处方：天麻 15 g，地龙 15 g，钩藤 40 g，川芎 15 g，赤芍 15 g，白芍 15 g，菊花 30 g，白蒺藜 15 g，生龙骨 30 g，生牡蛎 30 g，珍珠母 30 g，葛根 30 g，防己 15 g，延胡索 20 g，杜仲 15 g，补骨脂 15 g，全蝎 8 g，党参 20 g，瓜蒌 10 g，黄连 10 g，半夏 10 g，枳壳 15 g，苍术 15 g，白术 15 g，鸡内金 10 g，生麦芽 10 g，石莲子 15 g，生乌梅 15 g，地榆炭 15 g，肉豆蔻 10 g。6 剂，水煎服。

二诊：2007 年 4 月 16 日。患者服上药后，头痛、颈痛明显减轻，头晕近失。脘腹转舒，大便畅调。舌红已减、苔转白薄。

三诊：2007 年 4 月 22 日。患者脘腹舒畅，饮食增加，二便暂调，血压正常，唯颈略有不舒，头有时略感不清利。

处方：天麻 15 g，地龙 15 g，钩藤 30 g，川芎 15 g，赤芍 15 g，白芍 15 g，菊花 30 g，白蒺藜 15 g，僵蚕 10 g，凌霄花 10 g，三七花 8 g，枸杞子 15 g，沙苑子 10 g，桑椹 15 g，怀牛膝 15 g。6 剂，水煎服。

四诊：2007 年 4 月 29 日。服上药后，诸症全消，再予 4 剂，隔日 1 剂，以善其后。嘱其睡低枕，忌肥甘，适当运动锻炼。

颈椎病，合并慢性胃炎、颜面及下肢浮肿

李某，女，44 岁，赤峰市宁城县人。

初诊：2007 年 4 月 12 日。患者头痛，目胀时晕，颈疼痛，转动不便。心下满，按之痛，嗳气，便秘。两睑水肿，面虚浮，双下肢浮肿，按之凹，尿检无蛋白。舌胖淡红、苔白厚，脉弦。

辨治：肝之风热上扰头目，血气不利。厥阴、大阳经输不利，气血失于流畅，以致头、颈诸症。复加脾胃升降失稳，运化水谷失调，以致脘腹及浮肿诸症。拟用平肝息风，清利头目，疏通厥阴、太阳气血经络，辛温苦降，行气利水。

处方：天麻 15 g，地龙 15 g，川芎 15 g，赤芍 15 g，白芍 15 g，菊花 30 g，白蒺藜 15 g，葛根 30 g，威灵仙 15 g，乌梢蛇 15 g，延胡索 20 g，瓜蒌 15 g，黄连 10 g，半夏 10 g，焦槟榔 15 g，生山楂 10 g，益母草 30 g，泽兰叶 15 g，桑白皮 15 g，茯苓皮 20 g，陈皮 15 g，大腹皮 15 g，五加皮 15 g，淫羊藿 15 g，香附 10 g。6 剂，水煎服。

二诊：2007 年 4 月 20 日。患者服上处方后，颜面、下肢浮肿速退，脘、腹亦宽舒，大便畅通，头、颈诸痛得缓。苔白薄，脉略弦。原方继服 4 剂。

药后诸症消除，防止过度医疗，不再予药。

颈椎病，合并腰椎增生、慢性胃炎、结肠炎

迟某，女，65 岁，赤峰市宁城县人。

初诊：2007 年 4 月 6 日。患者头痛，不清利，目干涩，颈痛。腰腿痛（双侧）沿坐骨神经线。胃胀满，大便干，3～4 日 1 行，小腹左侧按痛、有块，便后块消。舌红、苔黄厚而干，脉弦实。

辨治：风热上扰头目，血气不利；热燥阻遏胃肠谷道，失于传导；肝肾亏虚，筋骨不健，太阳、督脉又为邪阻，经络血气有所瘀滞。心有所扰，神失宁谧。拟用清肝祛风，清导胃肠，舒筋活络，补肾健骨，养心安神。

处方：天麻 15 g，地龙 15 g，川芎 15 g，赤芍 15 g，白芍 15 g，菊花 30 g，决明子 15 g，炒酸枣仁 20 g，生龙骨 30 g，生牡蛎 30 g，葛根 20 g，延胡索 20 g，防己 15 g，肉苁蓉 10 g，巴戟天 15 g，怀牛膝 30 g，乌梢蛇 15 g，全蝎 6 g，瓜蒌 15 g，黄连 10 g，生槟榔 15 g，莱菔子 20 g，生石膏 20 g，百合 15 g，乌药 10 g，石斛 20 g，地榆 20 g，马齿苋 15 g，火麻仁 15 g，太子参 20 g。6 剂，水煎服。

二诊：2007 年 4 月 13 日。患者服上药后，头、颈各症已平，大便畅通，脘与小腹无不适，唯腰腿痛虽大减，但未除。原方 4 剂继调，隔日 1 剂。再嘱：睡枕宜低，饮食清淡，动不宜太过。药后诸症悉平。

颈椎病，合并慢性胃炎、腰椎病、高血压、前列腺炎

由某，男，48 岁，赤峰市宁城县人。

初诊：2007 年 4 月 22 日。患者颈痛，右上肢痛手麻，头晕头痛。胃脘胀满，大便不畅，小便频、时急、色黄味大，尿后不尽。腰痛，两腿痛，沿坐骨神经线尤显。舌质暗红、苔白，脉弦数。

辨治：诸风掉眩，皆属于肝，厥阴风热上乘头目而血气不清利，复加太阳经输不利，上则颈部筋肌气血阻滞，下则腰腿筋骨肌肉受损。又有湿热阻滞中焦，失于传导，瘀滞下焦精隧，影响尿路。拟用清热潜阳息风，祛风活络通痹，清导中下湿热。

处方：天麻 15 g，地龙 15 g，钩藤 40 g，川芎 15 g，赤芍 15 g，白芍 15 g，野菊花 30 g，夏枯草 15 g，葛根 30 g，珍珠母 30 g，防己 30 g，延胡索 30 g，桑枝 30 g，桑寄生 20 g，怀牛膝 30 g，乌梢蛇 15 g，全蝎 8 g，鸡血藤 20 g，豨莶草 30 g，瓜蒌 10 g，黄连 10 g，焦槟榔 10 g，生山楂 10 g，虎杖 15 g，冬葵子 15 g，车前子 15 g，牵牛子 10 g，桑螵蛸 10 g，雄蚕蛾 15 g。4 剂，水煎服。

二诊：2007 年 4 月 27 日。患者服上 4 剂后，诸症缓解，特别是血压已降正常。继用上方 4 剂，前 2 剂水煎服；后 2 剂共为细面，每次 15 g，沸水冲，待温服，每日 3 次，以善其后。

颈椎病，合并慢性胃炎，结肠炎

李某，男，40 岁，赤峰市宁城县人。

初诊：2007 年 5 月 2 日。患者头痛，目干涩，常有体位变动时头晕，颈强痛。胃脘胀满，按之痛，腹胀，便秘，数日 1 行，左小腹按之痛。舌红、苔腻，脉弦数。

辨治：肝风夹热上乘头目，厥阴、太阳经输不利，气血阻滞，筋肌拘急。胃肠湿热阻滞，传导失司，以致胃满肠空，肠满胃空之自稳调节功能紊乱。且各病互有影响，治不执一。

处方：天麻 15 g，地龙 15 g，川芎 15 g，赤芍 15 g，白芍 15 g，菊花 30 g，白蒺藜 15 g，葛根 30 g，天花粉 15 g，蜣螂 15 g，党参 20 g，瓜蒌 10 g，焦槟榔 15 g，生山楂 15 g，蒲公英 20 g，莲子 15 g，地榆 20 g，马齿苋 20 g，火麻仁 15 g，当归 15 g，赤小豆 15 g。4 剂，水煎服。

二诊：2007 年 5 月 7 日。患者服上药 4 剂后，大便通畅，胃腹已舒，饮食有加。头痛、目涩若失，颈痛顿减。舌红有减、苔转白薄，脉弦力减。继用前方微调 4 剂，隔日 1 剂，以善其后。

颈椎病，合并慢性胃炎、皮肤瘙痒

姚某，男，54 岁，赤峰市宁城县人。

初诊：2007 年 5 月 3 日。患者头、目痛，时晕，颈强痛及肩。脘胀纳少，腹泻肛坠，小便不利，尿后不尽。皮肤瘙痒，划后有痕色红。舌淡红、苔白，脉虚数。

辨治：肝之风热上乘头目，血气不利；乘犯厥阴、太阳经输不畅，气血阻滞，筋肌不利；脾虚运化失常，湿热下注二阴谷道、精道；风湿泛于肌肤，以致诸症。治宜清肝祛风，通经活络，解肌舒筋，健脾运化，渗利水湿，敛肠止泻。

处方：天麻 15 g，地龙 15 g，川芎 15 g，赤芍 15 g，白芍 15 g，菊花 30 g，白蒺藜 15 g，葛根 30 g，防己 15 g，延胡索 30 g，乌梢蛇 15 g，全蝎 6 g，党参 30 g，茯苓 20 g，苍术 10 g，白术 10 g，莲子 15 g，五倍子 10 g，怀牛膝 15 g，牵牛子 10 g，冬葵子 15 g，车前子 15 g，白鲜皮 15 g，千里光 15 g，地榆炭 10 g。8 剂，水煎服。

二诊：2007 年 5 月 16 日。患者药后皮肤瘙痒奇效，3 剂后止。肛坠去，腹泄止，胃舒食增，小便较利。头痛已消，颈痛转微，活动灵活。舌淡红、苔薄白，脉和缓。上方去白鲜皮、千里光，并微调，减其量。4 剂，善其后。

颈椎病，合并慢性胃炎、结肠炎、失眠

翁某，女，58 岁，包头市人。

初诊：2007 年 7 月 20 日。患者头胀痛，时晕，目干涩，颈疼痛而活动受限。脘痞、腹泄，眠差时烦。舌淡红、苔厚白，脉弦浮。

辨治：木有余，风热上乘头目，血气不利；厥阴、太阳经输失畅，筋肌致病；土不足，脾虚失于升化，胃失和降；心虚而阳扰神明，诸症生焉。拟用平肝息风，畅通气血，解肌舒筋，益气健脾以助升化，和降胃肠以治痞泄；兼以养心镇静安神，寄望于平定。

处方：天麻 15 g，地龙 15 g，川芎 15 g，赤芍 15 g，白芍 15 g，菊花 30 g，白蒺藜 15 g，灯盏花 5 g，炒酸枣仁 30 g，生龙骨 20 g，生牡蛎 20 g，珍珠母 20 g，葛根 30 g，防己 15 g，延胡索 20 g，乌梢蛇 10 g，全蝎 8 g，党参 20 g，瓜蒌 10 g，黄连 10 g，姜半夏 10 g，苍术 15 g，白术 15 g，益智仁 10 g，僵蚕 10 g，乌梅 10 g，地榆炭 10 g。5 剂，日 1 剂，水煎服。

二诊：2007 年 7 月 26 日。患者服上药后，头痛、颈部痛基本消失。胃脘已舒，大便调，眠亦好转。苔亦转薄，脉略弦。予上药微调 4 剂，隔日 1 剂，以善其后。

颈椎病，合并慢性胃炎

赵某，女，58 岁，包头市人。

初诊：2007 年 8 月 6 日。患者头晕头痛，目痛，颈肩疼痛。胃脘胀痛，不时恶心，大便不畅，小便利。舌红、苔白略厚，脉弦数。

辨治：上则风阳菀于头目，血气不利。厥阴、太阳经脉不利，气血不能畅达，筋肌功能失常。中则脾胃升降传导失常。拟用清肝息风，舒筋活络，解肌通痹，脾升胃降以复传导。

处方：天麻 15 g，地龙 15 g，川芎 15 g，赤芍 15 g，白芍 15 g，菊花 30 g，夏枯草 15 g，灯盏花 8 g，葛根 30 g，防己 15 g，延胡索 20 g，乌梢蛇 10 g，全蝎 8 g，怀牛膝 20 g，益母草 20 g，半夏 10 g，白术 15 g，黄连 10 g，百合 15 g，乌药 10 g。5 剂，水煎服。

二诊：2007 年 5 月 12 日。患者服上药 3 剂后头晕头痛、颈部疼痛大减。胃部已舒，大便通调。5 剂服完，已无明显不适，舌脉如常。治用原方微减其量 4 剂，隔日 1 剂，以善其后。

颈椎病，合并慢性胃炎、便秘

都某，男，53 岁，包头市人。

初诊：2007 年 8 月 10 日。患者头痛，时昏，目干痒，颈部痛，转动不利。脘胀纳少，大便秘，3~5日1行，小便黄。舌红、苔白干，脉弦细。

辨治：风热上扰头目，血气不利。厥阴、太阳经输不利，气血不畅，筋肌拘紧。脾虚运化不足，胃燥失于传导。拟用清肝息风，活络通痹，解肌舒筋；健脾运化，润降胃肠。

处方：天麻15 g，地龙15 g，川芎15 g，赤芍15 g，白芍15 g，菊花20 g，白蒺藜15 g，葛根20 g，延胡索15 g，全蝎6 g，太子参20 g，莲子15 g，生山楂10 g，百合20 g，乌药10 g，生槟榔15 g，当归15 g，地榆15 g，火麻仁15 g。5剂，水煎服。

二诊：2007年8月17日。患者上药服3剂，头痛止，颈痛大减。纳增便通，脘胀消。上药再予4剂，隔日1剂，巩固疗效。

颈椎病，合并胃炎、失眠

纪某，男，18岁，包头市人。

初诊：2007年8月10日。患者头痛，目干，颈椎生理曲度变直，颈痛数月，近日加剧，项强直，恶风畏冷，转动随身动。失眠，胃胀脘痛明显，不敢饮食，大便少，小便黄。舌红、苔薄黄，脉弦数。

辨治：素有风热上扰头目，厥阴、太阳经输不畅，筋肌不利，复加风寒所伤，以致头、颈病症加剧，恶风怕冷。脾胃虚实夹杂，升降运化失司。心虚神不宁谧。拟用清利头目，通经活络，祛风散寒，解肌舒筋，健脾升清，降胃通导，养心宁神。

处方：天麻15 g，地龙15 g，川芎15 g，赤芍15 g，白芍15 g，菊花20 g，白蒺藜15 g，葛根20 g，防己15 g，延胡索20 g，乌梢蛇10 g，盐全蝎8 g，骨碎补10 g，羌活10 g，太子参15 g，黄连10 g，蒲公英15 g，半夏10 g，干姜10 g，枳壳10 g，白术15 g，鸡内金10 g，豆蔻10 g，炒酸枣仁20 g，生龙骨30 g，生牡蛎30 g。4剂，水煎服。

二诊：2007年8月15日。患者服上方3剂后，诸症基本消失，微调再予4剂，隔日1剂，巩固疗效。嘱其少看手机，适当锻炼，以防颈肌疲劳。睡枕宜低而不宜高，少食油腻。

颈椎病，合并慢性胃炎、失眠、咽炎

郭某，女，55岁，包头市人。

初诊：2007年9月20日。患者头晕头痛，甚则眩，颈痛，转动加剧。脘腹胀满，恶心嗳气。心烦失眠，咽干不利，时有异物感。大便不畅，小便黄。舌红、苔白厚，脉弦数。

辨治：风热上扰，头目不利，厥阴、太阳经输不畅，筋肌拘急，热郁于咽，心神失宁，脾胃升降失司，传导有碍。拟用清肝息风，通畅厥阴、太阳气血，解肌舒筋，养心安神，清咽解郁，健脾以升，降导于胃。

处方：天麻15 g，地龙15 g，川芎15 g，赤芍15 g，白芍15 g，菊花20 g，白蒺藜15 g，炒酸枣仁30 g，生龙骨30 g，生牡蛎30 g，百合20 g，知母15 g，金果榄10 g，锦灯笼10 g，牛蒡子10 g，厚朴花10 g，陈皮10 g，竹茹10 g，党参15 g，黄连10 g，半夏10 g，焦槟榔10 g，焦山楂10 g，葛根30 g，防己15 g，延胡索20 g，片姜黄10 g，乌梢蛇10 g。5剂，水煎服。

二诊：2007年9月26日。患者服上药4剂时，颈、头症已不显，睡眠转好。纳可，脘舒，嗳消，大便畅，咽异物感消失。原方继调5剂，隔日1剂，以善其后。

颈椎病，合并慢性胃炎、失眠

银某，女，59岁，包头市人。

初诊：2007年10月24日。患者头胀痛，时晕，体位变动时加重，颈疼痛转动加剧。脘腹胀，食减，大便稀。心烦闷，常失眠。舌淡红、苔白厚，脉弦数。

辨治：上则风热夹瘀上巅，头目不利；下则脾虚胃实，运化失常；更有厥阴、太阳经痹阻，筋肌失灵；神受风热所扰而失宁谧。拟用清肝息风，活络通痹，解肌舒筋，理胃健脾，养心安神。

处方：天麻15 g，地龙15 g，川芎15 g，赤芍15 g，白芍15 g，菊花30 g，白蒺藜15 g，灯盏花5 g，水蛭3 g，炒酸枣仁20 g，生龙骨30 g，生牡蛎30 g，葛根30 g，防己15 g，延胡索30 g，乌梢蛇10 g，党参15 g，黄连10 g，干姜10 g，半夏10 g，枳壳10 g，苍术15 g，白术15 g，生麦芽10 g，乌梅10 g。12剂，水煎服，日1剂。

二诊：2007年11月6日。患者服此方12剂，头痛、头晕、颈痛、失眠、胃腹胀痛等症基本平复。继用原方4剂，隔日1剂，善其后。

三诊：2009年3月10日。患者上次调理后1年多都很好。近1周来病症复作，查找前方予5剂，服后诸症悉平。

颈椎病，合并慢性胃炎、带下病

刘某，女，43岁，包头市人。

初诊：2007年11月1日。患者头痛，时晕，目干涩，颈肩疼痛，活动受限，痛剧。脘痞，大便不爽，小便略黄，白带多。舌红、苔白厚，脉弦数。

辨治：上则风热上扰头目，血气不利，厥阴、太阳经脉痹阻，筋肌不利；中则升降失司，运化壅滞；下焦湿热为患。拟用祛风平肝，通畅厥阴、太阳痹阻，补泻升降，通导脘腹，兼理下焦湿热。

处方：天麻15 g，地龙15 g，川芎15 g，赤芍15 g，白芍15 g，菊花30 g，白蒺藜15 g，葛根30 g，汉防己15 g，延胡索20 g，乌梢蛇10 g，全蝎8 g，片姜黄15 g，灯盏花5 g，党参15 g，瓜蒌10 g，黄连10 g，半夏10 g，焦槟榔15 g，蒲公英20 g，焦山楂10 g，当归15 g，赤小豆15 g，石菖蒲10 g。8剂，水煎服，日1剂。

二诊：2007年11月17日。患者服上方8剂，头痛头晕消失，颈部转舒。脘痞消，大便调，带下仅有少量。继用前方4剂，隔日1剂调理，以善其后。

颈椎病，合并慢性胃炎、失眠、带下病

马某，女，45岁，包头市人。

初诊：2007年11月8日。患者头胀痛，目干涩，时有体位变动时头晕，颈、肩疼痛，头转动不利。心慌眠差，带下较多、白中带黄。右少腹按之痛，大便不爽，小便黄。舌红，苔中心黄厚，脉弦数。

辨治：肝之风热菀于头目，血气不利。厥阴、太阳经输痹阻，筋肌不利。心虚不能奉养神明而失宁谧，脾虚胃实升降失司，下焦湿热蕴郁冲带二脉。拟用祛风清肝，解肌舒筋，活络通痹，养心宁神，健脾和降，清热除带。

处方：天麻15 g，地龙15 g，川芎15 g，赤芍15 g，白芍15 g，菊花20 g，白蒺藜15 g，党参15 g，麦冬10 g，五味子10 g，浮小麦30 g，炒酸枣仁20 g，龙齿20 g，葛根30 g，防己15 g，延胡索30 g，怀牛膝15 g，乌梢蛇10 g，全蝎8 g，瓜蒌10 g，黄连10 g，半夏10 g，鸡内金10 g，苍白术各10 g，生薏苡仁15 g，墓头回15 g，石菖蒲10 g。6剂，水煎服。

二诊：2007年11月15日。患者服上方6剂，头不痛，目无干涩，颈肩痛近失，转动亦可，眠安。胃痞满除，大便调畅，黄带消。舌淡红、苔薄白，脉略弦。继予原方4剂，隔日1剂，以善其后。

颈椎病，合并慢性胃炎、类风湿关节炎

宋某，女，62岁，包头市人。

初诊：2008年12月15日。患者头痛，目胀痛，颈、肩、上肢及手指疼痛，且手指关节肿痛，昼夜不止已久，久治不解；下肢踝、趾关节肿痛，昼夜相随。口干喜饮，胃脘灼痛，大便略干，隔日1行，小便黄。舌红、苔黄干，脉弦数。

辨治：风热菀于头目，又夹湿邪阻滞太阳、厥阴，颈及多关节筋肌受损，常累及骨。胃家有热伤阴，失于传导，诸症生焉。拟用清肝祛风，清利头目，祛风湿热，通经活络除痹，养胃兼理降。

处方：天麻15 g，地龙15 g，川芎15 g，赤芍15 g，白芍15 g，菊花15 g，女贞子15 g，白蒺藜15 g，珍珠母20 g，葛根30 g，防己15 g，延胡索20 g，乌梢蛇10 g，蜣螂10 g，片姜黄15 g，苍术15 g，黄柏20 g，怀牛膝15 g，忍冬藤15 g，雷公藤15 g，生槟榔15 g，苏叶10 g，生地黄15 g，知母15 g，百合15 g，乌药10 g，豆蔻6 g，焦三仙各10 g。8剂，水煎服。

二诊：2008年12月24日。患者服上药后，诸症显轻，各关节疼痛消失。胃灼痛无，大便畅通。舌红减、苔白，脉弦数有减。此所速效者，法相通以互补，药协从以互利，相得益彰。再予原方微调8剂，其中前4剂每日1剂，水煎服；后4剂为散，每次30 g，每日早晚各1次，水煎服，以善其后。

颈椎病，合并慢性胃炎、前列腺增生

赵某，男，60岁，包头市人。

初诊：2009年4月14日。患者头痛头晕，目干涩，颈背痛。胃脘痞满，食少，嗳气，口干，大便不畅，小便频、不利，甚则点滴，会阴部坠胀不舒。舌红、有瘀色、舌下静脉色黑、苔白厚，脉弦细。

辨治：风热菀于头目，血气不利。厥阴、太阳经脉不利，气血滞瘀，筋肌不舒。湿热食郁中焦，脾虚胃实，升清降导失司。又有精道瘀阻，有碍膀胱气化。拟用息风清肝，畅通厥阴、太阳，解肌舒筋，补脾泻胃，升清降浊，化瘀利尿，佐以补肾利导。

处方：天麻15 g，地龙15 g，川芎15 g，赤芍15 g，白芍15 g，菊花15 g，白蒺藜15 g，葛根20 g，延胡索20 g，生晒参15 g，瓜蒌10 g，黄连10 g，甘松10 g，半夏10 g，焦槟榔15 g，生山楂10 g，百合15 g，乌药10 g，肉苁蓉15 g，怀牛膝20 g，冬葵子20 g，萹蓄15 g，野菊花15 g，桃仁10 g，莪术15 g，椒目10 g。8剂，水煎服。

二诊：2009年4月24日。患者服上药后，头、颈诸症顿减，胃口大开，痞满消失，食增，大便调畅，小便较为通利。苔转薄白，脉有缓和之象。上方继服8剂，前4剂每日1剂，后4剂隔日1剂，水煎服，以善后调理。

三诊：2010年8月6日。患者自述过去调治地很好，1年多没有复发。近日二便又有不畅通，尤其小便不畅，尿等待，小腹胀。查舌有瘀色、苔黄厚，脉弦数。证属下焦湿热壅瘀精道、水道、谷道，失于气化传导。拟用化瘀利尿，通导阳明，泻肾助力畅通。

处方：猪苓15 g，泽泻20 g，冬葵子20 g，萹蓄15 g，木通10 g，益母草30 g，路路通10 g，桃仁10 g，莪术15 g，大黄10 g，皂角刺10 g，椒目10 g，牵牛子10 g。

6 剂，水煎服。

四诊：2010 年 8 月 13 日。服上药后，大便畅通，但未泻，小便较为通利，但未能如常。继用上方 8 剂，前 4 剂水煎服，后四剂共为细面，每次 30 g，每日 2 次，水煎服，以善其后。

颈椎病，合并慢性胃炎、反流性食道炎、腰椎间盘膨出、坐骨神经痛

哈某，男，56 岁，包头市人。

初诊：2010 年 3 月 14 日。患者头不清利，时有头昏头晕，颈酸痛。胃脘胀痛，常反酸至咽。腰痛、腿痛沿坐骨神经线明显。大便不畅，小便利。舌红、苔白厚，脉弦。

辨治：风热上壅头目，血气不利。厥阴、太阳经输不畅，筋肌不利。湿热蕴结中焦，运化、升降失常。复加肾虚难以主骨，气滞血瘀不通作痛。拟用清肝祛风，通经活络，解肌舒筋，补肾健骨，健脾泻胃，平复中州。

处方：天麻 15 g，地龙 15 g，川芎 15 g，赤芍 15 g，白芍 15 g，菊花 15 g，葛根 30 g，防己 15 g，延胡索 20 g，杜仲 15 g，巴戟天 15 g，怀牛膝 15 g，桑寄生 15 g，肉苁蓉 15 g，伸筋草 10 g，太子参 20 g，瓜蒌 10 g，黄连 10 g，制半夏 10 g，焦槟榔 10 g，焦三仙各 10 g，百合 15 g，乌药 10 g，瓦楞子 20 g，旋覆花 10 g，代赭石 15 g。8 剂，水煎服。

二诊：2010 年 3 月 21 日。患者服上药后，头、颈症状顿减，腰腿疼痛亦轻，胃脘胀痛消失，反酸已轻，大便调畅，小便利。舌红转常、苔白薄，脉略弦，继用前方 6 剂，前 3 剂每日 1 剂，后 3 剂隔日 1 剂，水煎服，以善其后。

颈椎病，合并慢性胃炎、反流性食道炎、神经衰弱、腰腿痛

张某，女，60 岁，包头市人。

初诊：2010 年 4 月 1 日。患者头痛、头晕，目干涩，颈痛，心烦失眠心悸。胃脘胀痛，呕逆反酸，腰腿痛，累后加重。大便不爽，或隔日 1 行，小便利。舌红、苔白厚，脉弦迟沉。

辨治：肝之风热菀于头目，血气不利。厥阴、太阳经脉失畅，经输不利。热扰心神失宁，脾虚胃实以致升、降传导失常。督脉有虚，筋骨不健，血脉有痹。拟用息风清肝，活血通络，解肌舒筋健骨，补脾泻胃以复升降，通导运化。

处方：天麻 15 g，地龙 15 g，川芎 15 g，赤芍 15 g，白芍 15 g，菊花 15 g，决明子 15 g，炒酸枣仁 30 g，生龙骨 30 g，生牡蛎 30 g，代赭石 20 g，旋覆花 10 g，太子参 15 g，瓜蒌 10 g，半夏 10 g，焦槟榔 10 g，焦三仙各 10 g，百合 15 g，乌药 10 g，葛根

30 g，防己 10 g，延胡索 20 g，桑寄生 15 g，怀牛膝 15 g，炒杜仲 15 g，伸筋草 15 g。5 剂，水煎服。

二诊：2010 年 4 月 7 日。患者服上方 5 剂，头、颈疼痛大减，腰腿痛缓解，眠可，脘舒胀消，反酸顿减，大便通畅。继用前方 5 剂。

三诊：2010 年 4 月 13 日。药后诸症基本平复，舌、苔正常，脉无显异，继用上方 5 剂，隔日 1 剂，巩固疗效，善后调理。嘱宜睡眠低枕，少进肥甘、凉物，运动不可太过。

颈椎病，合并慢性胃炎、类风湿关节炎

刘某，女，53 岁，包头市人。

初诊：2010 年 6 月 1 日。患者头痛头晕，颈痛难于转动。胃脘胀痛，大便不畅。四肢关节肿痛，昼夜不止，影响睡眠。舌红、苔黄白相间舌中心厚，脉弦数。

辨治：风热上乘头目，风湿热邪遏阻气血以致颈。四肢关节痹阻，肿痛。中焦湿热有碍脾升胃降，失于运化传导。拟用清肝息风，活血通经，祛风湿热痹，补脾导胃。

处方：天麻 15 g，地龙 15 g，川芎 15 g，赤芍 15 g，白芍 15 g，菊花 15 g，夏枯球 15 g，葛根 30 g，延胡索 30 g，生薏苡仁 15 g，半枝莲 15 g，菝葜 20 g，桑寄生 15 g，怀牛膝 15 g，蜣螂 12 g，鸡血藤 15 g，蜂房 10 g，忍冬藤 15 g，太子参 15 g，瓜蒌 10 g，黄连 10 g，半夏 10 g，焦槟榔 10 g，焦三仙各 10 g。5 剂，水煎服。

二诊：2010 年 6 月 7 日。患者服上药后头痛、头晕、颈痛均减，手足关节肿痛亦轻，夜能安睡，食可便畅。舌红有减、苔白薄，其脉弦数势缓。前方继服 5 剂。

三诊：2010 年 6 月 14 日。患者头痛、头晕消失，四肢手足肿痛亦微，眠安，脘舒食好。继用前方 6 剂，前 3 剂隔日 1 剂；后 3 剂共为细面，每次 30 g，日 2 次，水煎服，以善其后。

颈椎病，合并腰椎病、慢性胃炎、结肠炎

赵某，女，38 岁，包头市人。

初诊：2010 年 6 月 24 日。患者头昏，目干涩，颈痛，腰痛及两腿沿坐骨神经线痛。胃脘胀痛，食后重，大便里急后重、常带血，小便利。舌红、苔黄腻，脉沉数。

辨治：风热上扰头目，血气不利，厥阴、太阳经输不畅，筋肌不舒，更有中焦湿热蕴结，肠胃导滞，伤气及血，督损阻痹。拟用祛风平肝，通利头目；畅通厥阴、太阳经脉，补肾通痹；辛开苦降，健脾理肠，凉血止血。

处方：天麻 15 g，地龙 15 g，川芎 10 g，赤芍 15 g，白芍 15 g，菊花 15 g，葛根 30 g，防己 15 g，延胡索 15 g，太子参 20 g，瓜蒌 10 g，黄连 10 g，半夏 10 g，焦槟榔

10 g，焦三仙各 10 g，当归 15 g，赤小豆 10 g，槐花 10 g，黄柏 10 g，地榆 10 g，木香 10 g，肉苁蓉 15 g，怀牛膝 15 g，菝葜 10 g。6 剂，水煎服。

二诊：2010 年 6 月 24 日。患者服上药后，头、颈病症消失，腰痛亦减轻。大便里急后重亦轻，便血已止，舌苔黄腻已去，继予前方 6 剂。

三诊：2010 年 7 月 2 日。患者头痛、颈痛、腰腿痛诸症消失。脘腹已舒，大便转调，未再有血。再予下方调治中焦，以运四旁，以善其后。

处方：生晒参 15 g，黄连 10 g，石莲子 10 g，炒白扁豆 10 g，炒谷芽 10 g，黄柏 10 g，当归 15 g，白芍 15 g，干姜 10 g，炒地榆 10 g，木香 6 g，茯苓 15 g，乌梅 10 g，大枣 3 枚。上共为细面，每次 15 g，沸水冲，待温服，每日 3 次，以善其后。

颈椎病，合并慢性胃炎、前列腺增生

问某，男，62 岁，包头市人。

初诊：2010 年 10 月 6 日。患者头晕头痛，目干涩，颈疼痛，胃脘胀痛，大便不利，食减，腰酸痛，小便频而不畅，常有点滴难出。舌暗有瘀色、苔白厚，脉沉细。

辨治：肝之风热菀于头目，血气不利，厥阴、太阳经输不畅。肾督亏虚，骨已不健，气化不及，精道壅瘀，有碍水道。中焦脾虚胃实，升降、运化失司。拟用祛风疏肝，清利头目；补肾健骨，解肌舒筋，活络通痹；健脾导胃，调畅中焦。

处方：天麻 15 g，地龙 15 g，川芎 10 g，赤芍 15 g，白芍 15 g，菊花 15 g，夏枯球 10 g，葛根 30 g，防己 15 g，延胡索 30 g，菝葜 15 g，党参 20 g，瓜蒌 10 g，黄连 10 g，焦槟榔 10 g，焦三仙各 10 g，乌药 10 g，山茱萸 10 g，怀牛膝 15 g，肉苁蓉 15 g，冬葵子 20 g，车前子 10 g，莪术 15 g。6 剂，水煎服。

二诊：2010 年 10 月 13 日。患者服上 6 剂后，病症全面好转，头痛止，晕轻，次数减少，颈觉轻松。胃脘已舒，大便通畅，小便较通利，夜尿由 4~5 次转 1~2 次。舌瘀色亦轻、苔转薄白。继用原方微调 6 剂。

三诊：2010 年 10 月 20 日。患者自述很好，询问是否继续服药？考虑患者年事已高，前列腺增生亦易复发。

处方：牵牛子 10 g，川楝子 10 g，延胡索 10 g，山茱萸 10 g，怀牛膝 15 g，肉苁蓉 15 g，桃仁 10 g，莪术 15 g，冬葵子 10 g，车前子 10 g，猪苓 10 g，泽泻 10 g，皂角刺 8 g。每周连服 2 剂，坚持 1 个月，以善其后。

颈椎病，合并头痛、慢性胃炎、前列腺炎

陈某，男，46 岁，包头市人。

初诊：2010 年 10 月 5 日。患者头痛如刺，颈强痛，畏寒，转动不利。胃脘不舒已久，小腹胀，大便不畅，小便频急但不痛、色黄味大，早泄，性欲减。舌胖、有瘀色、苔白，脉沉细。

辨治：气虚不能统运血，脑络不畅。寒凝厥阴、太阳，经络阻滞，筋肌不利。中焦运行不畅，下焦湿热蕴遏精道，有碍尿路。拟用利气运血，通利厥阴、太阳经脉，畅通阳明，清利下焦湿热。

处方：生黄芪 40 g，赤芍 15 g，白芍 15 g，川芎 15 g，当归 15 g，地龙 15 g，桃仁 10 g，红花 10 g，葛根 15 g，防己 20 g，延胡索 30 g，菝葜 15 g，片姜黄 10 g，刘寄奴 15 g，石韦 15 g，土茯苓 15 g，瞿麦 15 g，败酱草 15 g，冬葵子 15 g，焦槟榔 10 g，焦三仙各 10 g，生地榆 10 g，肉苁蓉 15 g，怀牛膝 15 g。5 剂，水煎服。

二诊：2010 年 10 月 11 日。患者服上 5 剂后，头痛、颈痛顿然消失，胃脘舒畅，余症亦减。前方继服 5 剂，隔日 1 剂，巩固已效，继调未尽。

三诊：2010 年 10 月 22 日。诸症皆除，唯性欲功能不全，仍有早泄，事后倦怠。当主疏肝以畅情志，补肾以作强，主生殖。

处方：枸杞子 15 g，菟丝子 10 g，山茱萸 15 g，覆盆子 10 g，肉苁蓉 15 g，怀牛膝 15 g，紫梢花 10 g，锁阳 10 g，柴胡 10 g，枳壳 10 g，当归 15 g，炙甘草 10 g，大蜈蚣^{研冲}2 条，雄蚕蛾 15 g。8 剂，水煎服。

四诊：2010 年 11 月 1 日。服上药后，性功能正常，性欲增强，倦怠消失。上方 4 剂，共研为散，每次 30 g，每日 2 次，水煎服。巩固疗效，善后调理。

颈椎病，合并慢性胃炎、十二指肠溃疡、失眠

陈某，女，45 岁，包头市人。

初诊：2011 年 4 月 6 日。患者头晕头痛，目干涩，颈疼痛，手胀麻，腰腿痛。心烦失眠，胃胀痛，烧灼感，上泛酸水，饿时较重，口干，大便微干，小便黄。舌质红、苔黄白相间而干，脉弦数。

辨治：上有肝之风热菀于头目，血气不利，兼有厥阴、太阳阻痹，经脉不畅，筋肌不舒；心虚阳不平秘，神失宁谧。中有胃热伤阴而失和降；下有肾督亏虚，经络不畅。拟用清肝祛风，清利头目；疏通厥阴、太阳经脉，解肌舒筋；养心镇静，秘阳宁神；益胃降逆，补肾健骨活络。

处方：天麻 15 g，地龙 15 g，川芎 15 g，赤芍 15 g，白芍 15 g，菊花 15 g，夏枯球 15 g，葛根 30 g，防己 15 g，延胡索 30 g，片姜黄 15 g，桑枝 15 g，丝瓜络 10 g，伸筋草 10 g，桑寄生 15 g，怀牛膝 15 g，鸡血藤 15 g，炒酸枣仁 30 g，生龙骨 30 g，生牡蛎

30 g，代赭石 15 g，瓜蒌 10 g，黄连 10 g，制半夏 10 g，焦槟榔 10 g，焦三仙各 10 g，百合 15 g，乌药 10 g，海螵蛸 10 g，浙贝母 10 g，沙参 10 g。6 剂，水煎服。

二诊：2011 年 4 月 13 日。患者服上药后，头晕、头痛消失，颈痛转舒，指麻亦除，睡眠亦安。胃烧灼感虽减，但泛酸未除，苔黄虽去，仍为白干。上方百合加至 30 g、沙参加至 15 g，再予 5 剂，隔日 1 剂，水煎服，仍忌食肥甘。

三诊：2011 年 4 月 25 日。患者自觉良好，无明显症状，舌象正常，脉无大异。上方用 2 剂为细面，每次 30 g，每日 2 次，水煎服。以善其后调治。

颈椎病，合并慢性胃炎、失眠

孙某，女，58 岁，包头市人。

初诊：2011 年 5 月 6 日。患者头晕目涩，颈疼痛，转动有响声，心烦失眠梦多。胃脘胀满，嗳气，口干，大便不爽，小便黄。舌红暗、苔白中心厚，脉弦数。

辨治：风阳上菀头目，血气不利。厥阴、太阳阻痹于颈，筋肌不利。心肝失养，神魂失藏。气、热、食三郁于胃，胃失合降。拟用息风清热于头目，舒畅气血于厥阴、太阳，解肌舒筋，养心肝镇静宁谧神志，清降胃逆，畅通阳明。

处方：天麻 15 g，地龙 15 g，赤芍 15 g，白芍 15 g，菊花 15 g，决明子 15 g，柏子仁 30 g，生龙骨 30 g，生牡蛎 30 g，代赭石 20 g，旋覆花 10 g，葛根 30 g，防己 15 g，延胡索 30 g，瓜蒌 15 g，黄连 10 g，半夏 10 g，焦槟榔 15 g，焦三仙各 10 g，百合 15 g，乌药 10 g，片姜黄 10 g。5 剂，水煎服。

二诊：2011 年 5 月 12 日。患者服上 5 剂，头晕已去，颈痛顿减，眠可梦少。大便畅，胃胀减，偶有嗳气。苔厚转薄白。继用前方 6 剂，前 3 剂每日 1 剂，后 3 剂隔日 1 剂，水煎服。

三诊：2011 年 5 月 22 日。诸症皆除，嘱服加味逍遥丸 1 周，疏肝调中以善其后。疏肝以畅气血，调中以灌四旁。

颈椎病，合并慢性胃炎、乳腺增生

张某，女，45 岁，包头市人。

初诊：2011 年 7 月 17 日。患者头晕、头痛，目胀痛，颈痛。心下痞满，食减，大便或稀黏或干。两乳房多发结节，按之硬痛。舌暗红、苔白，脉弦数。

辨治：肝之郁火菀于头目，血气不畅；厥阴、太阳经输不畅，筋肌不利；中焦气热食三郁，升降失司；气热痰瘀结为乳癖。拟用清肝息风，疏畅厥阴、太阳，解肌舒筋；顺导阳明胃腑，化瘀消痰软坚行滞，以期乳块速除。

处方：天麻 15 g，地龙 15 g，川芎 15 g，赤芍 15 g，白芍 15 g，郁金 10 g，野菊花 15 g，夏枯草 15 g，葛根 15 g，延胡索 30 g，瓜蒌 15 g，黄连 10 g，半夏 10 g，焦槟榔 10 g，焦三仙各 10 g，生乌梅 10 g，蒲公英 15 g，玄参 15 g，浙贝母 15 g，生牡蛎 30 g，半枝莲 15 g，荔枝核 10 g，猫爪草 10 g，山慈菇 15 g，八月札 10 g，莪术 10 g，石见穿 10 g，海蛤壳 15 g，海藻 10 g。8 剂，水煎服。

二诊：2017 年 7 月 25 日。患者服上药后，自觉病症全面减轻明显，头晕消失，头痛已不明显，颈部转头时稍欠灵活、微痛。心下胃脘已舒，大便通调。乳房内肿块变软，触之减缩。前方继服 5 剂。

三诊：2017 年 7 月 29 日。患者头、颈部症状消除，脘腹无不适，二便调。乳中多发小节已消，其中较大者（直径约近 2 cm）消减约三分之一，按之软、不痛，改用下方继治。

处方：全瓜蒌 15 g，蒲公英 15 g，玄参 15 g，浙贝母 20 g，生牡蛎 30 g，半枝莲 20 g，荔枝核 15 g，猫爪草 15 g，山慈菇 15 g，柴胡 10 g，香附 10 g，僵蚕 10 g，制没药 10 g，八月札 10 g，莪术 15 g，石见穿 10 g，海蛤壳 15 g，海藻 10 g。10 剂，水煎服。

四诊：2011 年 8 月 8 日。患者乳房肿块已全消，甚喜。余触之确然，继用前方 2 剂，共为极细面，每次 20 g，每日 2 次，水煎服，以善其后。

颈椎病，合并慢性胃炎、腰椎间盘膨出

赵某，女，60 岁，包头市人。

初诊：2012 年 3 月 12 日。患者头时晕，头痛，颈痛，上肢痛，指麻。脘胀，大便或干或不干，2 日 1 行。腰痛，腿痛沿外后侧痛，畏寒足冷，行走后疼重。舌暗红、苔白，脉沉细。

辨治：风热菀于头目，血气不利；厥阴、太阳经脉失畅，筋肌不舒；更有年事已高，肾、督亏虚，筋骨不健，阳虚寒凝，气血不畅；阳明胃肠有所郁滞，传导怠慢。拟用平肝祛风，清利头目；活血通络，解肌舒筋；补肾健骨，散寒止痛，兼通胃肠郁滞。

处方：天麻 15 g，地龙 15 g，川芎 15 g，赤芍 15 g，白芍 15 g，菊花 15 g，决明子 15 g，葛根 20 g，防己 15 g，延胡索 30 g，片姜黄 10 g，桑枝 15 g，丝瓜络 10 g，鹿角胶 15 g，熟地黄 15 g，炮姜 10 g，炙麻黄 10 g，桑寄生 15 g，怀牛膝 20 g，鸡血藤 30 g，生槟榔 15 g，石斛 15 g。5 剂，水煎服。

二诊：2012 年 3 月 18 日。患者服上药 5 剂后头晕已去，头痛近消，颈痛大减，指麻已去。胃舒，大便畅调。腰腿痛去其大半，自觉走路较前大为轻松。原方继调，再予 5 剂。

三诊：2012 年 3 月 24 日。患者自述已无明显痛苦，唯走路尚不能时间长，低头干活时间久颈部有点酸。继服前方 5 剂，隔日 1 剂，以善其后调理。

颈椎病，合并慢性胃炎、冠心病、失眠

张某，女，60 岁，包头市人。

初诊：2012 年 4 月 18 日。患者头晕，头痛，颈痛。胸闷，偶有心绞痛，心动悸，心烦热，失眠。脘腹不舒，大便不畅，小便利。舌暗红、苔白干，脉细弦，偶结代。

辨治：肝之风热菀于头目，血气不利；厥阴、太阳经脉不利，筋肌失养；阴虚热瘀于心脉，神脉失主；脾胃热、食郁滞，运化有失。拟用息风清肝，通利头目；养阴通脉，镇静宁神；通经活络，解肌舒筋；清胃行郁，消食导滞。

处方：天麻 15 g，地龙 15 g，川芎 15 g，赤芍 15 g，白芍 15 g，菊花 15 g，夏枯草 15 g，葛根 30 g，防己 15 g，延胡索 20 g，丹参 15 g，毛冬青 10 g，炙甘草 10 g，黄连 10 g，焦槟榔 15 g，焦三仙各 10 g，炒酸枣仁 30 g，生铁落 20 g，黄柏 15 g，合欢皮 15 g。6 剂，水煎服。

二诊：2012 年 4 月 26 日。患者服上药 6 剂后，甚喜，头已不晕不痛，颈部转舒，特别是能安睡 7 小时，心不烦热，心绞痛没有发作。脘腹通畅，大便调。望其舌，瘀色减、苔白不干，诊其脉虽弦细，但无结代。继用原方 6 剂，前 3 剂，每日 1 剂，后 3 剂隔日 1 剂，水煎服。

三诊：2012 年 5 月 4 日。患者述自觉很好，无明显痛苦，考虑症虽除，病难根治，继用前方 3 剂，共为极细面，每次 30 g，每日 2 次，水煎服。以善其后。

颈椎病，合并慢性胃炎、阑尾术后肠粘连、腰椎病、失眠、月经不调

刘某，女，30 岁，包头市人。

初诊：2012 年 4 月 18 日。患者头晕有时，颈酸痛，失眠。脘痞满，纳少，自述小腹术后 3 年有阶段性阵发疼痛，肠鸣，大便里急后重，小便利。腰痛，累及两腿外后侧，沿坐骨神经线痛明显，双腿畏寒足冷。行经量少，有血块。舌暗、苔白，脉沉细。

辨治：肝有风热上乘头目，血气不利。厥阴、太阳经脉不畅，肌筋有滞。胃肠湿热郁遏，胃肠传导不畅。更有肾督亏虚，筋骨不健，寒凝痹阻。拟用清利头目，疏通厥阴、太阳经脉，畅导胃肠蕴热，疏肝养血，镇静安神，补肾益督，散寒通痹。

处方：天麻 15 g，地龙 15 g，赤芍 15 g，白芍 15 g，菊花 15 g，葛根 15 g，防己 15 g，延胡索 20 g，炒酸枣仁 20 g，生龙骨 30 g，生牡蛎 30 g，瓜蒌 10 g，黄连 10 g，半夏 10 g，生槟榔 15 g，败酱草 15 g，大血藤 15 g，生薏苡仁 15 g，枳实 15 g，柴胡

10 g，益母草 20 g，当归 15 g，石菖蒲 10 g，鹿角霜 15 g，炮姜 10 g，炙麻黄 10 g，怀牛膝 15 g，鸡血藤 15 g。5 剂，水煎服。

二诊：2012 年 4 月 24 日。患者服上药 5 剂后，头、颈症状已不明显，睡眠较好。胃中觉舒，饮食有增，小腹疼痛次数减少，大便较畅，里急后重消失。腰腿痛顿减，仅行走用力或快走时有痛感。月事尚没到期，效果待观察。继用前方 5 剂。

三诊：2012 年 5 月 2 日。患者病症多平，唯小腹仍偶有微痛，大便有时不畅，月事仍未到期，疗效未果。

处方：生晒参 15 g，石莲子 15 g，黄连 10 g，大血藤 15 g，生薏苡仁 15 g，败酱草 15 g，干姜 10 g，生乌梅 10 g，柴胡 10 g，当归 15 g，白芍 15 g，益母草 30 g，延胡索 15 g，紫豆蔻 10 g。5 剂，水煎服。

四诊：2012 年 5 月 8 日。服上药后，月经适来，经色、量正常，腹未痛。饮食尚好，大便通调，小腹安舒。继用上方 4 剂，隔日 1 剂，善后调理。

颈椎病，合并慢性胃炎、失眠

党某，女，69 岁，包头市人。

初诊：2012 年 6 月 13 日。患者头痛、头晕较重，甚时不敢行走，目干涩痛，颈部疼重，转头不利。脘腹胀痛，大便不爽，小便黄。心烦失眠，常 1 日少于 3 小时。舌暗红、苔白厚，脉弦数。

辨治：肝之风热上逆，菀于头目，血气不利；厥阴、太阳经输不畅，气血瘀滞，筋肌受损；湿热蕴结脾胃，升降变异，运化传导失司；心受邪扰，神明失主。拟用息风清热，通利气血，疏通经络，解肌舒筋；辛开苦降，清热去湿消导，养心镇阳宁神。

处方：天麻 15 g，地龙 15 g，川芎 15 g，赤芍 15 g，白芍 15 g，菊花 15 g，夏枯球 15 g，灯盏花 5 g，葛根 30 g，防己 15 g，延胡索 20 g，片姜黄 10 g，瓜蒌 12 g，黄连 10 g，半夏 10 g，焦槟榔 15 g，焦三仙各 10 g，炒酸枣仁 20 g，生龙骨 30 g，生牡蛎 30 g，珍珠母 20 g。5 剂，水煎服。

二诊：2012 年 6 月 22 日。患者服上方 5 剂后，疗效显然，头晕大减，仅小晕有时，行走无惧，头痛轻微。脘腹畅通，食增，大便通调，睡眠亦安。舌暗红有所减、苔白不厚，脉弦数亦有所缓和。前方继服 5 剂。

三诊：2012 年 6 月 28 日。患者诸症皆除，询问是否继续服药。考虑到有些病，症虽去而病未尽除，为此再予 4 剂，隔日 1 剂，以善其后。

颈椎病，合并慢性胃炎、腰以下浮肿

杨某，女，50 岁，包头市人。

初诊：2012 年 7 月 29 日。头晕且痛，颈部痛，头转动痛加。胃脘胀痛，大便秘，2~3 日 1 行，小便少。腰以下浮肿（查无肾病）按之凹，下肢静脉有瘀色，下肢寒热不明显。舌有瘀色、苔白厚，脉沉迟。

辨治：肝之风热上扰头目，血气不利。厥阴、太阳经脉阻滞，筋肌拘急。湿热蕴结脾胃，失于传导。血瘀湿盛泛益肌肤。拟用息风清肝，通利头目；活络通痹，解肌舒筋；通导阳明胃肠，化瘀行气利水。

处方：天麻 15 g，地龙 15 g，川芎 15 g，延胡索 15 g，菊花 15 g，夏枯草 15 g，葛根 30 g，防己 15 g，菝葜 15 g，生槟榔 15 g，焦三仙各 10 g，火麻仁 15 g，苍术 10 g，黄柏 15 g，怀牛膝 15 g，鸡血藤 15 g，陈皮 20 g，茯苓皮 30 g，益母草 30 g，泽兰叶 15 g，海桐皮 15 g，毛冬青 15 g，胡芦巴 10 g。7 剂，水煎服。

二诊：2012 年 8 月 8 日。患者服上药 7 剂后，头晕头痛基本消失，颈痛顿减，仅头转动时微痛。大便畅通，脘腹胀满消失，尿量大增，水肿消超过半。舌瘀色有减、苔薄白，脉沉迟有起象。继用上方去生槟榔、焦三仙、火麻仁，予 5 剂。

三诊：2012 年 8 月 14 日。患者服上药后，诸症消失，仅下肢重按微有痕印，用上方 4 剂，隔日 1 剂，以此善后调理。

颈椎病，合并慢性胃炎、结肠炎

魏某，男，30 岁，包头市人。

初诊：2012 年 8 月 20 日。患者头痛时晕，颈部疼痛，转动不利。脘胀痛，饮食减少，腹泻，日 3~4 行，大便时左小腹痛，时有里急，小便利，手足易冷。舌淡胖、苔白，脉沉弱。

辨治：脾之阳气亏虚，运化水谷失司，不主四肢；肾之阳气亏虚，气化有异，不司开合。中焦不能镇定，肝风易动，上乘头目。厥阴经输不畅，气血阻滞，筋肌不利。拟用重培中土，兼以息风平肝，疏通气血，解肌舒筋，温肾暖土固肠。

处方：天麻 15 g，地龙 15 g，川芎 15 g，赤芍 15 g，白芍 15 g，菊花 15 g，葛根 20 g，防己 15 g，延胡索 20 g，党参 20 g，莲子 15 g，苍术 15 g，白术 15 g，炒谷芽 10 g，补骨脂 10 g，肉豆蔻 10 g，五倍子 10 g，黄连 10 g，干姜 10 g，乌梅 10 g。7 剂，水煎服。

二诊：2012 年 8 月 28 日。患者述服此方特效，头已不痛、不晕，颈部亦不痛，转动比较灵活。脘腹不胀，大便日 1 行，没有难受感。考虑虽平而病尚需调治巩固，再予原方 4 剂，隔日 1 剂，以善其后。

颈椎病，合并慢性胃炎、失眠

石某，女，52 岁，包头市人。

初诊：2012 年 11 月 23 日。患者头晕，体位变动时尤显，目干涩，颈部疼痛，转动不灵。胃胀痛，大便干秘。心烦眠差，手足心热。舌红、苔花剥，脉弦数。

辨治：肝之风热菀于上，头目不利。厥阴、太阳经输不畅，肌筋拘急。脾胃阴虚夹有食热壅滞，失于传导。阴虚热扰，心神失宁。拟用平肝息风，清利头目；通经活络，解肌舒筋。清胃消导，养阴清心，秘阳安神。

处方：天麻 15 g，地龙 15 g，川芎 15 g，赤芍 15 g，白芍 15 g，防己 15 g，延胡索 20 g，瓜蒌 10 g，黄连 10 g，焦槟榔 15 g，焦三仙各 10 g，百合 15 g，乌药 10 g，炙甘草 10 g，生地黄 15 g，丹参 15 g，生龙骨 20 g，生牡蛎 20 g。5 剂，水煎服。

二诊：2012 年 11 月 28 日。服上药 5 剂治后显效，头已不晕，颈部疼痛顿减，仅头转动时微痛。胃脘已不胀，大便通畅。心烦悸、睡眠好转，舌脉亦有转象。前方继服 5 剂。

三诊：2014 年 3 月 5 日。患者告知，过往 1 年未见不适。近日因劳累、饮食不节有所复发，头目不清利，颈酸楚，便秘，失眠。舌微红、苔白，脉弦细。继用原方 6 剂，颈、胃、心神通调。

四诊：2014 年 3 月 12 日。患者诸症基本消失，再予 4 剂，隔日 1 剂，善后调治。

颈椎病，合并慢性胃炎、前列腺炎

薛某，男，49 岁，包头市人。

初诊：2013 年 1 月 5 日。患者头晕头痛、目球后痛，颈部疼痛，转动时尤重。心下（胃上脘）闷胀，纳食后重，小便频急而不利，但不尿痛，会阴处胀，大便不爽。舌红夹瘀色、苔白，脉弦紧。

辨治：肝之风热乘上菀于头目，血气不利。厥阴、阳明经脉不畅，筋肌阻滞。阳明食、气有郁，湿热蕴阻下焦。拟用清肝活血息风，畅通厥阴、太阳经脉，降通胃腑，清利下焦湿热。

处方：天麻 15，地龙 15 g，川芎 15 g，赤芍 15 g，白芍 15 g，菊花 20 g，夏枯草 15 g，灯盏花 5 g，生龙骨 30 g，生牡蛎 30 g，葛根 20 g，防己 15 g，延胡索 20 g，瓜蒌 10 g，薤白 10 g，焦三仙各 10 g，山茱萸 15 g，怀牛膝 20 g，桃仁 10 g，龙胆 15 g，金钱草 15 g，虎杖 15 g，冬葵子 15 g，车前子 10 g，路路通 10 g。5 剂，水煎服。

二诊：2013 年 1 月 12 日。患者服上药后诸症显效，头晕、头痛大减，目痛消失，颈部疼痛已轻。心下闷胀消失，食欲感增强，大便通调，小便频数已减，不急，夜尿由 3～4 次转为 1 次。前方继用 5 剂。

三诊：2013 年 1 月 18 日。诸症基本消失，再予 4 剂，隔日 1 剂，水煎服，以善后调治。

颈椎病，合并慢性胃炎

陈某，女，39 岁，包头市人。

初诊：2013 年 3 月 4 日。患者头时晕，目胀痛，颈部痛，肌紧张。胃脘胀痛已久，食冷尤重，常嗳气，大便不爽，小便利，舌淡红、苔白，脉弦。

辨治：肝木风热菀于头目，血气不利；厥阴、太阳经脉不畅，气血阻滞，肌筋失灵；脾虚运化不及而清不升，胃实失于传导而浊不降。复加肝木犯土，最宜木、土、颈胃同病。拟用清肝息风，解肌舒筋活络，益气健脾，理气消导。

处方：天麻 15 g，地龙 15 g，川芎 15 g，赤芍 15 g，白芍 15 g，菊花 15 g，夏枯草 15 g，葛根 20 g，防己 15 g，延胡索 20 g，党参 15 g，莲子 10 g，焦槟榔 15 g，焦三仙各 10 g，蜜甘草 10 g，枳实 10 g，苍术 10 g，白术 10 g，炮姜 10 g，鸡内金 5 g。5 剂，水煎服。

二诊：2013 年 3 月 10 日。患者服上 5 剂后，头晕渐减，肌紧松动，头转动时痛轻。胃脘胀痛消失，大便畅通。前方继予 6 剂，前 3 剂每日 1 剂，后 3 剂隔日 1 剂，以善后调理。

颈椎病，合并慢性胃炎、反流性食管炎、前列腺增生

袁某，男，64 岁，包头市人。

初诊：2013 年 1 月 14 日。患者头目胀痛，目亦干涩，迎风流泪，颈部疼痛。心下痞满，按之痛，食后恶逆、吞酸。腰酸，小便不畅，尿等待，夜尿频。舌暗红、苔白，脉弦数。

辨治：肝之风热上犯头目，血气不利。厥阴、太阳经脉气血瘀滞于颈背，肌筋不舒。中焦脾虚胃实，失于升清降浊，运化传导失司。湿热阻滞下焦精道、阻碍尿路。拟用平肝息风，清利头目；疏通厥阴、太阳经脉，解肌舒筋；健脾运化，通降胃滞；益肾主水，清利湿热。

处方：天麻 15 g，地龙 15 g，川芎 15 g，赤芍 15 g，白芍 15 g，野菊花 15 g，夏枯球 15 g，葛根 20 g，防己 15 g，延胡索 20 g，党参 20 g，瓜蒌 10 g，黄连 10 g，半夏 10 g，焦槟榔 15 g，焦三仙 10 g，柿蒂 10 g，旋覆花 10 g，代赭石 15 g，山茱萸 10 g，怀牛膝 15 g，益母草 15 g，冬葵子 15 g，瞿麦 15 g，路路通 10 g。8 剂，水煎服。

二诊：2013 年 1 月 24 日。患者服上方 8 剂，头、目胀痛明显减轻，颈部痛大减。胃脘转舒，大便通畅，恶逆上泛减少。唯前列腺增生病固若金汤，小便仍不畅，前方

调整如下：

处方：天麻 15 g，地龙 15 g，川芎 15 g，赤芍 15 g，白芍 15 g，菊花 15 g，夏枯草 10 g，葛根 20 g，防己 15 g，延胡索 20 g，党参 15 g，瓜蒌 10 g，黄连 10 g，半夏 10 g，焦槟榔 15 g，楮实子 10 g，山茱萸 10 g，川牛膝 30 g，牵牛子 10 g，桃仁 10 g，川楝子 10 g，莪术 15 g，益母草 20 g，猪苓 15 g，泽泻 15 g，冬葵子 15 g，椒目 10 g，皂角刺 10 g，威灵仙 15 g。8 剂，水煎服。

三诊：2013 年 2 月 2 日。患者服上药后，头、目胀痛基本消失，颈部疼痛不觉，活动比较自如。心下痞满消失，上逆吞酸消失。小便比较通利，夜尿由 3～4 次转为 1 次。继予上方 8 剂，前 4 剂每日 1 剂，后 4 剂隔日 1 剂，水煎服。以此善后调治。

颈椎病，合并慢性胃炎、月经不调

申某，女，38 岁，包头市人。

初诊：2013 年 3 月 31 日。患者头痛，时有头晕，颈痛，每遇低头看电脑、手机后加重。胃腹胀，时有嗳气，大便不干，但黏滞不畅，小便利。月经如期，但经血量少色暗、不畅。舌红有瘀色、苔白且厚，脉弦数。

辨治：肝之风热菀于上，头目血气不利；厥阴、太阳经输不畅，肌筋气血阻滞；脘腹食、气阻滞，胃失传导；肝血不足，失于疏泄。拟用清肝息风，通利气血，解肌舒筋；理气消食，助胃传导；养血疏肝通经。

处方：天麻 15 g，地龙 15 g，川芎 15 g，赤芍 15 g，白芍 15 g，菊花 15 g，夏枯草 15 g，葛根 20 g，防己 15 g，延胡索 20 g，瓜蒌 10 g，黄连 10 g，半夏 10 g，焦槟榔 15 g，焦三仙各 10 g，枳实 10 g，白术 10 g，柴胡 10 g，当归 15 g，熟地黄 10 g，益母草 30 g。5 剂，水煎服。

二诊：2013 年 4 月 6 日。患者服上药 3 剂后，就觉头痛大减，已经不晕。脘腹胀痛有时，大便通调，5 剂服完后，头、颈部、脘腹无明显不适，只担心月经是否正常。考虑五行中，木有余能克土，肝主疏泄、主冲任。土生万物，造化气血。使用原方木、土、冲任继调，加桃仁 10 g，红花 10 g，怀牛膝 30 g。5 剂，水煎服，以观后效。

三诊：2013 年 6 月 18 日。患者月经正常，经色、经量均正常，嘱其经前 1 周服用逍遥丸加益母草膏，以稳固疗效。

颈椎病，合并胃内肿物（肌瘤）、多发性脂肪瘤、失眠

郑某，女，62 岁，包头市人。

初诊：2014 年 2 月 28 日。患者头痛，目干涩痛且见风流泪，颈部痛。心下痞按之

痛，腹胀，大便不畅，常2~3日1行，嗳气，偶泛涎沫。失眠少寐，体胖，腹、臀肌内多个脂肪瘤，渐长不消，按之光滑不痛。大便不爽，小便利。舌暗红、苔白厚，脉沉。

辨治：肝之风热菀于头目，血气不利；厥阴、太阳经脉不利，颈部肌筋气血阻滞，脾虚失于升运，胃实失于降浊传导；更于气血痰湿阻滞，蕴结于肌肉成块。拟用祛风清肝，疏通阻滞，解肌舒筋，养血安神，化痰散结软坚。

处方：天麻15 g，地龙15 g，川芎15 g，赤芍15 g，白芍15 g，菊花15 g，夏枯草15 g，葛根20 g，防己15 g，延胡索20 g，党参15 g，瓜蒌10 g，黄连10 g，半夏10 g，焦槟榔15 g，焦三仙各10 g，枳实15 g，白术15 g，炒酸枣仁20 g，生龙骨20 g，生牡蛎20 g，代赭石15 g，半枝莲15 g，白芥子10 g，八月札10 g，石见穿10 g，僵蚕10 g，海藻10 g，山慈菇15 g，石莲子10 g。10剂，水煎服。

二诊：2014年3月10日。患者服上药后，诸病症渐轻，现头、目、颈部已无明显疼痛。心下转舒，大便畅通，睡眠亦好，特别是胃肿物经查减半，体多发性脂肪瘤明显变软，消大半。观其舌瘀色亦轻，厚苔变薄，患者恐惧胃肿物转变。考虑木主疏泄，运行气血，推陈致新；土生万物，造化痰湿，主肌肉，布津液，上方去炒酸枣仁、赭石，再予10剂。

三诊：2014年3月22日。患者彩超复查，原3cm左右大小的胃内肿物现基本不见，腹、臀肌肉的4个脂肪瘤中3个2cm大小的基本消失，其中4cm左右的1个仍有残留。虑病生成之机，嘱其管好嘴，迈开腿。上方4剂，共为细面，每次30 g，每日3次，水煎服。为善后调理。贵在杂合以治，不仅各司其属，各得所宜，而且法相通、药协从，相得益彰，非治其一病能比！

颈椎病，合并高血压、心肌缺血、失眠、慢性胃炎

闫某，女，70岁，包头市人。

初诊：2013年12月16日。患者头晕头痛，目胀，颈部疼痛。失眠心悸，心前区阵发性闷痛，每日上楼或稍快走心跳气短。胃脘胀痛，大便稀滞，小便利。腰酸痛，弯腰或坐久加重，卧则轻。舌暗红、苔白厚，脉沉数。

辨治：肝之风热菀于上，头目气血不利；厥阴、太阳经输不畅，筋肌阻痹；心虚阳不平秘；脾胃湿热运化不及；肾虚血瘀失于主骨，经脉失畅。拟用清肝息风，养心镇静，健脾运化，解肌舒筋，健骨活络。

处方：天麻15 g，地龙15 g，钩藤40 g，赤芍15 g，白芍15 g，菊花15 g，夏枯草15 g，炒酸枣仁15 g，生龙骨20 g，生牡蛎20 g，生地黄15 g，丹参15 g，银杏叶10 g，葛根20 g，防己15 g，延胡索20 g，党参10 g，瓜蒌10 g，黄连10 g，炒白扁豆10 g，

炒薏苡仁10 g，苍术10 g，白术10 g，乌梅10 g，桑寄生10 g，怀牛膝15 g，血风藤15 g，鸡血藤15 g。10剂，水煎服。

二诊：2015年3月8日。患者诉治疗后年余，血压平稳，颈部不痛，头晕、头痛消失，失眠亦好。饮食、排便正常，酸腿酸痛好转。现血压不时高达180/100 mmHg，颈痛，头有时晕，腰腿酸痛，其他无不适。舌暗红、苔薄白，脉细弦。参考前方，上有余以折之，下不足以补之。

处方：天麻15 g，地龙15 g，钩藤40 g，川芎15 g，赤芍15 g，白芍15 g，生龙骨30 g，生牡蛎30 g，玳瑁粉8 g，杜仲15 g，怀牛膝20 g，延胡索15 g，益母草15 g，血风藤15 g，鸡血藤15 g，熟地黄10 g，鹿角霜15 g，葛根20 g，防己15 g。6剂，水煎服。

三诊：2015年3月15日。连日来血压平稳，头已不晕，颈不痛，腰腿酸痛亦轻。为巩固疗效，上方3剂，共为细面，每次30 g，每日2次，水煎服，以善后调理。

颈椎病，合并慢性胃炎、月经病

安某，女，41岁，包头市人。

初诊：2014年12月6日。患者头晕，头痛，颈部痛。脘痛腹胀，大便干，3~4日1行。腰酸，月经后期，经血量少色暗不畅。舌红有瘀色、苔白中心厚，脉弦细。

辨治：肝之风热菀于头目，血气不利；颈部经脉不畅，血气阻滞，筋肌有变，活动失灵；脾虚胃实，运导失司；肝失疏泄，冲任不及。拟用清肝息风，清利头目，解肌舒筋，活络通痹，补脾升清，通导泻胃，养血疏肝通经。

处方：天麻15 g，地龙15 g，川芎15 g，赤芍15 g，白芍15 g，菊花15 g，夏枯球15 g，葛根15 g，防己15 g，延胡索15 g，党参15 g，瓜蒌15 g，黄连10 g，枳实15 g，白术15 g，生槟榔15 g，莱菔子15 g，火麻仁15 g，柴胡10 g，当归15 g，益母草30 g，豆蔻10 g，怀牛膝20 g。5剂，水煎服。

二诊：2014年12月12日。患者服上方5剂，头已不晕不痛，颈无明显疼痛。大便通畅，脘腹亦舒。经期未至，其效难测。继服上方5剂，隔日1剂，以观后效。

三诊：2014年12月28日。患者近期很好，无明显病痛，此次月经颜色较正，量略少于正常。嘱其下月经期前10日服加味逍遥丸和益母草膏以善其后。

颈椎病，合并慢性胃炎、糖尿病

刘某，男，62岁，包头市人。

初诊：2014年10月22日。患者头晕疼痛，目昏干涩，颈部疼痛。脘腹胀，大便干，3日1行，小便黄。身渐瘦，乏力，口苦，不多饮，空腹血糖8.6个单位。舌暗红、苔腻，脉弦数。

辨治：肝之风热上扰头目，血气不利，厥阴、太阳经脉不畅，颈部筋肌阻痹；湿热蕴结脾胃，升降运化消导失司。拟用清肝息风，清利头目；解肌舒筋，疏经活络；补脾泻胃，以复升降运化消导。

处方：天麻15 g，地龙15 g，川芎15 g，赤芍15 g，白芍15 g，菊花15 g，决明子10 g，葛根20 g，防己15 g，延胡索20 g，党参15 g，黄连10 g，焦槟榔15 g，焦三仙各10 g，石莲子10 g，枳实10 g，白术10 g，苦瓜根15 g，荔枝核10 g，黄精15 g，石斛15 g，黄芪20 g，当归10 g，鸡内金10 g。5剂，水煎服。

二诊：2014年12月28日。患者服上药后，头晕、头痛已不明显，颈部痛明显减轻，转动比较松快。脘腹胀满消失，大便通畅。空腹血糖由8个单位以上（服西药）降至6.4个单位左右。原方继予5剂。

三诊：2015年1月6日。患者自述现无明显不适，血糖若饮食不注意，吃得太饱，吃肉多些，甜果不注意，偶能空腹血糖7.7个单位，甚至8个单位以上。为改善糖尿病，为其调为下方。

处方：生晒参15 g，黄芪20 g，黄连15 g，黄柏15 g，苦瓜根15 g，荔枝核10 g，当归10 g，鸡内金10 g，丹参15 g，玉竹12 g。5剂，水煎服。

四诊：2015年1月12日。连日来空腹血糖为5.4～6.2个单位，无其他不适，使用上方4剂，共研细面，每次30 g，每日3次，水煎服。畅谷道，健脾胃，和阴阳，以复脾胃运化之机，自稳调节之能。再嘱：多食菜，控高粱原味；忌食糖，少食粮，多喝奶，练好腿。

颈椎病，合并慢性胃炎、带下病、月经病

张某，女，36岁，包头市人。

初诊：2014年12月12日。患者头痛，目干涩，颈椎痛。脘腹胀，大便秘，纳少口苦。带下色黄量多，腰骶酸痛，月经后期，经血量少色黑，痛经且乳房胀痛。舌红、苔白黄间相且干，脉弦数。

辨治：肝之风火上扰，头目不利；厥阴、太阳经脉气血阻滞，筋肌阻痹；胃肠燥热壅滞，失于降导；下焦湿热蕴塞，冲任血虚夹瘀。拟用清肝祛风，通利头目；解肌舒筋，活络通痹；清润消导，通畅胃肠；解毒除带，补血通经。

处方：天麻15 g，地龙15 g，川芎15 g，赤芍15 g，白芍15 g，野菊花15 g，夏枯草15 g，牛蒡子10 g，葛根15 g，防己15 g，延胡索15 g，瓜蒌10 g，黄连10 g，生槟榔15 g，莱菔子15 g，火麻仁15 g，土茯苓15 g，败酱草15 g，鱼腥草15 g，土瓜根

15 g，银柴胡 10 g，当归 15 g，益母草 15 g，川牛膝 15 g，桃仁 10 g，红花 10 g。5 剂，水煎服。

二诊：2014 年 12 月 19 日。患者服上 5 剂后，头目清利，头不痛，目不干涩，颈部疼痛大减，仅头转动时微痛。脘腹胀痛消失，大便畅通。带下明显减少，且黄去仅白，腰骶部痛亦轻，经期未到，有待调理观察。原方继服 5 剂。

三诊：2014 年 12 月 26 日。患者药后诸症均消，仅有少量白带，月事未行，改用下方重在疏肝调理冲任，兼以除带。

处方：柴胡 10 g，当归 15 g，生白芍 15 g，熟地黄 15 g，怀牛膝 30 g，益母草 30 g，桃仁 10 g，红花 10 g，香附 10 g，黄芩 10 g，黄柏 15 g，山药 15 g，车前子 10 g，白果 10 g。5 剂，水煎服，隔日 1 剂。

四诊：2015 年 1 月 8 日。患者服上药 5 日月经适来，经色正常，经量略少于过去正常量，无痛经，乳痛消。嘱其下次月经前 5 日服加味逍遥丸，巩固此效。

颈椎病，合并慢性胃炎、失眠、月经不调

关某，女，40 岁，包头市人。

初诊：2015 年 5 月 14 日。患者头晕头痛，目昏内系痛，颈痛牵肩，腰腿痛，沿大腿后外侧痛（坐骨神经线），心烦失眠。胃脘胀满，大便不畅，时或干。月经后期，色深量少。舌红、苔黄腻，脉弦实。

辨治：肝之风火上扰头目，血气不利；厥阴、太阳经脉不畅，血气阻痹于颈肩，肌筋不利；胃湿热食郁，失于运化传导；心虚热犯，神失宁静；冲任亏虚夹肝瘀滞，经行不畅。拟用平肝息风，清利头目；通畅厥阴、太阳经脉，解肌舒筋，补肾健骨，活络止痛；清热化湿，通导胃肠；养血通经，调理冲任。

处方：天麻 15 g，地龙 15 g，川芎 15 g，赤芍 15 g，白芍 15 g，菊花 15 g，生龙骨 30 g，生牡蛎 30 g，首乌藤 15 g，葛根 20 g，防己 15 g，延胡索 20 g，川续断 15 g，桑寄生 15 g，怀牛膝 20 g，鸡血藤 15 g，刘寄奴 15 g，瓜蒌 10 g，黄连 10 g，半夏 10 g，焦槟榔 15 g，焦三仙各 10 g，柴胡 10 g，当归 15 g，熟地黄 15 g，益母草 15 g。6 剂，水煎服。

二诊：2015 年 5 月 22 日。患者服上药 6 剂，头、目诸症减轻，颈肩、腰腿疼痛亦轻。睡眠由 3 小时增至 6 小时，烦除眠安。胃脘较舒，大便通调。月事尚未到经期，待观后效。舌微红、苔转薄白，脉弦。急于解肝之有余，调肝之疏泄，可以助土传导，助冲任以行经，舒畅心气以安神。心为君主之官，主明则下安。原方继用，5 剂，水煎服。

三诊：2015 年 5 月 28 日。患者自觉身体诸痛消失。唯月经虽来其量仍少，经色好

转，无不适。改用下方，填补冲任奇经、养血活血通经，以观后效，以为善后调理。专以调经，经前1周服。

处方：柴胡10 g，当归15 g，白芍15 g，熟地黄15 g，川芎10 g，益母草30 g，川牛膝30 g，怀牛膝30 g，香附10 g，紫河车粉6 g，桃仁10 g，红花10 g，菟丝子10 g。

此后经调，如期而至，经血量、色正常，亦无不适。

颈椎病，合并慢性胃炎、闭经

韩某，女，47岁，太原市人。

初诊：2014年10月20日。患者头痛头晕，颈部疼痛，牵及肩背。脘腹胀满，纳减，嗳气口臭，大便不爽、时干。经闭3月余，此前经量已少，经血色暗、不畅，行经时心烦、手心热。舌红夹瘀、苔厚腻白，脉弦有力。

辨治：肝之风热菀郁头目，血气不利；厥阴、太阳经脉不畅。颈部肩背血气瘀滞，筋肌不利；脾胃湿热气郁，升降、运化失常；肝肾冲任阴血不充，血气瘀阻不通而不以时下。拟用平肝息风，清利头目；通脉活络，解肌舒筋；通泻胃肠，寓于补脾润胃；补肝益血填冲，寓于理气活血通经。

处方：天麻15 g，地龙15 g，川芎15 g，赤芍15 g，白芍15 g，菊花15 g，茺蔚子15 g，葛根15 g，防己15 g，延胡索20 g，肿节风15 g，片姜黄10 g，五爪龙10 g，瓜蒌15 g，黄连10 g，焦槟榔15 g，焦三仙各10 g，枳实15 g，白术15 g，石莲子15 g，百合15 g，乌药10 g，柴胡10 g，当归15 g，熟地黄10 g，益母草20 g，桃仁10 g，女贞子10 g，墨旱莲10 g。8剂，水煎服。

二诊：2014年11月9日。患者服上药后，头晕、头痛、颈部疼痛等明显减轻。脘腹胀满已去，大便通畅，月经未行。舌红瘀色见减、苔转白薄，脉弦力缓。继予原方6剂。

三诊：2014年11月16日。患者月经通畅，血色、经量正常。饮食增加，大便通调，脘腹无不适。头不晕不痛，目清利，颈、肩背痛消失。嘱其下月经前1周服加味逍遥丸。

颈椎病，合并慢性胃炎、反流性食管炎

王某，女，64岁，包头市人。

初诊：2015年12月6日。患者头晕目涩，遇风流泪，颈部痛，肌肉紧。脘腹胀满，纳差，嗳气，反酸上至咽，大便不畅，小便利。舌质暗红、苔白厚，脉弦数。

辨治：肝之风热上扰，头目气血不畅；颈部气血阻滞，肌筋不利，活动失灵；脾

虚胃实，升降失常，运化、传导失司。拟用平肝息风，畅利气血，解肌舒筋，补脾泻胃，降逆通导。

处方：天麻15 g，地龙15 g，川芎15 g，赤芍15 g，白芍15 g，菊花15 g，白蒺藜15 g，葛根20 g，防己15 g，延胡索20 g，党参15 g，瓜蒌10 g，黄连10 g，半夏10 g，焦槟榔15 g，焦三仙各10 g，枳实10 g，白术15 g，石莲子10 g，代赭石15 g，楮实子10 g，佛手片10 g。5剂，水煎服。

二诊：2015年12月12日。患者自述，头已不晕，目干涩好转，颈部痛明显减轻。脘腹比较舒服，大便通畅，嗳气已无。舌苔薄白，脉略弦。显然诸症已减，病势已缓，治乘胜追击，原方继服5剂。

三诊：2015年12月18日。患者自述，身体已舒，病症不显，饮食增加，排便有时。考虑症可速去，病未必速除，为此再予3剂，思平肝可伸土，疏泄肝之气血可以健脾泻胃。继用原方3剂，防过度治疗，隔日1剂，以善其后。

颈椎病，合并慢性胃炎、经闭

李某，女，25岁，包头市人。

初诊：2016年1月14日。头痛，时晕，目胀，颈部痛。经闭4个月（未孕），带下黄白相间。胃脘胀满，纳减，嗳气，大便少而不畅，小便黄。舌有瘀色、苔白厚，脉弦数。

辨治：肝之风热上扰头目，血气不利；厥阴、太阳经脉不畅，颈部筋肌阻痹；中焦脾虚胃实，运化、传导失司；下焦湿热壅滞，冲任亏虚夹郁瘀滞。拟用平肝息风，清利血气，通经络，解肌舒筋，清毒祛湿，养血通经。

处方：天麻15 g，地龙15 g，川芎15 g，赤芍15 g，白芍15 g，菊花15 g，葛根15 g，防己15 g，延胡索15 g，党参15 g，瓜蒌10 g，黄连10 g，半夏10 g，生山楂10 g，枳实10 g，白术10 g，土茯苓15 g，败酱草15 g，当归15 g，赤小豆10 g，熟地黄15 g，柴胡10 g，益母草30 g，桃仁12 g，红花10 g，紫豆蔻10 g，仙茅10 g，淫羊藿10 g。6剂，水煎服。

二诊：2016年1月21日。患者服上药后，头痛、头晕明显已轻，颈部痛缓解。脘腹已舒，大便通畅。经行3日，第1日色暗后正常，经量略少，带下因行经观察不清。舌红、苔转薄白，脉弦数之象有缓。原方继服4剂。

三诊：2016年1月26日。患者服上药后，头目清利、不痛不晕，颈部活动自如、不痛。饮食比较正常，大便通调，带下病较重。改用下方善后调治。

处方：党参15 g，枳实10 g，白术15 g，土茯苓15 g，败酱草15 g，当归15 g，赤小豆 10 g，柴胡 10 g，熟地黄 15 g，益母草 30 g，桃仁 10 g，红花 10 g，豆蔻 10 g，仙茅 10 g，淫羊藿 10 g。5 剂，水煎服，隔日 1 剂。

此后经行正常，带下量少而白，余亦无不适。

颈椎病，合并慢性胃炎、腰腿痛

祁某，女，62 岁，包头市人。

初诊：2016 年 3 月 31 日。患者头痛、时晕，目涩，颈背痛，恶风，腰痛腿痛，畏寒冷，遇阴冷天加重。胃脘胀痛，饮食减少，大便不爽，小便清利。舌淡紫、苔白厚，脉沉细。

辨治：肝风化热上扰头目，血气不利；风寒痹阻，肌肉筋骨不利；脾虚胃实，运化传导失司。拟用平肝祛风，清利头目；祛风散寒，血活通痹；解肌舒筋，强壮筋骨；健脾泻胃，运化传导。

处方：天麻 15 g，地龙 15 g，川芎 15 g，赤芍 15 g，白芍 15 g，菊花 15 g，夏枯草 15 g，葛根 30 g，防己 15 g，延胡索 20 g，炙麻黄 10 g，熟地黄 15 g，桑寄生 15 g，怀牛膝 20 g，炮姜 15 g，鸡血藤 15 g，刘寄奴 15 g，肿节风 15 g，羌活 12 g，独活 12 g，太子参 15 g，瓜蒌 10 g，黄连 10 g，半夏 10 g，焦槟榔 15 g，焦三仙各 10 g。6 剂，水煎服。

二诊：2016 年 4 月 8 日。患者服上药后。头痛、头晕消失，颈痛、腰腿痛顿减，且不畏风寒。脘腹胀满转舒，大便通调。舌质淡紫改善、苔转薄白，脉沉细亦有起色。继予原方 6 剂。

三诊：2016 年 4 月 15 日。主症虽去，考虑均属久疾，病未必尽愈，为巩固计，上药 2 剂为散，每次 30 g，每日 2 次，水煎服。

颈椎病，合并慢性胃炎、失眠、心肌缺血

徐某，男，74 岁，包头市人。

初诊：2016 年 3 月 17 日。患者头晕头痛、目胀痛，不时加重，颈部疼痛，转动不灵，腰腿亦痛。心烦，失眠，心动悸，心前区闷憋，偶有阵痛。心下胀满，嗳气食减，大便不畅。舌有瘀色、苔白厚，脉结代。

辨治：肝之风火莸于头目，血气不利；厥阴、太阳经脉不畅，气血阻痹筋肌。年又高龄，脾虚胃实，升降、运化、传导失司。况五行之中，生克一体，不可太过，亦不可不及，故予同治。

处方：天麻 15 g，地龙 15 g，川芎 15 g，赤芍 15 g，白芍 15 g，灯盏花 10 g，菊花

20 g，夏枯草 15 g，炒酸枣仁 15 g，生龙骨 30 g，生牡蛎 30 g，蜜甘草 15 g，生地黄 15 g，生铁落 20 g，丹参 20 g，银杏叶 15 g，太子参 15 g，瓜蒌 15 g，黄连 10 g，焦槟榔 15 g，焦三仙各 10 g，葛根 30 g，防己 15 g，延胡索 20 g，杜仲 15 g，怀牛膝 15 g。6 剂，水煎服，日 1 剂。

二诊：2016 年 3 月 25 日。患者服上药后，头晕、头痛大效，病症均不明显，颈、腰腿痛明显减轻，活动已不受限。特别是睡眠好，心无动悸，心前憋气亦好转，未作痛。心下胀满已去，二便通调。舌瘀有减轻、苔转薄白，脉无结代。思病虽多，证虽杂，处方虽大，亦各得所宜，此非治其一，用药轻描淡取可比。五行生克即将复常，为巩固计，再予原方微调 3 剂，隔日 1 剂，水煎服。

颈椎病，合并慢性胃炎、失眠

王某，女，54 岁，包头市人。

初诊：2016 年 4 月 14 日。患者头晕头痛，目胀，颈部痛牵及肩背。口干，胃脘胀痛灼热，大便不爽，心烦失眠，小便黄利。舌红、苔黄白相间而干，脉弦数。

辨治：肝之风热菀于头目，血气不利；厥阴、太阳经脉不畅，筋肌组痹；阴虚热扰，心神失于宁谧；脾虚胃实，运化传导失司。拟用清肝息风，通利头目；活络通经，解肌舒筋；养血清心，镇静安神；健脾泻胃，运化传导。

处方：天麻 15 g，地龙 15 g，川芎 15 g，赤芍 15 g，白芍 15 g，菊花 15 g，决明子 10 g，灯盏花 10 g，葛根 20 g，防己 15 g，延胡索 15 g，肿节风 15 g，片姜黄 10 g，太子参 15 g，瓜蒌 10 g，黄连 10 g，焦三仙各 10 g，莲子 10 g，百合 15 g，乌药 10 g，炒酸枣仁 15 g，蜜甘草 10 g，生地黄 15 g，生龙骨 20 g，生牡蛎 20 g，代赭石 10 g。6 剂，水煎服。

二诊：2016 年 4 月 22 日。患者自述，服上药后见效快，逐日好转。头晕、头痛已不明显，颈肩疼痛仅有轻微痛，特别是已能安睡，醒后全身轻松。胃已舒服，大便畅通，饮食有增。思五行之中，木、火、土、金、水乃生命共同体，制其有余，扶其不及，均为共同体平衡。继用原方多病杂证共治，予药 6 剂。为防过度医疗，隔日 1 剂。

颈椎病，合并习惯性便秘、月经过多、痤疮

高某，女，28 岁，包头市人。

初诊：2016 年 4 月 20 日。患者头痛，目胀，颈部疼痛。脘腹无明显不适，大便干，3～4 日 1 行，排便用力。月经经常提前 1 周，经量多、有血块，经前带下时白时黄且稠、气味重，小腹两侧痛。面部痤疮较多，经前加重。舌红、苔厚，脉弦数。

辨治：肝之风火菀于头目，血气不利；颈部经输不畅，血气阻滞肌筋；脾弱肠燥，失于传导；湿热壅郁下焦，菀于头面；冲任亏虚瘀热扰经。拟用清肝祛风，通利血气；解肌舒筋，活络通滞；补脾泻胃，润燥通便；解毒凉血，养血通经。

处方：天麻15 g，地龙15 g，川芎15 g，赤芍15 g，白芍15 g，菊花15 g，夏枯草15 g，葛根15 g，防己10 g，延胡索15 g，太子参15 g，瓜蒌15 g，黄连10 g，焦槟榔15 g，火麻仁15 g，生地黄15 g，牡丹皮10 g，紫荆皮30 g，紫草10 g，土茯苓15 g，败酱草15 g，生薏苡仁15 g，银柴胡10 g，当归15 g，益母草30 g。12剂，水煎服，日1剂。

二诊：2016年4月4日。患者服上药后诸症日减，现头痛目胀基本消失，颈部痛已轻微。大便不干，1～2日1行。带下量少、色白，小腹两侧痛消失。经期未至，面部痤疮大多消退，仅唇下少量。思症虽速效，但病未尽除，继予前方6剂调治。

三诊：2016年4月12日。患者服药3剂时月经适来，经量增、色正，无明显病痛，其余病症均消。嘱其下月经前1周服加味逍遥丸为善后调理。

颈椎病，合并慢性结肠炎、失眠、带下病、月经不调

刘某，女，46岁，包头市人。

初诊：2016年4月13日。患者头痛，时晕，目胀，颈部痛，低头时间长加重。食减，大便干结，左小腹有压痛。常失眠，白带较多，月经少量，初血色黑不畅。舌暗红、苔白厚，脉弦数。

辨治：肝之风热菀郁头目，血气不利；颈部经脉不畅，血气瘀滞肌筋；心虚热扰，神失宁谧；阳明燥结热壅，失司传导；湿热壅瘀，冲任带脉俱损。拟用祛风平肝，清利头目；解肌舒筋，活络通经；养心镇静，清热润燥，通导大肠；解毒养血，调理奇经。

处方：天麻15 g，地龙15 g，川芎15 g，赤芍15 g，白芍15 g，菊花15 g，夏枯球10 g，炒酸枣仁15 g，生龙骨30 g，生牡蛎30 g，葛根15 g，防己15 g，生槟榔15 g，莱菔子15 g，火麻仁15 g，生地榆15 g，石斛15 g，土茯苓15 g，败酱草15 g，柴胡10 g，当归15 g，生地黄15 g，益母草30 g，桃仁10 g，红花10 g。5剂，水煎服。

二诊：2016年4月20日。患者服上药后头痛、头晕基本消失，颈部疼痛亦微，睡眠亦有好转。大便通畅，不干，左小腹痛减轻，带下大减，月经未至。舌暗红有减、苔转薄白，其脉弦数势减，思木能疏土伸脾，土生万物，心安十二官，肝主冲任，继用原方4剂。

三诊：2016年4月26日。患者服药2剂后，月经适来，经血色正量增，余症基本平复。虑慢性结肠炎曾有反复，调经、治带尚需巩固，改用下方善后调治。

处方：生晒参 15 g，石莲子 10 g，生地榆 15 g，石斛 15 g，当归 15 g，火麻仁 15 g，土茯苓 15 g，败酱草 15 g，柴胡 10 g，川芎 10 g，益母草 15 g，熟地黄 10 g。5 剂，水煎服，隔日 1 剂。

颈椎病，合并慢性胃炎、失眠、咽炎

徐某，女，55 岁，包头市人。

初诊：2016 年 4 月 7 日。患者头晕头痛，目胀目昏，颈部疼痛。心下痞满，按之痛，纳减，嗳气，大便不畅。心烦失眠，偶发心前区憋气，口干，咽干痛色红。舌红有瘀色、苔白，脉弦数。

辨治：肝之风热菀于头目，血气不利；厥阴、太阳经脉不畅，颈部筋肌气血阻痹；脾虚胃实，升降传导失司；心虚热扰夹瘀，神、脉失主；郁热津伤，犯于肺咽。拟用平肝息风，清利头目；疏通经络，解肌舒筋；补脾泻胃，运化传导；益阴清热、化瘀宁心；清肺益阴，解郁利咽。

处方：天麻 15 g，地龙 15 g，川芎 15 g，赤芍 15 g，白芍 15 g，菊花 15 g，夏枯球 15 g，葛根 15 g，防己 15 g，延胡索 20 g，太子参 15 g，瓜蒌 10 g，黄连 10 g，半夏 10 g，焦槟榔 15 g，焦三仙各 10 g，炙甘草 10 g，生地黄 15 g，炒酸枣仁 15 g，生龙骨 20 g，生牡蛎 20 g，丹参 15 g，毛冬青 10 g，知母 15 g，天花粉 15 g，金莲花 10 g，锦灯笼 10 g，牛蒡子 10 g，木蝴蝶 10 g。6 剂，水煎服。

二诊：2016 年 4 月 14 日。患者服上药后，头、目病症明显已轻，颈部疼痛也已轻微。脘下痞满消失，食增，大便通畅。睡眠已有好转，咽干、咽痛亦轻。舌红，脉弦数之势有所缓解。效不更方，继予原方 6 剂。

三诊：2016 年 4 月 22 日。患者服上药后，诸症基本平复，唯咽仍觉不利。思速效之由，治肝肝和，可以疏土；健脾泻胃，土和而木无壅塞，相得益彰。方中疏肝，行气血，则上利头目，又助解肌舒筋通痹；方中治心非独养心镇静之法，还治肝木之有余，以生心；和胃以安神，解郁活血以畅心脉，平金以制木，土平以生金。五行之道，当生者生，该克者克，治有余，补不及，各得其所宜。思慢性咽炎，症虽有所缓解，其病难除，用下方继续调治。

处方：玄参 10 g，麦冬 10 g，桔梗 10 g，生甘草 10 g，金银花 15 g，锦灯笼 10 g，金莲花 10 g，穿心莲 10 g，僵蚕 10 g，赤芍 10 g，鹅管石 15 g，牛蒡子 10 g，木蝴蝶 10 g，太子参 10 g，岗梅根 10 g。10 剂，水煎服，隔日 1 剂。

颈椎病，合并慢性胃炎、失眠、乳腺增生

孙某，女，55 岁，包头市人。

初诊：2016 年 6 月 20 日。患者头痛，目干涩，颈部疼痛且畏寒。脘腹胀满，胃中灼热，口苦，大便干，小便黄。心烦眠差，右乳有癖块，胀痛。舌红暗、苔白厚，脉弦数。

辨治：风热上犯头目，血气不畅。颈部经脉阻滞，筋肌不利。脾虚胃实，食、热、气郁。心虚热扰，神失宁谧。痰、火、气等郁瘀，结成乳癖。拟用平肝息风，活络通经，解肌舒筋；补脾泻胃，消导三郁；养心镇静，排忧安神；行郁化痰，软坚散结。

处方：天麻 15 g，地龙 15 g，川芎 15 g，赤芍 15 g，白芍 15 g，菊花 15 g，决明子 15 g，葛根 20 g，防己 15 g，延胡索 15 g，太子参 15 g，瓜蒌 10 g，黄连 10 g，半夏 10 g，焦槟榔 15 g，焦三仙各 10 g，蒲公英 15 g，柏子仁 15 g，生龙骨 20 g，生牡蛎 20 g，玄参 15 g，浙贝母 15 g，山慈菇 15 g，半枝莲 15 g，荔枝核 10 g，胆南星 10 g，没药 10 g，牛蒡子 10 g。6 剂，水煎服，日 1 剂。

二诊：2016 年 6 月 28 日。患者服上药后，头痛、目干涩好转，颈部痛亦轻。胃腹胀满基本消失，大便通畅。睡眠尤为好转，原不足 3 小时，已达 5 小时以上。乳不胀痛，其块变软。再予原方 6 剂。

三诊：2016 年 7 月 6 日。患者服上药后，诸症基本平复，唯乳癖消减未尽，仍以理郁化瘀、软坚散结为法。

处方：柴胡 10 g，香附 10 g，僵蚕 10 g，没药 10 g，玄参 15 g，浙贝母 15 g，半枝莲 20 g，荔枝核 10 g，生牡蛎 20 g，海蛤壳 15 g，山慈菇 15 g，钟乳石 30 g，莪术 15 g，牛蒡子 10 g。10 剂，水煎服。

四诊：2016 年 7 月 17 日。乳癖已除，余症皆平。思巩固计，上方 2 剂为散，每次 30 g，每日 2 次，水煎服。嘱其节情志，勿肥甘。

颈椎病，合并慢性胃炎、习惯性便秘、失眠

狄某，女，53 岁，包头市人。

初诊：2016 年 7 月 4 日。患者头痛，目胀，目昏，时晕，颈部疼痛。纳少，腹胀甚，呃逆，习惯性便秘近 20 年，心烦少寐。舌暗红、苔白厚，脉弦数。

辨治：肝之风热菀郁头目，血气不利；颈部经输不畅，血气阻滞筋骨肌肉，活动不利；脾虚胃实，升降、运化、传导失司；心虚热扰，神不宁谧。拟用平肝息风，清利头目；活血通痹，解肌舒筋；补脾泻胃，降逆通便；养心镇静，清心宁神。各得其所，五行生克，得以整体平衡。

处方：天麻 15 g，地龙 15 g，川芎 15 g，菊花 15 g，夏枯球 15 g，炒酸枣仁 15 g，石决明 15 g，炙甘草 15 g，生地黄 15 g，葛根 15 g，防己 15 g，延胡索 15 g，肿节风 10 g，太子参 15 g，瓜蒌 10 g，焦三仙各 10 g，焦槟榔 10 g，黄精 15 g，石斛 15 g，枸

杞子 15 g，制何首乌 10 g，沙苑子 10 g。10 剂，水煎服，日 1 剂。

二诊：2016 年 7 月 15 日。患者服药 5 剂后，各种病症皆轻，现头已不痛，目觉清利，颈部疼痛消失。饮食增加，腹部觉舒，已不呃逆，大便通畅，睡眠亦好。观舌质略有瘀色、苔转薄白，其脉弦数势减。为巩固计，予原方 2 剂，共为细面，每次 30 g，每日 2 次，水煎服，为善后调理。

1 年后得知，疗效巩固，20 年便秘得愈。

颈椎病，合并慢性胃炎、习惯性便秘、失眠、心肌缺血、腰腿痛

董某，男，78 岁，包头市人。

初诊：2015 年 2 月 18 日。患者头晕目昏，颈部疼痛，牵及两上肢。脘腹胀痛，纳差，大便数日 1 行。失眠，心悸，心前区憋闷，偶有短暂疼痛。腰腿疼痛、劳累加重，小便尚利。舌暗红、苔腻，脉弦数。

辨治：风火菀于头目，血气不利。颈部及上肢经络瘀滞，肌筋阻涩。脾虚胃实，升降传导失司。心虚夹瘀，神、脉失主。督亏肾虚，筋骨不健，血气不畅。拟用平肝息风，清利头目；健骨通经，解肌舒筋；补脾运化，通导肠胃；养心化瘀，主神通脉。

处方：天麻 15 g，地龙 15 g，川芎 15 g，赤芍 15 g，白芍 15 g，菊花 15 g，夏枯球 15 g，炒酸枣仁 15 g，生龙骨 30 g，生牡蛎 30 g，代赭石 12 g，太子参 15 g，瓜蒌 10 g，黄连 10 g，焦槟榔 15 g，焦三仙各 10 g，黄精 15 g，石斛 15 g，火麻仁 15 g，葛根 20 g，防己 15 g，延胡索 15 g，桑寄生 15 g，怀牛膝 15 g，鸡血藤 15 g，伸筋草 15 g，炙甘草 10 g，生地黄 15 g，丹参 15 g，麦冬 10 g，北五味子 10 g。10 剂，水煎服，日 1 剂。

二诊：2016 年 1 月 13 日。患者自述经上次治疗后效果很好，10 个月来无明显病痛。近日有复发之势，头不清利，颈酸痛。失眠，心前区憋气。食减，大便始干，腰亦酸软。观其舌仍有瘀色、苔白厚。脉弦数，予前方 6 剂，水煎服，日 1 剂。

三诊：2016 年 1 月 20 日。患者服上药后，诸症顿解，思五行之中，治肝木可以生心火、伸中土，解肌舒筋；治心主神志，血脉，又能主明而下安，生土；治土镇定中州，抑肝风，生津血以灌四旁……方中法相通，药协从，以收良效。又虑症虽去，病难根除，原方 6 剂，前 3 剂水煎服，日 1 剂；后 3 剂为散，每次 30 g，每日 2 次，水煎服，以善后调治。

颈椎病，合并慢性胃炎、失眠、前列腺增生

王某，男，68 岁，包头市人。

初诊：2015 年 11 月 2 日。患者头痛，头时晕，目不清利，颈部疼痛及肩。胃脘胀，纳减，大便可，小腹胀，小便困难，常有点滴难出。舌暗红、苔白，脉沉涩。

辨治：肝之风热菀于头目，血气不利，颈肩经络不疏，血气阻滞，筋骨肌肉失灵。肾虚血瘀，湿热阻滞精道，障碍水路。拟用平肝疏风，祛风活络；清利血气，解肌舒筋；养心安神，通导胃肠；补肾化瘀，畅通精道、水路。

处方：天麻15 g，地龙15 g，川芎15 g，赤芍15 g，白芍15 g，菊花15 g，夏枯球15 g，葛根15 g，防己15 g，延胡索15 g，肿节风15 g，枳实15 g，白术15 g，焦槟榔10 g，炒谷芽10 g，肉苁蓉15 g，怀牛膝15 g，山茱萸15 g，桂枝10 g，茯苓15 g，桃仁10 g，莪术15 g，益母草15 g，牵牛子15 g，泽泻15 g，木通10 g，龙胆15 g，车前子10 g，椒目10 g。12剂，水煎服。日1剂。

二诊：2016年9月16日。患者经上述治疗后10个月来收效很好，诸症得解。近日来小便困难复发，甚至点滴，大便不畅，小腹胀，腰酸痛。舌质暗、苔白，脉沉涩。思为肾虚，不主二便，气化不利；下焦血瘀精道，湿热蕴郁尿路，失于疏通。拟用补肾化瘀，清利精道、水路。

处方：山茱萸15 g，肉苁蓉15 g，川牛膝20 g，桂枝10 g，茯苓15 g，桃仁10 g，生白芍15 g，莪术15 g，益母草15 g，牵牛子15 g，木通10 g，泽泻15 g，椒目10 g，虎杖15 g，龙胆15 g，车前子10 g，郁李仁10 g。6剂，水煎服，日1剂。

三诊：2016年9月24日。患者自述排尿逐日好转，比较顺畅，夜尿由6～7次转为1～2次，大便亦通畅，会阴部坠胀解除。为巩固疗效计，予上方4剂，共为散，每次30 g，每日2次，水煎服，以此善后调治。

颈椎病，合并慢性胃炎、习惯性便秘、失眠、月经不调、带下病、咽炎

王某，女，32岁，包头市人。

初诊：2016年12月22日。患者头胀痛，体位变化时晕，颈部疼痛，转动加重。脘腹胀，大便秘，常失眠。带下量多且黄白相间，月经前后不定，经行不畅，经量少，咽干痛，口苦。舌红、苔白干，脉弦数。

辨治：肝之风热上扰头目，血气不畅。颈部经络阻滞，筋肌不利。脾虚胃实，运化传导失司。心虚实扰，神失宁静。湿热壅郁，带脉失主。血虚肝瘀，冲任不畅。肺咽郁热，咽痛而干。拟用平肝祛风，清利头目；活血通络，解肌舒筋；补脾泻胃，通便除胀；养心除烦，镇静宁神；养血化瘀，调理冲任；清热解毒，除带利咽。

处方：天麻15 g，地龙15 g，川芎15 g，赤芍15 g，白芍15 g，防己15 g，菊花15 g，葛根15 g，延胡索15 g，太子参15 g，生槟榔15 g，莱菔子10 g，黄精15 g，石斛15 g，土茯苓15 g，败酱草15 g，椿皮15 g，柴胡10 g，当归15 g，熟地黄15 g，益

母草 30 g，牛蒡子 10 g，枇杷叶 10 g，金果榄 10 g。6 剂，水煎服，日 1 剂。

二诊：2016 年 12 月 29 日。患者服上药后，头痛、头晕大减，颈部疼痛亦轻。睡眠转好，可安睡 6 小时。大便畅通，腹胀消失。带下转少色白，咽部亦觉舒适，月经未行。舌红减、苔白不干，脉弦数之势亦减。思症虽减，病未尽除，五行相生相克，生命共体，还应继调，予原方 6 剂，服法同前。

三诊：2017 年 1 月 6 日。患者服上药后，月经适来，经行较畅，经量仍少于正常。冲、任、带脉仍需调治，改用下方。

处方：太子参 15 g，白术 10 g，黄柏 15 g，椿根皮 15 g，黑豆 10 g，赤小豆 10 g，柴胡 10 g，当归 15 g，熟地黄 15 g，益母草 30 g，生白芍 15 g，香附 10 g，怀牛膝 30 g，桃仁 10 g，红花 10 g。6 剂，此次经后 25 日始服，如果月经正常，暂停治疗（后未见来治）。

颈椎病，合并失眠、慢性胃炎、结肠炎、腰腿痛

张某，男，37 年，包头市人。

初诊：2016 年 12 月 1 日。患者头痛，时有体位性头晕，目不清利，颈部疼痛，转动有响声。心烦失眠，胃脘不舒，饮食减少，大便黏滞不畅，有里急。腰腿疼，胃寒足冷，活动后痛重。舌淡红、苔白，脉弦细。

辨治：肝之风热菀于头目，血气不畅。颈背气血阻滞，肌筋不利。心虚受扰，神失宁静。脾虚大肠湿热，运化传导失司。肾虚寒凝，腰腿气血阻痹。拟用平肝息风，清利头目，通畅经络，解肌舒筋；养心除烦，镇静安神；益气健脾，寒热调肠；补肾壮骨，祛寒通痹。

处方：天麻 15 g，地龙 15 g，川芎 15 g，赤芍 15 g，白芍 15 g，菊花 15 g，夏枯球 15 g，炒酸枣仁 15 g，生龙骨 20 g，生牡蛎 20 g，蜜甘草 15 g，生地黄 g，太子参 15 g，茯苓 15 g，白术 15 g，干姜 10 g，乌梅 10 g，葛根 20 g，防己 15 g，延胡索 20 g，杜仲 15 g，怀牛膝 15 g，鸡血藤 15 g，肿节风 10 g，寻骨风 10 g。8 剂，水煎服，日 1 剂。

二诊：2017 年 4 月 5 日。患者自述服上药，治后 3 个月来很好，各种病症消失，饮食增加，排便正常，睡眠很好，头目清利，颈部、腰腿也比较舒适。近周来，旧病复发，感觉如前。舌仍淡红、苔白厚，脉弦细。仍用原方 6 剂，治疗守法守方，所谓效不更方也。

三诊：2017 年 4 月 12 日。患者药后诸症基本平复，予上方 2 剂共研细末，每次 30 g，每日 2 次，水煎服，以善后调理。

颈椎病，合并慢性胃炎、胆石症、胆囊炎、糖尿病、腰腿痛

郭某，女，79 岁，包头市人。

初诊：2016 年 11 月 22 日。患者脘腹胀满，右肋部阵发剧烈疼痛并向右肩胛部放射刺痛，恶心，不欲饮食，大便干，小便黄，口干苦，喜饮。颈部及腰酸疼痛，时轻时重，与高枕及行走多相关。舌质暗红、苔黄白相间，脉弦数。

辨治：脾虚胃实，湿热壅塞胃肠，土壅木塞，湿热石阻肝胆通道，木又乘土。颈部、腰腿、筋骨不健，又有气血阻痹。拟用补脾泻胃，运化、消导以畅土；清热利湿，排石利胆；益肾健骨，解肌舒筋，活络止痛。杂合以治，各司其属。

处方：生晒参 15 g，瓜蒌 10 g，半夏 10 g，焦槟榔 15 g，焦三仙各 10 g，枳实 10 g，厚朴 10 g，制大黄 10 g，柴胡 10 g，黄芩 15 g，金钱草 20 g，苦瓜根 15 g，荔枝核 10 g，僵蚕 10 g，葛根 15 g，防己 10 g，延胡索 15 g，肉苁蓉 15 g，怀牛膝 15 g，肿节风 10 g，鸡血藤 15 g。8 剂，水煎服，日 1 剂。忌肥甘。

二诊：2016 年 12 月 1 日。患者服上药 3 剂时排出结石 3 块，现腹气通，胀满消失，二便通畅。颈、腰疼痛亦轻，空腹血糖为 4.6 个单位、苔转薄白，脉弦数势减。仍予原方 4 剂，隔日 1 剂，水煎服，善后调治。

颈椎病，合并慢性胃炎、附件炎、月经不调

王某，女，43 岁，包头市人。

初诊：2017 年 2 月 26 日。患者头痛、时晕，目不清利，颈、肩疼痛，转头加重。纳少脘胀，大便黏滞。带下黄白相间，小腹两侧按之痛，月经量少不畅，行经 7 日不止。舌有瘀色、苔白中心厚，脉弦数。

辨治：肝之风热上扰清窍，血气不畅。颈、肩经络阻滞、肌筋不利。脾虚胃实，传导失司。下焦湿热壅郁伤损带脉，冲任亏虚夹瘀，肝失疏泄。拟用平肝息风，清利头目；祛风活络，解肌舒筋；补脾泻胃，运化中州；清热燥湿除带，养血疏肝调经。

处方：天麻 15 g，地龙 15 g，川芎 15 g，赤芍 15 g，白芍 15 g，菊花 15 g，夏枯球 15 g，生龙骨 20 g，生牡蛎 20 g，葛根 20 g，防己 15 g，延胡索 20 g，片姜黄 15 g，肿节风 15 g，党参 15 g，瓜蒌 10 g，焦槟榔 15 g，焦三仙各 10 g，土茯苓 15 g，败酱草 15 g，生薏苡仁 15 g，黄柏 10 g，白果 10 g，柴胡 10 g，当归 15 g，熟地黄 10 g，益母草 30 g，川牛膝 20 g。6 剂，水煎服，日 1 剂。

二诊：2017 年 3 月 6 日。患者服上药 6 剂，头已不痛，头晕不显，颈、肩疼痛也已轻微。腹已不胀，大便畅通。带下量已少、色白，经期未至。观本方治肝，不仅治头目，以其祛风活络，可以舒筋解肌，以助治疗颈病；疏肝平肝，可使土伸助土，以治脾胃；亦助冲任奇经，调经治带。方中调中不仅治胃病，而且土不壅，木疏泄，脾得健则主带脉，运化以灌四旁……法相通，药相从。实践自信、理论自信、疗效自信，

再予原方 6 剂，隔日 1 剂，以善后调治。

颈椎病，合并慢性胃炎、结肠炎、神经性耳鸣

张某，男，76 岁，包头市人。

初诊：2017 年 3 月 22 日。患者头晕头痛，颈疼痛。脘腹胀满，小腹两侧疼痛，按之不舒，大便里急后重，偶有黏液，小便尚利。耳鸣，时强时弱已久。舌质暗、苔腻，脉弦数。

辨治：肝之风阳菀于头窍，血气不利；颈部经络不畅，气血阻滞，肌筋不舒；脾虚胃肠湿热壅郁，传导运化失司。拟用息风清热镇阳，清利头目；疏通颈部经络气血，舒筋解肌；补脾泻胃，清热燥湿行滞。

处方：天麻 15 g，地龙 15 g，川芎 15 g，赤芍 15 g，白芍 15 g，菊花 15 g，夏枯草 15 g，蝉蜕 10 g，磁石 15 g，枸杞子 15 g，山茱萸 15 g，葛根 20 g，防己 15 g，延胡索 15 g，片姜黄 10 g，太子参 15 g，瓜蒌 10 g，黄连 10 g，半夏 10 g，焦槟榔 15 g，焦三仙各 10 g，炒地榆 15 g，炒薏苡仁 15 g，大血藤 15 g，黄柏 15 g，当归 15 g，木香 10 g。5 剂，水煎服，日 1 剂。

二诊：2017 年 3 月 29 日。患者服上药 5 剂，头晕、头痛基本消失，耳鸣亦轻，颈痛亦减。脘腹胀满亦轻，大便次数减少，里急后重亦轻，舌苔色白、不腻，脉弦数势减。思药虽杂，但法相通，药相从，合舟共济，各得所宜，疾苦虽大减很快，但病未除，原方继予 6 剂，前 3 剂每日 1 剂，后 3 剂隔日 1 剂，以求治病除尽，又防治疗过度。

颈椎病，合并慢性胃炎、食道炎、失眠

李某，女，59 岁，包头市人。

初诊：2017 年 3 月 9 日。患者头胀痛，常有体位性眩晕，颈疼痛，每因低头，劳作后加重。心下痞满，常有食后恶心泛逆，大便不爽。心烦失眠，不时心悸。舌暗红、苔黄白相间、中心腻，脉弦数。

辨治：肝之风热菀于头目，血气不畅，失于上奉。颈部经络阻滞，肌筋不利。心虚邪扰，神失宁谧。中焦脾虚，夹有胃肠湿热，升降逆乱，运化传导失司。思五行之中，肝木、心火、脾土相生相克之理而共调之。拟用平肝息风，清利头目；通经活络，解肌舒筋；辛开苦降，健脾去湿除痞，运化中州；养心通络，镇静安神。

处方：天麻 15 g，地龙 15 g，川芎 15 g，赤芍 15 g，白芍 15 g，菊花 15 g，白蒺藜 15 g，葛根 15 g，防己 15 g，延胡索 15 g，太子参 15 g，瓜蒌 10 g，黄连 10 g，半夏

10 g，焦槟榔 15 g，炒谷芽 10 g，炒白扁豆 10 g，冬瓜皮 10 g，炒薏苡仁 15 g，蚕沙 10 g，焦栀子 10 g，炒酸枣仁 15 g，生龙骨 20 g，生牡蛎 20 g，丹参 15 g，银杏叶 10 g。6 剂，水煎服，日 1 剂。

二诊：2017 年 3 月 18 日。患者服上药后头痛、头晕明显减轻，颈部疼痛亦微。心下痞满及食后恶心泛逆基本消失，睡眠由 2～3 个小时增为 5～6 个小时，大便通快。舌转薄白，其脉弦数之势转缓。思症虽减，病未尽除，仍予前方 6 剂，前 3 剂每日 1 剂，后 3 剂隔日 1 剂，水煎服，以此善后调治。

颈椎病，合并慢性胃炎、失眠

王某，女，58 岁，包头市人。

初诊：2016 年 5 月 16 日。患者头痛，头晕，目干涩，颈、肩疼痛。脘腹胀满，时痛，不思饮食，大便迟缓，2～3 日 1 行，不干。常失眠，睡亦梦多。舌暗、边多齿痕，苔白厚，脉弦细。

辨治：厥阴风热菀于头目，血气不利。颈肩经络不畅，气血阻滞于肌筋，功能失灵。脾虚运化不及，胃实传导不利。心虚失养，神失安藏。思肝木、心火、脾土并非孤立，而能相生相克，治需同舟共济，拟用息风清热，通利头目；活血通络，解肌舒筋；益气健脾，降导胃肠湿热；养心镇静宁神。

处方：天麻 15 g，地龙 15 g，川芎 15 g，赤芍 15 g，白芍 15 g，菊花 15 g，夏枯草 15 g，葛根 20 g，防己 15 g，延胡索 15 g，片姜黄 15 g，党参 15 g，瓜蒌 10 g，黄连 10 g，半夏 10 g，焦槟榔 15 g，焦三仙各 10 g，枳实 10 g，白术 10 g，炒酸枣仁 15 g，生龙骨 20 g，生牡蛎 20 g。12 剂，水煎服，前 6 剂每日 1 剂，后 6 剂隔日 1 剂。

二诊：2018 年 3 月 18 日。患者自述服上药后两年来头清利，颈不痛，脘腹无不适，饮食还有增加，大便成形，日 1 行，睡眠也好。近 1 周来，旧病复发，先是脘腹胀，大便 3 日 1 行，接着睡眠不好、颈痛、头痛头晕。观其舌质暗红、苔白厚，脉弦数。思治未彻底，效不更方，再予原方 6 剂，每日 1 剂，水煎服。

三诊：2018 年 3 月 26 日。患者药后诸症基本平复，近日腹胀稍有不适。思治疗过程中复发之教训，肝木、心火、脾土相生相克之理，仍同调。予原方 4 剂，共为末，每次 30 g，每日 2 次，水煎服，以善后调治。

颈椎病，合并慢性胃炎、月经不调

郑某，女，49 岁，包头市人。

初诊：2017 年 7 月 10 日。患者头晕头痛，目胀，颈部疼痛，每因低头时间长诸症加重。胃脘胀，月经量多，常行八九日以上，心烦，手心热，腰酸痛。舌红、苔白，脉弦数。

辨治：肝之风热菀于头目，血气不利。厥阴、太阳经输瘀滞，筋肌拘紧失于灵活。热扰冲任奇经，肝疏异常，胃失和降。拟用平肝息风，清利头目；通经活络，解肌舒筋；养血疏泄，清热安血；和调冲任，消导肠胃。

处方：天麻 15 g，地龙 15 g，川芎 15 g，赤芍 15 g，白芍 15 g，菊花 15 g，夏枯草 15 g，葛根 20 g，防己 15 g，延胡索 15 g，片姜黄 10 g，焦槟榔 15 g，焦三仙各 10 g，柴胡 10 g，当归 15 g，熟地黄 12 g，益母草 15 g，黄柏 15 g，栀子 10 g，海螵蛸 15 g，茜草 15 g，生乌梅 10 g，杜仲 15 g。6 剂，水煎服，日 1 剂。

二诊：2017 年 7 月 16 日。患者服上药 5 剂，头、目诸症大减，颈痛亦微，脘腹不胀。此次行经 5 日即止，经量减，腰酸痛亦消。心烦，手心热不显。症虽减，病难除，再予原方 6 剂，前 3 剂每日 1 剂，后 3 剂隔日 1 剂，水煎服，以善后调治。

颈椎病，合并慢性胃炎、胆囊炎、失眠、腰椎病、前列腺增生

李某，男，62 岁，包头市人。

初诊：2016 年 4 月 2 日。患者头晕头痛，目胀，颈疼痛，头转动加重。胃脘胀痛，右肋下痛、牵及肩胛，恶心食减。心烦失眠，腰腿疼痛，小便不爽，尿后不尽、色黄味大，大便不畅。舌暗红、苔白黄相间，脉弦实。

辨治：肝之风热菀于头目，血气不利。经络阻滞项背，肌筋拘紧。脾胃土壅，传导失司。肝胆木塞，湿热壅滞，失于疏泄。年老肾虚筋骨不健，复加血瘀精道、水道，小便失畅。拟用辨病为纲，辨证为目，纲举目张，又要法相通，药相从，针对各证与统一有机相结合。拟用平肝息风，清利头目；通经活络，解肌舒筋；补脾泻胃，升降通导；疏泄肝胆，补肾壮骨，化瘀利尿。

处方：天麻 15 g，地龙 15 g，川芎 15 g，赤芍 15 g，白芍 15 g，菊花 15 g，夏枯草 15 g，葛根 20 g，防己 15 g，延胡索 15 g，片姜黄 10 g，太子参 15 g，瓜蒌 10 g，莲子 10 g，焦槟榔 10 g，焦三仙各 10 g，柴胡 10 g，黄芩 10 g，杜仲 15 g，桑寄生 15 g，怀牛膝 20 g，桃仁 10 g，益母草 20 g，泽泻 10 g，车前子 10 g。8 剂，水煎服，日 1 剂。

二诊：2017 年 7 月 5 日。患者自诉 1 年前服药 8 剂后诸症减轻，胆囊炎更是 3 剂即止，一直未复发。近日旧病复发，痛苦如前，仍求原方治疗。经查果然，予原方 5 剂，再观其效。

三诊：2017 年 7 月 12 日。患者头晕、头痛、颈痛基本消失，肋痛、胃胀转舒，睡眠亦安，腰腿疼痛好转，大便通调，小便比较畅通，思此治方，法相通，药相从，相

得益彰，接受复发之教训，嘱饮食宜忌、适宜运动、调整心态。再予此方6剂，前3剂水煎服，日1剂；后3剂为散，每次30g，每日2次，水煎服，以善后调治。

颈椎病，合并慢性胃炎、结肠炎、失眠

侯某，女，65岁，包头市人。

初诊：2017年2月5日。患者头痛头晕，目干涩，颈疼痛，转动时尤重。饮食减少，胃胀痛，有灼热感，大便里急不爽，左小腹经常痛，偶有脓血，小便利，经常失眠。舌胖暗，舌边有齿痕，脉沉数。

辨治：肝之风热上扰头目，血气不利。厥阴、太阴经输不畅，颈部肌筋拘紧。脾气亏虚失于升运，胃有湿热，降导失常。心虚失静，神不宁谧。拟用平肝息风，清利头目；通经活络，解肌舒筋；益气健脾以运化，清化湿热以畅导；养心镇静宁神。

处方：天麻15g，地龙15g，川芎15g，赤芍15g，白芍15g，女贞子15g，菊花15g，柏子仁15g，龙齿20g，葛根20g，防己15g，延胡索15g，太子参15g，瓜蒌10g，黄连10g，半夏10g，焦槟榔10g，焦三仙各10g，石莲子10g，炒地榆15g，蒲公英10g，三七粉6g，木香10g，炒乌梅10g。10剂，水煎服。

二诊：2017年3月1日。患者服上药10剂后，头痛、头晕基本消失，颈部疼痛亦微。胃脘胀痛轻微，大便里急缓和、色转黄，日2行，睡能安卧。观病症虽然速消，但病均久，难以尽除，再予8剂，前4剂日1剂，后4剂隔日1剂，水煎服，以善后调治。

颈椎病，合并慢性胃炎、心功能不全

云某，女，42岁，鄂尔多斯市东胜区人。

初诊：2017年1月1日。患者头痛，头晕时重，颈疼痛。胃脘胀满，饮食减少，不喜凉饮，大便稀。心悸气短，动则加重。舌淡胖、苔白滑，脉弦细。

辨治：风热上扰头目，血气不利。厥阴、太阳经络不畅，筋肌失灵。中焦脾虚湿饮阻滞，升降失司。心气亏虚，失主血脉。拟用平肝息风，清利头目；通经活络，解肌舒筋；治土健脾和胃以司升降；治心益气养血活络，以主血脉。

处方：天麻15g，地龙15g，川芎15g，赤芍15g，白芍15g，菊花15g，夏枯草15g，灯盏花10g，僵蚕10g，葛根20g，防己15g，延胡索15g，片姜黄15g，党参30g，半夏10g，白术15g，泽泻10g，麦冬10g，北五味子10g，丹参15g，银杏叶10g，枸杞子15g，当归15g。12剂，水煎服，日1剂。

二诊：2017年12月22日。患者自述，服上次12剂药后，效果非常好，近1年头部、颈部无明显症状。饮食增加，心悸气短也已平和。近日饮食不节，复加劳累，胃病、心病复发，不亚于从前，又来求治。观其舌胖兼紫、苔白厚，脉结代，知其脾虚失于运化，痰湿内蕴，心气有衰，血脉失主。好在年轻未老，手足尚未厥逆。拟用健脾化饮，强心活血通脉。改用下方：生晒参30g，茯苓15g，白术15g，半夏10g，桂枝10g，麦冬10g，五味子10g，当归15g，丹参15g，毛冬青10g。5剂，水煎服。

三诊：2017年12月28日。服上药后，病症基本平复。再予5剂，隔日1剂，水煎服。再嘱节饮食，勿劳累。

颈椎病，合并慢性胃炎

周某，男，45岁，包头市人。

初诊：2017年11月10日。患者头痛、头晕，颈痛较剧，牵及肩背、上肢，手麻、右侧重于左。脘腹胀，大便不畅，小便利。舌淡红、有瘀色、苔白厚，脉弦紧。

辨治：风热上扰头目，血气不利。经络气血阻痹于颈部，肌筋不利。脾虚失于运升，胃实失于导降。拟用平肝息风，清利头目；活血行气，解肌舒筋；益气健脾，消导通降。

处方：天麻15g，地龙15g，川芎15g，赤芍15g，白芍15g，菊花15g，夏枯球15g，葛根30g，防己15g，延胡索20g，片姜黄15g，补骨脂10g，菝葜15g，石楠藤15g，桑枝20g，豨莶草20g，当归15g，丹参15g，血竭5g，太子参15g，瓜蒌10g，黄连10g，半夏10g，焦槟榔10g，焦三仙各10g，豆蔻10g。12剂，水煎服。

二诊：2017年11月24日。患者服上药后，头、目、颈、肩诸痛均缓解，手已不麻。脘腹胀痛消失，大便畅通。舌苔转薄白，脉弦紧之势亦缓。继予上方6剂，隔日1剂，善后调治。

颈椎病，合并慢性胃炎、湿疹

王某，男，56岁，包头市人。

初诊：2016年11月10日。患者头痛，时晕，颈痛，脘腹胀，纳差无味。面部、腹股沟湿疹，红点，逐渐弥漫，剧烈瘙痒，抓后皮疹增大，流黄水。大便不爽，小便黄。舌红暗、苔白厚，脉弦数。

辨治：风热上扰头目，血气不利。颈部经络阻滞，肌筋不利。脾胃湿热蕴郁，运化传导失司。心火夹湿热之邪蕴积肌肤，流溢为患。拟用祛风平肝，清利头目；活络通经，解肌舒筋；凉血清热，除湿祛风止痒。

处方：天麻15 g，地龙15 g，川芎15 g，赤芍15 g，白芍15 g，白蒺藜15 g，菊花15 g，葛根20 g，防己15 g，延胡索15 g，白术10 g，白扁豆10 g，焦槟榔15 g，焦三仙各15 g，炒谷芽10 g，生地黄10 g，牡丹皮15 g，紫荆皮15 g，白鲜皮10 g，金银花10 g，蝉蜕10 g，地肤子10 g，大青叶10 g，车前子10 g，冬瓜皮10 g。10剂，水煎服，日1剂。

二诊：2017年6月27日。患者服上药后诸病症平复半年。近日双小腿湿疹泛滥，色红、突起点状，甚痒，抓破流黄水，两侧基本对称。胃脘略有不适，食欲感减，大便可，小便黄。舌暗红、苔白，脉数。

处方：党参15 g，白术10 g，白扁豆10 g，炒谷芽10 g，牡丹皮15 g，赤芍15 g，紫荆皮15 g，白鲜皮10 g，大青叶10 g，车前子10 g，冬瓜皮10 g。10剂，水煎服，日1剂。

外用方：黄连10 g，黄芩10 g，生大黄10 g，炉甘石15 g，浮小麦10 g，蛇床子10 g。5剂，水煎洗，日1剂，洗2次。

三诊：2017年7月4日。患者用药后诸症平复，予洗剂3剂，隔日1剂，洗2次，以善后调治。

颈椎病，合并慢性胃炎、胆囊炎

鲁某，女，39岁，包头市人。

初诊：2017年6月24日。患者头目眩晕，时轻时重，每因体位变化时晕重，颈部强痛。胃脘胀满，右肋下疼痛，甚则牵引右肩胛部，口苦恶心，食减，大便不爽，小便黄。舌质红、苔黄白相间，脉弦数。

辨治：肝风夹瘀热菀于头目，血气不利，颈部经络阻滞，筋肌不利。湿热蕴郁中焦，运化传导失司；蕴郁肝胆，木塞不疏。思治木疏泄，可以伸土疏通；治土不壅，利木疏通，法相通而协力，药相得而益彰，木、土同治。拟用息风清热化瘀，通利头目；活血通络，解肌舒筋；健脾泻胃，运化食湿郁滞；清肝泻胆，畅通木郁。

处方：天麻15 g，地龙15 g，川芎15 g，赤芍15 g，白芍15 g，菊花15 g，夏枯球15 g，僵蚕10 g，牛蒡子12 g，半夏10 g，白术10 g，泽泻10 g，焦三仙各10 g，益母草15 g，葛根20 g，防己15 g，延胡索15 g，柴胡10 g，肿节风15 g，黄芩18 g，当归15 g，桑椹15 g，沙苑子10 g，凌霄花10 g。6剂，日1剂。

二诊：2017年7月2日。患者服上药3剂后眩晕大减。现眩晕平复，颈痛轻微。胃脘胀满已去，肋痛基本消失。舌红已减、苔转薄白，脉弦数之势有缓。思症虽速去，实病难尽除，好在用药泻中有补，刚中有柔，以和为贵，再予6剂，前3剂每日1剂，后 3 剂隔日 1 剂，以善后调治。嘱其枕头宜低，调整心态，饮食合理。

颈椎病，合并慢性胃炎、失眠、心痛

王某，女，47 岁，赤峰市宁城区人。

初诊：2003 年 3 月 18 日。患者头痛，时晕，颈疼痛。胃脘胀痛，食后加重。心前区憋闷，偶发心绞痛，含丹参滴丸有效，发作时心慌气短，手凉汗出。舌有瘀色、苔白厚，脉弦细，有结代。

辨治：肝之风热菀于头目，血气不利。颈部经络阻滞，筋肌不利。肝木不生心火，复加心胸阳微阴弦，神脉失主。土壅易致木塞，土实而累及母火。拟用息风平肝，清利头目；活络通经，解肌舒筋；养心安神，通经化瘀；理气降逆，安中和胃。

处方：天麻 15 g，地龙 15 g，川芎 15 g，赤芍 15 g，白芍 15 g，白蒺藜 15 g，菊花 30 g，葛根 30 g，防己 20 g，延胡索 15 g，薏苡仁 20 g，炒酸枣仁 20 g，生龙骨 30 g，生牡蛎 30 g，瓜蒌 15 g，薤白 12 g，半夏 10 g，合欢皮 15 g，当归 15 g，丹参 30 g，三七块 10 g，九香虫 10 g，生山楂 10 g。8 剂，水煎服，日 1 剂。

二诊：2003 年 3 月 26 日。患者服上药后，头痛、头晕消失，颈疼痛轻微。胃脘胀痛不显，心绞痛未作，夜能安卧。舌苔薄白，脉结代已无，思木、火、土各症缓解，其相生相克将恢复常态，再予原方 8 剂，前 3 剂日 1 剂，后 5 剂隔日 1 剂，以善后调治。嘱其调整心态，饮食合理，劳逸适度。

3. 颈椎病合并肺系列病证案

颈椎病，合并喘息性支气管炎、失眠

孔某，女，61 岁，赤峰市宁城区人。

初诊：2003 年 4 月 15 日。患者头晕、头痛，目昏涩，颈疼痛，转动尤甚。胸闷憋气，喘息，深呼吸时有痰鸣声，痰多，晨吐黄痰，余时多白，动则喘息心慌，气短懒言，失眠少寐。饮食减少，大便不干，2～3 日 1 行，小便偏少而黄。舌暗、苔白厚，脉滑数。

辨治：肝风夹瘀热菀于头目，血气不利。颈部经络阻滞，肌筋不利。肺虚痰热阻塞气道，失司主气，呼吸不利。心虚又受金、木病扰，神失宁静。拟用息风平肝，清利头目；活血通络，解肌舒筋；益气补肺，祛痰利气；养心安神。

处方：天麻 15 g，地龙 15 g，川芎 15 g，菊花 30 g，白蒺藜 15 g，葛根 30 g，防己 15 g，延胡索 20 g，太子参 20 g，麦冬 15 g，五味子 10 g，葶苈子 10 g，牛蒡子 10 g，

莱菔子 10 g，桑白皮 20 g，知母 15 g，浙贝母 15 g，射干 15 g，海浮石 30 g，前胡 15 g，枳壳 10 g，白术 10 g。6 剂，水煎服，日 1 剂。

二诊：2003 年 4 月 22 日。患者服上药 4 剂后收效，头晕、头痛、颈痛都已缓解，尤其痰消，呼吸畅利亦使患者欣喜。苔转白薄，脉弦数之势已缓。思近 10 年之喘其效得此之快，除益肺，消痰，利气治肺之外，亦得平肝，疏肝之木，肺金而得助；养心镇静宁神，心火不刑肺金。病症虽然速去，慢病痰喘难于尽除。再予原方 6 剂，前 3 剂水煎服，日 1 剂；后 3 剂为散，每次 30 g，每日 2 次，水煎服，以此善后调治。

颈椎病，合并慢性支气管炎、胃炎、肝病

田某，男，46 岁，赤峰市宁城县人。

初诊：2003 年 4 月 21 日。患者头痛，时晕，颈部疼痛。咳嗽气短，顽痰难出，深呼吸时有痰鸣声，胸闷。心下痞满，纳少，右肋下持续性胀痛、时有刺痛，大便不爽，小便黄。舌红、苔黄腻，脉弦数。

辨治：肝之风热菀于头目，血气不利。颈部邪阻经络，肌筋不利。痰热蕴肺，气道不利。湿热食郁，阻滞脾胃运化传导之道；犯于肝胆阻塞肝木疏泄之用。且木、土、金之间生态破坏，在此必须同治以复此生态。拟用平肝息风，清利头目；疏通经络，解肌舒筋；清热化湿消导以畅土；解毒化瘀以疏木功。

处方：天麻 15 g，地龙 15 g，川芎 15 g，赤芍 15 g，白芍 15 g，夏枯球 15 g，茺蔚子 15 g，葛根 30 g，防己 20 g，威灵仙 20 g，知母 15 g，浙贝母 15 g，海浮石 30 g，生龙骨 30 g，生牡蛎 30 g，葶苈子 10 g，桑白皮 30 g，前胡 15 g，瓜蒌 15 g，黄连 10 g，半夏 10 g，虎杖 20 g，半枝莲 30 g，槟榔 15 g，生山楂 10 g，丹参 20 g，三七 10 g，郁金 10 g。4 剂，水煎服。

二诊：2003 年 4 月 26 日。患者服上 4 剂后获显效，年余的头痛、头晕、颈部疼痛得以缓解，咳痰已利，呼吸较为平稳。心下痞满已消，肋下疼痛亦得缓解，二便通畅。舌红有减、苔白不腻，脉弦数之势已减，思此治各求其属，各得所宜，症虽速减，其病难除，再予原方 4 剂。水煎服。

三诊：2003 年 5 月 3 日。患者诸证基本平复，仅喉中略少许白痰，肋下偶有微胀痛感。思疗效不仅在人，亦在天时，借此春暖生机盎然之时，治不松手，再予上方 4 剂为散，每次 30 g，每日 2 次，水煎服。以此善后调治。亦嘱调心态，忌肥甘，常去林中吸氧，避雾霾。

颈椎病，合并咽炎

王某，女，48 岁，天津市宝坻区人。

初诊：1970 年 5 月 12 日。患者颈项强痛 2 天，转动益甚。咽红干痛，喜凉饮，食可，大便尚调，小便黄。舌红、尖部无苔，脉数。

辨治：时气风热，乘袭太阳、太阴，颈项邪气阻滞，经络痹阻，肌筋不利，以致颈项强痛。咽为肺主，风热乘肺上咽，以致咽红干痛。口渴者，津液不能上奉于咽，亦不能上奉于颈部而使肌筋不利。拟用疏散风热，解肌舒筋；生津上奉，解毒利咽。

处方：葛根 20 g，天花粉 30 g，生白芍 15 g，甘草 10 g，桂枝 10 g，知母 15 g，玄参 10 g，金银花 10 g，连翘 10 g，牛蒡子 10 g，防己 10 g，僵蚕 10 g，全蝎 5 g。6 剂，每日 1 剂，水煎服。

服上 6 剂后，诸症平复。

颈椎病，合并咽炎、副鼻窦炎

霍某，女，28 岁，赤峰市宁城县人。

初诊：2004 年 4 月 6 日。患者头痛、时晕，颈疼痛。咽痛，鼻塞有黄浊涕，眉棱骨闷痛。舌红、苔黄白相间，脉弦数。

辨治：肝之风热上扰头目，血气不利。颈部经络阻滞，筋肌不利，风毒蕴郁鼻、咽，壅堵气道关窍。拟用祛风清肝，清利头目；活络通经，解肌舒筋；祛风解毒，通鼻利咽。

处方：天麻 15 g，地龙 15 g，川芎 15 g，赤芍 15 g，白芍 15 g，菊花 30 g，白蒺藜 20 g，夏枯球 15 g，珍珠母 30 g，石决明 20 g，葛根 30 g，防己 20 g，全蝎 5 g，土茯苓 30 g，败酱草 20 g，野菊花 15 g，牛蒡子 15 g，锦灯笼 10 g，荆芥穗 10 g，白芷 10 g，细辛 3 g。4 剂，水煎服。

二诊：2004 年 4 月 11 日。患者服上药 4 剂，头痛头晕止，颈舒，鼻通，涕黄转白，眉棱骨处闷痛亦轻。舌红有减、苔转薄白，脉弦数之势亦降。思《黄帝内经》云"有余者折之"，此方之始，折肝木、肺金之有余，恢复木、金之生态，再予原方 4 剂。

三诊：2004 年 4 月 16 日。患者头、目、颈、鼻、咽病苦皆除。余深知，各病容易复发，雨后亦当绸缪，既治已病，也治未病。予原方 2 剂为散，每次 30 g，每日 2 次，水煎服，以此善后调治。

颈椎病，合并咳喘、失眠

孙某，女，64 岁，天津市宝坻区人。

初诊：2005 年 11 月 27 日。患者头痛，头昏、头晕，颈痛。胸闷气短，久咳白沫痰，深呼吸有痰鸣声。体倦纳少，手足不温，大便稀，小便尚利。舌淡紫、苔白厚，脉沉细。

辨治：风痰上扰清窍，头目不利。痰湿阻痹，颈部肌筋活动失灵。脾虚土不生金，痰饮阻肺，气道不畅。心虚邪扰，神失宁静。拟用息风祛痰，解肌舒筋，养心宁神，健脾除饮，清痰利肺。

处方：天麻15 g，地龙15 g，僵蚕10 g，葛根30 g，防己15 g，薏苡仁20 g，党参20 g，茯苓20 g，白术15 g，陈皮15 g，制半夏10 g，干姜10 g，紫苏子10 g，葶苈子10 g，射干15 g，海浮石20 g，紫菀10 g，柏子仁20 g，生龙骨30 g，生牡蛎30 g。6剂，水煎服。

二诊：2005年12月5日。患者服上药6剂，头痛头晕已轻微，颈部亦舒。痰饮减少，仅晨起、卧时尚有，咳易出，胸闷气短大减，睡眠亦安。饮食增加，二便调。舌苔白滑，脉沉细有起象。观所治肝、肺、脾、心各得所宜，五行之中木、金、土、火，将由病态转为生、克新常态。予原方6剂继治，前3剂水煎服，日1剂；后3剂为散，每次30 g，每日2次，水煎服。

颈椎病，合并鼻窦炎、气管炎、慢性胃炎

尹某，女，34岁，赤峰市宁城县人。

初诊：2004年4月24日。患者头痛、目胀痛，颈背疼痛，转动不利。咳嗽黄痰，鼻流黄涕。心下痞满，嗳气，大便干，小便黄。舌红、苔薄黄中心腻，脉弦数。

辨治：厥阴风热菀于头目，血气不利。颈部经脉阻滞，肌筋拘紧。肺毒蕴滞气道，壅塞鼻窍。胃有湿食热阻，失于和降。此木、金、土俱病，相生相克之生态难以维系，必俱调之，以复五行之生态。拟用平肝息风，清利头目；通经活络，解肌舒筋；清肺化痰，降逆止咳；辛开苦降，和畅中州。

处方：天麻15 g，地龙15 g，川芎15 g，赤芍15 g，白芍15 g，菊花30 g，白蒺藜15 g，葛根30 g，威灵仙20 g，防己20 g，紫苏子10 g，莱菔子10 g，葶苈子10 g，知母15 g，浙贝母15 g，射干15 g，海浮石30 g，金银花15 g，草河车15 g，土茯苓20 g，败酱草20 g，苍耳子10 g，瓜蒌15 g，黄连10 g，陈皮10 g，鲜姜片3片，大枣3枚。4剂，水煎服。

二诊：2004年4月30日。患者服上药4剂后，头痛、目胀痛得以缓解，颈背疼痛也已轻微。咳痰转白，鼻涕黄色转淡。心下痞满、嗳气消失，大便畅通。舌红色减、苔亦转薄白，其脉弦数之势亦缓。思所治各得其宜，但除病未尽。继用原方调之，4剂，水煎服。

三诊：2004年5月6日。患者药后各病症基本平复。虑不留后患计，原方2剂为

散，每次 30 g，每日 2 次，水煎服。

颈椎病，合并老年人慢性支气管炎、痰阻肺

张某，女，64 岁，天津市宝坻区人。

初诊：2005 年 11 月 27 日。患者眩晕已久，严重时步态不稳，颈强痛。久咳白沫痰甚多，胸闷气短，运动则喘。纳少乏力，眠差，大便不实，小便利。舌淡、苔白厚，脉虚数。

辨治：风痰上犯菀于头目，血气不利，壅阻颈部经脉，肌筋不利。痰饮阻肺，气道不畅，肺失主气。脾虚失于运化，饮食郁滞。心虚邪扰，神失宁静。借此春温发陈出新之机，而调木、金、火、土之病态，以求恢复五行之常态。拟用平肝息风，解肌舒筋，健脾补肺，化痰利气，养心安神。

处方：天麻 15 g，地龙 15 g，僵蚕 10 g，半夏 10 g，白术 15 g，葛根 30 g，防己 15 g，延胡索 20 g，紫苏子 10 g，葶苈子 10 g，陈皮 10 g，茯苓 15 g，生薏苡仁 20 g，射干 15 g，海浮石 20 g，紫菀 10 g，党参 20 g，柏子仁 20 g，生龙骨 30 g，生牡蛎 30 g。6 剂，水煎服。

二诊：2005 年 12 月 4 日。患者服上药 6 剂后，头晕轻微，目不旋转，颈痛轻微，转动亦可。痰大减，咳亦轻，呼吸较为轻松。饮食有增，乏力好转，二便均调。苔白薄，其脉虚数之势亦有好转。思此治疗各司其属，各得所宜。再予原方 6 剂，前 3 剂水煎服，日 1 剂；后 3 剂为散，每次 30 g，每日 2 次，水煎服。嘱其调心态、节饮食、避寒凉。

颈椎病，合并咽炎、支气管炎、慢性前列腺炎

贾某，男，40 岁，包头市人。

初诊：2012 年 4 月 13 日。患者头痛，时晕，颈部疼痛，低头、转动时痛重。咽干，咳嗽少痰。小腹胀，小便频急不畅，尿有分叉、色黄味大，尿不疼，腰酸，性事阴茎不坚，早泄。舌红、苔白，脉弦数。

辨治：肝之风热菀于头目，血气不利。颈部气血阻痹，肌筋不利。春温时邪上犯，壅郁气道肺咽，主气失常。下焦湿热蕴滞，气化失常，精道受损，尿路异常，肾虚不能作强，主生殖。此肝木、肺金、肾水俱病，在体内生理常态紊乱，故杂合治疗，恢复其五行之生态。并使其法相通，药协从。拟用平肝息风，清利头目；活络通经，解肌舒筋；清肺利咽，止咳化痰；清利湿热，填精益肾。

处方：天麻 15 g，地龙 15 g，赤芍 15 g，白芍 15 g，菊花 15 g，葛根 20 g，汉防己

15 g，延胡索 20 g，炙麻黄 10 g，杏仁 10 g，知母 15 g，金银花 10 g，桑白皮 15 g，牛蒡子 10 g，锦灯笼 10 g，前胡 10 g，蜜枇杷叶 15 g，山茱萸 15 g，怀牛膝 15 g，肉苁蓉 15 g，冬葵子 15 g，龙胆 15 g，车前子 10 g。5 剂，水煎服。

二诊：2012 年 4 月 20 日。患者服上药 5 剂，头已不痛、不晕，颈部痛亦轻。咳亦轻，咽干亦减，小便比较畅通，性事未知。查咽红已减，舌红亦轻，其脉弦数之势亦缓。思症易去，病未尽除，继予原方 4 剂水煎服。

三诊：2012 年 4 月 26 日。患者诸症基本平复，性事能够作强，思肾水能够涵肝木、济心火、润肺金，而肾阳又能暖脾气，生化万物，筑牢肾功，实非小可。

处方：枸杞子 15 g，菟丝子 10 g，山茱萸 15 g，覆盆子 10 g，雄蚕蛾 15 g，肉苁蓉 20 g，怀牛膝 15 g，紫梢花 10 g，冬葵子 15 g，车前子 10 g，龙胆 10 g。4 剂为散，每次 30 g，每日 2 次，水煎服。

颈椎病，合并慢性支气管炎、类风湿关节炎

王某，女，63 岁，包头市人。

初诊：2014 年 3 月 20 日。患者头痛，时晕，目干涩，颈痛，头转动不利。久咳，吐痰，胸闷，气短，动则喘鸣。手足及肘腕踝指趾关节肿痛，热感。饮食少，大便秘，小便黄。舌红有瘀色、苔白厚，脉弦紧。

辨治：肝风夹热菀于头目，血气不利。风热邪阻痹颈部经络，肌筋活动不灵。痰热阻塞于肺、气道，失司主气。风邪毒热阻痹肌筋、关节，气血壅滞，关节肿痛。拟用祛风平肝，清利头目。祛风除湿，解肌舒筋。清肺化痰，利气肃肺。解毒祛风，活络止痛。

处方：天麻 15 g，地龙 15 g，川芎 15 g，赤芍 15 g，白芍 15 g，菊花 15 g，夏枯球 15 g，葛根 30 g，防己 15 g，延胡索 20 g，瓜蒌 10 g，知母 15 g，葶苈子 10 g，冬瓜子 15 g，桃仁 10 g，苍术 15 g，枇杷叶 15 g，黄柏 20 g，怀牛膝 15 g，土茯苓 15 g，半枝莲 15 g，鸡血藤 15 g，雷公藤 12 g，白英 15 g，蛇莓 15 g，忍冬藤 15 g，乌梢蛇 10 g，全蝎[冲] 5 g，生地黄 15 g，炙甘草 10 g。6 剂，水煎服。

二诊：2014 年 3 月 28 日。患者服上药 6 剂，头痛、时晕欣然消失，颈痛轻微，头转动比较灵活。咳嗽轻微，痰亦清少，胸亦较舒，痰鸣消失。诸肢节肿痛消减大半，可以安睡，二便通调。舌红有减、苔薄白，脉弦紧势减。思此综合治疗病虽多，证亦杂，但各司其属中，法相通，药协从，相得益彰，非执其一病一法可比。再予原方 6 剂，此期症消病除。

三诊：2014 年 4 月 6 日。患者头、颈诸症平复，咳喘消除得尽，唯诸关节肿未尽

消，痛缓未得除。仅予下方善后调治。

处方：苍术 15 g，黄柏 20 g，怀牛膝 15 g，土茯苓 15 g，半枝莲 15 g，白英 15 g，蛇莓 8 g，雷公藤 10 g，忍冬藤 15 g，生地黄 15 g，知母 15 g，桑枝 15 g，乌梢蛇 10 g，全蝎粉 5 g，炙甘草 10 g。6 剂，前 3 剂水煎服，日 1 剂；后 3 剂为散，每次 30 g，每日 2 次，水煎服。

颈椎病，合并咳喘

刘某，女，47 岁，包头市人。

初诊：2014 年 11 月 10 日。患者头痛，时晕，项强痛。喘息痰鸣，咳白沫痰多。神倦乏力，饮食减少，大便稀，小便少。舌淡红、苔白厚，脉弦数。

辨治：肝风夹痰热上郁清窍，血气不利。颈部经络阻痹，肌筋不利。痰湿阻塞气道，肺失主气、司呼吸。脾胃运化不及，土不生金。此病肝木、肺金、脾土相生相克生态失常，予综合治疗，期速复新常态之厚望。拟用祛风平肝，肃肺祛痰；通经活络，解肌舒筋；补益气血，运化中州。

处方：天麻 15 g，地龙 15 g，川芎 15 g，赤芍 15 g，白芍 15 g，菊花 15 g，僵蚕 10 g，葛根 15 g，防己 15 g，延胡索 15 g，制天南星 10 g，炙麻黄 10 g，杏仁 10 g，知母 15 g，浙贝母 10 g，紫苏子 10 g，葶苈子 10 g，皂角刺 10 g，陈皮 10 g，茯苓 15 g，半夏 10 g，射干 15 g，海浮石 15 g，黄芪 20 g，当归 15 g，熟地黄 10 g。5 剂，水煎服。

二诊：2014 年 12 月 3 日。患者服上药 5 剂，头痛轻微，头晕未见，颈痛颈强缓解。咳喘豁然平稳，痰饮几近消失。饮食增加，二便调。苔转薄白，其脉弦数之势亦缓。可见肝木、肺金、脾土之病态大有改善，五行相生相克之生态修复有望，再予原方 5 剂，水煎服。

三诊：2015 年 10 月 10 日。患者药后至今未复发。近几日突然鼻流清涕，眼痒，不时咳嗽，稀白痰，身不热，畏风寒。舌淡红、苔薄白，脉略沉。此系体质阳气不足，又值此秋寒凉之季，风寒乘虚犯肺，肺气失宣，气道失常。拟用补肺益气，温散风寒，祛痰利窍。处方：黄芪 15 g，白术 10 g，防风 10 g，荆芥 10 g，细辛 5 g，白芷 10 g，金银花 10 g，蝉蜕 10 g，制天南星 10 g，银柴胡 10 g，乌梅 10 g，路路通 10 g。4 剂，水煎服。此后安好，未再予药。

颈椎病，合并肺气肿、心肌缺血

康某，男，71 岁，包头市人。

初诊：2017 年 2 月 24 日。患者头痛、时晕，颈肩疼痛。久咳喘，吐白沫痰，动则加重。心悸，心前区闷痛，眠、食略减，二便尚可。舌暗红、苔白厚，脉弦数偶代。

辨治：风痰上扰头目，血气不利。颈肩经络阻痹，肌筋不利。痰饮阻肺，肺气亏虚。气血瘀滞，心虚而血脉失主。此肝木、肺金、心火之五行生态失常。全面治疗，寄于生态速复。拟用息风祛痰，清利头目；解肌舒筋，活络通痹；祛痰化饮，补肺利气；养心行瘀，除悸通脉。

处方：天麻 15 g，肿节风 15 g，川芎 15 g，赤芍 15 g，白芍 15 g，菊花 15 g，葛根 20 g，防己 15 g，延胡索 15 g，肿节风 15 g，紫苏子 10 g，葶苈子 10 g，炙麻黄 10 g，杏仁 10 g，陈皮 10 g，半夏 10 g，生晒参 15 g，麦冬 10 g，五味子 10 g，当归 15 g，丹参 15 g，三七粉 6 g，瓜蒌 10 g，郁金 10 g，山茱萸 15 g。10 剂，水煎服，日 1 剂。

二诊：2017 年 3 月 4 日。患者服完上药后，头痛、头晕消失，颈、肩疼痛缓解。咳少痰微，呼吸比较平稳，心悸、心前区闷痛解除。思其病均为慢性难疾，症可速去，病却难除，为体内生态恢复牢固计，继予原方 5 剂，隔日 1 剂，以善后调治。

颈椎病，合并哮喘、月经不调

张某，女，50 岁。乌海市人。

初诊：2016 年 9 月 16 日。头痛，时晕，颈疼痛。哮喘 4 年余，气管痰鸣，呼吸困难，甚至张口抬肩。月经量少色暗，经量不畅，常超 7 天方止。饮食、睡眠尚可。舌质红、常有瘀色、苔白厚，脉弦数。

辨治：肝风夹痰菀于头目，血气不利。颈部经络阻滞，肌筋不利。肺虚痰盛阻滞气道，肺失主气。年过七七，天癸将绝，冲任虚衰，精血不充。此体内五行之中肝木、肺金生态变逆，复加冲任无力相济。需俱治之，以期速复体内正常生态。拟用平肝息风，清利头目，活络通经，解肌舒筋。补肺祛痰，利气平喘。填补冲任（肝肾）行气活血通经。

处方：天麻 15 g，地龙 15 g，川芎 15 g，赤芍 15 g，白芍 15 g，菊花 15 g，葛根 20 g，防己 15 g，延胡索 15 g，炙麻黄 10 g，杏仁 10 g，知母 15 g，浙贝母 15 g，紫苏子 10 g，葶苈子 10 g，冬瓜子 10 g，牛蒡子 10 g，射干 10 g，蜜枇杷叶 10 g，皂角刺 8 g，生晒参 15 g，代赭石 10 g，熟地黄 15 g，山茱萸 10 g，当归 15 g，柴胡 10 g，白芍 15 g，益母草 30 g，桃仁 10 g，红花 10 g。30 剂，水煎服。

二诊：2018 年 3 月 12 日。患者自述经上治疗后年余，头目清利，颈部不痛，转动灵活，哮喘至今未反复。现在咽有异物感如球，吐不出，咽不下，很难受，月经 2 个月未行，自觉阵热，手足心热，多汗，腰酸，膝关节疼，求治。望其舌质红、苔白不润，面色潮红，脉细数。此系肝肾阴血亏虚，不主筋骨；冲任精血亏虚，不主月事，复加生理情事有变，不免郁滞。拟用滋阴养血，疏郁化痰利咽。

处方：银柴胡 10 g，当归 15 g，赤芍 15 g，白芍 15 g，川芎 15 g，熟地黄 15 g，益母草 30 g，太子参 15 g，麦冬 10 g，五味子 6 g，合欢皮 15 g，牛蒡子 10 g，知母 15 g，浙贝母 15 g，木蝴蝶 10 g，绿萼梅 10 g，杜仲 15 g，怀牛膝 15 g，鸡血藤 15 g，延胡索 15 g。10 剂，前 5 剂每日 1 剂，后 5 剂隔日 1 剂，水煎服。

颈椎病，合并高血压、咳喘

于某，女，82 岁，包头市人。

初诊：2015 年 9 月 25 日。患者头晕，头痛，目昏，颈痛，手麻。咳痰白沫，喘息痰鸣，呼吸困难，唇紫，心悸，夜不得平卧。口干不喜饮，纳少，手足不温，大便不爽，尿少。舌质淡紫、苔白厚，脉沉细结代。

辨治：肝风夹瘀菀于头目，血气不利；厥阴、太阳经经输不畅，气血阻痹颈部，肌筋不利；肺虚痰饮壅阻，肺失主气；心虚夹瘀，血脉失主；脾胃气虚，失于运化，而为痰饮之源。可见体内五行生态相生乏力，相克有过，为建设体内正常生态，而兼调治。拟用息风镇逆，通经活络，解肌舒筋；祛痰平喘，补肺主气；强心益气，化瘀活血；补健中州，运化蠲痰。

处方：天麻 15 g，地龙 15 g，钩藤 40 g，葛根 20 g，防己 15 g，延胡索 15 g，代赭石 10 g，生龙骨 20 g，生牡蛎 20 g，炙麻黄 10 g，杏仁 10 g，知母 15 g，浙贝母 10 g，紫苏子 10 g，葶苈子 10 g，生白芍 15 g，炙甘草 10 g，冬瓜子 15 g，紫菀 15 g，射干 15 g，皂角刺 8 g，生晒参 15 g，黄芪 20 g，当归 15 g，熟地黄 15 g，陈皮 10 g，茯苓 10 g，半夏 10 g，丹参 15 g，毛冬青 10 g，山茱萸 15 g，淫羊藿 10 g。10 剂，水煎服。

二诊：2015 年 10 月 6 日。患者服上药后头痛、头晕、目昏消失，颈痛缓解，手麻消失。痰消喘平，仅活动时觉气短，能够安卧。饮食有增，二便调。舌紫有减、苔薄白，脉沉细势缓，结代消失。由上得知，治司其属，各得所宜，五行新生态复常有望。继予原方 8 剂，前 4 剂日 1 剂，后 4 剂隔日 1 剂，水煎服，以此善后调治。

颈椎病，合并副鼻窦炎、便秘

杨某，女，41 岁，包头市人。

初诊：2007 年 8 月 3 日。患者头晕，头痛，目系胀痛，颈部疼痛僵直，活动受限较久。近日鼻流黄脓浊涕，眉棱骨痛，鼻塞。饮食减少，大便秘，小便如常。舌红、苔薄黄，脉弦数。

辨治：风火菀于头目，血气不利；厥阴、太阳，筋肌痉急不舒；毒蕴肺窍，气道壅滞，大肠亦失传导。拟用清肝祛风，通利头目；祛风活络，止痛解痉；清肺解毒，宣通鼻窍。杂合以治，望复肝木、肺金、大肠之新生态。

处方：天麻15 g，地龙15 g，川芎15 g，赤芍15 g，白芍15 g，野菊花15 g，葛根30 g，防己15 g，延胡索20 g，乌梢蛇10 g，全蝎8 g，僵蚕10 g，石决明15 g，黄芩15 g，鱼腥草15 g，火麻仁15 g，生山楂10 g。8 剂，水煎服。

二诊：2007 年 8 月 11 日。患者自述服药 3 剂后，颈痛顿减，头目疼痛转轻，鼻已通，大便通畅。现颈部疼痛轻微，转动比较灵活。眉棱骨痛消失，鼻涕转白。舌红亦减，脉弦数之势亦有所缓。思方中法相通，药协从，各得所宜，继用原方 6 剂，前 3 剂每日 1 剂，后 3 剂隔日 1 剂，水煎服，以善后调治。

颈椎病，合并左肺肌化性肺炎

赵某，女，64 岁，包头市固阳县人。

初诊：2007 年 11 月 13 日。患者颈痛，头昏。咳喘，吐痰如脓，胸闷痛，难以平卧。食减，大便干，小便黄。舌暗红、苔黄腻，脉滑数。

辨治：痰热壅肺，气道失主，肃降失司，气反逆乱。风热上扰头目，血气不利，颈部邪气阻络，肌筋不利。拟用清肺解毒，化痰利气，止咳平喘；益气活血，祛风活络，解肌舒筋。

处方：炙麻黄10 g，杏仁10 g，生石膏15 g，甘草10 g，芦根15 g，冬瓜子15 g，桃仁12 g，生薏苡仁20 g，鱼腥草15 g，知母15 g，浙贝母15 g，苏子10 g，莱菔子10 g，葶苈子10 g，射干15 g，海浮石20 g，太子参30 g，天麻10 g，地龙15 g，葛根30 g，防己15 g，赤芍15 g，白芍15 g，菊花30 g，陈皮10 g。10 剂，水煎服。

二诊：2007 年 12 月 15 日。患者服上药后，颈椎病病症消失，咳喘已轻微，晨起第一次咳吐黄痰，余时痰白而少，已能平卧。饮食增加，大便调。苔转薄白，其脉滑数势缓。CT 片对比提示病灶明显缩小。前方去天麻、葛根、防己、菊花，5 剂，加蛤蚧 1 对、生晒参 80 g。共为极细面，每次 15 g，每日 3 次，沸水冲，温服。以此善后调治。

4. 颈椎病合并肝胆系列病证案

颈椎病，合并胆囊炎、慢性前列腺炎

薛某，男，49 岁，包头市人。

初诊：2012 年 11 月 15 日。患者头痛，时晕、起卧及头转动重，颈疼痛。右胁下

（胆囊部）疼痛，并牵引及右肩胛下痛，口苦，纳减。腰酸痛，小腹胀，会阴部坠胀，小便频、色黄，尿不尽，性欲减，早泄，大便可。舌质红、苔白，脉弦数。

辨治：厥阴风热菀于头目，血气不利。颈部经络阻滞，肌筋不利。湿热壅郁肝胆，木郁土塞。湿热阻滞下焦，肾亦虚损，郁不勃发，尿路不畅。拟用清利头目，通经活络，解肌舒筋；清利肝胆湿热，疏木伸土；清利下焦湿热郁瘀，补肾作强。

处方：天麻15g，地龙15g，川芎15g，赤芍15g，白芍15g，菊花15g，夏枯球15g，葛根30g，防己15g，延胡索20g，片姜黄15g，柴胡10g，黄芩15g，龙胆15g，虎杖15g，金钱草15g，土茯苓15g，冬葵子20g，车前子10g，桂枝10g，茯苓15g，桃仁10g，山茱萸15g，肉苁蓉15g，怀牛膝20g。5剂，水煎服，日1剂。

二诊：2012年11月21日。患者头痛、头晕基本消失，颈痛已轻微，右胁疼痛已经缓解，小腹胀，会阴部坠胀也有减轻，性事未果。舌红有减，脉弦数之势有缓。思上平肝息风，清利头目，肝木将平，脾土得伸，治肾水得肝之疏泄相助，更能通利精道，水路。脾土得伸加强运化平升降、灌四旁，体内木、水，土新生态即将恢复，所治各司其属，各守其多，但法相通，药协从，效显然。再予原方6剂，前3剂每日1剂，后3剂隔日1剂，水煎服。嘱其调心态，节房事，少食肥甘煮蛋。

三诊：2015年4月2日。患者经前治疗、遵嘱，身体很好，无留任何病迹。近日鼻干，咽痛，咳嗽多痰，汗出身仍不舒。饮食尚可，二便尚调。服3天中成药，咳嗽不减。舌淡红、苔薄白，脉浮数。此时值春季风温之季，但北方早晚气温仍低凉，此系外感风夹寒热，首先犯肺，外证未解，内肺失主气。拟用疏散风寒热邪，止咳平喘。

处方：荆芥10g，防风10g，炙麻黄10g，杏仁10g，知母15g，浙贝母15g，生石膏20g，前胡15g，枇杷叶15g，地龙15g，生白芍15g，桔梗10g，牛蒡子10g，生甘草10g。4剂，水煎服。

5. 颈椎病合并肾膀胱系列病证案

颈椎病，合并慢性前列腺炎

张某，男，42岁，包头市人。

初诊：2008年9月19日。患者头痛，时晕，起卧、头转动时更明显，颈部疼痛，活动受限。小腹胀，小便频急但无尿痛，尿分叉，性功能低下，不能作强，大便正常。舌质红、苔白，脉弦数。

辨治：肝木风热上菀头目，血气不利。厥阴、太阳经脉不畅，肌筋阻痹。肾虚夹有下焦湿热，蕴滞精道，障碍尿路，气化不利。此水不涵木，肝更刚；水失木疏，肾更涩。需用乙癸同调，拟用平肝息风，清利头目；通经活络，解肌舒筋；益肾作强，泻利湿热。

处方：天麻 15 g，川芎 15 g，赤芍 15 g，白芍 15 g，菊花 15 g，决明子 15 g，葛根 30 g，防己 15 g，延胡索 20 g，乌梢蛇 10 g，干蝎粉 6 g，石决明 20 g，山茱萸 15 g，雄蚕蛾 15 g，怀牛膝 15 g，冬葵子 20 g，瞿麦 15 g，金钱草 15 g，牵牛子 10 g，桑螵蛸 10 g。5 剂，水煎服。

二诊：2008 年 9 月 26 日。患者经上治疗后头痛、时晕消失，颈痛亦微，头转动基本不受限。小腹无不适，尿频减少。舌红有减，其脉弦数之象有缓。思症虽速去，其病难除，筑固疗效，再予原方 4 剂，隔日 1 剂，水煎服。再嘱睡眠枕头宜低勿高，既要低头工作，也要抬头看看蓝天，慎肥腻酒甘，节欲望。

颈椎病，合并尿失禁

曹某，女，70 岁，包头市人。

初诊：2011 年 5 月 4 日。患者头昏，目干涩，颈酸痛。腰酸楚，腿无力，小腹胀，尿频清且失禁，遇冷加重。舌淡、苔白，脉沉细。

辨治：虚风上扰头目，血气不利；厥阴、太阳经脉不畅，筋肌气血阻滞；年老肾虚，骨不健，气化妥，关亦失固。拟用平肝息风，通经活络，解肌舒筋，补肾暖肝，主水固脬。

处方：天麻 10 g，地龙 10 g，川芎 15 g，赤芍 15 g，白芍 15 g，菊花 15 g，僵蚕 10 g，葛根 15 g，防己 10 g，延胡索 15 g，骨碎补 10 g，狗脊 10 g，杜仲 15 g，怀牛膝 15 g，山茱萸 15 g，覆盆子 10 g，桑螵蛸 10 g，海螵蛸 10 g，桂枝 15 g，茯苓 10 g，泽泻 10 g，益母草 15 g，小茴香 10 g，益智仁 10 g。8 剂，水煎服。

二诊：2011 年 5 月 13 日。患者自觉头目比较清利，颈部酸痛、腰腿无力好转，小便失禁已好。思此老年之人，好之速然，不能未雨绸缪，也应雨后补牢，再予原方 5 剂，隔日 1 剂。

颈椎病，合并淋证

贾某，女，77 岁，包头市人。

初诊：2015 年 6 月 18 日。患者头痛，时晕，每于体位变动时晕重，颈部疼痛。小便频急热痛、淋漓不畅，小腹胀痛，腰痛，小便黄如茶，大便秘。舌暗红有瘀色、苔白黄相间而干，脉弦数。

辨治：风热菀于头目，血气不利。厥阴、太阳经脉不畅，肌筋阻痹。又值老年阴虚火旺，下焦湿热壅滞，肾不主水，膀胱失于气化，水不化津，肠失濡润。拟用息风平肝，清利头目；活血通络，解肌舒筋；滋肾降火，通泻下焦湿热，畅通水道、谷道。

处方：天麻15g，地龙15g，川芎15g，赤芍15g，白芍15g，菊花15g，夏枯球15g，葛根20g，防己15g，延胡索15g，威灵仙15g，生地黄15g，山茱萸15g，怀牛膝15g，知母15g，黄柏15g，肉桂10g，苦参10g，土茯苓15g，龙胆15g，金钱草15g，地肤子10g，萹蓄15g，王不留行10g，火麻仁15g，木香10g。6剂，水煎服，日1剂。

二诊：2015年6月25日。患者服上药6剂，诸症悉平。虑其年老病陈，为筑固疗效，再予原方4剂，隔日1剂，以为善后调整。

颈椎病，合并慢性膀胱炎

王某，女，59岁，包头市人。

初诊：2015年12月29日。患者头痛头晕，目昏涩，颈部疼痛。小腹坠胀，小便频急、淋痛不畅、色黄如茶，咳嗽尿遗。纳少，体倦，大便秘。舌红、苔白，脉弦数。

辨治：厥阴风热菀于头目，血气不利。厥阴、太阳经输阻痹，肌筋不利。下焦湿热，壅滞膀胱水道，气化失司。中州脾虚，运化不及。此肝木、肾水、脾土之病，相生相克受损，体内制化生态异变。需俱调治，恢复其生态。拟用平肝息风，清利头目；通经活络，解肌舒筋；清利下焦湿热，疏畅水道；益气健脾，敦厚中土，生化万物。

处方：天麻15g，地龙15g，川芎15g，赤芍15g，白芍15g，菊花15g，夏枯球15g，葛根20g，防己15g，延胡索15g，知母15g，黄柏20g，肉桂10g，土茯苓15g，鱼腥草15g，金钱草15g，瞿麦15g，生地黄15g，竹叶10g，木通10g，车前子10g，木香10g，当归15g，党参15g，生黄芪30g。6剂，日1剂，水煎服。

二诊：2016年1月7日。患者头目比较清利，头痛、头晕基本消失，颈部疼痛也已缓解。小便比较通利，淋涩疼痛均得缓解，小腹坠胀不觉。舌红有减、苔薄白，其脉弦数之势有缓。思此治疗虽杂合以治，但各司其属，各得所宜。继予原方6剂，前3剂每日1剂，后3剂隔日1剂，水煎服，以此善后调治。

颈椎病，合并慢性前列腺炎

王某，男，31岁，包头市人。

初诊：2016年4月25日。患者头痛，时晕，颈疼痛，转动疼重。小腹胀，小便频，尿不尽、色黄味大，但无尿痛，性欲下降，阴茎不坚，早泄，腰酸。舌红、苔白，脉弦数。

辨治：诸风掉眩皆属于肝，肝之风热菀于头目，血气不利。厥阴、太阳经脉不畅，肌筋不利。肾主精，虚则不能作强。湿热壅滞下焦，精隧郁阻而不勃发，有碍尿路。拟用平肝息风，清利头目；补肾生精作强，清利下焦湿热。肝肾同治，法相通，药相成。

处方：天麻15 g，地龙15 g，川芎15 g，赤芍15 g，白芍15 g，菊花15 g，夏枯草15 g，葛根20 g，防己15 g，延胡索15 g，肿节风15 g，山茱萸15 g，怀牛膝20 g，雄蚕蛾15 g，猪苓15 g，泽泻10 g，牵牛子10 g，龙胆15 g，虎杖15 g，白花蛇舌草15 g，车前子10 g。12剂，水煎服。

二诊：2016年5月7日。患者自觉头痛、头晕消失，颈痛已不明显。小腹已不胀，小便已不频急、时清时黄，性事好转，但仍不如常。观其舌红有减，脉弦数之势有缓。思颈椎病尚需巩固，前列腺炎需继续治疗并兴阳事，前方加蜈蚣^{研、冲}2条、紫梢花10 g。6剂，水煎服，前3剂每日1剂，后3剂隔日1剂，已善后调治。

6. 颈椎病合并妇科系列病证案

颈椎病，合并乳腺增生

王某，女，37岁，赤峰市宁城县人。

初诊：2005年3月30日。患者颈痛，头痛时晕，低头及转动时加重。双侧乳房胀痛，查有多个结节，大者1.5 cm、触之光滑移动。经行不畅。食欲一般，二便尚调。舌红有瘀色、苔白，脉弦数。

辨治：厥阴风热菀于头目，血气不利。颈部经络阻滞，筋肌不利。乳房痰热蕴结成癖，气血郁瘀。拟用平肝息风，清利头目；通经活络，解肌舒筋；清热化痰，行滞通瘀，软坚散结。

处方：天麻80 g，防己80 g，威灵仙60 g，赤芍80 g，白芍80 g，川芎60 g，夏枯草50 g，葛根80 g，当归80 g，丹参80 g，制乳香60 g，制没药60 g，土茯苓80 g，蒲公英80 g，玄参80 g，浙贝母80 g，生龙骨100 g，生牡蛎100 g，半枝莲80 g，瓜蒌80 g，石见穿60 g，猫爪草60 g，山慈菇80 g，鳖甲60 g，橘核60 g，路路通50 g。上药共为极细面，每次15 g，沸水冲后温服，每日3次。

患者服药月余，双乳结节均消，经量增、色正，身无不适，询问还剩少许药面，是否需要服完。嘱其每日1次，将其服完。调心态，平情志，少食肥甘。

颈椎病，合并附件炎

张某，女，35 岁，天津市宝坻区人。

初诊：2005 年 9 月 11 日。患者头痛，头晕，颈部疼痛牵引肩背，颈强直，转动受限。带下较多、黄白相间，小腹两侧胀痛，大便时干，小便黄。舌偏红、苔白厚，脉弦数。

辨治：肝木风热菀于头目，血气不利。颈肩经络阻滞，风湿闭痹，肌筋不利。下焦湿热蕴壅冲带奇脉。拟用平肝息风，清利头目；祛风活络，解肌舒筋；解毒利湿，调冲止带。

处方：天麻 15 g，地龙 15 g，川芎 15 g，赤芍 15 g，白芍 15 g，菊花 20 g，葛根 30 g，防己 20 g，延胡索 20 g，伸筋草 20 g，木瓜 10 g，千斤拔 15 g，干蝎粉 4 g，土茯苓 30 g，当归 15 g，生薏苡仁 20 g，赤小豆 20 g，车前子 10 g。6 剂，水煎服。

二诊：2005 年 9 月 18 日。患者服药 4 天，头晕、头痛基本不明显，颈、肩疼痛缓解。带下明显减少，没有黄带。望其舌红见减、苔白薄，脉弦数势缓。思所治各得所宜，平肝木既可伸土助带脉；疏肝木，就可畅气血，通郁瘀，通痹阻，解肌舒筋；舒肝木，继助调奇经冲任。仍守前方继调，法相通，药相协，速复体内五行生态。予前方 6 剂，前 3 剂每日 1 剂，后 3 剂隔日 1 剂，水煎服。

颈椎病，合并附件炎、慢性胃炎

贾某，女，25 岁，包头市人。

初诊：2007 年 8 月 14 日。患者头痛，头晕，颈痛较剧，转动不利，牵及两肩。带下较多，以黄色为主，两侧少腹不适，有压痛。胃脘胀满，大便干，小便黄。舌红、苔腻，脉弦实。

辨治：肝之风火菀于头目，血气不利。风热壅滞厥阴、太阳，颈部筋肌经络阻滞。湿热之邪蕴郁下焦，冲带二脉受损。中焦湿热阻滞，胃失传导。拟用清肝息风，通利头目；祛风活络，解肌舒筋；清热解毒，除湿理带；辛开苦降，通畅谷道。杂合以治，各司其属，各守其乡。

处方：天麻 15 g，地龙 15 g，川芎 15 g，赤芍 15 g，白芍 15 g，菊花 30 g，白蒺藜 15 g，葛根 30 g，防己 20 g，全蝎 8 g，土茯苓 20 g，败酱草 20 g，椿皮 15 g，紫荆皮 15 g，白鲜皮 15 g，生薏苡仁 20 g，白芷 10 g。6 剂，水煎服。

二诊：2007 年 8 月 21 日。患者自述服此 3 剂，头痛、头晕已不明显，颈部疼痛大减。现头部、颈部均缓解，带下量减、色白，大便通畅，胃脘及少腹无不适。舌红转浅，其脉弦实势缓，思所速效者，治肝亦能疏土，理冲任，治土亦可抑肝，去湿热，助带除；治下焦湿热亦可釜底抽薪，理中、上二焦。再予原方 6 剂，以其建立体内五行新生态。前 3 剂每日 1 剂，后 3 剂隔日 1 剂，以此善后调治。

颈椎病，合并乳腺增生、腰椎间盘膨出

张某，女，42 岁，包头市人。

初诊：2007 年 9 月 13 日。患者头痛，头晕，目系痛，颈疼痛较剧，转动受限，经月不利。双侧乳腺增生，块大小不等，大如枣核，小如豆粒，行经时加重。腰痛已久，时轻时重，重则牵及坐骨神经痛。饮食尚可，二便尚调，舌红有瘀色、苔白，脉弦数。

辨治：肝之风热上乘头目，血气不利；颈部经络气血壅滞，肌筋痹阻；气血痰热蕴结成乳癖。肾、督脉不足，筋骨气血阻滞，腰腿痹痛。拟用清肝息风，通利头目；祛风活络，解肌舒筋；疏通乳络，清热消结；补肾壮骨，通行经络。

处方：天麻 15 g，地龙 15 g，川芎 15 g，赤芍 15 g，白芍 15 g，野菊花 30 g，夏枯草 20 g，白蒺藜，葛根 30 g，防己 15 g，乌梢蛇 10 g，全蝎 8 g，片姜黄 15 g，巴戟天 15 g，桑寄生 20 g，鸡血藤 30 g，益母草 20 g，泽兰 10 g，瓜蒌 10 g，蒲公英 30 g，半枝莲 30 g，猫爪草 15 g，山慈菇 15 g，橘核 10 g，生薏苡仁 15 g，败酱草 20 g，白芷 10 g。8 剂，水煎服。

二诊：2007 年 9 月 28 日。患者服上药后诸症基本平复，唯左乳仅一处结节似有似无，仅予下方。

处方：柴胡 10 g，川芎 15 g，赤芍 15 g，白芍 15 g，夏枯草 20 g，瓜蒌 10 g，蒲公英 30 g，半枝莲 30 g，猫爪草 15 g，山慈菇 15 g，败酱草 15 g，橘核 10 g，钟乳石 15 g。4 剂，水煎服，隔日 1 剂，以此善后调治。

颈椎病，合并面部褐斑

张某，女，50 岁，包头市人。

初诊：2007 年 10 月 24 日。患者头痛、头晕，体位变动时重，目干涩，颈部疼痛难以转动。两颧褐斑明显，月经将闭，3～4 月 1 行，经血色黑量少，二便尚调。舌红有瘀色、苔白，脉弦数。

辨治：肝之风热菀于头目，血气不利；厥阴、太阳经脉不畅，颈部筋肌拘急；七七之年，冲任欲竭，肝肾亏虚，瘀滞于面。拟用清肝息风，通利头目；祛风活络，解痉通痹；补肝益肾，活血益气消斑。辨病辨证，各司其属。

处方：天麻 15 g，地龙 15 g，川芎 15 g，赤芍 15 g，白芍 15 g，菊花 30 g，茺蔚子

15 g，葛根 30 g，防己 15 g，延胡索 20 g，乌梢蛇 15 g，制首乌 15 g，枸杞子 15 g，沙苑子 15 g，生黄芪 15 g，苍术 12 g，红花 10 g，月季花 10 g，芙蓉叶 15 g，千里光 15 g，紫荆皮 15 g。8 剂，水煎服。

二诊：2007 年 11 月 6 日。患者头、颈已舒，月经未行，改用下方，重在调经。

处方：柴胡 10 g，当归 15 g，熟地黄 15 g，川芎 15 g，生白芍 15 g，益母草 30 g，桃仁 10 g，红花 10 g，怀牛膝 30 g，鹿角片 10 g，肉苁蓉 15 g，香附 10 g。6 剂，水煎服。

三诊：2007 年 11 月 13 日。服上药 3 剂，月经已来，经血量、色正常，亦无不适，思其病不独在冲、任、肝，而涉及天癸，重填奇经，效益当然。

颈椎病，合并盆腔炎、月经不调

赵某，女，33 岁，包头市人。

初诊：2016 年 4 月 23 日。患者颈部疼痛，头时晕。带下色黄、量多、小腹不适、腰骶酸痛。月经后期，经血量少、色暗，小便黄，大便不爽。舌红有瘀色、苔白腻，脉弦数实。

辨治：风热上蒙头目，血气不利；阻痹颈部气血，肌筋不利；湿热毒蕴冲任带脉，影响督脉，以致黄带量多，月经量少、腰骶酸痛。拟用平肝息风，清利头目；通经活络，解肌舒筋；解毒祛湿，治肝补督。

处方：天麻 15 g，地龙 15 g，川芎 15 g，赤芍 15 g，白芍 15 g，菊花 15 g，葛根 20 g，防己 15 g，延胡索 15 g，肿节风 15 g，土茯苓 20 g，败酱草 15 g，蒲公英 15 g，当归 15 g，椿根皮 15 g，生薏苡仁 15 g，赤小豆 10 g，苦参 15 g，白术 10 g，泽泻 10 g，柴胡 10 g，益母草 30 g，杜仲 15 g，仙茅 10 g，淫羊藿 10 g。8 剂，水煎服。

二诊：2017 年 4 月 18 日。患者自述服上次药物治疗后 1 年以来很好，头痛、颈痛已除，黄带亦除，月经亦调。因劳累、心情不好，近周来各种病复作。查病症果然如前，再予原方 6 剂，水煎服。

三诊：2017 年 4 月 26 日。患者头、颈症状缓解，带下量少色白，经来 2 日量少色暗，腰部酸痛亦无，思前之教训，仍需调治。再予原方 6 剂，前 3 剂每日 1 剂，后 3 剂隔日 1 剂，水煎服。

颈椎病，合并经闭、乳腺增生

徐某，女，36 岁，包头市人。

初诊：2017 年 3 月 7 日。患者头痛、头晕，体位变动时重，颈部疼痛，转动受限。

月经3个月未行，两乳胀痛，查有增生。腰酸，饮食少减。舌有瘀色、苔白，脉弦数。

辨治：肝之风热上扰头目，血气不利；颈部经络失输，气血阻滞肌筋；冲任不充，肝失疏泄，以致经闭，痰、气、热壅乳络，结聚成癖。拟用息风清肝，通经舒筋，散结消癖，通经益肾。

处方：天麻15 g，地龙15 g，川芎15 g，赤芍15 g，白芍15 g，菊花15 g，夏枯草15 g，葛根15 g，防己15 g，延胡索15 g，片姜黄10 g，焦槟榔10 g，焦三仙各10 g，柴胡10 g，熟地黄15 g，当归15 g，桃仁10 g，红花10 g，益母草30 g，香附10 g，仙茅10 g，淫羊藿10 g，半枝莲15 g，猫爪草15 g，僵蚕10 g，玄参10 g，浙贝母15 g，生牡蛎20 g。10剂，水煎服。

二诊：2018年1月2日。患者服上药后1年来，头、目、颈椎病得以缓解，月经已来，乳无胀痛，病情基本平复。现月经又停3个月，头、颈病症亦兴，仍用原方8剂调治。

三诊：2018年1月22日。患者药后头痛、头晕平复，月经已来，经血量多色基本正常，乳房亦无胀痛。思需巩固，前方2剂为散，每次30 g，每日2次，水煎服，以此善后调理。

颈椎病，合并月经病、乳腺增生、慢性咽炎

李某，女，38岁，包头市人。

初诊：2016年4月。头痛、头晕、目胀痛，颈部疼痛。月经后期，经血量少色暗，左乳癖块共4个，大如蚕头，小如黄豆，行经胀痛加重。咽干不舒，偶咳，饮食可，二便调。舌略红有瘀色、苔白，脉弦细。

辨治：风热菀于头目，血气不利。颈部经输阻痹，肌筋不舒。冲任亏虚，阴血不充，肝失疏泄，复加气、血、痰郁结，以致经、乳病症。阴虚热郁于咽，乃见咽症。凡此一体多病，虚实夹杂，生理已有损，杂合以治，望其早日复常。拟用平肝息风，清利头目；活血通络，益血养阴；疏肝通经，行气化瘀；散结软坚，养阴舒郁，清热利咽。

处方：天麻15 g，地龙15 g，川芎15 g，赤芍15 g，白芍15 g，菊花15 g，夏枯球15 g，灯盏花10 g，葛根20 g，防己15 g，延胡索15 g，柴胡15 g，当归15 g，熟地黄15 g，香附10 g，枸杞子10 g，桑椹10 g，沙苑子10 g，玄参15 g，浙贝母15 g，生牡蛎30 g，半枝莲20 g，八月札10 g，菝葜10 g，牛蒡子10 g，麦冬10 g，僵蚕10 g，枇杷叶10 g。10剂，水煎服。

二诊：2017年12月23日。患者经上次治疗后1年多自觉身体较好，头痛、头晕、颈部痛消失，月经正常，尤其欣慰的是乳块消失，心无恐慌。近日因劳累、心情不舒，

旧病相继复发，再请治疗。经查确实，查原方予8剂。

三诊：2018年1月5日。患者诸病症基本平复，予加味逍遥丸、明目地黄丸合服半月。

颈椎病，合并月经不调、带下病、慢性胃炎、便秘

赵某，女，29岁，包头市人。

初诊：2018年3月7日。患者头痛、目胀痛，时有头晕，颈部痛。带下黄白、量多味大，月经前后不定，经色暗、有血块，行经小腹痛，胃肠易胀，大便秘，小便黄。舌质红、苔薄黄，脉弦数。

辨治：风热上扰头目，血气不利。气血阻滞颈部筋肌，功能失灵。湿热郁下焦，带下流溢，血瘀冲任，肝失疏泄，月经不调。胃肠传导无力，易见便秘。拟用平肝，清利头目，通经活络舒筋，清热解毒，除湿理带；疏肝化瘀，调理冲任，润肠导泄，消除便秘。

处方：天麻15g，地龙15g，川芎15g，赤芍15g，白芍15g，菊花15g，决明子15g，葛根15g，防己15g，延胡索15g，柴胡10g，当归15g，牡丹皮10g，熟地黄15g，益母草30g，桂枝10g，茯苓10g，桃仁10g，红花10g，莪术10g，土茯苓15g，败酱草15g，生薏苡仁15g，生槟榔15g，火麻仁15g。10剂，水煎服。

二诊：2018年3月21日。患者月经已来，略有小腹痛，血块减少，黄带未尽，头、颈病症缓解，但亦未除，调用下方。

处方：天麻15g，地龙15g，川芎15g，赤芍15g，白芍15g，菊花15g，夏枯球15g，葛根20g，防己15g，延胡索15g，肿节风15g，血风藤15g，柴胡10g，熟地黄15g，当归15g，益母草30g，桃仁10g，莪术10g，椿根皮15g，土瓜根15g，香附10g，焦槟榔15g，石斛15g。8剂，前4剂每日1剂，后4剂隔日1剂，水煎服。此后症平。

颈椎病，合并脑供血不足、失眠、月经不调、盆腔炎、宫颈炎

杜某，女，32岁，包头市人。

初诊：2017年9月14日。患者头晕，头痛，颈椎痛。带下色黄、量多，小腹胀痛，骶尾部酸痛。月经先后不定，行经不畅，经血量少、色暗，10余日不止。心烦失眠。舌红有瘀色、苔薄黄，脉弦数。

辨治：风热上蟄头目，血气不利。气血阻瘀颈部，肌筋不舒。心有所虚，神有所扰。毒热湿蕴下焦，流溢为带。肝失疏泄，冲任二脉不利，天癸不盛，至此经病。拟用清肝息风，通利头目；通脉活络，解肌舒筋；养阴益心，镇静安神；清热解毒，除

湿止带；养血填冲奇经，平调气血；行瘀固经，兼补肾癸。

处方：天麻15 g，地龙15 g，川芎15 g，赤芍15 g，白芍15 g，菊花15 g，夏枯球15 g，葛根20 g，防己15 g，延胡索15 g，土茯苓15 g，炒酸枣仁15 g，生牡蛎20 g，炙甘草10 g，生地黄15 g，蒲公英15 g，生薏苡仁15 g，败酱草15 g，银柴胡10 g，当归15 g，益母草20 g，桃仁15 g，海螵蛸10 g，茜草15 g，炒贯众15 g，杜仲15 g，鹿角片10 g，怀牛膝15 g。8剂，水煎服。

二诊：2017年9月24日。患者服上药后，头痛、头晕已经正常，颈部疼痛基本消失，带下色白量少，小腹痛亦轻，骶臀部酸痛亦除，唯月经不调，按月1行，经血量少色暗。思方中调理，治肝以统冲任，司疏泄，治心安以平天下，解毒除带，补肾助天癸月事以时下。原方继服8剂，前4剂每日1剂，后4剂隔日1剂，水煎服。以此调治，有望月事以时下。观察3个月，月经正常。

颈椎病，合并腰椎间盘突出、子宫内膜异位症

王某，女，29岁，包头市人。

初诊：2017年7月2日。患者颈肩疼痛，畏风寒，腰及两腿坐骨神经痛，较剧烈，行走受限，怕冷。每行经便小腹疼痛难忍，常服止痛药。饮食、二便尚可。舌质红、苔白薄，脉沉细。

辨治：风寒袭阻厥阴、太阳，颈肩气血阻痹，肌筋不利。肾与督脉亏虚，又被风寒阻痹，经络不通，以致腰腿剧痛。冲脉督脉有虚，肝失疏泄，寒凝血瘀，以致痛经甚剧。拟用祛风散寒，解肌舒筋；益肾健督，活血通痹；养血填冲，疏肝活血止痛。法相通，药协从。

处方：天麻15 g，地龙15 g，川芎15 g，葛根20 g，防己15 g，肿节风15 g，伸筋草15 g，延胡索20 g，制天南星10 g，羌活10 g，熟地黄15 g，鹿角霜15 g，杜仲15 g，巴戟天15 g，川牛膝30 g，生白芍15 g，炙甘草10 g，当归15 g，丹参15 g，制没药10 g，柴胡15 g，益母草30 g，豆蔻10 g。12剂，水煎服。

二诊：2017年7月16日。患者药后颈椎病症基本缓解，行经未痛，再查子宫内膜正常，此效超余意料。再思此与杂合以治，各司其属，但法相通，药协从，不可分开。为巩固疗效，再予原方2剂，共为散剂，每次30 g，每日2次，水煎服。

颈椎病，合并痛经、带下病

石某，女，34岁，包头市人。

初诊：2017年10月2日。患者头晕、头痛、颈部疼痛。近3个月经量少、色暗，

痛经，带下黄白相间，腰酸。舌淡红、苔白厚，脉弦数。

辨治：风热菀于头目，血气不利；颈部经脉不畅，筋肌阻滞；血虚肝瘀、任胞不充，肾虚天癸不盛，以致月经失常。拟用养血填冲，疏肝调经，补肾益天癸，清热祛湿以除带。

处方：天麻15g，地龙15g，川芎15g，赤芍15g，白芍15g，菊花15g，决明子15g，灯盏花10g，葛根20g，防己15g，延胡索15g，柴胡10g，当归15g，熟地黄15g，益母草30g，鸡血藤15g，生山楂10g，莪术12g，仙茅10g，淫羊藿10g，土茯苓15g，败酱草15g，椿根皮15g，生薏苡仁15g。6剂，水煎服。

二诊：2017年10月10日。患者头、颈病症解除，带下量减少、色白，月经未行。服用下方调理。

处方：柴胡10g，当归15g，熟地黄15g，益母草30g，川芎15g，赤芍15g，白芍15g，桃仁10g，红花10g，怀牛膝20g，仙茅10g，淫羊藿10g，土茯苓15g，败酱草15g，生薏苡仁15g，椿根皮15g，香附10g，苍术10g，白术10g，白芷10g。6剂，水煎服。

服上药后，诸症平复，月经调。

颈椎病，合并失眠、月经病、带下病

郝某，女，44岁，包头市人。

初诊：2017年9月22日。患者颈痛，头目不清利，心烦失眠。月经量少、夹血块，痛经，带下较多、色黄，小腹胀，小便黄，大便畅。舌红、苔白厚，脉弦数。

辨治：风热菀于头目，血气不利。颈部经络不畅，肌筋阻痹。心阴不足，火扰神明。下焦湿热蕴郁，肝失疏泄。拟用平肝祛风，清利头目；通经活络，解肌舒筋；养阴清心，镇静安神；解毒泄火，养血疏肝，除带调经。

处方：天麻15g，地龙15g，野菊花15g，茺蔚15g，葛根20g，防己15g，延胡索15g，炒酸枣仁15g，生龙骨30g，生牡蛎30g，炙甘草10g，生地黄15g，麦冬15g，五味子10g，土茯苓15g，败酱草15g，生薏苡仁15g，柴胡10g，当归15g，熟地黄15g，白芍15g，益母草30g，桃仁10g，红花10g，香附10g。10剂，水煎服。

二诊：2017年10月3日。药后头、目、颈椎病症缓解，睡眠得安。带下色白量少，经来症平。思治各得所宜，为使月经牢固，嘱在月经前1周，服加味逍遥丸合益母草膏，直至行经。调情志，适劳逸，亦不能忘。

颈椎病，合并腰椎间盘膨出、慢性胃炎、带下病

王某，女，40岁，包头市人。

初诊：2013年10月28日。患者头晕，头痛，颈部疼痛。腰痛，不得仰俯转动，两腿沿坐骨神经疼痛，且腰腿觉凉。脘胀纳减，大便不爽。白带较多，黏稠有味。舌质淡红、苔白，脉沉弦。

辨治：肝之风火菀于头目，血气不利。颈部经络不输，肌筋阻滞。肝肾亏，筋骨不健，复加寒凝阻痹，气血不畅。湿热食气阻滞，胃失和降。湿热蕴滞冲带，带下病为患。上、中、下三焦生态失调，肝、脾、肾、督、带受损。拟用各司其属，法相通，药协从，合舟共济。

处方：天麻15 g，地龙15 g，川芎15 g，赤芍15 g，白芍15 g，菊花15 g，夏枯球15 g，葛根20 g，防己15 g，延胡索20 g，炙麻黄10 g，鹿角霜15 g，熟地黄15 g，桑寄生15 g，怀牛膝20 g，鸡血藤15 g，肿节风10 g，透骨草10 g，瓜蒌20 g，黄连10 g，半夏10 g，焦槟榔10 g，焦三仙各10 g，柴胡10 g，益母草20 g，当归15 g，土茯苓15 g，败酱草15 g。6剂，水煎服。

二诊：2013年11月5日。患者药后头已清利，头晕、颈部疼痛基本利好，腰腿痛缓解。腹胀已消，纳可，大便调，带下量减色白。可知所治各得所宜，继服前方6剂，水煎服。

三诊：2013年11月12日。诸病症基本平复，唯恐腰椎间盘治疗不牢，予下方善后调理。

处方：鹿角片50 g，川续断50 g，桑寄生50 g，怀牛膝80 g，鸡血藤80 g，熟地黄50 g，葛根50 g，威灵仙50 g，千斤拔50 g，狗脊50 g，生白芍50 g，炙甘草30 g，延胡索50 g。上药为散，每次30 g，每日2次，水煎服。

颈椎病，合并子宫肌瘤

张某，女，43岁，包头市人。

初诊：2008年11月1日。患者颈部疼痛，常及两肩，恶风冷。子宫肌瘤1个（1.8 cm×2.2 cm），月经先后不定期、有血块，行经小腹痛。饮食尚可，二便调。舌有瘀色、苔白，脉弦细。

辨治：阳气不足，风寒阻滞颈背经络，筋肌不利。肝之疏泄失常，气血瘀滞冲任，腹内结癥。拟用祛风活络，解肌舒筋；活血化瘀，化痰散结消癥。

处方：天麻15 g，地龙15 g，葛根30 g，防己15 g，延胡索15 g，片姜黄10 g，生黄芪30 g，桂枝10 g，云苓15 g，牡丹皮10 g，白芍15 g，桃仁12 g，红花10 g，玄参15 g，浙贝母15 g，生牡蛎30 g，半枝莲15 g，土茯苓15 g，猫爪草15 g，山茱萸15 g，八月札10 g，菝葜10 g，石见穿10 g，白芷10 g。20剂。水煎服，前10剂每日1剂，后 10 剂隔日 1 剂。

二诊：2008 年 12 月 4 日。患者颈、肩疼痛消失，彩超子宫肌瘤消除，服用加味逍遥丸 1 周，以调经巩固疗效。

颈椎病，合并慢性胃炎、子宫下垂、腰酸痛

郭某，女，54 岁，包头市人。

初诊：2009 年 6 月 12 日。患者头痛，头晕，目干涩，颈部疼痛时轻时重，脘腹胀满，嗳气，大便不畅。子宫下垂，腰腿酸痛。舌暗红、苔白，脉弦数。

辨治：肝之风热菀于头目，血气不利。颈部经输不畅，筋肌不利，复加年过七七，督任亏虚，筋骨不健，宗筋弛缓，胞宫易下垂。中焦升降不及，脘腹胀痛。拟用清肝祛风，清利头目；祛风活络，解肌舒筋；强筋健骨，益肾固胞；健脾升清，苦寒降浊。杂合以治，各守其乡。

处方：天麻 15 g，地龙 15 g，川芎 15 g，赤芍 15 g，白芍 15 g，菊花 15 g，决明子 15 g，葛根 30 g，防己 15 g，延胡索 15 g，桑寄生 15 g，杜仲 15 g，怀牛膝 15 g，鸡血藤 15 g，太子参 30 g，瓜蒌 10 g，黄连 10 g，半夏 10 g，生山楂 10 g，枳实 10 g，苍术 10 g，白术 10 g。8 剂，水煎服。

二诊：2009 年 6 月 22 日。患者服上药后，头痛时晕基本消失，颈痛缓解，腰腿酸痛不显。脘腹胀满已去，大便通调。尤其子宫下垂基本愈，骑车亦无下垂。舌暗红亦减，脉弦数有缓。调脾胃即可复升降、理肌肉、理木即可舒筋，补任健督脉即可调经健胞宫，法相通，药协从。予原方 5 剂，隔日 1 剂，水煎服，以善后调治。

颈椎病，合并带下病、口腔溃疡

袁某，女，31 岁，包头市人。

初诊：2009 年 10 月 23 日。患者头晕，体卧变动时尤显，后头痛。黄带较多，胃腹炽热，右口腔内溃疡，下唇内有一溃疡脓点，甚痛。大便略干，小便黄。舌红、苔薄黄，脉弦数。

辨治：风火菀于头目，血气不利。风热阻滞颈部经络，肌筋不利。湿热毒蕴下焦，阻滞中焦，上犯口腔，瘀腐肌肉以成溃疡等。拟用清肝息风，利血气；通经活络，解肌舒筋；清胃凉血，祛湿除带。

处方：天麻 15 g，地龙 15 g，赤芍 15 g，白芍 15 g，菊花 15 g，决明子 15 g，葛根 30 g，防己 15 g，延胡索 20 g，升麻 10 g，黄连 10 g，当归 15 g，生地黄 15 g，牡丹皮 15 g，土茯苓 20 g，败酱草 20 g，赤小豆 10 g，蜂房 10 g，干蝎粉 5 g，知母 15 g，太子

参 15 g。6 剂，水煎服。

二诊：2009 年 11 月 1 日。患者服上 6 剂大效，头晕、头痛消失，颈部疼痛顿减，胃部灼热消失，溃疡疼痛减轻，溃疡收敛，黄带转为白带、量减，大便通调。舌红有减、苔转白，脉弦数之势亦缓。再予原方 6 剂，前 3 剂每日 1 剂，后 3 剂隔日 1 剂，水煎服。以善后调治。

颈椎病，合并带下病、阴痒、便秘

任某，女，23 岁，包头市人。

初诊：2009 年 12 月 15 日。患者颈部疼痛，转动不利，不时头晕、头痛。黄带黏稠，小便淋涩，阴痒，腹胀，大便干秘，数日 1 行。舌红、苔黄，脉数实。

辨治：风热菀于头目，血气不利。颈部经脉阻滞，气血阻痹，肌筋不利。湿热壅郁胃肠，失于传导。拟用平肝息风，清利头目；活血通络，舒筋解肌；通导胃肠，解毒利湿，除带通淋。

处方：天麻 15 g，地龙 15 g，川芎 15 g，赤芍 15 g，白芍 15 g，菊花 15 g，决明子 15 g，葛根 30 g，防己 15 g，延胡索 20 g，土茯苓 20 g，山茱萸 15 g，白扁豆 10 g，黄柏 15 g，地肤子 15 g，车前子 10 g，百部 15 g，木通 10 g，银杏叶 10 g，太子参 15 g，瓜蒌 10 g，黄连 10 g，生槟榔 10 g，芦荟 10 g。10 剂，水煎服。

二诊：2009 年 12 月 27 日。患者服上药后，颈部疼痛缓解，转动比较灵活，头晕、头痛解除。服药 3 剂后大便畅通，饮食增加。带下转白，小便畅利，色黄、阴痒消失。舌红有减、苔薄白，其脉数实势缓。思此一体多病同治，各守其乡，各司其属。病症基本平复，未再予药，以防治疗过度。

颈椎病，合并闭经

刘某，女，39 岁，包头市人。

初诊：2010 年 3 月 18 日。患者颈部疼痛，不敢转动，头痛、头晕且体位变动时加重。月经 4 个月未行，腰酸痛，纳可，二便调。舌有瘀色、苔白，脉细数。

辨治：厥阴风热上犯头目，血气不利。颈部通络不畅，肌筋瘀滞。肝失疏泄，冲任血虚夹瘀，复加年近六七，天癸已虚，故月事不来。拟用清肝息风，通利头目；通经活络，解肌舒筋；养血疏肝，补肾通经。

处方：天麻 15 g，地龙 15 g，川芎 15 g，赤芍 15 g，白芍 15 g，菊花 20 g，决明子 15 g，葛根 30 g，防己 15 g，延胡索 20 g，丹参 15 g，生栀子 10 g，柴胡 10 g，当归 15 g，生地黄 15 g，益母草 30 g，杜仲 15 g，怀牛膝 30 g，豆蔻 10 g。6 剂，水煎服。

二诊：2010年3月26日。患者药后颈部疼痛大减，头痛、头晕亦转轻微，月经服药3剂后已行，色量均可，无明显不适。继续服原方6剂，前3剂每日1剂，后3剂隔日1剂，水煎服，以善后调理。

颈椎病，合并心悸、带下病

郭某，女，38岁，包头市人。

初诊：2010年4月1日。患者头痛较重，兼有头晕，颈痛活动受限。心悸气短，带下较多，黄白相兼。舌红兼有瘀色、苔白厚，脉弦数。

辨治：风火菀于头目，血气不利；颈背经络阻滞，气血阻痹，筋肌拘紧。心虚热扰，心脉失主。下焦湿热，冲带二脉受损。拟用息风泄肝，清利头目；祛风活络，解肌舒筋；清热宁心，解毒祛湿，清理冲带。

处方：天麻15g，地龙15g，川芎15g，赤芍15g，白芍15g，菊花20g，夏枯球15g，胆南星10g，僵蚕10g，珍珠母30g，葛根30g，五味子10g，苦参10g，土茯苓15g，败酱草15g，当归15g，赤小豆10g，生薏苡仁15g，石菖蒲10g，益母草15g。5剂，水煎服。

二诊：2010年4月7日。患者服上药后头痛顿减，头晕消失，颈部疼痛大减，转动较为灵活。心悸气短亦轻，带下较少转白。处方清肝可助治带，疏肝益血可助治心。此治下焦热带下病，亦可釜底抽薪。法相通，药协从，非独治一病一证可比。服原方5剂。

三诊：2010年4月13日。药后头清目舒，颈部活动自如，心悸、气短消失，带下病微量色白。舌红亦减，瘀色亦无，其脉弦数势缓。为巩固计再予原方3剂，隔日1剂水煎服，以此善后调理。

颈椎病，合并带下病、慢性胃炎、糖尿病

蔡某，女，39岁，包头市人。

初诊：2010年3月4日。患者头晕，头痛，颈酸痛。胃脘灼热，不时痛，口苦口干，喜凉饮。白带较稠，小便黄，大便干。舌红、苔白，脉弦数。

辨治：风热菀于头目，血气不利。督脉亏虚，颈部气血阻滞，筋骨不利。脾气胃阴亏虚，又夹郁热，运化失司。下焦湿热，壅滞于冲带。拟用清肝息风，通利头目；补肾健骨，舒理肌筋；益气健脾，苦寒坚阴；清热舒郁，解毒除带。

处方：天麻15g，地龙15g，川芎15g，赤芍15g，白芍15g，菊花15g，夏枯球15g，灯盏花6g，葛根30g，延胡索30g，补骨脂15g，狗脊15g，千斤拔20g，太子

参 15 g，黄连 10 g，百合 15 g，乌药 10 g，莲子 10 g，苦瓜根 15 g，荔枝核 10 g，僵蚕 10 g，土茯苓 15 g，败酱草 15 g，炒酸枣仁 15 g，白果 10 g。8 剂，水煎服。

二诊：2010 年 4 月 13 日。患者服上药 6 剂后，头痛、头晕基本平复，颈部酸痛转舒，头转动自由。胃中无明显灼热，略有不舒，饮食如常，口苦、口干已除，连日来空腹血糖为 4.5~6.2 个单位，白带转少稀白。舌红已减，脉弦数亦有缓和。继用原方 6 剂，前 3 剂日 1 剂，后 3 剂隔日 1 剂，水煎服，以此善后调治。

颈椎病，合并乳腺结节、失眠

代某，女，56 岁，包头市人。

初诊：2010 年 4 月 2 日。患者头痛，时晕，体位转动时尤显，颈部疼痛。心烦失眠，两侧乳房各有 2~3 个肿结，大如枣核，小如黄豆，双乳胀痛，经期加重。咽干痛不舒，常有异物感。舌暗红、苔白，脉弦数。

辨治：肝之风热菀于头目，血气不利。颈部经络转输不畅，筋肌气血阻滞。热痰郁瘀，聚结乳癖。阴虚火扰，心神失宁。热气郁滞，咽失清利。拟用息风平肝，清利头目；通经活络，解肌舒筋；清热化痰，活血散结消癖，解郁利咽。治守其乡，各司其属，整合用药。

处方：天麻 15 g，地龙 15 g，川芎 15 g，赤芍 15 g，白芍 15 g，野菊花 15 g，决明子 15 g，葛根 30 g，防己 15 g，延胡索 15 g，炒酸枣仁 30 g，生龙骨 30 g，生牡蛎 30 g，百合 15 g，玄参 15 g，浙贝母 15 g，半枝莲 15 g，山茱萸 15 g，猫爪草 10 g，橘核 10 g，菝葜 10 g，海蛤壳 15 g，海藻 10 g，合欢皮 15 g，郁金 10 g，牛蒡子 10 g，木蝴蝶 10 g，银柴胡 10 g。10 剂，水煎服。

二诊：2010 年 4 月 14 日。患者药后病症大减，头痛已去，颈部痛轻微，活动不受限。睡眠安稳，乳中癖块小者消失，大者消除过半，患者恐慌感消失，咽部亦舒。思药已对证，需继续调治，再予上方 8 剂，前 4 剂每日 1 剂，后 4 剂隔日 1 剂，以此善后调治。

三诊：2012 年 11 月 6 日。患者自述过去所调诸病疗效很好，特别是乳腺结节彻底消除。近日因感冒流鼻涕，咽干痛，咳嗽，微恶风寒，身体不舒求治。查其舌略红、苔薄白，脉弦数，为风寒袭表，肺有郁热。拟用疏风清热，止咳利咽。

处方：荆芥 10 g，防风 10 g，炙麻黄 10 g，苦杏仁 10 g，知母 10 g，浙贝母 10 g，地龙 15 g，生白芍 15 g，炙甘草 10 g，前胡 15 g，炙枇杷 15 g，牛蒡子 10 g，锦灯笼 10 g，蝉蜕 10 g，板蓝根 15 g。4 剂，水煎服。

颈椎病，合并崩漏

吴某，女，35 岁，包头市人。

初诊：2010 年 9 月 11 日。患者颈痛，头痛时晕已久。近 2 个月崩漏不止，乏力，面色无华，小腹坠胀，饮食少。舌有瘀色、苔白，脉虚数。

辨治：脾虚不能统血，气虚不能摄血，冲任夹瘀，血不归经。颈部经脉阻滞，筋肌不舒，厥阴风热上扰头目，血气不利。拟用益气健脾，升阳举陷；化瘀止血归经；清肝疏风，活络理滞，解肌舒筋。

处方：当晒参 20 g，黄芪 20 g，升麻 10 g，桂枝 10 g，茯苓 10 g，牡丹皮 10 g，生白芍 15 g，桃仁 10 g，生乌梅 10 g，海螵蛸 10 g，茜草 15 g，仙鹤草 30 g，焦槟榔 10 g，焦山楂 10 g，葛根 20 g，威灵仙 15 g，延胡索 20 g，川芎 10 g，菊花 10 g，夏枯草 10 g。6 剂，水煎服。

二诊：2010 年 9 月 18 日。患者服上药 3 剂后崩漏即止。现诸病症基本平复，嘱服人参归脾丸 1 周，培本以善其后。

颈椎病，合并不孕

闫某，女，32 岁，包头市人。

初诊：2010 年 1 月 18 日。患者头晕，头痛，两目干涩，颈部酸痛。婚后 4 年未孕，月经多为后期，经量少、色暗，时有腹胀胁痛，腰酸，身热，自汗、盗汗，汗后易冷，二便尚可。舌偏红有瘀色、苔白，脉弦细。

辨治：肝之风热上扰头目，血气不利；颈部经脉不畅，筋肌失养；更有肝血亏虚，冲任不充，天癸亏虚，月经失调，血瘀气带而不孕。拟用平肝息风，清利头目；养血舒筋，解肌活络；疏肝解郁，滋阴固肾，调经促孕。

处方：天麻 15 g，地龙 15 g，川芎 15 g，赤芍 15 g，白芍 15 g，夏枯球 15 g，白菊花 20 g，葛根 20 g，防己 10 g，延胡索 15 g，天花粉 20 g，当归 15 g，生地黄 15 g，银柴胡 10 g，牡丹皮 10 g，生栀子 10 g，茯苓 10 g，生山楂 10 g，知母 15 g，黄柏 15 g，枸杞子 15 g，益母草 30，仙茅 10 g，淫羊藿 10 g，生龙骨 20 g，生牡蛎 20 g。10 剂，水煎服。

二诊：2010 年 1 月 30 日。患者服药 6 剂，月经已来，量、色正常，无明显不适，现头痛头晕基本平复，颈部酸痛不明显，阵阵发热盗汗消失，腰酸好转。思患者求孕心切，改用下方调经。

处方：益母草 60 g，酒当归 30 g，白芍 30 g，赤芍 30 g，丹参 15 g，枸杞子 15 g，菟丝子 15 g，熟地黄 15 g，木香 10 g，淫羊藿 15 g。共为细面，每次 20g，加少许蜂蜜，沸水冲后温服，每日 2 次，以此善后调治。后得知，已妊娠 3 个月。

颈椎病，合并腰椎病、月经不调

蒋某，女，40岁，包头市人。

初诊：2013年11月25日。患者头痛、时晕，体位转动时加重，颈部疼痛。腰酸痛已久，久立、久坐、久走症状加重。月经后期，常1.5～2个月1行，量少色暗，乳胀。食可，二便尚调。舌质暗、苔白，脉沉细。

辨治：厥阴风热上扰头目，血气不利。肾督亏虚，筋骨不健，复加经络气血不畅，阻滞颈部筋肌及腰府。年近六七，冲任始衰，复加肝失疏泄，月经不调。拟用平肝息风，清利头目；解肌舒筋，补肾益督，强筋健骨；填补冲任，疏肝通经。且法相通，药协从。

处方：天麻15g，地龙15g，川芎15g，赤芍15g，白芍15g，菊花15g，夏枯球15g，葛根20g，防己15g，延胡索20g，熟地黄15g，鹿角霜15g，桑寄生15g，怀牛膝30g，鸡血藤15g，伸筋草15g，益母草20g，柴胡10g，当归15g，茯苓皮15g，毛冬青10g，桃仁10g，红花10g，淫羊藿15g，豆蔻10g。5剂，水煎服。

二诊：2013年12月2日。患者药后头痛、头晕顿减，颈部痛、腰腿痛已轻。月经已来，经血量少、色暗。唯月经疗效未果，颈、腰治疗仍需巩固，再予上方5剂，隔日1剂，月经前5日服用，加益母草膏，以此善后调治。

3个月后追访，月经已调。

颈椎病，合并失眠、月经不调、慢性胃炎

尚某，女，29岁，包头市人。

初诊：2014年1月2日。患者头痛，头晕，目胀，颈部疼痛。心烦失眠，月经量少，痛经。胃脘痞满，纳少，大便不畅，小便利。舌红、苔白厚，脉弦数。

辨治：肝之风热上菀头目，血气不利。颈部经络转输不畅，气血阻滞，筋肌不利。冲任血虚夹瘀，经行不畅。中焦壅郁，升降运化失司。心有所扰，失于静谧。拟用平肝息风，清利头目；活络疏瘀，解肌舒筋；养血填冲，疏理气血调任；辛开苦降，运化中州。

处方：天麻15g，地龙15g，川芎15g，赤芍15g，白芍15g，菊花20g，夏枯球15g，葛根30g，防己10g，延胡索15g，柴胡10g，益母草20g，当归15g，熟地黄15g，鸡血藤15g，党参15g，瓜蒌10g，黄连10g，制半夏10g，焦槟榔15g，焦三仙各10g，枳实10g，白术10g，炒酸枣仁15g，生龙骨20g，生牡蛎20g。10剂，水煎服。

二诊：2014年1月24日。患者服上药后，头、目诸症消失，唯月经量增，痛经虽轻，尚未达标，改服下方，益精血以填肾癸，疏肝以充冲任。

处方：枸杞子15 g，菟丝子10 g，杜仲15 g，紫河车粉10 g，怀牛膝30 g，熟地黄15 g，柴胡10 g，当归15 g，川芎10 g，白芍15 g，桃仁10 g，红花10 g，益母草30 g，以此寄望月经调盈。

颈椎病，合并月经不调、咽炎

段某，女，24岁，包头市人。

初诊：2014年12月3日。患者头痛，目胀痛，颈部疼痛，转动受限，咽痛。月经后期量少，乃至两月一行，腰酸。饮食可，二便尚调。舌红、苔薄白，脉浮数。

辨治：风热上犯头目，血气不利；蕴郁于咽，红痛不舒；颈部经络壅滞，肌筋失利；冲任血虚，天癸不充，肝失疏泄以致月经后期、经量少。拟用疏风清肝，清利头目；祛风通络，解肌舒筋；清热利咽散郁，补肾养血，填冲疏肝。

处方：天麻15 g，地龙15 g，川芎15 g，赤芍15 g，白芍15 g，菊花15 g，夏枯草15 g，羌活10 g，黄芩15 g，牛蒡子10 g，僵蚕10 g，防风10 g，葛根20 g，防己15 g，延胡索15 g，片姜黄10 g，银柴胡10 g，当归15 g，益母草30 g，生山楂10 g，怀牛膝30 g，淫羊藿10 g。6剂，水煎服。

二诊：2014年10月10日。患者头、颈症状基本消失，咽痛亦去，唯月经未行，疗效未果，已改下方调治。

处方：柴胡10 g，黄芩10 g，当归15 g，川芎15 g，赤芍15 g，白芍15 g，熟地黄15 g，益母草30 g，生山楂10 g，怀牛膝30 g，淫羊藿10 g，鹿角片10 g。6剂，水煎服。

三诊：2014年10月17日。服上3剂，月经已来，经量、色正常，已无明显不适。嘱其下月经前5天服逍遥丸加益母草膏，以此善后调治。

颈椎病，合并子宫内膜异位症、慢性胃炎

解某，女，42岁，包头市人。

初诊：2014年12月31日。患者头痛，颈椎疼，体位变动时晕重。痛经剧烈难忍，服止痛药片有缓，经行不畅，有血块。胃脘饱满，嗳气食少，大便不爽或干，右足拇趾红肿疼痛10余日不缓解。舌红有瘀色、苔厚中心黄，脉弦数。

辨治：风热菀于头目，血气不利。颈部经络气血阻滞，筋肌功能障碍。中焦湿热食郁，脾胃升降运化失司。下焦热阻血瘀，冲任功能失常；阻滞脾之太阴经脉，拇趾

为邪壅阻而红肿疼痛。拟用祛风清肝，通利头目；活血通络，解肌舒筋；辛开苦降，通导胃肠；活血化瘀，通利冲任，解表去湿，活血消肿。各司其属，各守其乡，互利互惠。

处方：天麻 15 g，地龙 15 g，川芎 15 g，赤芍 15 g，白芍 15 g，菊花 15 g，葛根 20 g，防己 15 g，延胡索 15 g，瓜蒌 15 g，黄连 10 g，制半夏 10 g，焦槟榔 15 g，焦三仙各 10 g，枳实 15 g，白术 10 g，桂枝 10 g，茯苓 10 g，桃仁 10 g，牡丹皮 10 g，川楝子 10 g，苍术 10 g，黄柏 15 g，怀牛膝 20 g，金银花 15 g，败酱草 15 g，草河车 15 g，蒲公英 15 g，野菊花 15 g，紫花地丁 10 g。10 剂，水煎服。

二诊：2014 年 1 月 12 日。患者服上药后，头痛、头晕消失，颈部疼痛亦除，胃脘胀满已解，大便亦畅，拇趾红肿疼痛消失，服药 6 剂时痛经虽有所减，但仍痛，仍有少量血块。舌红、瘀色有减，其脉弦数亦缓。思此治虽各得所宜，但痛经未除，改为专治。

处方：桂枝 10 g，茯苓 10 g，牡丹皮 15 g，白芍 20 g，炙甘草 10 g，延胡索 15 g，柴胡 10 g，香附 10 g，桃仁 10 g，益母草 30 g，黄柏 15 g，怀牛膝 30 g，莪术 10 g，土鳖虫 10 g。10 剂，水煎服。嘱其经后 15 日始服，前 5 剂隔日 1 剂，后 5 日每日 1 剂，以期经来痛解。

三诊：2014 年 3 月 8 日。患者经来 3 日，小腹疼痛已不明显，月经量、色正常，血块已无，彩超示内膜异位病灶无。为巩固，嘱其下次月经前 1 周服用桂枝茯苓丸和加味逍遥丸，以此善后调治。

颈椎病，合并闭经、乳腺增生、带下病

李某，女，47 岁，包头市人。

初诊：2016 年 11 月 3 日。患者头痛，时晕，体位变动时加重，颈部疼痛。月经 3 个月未行，两乳胀痛，行经加重，触有结节，大如枣核、蚕豆，小如黄豆，光滑，移动。带下量多、色白、质稠味大。大便干，小便黄。舌红夹有瘀色、苔黄，脉弦数。

辨治：肝风夹热菀于头目，血气不利。厥阴、太阳经输不畅，筋肌阻滞。年近七七，冲任亏虚，血虚肝郁，复加经络结滞，湿热蕴郁冲带，诸病症由生。拟用清肝活血息风，疏经活络，解肌舒筋；活血疏肝，理气通经；化瘀散结，消癖软坚；补血益冲，理气通瘀；清热解毒，祛湿除带。

处方：天麻 15 g，地龙 15 g，川芎 15 g，赤芍 15 g，白芍 15 g，菊花 15 g，夏枯球 15 g，葛根 20 g，防己 15 g，延胡索 15 g，肿节风 15 g，熟地黄 15 g，当归 15 g，柴胡 10 g，益母草 30 g，瓜蒌 15 g，丝瓜络 10 g，玄参 15 g，浙贝母 15 g，生牡蛎 30 g，半

枝莲 15 g，荔枝核 10 g，八月札 10 g，土茯苓 15 g，败酱草 15 g，鱼腥草 15 g，生薏苡仁 15 g，赤小豆 10 g。6 剂，水煎服。

二诊：2016 年 11 月 10 日。患者服上药后，头痛、头晕已去，颈部疼痛亦微。月经来行，量少色暗，乳胀痛大减，带下亦少。舌红有减，舌苔转白，脉弦数之势有缓。思此治各守其乡，各司其属，然治肝非常重要，清肝热以助理带；疏肝以助理任调经；疏风活血，以助解肌舒筋；通肝之气血，以助通乳络，消乳癖。治肝虽重要，兼非一法所能全，原方继服 6 剂。

三诊：2016 年 11 月 18 日。患者药后，头痛、头晕平复，乳胀痛及乳核小者已消，大者亦消未尽。带下色白量少，月经疗效行经待定。设改用下方调经治乳。

处方：柴胡 10 g，当归 15 g，川芎 15 g，赤芍 15 g，白芍 15 g，熟地黄 15 g，怀牛膝 30 g，益母草 30 g，桃仁 10 g，玄参 15 g，浙贝母 15 g，生牡蛎 15 g，半枝莲 15 g，荔枝核 10 g，八月札 10 g。8 剂，水煎服。隔日 1 剂，以此善后调治。

后询经调、乳癖尽消。

颈椎病，合并月经不调、脱发

云某，女，44 岁，包头市人。

初诊：2016 年 4 月 3 日。患者颈椎痛，头不清利，时晕。月经后期乃至 2～3 个月 1 行，量少色暗。脱发，洗头时甚。腰酸，食可，二便如常。舌暗红、苔白，脉沉细。

辨治：肝肾精血亏虚，头目不充，虚风上扰，冲任失充，肝失疏泄。肌筋失养，络有所阻。发失濡养。拟用填补精血，平肝息风，解肌舒筋，疏肝理任，养发活络。

处方：桑椹 15 g，枸杞子 15 g，沙苑子 10 g，制首乌 15 g，黑芝麻 15 g，黑豆 10 g，荷叶 10 g，红花 10 g，天麻 15 g，地龙 15 g，川芎 15 g，赤芍 15 g，白芍 15 g，女贞子 10 g，葛根 15 g，防己 15 g，延胡索 15 g，柴胡 10 g，当归 15 g，益母草 30 g。12 剂，水煎服。

二诊：2016 年 4 月 17 日。患者头、颈部症状消失。服药 8 剂后，月经已来，经血量少、色可，脱发明显减少。思年过六七，天癸已衰，效慢亦然，头发供血不足，调理亦需时日。

处方：柴胡 10 g，当归 15 g，赤芍 15 g，白芍 15 g，生地黄 15 g，熟地黄 15 g，川芎 15 g，桃仁 10 g，益母草 30 g，桑椹 15 g，枸杞子 15 g，沙苑子 10 g，制首乌 15 g，黑芝麻 15 g，黑豆 10 g，荷叶 10 g，红花 10 g，紫河车粉 6 g。12 剂，隔日 1 剂，水煎服。

三诊：2016 年 5 月 10 日。患者此次行经 5 天，经血量、色正常，身无不适。脱发甚少。为巩固，上方 2 剂，共为极细面，每次 15g，每日 2 次，沸水冲，待温服。

颈椎病，合并月经不调、附件炎、乳腺增生、慢性胃炎

马某，女，36 岁，包头市人。

初诊：2016 年 4 月 8 日。患者头痛、头晕，目干涩，颈部疼痛，转动牵及两肩痛。痛经，伴有血块，行经乳腺胀痛加重，查有增生结节。带下量多、色黄，左少腹不适，按有压痛。小便黄，大便可。舌红、苔厚，脉弦数。

辨治：风热菀于头目，血气不利。颈部经络不畅，肌筋阻滞。冲任亏虚，肝失疏泄，致使痛经、瘀块。乳中痰火气血瘀结聚，乳癖乃生。拟用平肝息风，清利头目；活血通络，解肌舒筋；养血填补冲任，疏肝调经；清热解毒，祛湿止带。

处方：天麻 15 g，地龙 15 g，川芎 15 g，赤芍 15 g，白芍 15 g，菊花 15 g，夏枯草 15 g，女贞子 10 g，葛根 30 g，防己 15 g，延胡索 15 g，肿节风 15 g，柴胡 10 g，当归 15 g，熟地黄 15 g，益母草 20 g，桃仁 10 g，红花 10 g，生山楂 10 g，生薏苡仁 20 g，土茯苓 30 g，玄参 15 g，浙贝母 15 g，生牡蛎 20 g，僵蚕 10 g，半枝莲 15 g，山慈菇 15 g，莪术 15 g。5 剂，水煎服。

二诊：2016 年 4 月 15 日。患者服上药后头痛、头晕缓解，颈部疼痛轻微。乳胀痛减轻，带下转白量减。月经未行，不知其果。思杂合以治，各得所宜，症虽减，病未尽除，以此方调治。5 剂，水煎服。

三诊：2016 年 4 月 22 日。患者服上药后，头、颈疼痛基本平复，头晕已除。带下少白，月经已行，经量适当，经色正，血块已无。乳痛消失，增生结节近消，改用下方善后调理。

处方：柴胡 30 g，当归 50 g，生白芍 50 g，熟地黄 50 g，川芎 50 g，益母草 60 g，桃仁 30 g，红花 20 g，玄参 50 g，半枝莲 50 g，浙贝母 50 g，生牡蛎 50 g，山慈菇 40 g，莪术 40 g。共为粗末，每次 30 g，每日 2 次，水煎服。

颈椎病，合并子宫腺肌病

尹某，女，46 岁，包头市人。

初诊：2016 年 4 月 28 日。患者头痛、头晕较重，行走不稳，头重脚轻，颈疼日久。痛经剧烈，服止痛药难缓解，血块较多。平日纳可，小便黄，大便调。舌有瘀色、苔白，脉弦实。

辨治：风火菀于头目，血气不利。颈部经输不畅，肌筋阻滞。小腹冲任瘀滞，肝失疏泄，复加年过六七有虚，血液不充。拟用清肝活血息风，清利头目；通经活络，解肌舒筋；化瘀行滞，疏理奇经。

处方：天麻 15 g，地龙 15 g，川芎 15 g，赤芍 15 g，白芍 15 g，菊花 15 g，夏枯草 15 g，胆南星 10 g，葛根 30 g，防己 15 g，延胡索 15 g，片姜黄 15 g，菝葜 15 g，狗脊 15 g，桂枝 10 g，茯苓 15 g，牡丹皮 15 g，桃仁 10 g，柴胡 10 g，当归 15 g，益母草 20 g，土茯苓 20 g，八月札 10 g，莪术 15 g，香附 10 g，制没药 10 g，豆蔻 10 g。12 剂，水煎服。

二诊：2016 年 5 月 12 日。服上药后，头痛、头晕、颈部疼痛均已缓解。行经小腹未痛，经量较多，血块减少，经色正红。舌质瘀色已去，其脉弦实得缓，思此治疗相宜，且法相通，药协从。继用原方 3 剂，为散，每次 30 g，每日 2 次，水煎服。

颈椎病，合并腰椎间盘膨出、不孕

赵某，女，31 岁，包头市人。

初诊：2015 年 11 月 13 日。患者头痛，头晕，两目干涩不舒，颈痛。腰痛，坐骨神经痛，畏寒，足麻。不孕 4 年余，月经不调，经量少、色暗，小腹痛。舌红有瘀色、苔白，脉弦数。

辨治：肝之风热上扰头目，血气不利。颈部经络不输，筋肌阻滞。肾督亏虚，风寒阻痹，气血不畅。冲任亏虚，肝失疏泄以致月经不调、不孕。肝、肾、冲、任生态失常。治疗各司其属，各守其乡，且法相通以互补，药相从以互利。

处方：天麻 15 g，地龙 15 g，川芎 15 g，赤芍 15 g，白芍 15 g，菊花 20 g，夏枯球 15 g，葛根 30 g，防己 15 g，延胡索 15 g，熟地黄 15 g，炮姜 15 g，炙麻黄 10 g，桑寄生 15 g，怀牛膝 20 g，鸡血藤 15 g，独活 15 g，柴胡 10 g，当归 15 g，益母草 20 g，桃仁 10 g，红花 10 g，香附 10 g。12 剂，水煎服。

三诊：2016 年 12 月 4 日。患者自述去年治疗后病已除，月经亦调，今年 10 月生一女。今胃腹胀满，口干，大便秘，小便如常。舌苔白厚，脉细数。予麻仁润肠丸调治。

颈椎病，合并子宫内膜异位症、漏下不止、带下病、慢性咽炎

刘某，女，25 岁，包头市人。

初诊：2016 年 12 月 15 日。患者头痛，头晕，目胀干，颈部疼痛，咽干痛。痛经数月，较剧，此次漏下半月不止，经量时多时少，经色暗。带下色黄。舌红有瘀色、苔薄黄，脉弦数。

辨治：风热菀于头目，血气不利。颈部经络不畅，阻滞肌筋。咽有郁热，下焦蕴毒，气虚不能升统血液，夹瘀而又旁流。病多而非一处，病机、病证错杂，非一法所能全效，仍需杂合以治，各司其属。拟用平肝息风，清利头目；解肌舒筋，清热利咽；

解毒去带，补中益气；司施升统，化瘀止涩。

处方：天麻15 g，地龙15 g，川芎15 g，赤芍15 g，白芍15 g，菊花15 g，夏枯草15 g，葛根15 g，延胡索15 g，牛蒡子10 g，锦灯笼10 g，土茯苓15 g，败酱草15 g，生薏苡仁15 g，金钱草20 g，党参20 g，黄芪30 g，柴胡10 g，桂枝10 g，茯苓10 g，牡丹皮15 g，桃仁10 g，海螵蛸15 g，茜草15 g，仙鹤草20 g，生乌梅10 g。5剂，水煎服。

二诊：2016年12月22日。患者药后漏下已止，头痛、头晕轻微，颈痛疼痛缓解，咽干痛亦轻。舌苔薄白，脉弦细。思法虽多而有道，用药虽杂而执法，仲景能补泻兼施，我又畏何？原方再予5剂。

三诊：2016年12月28日。患者头、颈部病症解除，带下转白量减，咽干痛清除。思子宫内膜异位，其病难除、痛经易故、漏下易作。防患未然，再予下方善后调治：党参30 g，黄芪30 g，柴胡10 g，升麻10 g，桂枝10 g，茯苓10 g，牡丹皮15 g，桃仁10 g，当归15 g，白芍20 g，炙甘草10 g，延胡索15 g，仙鹤草20 g，海螵蛸15 g，茜草15 g，生乌梅10 g。8剂，经前1周始服，隔日1剂，。

后询漏止，痛经未作。

颈椎病，合并月经不调

陈某，女，27岁，包头市人。

初诊：2016年12月22日。患者颈部疼痛，转动受限。月经2个月未行，前行量少色暗，腰酸痛畏冷。舌淡红、苔薄白，脉弦细。

辨治：上有风热上扰，血气不利。颈部经络不畅，肌筋阻滞。下部冲任亏虚，血虚精亏，督阳不足。拟用平肝息风，清利头目；活血通络，解肌行筋；养血疏肝，温补任督。

处方：天麻15 g，地龙15 g，川芎15 g，赤芍15 g，白芍15 g，菊花15 g，女贞子10 g，葛根20 g，防己15 g，延胡索15 g，宽筋藤15 g，柴胡10 g，当归15 g，熟地黄15 g，益母草30 g，桃仁10 g，红花10 g，枸杞子15 g，鹿角片10 g，怀牛膝20 g，仙茅10 g，淫羊藿10 g。6剂，水煎服。

二诊：2016年12月28日。患者此上6剂，头、颈症平，月经来行，经色、量正常，亦无不适。嘱其经后25日始服人参归脾丸合加味逍遥丸，经行即止。方中养心以主血脉，健脾安定中州，可抑木以制肝风，且统血以调经，治肝疏泄以畅经血。

颈椎病，合并风湿病、月经不调、带下病

憨某，女，39岁，包头市人。

初诊：2017 年 3 月 30 日。患者头痛，头晕，颈肩疼痛，转动受限，且有手足多关节疼痛，腰腿痛，阴雨天加重。月经先后不定、量少，带下量多黄稠且味大。小便黄，大便不畅。舌红、苔白厚，脉弦数。

辨治：风热上犯头目，血气不利。风湿痹阻经络，筋肌关节受侵，功能致损。冲任有虚，肝失疏泄。毒湿蕴壅下焦，生带色黄。尚有各病互相影响，病机复杂，难求一法以全，各司其属。

处方：天麻 15 g，地龙 15 g，川芎 15 g，赤芍 15 g，白芍 15 g，菊花 15 g，夏枯球 10 g，葛根 30 g，防己 15 g，延胡索 15 g，肿节风 15 g，菝葜 15 g，片姜黄 15 g，桂枝 10 g，知母 15 g，老鹳草 30 g，蜣螂 10 g，五爪龙 15 g，桑寄生 15 g，怀牛膝 15 g，柴胡 10 g，当归 15 g，熟地黄 15 g，益母草 15 g，土茯苓 15 g，败酱草 15 g，生薏苡仁 15 g，木瓜 10 g，椿根皮 15 g。6 剂，水煎服。

二诊：2017 年 4 月 5 日。患者药后头痛、头晕大减，颈、肩疼痛亦轻，腰腿，诸关节痛缓解。月经未来，带下转白量减。治疗各得所宜，疗效显然。调经尚需时日，患者原方再予 6 剂。

三诊：2017 年 4 月 8 日。患者药后诸症基本平复，月经服 3 剂已来，经量、色均可，亦无行经不适。唯巩固计，继服前方 2 剂，研制为散，每次 30 g，每日 2 次，水煎服。以此善后调治巩固。

颈椎病，合并腰腿痛、右膝关节滑膜炎、月经不调

杨某，女，48 岁，包头市人。

初诊：2017 年 3 月 16 日。患者头不清利，时晕，颈部疼痛，转动尤重。腰痛，腿痛，右膝关节肿痛，行走不便。常有心烦失眠，月经后期，伴经量少色黑，行经不畅。大便不爽，小便黄。舌红有瘀色、苔白厚，脉弦数。

辨治：风热上扰头目，血气不利。风湿热邪阻滞肝、肾经脉，阻痹颈部与腰腿，伤于筋骨肌肉。心虚邪扰，神失宁谧。血虚冲任不充，肝失疏泄，月经不调。难求一法一方以治之，而各司其属，各守其乡。拟用平肝息风，清利头目；祛风热湿痹，解肌舒筋，强筋健骨；养血填冲任，理肝以通经。

处方：天麻 15 g，地龙 15 g，川芎 15 g，赤芍 15 g，白芍 15 g，菊花 15 g，葛根 30 g，防己 15 g，延胡索 15 g，肿节风 15 g，老鹳草 15 g，苍术 15 g，黄柏 15 g，桑寄生 15 g，怀牛膝 30 g，菝葜 15 g，生槟榔 15 g，苏叶 10 g，柏子仁 15 g，生龙骨 20 g，生牡蛎 20 g，柴胡 10 g，当归 15 g，熟地黄 15 g，益母草 20 g，桃仁 10 g，红花 10 g。8 剂，水煎服。

二诊：2017年3月25日。服上药后，头晕消失，颈部疼痛缓解，腰腿痛大减，尤其膝肿痛基本平复，双腿运动得以自由。睡眠几日均安，月经未行。思此用药虽多，但各得所宜，原方予6剂。

三诊：2017年4月1日。诸症基本平复，月调尚待时日。改用下方：当归15 g，生白芍15 g，生地黄15 g，川芎15 g，银柴胡10 g，益母草30 g，桃仁10 g，红花10 g，怀牛膝15 g，柏子仁30 g，生龙骨30 g，生牡蛎30 g，炙甘草10 g，浮小麦30 g，大枣3个。6剂，水煎服。

服上5剂后经行，量可、色正，小腹无不适，观诸症平复。

7. 颈椎病杂合以治案

颈椎病，合并腰椎间盘膨出

刘某，女，63岁，天津市宁河区人。

初诊：2003年12月8日。患者头痛，头晕，目痛，颈部疼痛，转动不利。失眠时烦，腰腿疼痛剧烈，翻身、行走困难，腰腿痛沿坐骨神经痛，脚麻，畏寒足冷。饮食略减，二便尚可。舌暗红、苔薄白，脉弦紧。

辨治：风热上瞽头目，血气不利。颈部络阻，筋肌拘紧。心虚阳不平秘，精神不治。拟用息风泄肝，清利头目；养心秘阳，安神宁心；祛风散寒，活络除痹，解肌舒筋。

处方：天麻15 g，地龙15 g，川芎15 g，赤芍30 g，白芍30 g，菊花30 g，白蒺藜20 g，炒酸枣仁30 g，生龙骨30 g，生牡蛎20 g，葛根30 g，防己20 g，桑寄生30 g，怀牛膝30 g，乌梢蛇10 g，川续断20 g，鸡血藤30 g，片姜黄15 g，土鳖虫10 g，制川乌15 g，制草乌15 g。6剂，水煎服，制川乌、制草乌先煎1小时。

二诊：2003年12月16日。患者服上药后，头、目、颈部疼痛基本消失，腰腿痛得以缓解，行走便利。询问亦无舌麻、口麻等乌头副作用，放胆再予原方6剂，前3剂每日1剂，后3剂隔日1剂。寄其安康。

颈椎病，合并脑供血不足、腰椎病、失眠

李某，男，59岁，赤峰市宁城县人。

初诊：2004年3月23日。患者头痛，头晕，两目系痛，视物不清利，颈部痛，转动不灵活。腰痛，腿痛（沿坐骨神经线），心烦失眠。舌暗红、苔白，脉弦沉。

辨治：肝之风热菀于头目，气血不利；颈部经络不畅，气血阻滞颈部，筋肌不利；

年过七七，任督亏虚，筋骨不健，风寒阻滞，腰腿气血经络不畅；心虚热扰，神失宁谧。拟用息风活络，清肝明目；解肌舒筋，健骨通痹；养心清热，宁心安神。此法相通，药协从。

处方：天麻15 g，地龙15 g，川芎15 g，赤芍15 g，白芍15 g，夏枯球30 g，菊花30 g，白蒺藜15 g，蝉蜕10 g，密蒙花10 g，石决明15 g，葛根30 g，防己20 g，威灵仙20 g，桑寄生30 g，怀牛膝30 g，乌梢蛇15 g，延胡索15 g，象牙屑10 g，炒酸枣仁30 g，白薇15 g，生龙骨30 g，生牡蛎30 g。4剂，水煎服。

二诊：2004年3月28日。患者服上药后，头痛、头晕缓解，两目疼痛顿减，视物比较清利，颈部疼痛基本消失，活动自如。腰腿疼痛未除，不能快行，睡眠已达6小时。思疗效比较迅速，得益于法相通以互补，药相从以互利，仍予原方4剂，隔日1剂，水煎服。

颈椎病，合并肩周炎

刘某，女，49岁，赤峰宁城县人。

初诊：2004年4月22日。患者颈痛转动尤甚，右肩关节疼痛较剧半月余，昼夜皆痛，不能举臂、外伸，若此肩关节疼痛加重，肢冷手麻。舌淡红、苔白腻，脉沉细。

辨治：风寒湿邪痹阻颈、肩、上肢经络，气血不通，筋肌凝涩。拟用祛风散寒，祛湿通痹。

处方：天麻15 g，威灵仙20 g，延胡索20 g，葛根30 g，桂枝15 g，白芍30 g，细辛3 g，通草10 g，炙甘草15 g，片姜黄30 g，乌梢蛇15 g，平地木15 g，干蝎粉[冲]6 g，伸筋草20 g，桑枝20 g，丝瓜络10 g。8剂，水煎服。

二诊：2004年4月30日。患者服上8剂后，颈部疼痛缓解，转动比较自由，肩周夜痛缓解，可以安卧，仅举臂时尚有疼痛，亦轻。舌淡红、苔薄白，其脉沉细之势已起。再予原方4剂，水煎服。

三诊：2004年12月6日。患者自述前治疗后颈肩疼痛很好，至今未复发。今胃不舒，痞满，嗳气，饮食减少，大便不畅。舌略红、苔腻，脉弦数，予半夏泻心汤化裁。

处方：生晒参15 g，瓜蒌10 g，黄连10 g，干姜8 g，制半夏10 g，焦槟榔15 g，焦三仙各10 g，炒谷芽10 g，陈皮10 g，鲜姜片2片，大枣2枚。4剂，水煎服。嘱忌食肥甘油腻。

颈椎病，合并腰腿痛、失眠、痛经、慢性胃炎

李某，女，41岁，包头市人。

初诊：2007 年 9 月 26 日。患者头晕、目干涩，颈部疼痛已久，转动拘紧、痛重。腰腿疼痛，活动不便。失眠，胃脘胀满，大便不爽，痛经。舌红有瘀色、苔白厚，脉弦数。

辨治：肝风夹热上扰清空，头目血气不利。颈部经络不通，肌筋为邪阻痹。肾虚失于主骨，又为风邪阻滞。湿热壅滞胃肠，下行传导失司。肝失疏泄，冲任不畅。拟用平肝息风，清利头目；通经活络，解肌舒筋；补肾健骨，祛风通痹；清胃降泄，化湿通导；疏肝调经。

处方：天麻 15 g，地龙 15 g，川芎 15 g，赤芍 15 g，白芍 15 g，菊花 30 g，葛根 30 g，防己 15 g，延胡索 30 g，乌梢蛇 10 g，全蝎 8 g，片姜黄 15 g，桑寄生 20 g，怀牛膝 20 g，鸡血藤 20 g，伸筋草 15 g，申姜 15 g，巴戟天 15 g，苍术 15 g，白术 15 g，半夏 10 g，薏苡仁 20 g，蒲公英 20 g，生山楂 10 g，当归 15 g。6 剂，水煎服。

二诊：2007 年 10 月 2 日。患者服上药后头晕消失，颈部、腰腿痛顿减，睡眠得安。胃部转舒，大便调畅，行经未痛。思体内木、火、土、水，及冲任病态得以治理，新生态即将恢复，原方 4 剂继调。

三诊：2007 年 10 月 7 日。病症基本消失，为巩固计，上方 2 剂为散，每次 30 g，每日 2 次，水煎服。

颈椎病，合并腰腿痛、鼻咽炎、带下病

许某，女，41 岁，包头市人。

初诊：2007 年 4 月 22 日。患者头痛，头时晕、目胀，颈部疼痛，活动不利，腰腿痛。鼻塞，咽干痛，不时干咳。带下清稀较多。舌淡红、苔白，脉弦数。

辨治：风热上犯清空头目，血气不利；上犯于肺，壅滞鼻咽；风痹颈部经络，肌筋失柔；痹阻腰腿筋骨，不通则痛。更有脾虚湿盛，带脉失约，以致带下清稀。虚实寒热夹杂，需杂合以治，各司其属。

处方：天麻 15 g，地龙 15 g，川芎 15 g，赤芍 15 g，白芍 15 g，菊花 30 g，葛根 30 g，防己 15 g，延胡索 20 g，乌梢蛇 10 g，全蝎 8 g，巴戟天 15 g，桑寄生 15 g，怀牛膝 20 g，片姜黄 15 g，党参 15 g，荆芥 10 g，车前子 15 g，陈皮 15 g，苍术 15 g，白术 15 g，山药 15 g，银柴胡 10 g，牛蒡子 10 g，金果榄 10 g，草河车 15 g，射干 15 g，知母 15 g，前胡 15 g，枇杷叶 10 g。4 剂，水煎服。

二诊：2007 年 4 月 27 日。患者服上药 4 剂，头、目、颈症顿减，鼻、咽病症亦轻，带下量减色白，饮食尚好。思此方法治疗，各得所宜，前方继疗，4 剂，水煎服。

三诊：2007 年 5 月 3 日。患者诸症基本平复，唯咽部有所不适，查咽暗红而干。调用养阴利咽。处方：金莲花 8 g，绿萼梅 8 g，厚朴花 5 g，锦灯笼 5 g，麦冬 5 g，玄

参 10 g，桔梗 6 g，木蝴蝶 5 g，金银花 5 g，生甘草 5 g，6 剂，水煎 500 mL，代茶饮。

颈椎病，合并头痛、腰腿痛

贾某，女，48 岁，包头市人。

初诊：2007 年 11 月 19 日。患者头晕、头痛较剧，久不得解，颈部疼痛，头转动受限。腰腿疼痛，行走不便。舌红夹瘀、苔薄白，脉弦数。

辨治：年近七七，肾气虚，冲任亏虚，筋骨不健，复加风热上扰头目，血气不利；颈部经输不畅，筋肌阻痹；腰腿风虚夹杂，经络阻痹。拟用平肝息风，清利头目；通经活络，解肌舒筋；益肾健骨，祛风通痹。

处方：天麻 15 g，川芎 18 g，地龙 15 g，赤芍 15 g，白芍 15 g，菊花 30 g，女贞子 15 g，芜蔚子 15 g，葛根 30 g，防己 15 g，延胡索 30 g，乌梢蛇 15 g，全蝎 8 g，灯盏花 8 g，生龙骨 30 g，生牡蛎 30 g，桑寄生 20 g，怀牛膝 30 g，鸡血藤 15 g，片姜黄 15 g。6 剂，水煎服。

二诊：2007 年 11 月 26 日。患者服上药后多年头痛几近消除，头晕已解，颈部疼痛缓解，头转动比较灵活，腰腿疼痛亦明显减轻。此知治疗各得所宜。继服前方 6 剂，前 3 剂每日 1 剂，后 3 剂隔日 1 剂，水煎服。

颈椎病，合并头痛、唇疮

刘某，男，45 岁，赤峰市宁城县人。

初诊：2008 年 2 月 17 日。患者头痛、目痛较剧，颈强直，难于转动。口唇肿痛，口苦喜饮，小便黄。舌红、苔黄，脉弦数。

辨治：肝之风火菀于头目，血气不利；风热壅郁颈部，阻痹经络，肌筋不利；肝胆之火乘唇犯脾，唇疮乃生。拟用清泻肝之风火，通利头目；祛风通络，解肌舒筋；清火解毒，凉血疗疮。

处方：天麻 15 g，地龙 15 g，川芎 15 g，赤芍 15 g，白芍 15 g，野菊花 15 g，夏枯球 20 g，胆南星 10 g，龙胆 15 g，大青叶 15 g，黄芩 15 g，生地黄 15 g，僵蚕 10 g，葛根 30 g，延胡索 30 g，乌梢蛇 15 g，全蝎 8 g。4 剂，水煎服。

二诊：2008 年 2 月 22 日。患者服上 4 剂后，头痛，目痛止平，颈部疼痛缓解，可以转动，口唇肿痛顿消，已收速效。除病务尽，再予 4 剂，水煎服。嘱忌酒腻、辛辣、海鲜，劳姿不宜久低头，抽时抬头多看蓝天。

颈椎病，合并腰椎间盘膨出、慢性胃炎

段某，女，36 岁，包头市人。

初诊：2009 年 9 月 11 日。患者头痛，头晕，颈部疼痛，活动受限。腰腿疼，腿痛沿大腿坐骨神经痛，足冷。脘胀纳少，失眠。舌红有瘀色、苔白，脉弦细。

辨治：肝之风热上扰头目，血气不利；颈部经络阻滞，肌筋痉急；腰腿风寒痹阻，经络不畅。胃失降导，心虚阳浮，神失宁谧。拟用平肝息风，清利头目；祛风通络，解肌舒筋；益肾散寒，活血通痹；健脾消导，养心宁静。

处方：天麻 15 g，地龙 15 g，赤芍 15 g，白芍 15 g，夏枯草 15 g，葛根 30 g，防己 15 g，延胡索 30 g，桑寄生 15 g，怀牛膝 30 g，片姜黄 15 g，乌梢蛇 10 g，鸡血藤 20 g，续断 15 g，络石藤 10 g，伸筋草 15 g，苏木 10 g，土鳖虫 10 g，苍术 10 g，焦三仙各 10 g。4 剂，水煎服。

二诊：2009 年 9 月 16 日。患者服上药后头痛、头晕缓解，颈部疼痛亦轻，转动基本随意。腰腿痛也有所减轻，睡眠得安。脘胀亦消，大便通畅。思此治虽各得所宜，痛症均减，但未平复，仍需调治，再用前方 4 剂。

三诊：2009 年 9 月 22 日。患者诸病症基本平复，唯两腿行走稍远而沉重酸痛，仅用下方补泻兼施。

处方：续断 60 g，鹿角片 50 g，桑寄生 50 g，怀牛膝 80 g，千斤拔 50 g，乌梢蛇 50 g，伸筋草 40 g，生白芍 40 g，炙甘草 30 g，延胡索 50 g，鸡血藤 50 g，血风藤 40 g。共为细面，每次 40 g，每日 2 次，水煎服。

颈椎病，合并腰椎病、慢性胃炎、反流性食管炎、失眠

张某，女，60 岁，包头市人。

初诊：2010 年 4 月 1 日。患者头痛，目胀痛，头不清利，颈部疼痛，转动加重。腰痛，两腿沿坐骨神经线痛。心下痞满，嗳气，反酸甚至吐酸，大便不畅，小便利。舌暗红、苔厚腻，脉弦数。

辨治：上有肝之风热上扰头目，血气不利。颈部经输阻痹，肌筋不利。中焦湿热食郁，升降失司。下焦肝肾亏虚筋骨不健，气血阻痹。拟用平肝息风，清利头目；活络通痹，解肌舒筋；补益肝肾，强筋壮骨，活血通经；辛开苦降，补脾泻胃。

处方：天麻 15 g，地龙 15 g，川芎 15 g，赤芍 15 g，白芍 15 g，菊花 15 g，决明子 15 g，葛根 30 g，防己 15 g，延胡索 20 g，桑寄生 15 g，杜仲 15 g，怀牛膝 20 g，鸡血藤 15 g，平地木 15 g，太子参 15 g，瓜蒌 10 g，黄连 10 g，半夏 10 g，焦三仙各 10 g，旋覆花 10 g，柏子仁 15 g，代赭石 15 g，焦槟榔 10 g。5 剂，水煎服。

二诊：2010 年 4 月 7 日。患者服上药后，头痛、目胀消失，头觉清利，睡眠亦安，颈、腰腿疼大减。脘痞已轻，嗳气上反次数减少，大便畅通。苔转薄白，其脉弦数势

缓。虽见病症将去，仍需乘势追击，再予原方 5 剂，前 3 剂每日 1 剂，后 2 剂隔日 1 剂，水煎服。

颈椎增生，合并腰椎增生、慢性胃炎、高脂血症、糖尿病

常某，女，73 岁，包头市人。

初诊：2010 年 4 月 1 日。患者头晕、头痛、目昏，颈部疼痛多年，腰腿疼痛，无力。脘腹胀满，大便秘，数日 1 行，口干渴，小便黄，身易热多汗。舌暗红、苔干厚，脉细弦。

辨治：上有风火上扰，头目不利；颈部经输不畅，肌筋阻滞；中焦湿热壅郁，升降失司；下焦肝肾精血亏虚，筋骨不健，复加经络阻痹。拟用息风泻火，清利头目；通经活络，解肌舒筋；强筋健骨，理滞通痹；补脾泻胃，升清降浊。

处方：天麻 15 g，地龙 15 g，川芎 15 g，赤芍 15 g，白芍 15 g，菊花 15 g，夏枯草 15 g，生龙骨 30 g，生牡蛎 30 g，葛根 30 g，防己 15 g，延胡索 20 g，太子参 15 g，麦冬 15 g，五味子 10 g，黄精 15 g，石斛 15 g，苦瓜根 15 g，荔枝核^碎10 g，荷叶 10 g，绞股蓝 15 g，火麻仁 15 g，焦槟榔 15 g，焦三仙各 10 g，肉苁蓉 15 g，怀牛膝 20 g，乌梢蛇 10 g，菝葜 15 g。6 剂，水煎服。

二诊：2010 年 4 月 8 日。患者服上药后头晕、头痛好转，颈部、腰腿疼痛亦轻，大便通畅，汗多、乏力有所好转，虽仍用胰岛素，空腹血糖由常在 11.0 个单位以上降至 8.0 个单位以内。知其年老体衰，其病久顽，非近日全功，使用上方 3 剂，加黄连、生晒参、丹参各 50 g，共为散，每次 30 g，每日 3 次，水煎服。食用降糖保养 1 号饮食法。

颈椎病，合并腰椎间盘膨出、慢性胃炎

王某，女，34 岁，包头市人。

初诊：2010 年 9 月 21 日。患者颈强直疼痛十余日。腰腿疼痛较剧，行走疼痛难忍，翻身、起坐均不便利，畏寒足冷。胃脘久有不舒，饮食有减，大便可，小便利。面色无华，舌质淡红、苔白，脉沉细。

辨治：气血不足，经络瘀滞，颈部、腰腿复加风寒阻痹，颈部筋肌拘紧，腰腿气血经络不畅。拟用益气养血，祛风通痹，解肌舒筋，温肾散寒，补脾泻胃。

处方：生黄芪 40 g，赤芍 15 g，白芍 15 g，当归 15 g，川芎 10 g，地龙 15 g，桃仁 10 g，红花 10 g，葛根 30 g，制天南星 15 g，桂枝 12 g，延胡索 30 g，乌梢蛇 10 g，片姜黄 10 g，杜仲 15 g，鹿角片 12 g，怀牛膝 15 g，鸡血藤 15 g，白芥子 10 g，细辛 3 g，

党参 15 g，半夏 10 g，焦槟榔 10 g，焦三仙各 10 g。6 剂，水煎服。

二诊：2010 年 9 月 28 日。药后颈痛强直已解，活动比较灵活，腰腿疼痛缓解，行走仅腿小痛可忍。脘部已无明显不适，饮食有增，其脉沉细之势亦有起色。可知治切病机，原方再予 6 剂，可望病症尽除。

颈椎病，合并腰椎间盘膨出

霍某，男，38 岁，包头市人。

初诊：2011 年 6 月 10 日。患者头晕，颈部强直疼痛较为剧烈，活动受限。腰椎疼痛月余、亦剧，不敢弯腰、转动，两腿坐骨神经疼痛尤剧，行走困难，腰腿畏寒，足冷。胃脘略胀，口干食减，二便可。舌暗红、苔薄白，脉沉细。

辨治：肝风上扰头目，血气不利。颈部经络阻痹，肌筋拘急。腰腿寒凝经络，气血阻痹，伤筋动骨，筋骨不健。胃有食郁气滞，传导不畅。拟用平肝息风，清利头目；通经活络，解肌舒筋；驱寒通痹，强筋健骨；消食理郁，助胃传导。

处方：天麻 15 g，地龙 15 g，川芎 15 g，赤芍 15 g，白芍 15 g，菊花 15 g，夏枯草 15 g，葛根 30 g，防己 15 g，延胡索 30 g，菝葜 15 g，桑寄生 15 g，怀牛膝 30 g，鸡血藤 15 g，刘寄奴 15 g，熟地黄 10 g，鹿角霜 15 g，炙麻黄 10 g，炮姜 10 g，白芥子 10 g，焦槟榔 10 g，焦三仙各 10 g，百合 15 g，乌药 10 g。8 剂，水煎服。嘱：多舒卧，少动立，调神勿躁。

二诊：2011 年 6 月 20 日。患者药后大效，头晕止，颈部疼痛缓解，仅转动略觉痛。腰腿痛亦明显缓解，仅走路尚欠灵活，足转温。胃腹症消。思治各得所宜，病证继续调理，原方 6 剂，前 4 剂每日 1 剂，水煎服，后 2 剂为散，每次 40g，每日 2 次，水煎服。

三诊：2013 年 8 月 5 日。患者自述上次治疗后颈椎、腰腿疼痛均除，至今无复发。现胃脘胀满，饮食减少，大便不畅，小便次数多，尿不尽，色黄味大。查舌暗红、苔白腻，脉沉细，知为中焦湿热壅滞，升降传导失司，下焦精道湿热郁瘀，有碍水道。怎知水道之病小便不利，多为前列腺病？再经追问肾虚性事全无可知。纵观中、下焦，拟用补脾泻胃，辛开苦降；补肾化瘀，清利湿热。

处方：生晒参 15 g，瓜蒌 10 g，黄连 10 g，制半夏 10 g，焦槟榔 15 g，焦三仙各 10 g，山茱萸 15 g，怀牛膝 30 g，枸杞子 10 g，雄蚕蛾 15 g，紫梢花 10 g，丹参 15 g，泽兰叶 15 g，赤芍 15 g，白芍 15 g，龙胆 15 g，土茯苓 15 g，牵牛子 10 g。5 剂，水煎服。

四诊：2013 年 8 月 12 日。患者胃脘胀满消失，饮食增加，大便通调，小便次数明显减少，小便仍无力，有时尿不尽、苔薄白，脉沉细之势亦起，知脾胃已将复常，肾与前列腺尚未康复，改用下方调治，补功兼施。

处方：山茱萸 15 g，怀牛膝 30 g，肉苁蓉 15 g，雄蚕蛾 15 g，紫梢花 10 g，土茯苓 15 g，龙胆 15 g，王不留行 10 g，牵牛子 15 g，赤芍 15 g，白芍 15 g，黄柏 15 g，知母 15 g，肉桂 10 g。6 剂，4 剂水煎服，每日 1 剂；2 剂为散，接后服，每次 30 g，每日 2 次，水煎服。嘱节情志，慎辛辣肥甘。

颈椎病，合并月经不调、痤疮

陶某，女，38 岁，包头市人。

初诊：2012 年 3 月 30 日。患者头痛，体位性眩晕，颈部疼痛。头额及面颊痤疮较多，每食辛辣、海鲜、涮羊肉加剧。大便时干，月经先期。舌红、苔白黄相间，脉实数。

辨治：肝之风火上菀头目，血气不利；风热郁瘀颈部经络，肌筋不利；风火毒热壅郁气血，蕴结于面，碍于胃导，动于经血。拟用清肝泻火，清利头目，解肌舒筋，凉血解毒，调经通便。

处方：天麻 15 g，地龙 15 g，川芎 15 g，赤芍 15 g，白芍 15 g，菊花 15 g，夏枯球 15 g，葛根 30 g，延胡索 20 g，菝葜 10 g，银柴胡 10 g，益母草 15 g，生地黄 15 g，牡丹皮 15 g，白鲜皮 15 g，千里光 10 g，芙蓉叶 10 g，败酱草 20 g，连翘 10 g，枇杷叶 10 g，白蒺藜 15 g，当归 10 g，赤小豆 10 g。5 剂，水煎服。

二诊：2012 年 4 月 6 日。患者头已不晕，颈部亦舒，痤疮始退，但也有新起，月经日近，未见先行，大便畅通。舌红有减、苔已变白，脉弦实之势有减。尚需清热凉血，解毒散结，调经治痘。

处方：生地黄 15 g，牡丹皮 15 g，赤芍 15 g，金银花 15 g，连翘 10 g，紫荆皮 15 g，白鲜皮 20 g，枇杷叶 10 g，千里光 10 g，芙蓉叶 15 g，升麻 10 g，银柴胡 10 g，败酱草 15 g，僵蚕 10 g，生薏苡仁 15 g。6 剂，水煎服。

三诊：2012 年 4 月 14 日。患者月经遵月而行，色、量正常，无明显不适。大便虽次数有加，但腹不痛，便不稀，尤喜面部痤疮全然退去，并无新起，可知体内排毒消毒机制前后畅通，微微调理，不得肆意辛辣肥甘。原方 2 剂为散，每次 30 g，日 2 次，水煎服。

颈椎病，合并自主神经功能失调

安某，女，53 岁，包头市人。

初诊：2012 年 9 月 18 日。患者头晕，头痛，目昏，颈部疼痛。五心烦热，身热背热，热从骨出，自汗、盗汗甚多，眠差。渴不多饮，大便略干，小便黄。舌红、苔少，脉细数。

辨治：肝肾阴虚于内，心火肝阳蒸腾，扰犯头目病症如是，肌筋失濡失柔。阳加于阴谓之汗，阴越虚，阳越亢。汗为心之液，液少无以济火。治必养阴清热，水火既济；乙癸同源，柔肝清热；濡养肌筋，兼以活络。

处方：天麻 15 g，地龙 15 g，川芎 15 g，赤芍 15 g，白芍 15 g，菊花 15 g，夏枯草 15 g，葛根 20 g，防己 15 g，延胡索 20 g，女贞子 15 g，墨旱莲 15 g，生地黄 15 g，当归 15 g，黄柏 20 g，玄参 15 g，麦冬 15 g，山茱萸 15 g，浮小麦 15 g，丹参 15 g，炒酸枣仁 15 g，生龙骨 30 g，生牡蛎 30 g。5 剂，水煎服。

二诊：2012 年 9 月 24 日。患者服上药后，头晕、头痛、颈部疼痛缓解。五心烦热，身热多汗也有好转，睡眠也有进步，可达 5 小时。得知治疗各得所宜。原方继服 5 剂，水煎服。

三诊：2012 年 9 月 30 日。患者诸症基本平复，颈、腰已舒，头目清利，热除经调，予知柏地黄丸合逍遥丸，经前 5 日连服，以杜旧病复发。

颈椎病，合并慢性胃炎、心肌缺血、失眠

丁某，女，68 岁，包头市人。

初诊：2012 年 9 月 15 日。患者头晕，目胀，颈椎疼痛。胃脘胀痛，嗳气便秘。心前区憋气，偶有心绞痛，含速效救心丸缓解，失眠，心慌，气短。二便尚可，舌暗红、苔白，脉弦数。

辨治：肝之风火上菀头目，血气不利；颈部经络不输，肌筋不利；胃中食热气郁，肠燥失导；心虚血瘀，神、脉失主。拟用息风平肝，清利头目；通经活络，解肌舒筋；益气养血，化瘀通脉，养心安神；健脾泻胃，润肠通便。

处方：天麻 15 g，地龙 15 g，川芎 15 g，赤芍 15 g，白芍 15 g，菊花 15 g，葛根 20 g，防己 15 g，延胡索 15 g，瓜蒌 10 g，黄连 10 g，制半夏 10 g，焦槟榔 15 g，焦三仙各 10 g，黄精 15 g，石斛 15 g，葶苈子 10 g，丹参 15 g，银杏叶 15 g，党参 15 g，毛冬青 10 g，当归 15 g，降香 10 g，炒酸枣仁 30 g，生龙骨 30 g，生牡蛎 30 g，代赭石 10 g。10 剂，水煎服。

二诊：2012 年 9 月 28 日。患者服上药治疗后，头、颈部症状消失。胃脘胀痛转舒，大便畅通，饮食有增。特别是心脏诸症，服完 4 剂心绞痛未发，心前区较前舒畅，仅上楼梯或快步行走时仍有心慌气短，可知心脏尚未康复。心病无小病，有病要重视，

有雨也绸缪，改用下方。

处方：生晒参15 g，麦冬10 g，北五味子10 g，当归15 g，生白芍15 g，蜜甘草10 g，丹参15 g，银杏叶10 g，毛冬青10 g，降香10 g，葶苈子10 g。10剂，前5剂每日1剂，后5剂隔日1剂，水煎服。

颈椎病，合并类风湿关节炎

王某，女，38岁，包头市人。

初诊：2012年11月26日。患者头昏，头时晕，颈部疼痛，转动加重，四肢关节肿痛，昼夜皆痛，恶热。口干渴，大便干，尿黄。舌红、苔厚干，脉弦实。

辨治：肝之风热菀于头目，血气不利；颈部风湿热邪阻痹经络，肌筋不利；风湿热邪壅滞筋肌关节，血气郁痹。拟用祛风活络，清利头目；祛风湿热邪，活络消肿，通痹止痛。

处方：天麻15 g，地龙15 g，赤芍15 g，白芍15 g，菊花15 g，夏枯球15 g，葛根30 g，防己15 g，延胡索20 g，黄柏20 g，怀牛膝15 g，忍冬藤15 g，知母15 g，生石膏30 g，生槟榔15 g，海桐皮15 g，乌梢蛇10 g，黑蚂蚁10 g，土茯苓15 g，蛇莓草15 g，虎杖15 g，萆薢10 g，没药10 g，透骨草10 g，毛冬青10 g。10剂，水煎服。

二诊：2012年12月8日。患者药后，头昏、头晕消失，颈部疼痛轻微，手足四肢关节疼痛减轻、肿消，已能安睡。口不干渴，二便畅通。舌红有减、苔转薄白，弦实脉势亦缓，思各得所宜，继用前方6剂。

三诊：2013年8月4日。患者自述以前治后四肢关节肿痛消失，一直很好。近日因劳累，颈部、手、足四肢觉痛，又来求治。查脉症虽轻于前，仍用原法，予原方4剂。

四诊：2013年8月12日。患者颈部、四肢关节疼痛消失，症虽去，病未除，类风湿关节炎是一种顽固疾病，尽除尚需时日。改用下方。

处方：葛根30 g，防己15 g，延胡索15 g，桑枝30 g，生白芍15 g，知母15 g，红芽大戟10 g，蜣螂10 g，乌梢蛇10 g，黑蚂蚁10 g，生石膏30 g，雷公藤15 g，土茯苓15 g，蛇莓草15 g，萆薢10 g，没药10 g，透骨草10 g，毛冬青10 g。6剂，3剂水煎服，隔日1剂，3剂为散，每次30 g，每日2次。

颈椎病，合并腰椎间盘膨出、慢性前列腺炎

张某，男，36岁，包头市人。

初诊：2013年1月18日。患者头痛，头晕，颈部疼痛、僵直，活动受限，手麻。腰腿痛较剧，不敢俯仰，两腿坐骨神经痛剧烈，行走受限，畏寒，脚麻。小便色黄，

频而不尽，但无淋痛，饮食可。舌暗红、苔白，脉沉数。

辨治：肝之风热菀于头目，血气不利。颈部风寒阻痹经络，筋肌不利。肾虚寒凝腰腿，筋骨肌脉阻痹。肾虚夹瘀，气化不利，精道、水道障碍。拟用活血息风，清利头目；通经活络，解肌舒筋；补肾健骨，祛风散寒，活血通痹；益肾填精，清通精、水二道。

处方：天麻15 g，地龙15 g，川芎15 g，赤芍15 g，白芍15 g，夏枯球15 g，葛根20 g，防己15 g，延胡索20 g，制天南星10 g，熟地黄15 g，鹿角霜15 g，炮姜10 g，炙麻黄10 g，没药10 g，桑寄生15 g，肉苁蓉15 g，龙胆15 g，虎杖15 g，车前子15 g，路路通10 g。8剂，水煎服。

二诊：2013年1月28日。患者药后头痛头晕顿减，颈痛强直舒缓，腰腿疼痛服6剂后明显缓解，走路得到自由。小便比较通利。思效之所较快，系与法相通、药协从有关。再予8剂，前4剂每日1剂，后4剂隔日1剂，水煎服，以善后调治。

颈椎病，合并失眠、心肌供血不足、慢性胃炎、小便淋沥

刘某，女，65岁，包头市人。

初诊：2013年11月14日。患者头昏，头晕，颈部疼痛。心烦失眠，心前区闷，心悸，阵发绞痛。含速效救心丸缓解。胃脘胀满，嗳气纳少，大便不爽。腰酸，尿频淋沥不禁。舌暗红、苔白，脉弦数。

辨治：肝之风热菀于头目，血气不利；颈部经络不输，筋肌不利；心虚夹瘀，神脉失主；湿热食郁，胃失降导；肾虚湿热，气化不利。肝、心、胃、肾，各有所病，各有所症，各有信息救治，必各司其属，满足其需。拟用平肝息风，清利头目；通痹活络，解肌舒筋；养心安神，活血宁心；补肾清热，利水通淋。

处方：天麻15 g，地龙15 g，川芎15 g，赤芍15 g，白芍15 g，菊花15 g，夏枯球15 g，葛根30 g，防己15 g，延胡索20 g，炒酸枣仁20 g，生龙骨20 g，生牡蛎20 g，百合15 g，生地黄15 g，炙甘草15 g，浮小麦20 g，丹参15 g，银杏叶10 g，瓜蒌15 g，黄连10 g，焦槟榔15 g，焦三仙各10 g，山药15 g，山茱萸15 g，怀牛膝15 g，冬葵子10 g，车前子10 g，金钱草15 g，苦参10 g，桑螵蛸10 g，乌药8 g。5剂，水煎服。

二诊：2013年11月20日。患者药后头目清利，头晕已止，颈部疼痛缓解，尤其烦除眠安，心舒悸除，也解除了心病负担。胃脘胀满已减，大便畅通，小便淋沥好转，尿频亦减，夜尿1次。诸信息得知体内五行新生态即将完善，再予原方6剂，前3剂每日1剂，后3剂隔日1剂，以此善后调治。

颈椎病，合并腰腿痛、慢性胃炎、失眠

郭某，女，52岁，包头市人。

初诊：2013年10月28日。患者头昏时晕，颈部疼痛，腰腿痛。胃胀痛，大便不干，3～4日1行。失眠，心前区常闷。舌淡红、苔薄白，脉弦细。

辨治：肝之风热上扰头目，血气不利；颈部经络阻滞，筋肌不利；已过七七之年，肾督之脉亏虚，筋骨不健，气滞血瘀腰腿；心虚血瘀，神、脉失主；气食郁结，胃失和降，传导无力。凡此五行之中，病及木、火、土、水，体内五行生态有碍，愈演愈烈，治疗尚需兼顾，各司其属，以求建复新生态。拟用平肝息风，清利头目；疏通经络，解肌舒筋；补肾健骨，活血止痛；辛开苦降，消导通便；养心活血，镇静宁神。

处方：天麻15 g，地龙15 g，川芎15 g，赤芍15 g，白芍15 g，菊花15 g，夏枯球15 g，葛根20 g，防己15 g，延胡索15 g，肉苁蓉15 g，怀牛膝20 g，鸡血藤15 g，伸筋草15 g，片姜黄15 g，瓜蒌15 g，焦槟榔15 g，焦三仙各10 g，枳实15 g，白术15 g，柏子仁30 g，生龙骨30 g，生牡蛎30 g，丹参15 g，银杏叶10 g。5剂，水煎服。

二诊：2013年11月5日。患者头无明显不适，颈部、腰腿疼痛大减，转头、行走都比以前轻松。脘腹胀痛消失，大便畅通，现基本1日1行。睡眠亦安，心前区症消失。思虽杂合以治，但各得所宜，症虽消失，但病未尽除。再予原方5剂，隔日1剂，水煎服，寄望病尽效远。

颈椎病，合并失眠、慢性胃炎、结肠炎、十二指肠球炎、月经病

杨某，女，31岁，包头市人。

初诊：2014年3月26日。患者头晕头痛，颈疼痛，心烦失眠。胃脘胀痛，饭后及空腹皆隐隐作痛，反酸，纳减，左少腹有压痛可触及粪块，大便干，2～3日1行。月经量少、色始黑，行经不畅。舌红夹有瘀色、苔白厚，脉弦数。

辨治：肝之风热菀于头目，血气不利。颈部经脉失输，肌筋不利。心虚热扰，神失宁谧。脾虚胃肠实，湿热食郁阻滞，失于消导。血虚冲亏，血行不利。拟用清肝息风，通利头目；活血通络，解肌舒筋；养心清热，镇静宁心；辛开苦降，健脾泻胃；养血填冲，疏肝调经。

处方：天麻15 g，地龙15 g，川芎15 g，赤芍15 g，白芍15 g，菊花15 g，夏枯球15 g，葛根30 g，防己15 g，延胡索15 g，炒酸枣仁20 g，生龙骨30 g，生牡蛎30 g，党参15 g，瓜蒌15 g，黄连10 g，半夏10 g，焦槟榔15 g，焦三仙各10 g，百合15 g，乌药10 g，地榆15 g，火麻仁15 g，芦荟8 g，柴胡10 g，当归15 g，益母草30 g。5剂，

水煎服。

二诊：2014年4月2日。患者头目清利，颈部痛大减，睡眠明显好转，由3小时可达6小时。胃脘觉舒，大便畅通，两日内必一次，左小腹无明显压痛，月经未行。可见疗效显露，原方继调5剂。

三诊：2014年4月10日。患者头目、颈部病症消失，睡眠安卧，胃肠病症消失，行经仍量少。改用归药地黄汤化裁，培冲任，益肾癸，疏经血，且治水可以涵木，水火可以既济，疏肝可以和胃，以此善后调理。

处方：当归15 g，生白芍20 g，生地黄15 g，山药15 g，山茱萸15 g，牡丹皮15 g，茯苓10 g，银柴胡10 g，益母草30 g，怀牛膝15 g，生山楂10 g。6剂，前3剂水煎服，日1剂；后3剂为散，每次30 g，每日2剂，水煎服。

颈椎病，合并失眠、过敏性皮炎

郭某，女，60岁，包头市人。

初诊：2010年9月6日。患者颈部疼痛，转动不舒，头晕目昏，心烦失眠。四肢及胸腹红疹奇痒，夜重于昼，久不自退。小便黄，大便秘。舌红、苔白，脉浮数。

辨治：风热上犯厥阴头目，血气不利；颈部经络阻滞，筋肌不利；心虚热扰，神失宁谧；风湿热毒蕴滞肌肤血络不去。拟用平肝息风，清利头目；祛风除湿，解肌舒筋；养心镇静安神，清热凉血，除湿祛风止痒。

处方：天麻15 g，地龙15 g，白蒺藜15 g，葛根20 g，延胡索15 g，生地黄15 g，牡丹皮15 g，赤芍15 g，白芍15 g，紫荆皮15 g，白鲜皮15 g，紫草10 g，地肤子15 g，苦参10 g，胡麻仁15 g，生乌梅10 g，凌霄花10 g，乌梢蛇15 g，桑白皮15 g，炒酸枣仁20 g，生龙骨30 g，生牡蛎30 g，首乌藤15 g。8剂，水煎服。

二诊：2012年10月8日。患者自述疗效显著，服6剂后皮肤恢复很好，颈部不痛，活动自如，故未复诊。近日皮肤病复发，特来求治。查与2年前近似，颈椎病虽无复发，但与治疗皮肤病法相通，药协从，继予原方6剂。

三诊：2012年10月20日。患者皮肤病症全退，自觉无不适。但虑再发，都说湿邪黏滞难除，虽不能未雨绸缪，但有雨绸缪可做，上方3剂，共为散，每次30 g，日2次，水煎服。期祛邪越尽越好，病除越久越好！

颈椎病，合并脑供血不足、失眠、神经性耳鸣、腰腿痛、慢性胃炎

尹某，女，69岁，包头市人。

初诊：2014年12月28日。患者头痛及目，时有头晕，体位变动时晕重。腰腿痛，

常伴脚麻。心烦失眠，耳鸣 2 年，声多细如蝉鸣，不时也有重声。脘痞纳少，嗳气，大便利。舌淡红、苔白干，脉弦数。

辨治：风火上蒙清空，血气不利；颈部经络瘀滞，筋肌不利；肾虚风阳上壅，耳窍郁瘀；心虚火扰，神失宁静；脾虚胃实，升降、运化传导失司。病症较多，肝、心、肾、脾胃多功能有失，五行生态有变，治需权衡，而拟平肝息风，清利头目；疏经活络，解肌舒筋；养心镇静，泻肝息风，补肾聪耳；补脾泻胃，辛开苦降消导。

处方：天麻 15 g，地龙 15 g，川芎 15 g，赤芍 15 g，白芍 15 g，菊花 15 g，夏枯草 15 g，胆南星 10 g，葛根 30 g，防己 15 g，延胡索 15 g，桑寄生 15 g，鸡血藤 15 g，怀牛膝 30 g，炒酸枣仁 20 g，生龙骨 30 g，生牡蛎 30 g，磁石 20 g，制何首乌 15 g，龙胆 15 g，凌霄花 10 g，石菖蒲 10 g，蝉蜕 10 g。8 剂，水煎服。

二诊：2015 年 1 月 6 日。患者欣然耳鸣 3 日未发，睡眠亦较安稳，头痛基本消失，头晕偶有轻微，颈部、腰腿疼痛顿减。胃脘已舒，大便通调。此效无疑法相通，药协从，各得所宜，又利相生，相克新生态之恢复。症可速去，病必难除，继用原方 6 剂，前 4 剂，每日 1 剂，水煎服，后 2 剂共为散，每次 30 g，每日 2 次，水煎服。

颈椎病，合并腰椎间盘膨出

智某，男，59 岁，包头市人。

初诊：2015 年 7 月 30 日。患者头昏，颈部疼痛，腰、腿疼较剧，翻身、俯仰，痛剧，沿坐骨神经线痛，脚麻，腿自觉凉，怕冷。饮食尚可，二便调。舌有瘀色、苔薄白，脉沉紧。

辨治：风热上犯头目，血气不利；风寒凝滞经络，颈部筋肌不利；肾督亦虚，筋骨不健。复加寒凝经脉，气血阻痹以致筋骨痹痛。拟用祛风清肝，清利头目；通经活络，解肌舒筋；补肾益督，散寒通痹。

处方：天麻 15 g，地龙 15 g，川芎 15 g，赤芍 15 g，白芍 15 g，菊花 20 g，葛根 30 g，防己 15 g，延胡索 15 g，肿节风 15 g，熟地黄 15 g，鹿角霜 15 g，炮姜 15 g，炙麻黄 10 g，怀牛膝 20 g，鸡血藤 15 g，刘寄奴 15 g，当归 15 g，丹参 15 g，制乳香 10 g，制没药 10 g，伸筋草 15 g。6 剂，水煎服。

二诊：2015 年 8 月 8 日。患者头目清利，颈痛缓解，腰痛尤显奇效，腿痛亦较轻，亦无凉感。有此得知，治切机要，乘胜追击，不可待慢。原方继用 6 剂，前 4 剂，每日 1 剂，水煎服；后 2 剂共为散，每次 30 g，每日 2 次，水煎服。

颈椎病，合并高血压、心肌缺血、神经性耳鸣、失眠、前列腺增生

韩某，男，68 岁，包头市人。

初诊：2015 年 7 月 22 日。患者头晕、头痛，目昏、耳鸣，颈肩疼痛，头转动加重。心烦心悸，失眠，心前区胸闷憋气，活动时加重。心下痞满，食少嗳气，大便不畅，腰酸痛，小便不利，排尿困难，常点滴不尽。舌质暗、苔白腻，脉弦数。

辨治：风阳菀于上，血气不利；颈肩气血阻痹，肌筋不利；心虚阳扰，神失宁静，血失畅通；湿热蕴结中焦，胃失降泄；肾虚夹湿夹瘀，精道不利，水道失常。拟用息风潜阳，清利头目；通经活络，解肌舒筋；养心镇静，安神宁心；清热化湿，传导中焦；益肾化瘀，通精隧利水道。

处方：天麻 15 g，地龙 15 g，钩藤 40 g，川芎 15 g，赤芍 15 g，白芍 15 g，菊花 15 g，决明子 15 g，葛根 30 g，防己 15 g，延胡索 15 g，炒酸枣仁 15 g，生龙骨 30 g，生牡蛎 30 g，生铁落 20 g，炙甘草 15 g，生地黄 15 g，瓜蒌 15 g，黄连 10 g，焦槟榔 15 g，焦三仙各 10 g，火麻仁 15 g，山茱萸 15 g，怀牛膝 20 g，丹参 15 g，牵牛子 10 g，龙胆 10 g，猪苓 15 g，泽泻 15 g。6 剂，水煎服。

二诊：2015 年 7 月 30 日。患者欣喜耳鸣消失，头目清利，头晕、头痛轻微，夜能安睡，心前区好转，颈肩疼痛缓解。大便畅通，脘腹轻松，小便虽有好转，但仍不畅，思多年耳鸣消失，当知并非一法，乃治肝、心、胃、肾同功，法相通，药协从之结果。原方再予 6 剂，水煎服。

三诊：2015 年 8 月 10 日。患者诸症基本平复，血压稳定，唯小便尚未复常，排尿虽有好转，次数减少，尿量有增，但仍不畅通。思需专门治理，改用下方，益肾主水，化瘀利水，通关导窍。

处方：山茱萸 10 g，肉苁蓉 15 g，川牛膝、怀牛膝各 15 g，知母 15 g，黄柏 15 g，肉桂 10 g，桃仁 10 g，泽兰叶 15 g，牵牛子 10 g，皂角 10 g，猪苓 15 g，泽泻 15 g，龙胆 15 g，冬葵子 15 g，郁李仁 10 g，车前子 15 g。6 剂，水煎服。

四诊：2015 年 8 月 17 日。小便比较畅通，次数亦较正常。用上方加琥珀 10 g、水蛭 5 g，4 剂，共为散，每次 30 g，每日 2 次，水煎服，以此持久战善后调治。

颈椎病，合并失眠、牙痛

杜某，女，69 岁，包头市人。

初诊：2015 年 10 月 5 日。患者头痛，头晕，目昏，颈部疼痛已久，时轻时重，每因低头劳累加重。牙痛一周，痛牙松动，查无龋齿。失眠已久，腰腿酸软，食可，二便正常。舌红有瘀色、苔白薄，脉弦细。

辨治：老体已虚，肝体失柔，风阳上扰，血气不利；气血阻痹，颈部肌筋不舒；肾阴虚，阳明火旺，齿痛动摇；水火失济，肌筋不舒；心虚阳不能秘，神不宁谧。拟用柔肝息风潜阳，通利血气；通经活络，解肌舒筋；泻胃滋肾，补水救火。

处方：天麻15 g，地龙15 g，川芎15 g，赤芍15 g，白芍15 g，灯盏花10 g，炒酸枣仁15 g，生龙骨30 g，生牡蛎30 g，代赭石15 g，知母15 g，黄柏15 g，玄参15 g，生地黄15 g，生石膏20 g，怀牛膝15 g，葛根20 g，防己15 g，延胡索15 g，肿节风15 g，五爪龙15 g，枸杞子15 g，沙苑子10 g。5剂，水煎服。

二诊：2015年10月12日。患者药后，头痛头晕大减，颈部疼痛缓解，已能安睡，牙痛亦轻，腰腿酸软好转，自觉行走比前轻松。思此治疗各得所宜，继服前方5剂，服法同前。

三诊：2015年10月18日。患者头痛、头晕基本消失，颈部已舒，转动比较灵活，睡眠多已安好。牙痛已微，松动好转，虽年近七十，腰腿酸软已经不明显，思木、火、土、水之肝心胃肾督等五行病态将除，相生相克的生态即将恢复，再予上方3剂，隔日1剂，水煎服。

颈椎病，合并腰椎间盘膨出

刘某，女，45岁，包头市人。

初诊：2015年7月12日。患者头痛，目胀，时晕，颈部疼痛，两肩拘紧，活动加重，俯、仰及转动受限。两腿痛沿坐骨神经线痛，行走不便，腰腿畏寒。饮食尚可，二便尚调。舌淡红、苔白，脉沉细。

辨治：肝之风热菀于头目，血气不利；颈肩经络阻滞，肌筋不利；肾虚寒凝，督与肾肝经脉阻痹，筋骨肌肉拘紧，活动失灵。拟用息风活络，清利头目；疏通气血，解肌舒筋；温补督肾，散寒通痹。

处方：天麻15 g，地龙15 g，川芎15 g，赤芍15 g，白芍15 g，菊花15 g，夏枯球15 g，葛根20 g，防己15 g，延胡索15 g，熟地黄15 g，鹿角霜15 g，炮姜15 g，炙麻黄10 g，桑寄生15 g，怀牛膝20 g，鸡血藤15 g，肿节风15 g，伸筋草15 g，当归15 g，丹参15 g，没药10 g。10剂，水煎服。

二诊：2015年7月23日。服上6剂后头痛、头晕、目胀消失，颈部疼痛缓解。腰腿疼痛大轻，翻身，行走已可，腰腿畏凉得除，现诸症基本平复。症虽均解，病未尽除，为巩固计，继用前方6剂，前3剂每日1剂，后3剂隔日1剂，水煎服。再嘱勿过劳，勿动过，勿久立，勿行远。

颈椎病，合并失眠、慢性前列腺炎

杨某，男，52岁，包头市人。

初诊：2015 年 10 月 3 日。患者头痛连目系，头晕，目不清利。颈痛较重，牵及两肩，活动加重、受限，且畏风寒。失眠，腰酸痛，小便频数不利，常无力而尿不尽，房事不兴，大便可。舌红、苔白，脉弦细。

辨治：厥阴风火菀于头目，血气不利；颈、肩经络阻滞，肌筋拘紧不舒；心虚阳扰，神志不宁；肾虚夹瘀，失主精道、水道。拟用息风活络，清利头目；通利阻滞，解肌舒筋；养心镇阳，宁心安神；补肾行瘀，通利精道、水道。

处方：天麻 15 g，地龙 15 g，川芎 15 g，赤芍 15 g，白芍 15 g，菊花 15 g，夏枯球 15 g，防己 15 g，延胡索 15 g，肿节风 15 g，片姜黄 15 g，制天南星 10 g，山茱萸 10 g，怀牛膝 30 g，木通 10 g，猪苓 10 g，泽泻 15 g，王不留行 10 g，车前子 10 g，牵牛子 10 g。6 剂，水煎服。

二诊：2015 年 10 月 28 日。患者头痛、头晕顿减，颈、肩疼痛缓解。睡眠亦多进步，夜达 5 小时。腰酸痛轻微，小便次数减少，较前排尿顺利。继用前方 6 剂，水煎服。

三诊：2016 年 4 月 4 日。患者自述服前药后诸病苦皆除，近周来又觉小便次数增多，有时亦急，排尿费力不尽，分叉色黄味大，大便不干不爽，腰酸痛，乏力，房事不兴。查舌红苔白，脉弦细，思此久病多虚入络，肾虚不主精关、水道，夹瘀亦阻精道、水道。拟用补肾化瘀，通利精关、水道。

处方：山茱萸 15 g，肉苁蓉 15 g，雄蚕蛾 15 g，川牛膝 30 g，怀牛膝 30 g，桃仁 10 g，莪术 10 g，牵牛子 10 g，猪苓 15 g，泽泻 15 g，龙胆 15 g，土茯苓 15 g，木通 10 g，王不留行 10 g，桑螵蛸 10 g，木香 10 g，蒲黄 10 g，琥珀 10 g。6 剂，前 4 剂，水煎服；后 2 剂为散，每次 30 g，每日 2 次，水煎服。

颈椎病，合并腰椎病、风湿红斑结节

孙某，女，29 岁，包头市人。

初诊：2015 年 7 月 7 日。患者头时晕，颈部痛，四肢关节肿痛半年余，畏热，双下肢多个红斑结节。饮食尚可，小便黄，大便不爽。舌红、苔黄白厚，脉数。

辨治：风热邪菀于头目，血气不利；颈与四肢经络关节风湿热阻痹，不通则痛。湿盛则肿。拟用平肝息风，清利头目，解肌舒筋，祛风清热，除湿通痹。

处方：天麻 15 g，地龙 15 g，川芎 15 g，赤芍 15 g，白芍 15 g，菊花 15 g，葛根 20 g，防己 15 g，黄柏 20 g，怀牛膝 15 g，鸡血藤 15 g，雷公藤 10 g，蛇莓草 15 g，白英 15 g，虎杖 15 g，败酱草 15 g，半枝莲 15 g，海桐皮 15 g，黑蚂蚁 10 g，毛冬青10 g。8 剂，水煎服。

二诊：2016 年 2 月 10 日。患者服上药后颈与四肢关节肿痛消失，红斑结消退，半年来病症平复。近周来劳累太过，颈痛，四肢关节痛，虽无肿、无红斑结节，亦确认旧病复发，仍用前方 6 剂调治。

三诊：2016 年 2 月 18 日。患者诸症基本消失，症虽去，病未尽除，前车之鉴当铭记，上方 2 剂共为散，每次 30 g，每日 2 次，水煎服。

颈椎病，合并失眠、慢性胃炎、腰腿痛

祁某，女，54 岁，包头市人。

初诊：2016 年 3 月 17 日。患者头晕、头痛，目干涩，颈部疼痛，无名指、小指常麻。失眠心烦易汗。胃脘胀及两胁，腰腿痛，易累。舌红有瘀色、苔白，脉弦细。

辨治：肝之风热菀于头目，血气不利；颈部经络阻滞，肌筋不利；心阴虚夹热，神失所主；胃实热郁，失主顺降；肾督亏虚，筋骨不健，夹有瘀滞，不通则痛。

处方：天麻 15 g，地龙 15 g，川芎 15 g，赤芍 15 g，白芍 15 g，菊花 15 g，夏枯球 15 g，葛根 30 g，防己 15 g，延胡索 15 g，桑枝 15 g，丝瓜络 10 g，炒酸枣仁 15 g，生龙骨 20 g，生牡蛎 20 g，百合 15 g，炙甘草 10 g，合欢皮 15 g，瓜蒌 15 g，郁金 10 g，焦槟榔 10 g，杜仲 15 g，怀牛膝 20 g，鸡血藤 15 g，刘寄奴 15 g，毛冬青 10 g。6 剂，水煎服。

二诊：2016 年 3 月 25 日。患者头目清利，不痛不晕，颈部转舒，烦除安卧。胃脘仍胀，两胁胀未减，大便仍不畅，腰腿痛虽减仍在，思所治中焦升降不及，消导乏力；腰腿补亦不及，活血止痛乏力。改用下方调整。

处方：生晒参 15 g，瓜蒌 15 g，黄连 10 g，半夏 10 g，百合 15 g，乌药 10 g，焦槟榔 15 g，焦三仙各 10 g，石斛 15 g，柴胡 10 g，熟地黄 10 g，鹿角霜 15 g，怀牛膝 20 g，鸡血藤 15 g，当归 15 g，丹参 15 g，制乳香 10 g，没药 10 g，防己 15 g，延胡索 15 g。5 剂，水煎服。

三诊：2016 年 4 月 2 日。患者诸症基本平复，予上方 2 剂为散，每次 30 g，每日 2 次，水煎服。

颈椎病，合并腰腿痛、前列腺增生

顾某，男，59 岁，包头市人。

初诊：2015 年 9 月 15 日。患者头痛较重，牵及两目，头常晕，体位变动时重，颈部痛，拘紧，活动不灵，腰腿痛。小便频数、不痛分叉，常尿不尽、费力，大便可。舌暗红、苔薄白，脉弦数。

辨治：肝之风阳菀于头目，血气不利；颈肩经络阻滞，筋肌不利；肾虚，精道瘀滞，尿路失畅。拟用平肝潜阳息风，清利头目；祛风活络，解肌舒筋；补肾通瘀，通利精道水路。

处方：天麻15 g，地龙15 g，赤芍15 g，白芍15 g，菊花15 g，夏枯球15 g，灯盏花10 g，葛根30 g，防己15 g，延胡索15 g，威灵仙15 g，肿节风15 g，狗脊15 g，秦艽15 g，生龙骨30 g，生牡蛎30 g，珍珠母20 g，山茱萸15 g，怀牛膝30 g，牵牛子10 g，莪术10 g，猪苓15 g，泽泻15 g，路路通10 g。8剂，水煎服。

二诊：2015年9月24日。患者头目清利，头痛头晕基本平复，颈、肩疼痛缓解，腰痛轻减，小便比较通利。得知，治疗各得所宜，继予原方6剂，前3剂每日1剂，后3剂隔日1剂，水煎服。

颈椎病，合并头痛、癫痫

李某，男，16岁，包头市人。

初诊：2016年9月1日。患者经常后头痛，颈部酸痛，每低头久加重。癫痫年余，短则3~5天1发，长则1周1发，发作时神志不清，头颈、四肢抽搐，半小时内自醒，全身乏力，神呆片刻，呈反复发作。眠差，易躁，二便常调。舌红、苔白厚，脉弦数。

辨治：神志未充之年，肾气未盛，风痰热蕴于内，菀于头目，壅塞心、脑，神不守舍，诸症生焉。拟用清肝息风，豁痰除痉；养心镇静，兼补肝肾。

处方：天麻15 g，地龙15 g，川芎15 g，赤芍15 g，白芍15 g，凌霄花10 g，菊花15 g，夏枯草10 g，葛根15 g，防己15 g，延胡索15 g，僵蚕10 g，乌梢蛇10 g，蝉蜕10 g，半夏10 g，竹茹10 g，胆南星10 g，天南星10 g，远志10 g，代赭石10 g，炒酸枣仁15 g，生龙骨20 g，生牡蛎20 g，制何首乌15 g，山茱萸15 g，桑椹10 g，黑芝麻10 g。

服上药10余剂，控制了发作，共服50余剂痊愈。追访观察年余未发作，学习尚好，智力还好。

颈椎病，合并失眠、慢性前列腺炎与增生

徐某，男，59岁，包头市人。

初诊：2016年5月12日。患者头昏，不时晕，颈部疼痛。心烦少寐，易汗出。腰酸，小便频、不利、色黄，大便尚调。舌红、苔少，脉弦细。

辨治：肝之风热菀于头目，血气不利；颈部经络传输阻滞，筋肌不利；年过七八，体质有虚，心虚阳扰，神失宁谧；肾虚精道瘀滞，水道不畅。拟用息风活络，清利头

目；活血通痹，解肌舒筋；补肾通瘀，通利水道。

处方：天麻15 g，地龙15 g，川芎15 g，赤芍15 g，白芍15 g，菊花15 g，女贞子10 g，葛根20 g，防己15 g，延胡索15 g，炒酸枣仁15 g，生龙骨30 g，生牡蛎30 g，代赭石15 g，炙甘草10 g，生地黄15 g，浮小麦15 g，太子参15 g，山茱萸15 g，杜仲15 g，怀牛膝30 g，肉苁蓉15 g，泽泻15 g，车前子15 g，牵牛子10 g，瞿麦15 g，木通10 g。8剂，水煎服。

二诊：2016年5月20日。患者药后失眠速愈，3剂后就已安眠入睡，头昏头晕、颈部疼痛基本缓解，腰酸虽有好转，仍不正常，小便不利，仍有不畅、不尽。思需牢固头目、颈痛疗效，重在治疗前列腺炎及增生，补肾主精，主水，更需通精道、水道，改用下方。

处方：天麻15 g，地龙15 g，川芎15 g，赤芍15 g，白芍15 g，菊花15 g，葛根15 g，防己15 g，延胡索15 g，山茱萸15 g，肉苁蓉15 g，怀牛膝30 g，桃仁10 g，菟丝子10 g，生蒲黄10 g，琥珀8 g，龙胆15 g，牵牛子10 g，木通10 g，猪苓15 g，泽泻10 g，车前子10 g，皂角刺6 g。6剂，水煎服。

三诊：2016年5月28日。患者头目、颈部诸症早已平复，小便已经通畅。当知方中治肝、平肝，又在康复肝主疏泄功能，助肾畅通精道、尿道。思肝、心、肾新常态将形成，仅用此方加郁李仁10 g。2剂为散，每次30 g，每日2次，水煎服，以此善后调治。

颈椎病，合并失眠、神经性耳鸣

张某，女，41岁，包头市人。

初诊：2015年9月4日。患者头痛、头晕、耳鸣近半年。声粗。心烦失眠，易汗，易热。颈部疼痛，腰酸，食可，大便调，小便黄。舌红、苔少，脉弦细数。

辨治：厥阴风火上菀头目，血气不利；颈部经络阻滞，筋肌不利；心虚阳扰，神失宁谧；肝肾亏虚，风阳上扰清窍。体内木、火、水相生相克生态异常，需补不足，制有余。拟用清肝柔肝，活血息风；疏经活络，解肌舒筋；养心清热，镇静安神。

处方：天麻15 g，天麻15 g，地龙15 g，川芎15 g，赤芍15 g，白芍15 g，菊花15 g，夏枯球15 g，龙胆草15 g，胆南星10 g，炒酸枣仁15 g，生龙骨20 g，生牡蛎20 g，磁石20 g，蝉蜕10 g，凌霄花10 g，葛根30 g，防己15 g，延胡索15 g，山茱萸15 g，制何首乌15 g，桑椹15 g，沙苑子10 g，黄柏15 g，桑叶10 g，荷叶10 g。8剂，水煎服。

二诊：2015年9月29日。患者头痛、头晕、颈部疼痛均得缓解，6剂后耳鸣轻微，时间亦短，睡眠亦安。舌红有减，白苔亦生，其脉弦数之势亦缓。思治各得所宜，再予原方 8 剂，前 4 剂每日 1 剂，后 4 剂隔日 1 剂，水煎服。

后追访 1 年未发。

颈椎病，合并失眠、心肌缺血、腰椎间盘膨出

崔某，女，61 岁，包头市人。

初诊：2017 年 1 月 19 日。患者头晕、颈部疼痛。心悸，失眠，心前区憋气，偶发绞痛，含丹参滴丸缓解。腰痛，翻身活动加重，两腿后外侧沿坐骨神经线痛，腰腿并畏寒冷。饮食可，二便正常。舌暗、苔白，脉弦沉。

辨治：风阳上扰清窍，血气不利；颈部经络瘀滞，筋肌不利；心虚血瘀，心神血脉失主；肾督亏虚，筋骨不健，又有寒凝经络，不通则痛。拟用清肝活血息风，补心镇静宁神，化瘀以通心脉，祛寒通痹，解肌舒筋止痛。

处方：天麻 15 g，地龙 15 g，川芎 15 g，赤芍 15 g，白芍 15 g，菊花 15 g，夏枯球 15 g，炒酸枣仁 15 g，生龙骨 30 g，生牡蛎 30 g，炙甘草 15 g，生地黄 15 g，当归 15 g，没药 10 g，葛根 20 g，防己 15 g，延胡索 15 g，熟地黄 15 g，鹿角霜 15 g，炙麻黄 10 g，炮姜 15 g，桑寄生 15 g，肿节风 15 g，怀牛膝 30 g，鸡血藤 15 g。8 剂，水煎服。

二诊：2017 年 1 月 28 日。患者服上药 6 剂，头目清利，头晕消失，睡眠安卧，心悸、心前区憋气基本消除，现心前区绞痛未再作。颈部疼痛缓解，腰腿疼大轻，且不畏寒。治肝、心、肾（膀胱经）法相通，药协从，非治一病一证可比。宜将乘勇追穷寇，继予原方 6 剂，前 3 剂每日 1 剂，后 3 剂隔日 1 剂，缓兵收功为和平。

颈椎病，合并腰椎间盘膨出、尿频

盛某，女，48 岁，包头市人。

初诊：2016 年 11 月 25 日。患者头昏不清，时晕，颈痛活动不利，畏风。腰痛牵及两腿坐骨神经痛，行走不利，两腿冷。口渴多饮，尿多清白，尿后身体无力。舌淡、苔白，脉沉细。

辨治：厥阴经输不利，血瘀生风，复加太阳风寒阻痹，颈部肌筋不舒；年近七七，肾亦亏虚，筋骨不健，复加寒凝阻滞，经络不通而痛。太阳气化失司，水津失于蒸腾。拟用祛风活络，清利头目；解肌舒筋，补肾健督；散寒化瘀，亦施气化。

处方：天麻 15 g，地龙 15 g，川芎 15 g，茺蔚子 15 g，蔓荆子 10 g，葛根 20 g，防己 15 g，肿节风 15 g，羌活 12 g，独活 12 g，熟地黄 15 g，鹿角片 10 g，桑寄生 15 g，怀牛膝 30 g，鸡血藤 15 g，炙麻黄 10 g，炙甘草 10 g，炮姜 15 g，当归 15 g，丹参 15 g，

制没药 10 g。5 剂，水煎服。

二诊：2016 年 12 月 2 日。患者服上药 3 剂，诸症缓解，现头目清利，头晕亦除，颈、腰腿疼痛基本消除。尤口渴尿多如崩得解，平复如常。余左思又想，莫非此方重在太阳气化？再予上方 2 剂为散，每日 2 次，每次 30 g，水煎服，期此牢固其效。

颈椎病，合并腰腿痛、附件炎、月经不调

苗某，女，33 岁，包头市人。

初诊：2015 年 11 月 24 日。患者头痛，头晕，目干涩，颈部疼痛畏寒，活动不利，腰腿痛易冷。带下量多、黄白相间，月经后期、量少色黑。饮食可，二便尚调。舌红、苔白，脉细弦。

辨治：风热菀于头目，血气不利；太阳风寒阻痹，颈部肌筋不利；肾虚风寒阻滞，经输不畅；湿热蕴结，冲脉任脉带脉失司。拟用平肝息风，清利头目；祛风散寒，解肌舒筋；补肾益督，祛风散寒通痹；清热除湿，调经止带。

处方：天麻 15 g，地龙 15 g，川芎 15 g，赤芍 15 g，白芍 15 g，菊花 15 g，夏枯球 15 g，灯盏花 10 g，葛根 20 g，防己 15 g，延胡索 15 g，肿节风 15 g，羌活 10 g，狗脊 15 g，熟地黄 15 g，桑寄生 15 g，怀牛膝 15 g，鸡血藤 15 g，独活 10 g，土茯苓 15 g，败酱草 15 g，鱼腥草 15 g，石菖蒲 10 g，柴胡 10 g，当归 15 g，香附 10 g，益母草 30 g，杜仲 15 g，鹿角霜 15 g。8 剂，水煎服。

二诊：2015 年 2 月 4 日。患者服上药后疗效显然，头晕、头痛已止，颈痛，腰腿痛得解，活动亦能自由。带下量减已转白色，月经尚未到月。思此治头风热，颈风寒，任带湿热蕴壅，肾、督、膀胱经虚寒，但治各得所宜，疗效自当显然。为巩固疗效，继治妇科病症，再予上方 6 剂，隔日 1 剂，若能痊愈，不负我望。

颈椎病，合并心肌缺血、腰椎间盘膨出

乔某，女，56 岁，包头市人。

初诊：2010 年 4 月 12 日。患者头痛，头晕，颈部疼痛，转动不便。胸闷气短，偶发心绞痛，含速效救心丸有效。腰痛，俯仰加重，牵及两腿痛，沿坐骨神经突出，腰腿凉，畏寒，行动受限。饮食可，二便尚调。舌暗，唇紫、苔白，脉沉细。

辨治：厥阴风热菀于头目，血气不利；颈部经络阻滞，肌筋不舒；心气血亏虚夹瘀，失主血脉；肾虚寒凝，经络阻痹。拟用息风活络，清利头目；解肌舒筋，活络通经；养心化瘀，通塞主脉；暖肾健督，散寒止痛。

处方：天麻 15 g，地龙 15 g，川芎 15 g，菊花 15 g，夏枯球 15 g，葛根 30 g，防己

15 g，延胡索 15 g，片姜黄 15 g，党参 20 g，麦冬 15 g，五味子 10 g，当归 15 g，丹参 15 g，制没药 10 g，毛冬青 15 g，桑寄生 15 g，怀牛膝 30 g，鸡血藤 15 g，炮姜 10 g，炙麻黄 10 g，五加皮 10 g。8 剂，水煎服。

二诊：2016 年 6 月 8 日。患者自述 6 年前经服上药治疗诸症病痛均已解除，活动平稳，生活有序。近周来复发，头不清利，时晕，颈部越来越不舒服，痛亦增加，心前区憋气，并发作一次心绞痛，腰腿沉重，疼痛。舌淡紫、苔薄白，脉沉细，查前方继服 6 剂。

三诊：2016 年 6 月 16 日。患者问诊得知，诸病痛又已平复，舌脉亦有起色。思前顾后，决定再予上方加三七 15 g，2 剂，共为散，每日 2 次，每次 30 g，水煎服。

颈椎病，合并胸椎病肋间神经痛、腰椎病坐骨神经痛

秦某，男，55 岁，包头市人。

初诊：2017 年 7 月 10 日。患者头痛，头晕，颈部疼痛，局部热感，恶热。胸椎左侧痛，向肋间放射痛，不敢咳嗽，大喘气痛。腰痛，两腿疼痛，时有坐骨神经放射痛，热感。饮食尚可，二便无大异。舌红有瘀色、苔白干，脉弦数。

辨治：厥阴风火菀于头目，血气不利；风热郁瘀颈部经络，肌筋不舒；气血热滞胁肋，痹阻腰腿，以致肋间，腰腿疼痛。拟用息风泻火，清利头目；行气清热，舒筋解肌；清热通痹，化瘀止痛。

处方：天麻 15 g，地龙 15 g，川芎 15 g，赤芍 15 g，白芍 15 g，菊花 15 g，葛根 30 g，防己 15 g，延胡索 15 g，知母 15 g，生石膏 20 g，瓜蒌 15 g，丝瓜络 10 g，郁金 15 g，虎杖 15 g，败酱草 15 g，怀牛膝 15 g，当归 15 g，丹参 15 g，制乳香 10 g，制没药 10 g，血竭 8 g，自然铜 8 g，豨莶草 20 g，三七粉[冲]6 g，炙甘草 10 g。6 剂，水煎服。

二诊：2017 年 7 月 18 日。患者药收速效，头痛、头晕、颈部疼痛基本解除，背及左侧肋间神经痛消失，腰腿痛基本平复。舌、苔好转，脉势有缓和，思此效在于整体治疗，法相通，药协从。再予原方 4 剂，隔日 1 剂，水煎服。

颈椎病，合并失眠、心肌缺血、腰腿痛

左某，女，55 岁，包头市人。

初诊：2017 年 10 月 10 日。患者颈项疼痛，头时晕，每于体位变动时加重，不时头痛。心烦失眠，多梦，胸闷憋气。腰腿疼痛已久，右重于左，沿大腿外侧痛，内略减。二便正常。舌暗红，苔白，脉弦数。

辨治：患者厥阴风热菀于头目，血气不利；颈部经输阻滞，肌筋拘紧；心虚瘀热，神、脉失主。年过七七，肝肾亏虚，筋骨不健，复加经络血痹，腰腿疼痛亦然。治从整体，肝、心、肾及经络综合治疗，拟用活血息风，清利头目；疏通经络，解肌舒筋；补肾益肝，壮筋骨且通痹。

处方：天麻15 g，地龙15 g，赤芍15 g，白芍15 g，菊花15 g，夏枯球15 g，灯盏花10 g，炒酸枣仁15 g，生龙骨30 g，生牡蛎30 g，炙甘草15 g，生地黄15 g，丹参30 g，银杏叶15 g，葛根30 g，防己15 g，延胡索15 g，桑寄生15 g，怀牛膝20 g，肿节风15 g，寻骨风15 g，当归15 g，鸡血藤15 g，焦槟榔10 g，焦三仙各10 g。8 剂，水煎服。

二诊：2018 年 3 月 20 日。患者自述上次治疗后半年来病症消失，身体无明显不适，近周来有复发之象，头晕，颈酸痛，睡眠少，不足 5 小时，腰腿痛。查舌暗红、苔白，脉弦数。继服前方8 剂，前 4 剂每日 1 剂，后 4 剂隔日 1 剂，水煎服。再嘱畅情怀，慎劳逸，低头不宜久，蓝天宜多看。

颈椎病，合并脑供血不足、慢性胃炎、糖尿病、慢性咽炎

张某，女，49 岁，包头市人。

初诊：2018 年 3 月 18 日。患者颈部痛，头痛、头晕，体位变动时加重。身疲乏力，脘腹胀，纳少，口干不喜饮，咽干不舒，大便不爽，小便利。舌淡红，有齿痕、苔厚，脉弦数。

辨治：厥阴风热菀于头目，血气不利；厥阴、太阳经输阻滞，颈部肌筋阻涩；脾虚失于健运，胃实湿热壅塞，消导有碍，脾胃生化失常，血糖则高；咽部热郁气滞不利。拟用整体治疗，以复肝木、脾（胃）土，肺金相生相克之生态，拟用息风活络，清利头目；疏通经络，解肌舒筋；健脾运化，清热燥湿，消导积滞；养阴清肺，理气利咽。

处方：天麻15 g，地龙15 g，川芎15 g，赤芍15 g，白芍15 g，葛根20 g，延胡索15 g，秦艽15 g，黄芪20 g，党参20 g，鸡内金10 g，黄连10 g，黄柏15 g，苦瓜根15 g，荔枝核10 g，僵蚕10 g，麦冬10 g，前胡10 g，金银花10 g，蝉蜕10 g，银柴胡10 g，枇杷叶10 g。6 剂，水煎服。忌食肥甘。

二诊：2018 年 3 月 25 日。患者颈痛、头痛、头晕诸症缓解，脘腹胀消，身觉有力，饮食增加，二便通调，两次空腹血糖查正常，咽干不舒亦大好转。苔白薄，脉弦数之势得缓。思肝木、肺金、中土各得所宜，均收其功，五行之中相生相克新常态即将恢复，再予原方4 剂，隔日 1 剂，水煎服，期症除而病去久远。

颈椎病，合并脑供血不足、失眠、腰椎间盘膨出

刘某，女，51 岁，包头市人。

初诊：2017 年 10 月 27 日。患者头晕，头痛，心烦易燥，失眠，夜不足 3 小时而梦纷纭，心悸。颈部疼痛，转动加重。腰痛不敢俯仰，双腿痛沿坐骨神经线，卧轻，行立加重，两腿不温畏寒。饮食可，二便尚调。舌暗、苔白薄，脉弦细。

辨治：厥阴风热菀于头目，血气不利；颈部经输阻滞，肌筋不利；心虚热扰，神失宁静；年过七七，肾督亏虚，筋骨不健，复加寒凝，气血阻痹。宜各司其属，法相通药相从。拟用息风活络，清利头目；行血通痹，解肌舒筋；养心清热，镇静安神；补益肝肾，强筋健骨，散寒活血通痹。

处方：天麻 15 g，地龙 15 g，川芎 15 g，赤芍 15 g，白芍 15 g，菊花 15 g，夏枯球 10 g，葛根 30 g，防己 15 g，延胡索 15 g，炒酸枣仁 20 g，生龙骨 30 g，生牡蛎 30 g，生铁落 20 g，炙甘草 15 g，生地黄 15 g，百合 15 g，桑寄生 15 g，怀牛膝 30 g，鸡血藤 15 g，炙麻黄 10 g，独活 10 g，菝葜 15 g，石楠藤 15 g，平地木 15 g，当归 15 g，丹参 15 g，制乳香 10 g，制没药 10 g。6 剂，水煎服。

二诊：2018 年 2 月 4 日。患者自述上次治疗后效果很好，服药 4 剂，头不晕不痛，睡眠安好，颈无疼痛，转动比较灵活。服完 6 剂，腰腿痛不显，仅觉行走两腿略有沉重，自以为慢慢也能好，没想到最近一周来，旧病复发，但比上次轻点。知此，有的症虽去，病未除，舌、脉似前，仍用原方 4 剂，水煎服。

三诊：2018 年 2 月 7 日。患者自述病症皆去，担心复发，还想再服。言之有理，再予原方 2 剂，共作散，每次 30 g，每日 2 次，水煎服。嘱其动不易剧、不易过，动静适度；舒胸怀，想乐事。

颈椎病，合并脑供血不足、腰椎间盘膨出、月经不调、慢性咽炎

陈某，女，41 岁，包头市人。

初诊：2017 年 9 月 8 日。患者头晕，头痛，目干涩。颈部疼痛及肩，活动不利。腰腿疼痛较剧，俯仰及走路加重，自觉腰腿凉，畏寒。月经后期，伴量少色暗，行经不畅。咽干不舒，饮食可，二便尚调。舌淡红夹瘀色、苔薄白，脉沉弦。

辨治：风热菀于头目，血气不利；颈肩经络阻痹，肌筋拘紧不舒。肝肾亏虚，筋骨不健，复加寒凝阻痹，致腰腿疼痛，畏寒。任脉不充，肝之疏泄乏力，以致月经不调，咽干不舒。拟用息风活络，清利头目；疏通经络，解肌舒筋；补肾健骨，散寒通痹；养血填补任冲，补益天癸；清热解郁利咽。

处方：天麻 15 g，地龙 15 g，川芎 15 g，赤芍 15 g，白芍 15 g，菊花 15 g，夏枯球 15 g，葛根 20 g，延胡索 15 g，肿节风 15 g，狗脊 15 g，桑寄生 15 g，怀牛膝 30 g，鸡血藤 20 g，当归 15 g，丹参 15 g，熟地黄 15 g，血竭 8 g，独活 10 g，炙麻黄 10 g，炮

姜 15 g，柴胡 10 g，益母草 30 g，桃仁 10 g，红花 10 g，仙茅 10 g，淫羊藿 10 g，香附 10 g，牛蒡子 10 g，金果榄 10 g。6 剂，日 1 剂。水煎服。

二诊：2017 年 9 月 17 日。患者头痛、头晕、颈部疼痛明显缓解。腰腿疼痛亦轻，行走无大痛苦。月经未行，咽较清利。思病症已轻，均未解除，治已得所宜，原方继予 6 剂。

三诊：2017 年 9 月 24 日。患者服药 2 剂，月经即来，且量增色正，亦无痛苦。头、颈病痛均消，腰腿病痛已解，活动轻松，咽干无痛。思颈、腰之病已久，年近六七，能否彻底治愈，亦难予知，此亦患者来意。继服前方 2 剂为散，每次 30 g，每日 2 次，水煎服。

颈椎病，合并脑供血不足、腰椎间盘膨出

王某，女，41 岁，包头市人。

初诊：2017 年 7 月 8 日。患者头痛较重，不时头晕，体位变动明显，颈强直疼痛，转动受限。腰剧疼，牵及两腿沿坐骨神经痛较剧，行走不便，两腿冷感。饮食尚可，二便亦调。舌淡红、苔薄白，脉沉细。

辨治：风热菀于头目，血气不利；颈部经络阻痹，肌筋拘急；肾虚督脉亏虚，寒凝血脉，筋骨阻滞。拟用息风通络，清利头目；疏通阻痹，解肌舒筋；补肾健骨，散寒通痹。

处方：天麻 15 g，地龙 15 g，川芎 15 g，赤芍 15 g，白芍 15 g，菊花 15 g，夏枯球 15 g，灯盏花 10 g，葛根 30 g，防己 15 g，肿节风 15 g，桑寄生 15 g，怀牛膝 30 g，狗脊 15 g，鸡血藤 15 g，炙麻黄 10 g，炮姜 15 g，当归 15 g，丹参 15 g，制没药 10 g，苏木 10 g，薏苡仁 15 g，木瓜 10 g，木香 10 g，焦三仙各 10 g。6 剂，水煎服。

二诊：2017 年 7 月 16 日。患者头痛、头晕均得缓解，颈痛亦轻，亦能转动。腰腿疼痛亦轻，但行走不利。所治各司其属，各得所宜，继予原方 6 剂，水煎服。

三诊：2017 年 7 月 24 日。患者头、目、颈椎病症平复，腰腿痛消，行走比较自如，略有酸重感。调用下方，以善其后。

处方：桑寄生 15 g，杜仲 15 g，鹿角霜 15 g，怀牛膝 30 g，生白芍 15 g，炙甘草 10 g，延胡索 15 g，千年健 15 g，平地木 15 g，当归 15 g，丹参 15 g，没药 10 g。4 剂，隔日 1 剂，水煎服。

颈椎病，合并脑供血不足、失眠、身热、淋痛

张某，女，64 岁，包头市人。

初诊：2017年11月10日。患者头昏、头晕，体位变动时加重，颈部疼痛及肩。心烦失眠，身热易汗。小便淋涩疼痛，牵及小腹，大便不干，饮食尚可。舌红、苔薄黄，脉弦数。

辨治：厥阴风火菀于头目，血气不利。颈、肩经络瘀滞，肌筋不舒。湿热壅郁膀胱尿路，气化不利。心虚热扰，神失宁谧。适用整体治疗，拟用息风活络，清利头目；疏畅经络，解肌舒筋；清利湿热，行滞通淋。

处方：天麻15g，地龙15g，川芎15g，赤芍15g，白芍15g，菊花15g，夏枯球15g，葛根20g，威灵仙20g，延胡索15g，柴胡10g，黄芩15g，当归15g，生地黄15g，山药15g，山茱萸15g，黄柏15g，地肤子10g，苦楝皮15g，生乌梅15g，车前子10g，石韦15g，木香10g，乌药10g，紫草10g。5剂，水煎服。

二诊：2017年11月17日。患者头晕、颈痛消失，身热易汗已退，睡眠亦安。小便热痛大减，次数多正常。继服前方5剂，前3剂每日1剂，后2剂隔日1剂，水煎服，寄期效牢。

颈椎病，合并脑供血不足、失眠、心肌缺血、慢性胃炎、腰腿痛、皮肤瘙痒

傅某，女，69岁，包头市人。

初诊：2016年5月20日。患者头痛，头晕，目系痛，颈痛手麻，转动不利，腰腿疼痛，行走加重。失眠心悸，胸闷憋气。胃脘痞满，饮食亦少，全身瘙痒颇甚，小便黄，大便不爽。舌暗红、苔白厚，脉弦数。

辨治：厥阴风热菀于头目，气血不利；年近七十，筋骨血脉老化不健，颈部经络瘀滞，肌筋不舒；腰腿气血阻痹，不通则痛；心虚夹瘀，神脉失主。脾虚胃实，升降失司。风夹湿瘀，肌表失和而致瘙痒。凡此肝、心、脾胃、肾，木、火、土、水，五行中相生相克常态受损，治需整体治疗，以复新生态。拟用活络息风，清利头目；疏通颈部气血，解肌舒筋；健骨补肾，活血止痛；养心镇静，活血通脉；补脾泻胃，运化中州；祛风除湿，和表止痒。

处方：天麻15g，地龙15g，川芎15g，赤芍15g，白芍15g，灯盏花10g，葛根20g，防己15g，延胡索15g，秦艽15g，桑枝15g，威灵仙15g，桑寄生15g，怀牛膝20g，鸡血藤15g，刘寄奴15g，丹参15g，当归15g，毛冬青15g，紫荆皮15g，地肤子10g，蝉蜕10g，白蒺藜10g，沙苑子10g。6剂，水煎服。

二诊：2016年5月27日。患者头晕、头痛、目系痛大减，颈部、腰腿痛缓解。睡眠已安，心悸憋气和缓。皮肤多年瘙痒得愈，胃脘痞满消失，二便畅通。舌苔转薄白，其脉弦数之势亦缓。思治虽杂合，各守其乡，各司其属，但法相通，药协从，合力奏效。五行相生相克恢复常态有望，再予原方6剂，前3剂每日1剂，后3剂隔日1剂，水煎服，以善其后。

颈椎病，合并脑供血不足、失眠、心肌缺血、慢性胃炎

康某，女，59岁，包头市人。

初诊：2017年7月23日。患者头晕，目干涩，颈部疼痛。心烦失眠，心悸憋气，偶有心痛。胃脘痞满，嗳气纳减，大便不畅，小便黄。舌暗红、苔白厚，脉弦细。

辨治：肝之风热菀于头目，血气不利；颈部经络阻滞，筋肌不利；心虚热扰夹瘀，神脉失主；湿热食郁，胃失降导。拟用息风活络，清利头目；疏经通痹，解肌舒筋；养心化瘀，镇静宁心；辛开苦降，降泻胃肠。

处方：天麻15 g，地龙15 g，川芎15 g，赤芍15 g，白芍15 g，菊花15 g，女贞子15 g，炒酸枣仁15 g，生龙骨30 g，生牡蛎30 g，生铁落15 g，炙甘草15 g，生地黄15 g，丹参15 g，银杏叶10 g，太子参15 g，麦冬10 g，五味子10 g，首乌藤15 g，葛根30 g，防己15 g，延胡索15 g，肿节风15 g，片姜黄10 g，瓜蒌10 g，黄连10 g，半夏10 g，炒谷芽10 g，大枣3枚。8剂，水煎服。

二诊：2017年8月2日。患者服4剂后，头晕、颈部疼痛消失。现睡眠好转，心悸憋气减轻，脘痞转舒，大便通调。苔转薄白，可见治得所宜，再予原方6剂，前3剂每日1剂，后3剂隔日1剂，水煎服。以此善后调治，可收予期之功。

颈椎病，合并脑供血不足、失眠、慢性胃炎、性功能减退

魏某，男，40岁，包头市人。

初诊：2017年6月2日。患者头昏头晕，颈部疼痛。多虑易怒，心烦失眠。心下痞满，纳少嗳气。腰酸，腿软，性欲减弱，早泄。小便利，大便略稀，困倦乏力。舌红、苔白厚，脉沉。

辨治：厥阴风热菀郁头目，血气不利；颈部经络阻滞，肌筋不舒；心虚热扰，神失宁谧；脾虚胃实，升降运化失常；肾虚不能作强。此五行之中木、火、土、水生态有异，相生相克亦有所变，故需整体治疗，以复生态之常。拟用平肝息风，清利头目；疏通经络，解肌舒筋；养心镇静，交通心肾；补脾泻胃，辛开苦降；填精益气，补肾作强。

处方：天麻15 g，地龙15 g，川芎15 g，赤芍15 g，白芍15 g，菊花20 g，夏枯球15 g，葛根30 g，防己15 g，片姜黄10 g，炒酸枣仁20 g，生龙骨30 g，生牡蛎30 g，

生铁落 15 g，首乌藤 15 g，太子参 15 g，瓜蒌 10 g，黄连 10 g，半夏 10 g，炒白扁豆 10 g，山茱萸 15 g，肉苁蓉 15 g，雄蚕蛾 15 g，紫梢花 10 g，菟丝子 10 g，韭菜子 10 g，肉桂 10 g。5 剂，水煎服。

二诊：2017 年 6 月 16 日。患者诸症基本消失，已能作强，但未达标，予五子衍宗加柴胡 10 g、云苓 15 g、白芍 15 g、枳壳 10 g、炙甘草 10 g、雄蚕蛾 15 g、蜈蚣[冲]2 条、紫梢花 10 g、生晒参 10 g。5 剂，隔日 1 剂，水煎服。乙癸同源，有补有疏，以勃生机。

颈椎病，合并脑供血不足、腰椎间盘膨出、月经不调

王某，女，44 岁，包头市人。

初诊：2017 年 5 月 23 日。患者头痛，头晕而体位变化时作，移时缓解。心悸，心烦失眠。颈部疼痛较重，转动受限，腰腿疼较剧，行走加重，受限。月经后期，经血量少色黑，小便欠利，大便尚可。舌红有瘀色、苔白，脉弦数。

辨治：肝之风热菀于头目，血气不利；心虚热扰，神失宁静；颈部经络阻滞，肌筋拘紧。年过六七，肾督不足，冲任亦虚，筋骨不健，胞宫不充，复加气血阻滞，而致腰腿疼痛，月经不调。拟用平肝息风，清利头目；养心清热，镇静安神；疏通经络，解肌舒筋；补肾健骨，通痹止痛；填补冲任，疏肝调经。

处方：天麻 15 g，地龙 15 g，川芎 15 g，赤芍 15 g，白芍 15 g，菊花 20 g，夏枯球 15 g，炒酸枣仁 20 g，生龙骨 15 g，生牡蛎 15 g，代赭石 15 g，炙甘草 15 g，生地黄 15 g，葛根 30 g，防己 15 g，延胡索 15 g，菝葜 15 g，肿节风 15 g，桑寄生 15 g，怀牛膝 30 g，川续断 15 g，鸡血藤 15 g，刘寄奴 15 g，柴胡 15 g，熟地黄 15 g，益母草 30 g，桃仁 10 g，红花 10 g，香附 10 g。6 剂，水煎服。

二诊：2017 年 5 月 31 日。患者服药 4 剂，头目清利，睡眠亦安，现颈部、腰腿疼痛缓解，月事未行。予前方 6 剂，继续调治。

三诊：2018 年 5 月 20 日。患者自述，自上述治疗后近年来，病症均已解除，颈、腰腿、睡眠都很好，月经也较正常。近周来劳累有过，心悸不舒，旧病有复发之兆，月经月半未来，头不清利，颈、腰又觉疼痛，虽不如以前严重，但已面面俱到，请再治疗。查舌红有瘀色、苔薄白，脉弦数。再思整体治疗，虽各司其属，各守其多，但亦能恢复五行相生相克之生态，法相通，药协从。予前方 8 剂，前 5 剂，每日 1 剂，后 3 剂，隔日 1 剂，水煎服。再嘱适劳逸，舒情志，食节辛辣肥甘。

颈椎病，合并脑供血不足、失眠、心肌缺血、慢性胃炎

康某，女，59 岁，包头市人。

初诊：2017年7月5日。患者头晕，目干涩，颈部疼痛。失眠，心悸，憋气，偶发心绞痛含速效救心丸缓解，动则气短。胃脘胀，食少嗳气，大便不爽。舌质暗、苔白厚腻，脉弦细。

辨治：厥阴风热莸于头目，血气不利；颈部经络阻滞，肌筋不舒；心虚血瘀，心机失常，神脉失主；脾虚胃实，升降运化失常。拟用息风活络，清利头目；舒畅经络，解肌舒筋；益气养血，化瘀安神宁心；健脾泻胃，辛开苦降。

处方：天麻15g，地龙15g，川芎15g，赤芍15g，白芍15g，菊花15g，女贞子10g，葛根30g，防己15g，延胡索15g，肿节风15g，片姜黄10g，炒酸枣仁15g，生龙骨30g，生牡蛎30g，生铁落15g，炙甘草15g，生地黄15g，丹参20g，银杏叶15g，太子参15g，麦冬10g，五味子10g，首乌藤15g，瓜蒌10g，黄连10g，半夏10g，焦槟榔15g，炒谷芽10g。6剂，水煎服。

二诊：2017年12月15日。患者自述经上次治疗而收卓效，头晕、颈部痛、失眠、心悸憋气均得平复，饮食亦好，二便亦调。近几日旧病复发，感觉同前，请求原方调治。查面有瘀色，舌质色暗、苔白，脉弦细，继予前方6剂。

三诊：2017年12月22日。诸病症又得平复。余思此人为什么一病俱病，一平俱平，此乃肝风、心火、中土之病，相生相克。以木为例，肝用太过则生风，扰心神、头目，又能乘土扰心，土、心为病，可病及心、神、脉、胃、肉、筋。又如土病，土壅则木塞，肝木气血疏泄失常，郁瘀而病及心。脾胃乃升降之枢，中流砥柱，中州不能镇定，则风随意飘摇，风猖厥，心火动，肝、心之病生焉。五行不是中医理论空谈，而是源于实践又用于实践！再予原方4剂，共为散，每日两次，每次30g，以期行长效远。

颈椎病，合并脑供血不足、失眠、月经不调、血管性浮肿

杨某，女，47岁，包头市人。

初诊：2017年10月28日。患者头晕，颈部痛。失眠，易急，月经先后不定，经血量可色暗，行经头痛乳胀，晨起睑肿明显，每晚小腿肿甚，按之凹。饮食尚可，尿偏少，大便干。舌胖有齿痕、苔白，脉弦细。

辨治：风热莸于头目，血气不利；颈部经络瘀滞，肌筋不舒；心虚热扰，神失宁谧。年近七七，地道欠通，冲任亏虚，血气不利，水湿蕴郁脉道，下肢回流不利。拟用祛风平肝，清利头目；疏经活络，解肌舒筋；疏肝养血，行瘀利水。

处方：天麻15g，地龙15g，川芎15g，赤芍15g，白芍15g，菊花15g，金银花10g，蝉蜕10g，葛根20g，威灵仙15g，延胡索15g，银柴胡10g，当归15g，熟地

黄 10 g，益母草 30 g，陈皮 15 g，茯苓皮 15 g，桑白皮 15 g，毛冬青 15 g，猪苓 10 g，泽泻 15 g，火麻仁 15 g。10 剂，水煎服。

服上药后，诸症悉平，观察半年，未见复发。

颈椎病（痉挛性斜颈）

王某，女，50 岁，鄂尔多斯市达拉特旗。

初诊：2013 年 10 月 18 日。患者痉挛性斜颈 2 年余，颈斜向右侧而筋肌㖞短、软弱无力，颈不能自直，必须用右手掌托撑右下颌方直，脱手复斜。左侧颈部筋肌弛张、痉挛不舒，颈活动受限，低、仰、转动不利，且右背高于左。常伴有头昏，时晕，心烦眠差，情绪不稳定，胸闷，心悸，指麻。饮食可，大便调，小便黄。舌偏红、苔白，脉弦数。

辨治：此斜颈为疑难病，右侧肌筋缪短、无力，系因脾虚，失主肌肉；肝虚，失于疏泄、主筋，其证虚也。左侧筋肌弛张、痉挛，系因肝风兼寒，阻滞厥阴、太阳局部经络，筋肌不利、失柔，其证在实。兼有心虚血瘀，阳不平秘，精神不治，失主血脉。体内肝木、心火、肾水相生相克生态失常，诸症由生。拟用整体治疗，益气健脾以主肌肉；养肝疏泄以理筋，息风散寒，活络解痉；养心秘阳以主神脉。

处方：生晒参 15 g，黄芪 15 g，炙甘草 15 g，生地黄 15 g，当归 15 g，丹参 15 g，赤芍 15 g，白芍 15 g，川芎 15 g，天麻 15 g，地龙 15 g，菊花 15 g，葛根 30 g，防己 15 g，延胡索 15 g，僵蚕 10 g，蜣螂 10 g，胆南星 10 g，骨碎补 15 g，肿节风 15 g，菝葜 15 g，桑枝 15 g，豨莶草 10 g，炒酸枣仁 15 g，生龙骨 30 g，生牡蛎 30 g，生铁落 20 g。水煎服，每日 1 剂。使用上方，治疗 2 个月后，诸症渐轻。后每日 1 剂，或隔日 1 剂，调治半年，诸症平复，颈能直立，左右对称，活动自由而停药。

二诊：2016 年 4 月 26 日。患者自上次治疗后两年余，身体比较好，颈部无明显不适，头目清利，睡眠亦安，饮食规律，也比较正常，近月因劳累及心情不畅，颈部酸困不舒，虽能直立，但右侧已觉沉重欲托，不时头昏，睡眠始差，此复发前兆，再查原方调治，不一月而平复。

此后观察追访 3 年，未见复发。

三

心系病及其合并病证案

心梗，合并阵发心绞痛

于某，男，40岁，天津市宝坻区人。

初诊：1978年1月。患者于半月前始觉心前区闷痛，憋气，逐日加重。近5日心前区阵发绞痛，日益增频，憋气亦重，虽服血管扩张药，不见缓解。直至今日，呼吸困难，冷汗时出，精神不振，痛苦病容，面色苍白，神志尚清。舌质淡、苔白，脉沉细迟。心电图诊断：窦性心动过缓，急性前壁心肌梗死。

辨治：心络瘀阻，故心痛。心痛则心系急。《灵枢·口问》云"心系急则气道约，约则不利"，故气短息促。《血证论》云"凡有所瘀，莫不壅塞气道，阻滞生机"，心肌受阻，心阳虚衰，故冷汗自出，手足亦凉。舌质淡，脉沉细迟，此乃心之病也。宜用温阳救逆，活血通络，治本于心。

处方：红参12 g，麦冬10 g，炮附子15 g，五味子10 g，归尾10 g，川芎10 g，丹参10 g，红花10 g。先煎参、附，后纳余药，煎取300 mL，分3次温服。卧位，勿坐起。禁生冷、油腻、肉面、酒酪、臭恶等物。临时给氧。

疗效观察：经治1日后，血压由90/40 mmHg升至110/70 mmHg，呼吸好转，手足亦温，停止吸氧。2日后，绞痛已少，每日发作一两次，胸闷亦轻。4日绞痛去，精神已振，言语有力。前方去红参，加党参30 g。调治10余日后心电图复查为亚急性前壁心肌梗死，经服药调治28日，完全缓解出院。

复发急性前间壁心肌梗死，合并支气管炎

付某，男，46岁，天津市宝坻区人。

初诊：1978年4月15日。患者2个月前即有胸闷咳嗽气短，白沫痰较多，常因咳嗽影响入睡。虽服消炎、止咳药，亦无明显疗效。2天前骑自行车去开会，途中突然发作心前区绞痛、憋气，持续5分钟。次日发作增加，发作气短、自汗，手足不温，食减，口干不欲饮，二便尚调。舌质淡、苔白，脉弱。心电图诊断：急性前间壁心肌梗死。中医诊断：肺心痛。

辨治：心主血，肺主气，两脏同居上焦，气血紧紧相依，心运血以养肺，肺朝百脉而主治节，痰饮犯肺，肺失清肃，而气失主，故咳。久咳而气伤，肺气一伤，则宗气虚。"故宗气积于胸中，出于喉咙，以贯心脉，而行呼吸焉"（《灵枢·邪客》），宗气虚无力以贯心脉，则心络瘀而痛生。此乃痰饮阻肺，气虚络阻之证。治当益气化痰通络，心肺同治。

处方：红参15 g，麦冬10 g，五味子10 g，黄芪15 g，瓜蒌10 g，薤白10 g，紫菀12 g，橘络6 g，丹参12 g，归尾12 g，川芎10 g，红花10 g。服法、将息同上案。

疗效观察：服药3剂后，咳嗽显著减轻，痰亦不多，胸闷憋气亦轻，夜能安卧，绞痛一夜未发。7剂后咳止，绞痛除。胸部在活动时微感不适。前方去人参、橘络，加党参20 g、旋覆花10 g。两周后复查心电图示：亚急性前间壁心肌梗死。4周后，完全缓解出院。

陈旧性下壁、急性前壁梗死

程某，女，56岁，天津市宝坻区人。

初诊：1978年2月8日。患者常生闷气，善太息。胸胁胀痛已久，睡眠亦差。昨日因家务争吵，突发心前区阵发性绞痛，向左上肢放射，伴憋气、自汗，乏力。此后胸闷痛持续不断，脘部痞塞，不欲食。舌质淡红、苔白，脉细数。心电图诊断：陈旧性下壁心肌梗死、急性前壁心肌梗死。中医诊断：肝心痛。

辨治：《七松岩集》云"凡天地之所以生万物者，必得春生夏长生阳畅达之气而生，得秋令消杀阴凝闭藏之气而死，故人之性情最易畅达，形神最易焕发，如此刻刻有长春之性，时时有生长之性，不惟无病，可许永年"。患者情志不畅，神志不能焕发，始则气郁肝着，久而血滞心络，故胁痛、心绞痛。气滞血瘀，以碍生机，故心气亦虚，而气短，自汗，乏力。此乃肝郁气滞、心虚络阻、心肝同病之证。治当益气养心，解郁通络。

处方：党参30 g，麦冬10 g，五味子10 g，旋覆花10 g，茜草15 g，香附10 g，归尾10 g，川芎10 g，泽兰10 g，红花10 g。

疗效观察：自服药后，逐日渐轻。3周后，心电图转为亚急性前壁心肌梗死。23日后，完全缓解出院。

急性前壁心肌梗死

刘某，男，36岁，天津市宝坻区人。

初诊：1978 年 7 月 6 日。面色无华，痛苦面容，纳少乏力，5 天前始觉心前区闷痛，2 天前劳动中突发心前区绞痛，发作约 3 分钟，同时自汗出、手足冷、憋气，此后每劳动即发。大便不实 3 月余，小便利。舌淡胖、边有齿痕、苔白，脉弱。心电图诊断：急性前壁心肌梗死。中医诊断：脾心痛。

辨治：《血证论》云"盖五脏俱属阴经，而脾独名太阴，以其能统主五脏，而为阴之守也。其气上输心肺，下达肝肾，外灌溉四旁，充溢肌肉，所属居中央，畅四方者如是。血即随之，运行不息，所谓脾统血者，亦即如是"。呈见心脾相通，脾能运气运血。其人纳少，乏力，大便不实，脾气已虚，心无所受气，必因之亦虚。心虚则无力主脉，脾虚则无力统行，故心络阻而痛生。此乃原发在脾，继发在心，心脾同病。治当补气健脾，养心通络，心脾同治。

处方：红参 15 g，五味子 10 g，麦冬 10 g，黄芪 12 g，炮附子 15 g，龙眼肉 10 g，白术 10 g，茯苓 12 g，莲子 10 g，木香 6 g，川芎 10 g，红花 10 g。服法、将息同首案。

疗效观察：服药后，日渐轻。3 周后心电图复查为亚急性前壁心肌梗死，诸症均减。1 个月后患者无明显不适，缓解出院。

急性心肌梗死

黄某，男，54 岁，天津市宝坻区人。

初诊：1978 年 8 月 10 日。患者于昨晚饱食油饼后，微觉气短、胸闷。凌晨 1 点，突发心前区绞痛难忍，并向左上肢放射，伴手足冷，自汗出，憋气，痛苦病容。现上腹有压痛，但无肌紧张和反跳痛。脘腹胀，嗳气，不思饮食，大便秘。舌质偏红、苔黄白相间而厚，脉弦细。心电图诊断：急性下壁心肌梗死，前壁心肌缺血。中医诊断：胃心痛。

辨治：胃主纳谷，脾主运化，是以出入有序，升降有常。今饮食自倍，肠胃乃伤，食积中州，而致气机阻滞，发生脘痛、嗳气、腹胀、便秘等症。脾胃乃升降出入之枢，一失其常，脏腑不和，心络闭阻，而发生心痛。心痛则心系急，气道约而不利，故痛时气短，自汗，手足不温，此乃胃有食积气滞、心有气虚络阻之证。当以补气通络，消食导滞，心胃同治。

处方：党参 20 g，麦冬 10 g，五味子 6 g，瓜蒌 15 g，黄连 10 g，半夏 6 g，蚕砂 12 g，焦三仙各 10 g，当归 12 g，丹参 12 g，川芎 10 g，红花 10 g。服法、将息如首案。

疗效观察：服药次日得大便，脘痛除，腹胀减。3 日后，心绞痛无明显发作，心前区持续性闷痛亦轻，3 周后复查心电图为亚急性下壁心肌梗死。4 周后，诸症缓解出院。

心肌梗死

丑某，男，34 岁，天津市宝坻区人。

初诊：1977 年 8 月 19 日。患者 10 日前即感胸闷痛气短，活动尤甚，逐日增重。今日 6 小时前，突然胸闷窒塞，呼吸困难，手足厥冷，冷汗大出，口唇青紫，面色苍白，神衰不语，急性病容。舌质淡紫、苔白，脉沉细欲绝。心电图诊断：急性广泛前壁心肌梗死。中医诊断：肾心痛。

辨治：肾为水脏，内寄命门。"盖五脏之本，本于命门"（《真阴论》），此命火衰微，根本不固，则四逆，喘息，冷汗大出，体温亦低。心阳衰微，脉失其主，则沉细欲绝，口唇青紫，此乃心肾阳衰重证。得阳则生，失阳则死，急大剂回阳救逆。

处方：人参 30 g，炮附子 60 g，干姜 15 g，五味子 10 g，茯苓 10 g，红花 6 g，归尾 6 g。先煎参、附，后纳余药，煎取 300 mL，分 3 次温服。烦躁时，加猪胆汁少许，引阳入阴。配用西药强心药，升压药，吸氧。

疗效观察：经治 3 天，血压 110/80 mmHg，手足已温，冷汗亦止，精神转振，呼吸亦稳。前方减人参 15 g、附子 10 g。调治 5 周，诸症悉平，缓解出院。

慢性心力衰竭水肿，合并心律不齐

魏某，男，40 岁，赤峰市宁城县人。

初诊：2001 年 3 月 20 日。患者精神萎靡，心悸，呼吸急促，面肿色暗，全身水肿，腹水胀大，腿肿按之没指，不能平卧，纳少不敢多饮，小便少尿，大便亦少。舌暗紫，唇紫、苔白厚，脉代。

辨治：心气太虚血瘀，不主神脉；主不明则十二官危，肺失主气司呼吸，肝失疏泄，脾失运化，肾失主水。拟用大补心气以主神脉，益肺气司呼吸，疏肝健脾运行水气，兼以补肾行水。

处方：生晒参 30 g，黄芪 30 g，苏木 20 g，玉竹 15 g，葶苈子 10 g，防己 20 g，三七 10 g，益母草 30 g，泽兰叶 20 g，茯苓皮 30 g，大腹皮 20 g，陈皮 30 g，五加皮 15 g，当归 15 g，白芍 20 g，泽泻 15 g，苦参 10 g。8 剂，水煎服。

二诊：2001 年 4 月 2 日。患者呼吸好转，心悸亦轻，浮肿全消，大腹几近平复，尿量大增，饮食亦长，大便亦通。唇、面、舌紫均减，苔转薄白，其脉无代，转为细数。此治四面出击救主，获得成功，再予原方 8 剂，前 4 剂每日 1 剂，后 4 剂隔日 1 剂，水煎服。

胸痹心肌缺血，合并肝郁症

张某，男，44岁，赤峰市宁城县人。

初诊：2001年4月18日。患者全胸久闷不舒，善太息，神躁易急，失眠已久，服多种养心安神药及镇静药不效，常发心绞痛，含速效救心丸得解。饮食可，二便通。舌红有瘀色、苔薄白，脉弦细。

辨治：肝心之病，肝阴血虚而失疏泄；心气阴虚夹瘀，失主神脉。拟用补阴血以疏肝，益气阴以通脉。

处方：生地黄15 g，当归15 g，生白芍20 g，川芎15 g，桃仁12 g，红花10 g，柴胡10 g，桔梗10 g，怀牛膝10 g，合欢皮20 g，瓜蒌20 g，薤白12 g，太子参30 g，玉竹20 g，琥珀^冲5 g，丹参30 g，三七块15 g，玫瑰花10 g，五味子10 g。8剂，水煎服。

二诊：2001年4月27日。胸闷不显，心情转舒，已能安卧6小时，心绞痛未作，看神态已较轻松，无畏惧之感。舌红有减，瘀色已去，脉弦细之势有缓。继服前方6剂，隔日1剂，水煎服。

心肌炎

张某，女，33岁，赤峰市宁城县人。

初诊：2004年3月25日。患者面色无华，精神不振，心悸憋气，不时吸长气自救，面睑及小腿轻度浮肿。咽干不舒，大便不实，小便少。舌淡紫、苔白，脉数代。

辨治：心主神脉，心气阴大亏，神脉失主，夹有阴虚血瘀，诸症生焉。拟用补心气养心阴，通心脉，清郁热，兼疏肝，通血气，健脾土，以生万物。

处方：生晒参30 g，麦冬15 g，五味子10 g，苏木20 g，玉竹15 g，生白芍30 g，蜜甘草15 g，浮小麦30 g，茯苓30 g，白术15 g，防己15 g，苦参10 g，生乌梅10 g，青果10 g，五加皮15 g。6剂，水煎服。

二诊：2004年4月2日。患者面色有变，精神好转，心悸已轻，憋气大减，可不吸长气自救，浮肿轻微。饮食有增，咽干不舒亦轻，小便增多。舌淡紫有减、苔薄白，其脉仍数少代。治切病机，再予原方6剂。

三诊：2004年4月10日。患者面色好转，精神大增，心悸已无，心胸转舒，浮肿全消。饮食增加，咽不干转舒，二便已调。舌淡红、苔薄白，脉数无代。此已心主神脉，肝已疏泄助心，脾以统血运化，原方继用6剂，隔日1剂，水煎服。后又用4剂为散，每次30 g，每日2次，水煎服，得安。

心肌炎，合并慢性咽炎、失眠

丛某，男，27岁，赤峰市宁城县人。

初诊：2004年3月26日。患者咽干，咽痛，咽红肿，有痰。心悸，频发早搏，胸闷憋气，善太息，心烦失眠。饮食可，大便微干，小便黄。舌红、苔黄白相间，脉数有代。

辨治：肺咽郁热夹痰，心气阴虚，夹热瘀，失主血脉。拟用清肺利咽，益气养阴补心，清心化瘀通脉。

处方：金银花20g，败酱草15g，冬凌草15g，金果榄10g，知母10g，浙贝母10g，僵蚕10g，苦参10g，旋覆花10g，茜草15g，合欢皮15g，太子参30g，麦冬15g，五味子10g，炙甘草10g，生地黄15g，炒酸枣仁20g，生龙骨30g，生牡蛎30g。5剂，水煎服。

二诊：2004年4月2日。患者咽干已消不痛，色红已减。心悸动减少，憋气轻微，偶有太息，睡眠比较好。饮食有增，二便通调。舌红有减、苔转薄白，脉数偶代。效不更方，原方再予5剂。

三诊：2004年4月10日。患者咽部微红，无明显不适。心无动悸，呼吸亦舒，睡眠仍好。欲食、二便如常。舌微红、苔薄白，脉数。此人咽痛乃心肌炎之源，舌红乃毒盛，现咽舌微红，余毒未尽。祛毒务尽，继服前方5剂，隔日1剂，水煎服。

心肌炎，合并咽炎、支气管炎

朱某，男，33岁，赤峰市宁城县人。

初诊：2004年3月28日。患者咽红痛，咳嗽有痰，每晨起黄痰，其后白痰。胸闷憋气，心动悸（心率快，频发早搏）。饮食有减，大便干燥，小便黄。舌红有瘀色、苔白厚，脉数有代。

辨治：热郁肺、咽，痰阻不利，失主呼吸。心虚夹热夹瘀，失主血脉。肺热下及大肠，传导不利，诸症由生。拟用清肺利咽，化痰止咳；益气养阴补心，清毒化瘀主脉。

处方：金莲花15g，锦灯笼12g，青果10g，知母20g，川贝母10g，桑白皮20g，射干15g，海浮石20g，葶苈子12g，太子参30g，麦冬15g，五味子10g，苦参12g，玉竹20g，琥珀10g，生龙骨30g，生牡蛎30g，合欢皮20g，丹参30g，三七块15g，火麻仁15g，芦荟10g。5剂，水煎服。

二诊：2004年4月4日。患者咽红痛已轻，咳痰少转白，咳嗽亦轻。心动悸减少，胸闷憋气轻微。饮食有增，大便通畅，小便黄减。舌红瘀色有减、苔转薄白，脉数亦减。已见显效，再予原方 5 剂。

三诊：2004 年 4 月 11 日。患者咽红痛消失，咳嗽且平，呼吸平稳。心动悸消失，胸闷憋气基本消除。大便畅通，小便清利。舌淡红、苔薄白，脉略数。得知肺、心、大肠基本平复，各司其职。当知心肌炎之病，源于肺咽而成于心脏，治必整体治疗。亦知此病，易于复发，除邪务尽。再予原方 3 剂为散，每次 40 g，日 2 次，水煎服。

失眠焦虑症

王某，女，43 岁，天津市宝坻区人。

初诊：2005 年 8 月 16 日。患者心情焦虑，彻夜难眠，急躁易恐，如人扑之，妄想幻视，坐立难安，大便干，小便黄。舌红，少苔，脉弦数。

辨治：心藏神，阴虚火旺，神不内藏；肝藏魂，血虚肝热，魂不守舍。拟用清心养阴，安神镇静，养血疏肝，清热安魂。

处方：黄连 10 g，知母 30 g，栀子 15 g，炒酸枣仁 30 g，生龙骨 30 g，生牡蛎 30 g，生铁落 20 g，琥珀^冲5 g，远志 10 g，首乌藤 30 g，阿胶^{烊化}10 g，川芎 15 g，丹参 30 g，天麻 10 g，僵蚕 10 g，枸杞子 15 g，菊花 20 g，合欢皮 15 g。6 剂，水煎服。

二诊：2005 年 8 月 24 日。患者睡眠得安，焦虑缓解，躁急得消，坐立得安，二便通畅。详问得病因为婚姻变故，且与解说，略解心结。再予原方 6 剂，前 3 剂每日 1 剂，后 3 剂隔日 1 剂，水煎服。

后得安，追访年余未复发。

慢性心力衰竭，合并气管炎

宋某，男，48 岁，赤峰市宁城县人。

初诊：2004 年 4 月 28 日。患者精神萎靡，呼吸喘促，胸闷憋气，心悸不能平卧，全身浮肿。痰饮壅盛，频发咳嗽，痰黄白相间，食减尿少。唇紫，舌胖淡紫、苔厚，脉弦数。

辨治：心气太衰，兼有血瘀，不主神脉；肺气亏虚，痰热壅肺，主气失司。心肺气虚血瘀，不能通调水道，则水泛滥，诸症由生。拟用大补心肺，化痰利气，化瘀强心，利水消肿。

处方：生晒参 30 g，生黄芪 30 g，防己 20 g，桂枝 10 g，苏木 15 g，毛冬青 15 g，淫羊藿 15 g，五加皮 15 g，茯苓皮 20 g，益母草 30 g，泽兰叶 20 g，丹参 30 g，三七块 15 g，知母 15 g，浙贝母 15 g，紫苏子 10 g，莱菔子 10 g，葶苈子 10 g。6 剂，水煎服。

二诊：2004 年 5 月 5 日。患者精神已振，呼吸已不困难，咳轻痰少。心悸偶发，胸闷憋气轻微，水肿皆消。小便量多，饮食亦增。唇、舌紫减、苔薄白，脉虚数有缓。所治心、肺各得所宜，且法相通，药协从，相得益彰，再予原方 6 剂。

三诊：2005 年 12 月 4 日。患者自述，上次治疗后 1 年余。身体状况尚好，肺无咳喘，无憋气、心悸，身无水肿。半月前因外感咳嗽，继发喘息，憋气，心悸，尿少，面睑及小腿浮肿。间吐黄白痰，舌胖淡紫、苔白厚，脉数时代。判系前病复发，前方加炙麻黄 10 g、杏仁 10 g。6 剂，前 3 剂每日 1 剂，后 3 剂隔日 1 剂，水煎服。

心功能不全，合并慢性胃炎

刘某，男，50 岁，赤峰市宁城县人。

初诊：2004 年 3 月 26 日。患者面色虚浮，精神已萎，呼吸气短，咳痰，胸闷憋气，活动则喘，常有心动悸，双腿浮肿。胃脘胀满，饮食减少，大便不畅，小便少。舌胖淡紫、苔白厚，脉虚数有间歇。

辨治：心气大虚夹瘀，失主血脉；肺气大虚夹痰，失主呼吸；脾气大虚，失主运化，三者皆虚，夹痰夹瘀，水道不能通调，水湿泛滥为肿。拟用大补心、肺、脾气，化瘀利水，以主血脉，司呼吸，主运化。

处方：生晒参 30 g，黄芪 30 g，防己 20 g，茯苓 30 g，桂枝 12 g，赤芍 30 g，生白芍 30 g，苏木 20 g，玉竹 15 g，葶苈子 10 g，丹参 30 g，三七块 15 g，益母草 30 g，泽兰叶 20 g，陈皮 20 g，五加皮 20 g，淫羊藿 15 g，枳实 15 g，苍术 15 g，白术 15 g，生山楂 10 g。6 剂，水煎服。

二诊：2004 年 4 月 4 日。患者呼吸已不气短，胸闷憋气轻微，痰稀亦少，水肿消退，心动悸偶发。腹胀满已消，饮食增加，二便通调。舌淡紫有减、苔转薄白，脉虚数有缓。此治速效者一是年龄尚处壮年，有自稳调节体质基础，二是治疗亦切病机。原方再予 6 剂。

三诊：2004 年 4 月 11 日。面色好转，精神已振，咳喘已息，呼吸平稳。胸闷亦舒，心无动悸，水肿全消。腹无胀满，饮食增加，二便调畅。其舌淡紫已变、苔薄白，脉略数。病证基本平复，为巩固计，再予原方 6 剂，隔日 1 剂，水煎服。此方大补中有通滞，温阳利水中有养阴，亦平和之剂。

心肌缺血，合并慢性胃炎

王某，男，36 岁，赤峰市宁城县人。

初诊：2005 年 4 月 20 日。患者心胸闷痛憋气，偶发心绞痛，含丹参滴丸缓解。胃脘胀满牵及两胁，纳减嗳气，口干，大便略干，小便黄。舌红、苔白，脉弦数。

辨治：心胸郁结脉阻，中焦脾虚胃实，兼有肝气郁滞，体内心火、中土、肝木生态有变，诸症由生。拟用宽胸散结，化瘀通脉；疏肝解郁，活络化瘀；益气健脾，泻胃消导。

处方：瓜蒌20 g，薤白10 g，郁金10 g，丹参30 g，三七15 g，生白芍30 g，炙甘草10 g，合欢皮30 g，旋覆花10 g，茜草15 g，川楝子10 g，延胡索15 g，太子参30 g，玉竹15 g，百合20 g，乌药10 g，生山楂10 g，焦槟榔15 g。4剂，水煎服。

二诊：2005年4月26日。患者心胸不痛，憋气轻微，心痛未作。胃脘胀满大减，两胁胀亦轻微，大便畅通，小便清利。舌红亦减，其脉弦数有缓。此治心、肝、脾胃整体治疗，又各司其属，法相通，药协从，以互利，相得而益彰。原方再予4剂。

三诊：2005年5月2日。患者诸症基本平复，此方补益中又有疏通，温散中又有柔收，消导中又有健脾，乃平和之剂。为巩固计，继服前方4剂，隔日1剂，水煎服。

慢性心力衰竭

崔某，男，56岁，赤峰市宁城县人。

初诊：2007年3月16日。患者面色无华，神气不振，喘息不得平卧，心动悸，手足不温，全身浮肿，下肢尤重。腹胀不欲饮食，大便稀，小便少。唇紫，舌胖淡紫、苔白厚，脉结（迟而间歇）。

辨治：此主要为心病，累及肺、脾、肾。心气太衰，不主血脉而瘀阻，则动悸脉结；肺气大虚，失司主气、朝百脉、通调水道，则喘息、浮肿；脾气虚，失于运化水湿，则腹胀满，不欲饮食，大便稀；肾主纳气、主水，内寄肾阳，肾阳亏虚失司纳气、主水，则喘息、水肿。拟用大补心气，化瘀通脉；大补肺气，主呼吸通调水道；补脾气以运化，温补肾气，以纳气化气利水。

处方：人参30 g，黄芪30 g，汉防己20 g，茯苓30 g，陈皮20 g，大腹皮15 g，五加皮15 g，益母草30 g，泽兰叶15 g，葶苈子10 g，毛冬青10 g，苏木15 g，桂枝15 g，芦巴子15 g，淫羊藿15 g，玉竹15 g，沉香^{后下}10 g，猪苓20 g，车前子15 g。5剂，水煎服。

二诊：2007年3月22日。患者神气已生，喘息缓解，偶有心悸，水肿消退。腹胀近平，饮食增加，大便近常，小便量多。唇、舌紫减，苔转薄白，脉虚无结，再予原方4剂。

三诊：2007年3月28日。患者神气已平，喜笑若常，呼吸平稳，夜能平卧，心无动悸，手足亦暖，水肿彻消。饮食增加，二便通调，唇、舌紫去，苔转薄白，脉复如常。

此五行中心火、肺金、中土、肾水各复其职，生态将复，再予原方 4 剂，隔日 1 剂，水煎服。

心梗、心痛

林某，男，34 岁，赤峰市宁城县人。

初诊：2007 年 4 月 2 日。患者心慌气短，胸闷憋气，常深呼吸缓解，阵发心痛，发作时汗出，面色变白，手足凉，含速效救心丸缓解，两胁亦胀，神情亦郁。舌红有瘀色、苔薄白，脉数代。

辨治：心气虚衰夹有瘀结，血脉失主；肝失疏泄，气滞血瘀。拟用大补心气，通瘀结，疏肝行瘀，以助心通。

处方：生晒参 40 g，麦冬 15 g，五味子 10 g，丹参 30 g，三七 15 g，玉竹 15 g，葶苈子 15 g，瓜蒌 20 g，薤白 10 g，半夏 10 g，郁金 15 g，旋覆花 10 g，茜草 15 g，当归 15 g，白芍 20 g，蜜甘草 15 g，降香 10 g，制乳香、制没药各 10 g。4 剂，水煎服。

二诊：2007 年 4 月 13 日。患者心慌气短大好，胸闷憋气已轻，心痛仅作 1 次，两胁胀亦除，神情郁闷有变，手足转温，其脉虽数无代。效不更方，再予 4 剂，水煎服。

三诊：2007 年 4 月 28 日。患者诸症悉平，舌淡红已无瘀色，脉略数已见缓和。为巩固计，上方 3 剂为散，每次 30 g，每日 2 次，水煎服。再嘱：慎食酒肉肥甘，管好嘴，畅情志。

心肌病

温某，女，30 岁，包头市人。

初诊：2007 年 7 月 20 日。妊娠时患有心肌病，神疲乏力，心慌气短，胸闷憋气，心动悸（心律不齐），动则加剧。饮食偏少，二便可。舌淡紫、苔白厚，脉数代。

辨治：心气太虚，夹有痰瘀，失主血脉。拟用大补心气，化瘀通脉，宣阳祛痰。

处方：生晒参 30 g，麦冬 15 g，五味子 10 g，黄芪 30 g，防己 15 g，丹参 30 g，三七 15 g，当归 15 g，川芎 15 g，赤芍 15 g，白芍 15 g，苏木 15 g，瓜蒌 10 g，薤白 10 g，桂枝 10 g，葶苈子 10 g，茯苓 20 g，苦参 10 g。5 剂，水煎服。

二诊：2007 年 7 月 26 日。患者神疲好转，乏力已轻。心慌气短好转，胸闷憋气轻微，偶发心动悸。饮食增加，二便亦调。脉数偶代，此治颇切病机，再予原方 5 剂。

三诊：2007 年 8 月 3 日。患者神气如常，体力亦增，心跳平稳，已无心动悸（心律正常），呼吸亦比较平稳。饮食正常，舌转淡红、苔薄白，脉略数。此病虽较久重，但贵年轻体质，自稳调节基础尚在，治疗得当，亦可速效。为巩固计，再予原方 5 剂，隔日1剂，水煎服。此方补而不滞，温而不燥，通泄与正无伤。

心肺功能不全，合并前列腺增生

常某，男，74岁，包头市人。

初诊：2007年8月1日。患者咳嗽痰盛，呼吸不利，胸闷憋气，间断吸氧。心动悸，不能平卧，面及下肢浮肿。饮食减少，腹胀，大便不爽，小便不利，有断流，尿不尽。唇黯，舌胖紫、苔白厚，脉虚数。

辨治：痰涎壅盛，肺虚失主呼吸。心气大虚，血瘀失主血脉。脾气大虚，失主运化。肾虚夹瘀，阻塞精道，降碍尿路，湿热内蕴。复加脏器血脉老化，自稳调节功能已差，五行之中，肺金、心火、肾水生态受损，诸症由生。拟用补肺化痰，利气平喘；补心化瘀，以主血脉；大补脾气，以壮运化；补肾化瘀，通利湿热。

处方：生晒参30g，炙黄芪20g，炙麻黄10g，杏仁10g，知母15g，浙贝母15g，紫苏子10g，葶苈子10g，射干15g，海浮石20g，紫菀10g，当归15g，熟地黄15g，陈皮15g，茯苓皮20g，益母草15g，毛冬青15g，山茱萸15g，怀牛膝20g，牵牛子10g，苦参10g，生蒲黄10g，滑石15g，冬葵子15g，桃胶10g，威灵仙15g。6剂。水煎服。

二诊：2007年8月8日。患者痰涎已少，呼吸较利，咳喘亦轻，已能平卧，心动悸已少，浮肿全消。饮食有增，胀满见消，大便通调，小便好转。整体治疗，各司其属，已见全效，贵在法相通以互补、药协从以互利，相得益彰。再予原方6剂。

三诊：2007年8月16日。患者咳喘很少，呼吸气利，喘平胸舒，心无动悸。饮食若常，腹无胀满，大便通畅，小便比较通利，偶有不尽。唇黯淡、舌胖紫有减，其脉略虚。呈见肺主呼吸、心主血脉、脾主运化、肾主二便之常态恢复有望，再予原方6剂，隔日1剂，水煎服，期望药长效远。

冠心病，心肌缺血，合并失眠、习惯性便秘

许某，女，53岁，包头市人。

初诊：2007年8月3日。患者面色萎黄，胸闷憋气，常有心绞痛，含速效救心丸缓解。神情郁滞，心烦失眠，时有心动悸。纳可，大便干，3日1行，小便黄。舌红、苔白，脉细数。

辨治：心气虚夹郁瘀结，阴血虚失主血脉；心虚邪扰，心神失藏。阳明燥结，失于传导。拟用补心气，养心阴，化瘀散结通脉，润通胃肠。

处方：生晒参25g，麦冬15g，五味子10g，瓜蒌10g，薤白10g，郁金10g，玉

竹 15 g，当归 15 g，生白芍 15 g，川芎 15 g，苏木 15 g，降香 10 g，炒酸枣仁 30 g，生龙骨 30 g，生牡蛎 30 g，浮小麦 30 g，火麻仁 15 g，胡麻仁 15 g。5 剂，水煎服。

二诊：2007 年 8 月 10 日。患者心慌气短明显好转，胸闷憋气轻微，夜能安卧，心绞痛未作。大便日行一次较调，小便清利。当知治切病机，再予原方 5 剂。

三诊：2007 年 8 月 16 日。患者面色好转，神情放松，已无郁惧。心慌气短已平，胸闷憋气转舒，心无绞痛，夜能安睡。饮食如常，二便亦调。舌淡红、苔薄白，脉略数。活血即疏肝，化瘀即通心，此治心亦得肝助，相得而益彰。心火、肝木相生相克生态即复，阳明胃土亦安，治疗已达目的，为巩固计，再予原方 5 剂，隔日 1 剂，水煎服。

慢性心力衰竭，合并高血压

王某，男，41 岁，赤峰市宁城县人。

初诊：2008 年 2 月 17 日。患者面暗紫，心悸，喘急，面及下肢浮肿。腹胀大，食少，尿少，大便不畅，手足不温。舌淡紫、苔白，脉虚结（慢而间歇）。

辨治：心气虚夹瘀，肝失疏泄，脾失健运。拟用大补心气，化瘀强心，理肝疏泄，健脾运化。

处方：红参 20 g，麦冬 15 g，五味子 10 g，黄芪 30 g，汉防己 20 g，茯苓 15 g，苏木 15 g，益母草 20 g，泽兰叶 15 g，毛冬青 10 g，紫苏子 10 g，葶苈子 10 g，陈皮 15 g，大腹皮 15 g，沉香^{后下}10 g，五加皮 15 g。5 剂，水煎服。

二诊：2008 年 2 月 14 日。患者喘息已平，心动悸偶见，肿消退。腹胀已减，纳增，二便通畅。舌淡紫有减、苔薄白，脉虚数。此整体治疗，各得其宜，恰切病机，慢性心力衰竭已得纠正，血压也已降至 130/85 mmHg，此病根治办法在手术，此治皆缓兵之计，再予原方 5 剂，隔日 1 剂，行稳效远。再嘱禁肥甘过饮、过劳过力。

冠心病，频发早搏，合并前列腺增生

杨某，男，61 岁，包头市人。

初诊：2010 年 11 月 15 日。患者心慌气短，胸闷憋气，心动悸，常发心绞痛，含丹参滴丸缓解。两胁亦胀，饮食偏少，小便频急、尿后不尽，大便可。舌暗红、苔白，脉结（迟而间歇）。

辨治：胸阳不振，心虚夹瘀，血脉失主；肝失疏泄，胁络阻滞；肾虚精隧瘀阻，障碍尿路。拟用大补心气，温心阳，化瘀通脉；疏肝活络，补肾，通精隧、畅尿路。

处方：生晒参 30 g，麦冬 15 g，五味子 10 g，瓜蒌 15 g，薤白 10 g，毛冬青 10 g，

丹参 20 g，三七 10 g，当归 15 g，赤芍 15 g，白芍 15 g，川芎 10 g，炙甘草 10 g，生地黄 15 g，山茱萸 15 g，怀牛膝 20 g，桃仁 10 g，牵牛子 15 g，冬葵子 20 g，车前子 15 g，威灵仙 15 g。5 剂，水煎服。

二诊：2010 年 11 月 22 日。患者胸闷憋气轻微，心动悸基本消失，心痛未作。两胁胀亦失，饮食增加，小便次数大减，比较通畅，偶有不尽。舌紫大减，脉虚缓。此心、肝、肾各得所宜，再予原方 5 剂，水煎服。

三诊：2020 年 11 月 26 日。诸症基本平复，唯尿后仍有不尽。细问会阴坠胀，尚无尽除。此精隧未通彻底，尿路仍有所碍，肾虚功能未复，改用下方专治。

处方：肉苁蓉 15 g，怀牛膝 20 g，山茱萸 15 g，雄蚕蛾 15 g，桃仁 10 g，莪术 10 g，牵牛子 15 g，郁李仁 10 g，川楝子 10 g，延胡索 15 g，冬葵子 15 g，车前子 15 g，生蒲黄 15 g，滑石 15 g，生甘草 10 g，威灵仙 15 g。5 剂，水煎服。

四诊：2020 年 12 月 2 日。诸症平复，小便畅通，已无余沥，会阴部亦无明显不适，阳事亦兴。此方补无壅塞，通利与正无伤，虽有骏烈，用亦缓行。再予原方 2 剂为散，每次 30 g，每日 2 次，水煎服。

失眠，心悸

段某，女，53 岁，鄂尔多斯市东胜区人。

初诊：2010 年 4 月 6 日。患者头昏时晕，失眠，常有彻夜不寐，阵发性心慌气短、心悸，甚至心率 140 次/分，难受不已。胃脘不舒，口干，大便次数多、不爽，小便利。舌红、苔白，脉弦数。

辨治：肝木风热菀于头目，血气不利；心虚而阳不平秘，神脉失主；胃阴不足，传导失常，复加肝木、心火、中土五行生克之变化，诸症由生。拟用平肝息风，清利头目；益气养阴补心，潜阳清热宁心；益胃养阴，通里传导。

处方：天麻 15 g，地龙 15 g，川芎 15 g，赤芍 30 g，白芍 30 g，柏子仁 20 g，生铁落 15 g，太子参 15 g，麦冬 15 g，五味子 10 g，炙甘草 10 g，浮小麦 20 g，大枣 4 枚，苦参 10 g，琥珀^冲6 g，丹参 15 g，玉竹 15 g，百合 15 g，乌药 10 g，炒谷芽 10 g，肉豆蔻 10 g。8 剂，水煎服。

二诊：2010 年 4 月 18 日。患者头昏、头晕得解，睡眠比较安稳，阵发性心慌气短、心悸基本平定。胃脘转舒，口已不干，大便基本正常。舌红已减、苔薄白，其脉弦数势缓，所治已切病机，且法相通，药协从，相得而益彰。再予上方 5 剂，隔日 1 剂，水煎服。

冠心病心肌缺血，合并失眠、前列腺增生

杨某，男，63 岁，包头市人。

初诊：2013 年 3 月 1 日。患者胸闷憋气，善太息，常发心动悸，偶发心痛，含速效救心丸缓解，心烦失眠。腰酸楚，小便不利，尿频，余沥。舌暗红、苔白，脉数细弦。

辨治：心气血虚夹瘀，血脉失主，则胸闷憋气，心动悸；心阴虚而不敛阳，阴阳失秘，则心烦失眠，精神不治。肾虚夹瘀，精隧不利，阻碍尿路，湿热蕴郁，以致小便不利，余沥。拟用益气养血补心，化瘀通脉；补阴敛阳，宁心安神；疏肝活络，通理肝郁；补肾化瘀，通精隧利水道。

处方：生晒参 15 g，麦冬 15 g，五味子 10 g，当归 10 g，白芍 15 g，蜜甘草 10 g，生地黄 10 g，玉竹 15 g，丹参 15 g，毛冬青 10 g，瓜蒌 10 g，郁金 10 g，旋覆花 10 g，茜草 10 g，合欢皮 10 g，柏子仁 15 g，生龙骨 20 g，生牡蛎 20 g，生铁落 20 g，山茱萸 15 g，怀牛膝 15 g，牵牛子 10 g，生蒲黄 10 g，桃胶 10 g，冬葵子 15 g，车前子 15 g。8 剂，水煎服。

二诊：2013 年 3 月 16 日。患者胸闷憋气轻微，太息少见，心动悸转为偶发，心烦不见，心绞痛未作，睡眠安好。小便比较通畅，偶有不尽。此治颇切病机，各得所宜，再予原方 8 剂，前 4 剂每日 1 剂，后 4 剂隔日 1 剂，水煎服。

心悸，合并脱发

祁某，女，23 岁，包头市人。

初诊：2013 年 11 月 24 日。胸闷气短，常发心悸，善太息。头发先干后掉较多，洗头发时尤重，腰酸痛。饮食可，大便迟，2 日 1 行，不干，小便利。舌淡红、苔少白，脉细数。

辨治：心虚夹瘀，失主神脉；肝血瘀气滞，失主疏泄；肾精血不足，不能壮腰、主发。拟用益气血以养心，化瘀活络以通心；养肝舒郁以主疏泄；补益精血，填肾养发。

处方：太子参 20 g，麦冬 15 g，五味子 10 g，炙甘草 10 g，生地黄 15 g，当归 15 g，白芍 15 g，川芎 10 g，丹参 15 g，红花 10 g，枸杞子 15 g，桑椹 15 g，沙苑子 15 g，黑芝麻 15 g，黑豆 10 g，苍术 15 g。5 剂，水煎服。

二诊：2013 年 11 月 30 日。患者胸闷气短轻微，心悸偶发，善太息已无，腰酸好转，脱发未明显效果，大便通畅。心主血脉，肝主疏泄已见成效，脱发疗效尚待时日。

原方再予 5 剂。

三诊：2013 年 12 月 8 日。患者胸闷憋气已解，心悸已无。脱发明显减少，洗发时效尤明显。上方 3 剂为极细面，每日 3 次，每次 15 g，沸水冲，待温服。无形之气可以急固，有形精血徐徐填补。

服上药半月余，脱发已止，新发又生。

冠心病心肌缺血，室性早搏

郭某，男，74 岁，包头市人。

初诊：2013 年 12 月 22。心慌气短，胸闷憋气，频发心动悸，常有心绞痛，含丹参滴丸缓解。纳少脘胀，不渴少欲，大便不爽。手足不温，小便利。舌暗红、苔白厚，脉数有代，数而中止。

辨治：心气太虚，胸阳不振，血瘀脉阻；脾虚胃实，湿气困脾，失于运化传导。拟用益气温阳，化瘀通心；益气健脾，化湿消导。

处方：红参^{单煎、兑入}20g，麦冬 15 g，五味子 10 g，瓜蒌 15 g，薤白 10 g，半夏 10 g，郁金 10 g，炙甘草 10 g，生地黄 15 g，当归 15 g，丹参 15 g，银杏叶 10 g，黄芪 15 g，防己 15 g，茯苓 15 g，焦三仙各 10 g，杏仁 10 g，豆蔻 10 g。7 剂，水煎服。

二诊：2013 年 12 月 30 日。患者心慌气短好转，胸闷憋气亦轻，心动悸明显减少，心绞痛未发。脘胀近消，饮食有增，手足已温。舌暗已减、苔转薄白，脉略数。此治各得所宜，治切病机，再予原方 7 剂。

三诊：2014 年 1 月 8 日。呼吸平稳，胸无憋气，亦无心动悸，心绞痛一直未发。腹胀消失，饮食如常，大便畅通。舌暗红亦减、苔薄白，脉数势缓。此心主血脉，中土脾胃已主运化，靠其五行生态之复可望，不再予药。

心肺功能不全

史某，女，74 岁，包头市人。

初诊：2013 年 12 月 15 日。患者咳喘已久，痰饮亦多，心慌憋气，不得平卧。饮食减少，腹胀，腿肿，大便不畅，尿少。唇紫，舌胖紫、苔白，脉沉细。

辨治：心肺之气太虚，痰饮阻肺，主气失司；心虚夹血瘀，失主血脉；脾虚夹湿，失于运化。拟用益气强心，化瘀利水；补肺化痰，止咳平喘；健脾化湿，以壮运化。

处方：红参 20 g，麦冬 15 g，五味子 10 g，生黄芪 30 g，防己 15 g，茯苓 15 g，丹参 15 g，毛冬青 15 g，炙麻黄 10 g，杏仁 10 g，陈皮 10 g，半夏 10 g，生白芍 15 g，炙甘草 10 g，地龙 15 g，当归 15 g，熟地黄 15 g，淫羊藿 10 g，葶苈子 10 g，皂角刺 8 g，

大枣 3 枚。5 剂，水煎服。

二诊：2013 年 12 月 15 日。患者咳喘已缓，痰饮大减，心慌憋气轻微，始能平卧，但坚持不久。腹胀已减，水肿近消，饮食有增，小便量加，大便通畅。此病正值寒冬阴盛阳衰之际，三阴难于自稳，非此大补气血，强化痰饮阴湿难于胜任，此治合天时，切病机，再予原方 5 剂。

三诊：2013 年 12 月 22 日。患者咳喘平复，仅在晨起有少量白痰，呼吸平稳，心慌憋气消失。腹部已舒，水肿全消。饮食复常，二便亦调。唇、舌紫退，苔转薄白，其脉沉细之势起。可见心、肺功能恢复，脾能运化，体内五行生态转复。为巩固，继服原方 5 剂，隔日 1 剂。

心悸，心下痞，合并习惯性便秘

朱某，女，24 岁，包头市人。

初诊：2012 年 1 月 16 日。患者面色萎黄，神疲体倦，心慌气短，心动悸。脘腹胀满，饮食偏少，大便数日 1 行且干，小便利。舌淡、苔厚，脉细数。

辨治：心气血不足，血脉失司；脾虚胃实，升降传导失常。拟用补益气血以养心；健脾泻胃以传导。

处方：生晒参 15 g，麦冬 15 g，五味子 10 g，当归 15 g，生地黄 15 g，炙甘草 10 g，浮小麦 20 g，生白芍 15 g，瓜蒌 15 g，黄连 10 g，生槟榔 15 g，焦三仙各 10 g，百合 15 g，乌药 10 g，黄精 15 g，石斛 15 g，火麻仁 15 g，地骨皮 10 g。5 剂，水煎服。

二诊：2012 年 10 月 23 日。患者心慌气短缓解，心悸偶发。脘腹胀满轻微，大便通畅，小便自利。此治恰切病机，各得所宜，心火、中土相平衡在即，继服原方 5 剂。

三诊：2012 年 10 月 30 日。患者精神有所振作，神疲乏力不觉，心慌气短近平，心动悸消失。脘腹已舒，饮食增加，二便通调。舌淡红、苔薄白，脉细数势缓。心火、中土基本平复，各行其职，为巩固计，再予原方 3 剂，隔日 1 剂，水煎服。

慢性心肺功能不全

陈某，女，79 岁，包头市人。

初诊：2014 年 3 月 30 日。患者久病痰喘，近期尤重，呼之短气不尽出，吸之气浅难深讷，不时张口抬肩。心慌心悸，胸闷憋气，难以卧睡，多半坐半卧勉强休息，痰饮甚多、色时白时黄。脘腹胀满，不欲饮食，小便少，大便不畅。唇暗，舌暗红、苔白厚，脉弦数。

辨治：年事已高，脏腑组织老化，自稳调节亦差，此则心气太虚夹瘀，失主血脉；

肺气大虚痰饮阻塞，失主呼吸；脾气虚，失于运化而生痰饮。呼短吸浅者，升降之变，陷者举之，逆者镇之。拟用大补心、肺、脾气，化瘀通脉以强心；化痰镇逆以平喘；化湿消导以除满；养血柔肝以疏泄。整体治疗，各司其属。

处方：生晒参 20 g，麦冬 15 g，五味子 10 g，苏木 10 g，黄芪 20 g，防已 15 g，茯苓 15 g，陈皮 10 g，炙麻黄 10 g，杏仁 10 g，知母 15 g，浙贝母 15 g，葶苈子 10 g，冬瓜子 15 g，红景天 15 g，当归 15 g，熟地黄 15 g，生白芍 15 g，炙甘草 10 g，地龙 15 g，代赭石 10 g，焦槟榔 10 g，焦三仙各 10 g，皂角刺 8 g，大枣 2 枚。5 剂，水煎服。

二诊：2014 年 4 月 6 日。患者痰减喘轻，已得卧，胸闷憋气轻微，心悸动减少。脘腹胀满顿减，饮食有增，二便通畅。此治心、肺、脾胃各得所宜，各有所主，治切机宜，再予原方 5 剂。

三诊：2014 年 4 月 12 日。痰减少白，呼吸近平，胸闷憋气缓解，心悸罕见。脘腹胀消，饮食如常，二便正常。唇、舌暗红已轻，苔薄白，脉细数势缓。诸症基本平复，体内五行生态即将恢复，为巩固计，再予原方 5 剂，隔日 1 剂，水煎服。

冠心病心肌缺血，合并慢性胃炎、前列腺增生

刘某，男，73 岁，包头市人。

初诊：2014 年 3 月 20 日。患者面色无华，神疲体倦，心慌气短，胸闷憋气，心绞痛常作，含丹参滴丸得解。腰酸困，小便不利，排尿费力，尿等待，断流，尿后不尽。饮食偏少，大便稀。舌淡夹瘀点，苔白略厚，脉虚数。

辨治：心气大虚夹瘀，失主血脉；脾气大虚，失主运化；肾虚夹瘀，精隧不畅，障碍尿路，湿热蕴郁。拟用大补心气，化瘀通脉；益气健脾，运化中州；补肾化瘀，通精隧、利水道。

处方：生晒参 20 g，麦冬 15 g，五味子 10 g，丹参 15 g，毛冬青 15 g，生白芍 15 g，炙甘草 10 g，黄芪 30 g，防已 15 g，茯苓 15 g，淫羊藿 10 g，山茱萸 10 g，怀牛膝 30 g，桃仁 10 g，益母草 15 g，猪苓 15 g，泽泻 15 g，木通 10 g，牵牛子 15 g。6 剂，水煎服。

二诊：2014 年 3 月 28 日。患者神疲略振，体倦好转，心慌较稳，胸闷憋气轻微，心绞痛仅作一次。小便较前通利，排尿比较省力，夜尿已轻，减为一两次。饮食有增，大便好转。此治整体收效，再予原方 6 剂。

三诊：2014 年 4 月 4 日。患者神疲体倦消失，神气看好，心慌气短与胸闷憋气平复，心痛数日未作。饮食复常，大便正常，唯小便未能正常，排尿仍须用力，尿不尽，昼日尿仍频急，是其肾虚未复，精隧尚未畅通，有碍尿道未除，需用下方重治，增其

药力。

处方：山茱萸 15 g，核桃仁 15 g，怀牛膝 30 g，知母 15 g，黄柏 15 g，肉桂 10 g，桃仁 10 g，莪术 15 g，益母草 15 g，牵牛子 15 g，木通 10 g，生蒲黄 10 g，猪苓 15 g，泽泻 15 g，椒目 10 g，威灵仙 15 g。5 剂，水煎服。

四诊：2014 年 4 月 12 日。患者小便通畅，偶有尿后不尽，大便偏稀，日 2 次。上方去知母、黄柏，加黄芪 20 g，5 剂，隔日 1 剂，水煎服。

慢性心力衰竭，合并浮肿

全某，女，65 岁，包头市人。

初诊：2014 年 6 月 16 日。患者面色无华，神疲乏力，呼吸气短，仰卧难支，胸闷憋气。腹胀纳少，眼胞及下肢对称水肿，按之凹，大便稀，尿少。舌暗红，舌下紫、苔白厚，脉沉细。

辨治：心气大虚夹瘀，血脉失主；肺气大虚，失主呼吸、通调水道，下输膀胱；脾气大虚，运化失主，气滞，水泛。拟用大补心气，化瘀通脉；大补肺气，通调水道，下输膀胱；大补脾气，行气利水。

处方：生晒参 20 g，生黄芪 30 g，白芍 15 g，毛冬青 15 g，水蛭^{冲}4 g，益母草 30 g，茯苓皮 30 g，陈皮 20 g，桑白皮 15 g，大腹皮 15 g，防己 15 g，猪苓 15 g，冬葵子 15 g，车前子 10 g，淫羊藿 10 g，沉香^{后下}10 g。6 剂，水煎服。

二诊：2014 年 6 月 24 日。患者神气始振，胸闷憋气亦轻，呼吸已不困难。腹胀大减，饮食有增，眼胞及下肢浮肿近消，小便增，大便次减亦不甚稀。所治已切病机，已收显效。再予原方 6 剂。

三诊：2014 年 7 月 2 日。患者神气复常，眼胞肿全消，胸闷憋气消失，呼吸比较平稳，卧姿自如。腹胀已平复，饮食如常，二便通调。唇舌暗红亦浅、露红，苔转薄白，其脉沉细势缓。此体内肝火、肺金、中土基本平复，五行生态随之恢复，为巩固计，再予原方 5 剂，隔日 1 剂。好在本方补而不滞，通泻与正无损，况仅 5 剂，又隔日 1 剂，无须担心治疗过度。

冠心病，室性早搏

赵某，男，70 岁，包头市人。

初诊：2015 年 6 月 7 日。患者心慌气短，胸闷憋气，频发心动悸，动则尤甚，时有心痛。食少不思饮，手亦欠温。唇、舌暗红、苔白厚，脉结代。

辨治：年事已高，脏腑组织有所老化，自稳调节功能减弱，此则心虚夹瘀，血脉不畅，胸阳不振，结胸阻痹。拟用益气养心，活血通脉，温补胸阳，宽胸通痹。

处方：生晒参20 g，麦冬15 g，五味子10 g，当归15 g，丹参15 g，川芎15 g，红花10 g，苏木15 g，炙甘草10 g，生地黄15 g，瓜蒌15 g，薤白10 g，桂枝10 g，郁金10 g，合欢皮10 g。8剂，水煎服。

二诊：2016年1月16日。患者自述半年前，经治疗身体恢复比较好，胸闷憋气不觉，心慌心悸消失，饮食复常，大便正常。近周来旧病复发，唇舌淡紫、苔白厚，脉结代。仍查原方再予8剂，水煎服。

三诊：2016年1月25日。患者服药5剂病症消失，唯恐复发，唇舌淡紫基本消失、苔薄白，脉偶有间歇。症易去，病难除，再予原方5剂，隔日1剂，水煎服。

双侧股动脉栓塞

张某，男，70岁，乌兰察布市人。

初诊：2016年6月19日。患者双侧股动脉栓塞，栓子大小为2 cm，双下肢剧痛难忍，彻夜难眠，双足厥冷、麻木，足背动脉微细欲绝，两腿活动受限。面色苍白无华，痛苦面容，身体偏瘦，亦有心悸，饮食减少，两胁亦胀，二便尚利。舌暗、苔白，脉弦数。

辨治：气主帅血，脾主统血，脾气虚则血失统、失运、失帅。肝主疏泄，疏通气血，肝有郁瘀，血失舒畅。心主血脉，运行全身，心有郁瘀，血脉失主，脾土、肝木、心火五行生态异常，上症生焉。拟用益气健脾，以统运血行；化瘀疏肝，畅行气血；化瘀通心，以主血脉。

处方：生晒参15 g，黄芪30 g，苏木15 g，防己15 g，当归15 g，丹参15 g，三七粉6 g，桃仁10 g，红花10 g，延胡索15 g，地龙15 g，白芍20 g，炙甘草15 g，水蛭粉5 g，苍术15 g，黄柏15 g，怀牛膝20 g，细辛4 g，木通10 g。6剂，水煎服，日1剂。

二诊：2016年6月26日。患者双下肢疼痛明显减轻，可眠，但仍偶有睡眠时疼醒。上方加自然铜8 g、血竭粉8 g、制乳香10 g、制没药10 g。6剂，水煎服。因此药难喝，服药时加少许蜂蜜，并加服下药。

处方：干漆45 g，牡丹皮45 g，酒当归45 g，黄柏45 g，苍术50 g，川牛膝45 g，玳瑁45 g，水牛角粉45 g，苏木50 g，延胡索45 g，木瓜45 g，血竭50 g。1剂，共为细末，分为15包，每日1包，温开水送服。

三诊：2016年7月3日。患者两腿微痛，行走自如，诸症消失，只服药面。3个月后，诸症消失，开始牧羊等劳务。观察2年未复发。

痉挛性心痛，合并失眠、慢性胃炎

冯某，男，54 岁，包头市人。

初诊：2016 年 7 月 7 日。患者胸闷不舒，波及两胁，时轻时重，善太息，每因精神不快加重，偶发心绞痛，含速效救心丸缓解，心电图、心彩超、心造影均无明显异常，心烦失眠。脘微胀，饮食偏少，大便不爽，小便利。舌红有瘀色、苔白厚，脉弦数。

辨治：心气虚夹瘀，挛急心痛；肝瘀络阻，胸胁气滞血瘀；心虚阳不与阴敛秘，心神不宁；脾虚胃实，传导失司。拟用补心化瘀，潜阳宁心，安神通脉；疏肝解郁，理气活络；补脾泻胃，通导阳明。

处方：生晒参 15 g，麦冬 15 g，五味子 10 g，炙甘草 10 g，生地黄 15 g，丹参 15 g，银杏叶 10 g，当归 15 g，生白芍 15 g，炒酸枣仁 15 g，生龙骨 30 g，生牡蛎 30 g，旋覆花 10 g，茜草 10 g，降香 10 g，合欢皮 15 g，浮小麦 15 g，石菖蒲 10 g，瓜蒌 10 g，黄连 10 g，半夏 10 g，焦三仙各 10 g。6 剂，水煎服。

二诊：2016 年 7 月 14 日。患者心胸较舒，太息少见，两胁亦无不适，心痛未作，睡眠亦可。脘无不适，饮食有增，大便通调，小便通利。舌红瘀色减、苔薄白，其脉弦数势缓。诸症有欲平之势，治切病机，再予原方 6 剂，前 3 剂每日 1 剂，后 3 剂隔日 1 剂，水煎服。

慢性心衰，合并气管炎

王某，男，50 岁，包头市人。

初诊：2016 年 7 月 26 日。患者咳嗽痰喘，其痰时黄时白，呼吸气短，憋气较重，不得平卧，面及下肢浮肿。腹胀尿少，饮食减少，大便不爽。唇、舌暗红、苔白厚，脉沉细。

辨治：心气大虚夹瘀，血脉失主。肺气亏虚，痰阻气逆，失主呼吸。脾气亏虚，失主运化，生痰生湿。上焦不能通调水道，中焦不能运化水湿，泛滥为肿。拟用大补心气，化瘀通脉；大补肺气，肃肺祛痰，止咳平喘；益气健脾，运化水湿。

处方：红参 20 g，苏木 15 g，当归 15 g，生白芍 15 g，毛冬青 15 g，生黄芪 20 g，防己 15 g，茯苓皮 30 g，陈皮 15 g，桂枝 10 g，猪苓 15 g，泽泻 10 g，炙麻黄 10 g，杏仁 10 g，葶苈子 10 g，牛蒡子 10 g，紫菀 10 g，熟地黄 10 g，代赭石 10 g。6 剂，水煎服。

二诊：2016 年 8 月 3 日。患者喘平咳轻，痰少而白，憋气轻微，已能平卧，面及下肢浮肿基本消退。饮食增加，大便通调，小便通利。唇舌暗红有减，苔转薄白，其脉细数势缓。此虽整体治疗，但各得所宜，治切病机，原方再予6剂。

三诊：2016年8月11日。患者咳喘平复，呼吸通利，憋气消失，睡姿自如，浮肿全消。腹胀亦无，饮食正常，二便亦调。唇、舌红、苔薄白，脉亦和缓复平。此所速效者，一是患者尚属壮年，有自稳调节之基础，二是整体治疗，心火、肺金、脾土同调，1加1加1不等于3，而等于5，五行生态转复。该方补泻兼施，补而不犯壅滞，泻而与正无伤。再予4剂，隔日1剂，以求药长效远。

心肺功能不全，喘、浮肿

郜某，男，59岁，包头市人。

初诊：2016年11月20日。患者胸闷憋气，喘、咳不得平卧，痰黄多白少。口干不多饮，食少脘胀，腰腿酸软而易冷，尿少，面及下肢浮肿。舌淡紫、苔白厚，脉弦细。

辨治：心气虚衰夹瘀，失主血脉；肺虚夹有痰热，失主呼吸；脾虚兼有气滞，失于运化水湿；肾阳虚，失于温煦、主骨、主水。拟用大补心气，化瘀通脉；大补肺气，清化痰热；健脾行滞，利水消肿；温暖肾气，纳气利水。

处方：生晒参15g，苏木15g，生黄芪30g，防己15g，茯苓15g，泽泻15g，陈皮20g，益母草30g，紫苏子10g，葶苈子10g，炙麻黄10g，杏仁15g，浙贝母15g，桑白皮15g，丹参15g，毛冬青10g，当归15g，熟地黄10g，淫羊藿10g，五加皮15g，沉香10g，射干15g。10剂，水煎服。

二诊：2018年12月2日。患者胸闷憋气得解，咳喘已平，睡能平卧，痰少色白，水肿基本消失。腹胀亦除，饮食增加，二便较调。腰腿酸冷好转。舌已淡红、苔薄白，脉和缓。心火、肺金、中土、肾水五行生态恢复有望。再予原方8剂，前4剂每日1剂，后4剂隔日1剂，水煎服。

心肌炎，合并咽炎

王某，男，14岁，包头市人。

初诊：2017年1月28日。患者心慌气短，胸闷憋气，动则加重。咽干痛，咳痰不利，鼻塞。饮食尚可，大便调，小便黄。舌红、苔薄黄，脉细数。

辨治：温邪上受，首先犯肺，则咽干痛，不利有痰，鼻塞等；逆传心包，波及于心，壅热郁瘀，失主血脉。凡有肝郁（瘀），必然阻滞生机，以致心虚。拟用益气养阴，清心通脉；清肺化痰，利咽通鼻。

处方：生晒参 15 g，麦冬 15 g，五味子 10 g，苦参 10 g，炙甘草 10 g，生地黄 15 g，当归 15 g，丹参 15 g，银杏叶 10 g，生赤芍 15 g，生白芍 15 g，牛蒡子 10 g，板蓝根 15 g，枇杷叶 10 g，炙麻黄 10 g，生槟榔 10 g，紫苏叶 10 g，辛夷 10 g。10 剂，水煎服，每日 1 剂。

二诊：2017 年 2 月 9 日。患者呼吸较为平稳，胸闷比较清利，咽干痛、咳痰已减。舌红有减、苔转薄白，其脉细数势缓。治切病机，各得所宜。症易去，病难除，原方再予 10 剂，隔日 1 剂，水煎服。

心、肺功能不全，合并慢性胃炎、腰椎间盘膨出

曹某，男，60 岁，包头市人。

初诊：2017 年 3 月 6 日。患者胸闷憋气，呼吸不利，动则喘息，咳痰有黄有白不利、用力能排，不能平卧。胃脘胀满，纳少。腰痛牵及两腿，活动痛重。舌暗红、苔白厚，脉沉数。

辨治：心气虚衰夹瘀，失主血脉；肺气亏虚夹有痰热，失主呼吸；脾虚胃实，运化传导不利；肾虚经络阻滞，有失主骨。应整体治疗，各司其属，拟用益气强心、化瘀通脉；补肺主气，清化痰热；补脾泻胃，运化消导；补肾壮骨，通经活络。

处方：生晒参 15 g，黄芪 30 g，毛冬青 15 g，防己 15 g，陈皮 15 g，炙麻黄 10 g，杏仁 10 g，知母 15 g，浙贝母 15 g，紫苏子 10 g，葶苈子 10 g，牛蒡子 10 g，地龙 15 g，赤芍 15 g，生白芍 15 g，炙甘草 10 g，焦三仙各 10 g，熟地黄 15 g，鹿角霜 15 g，怀牛膝 20 g，延胡索 15 g，鸡血藤 15 g，五爪龙 15 g。8 剂，水煎服。

二诊：2017 年 3 月 16 日。患者胸闷憋气轻微，咳痰白色已利，呼吸比较通利。脘胀已消，饮食有增，腰腿痛大减，二便通畅。舌暗红有减，苔转薄白，其脉沉数势减。整体治疗，各得所宜，治切病机可知，原方再予 8 剂，每日 1 剂，水煎服。

三诊：2017 年 3 月 26 日。患者胸闷憋气已失，咳痰少量清白，呼吸已利，卧姿自如。胃脘已舒，饮食如常，腰腿痛基本消失。舌红、苔薄白，其脉和缓有力。此五行之中，心火、肺金、中土、肾水基本平复，体内生态即将恢复正常，为巩固计，再予原方 3 剂，隔日 1 剂。

慢性心力衰竭、肺功能不全，合并习惯性便秘

田某，男，72 岁，包头市人。

初诊：2017 年 2 月 28 日。患者神疲乏力，胸闷憋气，呼吸不利，喘息，心悸，面及下肢浮肿，双下肢尤重，昼夜依旧，睡少不得平卧。咳痰不利、时色黄时白黏，连

咳数声用力方出，常有痰鸣。饮食偏少，大便略干，2~3日1行，小便黄。唇舌暗红、苔腻，脉结代。

辨治：人属老年，脏腑组织老化，自稳调节功能已弱，此人心气虚衰夹有血瘀，失主血脉；肺气虚夹有痰热阻塞，失主呼吸；心肺同居上焦，虚实夹杂，不能通调水道，泛溢为肿。阳明阴虚化燥，传导不利。应整体治疗，各司其属。拟用益气强心，化瘀通脉；补肺主气，清化痰热，通调水道；益气润肠通便。

处方：红参20 g，麦冬15 g，五味子10 g，毛冬青15 g，当归15 g，生白芍15 g，生黄芪30 g，茯苓皮20 g，陈皮15 g，五加皮15 g，猪苓10 g，泽兰叶15 g，炙麻黄10 g，杏仁10 g，生薏苡仁15 g，败酱草15 g，冬瓜子15 g，地龙15 g，紫菀10 g，黄精15 g，石斛15 g，炒谷芽10 g。10剂，水煎服。

二诊：2017年3月10日。患者神气见振，胸闷憋气得解，心悸消失，呼吸气利，痰已白少，有声已稀，可以平卧，水肿消退，纳增便通。唇舌暗红已减、苔亦薄白，脉已缓和，结代已去。症虽去，病难除，再予原方10剂，前5剂每日1剂，后5剂隔日1剂，水煎服。此方补益中又有疏通，补无壅滞，疏泄与正无伤。温补中不失柔润，相反相成，此医无过度，亦无不及。

三诊：2018年5月2日。患者又患骨髓纤维化，心包积液，腹水求治，经服近20剂，水肿基本消退。现复发，心悸气短，胸闷憋气，腹水胀大，小便黄少，两胁胀痛（肝脾大），饮食大减，腰酸痛，神疲乏力，懒言声低，舌淡胖、苔白厚，脉沉细。此则肝脾气血虚衰，夹有瘀滞，脾不健运，肝失疏泄，肾之精血亏虚，失于气化、主水。心气虚夹瘀，失主血脉。使用下方继治。

处方：生晒参15 g，生黄芪30 g，当归15 g，白芍15 g，枳实15 g，白术15 g，茯苓15 g，猪苓15 g，泽泻10 g，山药15 g，丹参15 g，毛冬青15 g，柴胡10 g，茵陈15 g，鳖甲^先煎15 g，莪术15 g，益母草15 g，紫菀10 g，枸杞子15 g，黑豆15 g，沉香^后下10 g，核桃仁15 g，怀牛膝15 g。15剂，水煎服。

四诊：2018年5月20日。患者心悸基本消失，胸闷憋气轻微，腹水已消，两胁微胀不痛，饮食增加，二便通利，腰酸痛亦轻，神疲得缓，语声亦增。舌淡红、苔薄白，其脉沉细大有起势。此治整体治疗，各司其属，大补脾、心，益气，运化水湿，通主血脉，疏泄利水，化瘀软坚，补肾化气。法相通，药相从。再予原方10剂，前5剂，隔日1剂，水煎服，后5剂为散，每次30 g，每日3次，水煎服。

慢性心力衰竭、慢性呼吸衰竭

王某，女，72岁，包头市人。

初诊：2017 年 3 月 28 日。患者神疲身倦，胸闷憋气，咳嗽痰喘，喘急不得平卧，心悸频发，浮肿，面及下肢尤显。脘胀满，纳少，大便不爽，尿黄少。唇舌暗红、苔白厚，脉虚数有代。

辨治：心气虚衰夹瘀，失主血、脉；肺气虚衰，夹有痰阻，失于主气；上焦心、肺不治，水道不能通调；下焦不治，失于气化，而为水肿尿少。脾虚失于运化，而为腹胀，大便不爽。应整体治疗，各司其属。拟用益气扶衰，化瘀通脉；益气补肺，化痰肃肺，通调水道；益气健脾，运化水湿；滋肾通关，气化利水。

处方：生晒参 20 g，麦冬 15 g，五味子 10 g，生黄芪 30 g，防己 15 g，茯苓皮 15 g，陈皮 15 g，益母草 15 g，毛冬青 15 g，生白芍 15 g，当归 15 g，紫苏子 10 g，葶苈子 10 g，牛蒡子 10 g，代赭石 10 g，山茱萸 15 g，知母 15 g，黄柏 15 g，肉桂 10 g。10 剂，水煎服。

二诊：2017 年 4 月 10 日。患者人禀春温升之气，自稳调节得助。药中益气救衰，升清降浊得此而加力，疗效显著，神气有兴，体倦有消，胸闷憋气轻微，咳嗽痰喘缓解，心悸偶发、水肿消退，已能安卧。腹胀已消，纳增，大便通调，小便畅通。此上、中、下焦功能改观，五行生态良性关系可见。此乃久病重症，症虽去，病未除，再予原方 10 剂，前方 5 剂每日 1 剂，后 5 剂隔日 1 剂，水煎服。

慢性心衰，合并失眠

宋某，女，76 岁，包头市人。

初诊：2017 年 6 月 4 日。患者心悸怔忡，胸闷憋气，心慌气短，常太息自救，烦躁失眠。饮食偏少，双下肢浮肿，大便可，小便少。舌暗红、苔白，脉代（数而多止）。

辨治：心气虚衰夹瘀，失主血脉；心阴亦虚，阳不平秘，失主神志；脾气亏虚，失主运化水湿。况主不明则十二官危，肺失通调水道，肝失疏泄，水肿由生。拟用益气救衰，化瘀通脉；养阴潜阳，宁心安神；兼补肺气，通调水道；益气健脾，以主运化。

处方：生晒参 15 g，麦冬 15 g，五味子 10 g，生黄芪 20 g，防己 15 g，茯苓 15 g，炒酸枣仁 15 g，生龙骨 30 g，生牡蛎 30 g，炙甘草 10 g，生地黄 15 g，玉竹 15 g，丹参 15 g，当归 15 g，生白芍 15 g，毛冬青 10 g，红花 10 g，益母草 20 g，泽兰 15 g，琥珀冲 6 g，猪苓 15 g。10 剂，水煎服。

二诊：2017 年 6 月 16 日。患者心悸怔忡得解，胸闷憋气轻微，心慌呼吸转较平稳。神情已静，睡眠较好，已达 6 小时，水肿消退。饮食转常，二便通调。舌暗红有减、苔薄白，脉略数无代。此所速效者，恰切病机，整体治疗。再予原方 10 剂，前 5

剂每日 1 剂，后 5 剂隔日 1 剂，水煎服。

心肺功能不全

李某，女，71 岁，包头市人。

初诊：2016 年 4 月 7 日。患者形神倦怠，胸闷憋气，喘息，咳痰白沫较多，不能平卧，浮肿，面及下肢较重。腹胀，饮食减少，尿少，大便可。唇舌暗红、苔白厚，脉虚沉。

辨治：心气虚衰夹瘀，失主血脉；肺气虚衰夹有痰阻，失主呼吸；脾虚夹有气滞，失主运化。拟用整体治疗，各司其属。拟用大补心气，化瘀通脉；补肺化痰，以主气、通调水道；益气健脾行滞，以主运化水湿。

处方：生晒参 20 g，麦冬 15 g，五味子 10 g，生黄芪 30 g，防己 15 g，茯苓 15 g，当归 15 g，丹参 15 g，生白芍 15 g，毛冬青 10 g，益母草 20 g，猪苓 15 g，泽泻 10 g，五加皮 15 g，炙麻黄 10 g，杏仁 10 g，葶苈子 10 g，紫菀 10 g，枇杷叶 15 g，皂角刺 8 g。8 剂，水煎服。

二诊：2016 年 4 月 17 日。患者形神倦怠好转，胸闷憋气轻微，呼吸较为通利，痰少色白，已能平卧，浮肿基本消退。腹胀已消。饮食增加，二便通畅。唇舌暗红已减、苔薄白，脉虚沉势起。整体治疗，已收全效，治切病机。再予原方 8 剂，前 4 剂每日 1 剂，后 4 剂隔日 1 剂，水煎服。

心肺功能不全，合并前列腺增生

孙某，男，88 岁，鄂尔多斯市东胜区人。

初诊：2017 年 9 月 3 日。患者面色萎黄，神疲身倦，胸闷憋气，咳痰喘息，稀白痰较多，睡不得平卧，动则喘重。饮食减少，大便秘，小便不利，排尿困难，甚至点滴，亦频亦急，排尿难尽，小腹胀。舌暗红、苔白厚，脉沉细。

辨治：年事已高，脏腑组织、血脉老化，自稳调节亦差，此则心气衰血虚夹瘀，失主血脉；肺气虚衰，痰饮阻塞气道；脾虚失于运化，肾虚夹瘀，精隧阻滞，障碍尿路，失于主水、气化。拟用益气养血补心，化瘀通脉；益气补肺，化痰利气；益气健脾，补肾化瘀，通精隧利水道。

处方：红参 20 g，生黄芪 20 g，当归 15 g，丹参 15 g，白芍 15 g，防己 10 g，茯苓 15 g，桂枝 10 g，炙甘草 10 g，紫苏子 10 g，杏仁 10 g，葶苈子 10 g，陈皮 10 g，淫羊藿 10 g，怀牛膝 15 g，桃仁 10 g，牵牛子 10 g，益母草 20 g，泽兰 15 g，猪苓 15 g，泽泻 15 g，冬葵子 15 g，车前子 10 g，椒目 10 g，路路通 10 g。8 剂，水煎服。

二诊：2017 年 9 月 12 日。患者神气有兴，倦怠好转，胸闷憋气轻微，痰饮大减、少量易吐有力，呼吸较为通利，其喘基本平息，睡能平卧。饮食增加，大便通畅，小便有所好转，但仍费力，断流，尿后不尽。继用原方 8 剂，水煎服。

三诊：2017 年 9 月 20 日。患者诸症基本平复，唯小便较前好转，小便次数减少，夜尿由四五次减为两次，每次排尿增多，流量较前亦快，但仍有断流，尿后不尽。特拟下方补肝疏泄，补肾化瘀，通精隧、利水道。

处方：当归 15 g，生赤芍 15 g，生白芍 15 g，川芎 15 g，茯苓 15 g，猪苓 15 g，泽泻 15 g，肉苁蓉 15 g，怀牛膝 30 g，桃仁 10 g，牵牛子 15 g，郁李仁 10 g，益母草 20 g，泽兰 15 g，冬葵子 15 g，桃胶 10 g，皂角刺 10 g。6 剂，水煎服。

四诊：2017 年 9 月 28 日。患者排尿比较通畅，已无断流，排尿次数能控，夜尿仅一两次，比较省力，偶有不尽。继用上方 6 剂，隔日 1 剂，水煎服。

冠心病、频发早搏，合并尿频

马某，女，85 岁，包头市人。

初诊：2018 年 5 月 8 日。患者面色萎黄，神疲乏力，心前区闷痛，频发心动悸（频发早搏），多汗畏凉，手足不温。脘胀纳少，大便不爽，小便不利，尿频不舒。舌暗、苔白厚，脉沉细结（慢有中止）。

辨治：心气血虚衰夹瘀，失主神、脉；脾气亏虚，失于运化；肾虚，气化不利。拟用大补气血，化瘀通脉；益气健脾，运化中州；滋肾通关，气化利水。

处方：生晒参 15 g，苏木 10 g，当归 15 g，生白芍 15 g，丹参 15 g，毛冬青 15 g，生黄芪 20 g，防己 15 g，茯苓 15 g，白术 10 g，焦槟榔 15 g，焦三仙各 10 g，知母 15 g，黄柏 15 g，肉桂 10 g，怀牛膝 15 g，猪苓 15 g，泽泻 10 g，冬葵子 15 g，车前子 15 g，桑螵蛸 10 g。8 剂，水煎服。

二诊：2018 年 5 月 8 日。患者神气有所兴，体力有所变，心前区闷痛轻微，偶发心动悸，偶有间歇，汗少，已不畏凉，手足已温。腹胀已缓，饮食有增，二便通畅。舌暗有减、苔已薄白，脉沉细。亦有起色。此整体治疗，各司其属，但法相通，药协从，又浑然一体，相得益彰。原方再予 8 剂，前 4 剂每日 1 剂，后 4 剂隔日 1 剂，水煎服。

冠心病

张某，男，68 岁，包头市人。

初诊：2017 年 3 月 27 日。患者神情易急，而善太息，心前区闷痛憋气，常发心绞痛，发作时心悸，汗出，呼吸困难，并向后背放射，含速效救心丸得解，一两日发作一次。饮食可，大便畅，小便微有不利，尿后不尽。舌暗红，舌下静脉紫、苔薄白，脉弦数，偶有间歇。

辨治：心气亏虚夹瘀，失主血脉，不通则闷憋、则痛；肝郁（瘀）失于疏泄，气滞血瘀。拟用大补心气，化瘀通脉；理气活血，助肝疏泄。辅以补肾，通利水道。

处方：生晒参 20 g，麦冬 15 g，五味子 10 g，当归 15 g，丹参 30 g，三七粉^{冲}8 g，毛冬青 15 g，桃仁 10 g，瓜蒌 15 g，郁金 15 g，红花 10 g，山茱萸 15 g，威灵仙 15 g，怀牛膝 15 g，冬葵子 15 g，车前子 10 g，路路通 10 g。10 剂，水煎服。

二诊：2017 年 7 月 17 日。患者上次服药 7 剂，诸症消失，至今 3 个月心绞痛未发作，今觉心前区痛，憋气不舒，特来再治。继用前方调治，予 12 剂，水煎服。服 6 剂，诸症皆无，继服 6 剂，而安。

心肌炎，合并咽炎

乔某，女，30 岁，包头市人。

初诊：2008 年 8 月 22 日。患者胸闷憋气，心慌气短，运动加重，心悸失眠，咽红痛。饮食尚可，大便微干。舌红、苔白，脉结代。

辨治：热邪郁瘀咽、心，有碍生机；心肺气阴两虚，心之神、脉失主，肺之咽红疼痛；复加肝失疏泄，五行生态有变，诸症丛生。拟用补泻兼施，益气养阴，清心利咽，解毒清热通脉，佐以疏肝以助心、肺。

处方：西洋参 15 g，麦冬 15 g，五味子 10 g，瓜蒌 15 g，郁金 10 g，葶苈子 10 g，苦参 10 g，玉竹 15 g，丹参 30 g，三七 10 g，锦灯笼 10 g，金银花 15 g，木蝴蝶 10 g，炒酸枣仁 30 g，生龙骨 30 g，生牡蛎 30 g，琥珀 8 g，旋覆花 10 g，茜草 15 g，合欢皮 15 g。8 剂，水煎服。

二诊：2008 年 8 月 31 日。患者胸闷憋气、心慌气短缓解，心动悸偶发，睡眠转安，咽红已减不痛。饮食亦好，大便畅通，小便利。舌红亦减、苔白亦薄，其脉略数偶代。效不更方，再予原方 6 剂。

三诊：2008 年 9 月 6 日。患者诸症基本平复，胸无憋闷，心慌心悸消失，睡眠安好，活动自如，咽红亦失。舌、脉平复。虑症虽去，心肌炎病易反复，再予原方 4 剂，为极细末，每日 3 次，每次 15 g，沸水冲，待温服。

心肌炎，合并失眠、咽炎

代某，男，19 岁，包头市人。

初诊：2016年11月9日。患者心悸，心慌气短，失眠，咽红干痛不利。胃脘胀，纳少，大便不爽，小便黄。舌红、苔白，脉细数兼代。

辨治：心虚热瘀，脉、神失主。痰热郁咽，胃有食热痞结，传导不利。拟用补心清热活血，养心安神，清肺利咽化痰，理气清胃消导。

处方：生晒参15g，麦冬15g，五味子10g，炙甘草15g，生地黄15g，丹参15g，银杏叶10g，炒酸枣仁15g，生龙骨20g，生牡蛎20g，琥珀8g，远志10g，合欢皮15g，瓜蒌15g，黄连10g，焦三仙各10g，金银花15g，牛蒡子10g，知母15g，玄参15g，浙贝母10g。5剂，水煎服。

二诊：2016年11月15日。心悸消失，睡眠亦安，心慌气短缓解。胃脘已舒，饮食有增，咽红有减，咽痛已消，二便通利。舌红有减、苔白薄，脉细数无代，治切病机，再予原方5剂。

三诊：2016年11月20日。诸症基本平复，唯心肌炎病，症虽去，病难除，尚需继调，改用下方调理。

处方：生晒参15g，麦冬15g，五味子10g，炙甘草15g，生地黄15g，丹参15g，银杏叶10g，苦参6g，合欢皮10g。8剂，隔日1剂，水煎服。

冠心病心肌缺血，合并失眠、慢性胃炎、反流性食管炎

王某，女，72岁，包头市人。

初诊：2017年3月25日。患者胸闷憋气，时发心绞痛，失眠心烦。心下痞满，嗳气反酸至咽，饮食减少，大便不畅，小便利。舌暗红、苔白腻，脉弦细。

辨治：心虚血瘀，心络不通，失主血脉。湿热食阻，脾虚运化失司。肝气犯胃，气逆冲上。拟用益气补心，化瘀通脉；清热化湿，健脾导滞；养心安神，平肝镇逆。

处方：生晒参15g，麦冬10g，五味子10g，丹参20g，银杏叶15g，当归15g，生白芍15g，合欢皮15g，瓜蒌15g，黄连10g，半夏10g，焦槟榔15g，焦三仙各10g，旋覆花10g，代赭石12g，陈皮10g，炒酸枣仁15g，生龙骨20g，生牡蛎20g，降香10g。8剂，水煎服。

二诊：2017年4月3日。患者憋气轻微，心绞痛近3日未作。心下痞满顿减，嗳气反酸基本平复，睡眠已安。饮食增加，二便通畅。舌暗红已减、苔薄白，脉弦细之势有缓。心火、中土治得所宜，有欲平之势。再予原方8剂，隔日1剂，水煎服。

冠心病，合并肺淋巴多个小结节

高某，男，65岁，包头市人。

初诊：2017 年 5 月 11 日。患者身倦乏力，胸闷憋气，常发心绞痛，含速效救心丸缓解。咽中有痰，亦常有咳痰，痰白稠。饮食可，二便尚正常。舌暗红、苔白，脉弦细。

辨治：痰热瘀滞脉道，心虚不主血脉；痰热阻结于肺，以生结节。拟用补心通脉，清热化痰，散结软坚。

处方：生晒参 20 g，麦冬 15 g，五味子 10 g，当归 15 g，丹参 15 g，三七粉^{冲服}6 g，毛冬青 15 g，生白芍 15 g，炙甘草 10 g，瓜蒌 15 g，葶苈子 10 g，玄参 15 g，浙贝母 15 g，生牡蛎 20 g，生薏苡仁 15 g，败酱草 15 g，半枝莲 15 g，红景天 10 g，猫爪草 15 g，八月札 10 g。10 剂，水煎服。

二诊：2017 年 5 月 22 日。患者身倦乏力好转，胸闷憋气轻微，咽、肺中痰减，其咳欲平，心绞痛连日未作。舌暗红变浅、苔薄白，脉弦细之势有缓。治已见成效，原方再予 5 剂。

三诊：2017 年 5 月 28 日。诸症基本平复，肺复查结节有减无增。再予原方 5 剂，共为极细面，每日 2 次，每次 20 g，沸水冲，温服。服此药 3 月余复查，肺中结节未见。

阵发性心动过速

要某，男，33 岁，包头市人。

初诊：2017 年 2 月 27 日。患者近半年来患阵发心动过速，脉搏 130 次/分以上，1 日数发，每发 1 小时以上，发时心慌气短，胸闷憋气，时有胸痛。心烦少寐，口苦舌干，喜凉饮，大便微干，小便黄。舌红、苔少，脉细数。

辨治：心阴虚火旺，阴虚不与阳秘，失主神、脉。拟用清热宁心，镇阳秘阴以使心主神、脉。

处方：生地黄 15 g，玄参 15 g，山茱萸 15 g，阿胶^{烊化}10 g，生白芍 15 g，炙甘草 15 g，炒酸枣仁 20 g，生龙骨 30 g，生牡蛎 30 g，磁石 15 g，首乌藤 15 g，苦参 10 g，胆南星 10 g，浮小麦 15 g，太子参 15 g，麦冬 15 g，五味子 10 g。10 剂，水煎服。

二诊：2018 年 8 月 2 日。患者自述，服上药后 1 年来病症全无，心、神安好，近日旧病复发。问病同前，再予原方 10 剂。

三诊：2018 年 8 月 15 日。患者病症基本平复。再予原方 5 剂，隔日 1 剂，期其药长效远。

左束枝导阻滞

吕某，男，66 岁，包头市人。

初诊：2017 年 12 月 8 日。患者左侧胸背部闷痛憋气，呈持续状，善太息，偶发心动悸。亦有胁胀，心下痞，饮食减少，大便不爽，小便自利。舌暗红、苔白厚，脉弦，有结代。

辨治：心气虚，夹有瘀滞，失主血脉。脾虚失于运化，胃实失于传导。肝郁络阻，失于疏泄，乃致心火、中土、肝木生态有异，诸症生焉。拟用益气养心，化瘀通滞；舒郁活络，以助疏泄；益气健脾，泻胃传导。

处方：生晒参 15 g，麦冬 15 g，五味子 10 g，苏木 15 g，当归 15 g，丹参 15 g，白芍 15 g，炙甘草 10 g，三七粉[冲]6 g，银杏叶 15 g，瓜蒌 15 g，郁金 15 g，川楝子 15 g，延胡索 15 g，旋覆花 10 g，丝瓜络 10 g，合欢皮 15 g，黄连 10 g，半夏 10 g，焦三仙各 10 g，降香 10 g。8 剂，水煎服，日 1 剂。

二诊：2017 年 12 月 18 日。患者服上 5 剂，即见殊功，现左侧胸背部闷痛憋气不显，胁胀亦去，偶发心动悸已除。心下痞亦减，饮食有增，二便通调。舌暗有减、苔转薄白，其脉弦势缓，也无结代。此乃体内心火、肝木、中土五行生态恢复有望，继服前方 6 剂，隔日 1 剂，水煎服。

慢性心力衰竭

王某，男，88 岁，包头市人。

初诊：2018 年 9 月 28 日。患者慢性心力衰竭，住院治疗半月未见明显疗效，精神萎靡，痛苦面容，面浮水肿，心动悸，呼吸困难，动则喘息，不能平卧。脘腹胀满，饮食少进，双下肢水肿，手足逆冷，大便少且稀，小便短少。舌淡紫、苔白，脉沉细代。

辨治：心气大衰，夹有血瘀，失主神、脉，且火不生土；脾气大虚，失主运化、统血，且土失生木、培金；肺气太虚，失主呼吸、治节、朝百脉；肾阳虚衰，失于温煦、气化、主水、通关。体内五行生态异常，诸症由生。拟用补心救衰，活血通脉；益气健脾，帅血运化；补肺益气，主呼吸、朝百脉；补肾壮阳，主水通关。总使五行生态恢复，生命不息。

处方：红参 20 g，苏木 15 g，麦冬 10 g，五味子 10 g，生黄芪 30 g，汉防己 15 g，毛冬青 15 g，茯苓 20 g，丹参 15 g，猪苓 15 g，白术 15 g，桂枝 15 g，泽泻 15 g，五加皮 15 g，淫羊藿 20 g，沉香[后下]10 g。8 剂，日 1 剂，水煎服。

二诊：2018 年 10 月 9 日。患者精神开始振作，面部水肿大减，面容显露本色，心动悸偶作，呼吸好转，胸闷憋气轻多。脘腹胀满缓解，食欲始兴，饮食有加，双下肿消，手足转温，大便较为正常，小便增多。舌淡紫改观、苔薄白，其脉沉细代缓。治收显效，继服前方 8 剂，服法同前。

三诊：2018 年 10 月 21 日。患者精神振作，表情复常，面浮已去，面肿已消，呼吸平稳，心动悸已平。脘腹胀满复常，饮食恢复，水肿全消，二便亦调。舌转淡红、苔薄白，脉沉细势起，沉代已无。病症欲除，身体即将恢复，再予原方 8 剂，隔日 1 剂，水煎服。

2020 年 10 月 10 日，患者女儿看病来告知，其父健在，身体亦好。

大动脉粥样硬化易损斑块症

李某，男，41 岁，包头市人。

初诊：2015 年 12 月 28 日。患者阵发性胸闷憋气，呼吸气短，心动悸，面色㿠白，冷汗出，手足逆冷，两三日发作一次，作后神疲乏力，心悸易恐，失眠。饮食亦少，腹微胀，大便不实，小便清利，在京确诊为粥样硬化易损斑块症，反复发作半年余不解。舌淡边有紫点、苔白厚，脉沉细。

辨治：此为疑难病。心阳衰虚，失主神脉；脾气亦虚，失于运化，裹血，统血；心虚夹瘀，心主血脉，而阳不秘，精神不治。拟用益气扶阳，救逆化瘀；养心通脉，安神潜阳；健脾运化，行气理滞。

处方：红参 20 g，麦冬 15 g，五味子 10 g，苏木 15 g，当归 15 g，丹参 20 g，毛冬青 15 g，干姜 10 g，肉桂 10 g，炙黄芪 15 g，枳实 10 g，白术 10 g，炒酸枣仁 15 g，生龙骨 30 g，生牡蛎 30 g，水蛭粉[冲] 5 g。6 剂，水煎服，日 1 剂。

二诊：2016 年 1 月 7 日。患者近周未见发作，胸闷憋气轻微，神疲乏力已减，偶有心悸，睡眠较好。饮食始加，手足转温，二便亦调。舌淡红，舌边瘀点始消，其脉沉细势起。继用上方调治，10 剂，前 5 剂每日 1 剂，后 5 剂隔日 1 剂，水煎服。

三诊：2010 年 3 月 18 日。患者服上药后近两月诸症皆平，已经上班，近 1 周因劳累旧病复发 2 次，发时同前，缓解后仍有胸闷憋气，神疲乏力，偶发心悸动，心烦失眠。饮食尚可，大便微干，小便黄。舌偏红、有瘀色，脉虚数。拟用益气养阴强心，活血通脉，健脾运化，兼以凉血清热。改服下方。

处方：生晒参 10 g，玄参 15 g，麦冬 10 g，当归 12 g，阿胶 10 g，丹参 10 g，毛冬青 50 g，炙甘草 10 g，桂枝 10 g，檀香 10 g，金银花 15 g，绿豆 30 g，槐米 30 g。每月 10 剂，3 日 1 剂，每剂水煎后分为 6 份，每次服用 1 份，每日服用 2 次。

配用：迈之灵，口服，每日 2 次，每次 1 片。

用上方法调治月半而痊，观察 3 年未复发。

四

肺系病及其合并病证案

慢性气管炎，过敏性哮喘

赵某，男，30岁，赤峰市宁城县人。

初诊：2001年5月6日。患者咽干、哮喘日久，痰黄白相兼，不时痰鸣，每闻异味喘重，常在夏季发作，始发鼻流清涕，痰多而咳，甚至喘息，反复发作多年。此次喘息尤重，虽服脱敏药不解。饮食可，大便干，小便黄。舌红、苔白厚，脉数实。

辨治：肺主气，司呼吸，上通鼻、咽，而为气道。今痰热郁阻肺系，气道不利，咳、喘由生。邪与正气不两立，一胜则一负，痰热邪气壅盛，以致肺气亦虚。拟用清肺利咽、化痰利气、止咳平喘，兼益肺气。

处方：炙麻黄10 g，杏仁12 g，知母15 g，川贝母10 g，金银花15 g，败酱草15 g，地龙10 g，生白芍20 g，生甘草10 g，紫苏子10 g，莱菔子10 g，葶苈子10 g，紫菀10 g，锦灯笼10 g，牛蒡子10 g，射干10 g，海浮石20 g，皂角刺8 g，太子参20 g，麦冬15 g，桔梗10 g。8剂，水煎服

二诊：2001年5月15日。痰少喘平，喉中无痰鸣，呼吸较利，微有气短。饮食较好，大便调畅不干，小便利。舌红已减、苔薄白，脉略数。此所速效者，年龄方盛，有自稳调节之基础，复加治切病机。原方再予6剂，前3剂每日1剂，后3剂隔日1剂，水煎服。

慢性鼻炎，咽炎

王某，男，38岁，赤峰市宁城县人。

初诊：2001年6月13日。患者鼻流浊涕，常塞不通，咽干痛红肿。喜凉饮，饮食可，大便微干，小便黄。舌红、苔微黄，脉数。

辨治：阴液亏虚不能濡养则咽干，热郁则红肿，壅热生腐化浊则流浊涕。拟用养阴、清热解毒、通窍利咽。

处方：知母15 g，天花粉20 g，生地黄15 g，山茱萸15 g，黄柏15 g，沙参12 g，

当归 12 g，赤芍 15 g，败酱草 15 g，草河车 15 g，冬凌草 15 g，紫草 15 g，土茯苓 15 g，苍耳子 10 g。6 剂，水煎服。

二诊：2001 年 6 月 22 日。患者黄涕已少，鼻气亦通，咽干已微，红肿已减，不痛。大便通调，小便已常。舌红已减、苔转薄白，脉数势缓。年龄方盛，有自稳调节之基，只要用药能切病机，疗效自然可观。再予原方 6 剂，每日 1 剂，水煎服。

咳喘

岳某，男，12 岁，赤峰市宁城县人。

初诊：2001 年 6 月 24 日。患者咳喘 2 个月，吐痰黄白相间，胸闷憋气，时有喘鸣，夜重昼轻。饮多食少，大便干，小便利。舌红、苔白厚，脉数。

辨治：痰热壅滞于肺，气道不利，肺失主气；肺与大肠相表里，移热大肠，大便干秘。拟用清肺化痰，止咳利气平喘，通导大肠。正与邪气不两立，一胜则一负，佐补肺气。

处方：炙麻黄 10 g，杏仁 10 g，知母 10 g，川贝母 10 g，桑白皮 15 g，地骨皮 15 g，地龙 10 g，生白芍 15 g，炙麻黄 10 g，射干 10 g，海浮石 12 g，紫苏子 10 g，葶苈子 10 g，莱菔子 10 g，百部 10 g，前胡 10 g，桔梗 10 g，生晒参 10 g。8 剂，水煎服。

二诊：2001 年 6 月 30 日。患者咳嗽轻微，痰少色白，呼吸气利，痰鸣消失，大便通畅，饮食基本正常。小儿原本生机勃勃，邪易去，正易复，治若得法，速效亦然。继服前方 4 剂，水煎服。

慢性咽炎（梅核气），合并失眠、慢性胃炎

祝某，女，30 岁，赤峰市宁城县人。

初诊：2001 年 4 月 10 日。患者咽干红，喉中异物如球感，吞之不进，吐之不出，查之无。胸闷性急，失眠心烦。胃脘胀满，大便秘，小便利。舌红、苔白，脉弦数。

辨治：肺咽有郁热痰滞，肝有气郁不舒，心虚阳不内谧，心神失藏。胃热食气壅郁，失于传导。拟用清热化痰利咽，理气疏肝，养心镇静安神，清胃导滞。

处方：玫瑰花 10 g，绿萼梅 10 g，合欢皮 15 g，知母 20 g，金莲花 15 g，炒酸枣仁 30 g，生龙骨 30 g，生牡蛎 30 g，瓜蒌 15 g，黄连 10 g，槟榔 10 g，葶苈子 10 g，莱菔子 10 g，麦冬 15 g，生山楂 10 g。5 剂，水煎服。

二诊：2001 年 4 月 17 日。患者咽干已解，咽红已减，咽中异物感基本消失，胸闷轻微，烦除眠安。胃脘胀满顿消，二便通利。肺金、心火、肝木、中土渐平，体内五行生克生态渐平。再予原方 5 剂，前 3 剂每日 1 剂，后 2 剂隔日 1 剂，水煎服。此治所

奏全效速效者，法相通，药协从，相得而益彰。如此治梅核气，清肺利咽，疏肝解郁，养心安神，泻胃通降，法相通，药协从。

咳喘

刘某，男，6岁，赤峰市宁城县人。

初诊：2001年3月20日。患者咳嗽阵阵，已半年，咳后气短喘息，偶有痰鸣，白痰，用力能出，胸闷憋气。饮食有减，大便干，小便利。舌红、苔白，脉弦数。

辨治：小儿稚阴稚阳之体，易实易虚，正不胜邪，则邪盛久居于肺，热、痰郁壅，肺气不利。拟用清肺化痰，止咳平喘，佐益气养阴以扶正补土柔肝。

处方：知母12 g，川贝母10 g，地龙6 g，桑白皮10 g，紫苏子8 g，莱菔子10 g，葶苈子10 g，金银花10 g，鹅不食草12 g，前胡10 g，枇杷叶10 g，海浮石15 g，鹅管石10 g，射干10 g，太子参20 g，生白芍12 g，炙甘草10 g。4剂，水煎服。每剂煎250 mL，分3次温服。

二诊：2001年3月25日。患者白痰顿少，咳嗽欲平，胸闷憋气轻微，痰鸣已少，饮食有增，二便通利。舌红已减、苔转薄白，脉略数。再予原方4剂，水煎服。

三诊：诸症平复，再予原方4剂，隔日1剂，水煎服，以期药长效远。

咽炎

杜某，男，12岁，赤峰市宁城县人。

初诊：2001年4月5日。患者咽红肿，扁桃体肿大，左侧颈淋巴结多个肿大，触之痛、硬，但光滑、可移动。饮食可，二便调。舌红、苔白，脉弦数。

辨治：此病既有肺金火热郁瘀，又有肝胆火痰郁乘犯。拟用清肺利咽，泻木解郁，软坚散结。

处方：金银花12 g，金莲花12 g，锦灯笼10 g，青果10 g，木蝴蝶10 g，胖大海10 g，柴胡10 g，当归15 g，生白芍15 g，夏枯草15 g，玄参12 g，川贝母10 g，生牡蛎20 g，海藻10 g，僵蚕10 g。6剂，水煎服。

二诊：2001年4月12日。患者咽部红肿疼痛顿减，颈部淋巴结肿大消其大半，触之不痛。舌红大减、苔薄白，其脉弦数势缓。效不更方，再予6剂。

三诊：2001年4月19日。咽部红肿疼痛消退，颈部淋巴结平复。仅予玄参3 g，金银花3 g，金莲花3 g，川贝母3 g。4剂，水煎服，代茶饮，日1剂。

肺气肿、肺功能不全，合并慢性胃炎

杨某，男，60岁，赤峰市宁城县人。

初诊：2001 年 4 月 10 日。患者面色萎黄无华，神疲体倦，咳喘已久，昼轻夜重，动则加重，喉中痰鸣，咳嗽白沫痰较多。脘腹胀满，饮食减少，大便稀，不爽，小便利。舌淡胖、苔白厚，脉沉弱。

辨治：肺气太虚，失于主气，则排痰无力，而为储痰之器。脾气太虚，失于运化，而为生痰之源。脾虚胃实，气滞胃肠，虚实夹杂。拟用大补肺脾，化痰利气，温通理滞。

处方：生晒参 20 g，黄芪 30 g，茯苓 15 g，防己 15 g，紫苏子 10 g，陈皮 15 g，制半夏 10 g，麻黄根 15 g，射干 15 g，海浮石 30 g，地龙 15 g，干姜 10 g，皂角刺 10 g，大枣 3 枚，川贝母 10 g，五味子 10 g，枳实 10 g，厚朴 10 g，苍术 10 g，白术 10 g。6 剂，水煎服。

二诊：2001 年 4 月 18 日。患者精神振作，体倦好转，咳嗽已轻，仅有少量白痰，呼吸较利，痰鸣已失，仅活动时微觉气短。脘腹胀满基本已去，饮食增加，二便通利。舌胖已减、苔转薄白，其脉沉弱亦有起色。效不更方，再予原方 6 剂。

三诊：2002 年 10 月 6 日。患者经上次治疗后年余身体很好，咳喘消失，活动比较自由，饮食增加，吃、睡都比较好。近日感冒秋凉，咳嗽痰喘，脘腹胀满，饮食减少，大便不畅。查舌淡胖、边有齿痕、苔白厚，脉虚数。查原方麻黄根易麻黄 10 g，加杏仁 10 g，6 剂，水煎服。

咽炎、扁桃体炎、副鼻窦炎，合并颌下及颈淋巴结肿大

徐某，男，14 岁，赤峰市宁城县人。

初诊：2003 年 4 月 26 日。患者咽干红肿痛，扁桃体红肿，鼻塞，用力排出黄涕如脓，眉棱骨部疼痛，上午重。颌下及双颈侧淋巴结肿大，触之亦痛，头身不适。饮食减少，大便略干，小便黄。舌红、苔黄白相间，脉浮数。

辨治：肺系热毒壅瘀鼻、咽、扁桃体，肝胆之火上乘肺系并郁瘀颈部经络，结成瘰疬。拟用清肺解毒通鼻窍，清肝泻胆，软坚散结。

处方：鱼腥草 15 g，败酱草 15 g，土茯苓 15 g，金银花 15 g，草河车 15 g，苍耳子 15 g，金莲花 15 g，牛蒡子 10 g，僵蚕 10 g，赤芍 15 g，白芍 15 g，玄参 15 g，川贝母 10 g，生牡蛎 20 g，柴胡 10 g，黄芩 15 g，夏枯草 15 g，八月札 10 g，猫爪草 10 g。8 剂，水煎服。

二诊：2003 年 5 月 6 日。患者咽红色减，扁桃体红肿基本消退，咽部疼痛消失，鼻窍已通，排流多白少黄液，颈、颌下淋巴结消减。舌红已减、苔转薄白。热退邪散，再予原方 6 剂，前 3 剂每日 1 剂，后 3 剂隔日 1 剂，水煎服。医无太过，亦无不及，我

之用意。

咽炎，支气管炎

朱某，女，17 岁，赤峰市宁城县人。

初诊：2003 年 4 月 29 日。患者咽红干痛，胸闷气短，咳痰白黏为主不利，有时痰黄，略跑则喘。饮食偏少，大便略干，小便利。舌红、苔白厚，脉浮数。

辨治：痰热阻肺郁咽，气道失畅。邪与正气不两立，一胜则一负，凡有所郁，必然阻滞生机，肺气兼虚。拟用肃肺化痰，利咽主气，益脾运化。

处方：锦灯笼 15 g，金果榄 10 g，金莲花 15 g，知母 15 g，川贝母 10 g，桑白皮 15 g，地骨皮 15 g，地龙 10 g，葶苈子 10 g，莱菔子 10 g，射干 10 g，海浮石 15 g，百部 15 g，太子参 20 g，麦冬 10 g，五味子 6 g，桔梗 10 g，生甘草 10 g。6 剂，水煎服。

二诊：2003 年 5 月 7 日。患者咽红已减，干痛轻微，咳嗽已偶，痰少易出，呼吸比较通利，胸闷气短几失。饮食有增，二便通利。舌红已减、苔转薄白，其脉浮数势缓。此能速效者，正处青年，有体质自稳调节之基，治疗亦切病机，再予原方 4 剂。

肺纤维化炎症

董某，男，67 岁，天津市宁河区人。

初诊：2003 年 10 月 5 日。患者胸闷憋气，呼吸气短，咳吐较多黄痰、白痰，活动气短，没有好转之象，逐渐加重，近时口干不多饮，食欲略差、偏少，大便略干，小便利。舌红有瘀、苔白厚，脉弦数。

辨治：痰热壅瘀于肺，气道不利；肺气亏虚，亦失主气，虚实夹杂。拟用清肺化痰，化瘀利气；大补肺气，以司呼吸。

处方：银柴胡 10 g，桑白皮 30 g，地骨皮 20 g，知母 15 g，川贝母 15 g，地龙 15 g，生白芍 20 g，炙甘草 15 g，桔梗 10 g，葶苈子 10 g，射干 15 g，海浮石 20 g，桃仁 10 g，当归 15 g，前胡 10 g，生晒参 15 g，黄芪 20 g，冬瓜子 15 g。

上方加减调治，服药近百剂，基本愈，CT 复查证实。

喘证

刘某，男，72 岁，天津市宝坻区人。

初诊：2004 年 1 月 31 日。患者精神委顿，喘息抬肩，不能行走，白痰甚多，痰鸣阵阵，不能平卧。饮食进少，腰酸足冷，大便不爽，小便通利。舌淡、苔白厚，脉数弱。

辨治：痰饮壅滞肺系，肺气大虚已为储痰之器，阻塞气道，失于主气、司呼吸。兼有脾虚失于运化，而为生痰之源，久病及肾，亦失纳气。拟用大补肺气，化痰利气以主气；健脾运化以杜痰源；兼以补肾以纳气。

处方：炙麻黄10 g，杏仁10 g，紫苏子10 g，莱菔子10 g，葶苈子10 g，牛蒡子10 g，桃仁10 g，地龙15 g，党参30 g，黄芪30 g，陈皮15 g，茯苓20 g，半夏10 g，当归15 g，熟地黄10 g，山茱萸15 g，淫羊藿15 g，蛤蚧^{研，分冲}½对。6剂，水煎服。

二诊：2004年2月8日。患者神气已振，白痰顿消，痰鸣消失，呼吸已近平稳，略有些许气短。饮食大增，二便通利。舌淡增色、苔转薄白，其脉数弱亦有起势。体内肺金、中土、肾水五行生态大转，病势转愈指日可数。再予原方6剂，水煎服。

鼻炎，咽炎，支气管炎

王某，女，15岁，赤峰市宁城县人。

初诊：2004年3月21日。患者鼻炎、咽炎、支气管炎半月余，有增无减。鼻塞有黄涕，咽干痛红肿，胸闷，咳痰时黄时白。口干欲饮，食欲一般，大便微干，小便黄利。舌红、苔白干，脉浮数。

辨治：肺有痰热，壅郁鼻、咽，气道不利，鼻窍阻涩。拟用清肺化痰，通窍利咽。

处方：土茯苓15 g，败酱草15 g，鱼腥草15 g，金银花15 g，金荞麦15 g，牛蒡子10 g，金果榄10 g，木蝴蝶10 g，苍耳子10 g，紫苏叶10 g，知母12 g，川贝母10 g，射干10 g，海浮石15 g。4剂，水煎服。

二诊：2004年3月26日。鼻窍已通，涕少色白，咽红已减，微干不痛，胸闷轻微，咳减痰白。食欲一般，二便通利。舌红已减、苔转薄白，其脉浮数势缓。患者青春，有自稳调节之基，治亦切病机，速愈在望，继服原方4剂。

咽炎，扁桃体炎，支气管炎，合并心肌炎

白某，女，7岁，赤峰市宁城县人。

初诊：2004年3月26日。患者咽干痛色红，扁桃体色红肿大，咳嗽白痰难出，胸闷憋气。频发心悸，活动加重，跑步加重。饮食略减，大便微干，小便黄。舌红、苔白，脉数时代。

辨治：肺有郁热痰阻，气道不利，热痰鼻、咽，有碍于心，失主血脉。凡有所瘀（郁），阻滞生机，况又年少，肺气未全。拟用清肺化痰，通气利咽，兼补心肺，畅通血脉。

处方：知母 10 g，川贝母 10 g，桑白皮 12 g，地骨皮 10 g，葶苈子 10 g，牛蒡子 10 g，锦灯笼 10 g，地龙 10 g，木蝴蝶 5 g，射干 10 g，海浮石 15 g，桔梗 10 g，炙甘草 10 g，生地黄 10 g，太子参 20 g，麦冬 10 g，五味子 10 g，苦参 10 g，毛冬青 9g。8 剂，水煎服。

二诊：2004 年 4 月 6 日。患者咽部干痛消失，色红转淡，扁桃体肿大已减，色亦减淡，咳嗽轻微，痰少色白易出，胸闷憋气轻微，偶有心动悸。食欲一般，二便均调。舌淡红、苔薄白，脉略数，偶间歇。此肺心邪去未尽，正气欲复，再予原方 8 剂，前 4 剂每日 1 剂，后 4 剂隔日 1 剂，水煎服。

三诊：2005 年 9 月 4 日。患者经上次治疗后年余诸症平复，咽无不适，不咳，胸无憋气，亦无动季。近周来感冒，咽部不适，尚有轻微咳嗽、轻微气短，偶有心动悸，恐病复发，再予求治，查其咽微红，脉数偶有早搏。时为早秋，温燥气行，欲动肺心，仍宗原方化裁。

处方：太子参 15 g，麦冬 10 g，五味子 10 g，苦参 10 g，炙甘草 10 g，生地黄 10 g，毛冬青 8 g，桑白皮 10 g，地骨皮 10 g，知母 10 g，川贝母 10 g，锦灯笼 10 g，金果榄 10 g，桔梗 10 g，木蝴蝶 10 g。4 剂，水煎服。

四诊：2005 年 月 10 日。患者诸症基本平复，症易去，病难除，心肌炎尚得时日。予下方常服：西洋参 5 g，麦冬 5 g，五味子 5 g，苦参 5 g，蜜甘草 3 g，生地黄 5 g，锦灯笼 3 g，木蝴蝶 3 g。20 剂，前 10 剂日 1 剂，后 10 剂隔日 1 剂，水煎服。

上额窦炎，合并高血压、失眠

朱某，女，15 岁，赤峰市宁城县人。

初诊：2004 年 3 月 24 日。患者前额胀痛，牵及太阳，鼻流浊涕，两太阳穴亦胀痛。眠差，口苦咽干，头时晕，常失眠，心烦胸闷不舒。饮食可，二便尚调。舌红、苔薄黄，脉弦数。

辨治：此乃肺系毒热壅郁头额窦化浊外流，厥阴、胆热亦犯于头，阻滞气血。心虚阳不能入阴秘，精神不治。拟用清肺解毒，通鼻排浊；清肝泻胆，通经活络；养心镇阳，安神宁心。

处方：鱼腥草 15 g，败酱草 15 g，野菊花 15 g，黄芩 15 g，漏芦 10 g，白芷 10 g，全蝎粉^冲5 g，细辛 3 g，苍耳子 10 g，天麻 10 g，地龙 12 g，钩藤^{后下}20 g，川芎 15 g，赤芍 15 g，白芍 15 g，白蒺藜 20 g，炒酸枣仁 15 g，生龙骨 20 g，生牡蛎 20 g。8 剂，水煎服。

二诊：2004 年 4 月 12 日。患者前额及太阳穴胀痛得解，鼻流浊涕基本消除，口苦咽干、头晕消失，烦除眠安，不闷已舒。舌红已减、苔薄白，其脉弦数势缓，杂合以治。各司其属，各得所宜。再予原方4剂，隔日1剂，水煎服。

咳喘，合并慢性胃炎

张某，男，67岁，赤峰市宁城县人。

初诊：2004年4月1日。患者精神委顿，面色无华，咳喘多年，近期加重，痰饮壅盛，咳吐白痰，胸闷憋气，常有痰鸣，呼吸喘促。心下痞满，饮食减少，二便不畅。舌暗红、苔白腻，脉弦数。

辨治：肺气大虚，而为储痰之器，主气失司；脾虚胃实，而为生痰之源，失于运化。年过八八，脏器组织老化，自稳调节功能亦弱，升降有所不及，诸症生焉。拟用大补肺气，化痰利气，止咳平喘；补脾泻胃，辛开苦降。

处方：生晒参15 g，黄芪20 g，当归15 g，熟地黄15 g，知母15 g，川贝母10 g，桑白皮15 g，地龙15 g，紫苏子10 g，葶苈子10 g，莱菔子10 g，桃仁10 g，射干15 g，海浮石20 g，皂角刺10 g，黄连10 g，半夏10 g，陈皮10 g，枳壳15 g，苍术15 g，白术15 g。6剂，水煎服。

二诊：2004年4月25日。患者其喘已平，其痰顿减，微咳少量白痰，胸闷轻微有时。心下痞满消失，饮食有增，二便通调。舌暗亦减、苔薄白不腻，其脉弦数势缓。此方所能速效者，治切病机，补肺之虚，肃肺之实，主气以司呼吸；补脾之虚，泻胃之实，辛开苦降，以主运化。且借春温时气，升正气以发陈。再予原方6剂，前3剂每日1剂，后3剂隔日1剂，医无太过，亦无不及。

过敏性鼻炎、咽炎，合并带下病

董某，女，30岁，昆明市人。

初诊：2004年10月6日。患者鼻塞，流清涕不断过月，咽干痛亦红。带下色黄且多，小腹亦有不适。饮食尚可，大便如常，小便黄。舌红、苔白，脉浮数。

辨治：风热上犯鼻窍，郁于咽，下焦湿热邪毒蕴伤于带脉。拟用祛散风热，通窍利咽；清热解毒燥湿，除带。

处方：荆芥10 g，防风10 g，细辛4 g，金银花10 g，牛蒡子10 g，锦灯笼10 g，金果榄10 g，木蝴蝶5 g，苍耳子10 g，辛夷5 g，桔梗10 g，土茯苓20 g，败酱草20 g，鱼腥草15 g，干蝎粉4 g。4剂，水煎服。

二诊：2004年10月6日。患者服上药3剂时鼻通涕无，咽无干痛，带下量骤减，仅有少量白带，现诸症基本得控。继服前方3剂，隔日1剂，水煎服。

咳喘

赵某，男，50岁，赤峰市宁城县人。

初诊：2005年4月24日。患者久咳痰多，夜甚，胸闷微喘，吐稀沫痰不已。脘胀纳少，腰酸，手足不温，大便不实，小便清利。舌淡红、苔白，脉沉弱。

辨治：痰饮壅阻于肺，肺虚而为储痰之器，肺失主气，气道不利。脾虚失于运化，而为生痰之源。肾阳虚，腰府不足，亦失温煦手足。拟用温化痰饮，肃肺利气，补肺主气；健脾运化，温肾纳气。借春发陈之气，借体年事未高自稳调节功能未衰，以求速转。

处方：麻黄10 g，杏仁12 g，细辛3 g，法半夏10 g，干姜10 g，茯苓20 g，炙甘草10 g，紫苏子10 g，葶苈子10 g，莱菔子10 g，地龙15 g，射干15 g，海浮石30 g，生晒参15 g，当归15 g，胡桃仁15 g，淫羊藿15 g，熟地黄15 g，皂角刺10 g。6剂，水煎服。

二诊：2005年5月2日。患者服上药4剂后痰饮顿失，其咳亦微，气道较利。现胸闷得解，呼吸较为平稳，饮食有增，两足亦温。苔转薄白，其脉现弱势起。可知土能生金，治金救肺，肾能温煦，五行生态恢复有望，再予原方6剂，隔日1剂，方中泻中有补，燥中有润，医无过度，亦防不及。

咳喘

刘某，男，6岁，天津市宁河区人。

初诊：2005年11月24日。患者咳喘反复发作，近日较重，呼吸困难，喉中有水鸣声，咳痰不利，时黄时白。精神委顿，饮食偏少，大便不畅，小便自利。舌红、苔白，脉弦数。

辨治：小儿体质未充，正气有虚，秉冬寒之气犯肺，外寒内包痰热，气道不利，肺失主气。拟用宣肺化痰，清热止咳平喘，亦益肺主气，以司呼吸。

处方：炙麻黄8 g，杏仁10 g，川贝母10 g，金银花10 g，冬凌草8 g，桑白皮8 g，紫苏子6g，葶苈子5 g，莱菔子5 g，前胡10 g，炙枇杷叶5 g，地龙10 g，生晒参10 g，麦冬5 g，五味子5 g，桔梗5 g，甘草5 g。6剂，水煎服。

二诊：2005年12月2日。患者咳喘欲平，痰鸣消失，微咳少量白痰。精神已振，饮食始增，二便通利。舌红已减、苔薄白，其脉弦数势缓。小儿体质生机昂然，易虚易实，此泻实补虚，恢复也速。再予原方3剂，水煎服。

咽炎

白某，男，53岁，天津市宝坻区人。

初诊：2005年12月10日。患者咽部干红，声音嘶哑2月余。喜凉饮，食可，大便微干，小便黄。舌红、苔薄黄，脉浮数。

辨治：肺有郁热伤阴，上映于咽，下映于大肠。拟用清肺养阴，利咽通便。

处方：金银花15g，板蓝根20g，牛蒡子10g，金果榄10g，锦灯笼10g，木蝴蝶10g，蝉蜕^{后下}10g，知母20g，川贝母10g，玄参15g，麦冬15g，桔梗10g，生甘草10g，薄荷^{后下}10g。

服此方12剂愈。据其说另一人病类同，服此1周愈。

喘息性支气管炎，合并慢性胃炎

张某，男，56岁，赤峰市宁城县人。

初诊：2006年3月22日。患者咳嗽痰喘，白痰较多，呼吸带喘，喉中痰鸣，胸闷憋气。心下痞满，饮食减少，大便迟，不干，2~3日1行，小便利。舌偏红、苔白厚，脉略数。

辨治：痰湿壅阻于肺，气道不利。凡有所郁必然阻碍生机，肺气亦虚，失于主气。脾虚胃实，湿热中阻，运化传导不利。拟用宣肺化痰，利气平喘，兼益肺气，以主气司呼吸；健脾通胃，辛开苦降。

处方：炙麻黄10g，知母15g，川贝母10g，紫苏子10g，葶苈子10g，莱菔子10g，桑白皮15g，紫菀10g，冬花10g，射干15g，海浮石20g，前胡15g，炙枇杷叶10g，细辛3g，生晒参15g，当归15g，瓜蒌15g，黄连10g，半夏10g，枳实15g，白术15g。4剂，水煎服。

二诊：2006年3月28日。患者咳痰大减，痰鸣已无，胸闷憋气轻微。心下痞满消失，饮食有增，二便畅通。舌红有减、苔白亦轻，脉数势缓。肺金将欲清肃，中土运化欲平，原方继服4剂。

三诊：2006年4月2日。患者呼吸较为平稳，仅在晨起咳嗽几声。饮食复常，二便调畅。舌苔复常，其脉亦平，再用2剂为散，每次30g，水煎服，日2次。

咳喘

刘某，男，38岁，赤峰市宁城县人。

初诊：2007年4月4日。患者面色无华，精神不振，久嗽不已，晨起咳三五口黄痰，余时白沫，胸闷憋气，时有痰鸣带喘。饮、食均少，喜温恶冷，大便稀，小便少。舌淡、苔白厚，脉虚数。

辨治：痰饮阻肺，气道不利，肺气亦虚，失于主气，反为贮痰之器。脾气虚，运化不及，土不生金，成为生痰之源。五行之中金、土生态之变，诸症生焉。拟用温化痰饮，补肺利气，健脾益气运化，以杜痰源。

处方：炙麻黄 12 g，杏仁 10 g，干姜 10 g，茯苓 30 g，陈皮 10 g，五味子 10 g，细辛 3 g，紫苏子 10 g，葶苈子 10 g，地龙 15 g，川贝母 10 g，桃仁 10 g，射干 15 g，海浮石 30 g，皂角刺 10 g，紫菀 10 g，党参 20 g，黄芪 40 g，柴胡 10 g，桔梗 10 g，蜜甘草 10 g。6 剂，水煎服。

二诊：2007 年 4 月 4 日。患者服药 4 剂后，痰饮顿失，咳嗽轻微，呼吸较利，痰鸣已失。现精神始振，饮食亦增，二便正常，微有胸闷。舌转淡红、苔薄白，脉略数。虚则补之，病痰饮者当以温药和之，始见应验。再予原方 6 剂，前 3 剂每日 1 剂，后 3 剂隔日 1 剂，水煎服。

慢性支气管炎，肺气肿咳喘

刘某，女，64 岁，赤峰市宁城县人。

初诊：2007 年 3 月 28 日。患者久咳痰喘 3 年，每春秋甚，近日咳喘均重，咳吐大口白痰带沫，痰鸣，呼吸较为困难，甚至张口抬肩，夜常端坐。口干不欲饮，食少，二便均减。舌淡、苔白厚，脉虚数。

辨治：痰饮阻滞气道，肺虚而为储痰之器，失于主气。脾虚气虚血弱，运化不足，失主生金，又为生痰之源。肺金、中土五行生态失常，诸症生焉。拟用化痰利气，补肺主气；益气养血，健脾运化。

处方：炙麻黄 10 g，杏仁 12 g，知母 15 g，浙贝母 15 g，紫苏子 10 g，莱菔子 10 g，葶苈子 10 g，地龙 15 g，生白芍 20 g，蜜甘草 10 g，陈皮 15 g，茯苓 20 g，半夏 10 g，射干 15 g，海浮石 30 g，皂角刺 10 g，生晒参 20 g，黄芪 30 g，当归 15 g。8 剂，水煎服。

二诊：2007 年 4 月 9 日。患者咳喘好其过半，痰饮已微，仅有少量白痰，喘亦大好，略有气短胸闷，无需张口抬肩，夜能平卧。饮食大增，二便调畅，舌淡红、苔薄白，其脉虚数转见缓和。此方虚得补，实得泻，温燥与柔润相济，相得益彰，再予原方 8 剂，前 4 剂每日 1 剂，后 4 剂隔日 1 剂，水煎服。

三诊：2009 年 4 月 1 日。患者自述经上次治疗后 2 年来身体比较好，不咳不喘，饮食如常，活动比较正常，近周来外受风寒感冒旧病又复发，咳痰较多色白，胸闷气短，不思饮食，量有所减。查外症已无，舌淡红、苔白，脉浮数。治疗继用原方 5 剂，和调之。

鼻窦炎，合并头痛

尹某，男，14 岁，赤峰市宁城县人。

初诊：2007 年 4 月 21 日。患者鼻塞，有黄浊涕，前额头痛较重，眉棱骨处尤显，目下承泣穴处有明显压痛，牵及两太阳穴处，咽干。饮食尚可，大便调，小便黄。舌红、苔白，脉弦数。

辨治：肺系郁火壅滞鼻、咽，热化腐浊，肝胆郁热上犯于头。拟用清肺通鼻，解毒清泻肝胆。

处方：金银花 15 g，败酱草 15 g，草河车 10 g，知母 10 g，浙贝母 10 g，牛蒡子 10 g，苍耳子 10 g，白芷 10 g，野菊花 20 g，全蝎 6 g，制天南星 10 g，天麻 10 g，地龙 10 g，川芎 15 g，赤芍 15 g，白芍 15 g，白蒺藜 10 g，决明子 10 g。4 剂，水煎服。

二诊：2007 年 4 月 26 日。患者鼻窍始通，浊涕转白，前额、眉棱骨痛已轻，太阳穴处痛消失。治已见效，再予 4 剂。

三诊：鼻通涕清无味，咽干已愈，头痛基本平复。舌红已减、苔转薄白，脉弦数势缓。年方 14 岁，生机昂然之体，有自稳调节之基，速愈必然。再予原方 4 剂，隔日 1 剂，水煎服。寄期彻底治愈，不留后患。

肺心功能不全

郝某，女，76 岁，包头市人。

初诊：2007 年 8 月 3 日。患者咳嗽痰鸣多年，反复发作加重，现咳吐白痰较多，胸闷憋气，喘息不得平卧，眼睑及下肢浮肿，多发心动悸。腹胀，饮食减少，小便亦减，大便略稀，手足不温，腰腿亦酸楚。舌暗红，唇亦黯、苔白厚，脉沉细有结。

辨治：肺虚痰饮阻塞，气道不利，失于主气；心虚血瘀阻滞，水湿泛滥，失主血脉；脾虚失于运化，生痰生湿泛滥。拟用峻补心脾，化痰利气，化瘀通脉，运化水湿，佐以补肾。

处方：生晒参 15 g，生黄芪 30 g，紫苏子 10 g，莱菔子 10 g，葶苈子 10 g，知母 15 g，浙贝母 15 g，紫菀 10 g，射干 15 g，海浮石 20 g，汉防己 15 g，茯苓 30 g，陈皮 15 g，桂枝 10 g，苏木 15 g，当归 15 g，生白芍 15 g，三七粉 6 g，五加皮 15 g，淫羊藿 15 g。5 剂，水煎服。

二诊：2007 年 8 月 8 日。患者服 3 剂后，痰饮顿消，肺喘骤缓，已能平卧。现呼吸气利，浮肿消退，腹胀始消，二便通调，手足已温，腰腿酸楚消失。可见肺金、心火、中土体内生态恢复有望，再予原方 5 剂，方中填补中有疏通，温热中有柔润，相得益彰而无留弊。

鼻炎，咽炎，支气管炎

李某，男，7 岁，包头市人。

初诊：2007 年 8 月 6 日。患者咳嗽已久，有少量白黏痰，鼻塞，流清涕，咽干红。饮食可，二便尚调。舌红、苔白，脉浮数。

辨治：肺系热、痰郁滞，主气失常，亦阻结鼻咽，复感阴凉刺鼻，诸症生焉。拟用宣肺化痰，止咳利气，开郁通窍，苦寒降泻肃肺。

处方：炙麻黄 8 g，杏仁 10 g，知母 10 g，浙贝母 10 g，前胡 10 g，枇杷叶 10 g，金银花 10 g，败酱草 10 g，草河车 10 g，黄芩 10 g，苍耳子 10 g，紫苏叶 10 g，白芷 5 g，桔梗 10 g，生甘草 5 g。4 剂，水煎服。

二诊：2007 年 8 月 14 日。患者鼻流清涕欲止，咳嗽轻微，咽干不觉，痛红已减。饮食如常，二便调畅。舌红已减、苔薄白，其脉弦数势缓。小儿虽稚阴稚阳，但生机既旺，效应显然。再予原方 4 剂，水煎服。

鼻炎、咽炎，合并髋关节炎

古某，女，19 岁，包头市人。

初诊：2007 年 8 月 25 日。患者鼻孔干痛，鼻塞，时排清、黄涕。咽红肿痛。髋关节痛，昼重夜轻，静轻动重，按之重，自觉局部热感。胃部不舒，饮食有减，大便迟，微干，2～3 日 1 行，小便黄。舌红、苔白黄相间，脉弦数。

辨治：肺热上犯鼻、咽，蕴郁阻滞；风热阻痹髋关节，伤及筋骨肌肉，经络不畅。脾虚失运，胃欠磨化。拟用清肺解毒，通鼻利咽，祛风热，通经络，兼以健脾消化。

处方：土茯苓 15 g，败酱草 15 g，金银花 15 g，草河车 15 g，牛蒡子 10 g，金果榄 10 g，苍耳子 10 g，知母 12 g，虎杖 12 g，忍冬藤 15 g，怀牛膝 15 g，延胡索 15 g，全蝎 6 g，乌梢蛇 10 g，木瓜 10 g，太子参 15 g，莲子 10 g，生山楂 10 g，鸡内金 3 g。4 剂，水煎服。

二诊：2007 年 9 月 1 日。患者鼻塞已通，仅有少量白涕，咽痛已失、色红亦减，髋关节痛消失。胃脘较舒，食有所增，大便通畅不干，日 1 行，小便黄减。舌红已减、苔转薄白，脉略数。体质青年，气血较充，有自稳调节之基，加之用药亦猛，法相通，药协从，相得益彰，故速效之。再予原方 4 剂，水煎服。

鼻炎，咽炎，合并习惯性便秘

杨某，女，41 岁，包头市人。

初诊：2007 年 8 月 25 日。患者鼻腔流清涕不断，不分季节，常自汗同时皆病，咽干不舒，色暗红。脘腹胀，大便数日一行便秘，小便自利。舌红、苔干白厚，脉实数。

辨治：卫气不足，风热犯鼻塞窍，壅瘀于咽；脾弱胃燥，运化传导无力。拟用解毒化瘀，通鼻利咽，实则祛邪。健脾润燥，泻胃通导。

处方：金银花 20 g，败酱草 15 g，鱼腥草 15 g，鹅不食草 15 g，川芎 15 g，牡丹皮 15 g，赤芍 15 g，牛蒡子 12 g，金果榄 10 g，木蝴蝶 10 g，僵蚕 10 g，苍耳子 10 g，紫苏叶 10 g，荆芥 10 g，防风 10 g，黄芪 30 g，白术 15 g，黄精 20 g，石斛 20 g，火麻仁 15 g，生地榆 15 g，莱菔子 15 g。4 剂，水煎服，日 1 剂。

二诊：2007 年 9 月 1 日。患者鼻窍已通，清涕甚少，咽部已舒，自汗亦止。脘胀已消，大便通畅不干，日 1 行。肺系鼻、咽，风热欲解，脾弱得补，胃肠燥热欲除。舌红有减、苔薄白，其脉实数亦减。再予原方 4 剂，水煎服。

三诊：2007 年 9 月 6 日。患者鼻咽基本平复，脾弱胃燥亦得缓解，唯便秘多年，恐有反复之虑，肺与大肠相表里，一旦便秘复作，热不得下泄，如上犯肺，导致鼻、咽为患，故不可小觑，使用下方调理。

处方：生晒参 50 g，黄精 80 g，石斛 80 g，火麻仁 80 g，焦槟榔 50 g，莱菔子 50 g，芦荟 50 g，当归 60 g。共为细末，每次 30 g，每日 1 次，沸水冲服。

鼻炎、咽炎、支气管炎，合并前列腺炎

韩某，男，27 岁，包头市人。

初诊：2007 年 12 月 6 日。患者鼻干涕黄，时不通气，咽干痛色红，咳嗽痰黄。小便频急、不畅、色黄味大，小腹略胀，大便微干。腰酸楚，性欲下降，时有早泄。舌红、苔白，脉细数。

辨治：肺有热郁，主气失司，上壅鼻、咽，窍失通利。湿热蕴郁下焦，阻滞精道，障碍尿路，有碍生机，肾虚不能作强。拟用清肺通窍，止咳化痰；清利湿热，补肾作强。

处方：鱼腥草 15 g，土茯苓 15 g，牛蒡子 15 g，知母 15 g，前胡 15 g，枇杷叶 15 g，山茱萸 15 g，怀牛膝 20 g，肉苁蓉 15 g，雄蚕蛾 15 g，巴戟天 15 g，覆盆子 10 g，牵牛子 12 g，白花蛇舌草 15 g，王不留行 10 g，桑螵蛸 10 g。5 剂，水煎服。

二诊：2007 年 9 月 12 日。患者服药 3 剂后，诸症大减，现鼻有少量白涕，鼻通畅，咽已不痛，红色亦减，微咳少许白痰。小便比较通畅，频急已去，早泄未知，腰酸好转。效不更方，再予 5 剂，水煎服。

三诊：2007 年 9 月 19 日。患者诸症基本平复，唯早泄尚未痊愈。邪已去，正未全复，改用下方，补肾益肝以作强。

处方：山茱萸 15 g，怀牛膝 20 g，肉苁蓉 15 g，巴戟天 15 g，覆盆子 15 g，菟丝子 10 g，雄蚕蛾 15 g，枸杞子 15 g，紫梢花 10 g，柴胡 10 g，当归 15 g，白芍 15 g，蜜甘草 10 g，蜈蚣^{研,冲}2 条，枳壳 6 g。5 剂，水煎服。后复常。

鼻炎、咽炎，合并带下病、脘胀

李某，女，19 岁，包头市人。

初诊：2007 年 9 月 16 日。患者鼻翼痛，有黄涕，鼻塞，咽痛色红。胃脘常不舒而胀，牵及两肋，饮食减少，带下较多，时黄时白，大便可，小便利。舌偏红、苔白，脉弦数。

辨治：肺及鼻、咽热郁，其窍不利，中焦脾虚胃滞，传导失常；且有肝郁气滞，有碍中土。下焦湿热蕴郁，有损冲带二脉。拟用清肺解毒，通利鼻咽；健脾行滞，运化消导；疏肝行郁，清热燥湿除带。

处方：金银花 15 g，败酱草 15 g，草河车 15 g，鱼腥草 15 g，牛蒡子 10 g，金荞麦 15 g，木蝴蝶 10 g，苍耳子 10 g，党参 20 g，苍术 15 g，白术 15 g，陈皮 10 g，生麦芽 10 g，黄柏 15 g，车前子 10 g，柴胡 10 g，生白芍 20 g，香橼 10 g。5 剂，水煎服，日 1 剂。

二诊：2007 年 9 月 23 日。患者鼻咽病症大减，鼻翼痛消，黄涕已无，咽痛已去，色红亦减。胃脘胀无，胁胀不显，饮食大增，带下顿少而白，二便通利。舌红有减、苔薄白，脉略数。可见肺金、中土、肝木、冲带功能恢复有望。此效能速者，一是四者法相联、药协从，相得益彰；二是尚处青年，生机尚盛，得药之助，效速必然。继服前方 3 剂，水煎服。

哮喘

贺某，男，56 岁，包头市人。

初诊：2007 年 11 月 4 日。患者哮喘 4 年，久不能解。喘息，甚至张口抬肩，呼多吸浅，喉中痰鸣，夜更有甚，难以平卧。精神不振，面萎无华，手足欠温，腰酸痛。饮食减少，大便不爽，小便亦少。舌暗红、苔白厚，脉沉细数。

辨治：顽痰阻肺，失主呼吸；此刻肾虚，失壮腰府、纳气；脾主运化水湿，虚则运化失常，反为生痰之源。拟用大补肺气，消痰利气，平喘；大补脾气，运化痰湿；温补肾阳，纳气定喘。

处方：山茱萸15 g，熟地黄15 g，山药10 g，云苓15 g，白术15 g，泽泻10 g，炮附子10 g，肉桂10 g，牡丹皮10 g，生晒参20 g，蛤蚧½对，炙麻黄10 g，紫苏子10 g，莱菔子10 g，葶苈子10 g，桃仁10 g，地龙15 g，射干15 g，海浮石20 g。6剂，水煎服。

二诊：2007年11月12日。患者服药4剂时，喘已缓解，现呼吸比较平稳，痰鸣消失，精神好转，腰酸痛亦轻。饮食有增，二便通畅。舌暗已轻、苔薄白，其脉沉细数势亦有起色。此病曾住院使用激素未获良效，此则速获良效者在于整体治疗，肺、脾、肾同治，不仅治储痰之器，消痰利气，而且补肺主气；不仅治生痰之源，而且健脾运化，生化气血，补土生金；不仅补肾纳气，而且助气化；特别是平复肺金、中土、肾水，使体内五行生态得以恢复，推陈以致新。再予原方6剂，水煎服。

三诊：诸症基本平复，唯活动量略大时尚有气短。再予原方3剂，共为散，每次30 g，每日2次，水煎服。

痰阻肺，肺气肿

潘某，男，71岁，包头市人。

初诊：2009年7月17日。患者面色无华，精神不振，咳嗽痰喘，痰多色白，稀多稠少，呼吸喘促，呼多吸浅，动则尤甚，难以平卧。饮少喜热，食少，二便皆少。舌暗、苔白厚，脉沉细数。

辨治：痰饮壅肺，阻塞气道，肺虚失于主气。脾主运化，脾虚失于运化，反为生痰之源。肾主纳气，肾虚失纳，吸气短浅亦喘。复加年老，脏器老化，虚亦必然。肺金、中土、肾水，五行生态有变，诸症由生。拟用消痰利气，补肺主气；健脾养血，以主运化；补肾纳气平喘。

处方：炙麻黄10 g，杏仁10 g，知母15 g，浙贝母15 g，葶苈子10 g，白芥子10 g，冬瓜子10 g，紫菀10 g，射干15 g，海浮石20 g，炙枇杷叶10 g，皂角刺10 g，干姜10 g，生晒参30 g，麦冬10 g，五味子10 g，山茱萸15 g，蛤蚧½对，当归15 g，桃仁10 g，香橼10 g。8剂，水煎服。

二诊：2009年7月27日。患者咳喘轻微、欲平，痰饮顿减、量少色白，已能平卧，身体倍感轻松，眠好神振。饮食有增，二便通畅。舌暗有减、苔转薄白。此治肺金、中土、肾水整体治疗，各司其属，各得其所宜，各求其效，体内五行生态改观，有欲平复之势。再予原方8剂，前4剂，水煎服，后4剂共为极细面，每次15 g，每日

3 次，沸水冲，温服。

扁桃体炎，合并心肌炎、颈椎曲度变直、头痛

苏某，女，13 岁，包头市人。

初诊：2009 年 11 月 8 日。患者扁桃体红肿疼痛，胸闷憋气，心慌气短，偶有心悸，曾输液多日其效不显。颈痛头痛，饮食尚可，大便微干，小便黄。舌红、苔白干，脉细数偶代。

辨治：肺热郁瘀于咽，毒热蕴郁于心，损心伤气，失主血脉。厥阴风热冲犯于头目，气血不利。颈部经络不畅，筋肌不舒。拟用解毒利咽，清心益气活血，祛风清利头目，解肌舒筋。

处方：金银花 10 g，草河车 10 g，牛蒡子 10 g，锦灯笼 10 g，知母 10 g，浙贝母 10 g，僵蚕 10 g，苦参 10 g，穿心莲 10 g，太子参 15 g，麦冬 10 g，五味子 5 g，丹参 10 g，琥珀 6 g，天麻 10 g，地龙 10 g，川芎 10 g，赤芍 10 g，白芍 10 g，菊花 10 g，决明子 10 g，葛根 15 g，防己 12 g，延胡索 10 g。6 剂，水煎服。

二诊：2009 年 11 月 14 日。患者颈强直痛、头痛欲愈，咽部及扁桃体红肿已减，胸闷憋气已轻，心慌气短轻微，心悸已失。舌红已减、苔薄白，脉细略数，结代已无。病症大减，尚未平复，原方继用 6 剂，水煎服。

三诊：2009 年 11 月 22 日。患者头痛颈强消失，咽及扁桃体肿大已消，胸闷憋气不觉，心慌气短已失，心无动悸。舌淡红、苔薄白，脉已和缓。唯虑心肌炎症虽去，病未尽除，改用下方善后调治。

处方：生晒参 10 g，麦冬 10 g，五味子 5 g，当归 10 g，丹参 10 g，苦参 10 g，穿心莲 5 g，炙甘草 10 g，生地黄 10 g。6 剂，隔日 1 剂，水煎服。

慢性支气管炎，哮喘

杨某，女，18 岁，包头市人。

初诊：2010 年 2 月 28 日。患者咳痰白稠，胸闷憋气已久，近 3 个月喘息日甚，呼吸喘促，喉中痰鸣，甚至呼吸困难，张口抬肩，不得平卧。面色萎黄，精神委顿，饮食减少，两胁亦胀，二便亦少。舌淡红、苔白，脉沉细。

辨治：顽痰阻肺，气道不利，肺虚失于主气。脾之气血不足，失于运化，反为生痰之源。肾虚失于纳气，肝郁乘肺、犯脾，五行生态有变，诸症由生。拟用化痰利气，补肺主气；益气健脾，生化气血以杜痰源；补肾纳气，疏肝行滞以利诸脏推陈布新。

处方：炙麻黄 10 g，杏仁 10 g，知母 15 g，浙贝母 15 g，紫苏子 10 g，葶苈子 10 g，

紫菀 10 g，前胡 15 g，枇杷叶 10 g，射干 10 g，地龙 15 g，生白芍 15 g，蜜甘草 10 g，生晒参 20 g，当归 15 g，熟地黄 10 g，山茱萸 15 g，蛤蚧½对，麦冬 15 g，五味子 10 g，皂角刺 8 g。6 剂，水煎服。

二诊：2010 年 3 月 6 日。患者咳痰已少易出，胸闷憋气轻微，喘促顿减，痰鸣消失，已能平卧。饮食有增，精神略振，语声亦增，胁胀已去，二便畅通。其脉沉细亦有起势。整体治疗，杂合以治，肺金，脾土、肾水、肝木各司其属，各得所宜，各有其效。再予原方 6 剂，日 1 剂，水煎服。

三诊：2010 年 3 月 14 日。患者咳止喘平，呼吸较为平稳，仅活动时仅有气短，诸症基本平复。思喘病实易去，虚补缓，再予上方 3 剂为散，每次 30 g，每日 2 次，水煎服。

心肺功能不全

高某，男，72 岁，包头市人。

初诊：2010 年 6 月 4 日。患者咳痰已久，白多黄少，喘息亦久，近期亦重，胸闷憋气，呼吸困难，动则尤甚，不得平卧，心悸怔忡，面及下肢浮肿。饮食减少，大便不爽，小便少，神疲乏力。唇舌暗红、苔白厚，脉结代。

辨治：年事已高，脏器有所老化，自稳调节功能不及，气道不利，肺虚不能主气。脾虚失于运化，而为生痰之源。心虚失主血脉，血瘀碍于气道、水道而喘、水肿。拟用化瘀清热，温化饮湿，益肺气健脾运化，亦除饮邪；养心化瘀，通脉利水。

处方：炙麻黄 10 g，杏仁 10 g，知母 15 g，浙贝母 15 g，冬瓜子 15 g，败酱草 15 g，桃仁 10 g，紫苏子 10 g，葶苈子 10 g，生晒参 15 g，生黄芪 30 g，陈皮 10 g，茯苓 15 g，半夏 10 g，地龙 15 g，射干 15 g，海浮石 20 g，当归 15 g，熟地黄 15 g，毛冬青 15 g。5 剂，水煎服。

二诊：2010 年 6 月 10 日。患者咳痰顿减，仅有少量白痰，胸闷憋气轻微，呼吸喘息缓解，已能平卧，尚有少许心动悸，浮肿几近消失。饮食有增，二便尚通。亦觉有所身轻、神振，乏力失其过半。唇舌暗红有减、苔转薄白，脉转细数尚有间歇。观此整体治疗，又各守其乡，各司其属，各得所宜，各得其效。再予原方 5 剂，水煎服。

三诊：2010 年 6 月 18 日。患者咳喘基本平复，呼吸亦较通利，心悸怔忡已失。饮食大增，二便正常。为巩固疗效，再予原方 5 剂，隔日 1 剂。水煎服。该方补虚泻实，补气血，益肺、心、脾，祛痰饮瘀滞。此医无过度，亦无不及，有药长效远之望。

鼻炎，咽炎

谈某，男，11 岁，包头市人。

初诊：2010 年 11 月 2 日。患者鼻塞，流涕黄白，咽红咽干痛。饮食尚可，大便干，小便黄。舌红、苔薄黄，脉数。

辨治：肺热壅郁鼻、咽，阳明胃肠燥热阻滞，传导不利。拟用清肺解毒，通利鼻咽，通泻阳明，润燥通便。

处方：金银花 10 g，败酱草 10 g，鹅不食草 10 g，牛蒡子 10 g，锦灯笼 8 g，金莲花 10 g，木蝴蝶 5 g，马勃 8 g，赤芍 10 g，苍耳子 8 g，荆芥 6 g，桔梗 8 g，生甘草 5 g，火麻仁 12 g，生槟榔 10 g，莱菔子 10 g。6 剂，水煎服。

服此 6 剂，诸症皆除。

阵发性舌、喉痉挛

岳某，女，45 岁，包头市人。

初诊：2010 年 11 月 25 日。患者素有舌干咽燥，3 个月前突发舌、喉痉挛，发作时喘促，呼吸紧迫，舌硬，喉痹，如痉，1 小时后缓解，始则两三日一发，后则日发一两次，日趋严重。犯后舌干不舒，咽中有痰，仍有胸闷不舒，头微晕。舌红、苔白，脉弦数。

辨治：肺系痰热郁滞于喉咽，心热神与舌皆失于宁润，肝风乘侮肺金，肝木、肺金、心火生克失常，各失所主，诸症生焉。拟用清肺化痰，通利气道；镇肝息风，柔痉解挛；养心镇静，安神宁谧。

处方：生晒参 20 g，代赭石 30 g，僵蚕 10 g，地龙 15 g，乌梢蛇 10 g，胆南星 10 g，蝉蜕 10 g，荆芥 10 g，知母 15 g，浙贝母 15 g，紫菀 10 g，牛蒡子 15 g，金银花 10 g，金果榄 10 g，陈皮 10 g，竹茹 10 g，生白芍 30 g，蜜甘草 10 g，柏子仁 15 g，生龙骨 30 g，生牡蛎 30 g，琥珀 8 g。8 剂，水煎服。

二诊：2010 年 12 月 3 日。患者服上药 6 剂时舌喉痉挛缓解，现舌干咽燥已失，舌、喉痉挛已止，喘促近 3 日未发，呼吸比较平稳。舌红已减、苔薄白，其脉弦数之势已缓。肺金、肝木、心火五行生态欲复。再予原方 6 剂，前 3 剂每日 1 剂，后 3 剂隔日 1 剂，水煎服。

随后追访 4 个月未复发。

肺心病

魏某，男，60 岁，包头市人。

初诊：2012 年 3 月 18 日。患者神情困顿，咳嗽痰喘，其痰较多，黄多白少，胸闷憋气，呼吸喘促，不能平卧，甚至张口抬肩，心悸，脸及下肢浮肿。饮食进少，二便均少。唇暗，舌淡胖紫、苔白厚，脉虚数时代。

辨治：痰热阻肺，气道不畅，肺气亏虚，不能主气。脾虚运化不及，失于生金，反为生痰之源。心虚失主血脉，血瘀阻滞生机，肺金、心火、中土生克变异，诸症生焉。拟用清肺化痰，通利气道；补肺主气，以朝百脉；化瘀益心，以主血脉；健脾运化以杜痰源。

处方：炙麻黄10 g，杏仁10 g，知母15 g，浙贝母15 g，前胡15 g，蜜枇杷叶10 g，冬瓜子15 g，地龙15 g，生白芍15 g，蜜甘草10 g，瓜蒌15 g，薤白10 g，半夏10 g，生晒参20 g，麦冬15 g，五味子10 g，蜜黄芪30 g，丹参15 g，当归15 g，毛冬青15 g，桔梗10 g，胡桃仁10 g。6剂，水煎服。

二诊：2012年3月25日。患者咳轻痰少，色黄转白，胸闷憋气轻微，其喘欲平，已能平卧。饮食有增，二便通利，水肿基本消退。唇、舌紫减、苔薄白，脉虚数之势有缓，早搏偶有。此治之所以效速，在于法相通，药协从，如其治肺，不仅治其本身，还治脾土以生金；治心又兼治肺朝百脉；治脾统气血等以利心，五行生态恢复有望。再予原方6剂，前3剂每日1剂，后3剂隔日1剂，水煎服。

喘息性支气管炎，慢性咽炎

唐某，女，67岁，包头市人。

初诊：2012年8月26日。患者咳嗽痰喘，咳则阵剧数声，痰晨黄昼白，胸闷气喘，时有痰鸣，昼轻夜重，动则喘急，咽干暗红。饮食可，二便尚利。舌红、苔白厚，脉浮数。

辨治：痰热阻肺，肺失肃降，气管痉挛，肺失主气。热亦郁结于咽，咽亦不利。拟用清肺化痰，解痉利气，清热利咽，止咳平喘。

处方：炙麻黄10 g，杏仁10 g，知母15 g，浙贝母15 g，冬瓜子15 g，葶苈子10 g，射干10 g，海浮石20 g，地龙15 g，生白芍20 g，炙甘草10 g，前胡15 g，炙枇杷叶15 g，乌梢蛇10 g，金银花15 g，锦灯笼10 g，牛蒡子10 g，木蝴蝶8 g，当归15 g，熟地黄10 g。8剂，水煎服。

二诊：2012年9月5日。患者咳轻喘平，仅咳少量白痰，痰鸣消失，胸闷憋气轻微，呼吸比较平稳，仅在活动时略有气短，夜能平卧，咽干不觉。舌红已减、苔白厚，脉略数。肺咽痰热顿解，气管痉挛缓解，气道已始通利，治切病机。再予原方4剂，水煎服。

咳嗽

管某，男，73岁，包头市人。

初诊：2012 年 10 月 25 日。患者咳嗽带喘，久不能解，其咳阵剧、时缓，其痰稠少稀多色白，剧咳则喘息、痰鸣，呼吸有所困难，夜重昼轻，甚则难以平卧。神疲乏力，饮食少进，手足易冷，二便偏少。舌暗红、苔白，脉虚数。

辨治：痰饮壅滞于肺，气道不利，肺虚失于主气。脾虚运化不及，亦为生痰之源。肺病影响肺朝百脉；脾虚碍于统血，久之血瘀。拟用消痰化痰，补肺主气，司呼吸、朝百脉；健脾运化杜痰源、统血行，兼以化瘀通脉，壮心主以安十二官。

处方：炙麻黄 10 g，杏仁 10 g，知母 15 g，浙贝母 15 g，紫苏子 10 g，葶苈子 10 g，地龙 15 g，生白芍 15 g，蜜甘草 10 g，射干 15 g，海浮石 20 g，茯苓 15 g，陈皮 10 g，清半夏 10 g，干姜 10 g，皂角刺 10 g，生晒参 15 g，黄芪 20 g，防己 15 g，丹参 15 g，银杏叶 10 g，淫羊藿 10 g。5 剂，水煎服，日 1 剂。

二诊：2012 年 10 月 31 日。患者服上药大效，咳轻痰少色白易出，阵阵剧咳已无，痰鸣消失，呼吸较利，已能平卧。饮食增加，二便通利。神情有振，手足转温。舌暗红有减、苔白见薄，其脉虚数势缓。效不更方，再予原方 5 剂，水煎服。

三诊：2012 年 11 月 8 日。患者诸症基本平复，仅行走较快时气短，神情有悦，语声有力。舌暗红转浅、苔薄白，脉虚数渐平。可知肺金、中土功能将复，体内五行生态亦欲复常，再予原方 3 剂，隔日 1 剂，水煎服。

咳喘

白某，女，65 岁，包头市人。

初诊：2012 年 11 月 22 日。患者咳喘，近日加重。素有胸闷，咳嗽气短，动则喘息，近日咳嗽加剧，咳痰稀多稠少，色白较多，咳阵剧痰鸣，昼轻夜重，不能平卧。饮食偏少，大便亦减。舌暗红、苔白，脉弦细数。

辨治：肺有痰热阻塞，气道不利，肺虚失于主气。脾虚不能生金，痰饮犯肺于上，失于运化。肺、脾之病，有障肺朝百脉，脾统血。拟用清肺化痰，解气管挛急，补肺平喘。健脾运化，温化痰饮。养血益肾，以壮体质。

处方：炙麻黄 10 g，杏仁 10 g，知母 15 g，浙贝母 15 g，冬瓜子 15 g，牛蒡子 10 g，紫苏子 10 g，葶苈子 10 g，地龙 15 g，生白芍 15 g，炙甘草 10 g，生晒参 20 g，陈皮 10 g，茯苓 15 g，法半夏 10 g，枇杷叶 15 g，前胡 10 g，熟地黄 15 g，当归 15 g，丹参 15 g，白果 10 g。8 剂，水煎服。

二诊：2012 年 12 月 3 日。患者胸闷轻微，气短好转，痰鸣已失，痰少色白，其喘欲平，已能平卧。饮食增加，二便通调。舌暗有减、苔转薄白，脉数有缓。效不更方，继服前方 6 剂，水煎服。

三诊：2013 年 12 月 10 日。患者诸症平复，仅活动时尚有气短，是属正气未充，肺气未盛，予下方调治善后。

处方：生晒参 10 g，麦冬 10 g，五味子 6 g，当归 15 g，熟地黄 10 g，陈皮 10 g，茯苓 10 g，紫菀 10 g。6 剂，3 剂水煎服，3 剂为极细面，每日 2 次，每次 15 g，沸水冲，温服。

痰阻肺、肺气肿

秦某，男，65 岁，包头市人。

初诊：2013 年 2 月 18 日。患者咳嗽痰喘已久，咳嗽白沫痰，排痰费力，胸闷憋气，动则喘息，时有痰鸣，夜重昼轻，动则尤甚，平卧困难。食少不思饮，喜热恶寒，手足不温，大便略稀，小便清少。舌淡胖、苔白厚，脉沉细。

辨治：年过八八，脏器有虚，体质下降，自稳调节功能不及，复加久病，邪亦伤正，正不胜邪，此则肺虚痰饮壅阻，失于主气；脾虚生化不及，水不化津反为痰饮，土不生金饮犯肺。拟用肃肺化痰，利气平喘，补肺主气；健脾运化，温土除饮。

处方：炙麻黄 12 g，杏仁 10 g，浙贝母 15 g，地龙 15 g，生白芍 15 g，蜜甘草 10 g，紫苏子 10 g，白芥子 10 g，葶苈子 10 g，陈皮 15 g，茯苓 15 g，半夏 10 g，前胡 15 g，蜜枇杷叶 15 g，干姜 10 g，皂角刺 8 g，生晒参 15 g，代赭石 15 g，蜜黄芪 20 g，白果 10 g。8 剂，水煎服。

二诊：2013 年 2 月 27 日。患者咳嗽已轻，仅晨起咳嗽白沫痰，量亦少，胸闷憋气轻微，痰鸣消失，呼吸渐平稳，平卧自如。饮食有所增加，手足始温，二便较为正常。舌淡胖已见好转、苔白薄，其脉沉起数减。可见肺、脾功能欲复正常，金、土五行生态恢复有望。再予原方 8 剂，前 4 剂每日 1 剂，后 4 剂隔日 1 剂，水煎服。定中州游溢津气上输于肺，平肺金敷布津液下输膀胱，除痰饮以复呼吸。

咽炎，肺感染，咳嗽

冯某，男，50 岁，包头市人。

初诊：2013 年 2 月 25 日。患者咽炎，肺感染，咳嗽月半输液不解。咽红痛，咳嗽黄痰，阵剧阵轻，胸闷。饮食可，大便微干，小便黄。舌红、苔黄白相间，脉浮数。

辨治：毒热痰壅郁气道，咽、肺不利，气道阻滞，气管挛急则咳阵剧。拟用清热解毒，化痰止咳利咽，兼解气管挛急，以畅气道。

处方：炙麻黄 10 g，杏仁 10 g，知母 15 g，浙贝母 15 g，金银花 15 g，鱼腥草 15 g，冬瓜子 15 g，桑白皮 5 g，百部 15 g，前胡 15 g，枇杷叶 15 g，地龙 15 g，生白芍 15 g，

蜜甘草 10 g，射干 10 g，牛蒡子 10 g，葶苈子 10 g，金果榄 10 g，胆南星 10 g，桔梗 10 g。5 剂，水煎服。

二诊：2013 年 3 月 3 日。患者咳已轻微，黄痰已除，白痰少量，咽红亦减，已不疼痛。饮食如常，二便畅利。舌红已减、苔薄白，其脉浮数势缓，病症欲除，无须恋战，体质尚好，速战速决，无须扶正，再予原方 4 剂，水煎服。

咽炎，咳嗽

张某，女，40 岁，包头市人。

初诊：2013 年 3 月 23 日。患者咽炎，久咳不解。咽红而干，觉热喜凉饮，鼻干痛，胸闷，咳痰时黄、时白而稠。饮食可，大便不干，2～3 日 1 行，小便黄。舌红、苔白干，脉数。

辨治：热痰郁滞肺、咽，亦伤鼻窍，气道阻涩，伤阴生燥，肺失主气。拟用清肺化痰，清鼻利咽，兼以养阴润燥。

处方：炙麻黄 10 g，杏仁 10 g，知母 15 g，浙贝母 15 g，金银花 15 g，败酱草 15 g，冬瓜子 15 g，前胡 15 g，蜜枇杷叶 15 g，牛蒡子 10 g，锦灯笼 10 g，地龙 15 g，生白芍 15 g，蜜甘草 10 g，鹅不食草 15 g，玄参 15 g，麦冬 15 g，木蝴蝶 10 g，桔梗 10 g。6 剂，水煎服。

二诊：2013 年 4 月 1 日。患者咽红已减，鼻、咽干痛已缓，咳嗽轻微，仅在晚卧、晨起时咳嗽数声，痰白易出。饮食可，二便通利。舌红已浅、苔薄白不干，脉数势有缓。治切病机，恰值壮年体质尚好，速治速愈，再予原方 4 剂，水煎服。

老年肺心病咳喘

史某，女，74 岁，包头市人。

初诊：2013 年 11 月 24 日。患者神疲体倦，面色萎黄，咳吐痰沫，胸闷憋气，呼吸喘促，不得平卧，时有痰声如水鸡，心动悸。饮食进少，手足易冷，大便稀，小便少，双下肢浮肿。唇、舌暗红、苔白厚，脉结代。

辨治：痰饮阻肺，气道不利，肺气虚不能主气。心气虚衰，失主血脉，血瘀及水。脾虚运化失常，不能统血，不能生金，反为痰源。五行之中，肺金、心火、脾土生态变异，诸症生焉。拟用整体治疗，各司其属，拟用大补肺气，化痰利气；大补心气，化痰主脉，大补脾气，运化水湿。

处方：红参 20 g，黄芪 30 g，炙麻黄 10 g，杏仁 10 g，知母 10 g，川贝母 10 g，葶苈子 10 g，陈皮 10 g，茯苓 15 g，半夏 10 g，炙甘草 10 g，汉防己 15 g，熟地黄 15 g，

当归15 g，丹参15 g，毛冬青10 g，生白芍15 g，地龙15 g，桔梗10 g。5剂，水煎服，日1剂。

二诊：2013年12月1日。患者咳痰骤减，胸闷憋气轻微，痰鸣消失，呼吸较利，趋于平稳，已能平卧，心动悸不觉。饮食大增，二便较通利，水肿渐消。苔厚转薄，脉虚细。所治肺、心、脾各得所宜，各得所主，法相通，药协从，如这里治心，不仅在于益心气化瘀，而且治肺，肺可朝百脉，治脾统血、帅血。效不更方，再予原方5剂，水煎服，日1剂。

三诊：2013年12月7日。患者咳嗽微乎其微，仅晨起咳嗽几声，痰饮极少，胸闷憋气消失，呼吸平稳，仅运动时略有气短，水肿彻消，未发心悸。饮食如常，二便通调、唇、舌暗红已减、苔薄白，脉和缓。此症虽去，病难根除，再予原方5剂，隔日1剂。期药稳效远。

副鼻窦炎，合并头痛、月经不调

王某，女，30岁，包头市人。

初诊：2014年2月27日。患者鼻塞、流黄浊涕，前头痛，眉棱骨痛，目下承泣穴处有压痛。行经量少色重，小腹痛。饮食尚可，二便尚调。舌偏红、苔白，脉弦数。

辨治：风毒侵犯鼻窍，壅塞以腐阻塞，窜犯太阳、少阳、阳明，经络阻滞，肝失疏泄，诸症由生。拟用祛风解毒，清肺通窍，通利三阳，养血疏肝通经。

处方：荆芥10 g，防风15 g，川芎18 g，赤芍15 g，白芍15 g，菊花20 g，夏枯草15 g，胆南星10 g，金银花15 g，败酱草15 g，鱼腥草15 g，全蝎5 g，柴胡10 g，黄芩15 g，当归15 g，熟地黄15 g，益母草30 g。5剂，水煎服。

二诊：2014年3月6日。患者鼻通涕白，头痛顿减。月经未行。继用原方5剂，水煎服。

三诊：2014年3月12日。患者鼻通，涕无，头病消失，经行2日，量少如前，小腹痛轻微。舌红已减、苔薄白，脉弦细。改用下方调治：柴胡10 g，当归15 g，生白芍15 g，赤芍15 g，川芎15 g，熟地黄10 g，益母草20 g，桃仁10 g，红花10 g，怀牛膝15 g，巴戟天15 g，肉苁蓉15 g。5剂，水煎服。此方养血疏肝通经，补肾益精充天癸促经，适用于周经性治疗。待下次周期前5天再服，以观后效。

过敏性鼻炎、咽炎，合并胃脘不舒

白某，女，41岁，包头市人。

初诊：2014年10月15日。患者鼻痒，打喷嚏，流清涕，咽红干痛，龈肿，下牙痛。胃脘不舒，食欲一般，二便尚可。舌偏红、苔白略厚，脉浮数。

辨治：风毒袭鼻，犯咽，阳明郁热亦犯齿龈。胃有郁滞，失于和降。拟用祛风解毒，通鼻利咽，清胃泻火，舒郁清导。

处方：荆芥 10 g，防风 10 g，银柴胡 10 g，蝉蜕 10 g，金银花 15 g，乌梅 10 g，连翘 10 g，黄芩 15 g，金果榄 10 g，板蓝根 15 g，知母 15 g，玄参 15 g，怀牛膝 15 g，无莿根 20 g，牡丹皮 15 g，太子参 15 g，焦槟榔 15 g，焦三仙各 10 g。5 剂，水煎服。

二诊：2014 年 10 月 22 日。患者鼻痒止，涕少，咽红减，痛轻，牙龈肿消，痛微。胃脘较舒，二便通调。舌红有减、苔薄白，脉势亦缓。继予前方 3 剂，水煎服。

喘已久，慢性咽炎，合并皮肤瘙痒、慢性胃炎

姚某，女，69 岁，包头市人。

初诊：2014 年 12 月 13 日。患者咳嗽已久，阵阵喘急，痰饮泛逆，吐痰气急，胸闷憋气，咽部不利，亦如物堵。心下痞满，两胁亦胀，饮食亦少，大便不爽，小便黄。皮肤瘙痒，抓之皮红，晚甚昼轻。舌暗红、苔白腻，脉弦数。

辨治：痰饮阻肺，咽部不利，肺虚失于主气。土虚失于运化，不能生金，反为痰源；土虚木乘，冲逆，络滞，风生热郁，犯于肌肤。五行金、土、木生克制衡有变，诸症由生。拟用化痰除饮，补肺主气，解郁利咽，镇逆平喘；疏肝和胃，息风止痒。

处方：炙麻黄 10 g，杏仁 10 g，知母 15 g，浙贝母 15 g，葶苈子 10 g，陈皮 10 g，茯苓 10 g，生晒参 15 g，代赭石 15 g，当归 15 g，熟地黄 15 g，甘草 10 g，瓜蒌 10 g，黄连 10 g，半夏 10 g，焦三仙各 10 g，牛蒡子 10 g，金果榄 10 g，蝉蜕 10 g，凌霄花 10 g，紫荆皮 15 g，乌梢蛇 10 g。5 剂，水煎服。

二诊：2014 年 12 月 15 日。患者咳喘已平，咽喉已利，身痒已止，晨起仅咳少量白痰。心下脘痞已减，两胁胀消，饮食亦增，二便通调。舌暗红有减、苔腻已消，其脉弦数势缓。此所速效者，体质未衰，有自稳调节之基，复加整体治疗，治切病机，法相通，药协从，相得益彰，体内五行生态恢复有望。再予原方 5 剂，隔日 1 剂，水煎服。

过敏性哮喘，合并月经不调

王某，女，48 岁，包头市人。

初诊：2014 年 11 月 5 日。患者喘息 3 年，遇冬冷加重，痰鸣夜重、喘息平卧困难。饮食已减，手足易冷。月经后期，甚至两月 1 行，月经量少色黑，小腹亦痛。腰酸，大便清利。舌淡、苔白厚，脉沉细。

辨治：寒凉犯肺，寒凝聚饮，阻碍气道，肺虚失于主气。脾虚失于运化，土不生金，生痰犯肺。年近七七，太冲脉经血亏虚，肝郁失于疏泄。拟用消痰去饮，降逆利咽，补肺主气；健脾运化，以杜痰源；补血填冲，舒肝通经。

处方：紫苏子 10 g，牛蒡子 10 g，杏仁 10 g，陈皮 10 g，射干 10 g，紫菀 15 g，茯苓 15 g，白术 10 g，桂枝 10 g，蜜甘草 10 g，生晒参 15 g，麦冬 15 g，五味子 10 g，当归 15 g，熟地黄 15 g，淫羊藿 10 g，桃仁 10 g，柴胡 10 g，白芍 15 g，益母草 20 g，僵蚕 10 g。

服上药十余剂而愈。

过敏性鼻炎，咽炎，支气管炎

吕某，男，42 岁，包头市人。

初诊：2015 年 7 月 2 日。患者鼻塞，打喷嚏、流清涕，咽喉不利，微红微痛。咳嗽稀痰，胸闷憋气，时有微喘，每年此季多发，而到南方亦甚。舌红、苔白，脉浮数。

辨治：时气偏温，风温袭肺，壅滞鼻、咽、气管，生机有变，生涕生痰，阻塞气道，诸症生焉。拟用疏散风热，化痰利气，解挛通畅气道。

处方：荆芥 10 g，防风 10 g，蝉蜕 10 g，银柴胡 10 g，金银花 15 g，生乌梅 10 g，败酱草 15 g，牛蒡子 10 g，知母 10 g，浙贝母 15 g，地龙 15 g，生白芍 15 g，蜜甘草 10 g，前胡 15 g，枇杷叶 15 g，僵蚕 10 g，路路通 10 g。

服此 8 剂，诸症平复。

肺纤维化肺炎

王某，女，50 岁，包头市人。

初诊：2014 年 12 月 3 日。患者胸闷气短，微痛，久咳不已，痰少而黏，时黄，呼吸气短，逐渐加重，动则喘息，咽干不利。体倦乏力，食欲不振，身体渐瘦，晚则手心热、心烦。大便干，小便黄利。舌暗红、苔少，脉细数。

辨治：阴血虚肺燥，痰热瘀肺，肺失主气。拟用补阴，润肺，化痰利气，清热化瘀，益气养阴血。

处方：桑叶 10 g，知母 15 g，浙贝母 15 g，枇杷叶 15 g，生石膏 20 g，沙参 15 g，阿胶 12 g，胡麻仁 15 g，太子参 15 g，前胡 10 g，炙枇杷叶 10 g，生白芍 15 g，蜜甘草 10 g，地龙 15 g，当归 15 g，熟地黄 10 g，牛蒡子 10 g，红景天 20 g，桃仁 15 g，海浮石 15 g，金果榄 10 g，白果 10 g。8 剂，水煎服。

二诊：2014 年 12 月 14 日。患者咳嗽轻微，仅有少量白痰，胸闷已失，呼吸比较通利，喘息已平，仅运动时略有气短，心烦、手心热消失。饮食有增，二便通畅。舌暗红有减、苔生薄白，其脉细数亦缓。治切病机，各得所宜，再予原方8剂，隔日1剂，水煎服。

三诊：2017年3月12日。患者诸症平复，虑病难除，又予原方8剂平，4剂水煎服，4剂为面，每次15g，每日3次，沸水冲、待温服，善后调理。

慢性咽炎、支气管炎，合并失眠、月经不调

王某，女，40岁，包头市人。

初诊：2016年4月10日。患者咽红痛，咳嗽阵阵，吐白痰，胸闷，失眠易梦。月经量少、色暗，行经小腹痛。饮食可，大便尚调，小便黄。舌红，有瘀色、苔白，脉弦数。

辨治：肺有痰热壅滞，亦上犯咽，气道不利，肺失主气。心虚阳不能秘，冲任血虚，肝失疏泄，诸症由生。拟用清肺化痰，利气清咽；养心潜阳，安神平秘；养血疏肝，化瘀通经。

处方：炙麻黄10g，杏仁10g，知母15g，浙贝母15g，地龙15g，生白芍15g，蜜甘草10g，前胡15g，枇杷叶15g，牛蒡子10g，板蓝根15g，金果榄10g，炒酸枣仁15g，生龙骨20g，生牡蛎20g，柴胡10g，当归15g，熟地黄15g，川芎10g，益母草30g，桃仁10g，川牛膝30g。5剂，水煎服。

二诊：2014年4月16日。患者咽红已减，不痛，胸闷、咳嗽已平。睡眠已安，月经始行，量可色减，小腹未痛。舌红有减、苔薄白，其脉弦数之势亦缓。再予原方5剂，水煎服。

鼻窦炎，合并失眠

杨某，男，75岁，包头市人。

初诊：2016年4月28日。患者鼻塞，前额部闷胀，头痛，以眼框和前额部痛为主，晨起轻，逐渐加重，中午最重，午后缓解，晚上痛缓解，次日重复发作。心烦失眠，口苦，大便干，小便黄。舌暗红、苔黄厚，脉弦数。

辨治：风火壅塞肺窍，阳明、少阳热从，并郁阻经络，以致鼻面诸症丛生，复加心虚热扰，阳不秘藏，精神不治，失眠必然。拟用祛风泻火，清肺利胆，并泻阳明之热，养心镇阳，宁心安神。

处方：川芎20g，荆芥10g，防风15g，细辛3g，野菊花15g，金银花15g，败酱草15g，黄芩15g，青黛10g，胆南星10g，蜈蚣[研,冲]2条，牛蒡子15g，地龙15g，

升麻 10 g，延胡索 15 g，炒酸枣仁 15 g，生龙骨 30 g，生牡蛎 30 g，代赭石 15 g。

服用 12 剂，诸症平复。

喘息性支气管炎

张某，男，77 岁，包头市人。

初诊：2015 年 10 月 18 日。患者咳嗽痰喘，咳痰稀白多沫，胸胀憋气，呼吸喘促，痰鸣如水鸡声，睡眠不得平卧，动则加重。精神不振，面色萎黄，心下痞满，饮食亦减，大便不爽，小便亦少。舌淡红、苔白厚，脉弦细。

辨治：痰饮阻肺，肺气不利，肺虚失于主气。脾虚失于运化，土不生金，而为生痰之源。金、土生克有异，体内生态失稳，亦系年老自稳调节减弱，诸症由生。拟用消痰化饮，补肺主气，健脾运化，土能生金以杜痰源，佐以重镇，以降逆气。

处方：炙麻黄 10 g，杏仁 10 g，知母 15 g，浙贝母 15 g，紫苏子 10 g，葶苈子 10 g，陈皮 15 g，茯苓 15 g，半夏 10 g，紫菀 10 g，射干 15 g，皂角刺 10 g，当归 15 g，熟地黄 15 g，生晒参 15 g，代赭石 12 g，黄芪 30 g，防己 15 g，淫羊藿 10 g。6 剂，水煎服。

二诊：2015 年 10 月 26 日。患者咳轻痰少，仅晨起、晚睡时咳少量白沫痰，喘平，呼吸较能平卧，痰鸣消失，已能平卧，活动时仍有气短。心下痞消，饮食增加，二便较为正常。舌苔白薄，其脉弦细势缓。肺金、中土欲平，各得所宜。再予原方 6 剂，前 3 剂每日 1 剂，后 3 剂隔日 1 剂，水煎服。

哮喘

王某，男，58 岁，包头市人。

初诊：2016 年 3 月 20 日。患者哮喘反复发作 3 年，且有加重之势，此次比较严重，经治不解，胸闷，喘息，痰鸣，端坐不得平卧，痰多白少黄，晨起时有黄痰，余多白沫痰。饮食有减，大便不实，小便尚利。舌暗红、苔白厚，脉弦数。

辨治：肺热生痰，脾虚生饮，痰饮阻塞气道。凡有所郁，必然阻滞生机，肺虚不能主气，脾虚不能生金而失运化。肺金、脾土生克有变，诸症由生。拟用清肺化痰，补肺利气，温以化饮，健脾运化，佐以补肾纳气，活血利心。

处方：苏子 10 g，葶苈子 10 g，冬瓜子 15 g，红景天 15 g，射干 15 g，海浮石 20 g，地龙 15 g，生白芍 15 g，炙甘草 10 g，生晒参 20 g，茯苓 15 g，陈皮 10 g，半夏 10 g，干姜 10 g，皂角刺 10 g，代赭石 15 g，熟地黄 15 g，淫羊藿 15 g，当归 15 g，丹参 15 g，毛冬青 10 g。6 剂，水煎服。

二诊：2016 年 3 月 28 日。患者痰饮顿失，痰鸣声消失，胸闷轻微，睡能平卧。饮食增加，二便已调，舌暗有减、苔厚转薄，其脉弦数势缓。此所速效者，体质尚可，有自稳调节之机，复加治切病机，治肺实补肺虚，治脾实补脾虚，且化瘀利心，肺朝百脉，补肾纳气以平喘。再予原方6剂，水煎服。

肺心病

闫某，女，75岁，包头市人。

初诊：2016年11月15日。患者痰饮壅盛，黄白相兼，胸闷憋气，呼吸喘急，不能平卧，心悸阵作。脘腹胀满，饮食减少，大便秘，小便黄。舌暗红、苔厚腻，脉虚数。

辨治：痰饮阻肺，气道不利，肺虚失于主气。脾虚胃实，脾失运化，胃失降泄；心虚血瘀，失主血脉。拟用化消痰饮，补肺主气；健脾运化，清泻消导胃实；补心化瘀，畅通血脉。

处方：生晒参15 g，生黄芪20 g，代赭石15 g，牛蒡子10 g，葶苈子10 g，知母15 g，石膏20 g，莱菔子10 g，天冬10 g，浙贝母15 g，紫菀10 g，鱼腥草15 g，败酱草15 g，红景天10 g，杏仁10 g，地龙10 g，生白芍15 g，蜜甘草10 g，当归15 g，熟地黄10 g，生槟榔15 g，火麻仁15 g，毛冬青15 g。10剂，水煎服。

二诊：2016年11月27日。患者痰饮欲平，仅晨起仍有少量白痰，痰鸣消失，呼吸较利，已能平卧，仅活动时气短，心悸已消。脘腹胀满欲平，二便通畅。舌暗已减、苔转白薄，其脉虚数有缓。治切病机，再予原方6剂，水煎服。前3剂每日1剂，后3剂隔日1剂。

老年人慢性支气管炎，合并慢性心力衰竭

贾某，女，75岁，包头市人。

初诊：2016年9月15日。患者咳嗽痰喘，咳痰晨起有黄，余时多白，胸闷气喘，时有痰鸣，难以平卧，心动悸，面及下肢浮肿。饮食减少，大便次少，小便量少。唇、舌暗红、苔白，脉弦细时代。

辨治：痰饮阻肺，气道不畅，肺虚失于主气，碍朝百脉。心虚夹瘀，失主血脉。脾虚，失于运化，土不生金反生痰饮。拟用清化痰饮；通利气道，补肺主气；补心化瘀以主血脉；健脾运化。以杜痰源，生肺金。

处方：炙麻黄10 g，杏仁10 g，知母15 g，浙贝母15 g，紫苏子10 g，葶苈子10 g，牛蒡子10 g，冬瓜子15 g，地龙15 g，生白芍15 g，炙甘草10 g，生晒参15 g，麦冬15 g，五味子10 g，苏木15 g，当归15 g，丹参15 g，毛冬青10 g，防己15 g，茯苓

15 g。6 剂，水煎服，日 1 剂。

二诊：2016 年 9 月 22 日。患者咳痰大减，只有少量白痰，胸闷轻微，痰鸣消失，呼吸较利，喘欲平，仅活动时气短，已能平卧。心动悸偶发，浮肿基本消失。饮食增加，二便通利。此虽整体治疗，但各守其乡，各司其属，各得所宜，法相通，药协从，非治其一病可比。再予原方 6 剂，日 1 剂，水煎服

三诊：2016 年 9 月 30 日。患者诸症基本平复，且唇舌暗红已转浅红，苔薄白，脉势已和缓。虑其年事已高，人生机在衰退期，复加病久，予下方以善其后。

处方：生晒参 15 g，茯苓 10 g，白术 10 g，炙甘草 10 g，当归 15 g，熟地黄 10 g，陈皮 10 g，麦冬 10 g，五味子 6 g，10 剂，水煎服。

咽炎、支气管炎，合并胃脘不舒、腰腿痛

张某，女，53 岁，包头市人。

初诊：2016 年 10 月 8 日。患者咽红痛，咳痰黄白，胸闷憋气。胃脘不舒，饮食偏少。腰腿亦痛，时轻时重，运动后加重，时有脚麻。大便干，小便黄。舌红、苔白，脉弦数。

辨治：热郁肺、咽，痰热阻肺，气道不畅，肺失主气。脾虚胃实，运化传导失常。肾虚筋骨不健，经络阻滞。拟用清肺利咽，化痰利气。健脾泻胃，通畅阳明。强筋健骨，通经活络。

处方：炙麻黄 10 g，杏仁 10 g，知母 15 g，浙贝母 15 g，牛蒡子 10 g，金银花15 g，土茯苓 15 g，败酱草 15 g，地龙 15 g，生白芍 15 g，炙甘草 10 g，前胡 15 g，枇杷叶 15 g，生薏苡仁 15 g，太子参 15 g，焦槟榔 15 g，石斛 15 g，焦三仙各 10 g，桑寄生 15 g，怀牛膝 20 g，续断 15 g，鸡血藤 15 g，当归 15 g，丹参 15 g，没药 10 g，延胡索 15 g。8 剂，水煎服。

二诊：2016 年 12 月 18 日。患者咽红色浅、痛解，咳嗽轻微，痰白亦少，胸闷憋气轻微。胃脘已舒，饮食有增，二便通畅。腰腿疼痛缓解。舌红已减、苔薄白，其脉弦数势缓。治切病机，各得所宜，效不更方。再予原方 4 剂，水煎服。

咽炎，支气管炎，合并慢性胃炎、失眠

王某，女，31 岁，包头市人。

初诊：2016 年 8 月 27 日。患者咽红痛，咳嗽频频，咳吐白痰而黏，微有胸闷憋气。失眠，胃略胀，大便迟缓，小便利。舌淡红、苔薄白，脉细数。

辨治：热郁肺系，痰热阻肺，气道不利。脾虚运化不及，胃滞失于和降。心虚失

养，阳失秘藏。拟用清肺利咽，化痰利气。健脾泻胃，通导阳明。养心秘阳，安心宁神。

处方：炙麻黄 10 g，杏仁 10 g，知母 15 g，地龙 15 g，生白芍 15 g，炙甘草 10 g，牛蒡子 10 g，冬瓜子 15 g，紫苏子 10 g，锦灯笼 10 g，金果榄 10 g，紫菀 10 g，前胡 15 g，枇杷叶 15 g，太子参 15 g，麦冬 15 g，五味子 10 g，枣仁 15 g，生龙骨 20 g，生牡蛎 20 g，枳实 10 g，白术 10 g，炒谷芽 10 g。6 剂，水煎服。

二诊：2016 年 9 月 3 日。患者咽红已减，咽痛已失，咳嗽轻微，胸闷憋气已减，失眠已安。胃脘已舒，大便日一次已调，小便清利。其脉细数势缓。所治肺金、心火、脾土各得所宜，皆有欲平之期，上方再予 4 剂，水煎服。

慢性咽炎，合并前列腺炎、阳痿早泄

闫某，男，32 岁，包头市人。

因患于 2016 年 10 月 16 日。患者咽红肿痛，咽干。小便频、不利、色黄。腰酸，手足心热，易汗出，神易困倦，性欲减退，阳痿早泄。饮食可，大便微干。舌红、苔少，脉弦细数。

辨治：肺热瘀滞于咽，肾之阴精亏虚不能壮腰、作强，失主小便。拟用清肺利咽，滋肾阴填精，补肾作强，利尿。

处方：金银花 15 g，牛蒡子 15 g，锦灯笼 10 g，知母 15 g，麦冬 15 g，僵蚕 10 g，山药 15 g，山茱萸 15 g，生地黄 15 g，茯苓 10 g，牡丹皮 10 g，泽泻 10 g，车前子 10 g，覆盆子 10 g，菟丝子 10 g，韭菜子 10 g，肉苁蓉 15 g，怀牛膝 15 g，雄蚕蛾 10 g，紫梢花 10 g。8 剂，水煎服。

二诊：2016 年 10 月 24 日。患者咽红干痛基本愈，小便畅利，腰酸、手足心热除，精神已振，汗出亦少，性欲始振，阳痿、早泄得解。舌红已减、苔白始生，其脉弦细数缓。此所速效者，恰值四八之年，肾本未衰，有自稳调节之基，复加治切病机，效亦必然。前方再予 6 剂，隔日 1 剂，水煎服。此方补泻兼施，补亦柔润，阴中求阳，用药无过度，亦无不及。

哮喘

张某，男，46 岁，包头市人。

初诊：2017 年 4 月 4 日。患者哮喘 3 年，反复发作，现更为严重，胸闷憋气，喘息痰鸣，不得平卧，痰多稀白。心下痞满，饮食喜热，手足不温，腰酸畏冷，大便稀，小便清利。舌淡胖、苔白厚，脉沉数。

辨治：痰饮阻肺，气道不利，肺虚不能主气。脾虚运化失常，不能生金，反为生痰之源。肾虚失于纳气，不能温化痰饮，犯肺主气。拟用消痰益肺，健脾运化，补土生金，温补肾阳，纳气暖脾。

处方：炙麻黄10 g，杏仁10 g，知母10 g，川贝母10 g，紫苏子10 g，葶苈子10 g，地龙15 g，生白芍15 g，炙甘草10 g，桂枝10 g，细辛5 g，陈皮15 g，茯苓15 g，姜半夏10 g，红参20 g，生黄芪30 g，当归15 g，熟地黄15 g，山茱萸15 g，仙茅15 g，淫羊藿15 g，代赭石10 g。10 剂，水煎服。

二诊：2017 年 4 月 16 日。患者痰饮锐减，痰鸣声息，喘息欲平，胸闷憋气轻微，夜能平卧。心下痞满消失，饮食大增，腰酸畏冷消失，手足已温，二便通调。舌胖已减、苔薄白，脉和缓。此治切病机，复加年龄正壮，有自稳调节功能之基，脏器未衰，肺金、中土、肾水生态恢复有望，再予原方 6 剂，前 3 剂每日 1 剂，后 3 剂隔日 1 剂，水煎服。

肺心功能，合并慢性心衰

孔某，女，68 岁，包头市人。

初诊：2017 年 5 月 13 日。患者喘息，曾在医院吸氧，进重症监护室抢救，现仍喘息，张口抬肩，不得平卧，痰饮壅盛痰鸣，频频心动悸。饮食少进，浮肿，二便皆少。唇、舌发绀，脉虚数代。

辨治：痰饮壅盛，阻塞气道。肺气太衰，不能主气，失朝百脉。心气大衰，血脉瘀滞，失主血脉。脾气大衰，失于运化、统血。拟用化痰消饮，大补肺气以主气、朝脉；活血通脉，大补心气，以主血脉；大补脾气，运化统血。

处方：紫苏子10 g，葶苈子10 g，炙麻黄10 g，杏仁10 g，知母15 g，川贝母10 g，地龙15 g，生白芍15 g，炙甘草10 g，陈皮10 g，茯苓15 g，当归15 g，熟地黄15 g，生晒参20 g，黄芪20 g，苏木10 g，防己15 g，白术15 g，毛冬青15 g，五加皮15 g，淫羊藿15 g。10 剂，水煎服。

二诊：2017 年 5 月 25 日。患者痰饮近除，喘息近平，痰鸣消失，已能平卧，心动悸偶发，浮肿消退。饮食始增，二便通利。唇、舌发绀转浅，苔薄白，脉虚有缓，数代已消。呈现肺金、心火、脾土、肾水相生、相克关系恢复有望，再予原方 8 剂，前 4 剂每日 1 剂，后 4 剂隔日 1 剂，水煎服。

咽炎，扁桃体肿大，咳嗽

张某，男，5 岁，包头市人。

初诊：2017 年 6 月 3 日。患者咽红，扁桃体红肿，咳嗽频频，吐黄痰，胸略闷气短。饮食已减，小便尚调，大便少。舌红、苔白，脉数。

辨治：热郁肺、咽，痰热郁肺，肺气不利。脾虚运化不及。拟用清肺利咽，化痰止咳，健脾运化。

处方：炙麻黄 3 g，杏仁 5 g，知母 8 g，浙贝母 8 g，地龙 5 g，生白芍 5 g，炙甘草 3 g，前胡 5 g，枇杷叶 5 g，金银花 8 g，板蓝根 5 g，冬瓜子 5 g，败酱草 5 g，太子参 8 g，莲子 5 g，炒谷芽 5 g，牛蒡子 5 g，金果榄 5 g。

服此 8 剂，诸症平复。

喘息性支气管炎

云某，男，34 岁，鄂尔多斯市人。

初诊：2017 年 10 月 6 日。患者咳嗽痰喘，咳嗽阵阵，其痰黄白，胸闷憋气，咳后喘重痰鸣。饮食尚可，二便尚正常。舌红、苔白厚，脉浮数。

辨治：痰饮阻肺，气道不畅，气管挛急，肺虚失于主气，气逆于上。拟用清肺化痰，通畅气道，解挛镇逆，补肺主气。

处方：炙麻黄 10 g，杏仁 10 g，知母 15 g，浙贝母 15 g，紫苏子 10 g，葶苈子 10 g，牛蒡子 10 g，紫苑 15 g，地龙 15 g，生白芍 15 g，炙甘草 10 g，金银花 15 g，金果榄 10 g，生薏苡仁 15 g，败酱草 15 g，冬瓜子 15 g，桃仁 10 g，当归 15 g，生晒参 15 g，代赭石 10 g，前胡 10 g，枇杷叶 15 g。8 剂，水煎服。

二诊：2017 年 10 月 15 日。患者咳已轻微，痰少而白，痰鸣消失，呼吸宽松。舌红已减、苔转薄白，其脉弦数势缓。病症近平，再予原方 4 剂，水煎服。

慢性支气管炎、肺气肿

周某，男，60 岁，包头市人。

初诊：2017 年 12 月 2 日。患者发烧，少汗，咳甚，吐痰黄多白少，喘息痰鸣，胸胀痛，难以平卧。食可，二便通。舌红，苔中心厚白，脉浮数。

辨治：痰热壅肺，阻滞气道，久病肺气亦虚，不能主气。拟用清肺化痰，通利气道，补肺主气。

处方：炙麻黄 10 g，杏仁 10 g，知母 15 g，生石膏 30 g，浙贝母 15 g，苏子 10 g，葶苈子 10 g，冬瓜子 15 g，生薏苡仁 15 g，败酱草 15 g，鱼腥草 15 g，金银花 15 g，红景天 15 g，地龙 15 g，生白芍 15 g，炙甘草 10 g，牛蒡子 10 g，金果榄 10 g，生晒参 20 g，当归 15 g，熟地黄 10 g，代赭石 10 g。10 剂，水煎服。

二诊：2017 年 12 月 24 日。患者烧退咳轻，仅有少量白痰，痰鸣已失，呼吸比较平稳，仅活动时有气短，胸胀痛缓解，平卧自如。饮食、二便如常。舌红有减、苔亦薄白，其脉浮数已缓。治切病机，已得所宜，病症近平。再予原方 5 剂，隔日 1 剂，水煎服。

咽炎、支气管炎，合并行经过长

卢某，女，42 岁，包头市人。

初诊：2017 年 10 月 24 日。患者咽红肿痛，咳嗽阵阵，痰时黄时白，胸闷。月经行经 10 日不净，色红无块。饮食可，二便正常。舌红、苔薄黄、脉弦数。

辨治：热郁肺、咽，痰热壅滞气道，肺失主气。血虚肝郁，失于疏泄，行经不畅，血亦失藏，冲任失固。拟用清肺利咽，化痰利气，舒肝养肝，藏血固经。

处方：炙麻黄 10 g，杏仁 10 g，知母 15 g，生石膏 20 g，浙贝母 15 g，地龙 15 g，生白芍各 15 g，炙甘草 10 g，前胡 15 g，枇杷叶 15 g，金银花 15 g，败酱草 10 g，牛蒡子 10 g，锦灯笼 10 g，银柴胡 10 g，当归 5 g，熟地黄 15 g，麦冬 10 g，海螵蛸 15 g，茜草 10 g。6 剂，水煎服。

二诊：2017 年 11 月 2 日。患者服上咽红转浅、痛消，咳嗽轻微，痰少色白，胸闷已除，呼吸平稳。月经已净，饮食、二便正常。舌红转浅、苔薄白，其脉弦数势缓。病症欲平，再予原方 3 剂，水煎服。

过敏性鼻炎，咳嗽

薛某，男，48 岁，包头市人。

初诊：2017 年 9 月 6 日。患者鼻流清涕，打喷频频，眼痒流泪，咽痒，咳嗽白痰，10 余日不止，每年此季必患。舌淡红、苔白，脉浮数。

辨治：风夹寒温，乘犯肺，壅滞其窍，亦碍气道，肺主气失常。拟用祛风，疏散寒温，通窍化痰，肃肺主气。

处方：防风 10 g，荆芥 10 g，蝉蜕 10 g，金银花 15 g，桑白皮 15 g，白蒺藜 15 g，牛蒡子 10 g，僵蚕 10 g，炙麻黄 10 g，杏仁 10 g，知母 15 g，浙贝母 15 g，前胡 15 g，枇杷叶 15 g，地龙 15 g，银柴胡 10 g，乌梅 10 g。

服上药 5 剂，病症大减，10 剂而平。

久喘，合并便秘、心前区闷痛

闫某，女，75 岁，包头市人。

初诊：2016 年 4 月 6 日。患者身倦乏力，咳嗽痰喘，久咳痰多，晨黄昼白，胸闷憋气，阵阵喘息，心前区闷痛，偶有三四下刺痛。脘腹胀满，大便干，3～4 日 1 行，小便黄。舌暗红、苔白厚，脉虚数。

辨治：痰热壅肺，气道不利，肺虚不能主气。心虚血瘀，失主血脉。脾虚胃实，失于运化传导。拟用清肺化痰，补肺主气，益心化瘀，活络通脉。补脾泻胃，运导通便。

处方：生晒参 15 g，生黄芪 20 g，炙麻黄 10 g，杏仁 10 g，知母 15 g，浙贝母 15 g，牛蒡子 10 g，天冬 10 g，紫菀 10 g，当归 15 g，毛冬青 15 g，熟地黄 10 g，生槟榔 15 g，焦三仙各 10 g，黄精 15 g，石斛 15 g，火麻仁 15 g，代赭石 10 g。8 剂，水煎服。

二诊：2016 年 4 月 17 日。患者痰消喘平，胸闷憋气亦较宽松，心前区闷痛不显，偶刺痛未作。脘腹胀消，二便通畅。舌暗红已减、苔转薄白，其脉虚数势缓。症虽解，病难除，再予原方 5 剂，隔日 1 剂，水煎服。

老年咳喘，合并失眠

于某，女，85 岁，包头市人。

初诊：2018 年 3 月 28 日。患者咳嗽痰喘已久，咳痰黄白，胸闷气短，阵阵喘息。失眠，纳少，大便略干。舌暗红、苔白厚，脉虚数。

辨治：年事已高，脏象组织老化有衰，自稳调节功能亦差，此则肺虚，痰饮壅肺，气道阻塞，肺失主气。心虚阳不能秘，失主神志。脾虚失于运化，亦不能生金，反为痰源。拟用清肺化痰，通利气道，补肺主气；养心潜阳，平秘宁神；健脾运化，消食纳谷。

处方：生晒参 15 g，炙黄芪 20 g，柴胡 10 g，升麻 10 g，炙麻黄 10 g，杏仁 10 g，知母 10 g，浙贝母 15 g，地龙 15 g，生白芍 15 g，炙甘草 10 g，葶苈子 10 g，牛蒡子 10 g，冬瓜子 15 g，紫菀 15 g，海浮石 15 g，鹅管石 15 g，枇杷叶 10 g，当归 15 g，熟地黄 15 g，炒酸枣仁 15 g，生龙骨 20 g，生牡蛎 20 g，炒谷芽 10 g，核桃仁 10 g。10 剂，水煎服。

二诊：2018 年 4 月 10 日。患者痰饮顿失，咳嗽骤减，仅咳少许白痰，呼吸通利，比较平稳，仅活动时略有气短。睡眠较佳，饮食增加，大便通调，小便自利。舌暗红已减，苔转薄白，其脉虚数势缓。病症欲平，继服前方 4 剂，隔日 1 剂，水煎服。

小儿间质性肺炎

冯某，男，8 岁，包头市人。

初诊：2018 年 1 月 14 日。患者反复发烧 1 个月，胸闷，咳吐黄痰多、白痰少。纳少，腹胀，大便干。舌红、苔白厚，脉浮数。

辨治：时气乃寒，寒邪外束，热不得泄，火郁于内，犯肺煎津成痰，痰热阻塞气道，肺失主气。小儿脾虚失于运化，食热郁滞肠胃乃实。拟用宣散风、热，清肺化痰主气，益气健脾，消润胃肠。

处方：炙麻黄 6 g，杏仁 8 g，知母 8 g，浙贝母 10 g，地龙 10 g，生白芍 10 g，炙甘草 5 g，金银花 10 g，薏苡仁 10 g，败酱草 10 g，芦根 10 g，石膏 15 g，太子参 10 g，莲子 10 g，焦槟榔 10 g，焦三仙各 5 g，石斛 10 g，莱菔子 5 g。6 剂。

二诊：2018 年 1 月 22 日。患者咳嗽已停，其痰已消，寒热已去。饮食增加，大便已通。舌红已减、苔白已薄，其脉浮数势缓。小儿体质，稚阴稚阳，生机昂然，易虚易实，此治得法，易复生机，再予原方 6 剂，水煎服。

咽炎、肺感染，合并颈椎病

张某，女，43 岁，包头市人。

初诊：2017 年 6 月 22 日。患者咽红疼痛，咳嗽频频，吐痰黄多、白少。颈背强痛，饮食尚可，二便尚调。舌红、苔白，脉浮数。

辨治：时值温热，感受时邪犯肺上咽，痰热犯肺，壅滞气道，肺失主气。颈部经络不畅，肌筋不利。拟用清肺利咽，清热化痰，通经活络，解肌舒筋。

处方：炙麻黄 10 g，杏仁 10 g，知母 15 g，浙贝母 15 g，地龙 15 g，生白芍 15 g，炙甘草 10 g，生薏苡仁 15 g，败酱草 15 g，冬瓜子 15 g，前胡 15 g，枇杷叶 15 g，牛蒡子 10 g，锦灯笼 10 g，金果榄 10 g，麦冬 15 g，当归 15 g，熟地黄 10 g，葛根 20 g，防己 15 g，延胡索 15 g。6 剂，水煎服。

二诊：2017 年 6 月 30 日。咽痛已失，其咳已微，仅有少量白痰，颈背痛缓解。舌红已减、苔薄白，脉浮数势缓，病症大减，治切病机，继服前方 4 剂，水煎服。

咽炎、支气管炎，合并慢性胃炎、前列腺增生

李某，男，71 岁，包头市人。

初诊：2017 年 2 月 17 日。患者咽暗红，干痒，胸闷气短，咳嗽晨、晚重，昼轻，吐痰色白，晨稠昼稀，动则略喘。胃脘微胀，饮食偏少，大便稀不爽，小便不利，常滴沥。舌胖红、苔白厚，脉虚数。

辨治：热郁于咽，痰热壅郁于肺，气道不利。肾有所郁瘀，阻滞精邃，障碍水道。拟用清肺利咽，化痰利气，补肺主气。健脾运化，消食行滞。补肾化瘀，通精隧利

水道。

处方：炙麻黄 10 g，杏仁 10 g，知母 15 g，浙贝母 15 g，前胡 15 g，枇杷叶 10 g，金银花 15 g，蝉蜕 10 g，银柴胡 10 g，乌梅 10 g，生晒参 15 g，当归 15 g，熟地黄 10 g，陈皮 10 g，茯苓 15 g，生白芍 15 g，地龙 15 g，莲子 10 g，焦三仙各 10 g，黄芪 15 g，山茱萸 15 g，肉苁蓉 15 g，怀牛膝 15 g，莪术 15 g，牵牛子 15 g，椒目 10 g，猪苓 15 g，泽泻 15 g，炙甘草 10 g。8 剂，水煎服。

二诊：2017 年 2 月 27 日。患者咽暗红色减，干痒已舒，胸闷气短轻微，咳嗽已少，痰白易出。腹胀已消饮食已增，二便通畅。舌胖红有减、苔厚转薄，其脉虚数有缓。治切病机，肺金、中土、肾水五行生态欲复。再予原方 8 剂，前 4 剂每日 1 剂，后 4 剂隔日 1 剂，水煎服。

肺心病

田某，男，72 岁，包头市人。

初诊：2017 年 2 月 7 日。患者久咳痰喘，近日加重，其痰或黄或白，其喘亦重，甚至张口抬肩，不能平卧，频发心动悸。饮食大减，面与下肢明显水肿，小便亦少，手足不温。唇、舌紫绀、苔白厚，脉结代。

辨治：痰热壅肺，气道不畅；血脉瘀滞，心失所主；脾虚，失主运化水湿，失于统血，生金。复加肺气衰，失于肺朝百脉。血病及水而为血分。拟用消痰化饮，大补肺虚以主气。温阳化痰，大补心衰，以主血脉。大补脾虚，运化水湿。

处方：红参 20 g，黄芪 30 g，炙麻黄 10 g，葶苈子 10 g，陈皮 15 g，茯苓 20 g，生薏苡仁 15 g，冬瓜子 15 g，败酱草 15 g，地龙 15 g，当归 15 g，熟地黄 15 g，毛冬青 15 g，苏木 15 g，桂枝 10 g，炙甘草 10 g，五加皮 10 g，胡芦巴 15 g，猪苓 10 g，泽泻 10 g，炒谷芽 10 g。8 剂，水煎服。

二诊：2017 年 2 月 17 日。患者其咳已轻，痰少而白，其喘大好，已能平卧，仅为气短。心动悸已减。饮食大增，浮肿消退，二便近常，手足已温。唇、舌紫色转浅、苔厚亦减，脉虚数偶结代。此所速效者，法相通，药协从，相得而益彰，如治肺而得土生金，健脾气，生肺气，运化水湿，以消痰源；统血，帅血，助肺以朝百脉。得治心火，主血脉以利肺朝脉。补心气以助肺气，明君主，以安十二官。这里治心，得治肺、平肝之助以朝百脉，亦得治脾统血之助。此效可见体内五行生态改变，恢复有望。继服前方 8 剂，前 4 剂，每日 1 剂，后 4 剂，隔日 1 剂，水煎服。

喘息性支气管炎

张某，女，49 岁，包头市人。

初诊：2016 年 10 月 15 日。患者咳嗽痰喘，咳痰时黄时白，时稠时稀，胸闷气短，不时痰鸣而喘。饮食偏少，大便不畅，小便亦少。舌淡红、苔白厚，脉虚数。

辨治：痰热阻肺，气道不利，肺气不足，失于主气。脾虚运化不及，失于生金而生痰。拟用清肺化痰，补肺主气。健脾运化，补土生金。

处方：紫苏子 10 g，葶苈子 10 g，牛蒡子 10 g，冬瓜子 15 g，败酱草 15 g，炙麻黄 15 g，杏仁 10 g，知母 15 g，浙贝母 15 g，地龙 15 g，生白芍 15 g，炙甘草 10 g，前胡 15 g，枇杷叶 15 g，生晒参 20 g，茯苓 15 g，当归 15 g，熟地黄 15 g，皂角刺 10 g。

服此 30 剂病症消除，观察 10 个月未发。

喘息性支气管炎

杨某，女，60 岁，包头市人。

初诊：2017 年 10 月 10 日。患者胸闷憋气，咳嗽痰喘，咳痰黄白，晨多黄稠，余则白稠，阵阵痰鸣而喘。面色无华，神情倦顿，饮食偏少，二便可。舌淡红、苔白厚，脉虚数。

辨治：痰热阻肺，气道不利。素有体倦，肺虚不能主气，脾虚运化不及。拟用清肺化痰，通利气道，补肺健脾，主气运化。

处方：葶苈子 10 g，牛蒡子 10 g，冬瓜子 15 g，败酱草 15 g，鱼腥草 15 g，金果榄 10 g，炙麻黄 10 g，杏仁 10 g，知母 15 g，浙贝母 15 g，地龙 15 g，生白芍 15 g，炙甘草 10 g，紫菀 10 g，生晒参 15 g，代赭石 10 g，山茱萸 15 g。10 剂，水煎服。

二诊：2017 年 11 月 28 日。患者服上药后咳嗽痰喘基本平复，自以为调养即可，不继服药，近日复重，症状同前。继服前方 10 剂，水煎服。

三诊：2017 年 12 月 10 日。患者痰消喘平，胸闷已宽，呼吸比较平稳，仅活动时略有气短。神情好转，饮食亦增，二便通调。苔白转薄，其脉虚数已缓。症虽去，病难除，再予原方 5 剂，隔日 1 剂，水煎服。

咽炎，支气管炎，合并乳腺增生、月经不调

杨某，女，47 岁，包头市人。

初诊：2017 年 10 月 28 日。患者咽红干痛，咳嗽频频，胸闷，咳痰白多偶黄。双乳乳腺增生，各有 2～3 处结节，如黄豆、蚕豆大小。经行腹痛，经量少、色暗。舌红有瘀色、苔白，脉弦数。

辨治：热郁肺、咽，痰热阻滞气道。痰气瘀结乳络，而为乳癖。拟用清肺利咽，化痰止咳，软坚散结，化瘀疏肝。

处方：牛蒡子10 g，葶苈子10 g，土茯苓15 g，败酱草15 g，金果榄10 g，炙麻黄10 g，杏仁10 g，知母15 g，浙贝母15 g，地龙15 g，生白芍15 g，炙甘草10 g，紫菀10 g，前胡15 g，玄参15 g，生牡蛎20 g，猫爪草15 g，八月札15 g，菝葜15 g，鬼箭羽10 g，柴胡10 g，益母草15 g，莪术15 g。6剂，水煎服。

二诊：2017年11月4日。患者咽痛、咳嗽基本平复，乳痛轻微，乳块有减，正值行经，量可，色较正。所治各司其属，各守其乡，各得其所宜，再予原方6剂。

三诊：2017年11月12日。患者咽红转浅，痛止，咳嗽已平。乳痛消失，乳癖小者已消，大者减半。再予下方专事治乳。

处方：柴胡10 g，香附10 g，僵蚕10 g，没药10 g，半枝莲15 g，玄参15 g，浙贝母15 g，生牡蛎15 g，海藻10 g，猫爪草15 g，八月札10 g，菝葜15 g，鬼箭羽10 g，荔枝核10 g，莪术10 g。8剂，水煎服。

四诊：2017年12月22日。患者乳癖全消，彩超全无，月经已调，予加味逍遥丸1盒。

咳嗽，合并肠粘连、腹痛

麻某，女，69岁，包头市人。

初诊：2017年5月10日。患者胸闷气短，咳嗽阵阵，痰黄少白。脘胀纳少，口干不欲饮，时有腹痛，肠鸣，大便稀，小便利。舌淡、苔中心黄，脉弦数。

辨治：痰热阻肺，肺气不利，气管阵挛。脾虚失于运化，寒热夹杂阻滞于肠，传导不利。拟用清肺化痰，解挛利气；健脾运化，寒热养投，化瘀祛湿止泻。

处方：炙麻黄10 g，杏仁10 g，知母15 g，浙贝母15 g，前胡15 g，枇杷叶15 g，地龙15 g，生白芍15 g，炙甘草10 g，鱼腥草15 g，败酱草15 g，瓜蒌10 g，生晒参15 g，石莲子10 g，大血藤18 g，生薏苡仁15 g，桃仁10 g，当归15 g，干姜10 g，枳壳10 g，乌梅10 g，儿茶6 g。6剂，水煎服。

二诊：2017月5月18日。患者咳嗽已平，腹痛已减，大便不稀，改用下方重调脾、肠。

处方：生晒参15 g，石莲子15 g，生薏苡仁15 g，败酱草15 g，大血藤15 g，生白芍15 g，炙甘草10 g，干姜10 g，炮附子10 g，枳实10 g，苍术10 g，白术10 g，桃仁10 g，当归15 g。6剂，水煎服。

三诊：2017年5月27日。患者饮食大增，脘腹无痛，二便通调。舌脉正常。上方5剂，隔日1剂，水煎服，以求效远。

咽炎，支气管炎，合并失眠

王某，女，52岁，包头市人。

初诊：2014年4月21日。患者咽红痛，胸闷，胸痛，咳嗽频频，吐痰黄白相间，失眠，多汗，饮食尚可，二便正常。舌红、苔白，脉数。

辨治：热郁肺、咽，痰热壅肺，气道不利，且痰热阻滞胸部经络。心虚热扰，神魂失宁。拟用清肺利咽，化痰止咳，养心益肝，镇静清热，宁神安魂。

处方：金银花15g，牛蒡子10g，锦灯笼10g，生薏苡仁15g，败酱草15g，白花蛇舌草20g，麦冬15g，知母15g，川贝母10g，地龙15g，生白芍15g，炙甘草10g，前胡15g，枇杷叶15g，瓜蒌15g，丝瓜络10g，柏子仁20g，生龙骨30g，生牡蛎30g，生地黄15g。10剂，水煎服。

二诊：2018年7月24日。患者服上药后诸症已平，4年来身体尚好，近来查患颈椎病头晕，体位变动时尤明显，颈部压痛，手麻。双乳腺增生，胀痛，触之癖块大小不等，有如蚕豆、黄豆。饮食可，二便无异常。舌红有瘀色、苔白，脉弦数。拟用平肝息风，清利头目，通经活络，解肌舒筋，软坚散结，化瘀消癥。

处方：天麻15g，地龙15g，川芎15g，赤芍15g，白芍15g，菊花15g，夏枯球15g，葛根15g，防己15g，延胡索15g，伸筋草15g，桑枝30g，丝瓜落10g，豨莶草20g，玄参15g，浙贝母15g，生牡蛎20g，半枝莲20g，八月札15g，猫爪草15g，蒲公英15g，牛蒡子10g，海藻10g。6剂，水煎服。

三诊：2018年8月2日。患者头晕已息，颈痛已舒，手麻已去，两乳胀痛不显，乳块有所改变。再予下方重调乳病。

处方：柴胡10g，香附10g，僵蚕10g，没药10g，玄参15g，浙贝母15g，生牡蛎30g，半枝莲20g，猫爪草20g，八月札15g，铁棱角15g，莪术15g，钟乳石15g，荔枝核10g。8剂，水煎服。

四诊：2018年8月10日。患者乳块小者已消，蚕头大者近消。再予原方6剂，前3剂，水煎服，后3剂为细末，每日2次，每次15g，沸水冲温服。

间质性肺炎、干咳

贾某，女，66岁，包头市人。

初诊：2018年7月25日。患者干咳已久，昼夜剧咳，无痰，气短纳少，时有胸痛胁胀。饮食偏少，二便尚可。舌暗红、苔白干，脉细数。

辨治：肺有燥热，肝木侮肺，脾虚失运。拟用清肺润燥，疏肝活络，健脾运化。

处方：天花粉 20 g，知母 15 g，麦冬 10 g，玄参 15 g，红景天 15 g，桑白皮 15 g，银柴胡 10 g，当归 15 g，生白芍 15 g，炙甘草 10 g，桃仁 10 g，丹参 15 g，地龙 15 g，钟乳石 15 g，太子参 20 g，茯苓 15 g，白术 10 g，八月札 10 g，米壳^冲6 g。8 剂，水煎服。

二诊：2018 年 11 月 4 日。患者服上药后咳嗽已止，胸痛亦除，饮食较好。近日微咳，唯恐再犯求治。予前方 4 剂，共为极细末，每次 15 g，沸水冲，待温服，每日 3 次。

咽炎、咳喘

张某，男，10 岁，包头市人。

初诊：2018 年 11 月 10 日。患者咽红肿，咳嗽较频，痰稠难出，不时而喘。身瘦体弱，纳少便秘，小便尚利。舌淡红、苔白，脉细数。

辨治：热传咽、肺，痰热阻滞气道，气道不利，肺气亦虚，失于主气。脾虚失于运化，胃实失于传导。

处方：炙麻黄 6 g，杏仁 8 g，知母 10 g，浙贝母 10 g，地龙 10 g，生白芍 10 g，炙甘草 5 g，前胡 8 g，牛蒡子 10 g，太子参 12 g，莲子 8 g，焦槟榔 8 g，焦三仙各 5 g，白术 5 g，石斛 8 g，鸡内金^{研,冲}5 g。5 剂，水煎服。

服此药后咳止咽利，食增便通，3 个月后体重增加。

肺癌咳血

翟某，女，51 岁，包头市人。

初诊：2008 年 7 月 15 日。患者咳痰带血，右胸痛牵及肋下，逐渐加重，略有气短。肺癌咳血，失于手术和化疗。饮食减少，身体渐瘦，神疲体倦，大便不畅，小便黄。舌暗红、苔白厚，脉弦数。

辨治：毒热痰瘀，结阻于肺，气道不利，络破出血，肺虚失司主气。脾虚失于运化，土不生金。拟用清肺化痰，软坚散结，化瘀止血，补肺主气，疏肝行滞，补土生金。

处方：生晒参 20 g，麦冬 15 g，五味子 10 g，黄芩 15 g，葶苈子 10 g，连翘 10 g，白花蛇舌草 20 g，半枝莲 15 g，知母 15 g，浙贝母 15 g，山慈菇 15 g，生薏苡仁 20 g，柴胡 10 g，陈皮 10 g，半夏 10 g，茯苓 15 g，焦三仙 10 g，三七粉^冲6 g，白及 15 g，仙鹤草 30 g，灵芝 10 g，甘草 10 g。10 剂，水煎服。

二诊：2008 年 7 月 28 日。患者咳轻痰少血止，胸痛亦轻，呼吸好转。饮食有增，二便尚可。病症见轻，继用原方10剂。

三诊：2008年8月10日。患者咳嗽微，少痰无血，胸已不痛，呼吸较稳。饮食如常，二便亦调。舌暗红已减、苔薄白，其脉弦数见缓。可见肺金、肝木、中土体内生态有所恢复，治切病机，各司其属，各得所宜。前方10剂，共为细末，每日3次，每次15g，沸水冲待温服。

四诊：2008年9月6日。患者咳嗽已止，痰、血皆无，胸已不痛，饮食大增，体重亦加。再予原方10剂，为极细面，每次15g，每日2次，服法如前。

用上法间断性治疗3年，未复发。

肺癌

崔某，男，68岁，天津市人。

初诊：2008年9月4日。患者精神委顿，面色晦暗，身体消瘦，右胸痛，咳痰不出，呼吸气短，确诊为肺癌后不能手术、化疗，预后不佳。不思饮食，大便秘，舌暗苔白，脉沉细。

辨治：毒气痰瘀，壅结阻滞于肺，正虚不胜邪气，肺虚失于主气，脾虚失于运化。拟用益气消毒，软坚散结，益肺主气，健脾运化。

处方：生黄芪20g，党参15g，麦冬15g，五味子8g，黄芩15g，葶苈子10g，连翘15g，白花蛇舌草15g，半枝莲15g，山慈菇10g，浙贝母15g，陈皮10g，清半夏10g，茯苓20g，甘草6g，焦三仙各10g，砂仁6g，柴胡10g，三七15g。10剂，水煎服，日1剂。

二诊：2008年7月16日。患者右胸痛始减，能咳出少量白痰，呼吸似轻。有思饮食，大便较为通畅，小便利。再予原方10剂，水煎服，日1剂。

三诊：2008年9月30日。患者精神始有起色，右胸痛似轻微，咳痰渐平。饮食增加，二便通畅。舌暗有减、苔薄白，其脉沉细势缓。再予原方10剂，隔日1剂，水煎服。

四诊：2008年10月11日。精神较好，面晦已除，咳嗽亦偶。饮食增加，二便通调，体重近2个月增加20斤。舌暗已轻、苔薄白，脉亦和缓。再用前方为细面，每日2次，每次20g，如此阶段性用药3年，癌肿无增反减，身无大碍，吃、睡正常，活动亦好，体重复常。

妊娠咳嗽

赵某，女，40岁，包头市人。

初诊：2018年10月21日。患者妊娠31周而患咳嗽半月，频咳少痰，鼻塞。呕逆，饮食始减，胸略闷气短，二便尚调。舌红、苔白，脉浮数。

辨治：妊娠气血有虚，痰热郁肺，肺失主气。脾虚肝乘，失于运行。拟用益气养血，清热化痰，肃肺止咳，柔肝伸脾，运化降逆。

处方：炙麻黄 10 g，杏仁 10 g，知母 15 g，浙贝母 15 g，地龙 15 g，前胡 15 g，蜜枇杷叶 15 g，生白芍 15 g，炙甘草 10 g，金银花 20 g，银柴胡 10 g，生乌梅 10 g，陈皮 10 g，竹茹 10 g，太子参 15 g，当归 15 g。4 剂，水煎服，日 1 剂。

二诊：2018 年 10 日 26 日。患者咳嗽欲平，痰少而利，胸闷气短不显，呕逆已平。疗效显然，继服前方 2 剂，水煎服。

肺癌

宋某，女，63 岁，天津市人。

初诊：2010 年 4 月 20 日。患者形体已衰，身瘦乏力，面色晦暗，右胸闷痛，咳嗽不利，呼吸气短，肺癌，不能手术，化疗后疗效不显。饮食进少，大便不爽，小便尚可。舌暗红、苔白厚，脉虚数。

辨治：肺气太虚，不能主气，痰热互结以致癌肿；脾气亦虚，失于运化，肺金、脾土五行生克变异，诸症由生。拟用大补肺气，以主呼吸，清热化痰消癥，通畅气道；健脾运化，消食传导。

处方：生晒参 15 g，生黄芪 20 g，麦冬 15 g，五味子 8 g，黄芩 15 g，葶苈子 15 g，柴胡 10 g，山慈菇 15 g，半枝莲 15 g，白花蛇舌草 15 g，连翘 15 g，浙贝母 15 g，生薏苡仁 20 g，陈皮 10 g，清半夏 10 g，茯苓 20 g，甘草 6 g，焦槟榔 10 g，焦三仙各 12 g。8 剂，水煎服，日 1 剂。

二诊：2010 年 4 月 30 日。患者右胸闷已减，咳嗽已轻，呼吸气短好软。饮食能进有加，大便通畅，小便利。症有所减，上方再予 8 剂。

三诊：2010 年 5 月 10 日。患者神情好转，右胸闷痛轻微，咳嗽得解，呼吸较利，气短继好。饮食继增，二便通调，继服前方 8 剂。

四诊：2010 年 5 月 20 日。患者右胸闷痛消失，偶有咳嗽一两声，呼吸较为平稳，仅运动时略有气短。饮食复常，面色好转，体力增加，精神显好。舌暗红有减、苔已薄白，其脉虚数势缓，再予原方 8 剂，隔日 1 剂，水煎服。

若此又调治月余，身形好转，体重增加 15 斤，面晦改观，诸症欲平。改为每周 2 剂，水煎服，坚持 5 个月停药，观察 3 年无复发。

肺癌，合并糖尿病

马某，男，53 岁，包头市人。

初诊：2016 年 4 月 12 日。患者形体虚弱，面色晦暗，右胸闷痛，咳痰带血，呼吸气短，动则气喘。确诊为后肺癌不能手术、不能化疗。口干苦，饮食减少，大便干，小便黄。舌暗红、苔白腻，脉虚数。

辨治：肺气大虚，失于主气，痰、热、瘀结，为癥阻肺，气道不利。脾气太虚，失运失化，血瘀热郁，脾积消渴。拟用大补肺气以主气，清肺消痰化瘀软坚以消癥止血。大健脾气，苦寒坚阴清热，洁血降糖，消脾积。

处方：生晒参20 g，生黄芪30 g，麦冬15 g，五味子10 g，苦参10 g，葶苈子10 g，红景天15 g，白英15 g，冬瓜子15 g，青黛8 g，玄参15 g，浙贝母15 g，生牡蛎30 g，柴胡10 g，香附10 g，僵蚕10 g，半枝莲15 g，三七粉[冲]6 g，海蛤壳15 g，鳖甲[先煎]15 g，八月札15 g，山慈菇15 g，枳实15 g，琥珀10 g，苦瓜根15 g，鸡内金10 g，黄连10 g，荔枝核10 g。15 剂，水煎服，日 1 剂。

二诊：2016 年 4 月 29 日。患者近日右胸闷痛已轻，咳嗽已减，痰少无血，呼吸好转。饮食有加，二便通畅，面色好转。舌暗有减、苔白、腻去，其脉虚数势缓。所治有效，继服前方 15 剂，水煎服。

三诊：2016 年 5 月 14 日。患者右胸闷痛消失，偶有咳嗽，痰少无血，呼吸较利，气已不短不喘，仅活动时气短，口干苦消失，饮食基本复常，血糖多次检查正常，二便通调。舌、脉趋好，继服前方 15 剂，隔日 1 剂，水煎服。

四诊：2016 年 6 月 13 日。患者诸症基本平复，体重增加 15 斤，形、色趋好，脉趋平和。继服前方 10 剂，共研极细面，每日 3 次，每次 15 g，沸水冲待温服。服完继用此法调治。

五诊：2017 年 7 月 15 日。患者形体见壮，面色见好，体重又增 15 斤，胸无不适，不咳不喘，活动转好，行走自如，空腹血糖、餐后 2 小时血糖均正常，不用西药。再用前方为极细面，每次 15 g，每日 2 次，用完继用。

六诊：2018 年 8 月 10 日。患者面色复常，形体已复，胸无不适，咳喘全无，食、睡正常，血糖多次检查均正常，仍用前方，同调。

七诊：2019 年 6 月 4 日。患者形体复常，体力亦增，呼吸平稳，糖尿病康复，胸检无大碍。继用前处方面，每周服 3 天，日 2 次，再坚持半年。

随后观察至 2021 年 1 月，身体如常人。

五

脾胃病及其合并病证案

萎缩性胃炎

白某，女，36 岁，赤峰市宁城县人。

初诊：2001 年 4 月 6 日。患者口干苦，胃脘部胀满，疼痛，烧心，且饥饿时明显。饮食减少，身体已瘦，大便干，小便黄。舌红暗、苔少，脉细数。

辨治：胃阴虚而夹瘀热，失于传导；脾气虚失于运化。拟用养胃阴，清热祛瘀，益气健脾运化。

处方：沙参 15 g，百合 20 g，生白芍 15 g，炙甘草 15 g，麦冬 15 g，黄连 10 g，黄芩 12 g，蒲公英 20 g，丹参 15 g，三七 10 g，焦槟榔 10 g，鸡内金 10 g，枳壳 10 g，太子参 30 g，当归 15 g，莲子 15 g，白扁豆 15 g，香橼 10 g。6 剂，日 1 剂。

二诊：2001 年 4 月 14 日。患者口干已解，口苦已去，胃脘胀满、疼痛缓解，饮食有增，二便畅通。可见治得所宜，继服前方 6 剂。

三诊：2001 年 4 月 22 日。患者诸症基本平复，舌质暗红已浅、苔转薄白，脉始和缓。症虽去，病久难除，再予原方 4 剂，共为极细面，每日 2 次，每次 15 g，沸水冲，温服。期药行远，效更长。

慢性胃炎、胃溃疡，合并失眠

牛某，男，37 岁，赤峰市宁城县人。

初诊：2001 年 4 月 16 日。患者神情委顿，身乏力，胃脘胀满，恶心少纳，口干，泛酸。近日吐血一次，饥时脘隐痛，少食饼干缓解，大便微干、时黑，小便利。舌淡红、苔白干，脉细数。

辨治：胃有阴虚夹热，失于降导，脾气亏虚，失于运化，土虚木横，木乘脾土。心虚阳不平秘，精神不治。拟用益阴清热，通胃降导，健脾柔肝，化瘀止血，养心潜阳，平秘安神。

处方：生晒参 20 g，瓜蒌 15 g，黄连 10 g，蒲公英 20 g，清半夏 10 g，牛蒡子 10 g，

旋覆花 10 g，代赭石 12 g，沙参 15 g，百合 15 g，乌药 10 g，生白芍 20 g，炙甘草 10 g，三七 10 g，白及 15 g，海螵蛸 10 g，浙贝母 15 g，炒酸枣仁 20 g，生龙骨 30 g，生牡蛎 30 g。6 剂，水煎服，日 1 剂。

二诊：2001 年 4 月 24 日。患者胃脘胀满已减，饮食有增，口苦已消，口干亦好，泛酸亦除，隐痛不显，大便不干已畅，小便利。苔白不干，其脉细数势缓。继服前方 6 剂，前 3 剂每日 1 剂，后 3 剂隔日 1 剂，水煎服。

三诊：2003 年 8 月 6 日。患者上次治疗后脘胀泛酸诸症消除，饮食增加，体重亦长。近日饮食未忌，喝酒，连吃红薯等病症复发，询如病症同前，再予原方 6 剂。再嘱调情感，忌酒，慎甘、酸。

溃疡性结肠炎

张某，女，30 岁，赤峰市宁城县人。

初诊：2001 年 4 月 20 日。患者面色无华，饮食不佳，小腹痛左重，按之压痛，大便有血，里急后重，1 日 2～3 行，虽便亦不舒，小便黄。舌淡红、苔黄白相间，脉沉细数。

辨治：病属久痢，痢之为病，初病多实，湿热壅滞肠道，伤气动血；中期，邪气伤正，正气已虚，寒热夹杂，伤气伤血；久病正虚为主，兼有余毒未尽。此则已久，气血亏虚，寒热夹杂，壅滞肠道，传导失常。拟用寒热并投，益气健脾，运化、统血，养血止血。

处方：生晒参 15 g，黄芪 20 g，龙眼肉 15 g，黄连 10 g，黄柏 15 g，当归 15 g，赤小豆 15 g，白芍 20 g，炙甘草 15 g，白头翁 15 g，阿胶^{烊化}10 g，木香 10 g，石莲子 15 g，白及 15 g，仙鹤草 20 g，槐花 10 g，米壳 6 g，干姜 10 g，乌梅 15 g。8 剂。日 1 剂，水煎服。

二诊：2001 年 4 月 29 日。患者便血已无，里急后重消失，大便通畅色黄，小便黄减，左小腹压痛已除，饮食始增，面色亦有好转，体力有增。舌淡红有加、苔薄白，脉沉细数势亦有起缓。再予原方 6 剂，前 3 剂隔日 1 剂，水煎服，后 3 剂共为细面，每日 2 次，每次 15 g，沸水冲，待温服。

萎缩性胃炎

孙某，女，53 岁，赤峰市宁城县人。

初诊：2003 年 3 月 18 日。患者胃脘胀满，食不下行，隐隐疼痛，亦有呃逆，口干口苦，大便不爽，小便利。舌淡红、苔白，脉虚数。

辨治：体质不足，脾虚失运，胃失传导，寒热互结，胃阴亦亏。拟用益脾健运，辛开苦降，消导行滞，兼养胃阴。

处方：生晒参15 g，瓜蒌15 g，黄连10 g，黄芩10 g，干姜10 g，清半夏10 g，焦槟榔10 g，生山楂10 g，生白芍15 g，炙甘草10 g，枳实10 g，苍术10 g，白术10 g，百合15 g，乌药10 g，山药15 g，莲子10 g。8剂，水煎服。

二诊：2003年3月28日。患者胃脘胀满已减，知饥食增，隐痛消失，口干已减，口苦已轻，二便通畅。可知脾始健运，胃得运行，寒热结减，肾阴亦生，所治正切机宜，继服前方8剂，前4剂每日1剂，后4剂隔日1剂，水煎服。

三诊：2005年11月6日。患者自上次治疗后，胃病未复发，饮食复常，二便通调，体重增加十多斤。近冒风寒，表证虽去，仍有咽干，咳嗽，前两天是稀痰，后则或黄或白而稠，微有憋气。饮食尚可，大便尚调。舌偏红、苔白，脉浮数。拟用清肺利咽，化痰止咳。

处方：炙麻黄10 g，杏仁10 g，知母15 g，浙贝母15 g，地龙15 g，生白芍15 g，生甘草10 g，牛蒡子10 g，桑白皮15 g，前胡15 g，枇杷叶15 g，金银花15 g，金果榄10 g，岗梅根10 g。4剂，水煎服。

慢性胃炎，结肠炎

彭某，女，40岁，赤峰市宁城县人。

初诊：2001年4月10日。患者脘腹胀满，嗳气，隐痛。小腹胀痛，按压疼痛，左侧甚，大便干，小便黄。舌红、苔厚，脉沉实。

辨治：阳明胃肠热、食壅结，传导阻滞；体素脾虚，运化不足，虚实夹杂。拟用清热泻胃，消食导滞以通肠胃，益气健脾，运化中州。

处方：生晒参15 g，瓜蒌15 g，黄连10 g，清半夏10 g，厚朴10 g，生槟榔15 g，生山楂10 g，百合20 g，乌药10 g，蒲公英30 g，生白芍20 g，蜜甘草10 g，马齿苋15 g，佛手片15 g，木香10 g。4剂，水煎服。

二诊：2003年4月16日。患者脘腹胀满得消，大便得通，左小腹痛得解，按之仅有轻微疼痛。舌红有减，舌苔转薄，其脉沉实势缓。此所速效者，不仅在于治疗脾胃，而且不忘治肝，见肝之病不能只知实脾，见脾之病，亦当知疏肝，木疏泄，土气达。继服前方4剂，以此方能补能泻、能升能降、能清能温、能润能燥，取其和，医无过度，亦无不及。

慢性胃炎，合并带下病、失眠

景某，女，20岁，赤峰市宁城县人。

初诊：2003 年 3 月 28 日。患者慢性胃炎，合并带下病、失眠半年余。身体较瘦，心下痞满，饮食亦少，饭后嗳气，大便数日 1 行、不干。带下黄而稠、味大，腰酸困，失眠、多恶梦，时烦，口苦，小便黄。舌红、苔白厚，脉沉数。

辨治：脾虚失运，易生积滞，脾升胃降失衡，泰去痞来。下焦任带湿热壅结，有碍督脉。心虚热扰，阳不与阴平秘。拟用益气健脾，运化中州；清热燥湿止带，补督益肾，壮之外府；养心潜阳，安魂宁心主神。

处方：生晒参 15 g，瓜蒌 15 g，黄连 10 g，清半夏 10 g，枳实 15 g，白术 15 g，生槟榔 15 g，生山楂 12 g，土茯苓 30 g，败酱草 30 g，椿皮 15 g，鹿角霜 10 g，杜仲 15 g，防己 15 g，当归 15 g，赤小豆 15 g，酸枣仁 2 0 g，生龙骨 30 g，生牡蛎 30 g，首乌藤 30 g。4 剂，水煎服。

二诊：2003 年 4 月 5 日。患者脘痞近除，饮食有增，大便通畅日行，小便通利，口苦亦减。带下转白量减，腰酸困近除，烦去眠安梦少。此治整体治疗，中土、冲带、肾督，心火，杂合以治，但各得其宜，各有其效，体内生态欲复，继服前方 4 剂。

三诊：2003 年 4 月 12 日。患者诸症多平复，唯带下病未净。舌红已减、苔薄白、其脉沉数势缓。继服前方 4 剂，隔日 1 剂，水煎服。此治脾即治带脉，补督、肾能固经、带，故方不化裁，法相通，药协从。

慢性胃炎，合并带下病

赵某，女，35 岁，赤峰市宁城县人。

初诊：2003 年 4 月 26 日。患者形神已虚，脘腹甚胀，饮食均减，嗳气时痛，两手常胀。黄带缠绵，大便不爽，肛门不舒，小便利。舌淡红、苔白腻，脉细数。

辨治：脾虚失于传化，胃实食、湿、气壅结，失于传导。下焦湿热蕴郁，以致黄带不止。拟用益气健脾，辛开苦降，下气消导，清热燥湿止带。

处方：红参 20 g，瓜蒌 15 g，黄连 10 g，半夏 10 g，槟榔 15 g，生山楂 10 g，厚朴 10 g，白芍 20 g，炙甘草 15 g，土茯苓 30 g，败酱草 20 g，墓头回 15 g，当归 15 g，赤小豆 15 g，炒地榆 15 g，乌梅 15 g，诃子 10 g。4 剂，水煎服。

二诊：2003 年 4 月 22 日。患者脘腹胀满大减，嗳气亦少，腹痛已消。黄带转白量减，二便通畅。整体治疗，各得所宜。前方再予 4 剂。

三诊：2003 年 4 月 28 日。患者脘腹胀满已消，饮食增加正常，二便通调，腹痛已去，带白、量少。舌淡红、苔薄白，脉细数之势亦转平和。为巩固计，再予原方 3 剂，隔日 1 剂，水煎服。

慢性胃炎、结肠炎，合并腰椎增生

孙某，女，59 岁，包头市固阳县人。

初诊：2003 年 5 月 4 日。患者面色无华，体弱，脘痞纳呆，不思饮食。腹胀便稀、次多，下坠不爽。腰痛牵及两髋。舌淡红、苔白腻，脉沉细。

辨治：寒湿困蕴中焦，胃肠失于传导，脾虚失于运化。肾虚失于主骨，经络阻滞不畅。拟用健脾运化，香化寒湿，行滞传导，涩肠止泻，补肾健骨，通经活络。

处方：党参 20 g，茯苓 20 g，苍术 15 g，白术 15 g，佩兰^{后下}10 g，白豆蔻 10 g，枳壳 15 g，鸡内金 10 g，炒白芍 20 g，炙甘草 10 g，肉豆蔻 10 g，石榴皮 10 g，儿茶 5 g，补骨脂 15 g，续断 15 g，杜仲 15 g，延胡索 20 g，鸡血藤 20 g。6 剂，水煎服。

二诊：2003 年 5 月 12 日。患者脘痞、腹胀大减，饮食有加，大便次减少，下坠感不显，腰痛亦轻。所治各司其属，各得所宜，继服前方 6 剂，水煎服。

三诊：2003 年 5 月 20 日。患者脘痞腹胀基本消失，饮食复常，大便不稀，日 1 行，已无下坠。腰、髋痛近止。再予上方 4 剂，隔日 1 剂，水煎服。

慢性胃炎、反流性食道炎，合并失眠

王某，女，50 岁，包头市人。

初诊：2003 年 9 月 12 日。患者体偏弱，胃脘胀痛，烧灼，反酸逆食，胸骨正中后食道闷痛，每饭后 1 时许明显。口苦，心烦，寐差，噩梦。腹微胀，大便略干，2 日 1 行，小便利。舌淡红、苔厚，脉弦数。

辨治：脾虚失运，胃实寒热互结，食滞气阻，失于传导。心有虚热，阳不能秘，精神不治。拟用健脾运化，辛开苦降，行气消导；养心潜阳，宁神柔肝。

处方：党参 20 g，瓜蒌 15 g，黄连 10 g，姜半夏 10 g，黄芩 15 g，干姜 10 g，枳实 10 g，苍术 15 g，白术 15 g，焦三仙各 10 g，乌药 10 g，百合 20 g，生赤芍 30 g，生白芍 30 g，炙甘草 10 g，炒酸枣仁 30 g，生龙骨 30 g，生牡蛎 30 g，大枣 3 枚。6 剂，水煎服。

二诊：2003 年 12 月 20 日。患者脘痞已消，腹胀已去，二便通畅，反酸、逆食已平，胸骨正中后闷痛不显。此所速效者，见脾之病不忌柔肝，见心神之病，不妄柔肝安魂。所治法相通，药协从，相得而益彰。继服前方 4 剂，隔日 1 剂，水煎服。

慢性胃炎，结肠炎

李某，男，61 岁，天津市宁河区人。

初诊：2003 年 11 月 28 日。患者脘腹痞满，恶心纳差，口干苦，左小腹时痛，大便时肠鸣泄利不爽，多以晨泄，小便利。舌淡红、苔黄白相间，脉虚数。

辨治：胃肠寒热夹杂郁结，失于传导，久病身已消瘦，脾虚失于运化，脾虚木乘，生风而大肠失固。肾虚失主大便。拟用辛开苦降，健脾运化；祛风实土，固肠止泻。

处方：生晒参 20 g，半夏 10 g，黄连 10 g，黄芩 15 g，干姜 10 g，枳壳 15 g，苍术 15 g，白术 15 g，白芍 20 g，炙甘草 15 g，防风 10 g，陈皮 10 g，僵蚕 10 g，炒乌梅 15 g，肉豆蔻 10 g，补骨脂 15 g。8 剂，水煎服。

二诊：2003 年 12 月 6 日。患者脘腹痞满自觉宽松，恶心已无，饮食有增，口干苦已去，小腹痛亦去，肠鸣偶有，大便次数减为日 1～2 次，仍有不爽。治切病机，各得所宜。继服前方 4 剂，水煎服。

三诊：2003 年 12 月 12 日。患者脘腹已舒，饮食复常，腹无疼痛，大便已调。舌淡红、苔薄白，其脉细数亦缓。思病已久，当有远虑，继服前方 4 剂，隔日 1 剂，水煎服。该方用药补泻兼施，寒温并投，阴阳相济，用之平和，医无过度，亦无不及。

慢性胃炎，结肠炎

马某，女，41 岁，赤峰市宁城县人。

初诊：2003 年 11 月 6 日。患者脘腹胀痛，时轻时重，饮食减少，口苦咽干，食后嗳气，大便秘，便时左小腹痛，小便黄利。舌红、苔黄白相间，脉沉数。

辨治：胃肠热、食、气滞，传导不利，久病脾气亦虚，失于运化。拟用清热消食，下气通导，健脾益气运化。

处方：党参 20 g，瓜蒌 15 g，黄连 10 g，黄芩 15 g，半夏 10 g，焦槟榔 15 g，生山楂 10 g，莱菔子 15 g，楮实子 12 g，生白芍 20 g，炙甘草 10 g，枳实 15 g，白术 15 g，佛手片 10 g，当归 15 g，生地榆 15 g。5 剂，水煎服。

二诊：2003 年 11 月 12 日。患者脘腹胀痛缓解，食后嗳气不作，口苦咽干不显，大便通畅，便时左小腹痛近失。舌红亦减、苔白，其脉沉数势缓。治切病机，各得所宜，继服前方 5 剂，水煎服。

慢性胃炎，结肠炎

王某，男，27 岁，天津市宁河区人。

初诊：2003 年 12 月 6 日。患者心下痞满，饮食亦减，不时小腹疼痛，腹泻日数次，身形渐瘦，小便利。舌淡红、苔白，脉弦数。

辨治：痞者升降之病，无泰则痞，寒热互结，脾虚失升，胃失和降，正仲景意。

土虚木乘，飧泄乃生。治痞宜辛开苦降，寒热并投，健脾运化中州；柔肝疏风，祛湿固涩止泻。

处方：党参 20 g，黄连 10 g，黄芩 12 g，干姜 10 g，苍术 15 g，白术 15 g，陈皮 10 g，白芍 20 g，防风 15 g，僵蚕 10 g，乌梅 15 g，诃子 10 g，补骨脂 10 g，米壳 8 g。6 剂，水煎服。

二诊：2004 年 1 月 2 日。患者脘痞已去，饮食有增，腹痛已止，腹泻已停。继服前方 4 剂，隔日 1 剂，水煎服，以防后患。

慢性胃炎，结肠炎

宋某，女，40 岁，赤峰市宁城县人。

初诊：2004 年 3 月 26 日。患者身体已瘦，面色萎黄，口干苦，脘腹胀满，不时腹痛，饮食减少，饭后嗳气，腹泻下坠，时便带血鲜红，小腹左侧压痛，小便尚利。舌淡红、苔薄白，脉虚数。

辨治：脾虚失于运化，湿热食积胃肠，动伤血络，传导失司。木乘中土，疏泄异常。拟用健脾运化，清热燥湿，消积导滞，柔肝固涩藏血。

处方：生晒参 15 g，黄芪 30 g，黄连 10 g，黄芩 15 g，枳壳 15 g，苍术 15g，白术 15 g，焦山楂 10 g，生白芍 20 g，炙甘草 15 g，陈皮 10 g，木香 10 g，僵蚕 10 g，当归 15 g，赤小豆 15 g，乌梅 15 g，槐花 10 g，皂角刺 8 g。4 剂，水煎服。

二诊：2004 年 4 月 2 日。患者脘腹胀满顿减，腹痛已消，饮食好转，嗳气已无，腹泻已止，小腹左侧压痛不明显。舌淡红、苔薄白，脉有所缓。治切病机，各得所宜，法相通，药协从，相得益彰。继服前方 4 剂，隔日 1 剂，水煎服。

慢性胃炎，结肠炎

冯某，男，40 岁，赤峰市宁城县人。

初诊：2004 年 3 月 25 日。患者体倦乏力，心下痞满，口苦，恶心，嗳气频频，饮食减少，腹胀时痛，两少腹明显。久泻不止，泻时左小腹痛、下坠、肛门里急，常便中带血，小便利。舌淡红、苔白，脉弦数。

辨治：脾虚失升，胃实失降，湿、热、食、气郁滞，传导不利。脾虚肝乘，疏泄异常而失节度。拟用健脾运升，清化湿热，消食理气以降，柔肝祛风胜湿，固肠止泻。

处方：生晒参 20 g，黄连 10 g，黄芩 15 g，半夏 10 g，枳壳 15 g，苍术 15 g，白术 15 g，焦槟榔 10 g，焦山楂 10 g，白芍 20 g，炙甘草 15 g，陈皮 10 g，防风 10 g，僵蚕

10 g，米壳 8 g，诃子 10 g，乌梅 15 g，干姜 10 g，槐花 10 g。4 剂，水煎服。

二诊：2004 年 3 月 30 日。患者脘痞已减，腹胀轻微，恶心、嗳气顿失，大便日 1～2 次，略稀无血，左小腹痛轻微。治切病机，疗效显然，继予前方 4 剂，水煎服。

胃炎，合并胆囊炎

马某，男，42 岁，赤峰市宁城县人。

初诊：2004 年 3 月 24 日。患者脘腹又胀又痛，恶心欲吐，饮食大减，喜热畏凉。右胁痛阵阵尤甚，向右肩胛处窜痛，且有热感。大便不爽，小便黄。舌淡红、苔白厚，脉弦数。

辨治：胃寒、食、气滞，失于传导；脾虚失于运化。肝胆热郁，失于疏泄。且土壅木塞，木郁土塞，木、土生态异常，诸症由生。拟用温胃理气消导，健脾运化；清肝泻胆，行郁活络。

处方：生晒参 20 g，瓜蒌 15 g，黄连 10 g，半夏 10 g，枳实 15 g，苍术 15 g，白术 15 g，焦山楂 10 g，焦槟榔 15 g，香附 10 g，高良姜 10 g，柴胡 10 g，黄芩 15 g，虎杖 20 g，白芍 15 g，郁金 15 g，三七 8 g。4 剂，水煎服，日 1 剂。

二诊：2004 年 3 月 30 日。患者脘腹胀痛顿减，恶心欲吐已失，饮食始增，右胁痛轻微，肩胛窜痛不显，二便通畅。舌苔白薄，其脉弦数势缓。体内五行木、土生态恢复有望，继服前方 4 剂。

三诊：2004 年 4 月 5 日。患者脘腹胀满平复，饮食增加，胁痛亦除，肩胛窜痛已无，诸症平复。虑病已久，为巩固计。继服前方 4 剂，隔日 1 剂，水煎服。方中补泻兼施，寒温并投，医无太过，亦无不及。

慢性胃炎，结肠炎，直肠炎

马某，男，22 岁，赤峰市宁城县人。

初诊：2004 年 3 月 18 日。患者慢性胃炎、结肠炎、直肠炎反复发作，久不得解。身瘦形弱，脘腹胀痛，纳少嗳气，大便带血，里急肛门痛，小便利。舌淡红、苔白厚，脉弦细。

辨治：脾虚失于运化，胃实热、食壅于肠胃，传导不利，复加风木乘土，疏泄异常，诸症由生。拟用补脾泻胃，健脾以运化；清热消食，行滞传导以泻胃；疏风凉血止血以固肠。

处方：生晒参 20 g，黄连 10 g，黄芩 12 g，半夏 10 g，枳壳 15 g，苍术 15 g，白术 15 g，焦槟榔 15 g，地榆 15 g，当归 15 g，赤小豆 20 g，陈皮 10 g，防风 10 g，僵蚕

10 g，槐花 10 g，诃子 10 g，乌梅 10 g，荷叶 5 g。8 剂，水煎服，日 1 剂。

二诊：2004 年 4 月 5 日。患者脘腹胀痛已消，饮食增加，嗳气甚少，里急便血已去，大便转为正常，肛门转舒。舌淡红、苔转薄，脉弦细势缓。可见五行土、木生机恢复有望，再予原方 8 剂，前 4 剂每日 1 剂，后 4 剂隔日 1 剂，水煎服。

慢性胃炎、结肠炎

白某，男，22 岁，赤峰市宁城县人。

初诊：2004 年 3 月 19 日。患者身形瘦弱，脘腹胀满，口苦恶心，温温欲吐，饮食又减，左小腹痛，压之尤显，大便干带血，便时有里急后重，小便利。舌淡红、苔白厚，脉沉数。

辨治：体质已虚，脾虚失于运化，胃实热食壅滞，失于传导，大肠热壅伤络动血，诸症乃生。拟用健脾运化，泻热消导，凉血止血通便。

处方：党参 30 g，黄连 10 g，黄芩 15 g，半夏 10 g，枳实 15 g，苍术 15 g，白术 15 g，生槟榔 15 g，山楂 15 g，地榆 15 g，马齿苋 15 g，当归 15 g，生白芍 15 g，赤小豆 15 g，三七 10 g，椿根皮 10 g，乌梅 10 g。8 剂，水煎服，日 1 剂。

二诊：2004 年 3 月 28 日。患者脘腹胀满已消，饮食有增，大便畅通无血，里急后重已无，左小腹痛已除。舌淡红、苔薄白，其脉沉数已和缓。治切病机，各得所宜。继服前方 4 剂，隔日 1 剂，水煎服。

食道癌

李某，男，68 岁，赤峰市宁城县人。

初诊：2014 年 3 月 25 日。患者食道癌不能手术。身体消瘦，饮食难入，呕反痰涎，流食亦呛，饥而不能得，大便数日 1 行、形如小硬球，小便黄。舌红干燥、苔心且干，脉细数。

辨治：里实而外羸，食道痰热郁瘀结肿，阻塞食水内入，生燥生热，上下难通，耗损正气阴液。拟用益气养阴，消痰软坚，化瘀消癥，滋燥通便。

处方：太子参 30 g，生白芍 15 g，炙甘草 10 g，石莲子 15 g，玄参 15 g，川贝母 15 g，生牡蛎 30 g，半枝莲 30 g，八月札 10 g，蛞蝓 15 g，壁虎 10 g，瓜蒌 20 g，黄连 10 g，陈皮 10 g，竹茹 10 g，生槟榔 15 g，生山楂 15 g，百合 20 g，沙参 15 g，火麻仁 15 g。6 剂，水煎服。

二诊：2004 年 4 月 2 日。患者饮食能下咽，大便通畅，日能进牛奶 1 斤及粥、蛋、菜汁等。再予 6 剂，以延缓生命。

慢性胃炎，合并经闭

李某，女，20岁，赤峰市宁城县人。

初诊：2004年3月27日。患者口干喜饮，胃脘灼热胀痛，嗳气吞酸，饮食有减，形瘦神倦，月经3月余未行，前行量少色黑，腹痛不利，心烦易急。大便略干，小便量少。舌红、少苔，脉细数。

辨治：脾气虚而失于运化，胃阴虚不磨而食积，传导不利。冲任经血亏虚，肝失疏泄。拟用补脾益气，养胃滋阴消导，养血疏肝通经。

处方：太子参30 g，南沙参15 g，山药15 g，麦冬15 g，白扁豆15 g，百合20 g，生地黄15 g，生槟榔15 g，生山楂15 g，柴胡10 g，生白芍20 g，当归15 g，益母草30 g，泽兰15 g，桃仁10 g，红花10 g，肉苁蓉15 g，莪术10 g，土鳖虫10 g。5剂，水煎服。

二诊：2004年4月2日。患者口干缓解，胃脘灼热胀痛轻微，嗳气吞酸已平，饮食有增，心烦好转，大便不干。月经未行。治已收效，继服前方5剂，水煎服。

三诊：2004年4月18日。患者胃脘已舒，饮食亦有所增，大便通畅，左小腹痛失。带下量减色白，月经已行，量、色正常，小腹无不适。此所速效者，年过三七，有自稳调节之基础，所治虽杂合，但各守其乡，各司其属，又法相通，药协从，相得益彰。继服前方4剂，以平为期。

慢性胃炎，合并乙型肝炎

李某，女，21岁，赤峰市宁城县人。

初诊：2004年4月15日。患者胃脘胀满，时有嗳气，饮食偏少，乏力心慌，口苦，右胁下偶有不舒，大便尚可，小便黄。舌淡红、苔白厚，脉弦数。

辨治：心、脾气虚，心虚失主血脉，脾虚失于运化。湿热壅滞胃脘，失于传导，湿热壅郁肝木，失于疏泄。拟用补心健脾，清化湿热消导；疏肝解郁，解毒利胆。

处方：生晒参20 g，麦冬15 g，五味子10 g，炙黄芪30 g，当归15 g，生白芍20 g，炙甘草10 g，瓜蒌15 g，黄连10 g，半夏10 g，焦三仙各15 g，丹参30 g，赤小豆30 g，土茯苓30 g，败酱草20 g，鸡骨草30 g，叶下珠15 g，茵陈15 g，栀子15 g，紫草10 g。10剂，水煎服，日1剂。

二诊：2004年4月27日。患者胃脘胀满平复，饮食增加，嗳气已无。心慌气短得解，右胁亦舒，口苦已去，二便已调。舌淡红、苔白变薄，其脉弦数势缓。乙型肝炎之为病，一重解毒，二重疏泄，三重实脾治土，方中即是。方中益气养心，心主血脉，此与治肝疏泄相得益彰。乙型肝炎症易去，病难除，继服前方整体治疗，10 剂，水煎服。

用上方调治月半，复查乙肝五项，转阴，10 日后再查，仍为阴。

反流性食道炎，胃炎

刘某，男，51 岁，赤峰市宁城县人。

初诊：2004 年 4 月 18 日。患者形体已虚，胃脘胀痛，恶心反酸，甚至酸食上反至咽，胸骨正中后闷痛，常有吞咽饮食不顺，喜热畏寒，寒则诸症加重。大便不实，或稀，小便利。舌淡红、苔白厚，脉虚沉。

辨治：脾虚运化不及，胃寒生满病，失于顺降传导，反而上逆。拟用健脾运化，温胃降逆，行滞消导。

处方：生晒参 20 g，莲子 15 g，枳实 15 g，苍术 15 g，白术 15 g，焦山楂 10 g，陈皮 10 g，半夏 10 g，香附 10 g，高良姜 10 g，白芍 20 g，炙甘草 10 g，旋覆花 10 g，代赭石 15 g，楮实子 10 g，丁香 10 g。6 剂，水煎服。

二诊：2004 年 4 月 26 日。患者胃脘胀痛缓解，恶心反酸偶发，亦较轻微，胸骨后食道部闷痛缓解，吞咽饮食比较顺畅，饮食有增，大便好转。舌淡红、苔厚转薄，其脉虚沉之势亦缓。治切病机，各得所宜，继服前方 6 剂，水煎服。

三诊：2004 年 5 月 3 日。患者胃脘已舒，恶心反酸泛逆已无，胸骨正中后闷痛已去，吞咽饮食亦顺，饮食有加，大便已实。舌淡红、苔薄白，其脉和缓。所治脾虚得补，胃实得泻，肝急得缓，肝郁得疏，整体治疗，各得所宜。为巩固计，再予原方 4 剂，隔日 1 剂，水煎服。

慢性胃炎、结肠炎，合并前列腺轻度增生

张某，男，68 岁，赤峰市宁城县人。

初诊：2004 年 4 月 20 日。患者心下痞满，饮食亦减，肠鸣腹泄，小腹胀痛，左小腹痛，大便里急，小便不利、频急，亦有尿后不尽。舌红、苔白，脉弦数。

辨治：痞之为病，寒热互结，脾虚不升，胃实不降，脾寒不升，胃热不降。脾虚肝乘，疏泄异常，土、木生态失常，腹胀腹痛，肠鸣腹泄，里急由生。肾虚失主，小便异常。拟用健脾运化，辛开苦降，疏风止泻，益肾气化，通利水道精隧。

处方：生晒参 20 g，苍术 15 g，白术 15 g，枳壳 10 g，黄连 10 g，黄芩 15 g，半夏 10 g，干姜 10 g，防风 10 g，陈皮 10 g，白芍 15 g，僵蚕 10 g，诃子 10 g，石榴皮 10 g，山茱萸 15 g，怀牛膝 15 g，木通 10 g，桃胶 10 g，车前子 15 g，冬葵子 15 g，桑螵蛸

15 g。8 剂，日 1 剂，水煎服。

二诊：2004 年 5 月 4 日。脘痞已消，饮食正常，肠鸣腹泄已除，小便通利。舌淡红、苔白薄，其脉弦数势缓，诸症基本平复，为巩固计，继服前方 4 剂，隔日 1 剂，水煎服。

慢性胃炎、十二指肠球炎

张某，女，38 岁，赤峰市宁城县人。

初诊：2004 年 4 月 26 日。患者形体虚弱，胃脘胀痛灼感，泛酸吞酸，食后及饿时均如此，饮食减少，大便不畅，小便尚利。舌红、苔白厚，脉虚数。

辨治：脾虚失于运化、生化；胃实，失于通降，肝逆乘犯中土，胃酸上泛生焉。拟用补中运化，通降胃实，疏肝制酸。

处方：党参 20 g，炙黄芪 20 g，桂枝 10 g，生白芍 30 g，炙甘草 10 g，焦槟榔 15 g，鸡内金 10 g，百合 20 g，乌药 10 g，蒲公英 20 g，厚朴 10 g，白及 10 g，瓦楞子 20 g，明矾 3 g，三七 6 g。4 剂，水煎服，日 1 剂。

二诊：2004 年 5 月 4 日。患者胃脘胀痛顿减，灼感、泛酸吞酸得解，饮食有增，大便通畅。舌红有减、苔亦转薄。治切病机，各得所宜，继服前方 4 剂，日 1 剂，水煎服。

三诊：2004 年 5 月 9 日。患者诸症已平，饮食大增，且无泛酸、吞酸之苦，二便通调。继服前方 4 剂，隔日 1 剂，水煎服。期药长效远。

慢性胃炎、结肠炎、直肠炎

崔某，男，56 岁，赤峰市宁城县人。

初诊：2004 年 4 月 24 日。患者形体已虚，胸闷，脘痞，腹胀痛，饮食减少，恶心嗳气，大便干、带脓血，里急肛坠，左小腹压痛。舌红、苔黄厚，脉沉数。

辨治：脾虚失于运化，寒热互结胸脘，胃失传导。湿热壅郁于肠，复加肝犯中土，土、木生态失常，脾失统血、肝失藏血，诸症由生、血症由起。拟用健脾运统，辛开苦降，通导阳明，柔肝凉血，固涩止血。

处方：生晒参 20 g，瓜蒌 15 g，薤白 10 g，半夏 10 g，黄连 10 g，蒲公英 20 g，生槟榔 15 g，焦三仙各 10 g，白术 15 g，生白芍 20 g，炙甘草 10 g，当归 15 g，赤小豆 10 g，马齿苋 15 g，生地榆 15 g，槐花 10 g，木香 10 g，明矾 3 g。5 剂，水煎服，日 1 剂。

二诊：2004 年 4 月 30 日。患者脾已运化，饮食有加；脾升胃降，寒热结散，脘痞已消，腹胀近除；肠中湿热欲解，脾统，肝藏，便血已止。继用前方 5 剂，隔日 1 剂，水煎服。

慢性胃炎，反流性食管炎

冯某，女，47 岁，赤峰市宁城县人。

初诊：2005 年 3 月 11 日。患者脘腹胀满，灼感，恶心纳差，时有呃逆，常有上泛酸物沿食道至咽，前胸骨正中后闷痛不舒，大便不畅，小便利。舌红、苔黄白相间，脉沉数。

辨治：热、湿、食郁胃肠，下行传导失司，甚至上返食道。凡有所郁，必然阻滞生机，久而脾气亦虚，运化有失。拟用清热化湿，消食理滞，通降胃肠，兼以健脾。

处方：旋覆花 12 g，代赭石 20 g，瓜蒌 15 g，黄连 10 g，半夏 10 g，蒲公英 30 g，生槟榔 15 g，生山楂 15 g，百合 15 g，乌药 10 g，土茯苓 15 g，败酱草 15 g，陈皮 10 g，竹茹 10 g，丁香 10 g，柿蒂 10 g，太子参 20 g。6 剂，日 1 剂，水煎服。

二诊：2005 年 3 月 19 日。患者脘胀灼痛缓解，恶心已去，呃逆已除，反酸偶发，前胸骨后闷痛不显，大便通畅，腹胀已消。舌红有减、苔白。治切病机，继服前方 5 剂，水煎服。

三诊：2005 年 3 月 25 日。患者诸症基本平复，但病未必尽愈，再予上方 4 剂，隔日 1 剂，水煎服，以此善后调治。且嘱慎食酸、辛、肥、甘。

慢性胃炎、结肠炎，合并前列腺炎

丛某，男，34 岁，赤峰市宁城县人。

初诊：2005 年 3 月 7 日。患者形体有虚，胃脘胀满时痛，口苦，恶心，嗳气。小腹胀，左小腹压痛，大便黏滞不畅，偶有带血，时有里急。腰酸，性欲下降，小便频急不畅，尿分叉，尿后余沥不尽，色黄味大。舌红、苔白厚，脉沉数。

辨治：胃肠热、食壅滞，失于传导下行，脾虚失于运化，肾虚失主二便。复加下焦湿热阻滞精道，障碍水路，以致诸症由生。拟用健脾运化，清热消积，通导胃肠，补肾主水，通利精、水二道。

处方：太子参 30 g，瓜蒌 15 g，黄连 10 g，半夏 10 g，黄芩 10 g，蒲公英 30 g，枳实 15 g，苍术 15 g，白术 15 g，焦槟榔 15 g，焦山楂 10 g，炒地榆 15 g，黄柏 15 g，山茱萸 15 g，怀牛膝 30 g，雄蚕蛾 15 g，牵牛子 12 g，白花蛇舌草 20 g，冬葵子 20 g，车前子 15 g，佛手 10 g。5 剂。水煎服。

二诊：2005 年 3 月 13 日。患者胃脘胀痛得解，口苦、恶心、嗳气已消。大便通畅、无血，左小腹压痛不显。腰酸有缓，小便比较通利。诸症均减，其效显然，继服前方5剂，乘效追之。

三诊：2005年3月20日。患者脘腹已舒，饮食正常，二便通畅，性事亦有所起。舌红已减、苔转薄白，其脉沉细亦有起色，症虽去，病根除难，继服前方5剂，隔日1剂，水煎服。

慢性胃炎、反流性食道炎，合并失眠、腰腿痛

孙某，男，47岁，赤峰市宁城县人。

初诊：2005年3月23日。患者形体较瘦，胸、脘闷胀，吞咽食道不舒，频反酸水，甚至到咽而呛，饮食渐少，失眠不安。腰腿疼痛，畏寒喜热，大便不畅，小便尚利。舌红、苔白厚，脉弦数。

辨治：脾虚胃实，虚则失于运化，实则传导无权，热、湿、食郁，失于下行不顺，反而逆上。心虚，阳不平秘，神失宁谧。肾虚失于主骨，风阻经络，气血不畅，痹症生焉。宜全面整体治疗，各司其属，拟用健脾运化，清胃燥湿，消导降逆；养心潜阳，平秘精神；补肾壮骨，搜风活络通痹。

处方：生晒参15 g，瓜蒌15 g，黄连10 g，半夏10 g，焦槟榔15 g，生山楂10 g，蒲公英30 g，旋覆花10 g，代赭石20 g，百合15 g，乌药10 g，炒酸枣仁20 g，生龙骨30 g，生牡蛎30 g，天麻15 g，杜仲15 g，怀牛膝30 g，延胡索20 g，乌梢蛇15 g，全蝎粉冲5 g。6剂，水煎服。

二诊：2005年3月30日。胸、脘闷胀缓解，吞咽食道较为顺畅，偶有轻度反酸，饮食有增。睡眠较好，腰腿痛减轻，二便通利。舌红有减，舌苔已薄，其脉弦数势缓。治切病机，各得所宜，再予原方6剂，前3剂每日1剂，后3日隔日1剂，水煎服。

慢性胃炎，合并失眠、两手颤动、咽炎

杨某，女，67岁，赤峰市宁城县人。

初诊：2005年3月25日。患者身瘦，纳少，脘胀灼痛，恶心。咽干，少寐，两手颤抖。大便偏干，小便黄。舌暗红、苔黄白相间，脉弦数。

辨治：脾虚失于运化，胃实热、食、痰阻，失于传导，返而上逆。心虚热扰，阳不潜藏，失主神志，土壅木乘风动。热郁于咽，咽喉不利。拟用健脾运化，泻胃清热，化痰消导，养心清热，潜阳宁神，息风活络，清热利咽。

处方：生晒参20 g，瓜蒌10 g，黄连10 g，蒲公英30 g，生槟榔15 g，生山楂10 g，陈皮10 g，竹茹15 g，沙参15 g，莲子15 g，百合20 g，乌药10 g，郁金10 g，旋覆花

10 g，代赭石 20 g，炒酸枣仁 30 g，生龙骨 30 g，生牡蛎 30 g，桑枝 15 g，僵蚕 10 g，地龙 15 g，射干 15 g，木蝴蝶 10 g。5 剂，水煎服，日 1 剂。

二诊：2005 年 4 月 2 日。患者脘胀酌痛轻微，恶心、咽干缓解，饮食有增，睡眠好转，两手颤抖亦轻。大便畅通，小便亦利。苔转白，其脉弦数势缓。5 剂，水煎服，每日 1 剂。

三诊：2005 年 4 月 8 日。患者胃脘已舒，饮食复常，二便通调，睡眠安好，唯双手颤抖仍有轻微，中土、心火、肝木五行生态欲平，前方加乌梢蛇 15 g、天麻 15 g。继服 5 剂，隔日 1 剂，水煎服。

萎缩性胃炎

刘某，男，68 岁，赤峰市宁城县人。

初诊：2005 年 3 月 17 日。患者形瘦，口干，胃脘胀痛，灼感时轻时重，纳少，嗳气，饥、饱均作不舒，大便不爽，小便尚利。舌红、苔白，脉弦数。

辨治：脾胃气阴两虚，失磨失运，热、食、气郁，失于传导。拟用益气养阴，清热消导，理气行郁。

处方：生晒参 20 g，瓜蒌 15 g，黄连 10 g，蒲公英 30 g，枳实 15 g，白术 15 g，莲子 15 g，厚朴花 10 g，焦槟榔 15 g，生山楂 15 g，九香虫 10 g，沙参 12 g，百合 20 g，乌药 10 g。4 剂，水煎服，日 1 剂。

二诊：2005 年 3 月 13 日。患者胃脘胀痛缓解，灼感不显、口干、嗳气不觉，饮食有增，大便畅通。治切病机，疗效显然。继服前方 4 剂，隔日 1 剂，水煎服。

三诊：2005 年 3 月 18 日。患者胃脘已舒，饮食复常，大便通调，小便自利。舌红有减、苔转薄白，其脉弦数势缓。此症虽去，病难除，继服前方 4 剂，隔日 1 剂，水煎服。此方补泻兼施，刚柔相济，治无太过，亦无不及。

慢性萎缩性胃炎、结肠炎

王某，女，30 岁，赤峰市宁城县人。

初诊：2005 年 4 月 27 日。患者形体已虚，口干，脘腹胀满，嗳气，灼热、时痛，压痛，饮食减少，大便脓血，下坠，小便利。舌红、苔白，脉数实。

辨治：脾胃气阴两虚，失于运化，复加胃肠热、食壅郁，失于传导，伤络动血。拟用益气养阴，健脾养胃，清热消导，凉血止血。

处方：太子参 20 g，西洋参 5 g，瓜蒌 15 g，黄连 10 g，焦槟榔 15 g，百合 20 g，乌药 10 g，当归 15 g，赤小豆 20 g，龙眼肉 15 g，马齿苋 20 g，地榆 20 g，椿根皮 15 g，

白及 15 g，花蕊石 30 g，仙鹤草 20 g，三七片 10 g。6 剂，水煎服，日 1 剂。

二诊：2005 年 5 月 4 日。患者脘腹胀满松缓，其症已去，灼热、嗳气已不显，小腹时痛缓解，便血、下坠消失，口已不干，已见速效。继服前方 4 剂，水煎服，日 1 剂。

三诊：2005 年 5 月 9 日。患者脘腹胀满尽消，其痛尽除，灼热、嗳气尽无，便血、下坠尽去。舌红色减、苔已薄白，其脉数实势缓。症虽去，病难除，继服前方 4 剂，共为细面，每日 2 次，每次 20 g，沸水冲，凉温服。

消化道出血

尹某，男，66 岁，赤峰市宁城县人。

初诊：2006 年 3 月 10 日。患者体瘦形虚，上腹部疼痛，饥时重，恶心，泛酸，烧灼，呕血 1 次，大便常黑，偶亦有鲜血，背痛，饱后嗳气、痛减，小便利。舌淡红、苔白，脉沉细。

辨治：脾虚失运，失统；胃实热、食瘀滞，传导失常；脾虚木乘，木横吐逆。拟用益气健脾，运化统血；清热消导，化瘀止血；柔肝疏土，藏血疏泄。

处方：生晒参 20 g，莲子 10 g，瓜蒌 10 g，黄连 10 g，焦栀子 10 g，焦槟榔 15 g，焦三仙各 10 g，白及 15 g，海螵蛸 12 g，浙贝母 15 g，瓦楞子 20 g，花蕊石 20 g，三七片 10 g，白芍 20 g，炙甘草 10 g，代赭石 10 g。6 剂，水煎服，日 1 剂。

二诊：2006 年 3 月 18 日。患者上腹较舒，疼痛顿减，烧灼、泛酸轻微，吐血未作，大便黑转黄，便血亦无，背痛亦轻微。治已见效，继服前方 6 剂。

三诊：2006 年 3 月 25 日。胃脘已舒，上腹疼痛，烧灼缓解，泛酸多日未作，饮食复常，二便通调，多日未见黑便。舌淡红、苔薄白，其脉数实势缓。此方补虚泻实，气生阴长，舒肝实脾，化瘀止血，治守其乡，各得所宜，治无偏弊。虑此属慢性病，易反复发作，为巩固计，继服前方 3 剂，共为细面，每日 2 次，每次 30 g，沸水冲后凉温服。

慢性胃炎、结肠炎，合并失眠、前列腺炎

尹某，男，35 岁，包头市人。

初诊：2007 年 8 月 1 日。患者心下痞满，腹胀时痛，饮食亦减，大便里急不爽，小便频、急不利，小腹亦胀，腰酸，性欲降低，心烦，失眠。舌淡红、苔白，脉细数。

辨治：痞之为病，寒热互结脾胃，升不能升，降不能降，复加脾虚，中州不运。心虚不能与阳平秘，精神不治而失眠。湿热阻滞下焦，肾虚失主精道、水道，以至性欲降低，小便不利。拟用辛开苦降，健脾运化；养心镇阳，宁心安神；补肾作强，化瘀利尿。

处方：党参 20 g，枳壳 10 g，苍术 15 g，白术 15 g，黄连 10 g，黄芩 15 g，干姜 10 g，半夏 10 g，地榆 15 g，生乌梅 15 g，炒酸枣仁 20 g，生龙骨 30 g，生牡蛎 30 g，首乌藤 15 g，山茱萸 15 g，怀牛膝 20 g，雄蚕蛾 15 g，牵牛子 10 g，车前子 15 g，龙胆 15 g，益母草 20 g，桑螵蛸 10 g。5 剂，水煎服，日 1 剂。

二诊：2007 年 8 月 7 日。患者脘痞顿减，腹胀时痛亦轻，饮食有增，大便畅通，里急不显，小便频急、不利好转，睡眠得安。所治中土、心火、肾水五行生态趋好，复加年龄值壮，自稳调节基础尚好，有望速愈。继服前方 5 剂，每日 1 剂，水煎服。

三诊：2010 年 9 月 3 日。患者自上次治疗后 3 年来身体尚好，寐纳可，二便正常，性功能正常。近日贪酒、肉，睡眠亦无规律，旧病复发。询问得知果然，继服前方 8 剂，前 5 剂，每日 1 剂，后 3 剂隔日 1 剂，水煎服。

慢性胃炎、胃下垂、结肠炎

杨某，女，40 岁，包头市人。

初诊：2007 年 8 月 2 日。患者形偏高身瘦，面色萎黄无华，常倦乏力，脘腹胀满，食后尤重，饮食难下传导，食后 1.5 小时，胃中仍有振水声。小腹胀，大便稀而不爽，左小腹常痛，小便利。舌淡红、苔白，脉沉弱。

辨治：中气虚弱下陷，不运失化，传导迟缓。肝木失柔，乘犯中土，疏泄异常。拟用大补中气，升举运化，柔肝行滞，以主疏泄。

处方：生晒参 20 g，炙黄芪 20 g，柴胡 10 g，升麻 10 g，苍术 15 g，白术 15 g，莲子 15 g，豆蔻 10 g，乌梅 15 g，炒地榆 10 g，当归 15 g，白芍 20 g，川芎 10 g，鸡内金 10 g，益母草 30 g，枳壳 20 g。6 剂，水煎服，日 1 剂。

二诊：2007 年 8 月 8 日。患者脘腹胀满大减，饮食始加，大便畅通，左小腹痛不显。疗效显然，继服前方 4 剂。

三诊：2007 年 8 月 16 日。患者脘腹胀满轻微，饮食复常，左小腹痛已消，二便正常。舌淡红有加、苔薄白，其脉沉弱之势亦有起色。当知症虽去，病难除，尚需时日。患者予前方 4 剂，共为极细面，每日 2 次，每次 20 g，沸水冲而凉温服，徐徐图之。

慢性胃炎、结肠炎

张某，女，32 岁，包头市人。

初诊：2007 年 8 月 28 日。患者脘腹胀痛，饮食已减，喜热畏寒，肠鸣腹泄，泄则里急下坠，左小腹痛。腰酸，手足不温，小便利。舌淡红、苔白，脉沉弱。

辨治：脾虚胃实，虚则失于运化，寒则生满病。肾亦虚寒，失主二阴，土不制水，命火不煖中土，诸症生焉。拟用益气健脾，温中散寒，温肾煖土，固肠止泄。

处方：生晒参30 g，炙黄芪30 g，苍术15 g，白术15 g，莲子15 g，鸡内金10 g，干姜12 g，补骨脂10 g，益智仁10 g，五味子10 g，豆蔻10 g，僵蚕10 g，地榆炭15 g，乌梅炭15 g，肉豆蔻10 g，五倍子10 g。4 剂，水煎服。

二诊：2007 年9 月3 日。患者脘腹胀痛消失，肠鸣腹泄已止，左小腹痛、大便里急已失。腰酸已解，手足已温。其脉沉细之势亦有起色。呈现已收速效，究其因患者恰值四八之年，有自稳调节之基，复加治切病机，用药到位，补涩已足，温无不及。再予原方4 剂，隔日1 剂，水煎服。

慢性胃炎、结肠炎，合并带下病、经闭

贾某，女，27 岁，包头市人。

初诊：2007 年9 月8 日。患者脘腹胀满，食少嗳气，大便里急下坠，小便自利。其带较多，小腹两侧胀痛。月经3 个月未行，末次月经量少色黑，腰骶酸困。舌红、苔白厚，脉弦数。

辨治：胃肠湿热食郁，传导不利。凡有所郁，必然阻滞生机，脾虚失运。下焦湿热壅滞冲、带、大肠，诸症由生。拟用益气健脾，泻胃通导，清热燥湿，除带利肠，养血疏肝，填冲益肾以通经。

处方：党参20 g，瓜蒌10 g，黄连10 g，半夏10 g，焦槟榔15 g，生山楂15 g，马齿苋20 g，干姜10 g，土茯苓20 g，椿根皮15 g，墓头回15 g，柴胡10 g，当归15 g，赤芍15 g，白芍15 g，熟地黄15 g，益母草30 g，紫河车10 g，肉苁蓉15 g，怀牛膝30 g，香附10 g。6 剂，水煎服，日1 剂。

二诊：2007 年9 月16 日。患者脘腹胀满得解，饮食始增，嗳气已消，大便畅通，里急消失。黄带转白、量少。腰骶酸困不显。服4 剂时月经已行，色、量均可，亦无小腹痛，小便自利。舌红色减、苔已薄白，其脉弦数势缓。诸症均减，中土、肝木、肾与奇经生态欲平，指日可待。继服前方6 剂，前3 剂每日1 剂，后3 剂隔日1 剂，水煎服。

急性胰腺炎

孙某，男，35 岁，包头市人。

初诊：2007 年11 月6 日。患者上腹痛剧，左上腹痛尤甚、拒按，食水入后即加重，不敢饮食，以往脘腹纳少，时有嗳气，大便不畅。舌红、苔黄，脉实数。

辨治：阳明少阳合病，热郁食滞，气滞血瘀，胃失于通畅，胆失于疏泄，不通则痛。拟用清热通泻阳明，清胆理气化瘀以疏泄。

处方：柴胡 15 g，制大黄 12 g，枳实 15 g，黄芩 20 g，半夏 10 g，瓜蒌 10 g，焦槟榔 15 g，焦山楂 10 g，生白芍 20 g，炙甘草 10 g，延胡索 20 g，川楝子 15 g，三七片 10 g，生乌梅 10 g。4 剂，水煎服，日 1 剂。

二诊：2007 年 11 月 11 日。患者服上药 3 剂后即腹痛消失，饮食已可，大便畅通。现用前方加生晒参 20 g、莲子 15 g，4 剂，隔日 1 剂，水煎服，期杜后患。

唇炎，合并头痛

王某，男，12 岁，赤峰市宁城县人。

初诊：2008 年 2 月 15 日。下唇红肿干痛，两太阳穴痛连目，影响睡眠，口干喜凉饮，食可，大便秘，小便黄。舌红、苔黄白相间，脉弦数。

辨治：脾胃热盛，肝胆火旺，映唇上头，影响心神。拟用清脾泻胃，清利头目，养心宁神。

处方：升麻 8 g，黄连 10 g，当归 10 g，牡丹皮 10 g，生地黄 10 g，沙参 10 g，石斛 10 g，紫荆皮 10 g，知母 15 g，天麻 10 g，地龙 10 g，川芎 10 g，赤芍 10 g，白芍 10 g，野菊花 15 g，决明子 10 g。5 剂，水煎服，日 1 剂。

二诊：2008 年 2 月 21 日。患者服上药 4 剂后头痛即止，下唇红肿消退，睡眠亦安。此治中土、肝木、心火通调，法相通，药协从，相得益彰，非治其一可比，上方再予 4 剂，隔日 1 剂，以期药长效远。

慢性胃炎、溃疡性结肠炎

包某，女，51 岁，包头市人。

初诊：2008 年 5 月 26 日。患者精神不振，面色萎黄，胃脘不舒，饮食减少，便血鲜红，里急后重，左小腹痛，小便自利。舌淡红、苔白，脉沉弱。

辨治：脾虚不能运化、统血；胃肠湿热壅郁动络伤血，久病血虚而肠失固。拟用益气补血，运化统血；清热燥湿，凉血止血固涩。

处方：生晒参 30 g，龙眼肉 15 g，蜜黄芪 20 g，石莲子 15 g，黄连 10 g，黄柏 15 g，白头翁 15 g，炒地榆 15 g，侧柏炭 10 g，槐花 10 g，石榴皮 10 g，白及 10 g，阿胶^{烊化} 12 g，干姜 10 g，生乌梅 10 g。4 剂，水煎服，日 1 剂。

二诊：2008 年 6 月 1 日。患者服上方两剂胃脘已舒，便血已止。现饮食有加，大便里急、左小腹痛已失。治切病机，疗效显然，继服前方 4 剂，隔日 1 剂，水煎服。

萎缩性胃炎、反流性食道炎，合并失眠

刘某，女，57 岁，包头市人。

初诊：2008 年 12 月 8 日。患者口干，胃脘胀痛、烧灼，嗳气，食欲减，身亦乏力，偶有酸水反流至咽而呛，咽食常有食道不舒。心烦失眠，大便不畅，小便自利。舌红、苔白厚，脉弦数。

辨治：胃实湿、热、食郁，不下反逆，失于传导；脾虚失于运化。心虚阳不平秘，诸症由生。拟用补脾运化，泻胃清热化湿，消食传导。补心秘阳，宁心安神。

处方：生晒参 30 g，莲子 15 g，瓜蒌 10 g，黄连 10 g，半夏 10 g，焦槟榔 15 g，焦山楂 10 g，百合 15 g，乌药 10 g，旋覆花 10 g，代赭石 15 g，延胡索 15 g，蒲公英 20 g，生地黄 15 g，炙甘草 10 g，炒酸枣仁 30 g，生龙骨 30 g，生牡蛎 30 g。6 剂，水煎服，日 1 剂。

二诊：2008 年 12 月 16 日。患者口干有解，胃脘已舒，酸水泛逆得解，睡眠好转。大便通调，小便正常。舌红有减、苔转薄白，其脉弦数势缓。诸症基本平复，继服前方 6 剂，前 3 剂每日 1 剂，后 3 剂隔日 1 剂。

三诊：2011 年 4 月 2 日。患者自述前治后 2 年来，身体尚好，饮食如常，腹无不适，二便正常，睡眠亦安。近半月莫名其妙胃胀满，继而反酸，睡眠较差，大便不畅，有复发之势，特来求治。细问其症，果然同前。舌、脉亦异。再查前方予 6 剂调治。后询亦安。

口腔溃疡

王某，女，53 岁，包头市人。

初诊：2009 年 5 月 27 日。患者口腔右腮及舌前部各一溃疡如豆大、疼痛，每食辛辣刺激食物疼痛加剧，口渴喜凉，心烦尿赤，大便干秘，数日 1 行。舌红、苔黄白相间，脉数实。

辨治：舌为心之苗，内腮脾之部，心火炎上于舌，脾蕴热上炎，阳明燥热蒸腾于上，病症生焉。拟用清肝泻胃，凉血清心，引邪从二便出。

处方：当归 15 g，生地黄 15 g，牡丹皮 15 g，赤芍 15 g，黄连 10 g，黄柏 15 g，升麻 10 g，金银花 15 g，败酱草 20 g，知母 15 g，蜂房 10 g，芦荟 8 g，黄精 15 g，石斛 20 g，灯心草 3 g。4 剂，水煎服。

二诊：2009 年 6 月 2 日。患者治收速效，口腔溃疡欲愈、痛止，大便畅通，小便亦利。舌红已减、苔亦薄白，其脉数实之势亦缓。除邪务尽，继服前方 4 剂，隔日 1 剂，水煎服。

慢性胃炎，合并前列腺炎

王某，男，26 岁，包头市人。

初诊：2009 年 7 月 10 日。患者形体偏瘦弱，面色无华，心下痞满，恶心少食，时发嗳气。腰酸痛，困倦乏力，大便不爽，小便频急、不利，尿黄味大，偶有分叉，小腹胀痛。性事不能作强。舌偏红、苔白厚，脉虚数。

辨治：脾虚胃实，虚则失于运化，胃实湿、热、食郁，失于传导。肾虚不能作强，失于气化，失主小便，复加精道阻滞、障碍尿路，诸症由生。拟用补脾泻胃，益气健脾，清胃消食传导；补肾作强，化瘀利水，畅通精道、尿路。

处方：生晒参 15 g，瓜蒌 10 g，黄连 10 g，半夏 10 g，焦槟榔 15 g，生山楂 10 g，山茱萸 15 g，苁蓉 15 g，怀牛膝 20 g，雄蚕蛾 15 g，龙胆 15 g，虎杖 15 g，白花蛇舌草 15 g，冬葵子 20 g，车前子 10 g，牵牛子 10 g，丹参 20 g，赤芍 15 g，桑螵蛸 20 g。8 剂，水煎服，日 1 剂。

二诊：2009 年 7 月 19 日。胃脘比较舒适，痞满已消，恶心、嗳气已去，饮食已增，腰酸痛不显，小便畅通，夜尿仅 1 次，无频急之感，小腹胀痛已除。舌红已减、苔转薄白，其脉虚数势缓。诸症基本平复，为巩固计，再予原方 4 剂，隔日 1 剂，水煎服。

慢性胃炎、反流性食道炎、结肠炎

魏某，男，50 岁，包头市人。

初诊：2009 年 9 月 3 日。患者脘腹胀满，温温欲吐，不时泛酸，返逆至咽，胸骨正中后食管中闷痛，吞咽饮食不舒。肠鸣腹泻，泻后下坠。舌淡红、苔白厚，脉沉迟。

辨治：脾虚失于运化，胃实寒热食郁，传导失司，肠中虚寒壅滞，传导异常。拟用健脾运化，辛开苦降，寒热并投，传导固肠。

处方：生晒参 30 g，瓜蒌 10 g，黄连 10 g，半夏 10 g，干姜 10 g，枳壳 10 g，苍术 15 g，白术 15 g，焦槟榔 10 g，焦三仙各 10 g，海螵蛸 10 g，浙贝母 10 g，吴茱萸 10 g，肉豆蔻 10 g，补骨脂 15 g，草果仁 10 g。6 剂，水煎服，日 1 剂。

二诊：2009 年 9 月 11 日。患者脘腹已舒，反酸吐逆已消，胸骨正中食管闷痛已除，吞咽亦无不适，腹泻已止，大便转正常。舌红有减、苔转薄白，其脉沉迟势起。病症基本平复，为巩固计，再予原方 4 剂，水煎服。

慢性胃炎、习惯性便秘，合并月经不调

阳某，女，34 岁，包头市人。

初诊：2009 年 11 月 6 日。患者形体已虚，脘、腹胀痛，饮食日少，饭后嗳气食臭，大便数日 1 行、干燥如球。月经后期，经量少色黑，行经腹痛。舌红、苔厚干，

脉沉数。

辨治：脾虚胃实，虚则失于运化，实则热、食、燥结，失于传导而泛逆。血虚肝瘀，不主冲任，则月经失调。肝木、中土体内生态有异，诸症由生。拟用健脾运化，清热消食，滋燥通便，养血疏肝，化瘀通经。

处方：生晒参20g，瓜蒌10g，黄连10g，半夏10g，生槟榔15g，焦三仙各15g，乌药10g，百合15g，黄精15g，石斛15g，芦荟10g，柴胡10g，赤芍15g，白芍15g，益母草20g，延胡索15g，香附10g。5剂，水煎服，日1剂。

二诊：2009年11月13日。患者脘腹胀满欲平，嗳气食臭已除，大便畅通已软，2日1行，月经未行，再予原方5剂。

三诊：2009年11月20日。患者脘、腹已舒，大便日行1次软便，月经服2剂而行，经色、量正常，小腹不痛。舌红已减、苔薄白，其脉沉数势缓。中土、肝木生态平复，冲任亦充。为巩固计，再予原方5剂，隔日1剂，寄其药长效远。

慢性胃炎、结肠炎

张某，男，50岁，包头市人。

初诊：2009年11月12日。患者形体已虚，心下胀满，口苦，饮食减少，小腹痛，大便滞泄，里急下坠。舌质偏红，边多齿痕、苔黄白相间而厚，脉沉数。

辨治：脾虚胃实，虚则失于运化，胃实寒热互结，失于传导顺降。大肠寒热壅郁，传导变异，虚寒则泄，热郁则里急后重。拟用益气健脾，寒温并投，理滞止泄。

处方：生晒参15g，莲子10g，苍术10g，白术10g，黄连10g，黄芩15g，干姜10g，半夏10g，枳壳10g，木香10g，补骨脂10g，肉豆蔻10g，地榆10g，乌梅10g。6剂，水煎服，日1剂。

二诊：2009年11月20日。患者心下胀满已消，胃脘较舒，口苦已去，饮食已增。大便始为正常，小腹疼痛以及大便里急下坠消失。舌红已减、苔转薄白，其脉沉数势缓，病症基本平复，为巩固计，继服前方4剂，隔日1剂，水煎服。

慢性胰腺炎

钱某，男，26岁，包头市人。

初诊：2010年9月6日。患者身体消瘦，间歇性上腹痛，左上腹痛重，有明显压痛，牵引左肩，食欲减少，每饮食痛加，恶心，时有呕吐，口苦。大便不爽，小便利。舌红有瘀色、苔薄黄，脉弦数。

辨治：少阳、阳明热、食壅郁，失于疏泄，失于传导；脾虚失于运化，诸症由生。

拟用疏泄利胆，泻胃消食传导，益气健脾运化。

处方：柴胡 10 g，黄芩 15 g，金银花 15 g，败酱草 15 g，赤芍 15 g，白芍 15 g，川楝子 10 g，延胡索 20 g，生晒参 20 g，瓜蒌 10 g，黄连 10 g，半夏 10 g，焦槟榔 15 g，焦三仙各 10 g，三七 6 g，香橼 10 g。5 剂，水煎服，日 1 剂。

二诊：2010 年 9 月 13 日。患者上腹痛大减，左肩痛已微，恶心、呕吐欲平，口苦已去，饮食有加，二便通利。舌红有减，瘀色已浅、苔转白，其脉弦数势缓。病症已减，治切病机，继服前方 5 剂。

三诊：2010 年 9 月 20 日。患者上腹疼痛全消，上腹压痛已无，左肩痛不显，饮食复常，二便通利。病症已平，虑其慢性胰腺炎，每有反复，除邪务尽，扶正务充，继服前方 5 剂，隔日 1 剂，水煎服。

慢性结肠炎，合并前列腺增生

丁某，男，60 岁，包头市人。

初诊：2010 年 11 月 12 日。患者形体已虚，面色无华，小腹胀痛，大便常带脓血，里急后重已久。腰酸，小便不利，尿时无力，尿后余沥，会阴部坠胀，夜尿亦频，量少。舌暗边有齿痕、苔白厚，脉沉细。

辨治：脾虚不能运化，统血；肝虚失于疏泄，藏血；大肠寒热互结，传导异常，亦伤络动血。肾虚失主二阴，精隧不畅，障碍尿路。中土、肝木、肾水五行生态病变，诸症生焉。大便脓血已久不愈，小便不通畅逐日有加，均非大肠、膀胱独力所为。拟用整体治疗，各司其属，法相通，药协从。

处方：生晒参 20 g，黄连 10 g，黄柏 15 g，阿胶烊化 12 g，干姜 10 g，当归 15 g，白芍 20 g，赤小豆 10 g，石榴皮 10 g，山茱萸 15 g，怀牛膝 20 g，冬葵子 20 g，车前子 15 g，败酱草 15 g，瞿麦 15 g，木香 10 g，桑螵蛸 15 g。5 剂，水煎服，日 1 剂。

二诊：2010 年 11 月 19 日。患者小腹胀痛已去，大便脓血已无，里急后重欲失。腰酸困已轻，小便次减，尿力有加，比较通利。继服前方 5 剂，以期药长效远。

慢性胃炎，合并失眠、咳逆

庄某，女，50 岁，包头市人。

初诊：2012 年 2 月 15 日。患者形体已虚，心下胀满，饮食减少，时有呕恶。失眠易惊，偶有心悸，胸闷。咳逆黄白痰，多见晨起痰黄，余时多白而稠，呼吸气短，动则尤重。大便不爽，小便尚利。舌暗红、苔白厚，脉沉数。

辨治：脾虚胃实，虚则失于运化，实则热、湿、食郁，失于传导。心虚阳不平秘，神不宁谵。肺则虚实夹杂，虚则失于主气，实则痰、热郁瘀，气道阻滞。中土、肺金、心火五行生态变异，诸症由生。拟用健脾强运，泻胃辛开苦降，清热燥湿，消食传导；养心镇阳，宁心安神；清肺化痰，止咳平喘。整体治疗，各守其乡，各司其属。

处方：生晒参20 g，瓜蒌10 g，黄连10 g，半夏10 g，焦槟榔10 g，焦三仙各10 g，当归15 g，熟地黄10 g，生白芍15 g，炙甘草10 g，酸枣仁20 g，生龙骨30 g，生牡蛎30 g，代赭石12 g，地龙10 g，炙麻黄10 g，杏仁10 g，知母15 g，浙贝母10 g，冬瓜子15 g，葶苈子10 g，桃仁10 g，射干10 g，紫菀15 g。6剂，水煎服，日1剂。

二诊：2012年2月23日。患者胃脘已舒，心下胀满已消，呕恶未作，饮食增加，胸闷已微，晨起黄痰转白，白痰转稀，咳轻而痰易出。睡眠大有进步，由三四小时增至六小时以上，呼吸比较平稳，二便通利。舌暗减浅、苔白变薄，其脉沉数之势有缓，此中土、心火、肺金近平，五行生态已有转机。虑其病已久，症虽欲除，其病难复，再予原方6剂，前3剂每日1剂，后3剂隔日1剂，求无太过，亦无不及。

慢性胃炎，合并慢性乙型肝炎

李某，男，38岁，包头市人。

初诊：2012年3月10日。患者形体有虚，面色无华，胃脘胀满，恶心纳减，口苦，胁胀痛，体倦乏力。大便不爽，小便黄少。舌红、苔白腻，脉弦数。

辨治：形体有虚，面色无华，脾虚胃实，虚则运化不及，胃实湿热食壅，传导不及。肝胆湿热郁瘀，失于疏泄。拟用补脾健运，泻胃清热利湿，消化传导；清利肝胆湿热，解毒化瘀疏泄。

处方：生晒参20 g，瓜蒌10 g，黄连10 g，半夏10 g，焦槟榔15 g，焦三仙各10 g，茵陈12 g，炒栀子15 g，生白芍15 g，炙甘草10 g，柴胡10 g，半枝莲15 g，蚂蚁10 g，鸡骨草15 g，叶下珠15 g，丹参15 g，延胡索15 g，豆蔻10。5剂，水煎服，日1剂。

二诊：2012年3月16日。患者心下痞满顿减，口苦恶心已去，饮食有加，两胁痛轻微，大便比较爽利，小便色黄亦减。舌红已减、苔薄腻去，其脉弦数势缓。所治土、木各得所宜，再予原方5剂，隔日1剂，水煎服。

三诊：2012年3月28日。患者胃舒食增，两胁胀痛除，精神有振，体倦亦减，便爽尿清。诸症虽已平复，虑病难缠，上方去延胡索，加紫草15 g。5剂，共为极细面，每日3次，每次15 g，沸水冲得温服。

慢性胃炎、反流性食管炎，合并颈椎病、腰椎间盘膨出、坐骨神经痛

高某，女，72 岁，包头市人。

初诊：2012 年 3 月 12 日。患者心下胀满，有时痛，嗳气纳差，常反酸食至咽而呛，胸骨正中后食道闷痛，咽物不舒。颈背疼痛，腰痛翻身活动加重，双下肢畏寒。大便不爽黏滞，小便利。舌暗红、苔白，脉沉弦。

辨治：年老脏器有虚，其中脾虚，则失于运化，以致胃实，湿、热，食郁，失下降导，反而逆上反流。肾、督有虚，筋骨已弱，颈椎、腰腿之痛当先，经络亦有痹阻。拟用健脾运化，清热消食，泻胃传导，健骨舒筋，活络通痹。

处方：生晒参 20 g，枳实 15 g，白术 15 g，瓜蒌 15 g，黄连 10 g，姜半夏 10 g，焦槟榔 15 g，焦三仙各 10 g，旋覆花 10 g，代赭石 15 g，葛根 30 g，防己 15 g，延胡索 20 g，狗脊 15 g，片姜黄 10 g，桑寄生 15 g，怀牛膝 20 g，鸡血藤 15 g，当归 15 g，丹参 15 g，制没药 10 g。5 剂，日 1 剂，水煎服。

二诊：2012 年 3 月 18 日。患者诸症大减，心下胀满轻微，其痛已失，嗳气偶作，反酸未作，吞咽食物食道闷痛基本消失。颈背疼痛得解，腰腿痛亦轻。饮食始增，二便畅利。效不更方。继服前方 5 剂。

三诊：2012 年 3 月 24 日。患者胃脘已舒，反逆皆去，饮食亦增，二便通利。颈部痛消，腰腿痛轻微未除。舌暗有减、苔薄白，其脉沉弦势缓。改用下方但调腰腿。

处方：桑寄生 15 g，续断 15 g，狗脊 15 g，怀牛膝 30 g，鸡血藤 15 g，血风藤 15 g，千斤拔 15 g，生白芍 15 g，炙甘草 10 g，延胡索 15 g。5 剂，水煎服，日 1 剂。

慢性胃炎，合并失眠、慢性咽炎

李某，女，42 岁，包头市人。

初诊：2012 年 3 月 15 日。患者形体偏虚，脘腹胀满，波及两胁，口苦纳减，不时恶心。少寐，恶梦，心烦易汗。咽干红痛，有痰，大便不畅，小便尚利。舌红、苔白，脉弦数。

辨治：太阴脾虚，胃肠有实，虚则失运，实则寒热食郁，传导失司。脾虚肝乘，土壅木塞，心虚失主神志，阳扰则魂难安而恶梦。肺咽郁热，咽喉不利。拟用治土可以生金，治心可以平火刑金，故整体治疗，各司其属。宜用益气健脾，辛开苦降，柔肝清胆，养心平阳，清肺利咽。

处方：生晒参 20 g，莲子 15 g，枳实 10 g，白术 10 g，瓜蒌 10 g，黄连 10 g，半夏 10 g，焦槟榔 15 g，焦三仙各 10 g，百合 15 g，乌药 10 g，柴胡 10 g，黄芩 15 g，生白芍

15 g，生甘草 10 g，生乌梅 10 g，炒酸枣仁 20 g，生龙骨 30 g，生牡蛎 30 g，代赭石 15 g，白薇 10 g，牛蒡子 10 g，金莲花 10 g，麦冬 10 g，木蝴蝶 8 g。6 剂，水煎服，日 1 剂。

二诊：2012 年 3 月 21 日。患者脘腹胀满大减，两胁胀痛亦消，口苦、恶心已去，饮食有增。睡眠较安，恶梦少见，心烦多汗消失。咽红已减、不痛，痰无。大便畅通，小便自利，其脉弦数势减。呈见中土、肝木、心火欲平。继服前方 6 剂，前 3 剂每日 1 剂，后 3 剂隔日 1 剂，水煎服。

慢性胃炎，溃疡性结肠炎

顾某，女，60 岁，包头市人。

初诊：2012 年 4 月 10 日。患者形体已虚，胃脘胀痛，口苦咽干，嗳气纳少，小腹胀痛，左侧小腹为重，大便脓血，里急后重，小便不利。舌红、苔白厚，脉弦数。

辨治：脾虚失于运化，胃实寒热壅结，食郁失于传导。热毒壅郁于肠，动血伤络。复加脾虚不能统血，肝虚而血不藏，湿热波及太阴，则便血里急，小便不利。拟用寒热并投，辛开苦降，健脾运化，解毒凉血，通便利尿。

处方：生晒参 20 g，瓜蒌 10 g，黄连 10 g，半夏 10 g，焦槟榔 15 g，焦三仙各 10 g，黄柏 15 g，黄芩 10 g，马齿苋 10 g，干姜 10 g，当归 15 g，白芍 15 g，石莲子 10 g，木香 10 g，石榴皮 10 g，茯苓 15 g，猪苓 10 g。5 剂，水煎服。日 1 剂。

二诊：2012 年 4 月 16 日。患者已收显效，胃脘胀痛已轻微，口苦咽干已无，嗳气现已无作，饮食有增，小腹胀痛亦减，大便脓血转便，里急后重不显，小便亦利。治得所宜，再予原方 5 剂。

三诊：2012 年 4 月 23 日。患者胃脘已舒，饮食亦增，大便正常，小腹痛亦除。舌红减为正常、苔白薄，其脉弦数势缓。土、木生机复平，再予原方 5 剂，隔日 1 剂，水煎服，以为巩固计。

慢性胃炎、结肠炎，合并失眠、磨牙

方某，男，23 岁，包头市人。

初诊：2012 年 4 月 18 日。患者形体有虚，心下痞满，时有嗳气，饮食减少，小腹胀，左侧痛，大便时明显，有压痛，腹泻，下坠。失眠，睡觉磨牙作响，多有发作。舌淡红、苔白厚，脉弦数。

辨治：中焦寒热壅滞，升降失司，脾虚失于运化。土虚木乘，大肠虚寒，传导异常失固。磨牙仍厥阴、阳明之病，风动于上。拟用辛开苦降，寒热并投，健脾运化，暖肠祛风止泻，养心安神，息风解痉。

处方：生晒参 15 g，黄连 10 g，黄芩 15 g，半夏 10 g，干姜 10 g，炒谷芽 10 g，莲子 15 g，木香 10 g，炒乌梅 10 g，生白芍 20 g，炙甘草 10 g，僵蚕 10 g，防风 10 g，炒酸枣仁 15 g，代赭石 10 g，生龙骨 30 g，生牡蛎 30 g，石菖蒲 10 g，胆南星 10 g。5 剂，水煎服，日 1 剂。

二诊：2012 年 4 月 25 日。患者心下痞满顿减，近日嗳气未作，饮食有增，小腹胀已轻，左小腹痛已减，腹泻已止，下坠不显。夜能安睡，夜睡磨牙近日未作。所治中土、肝木、心火各得所宜，各有疗效。再予原方 5 剂，水煎服，日 1 剂。

三诊：2012 年 5 月 3 日。心下已舒，饮食已复常，小腹亦舒，大便正常，下坠亦无，睡眠复常，磨牙亦愈。虑其病已久，而易复发，为巩固计，再予原方 5 剂，隔日 1 剂，水煎服。

慢性胃炎，合并失眠

李某，女，70 岁，包头市人。

初诊：2013 年 2 月 26 日。患者形体已虚，面色萎黄，神疲体倦，胃脘胀满，饮食已减，口干，嗳气。心慌气短，失眠少寐，时有心急易怒。大便不爽，小便自调。舌暗红、苔白，脉弦数。

辨治：脾虚胃实，虚则运化失司，实则食、热壅郁，失于传导。心虚气血不足，阳不平秘，失主神、脉。复加脾虚木乘，木失疏泄，不生心火，五行生态有变，诸症由生。整体治疗，各司其属。

处方：生晒参 15 g，瓜蒌 10 g，黄连 10 g，焦槟榔 15 g，焦三仙各 10 g，枳实 10 g，白术 10 g，当归 10 g，龙眼肉 10 g，木香 10 g，炒酸枣仁 20 g，生龙骨 20 g，生牡蛎 20 g，白芍 15 g，炙甘草 10 g，浮小麦 15 g，远志 10 g，生姜 3 片，大枣 3 枚。5 剂，日 1 剂，水煎服。

二诊：2013 年 3 月 4 日。患者胃脘胀满大减，嗳气已消，饮食始加。睡眠大好，心平神安，心慌气短已微，神情显好，二便正常。所治中土、心火、肝木各得所宜，五行生态有平复之势，再予原方 5 剂，服法同前。

三诊：2015 年 10 月 8 日。患者自述，自上治疗后 1 年半以来，身体恢复很好，胃脘无不适，饮食正情，睡眠亦好，身无大碍。近周来胃脘胀满，饮食不舒，继而失眠，有复发之势，特来再治。经询，诊果同，查原方再予 5 剂，水煎服。

慢性胃炎，合并冠心病心肌缺血

郭某，女，52 岁，包头市人。

初诊：2013 年 3 月 28 日。患者胃脘腹胀满，时有疼痛，嗳气。胸闷憋气，心动悸，偶发心绞痛，含丹参滴丸缓解。大便干，小便利。舌暗红、苔白，脉结代。

辨治：形体有虚，脾虚运化不足，胃肠有实、热、郁、食阻、燥结，传导失司。心虚气阴亏虚，血瘀络阻，失主血脉。复加五行脾土、心火生克有异，诸症由生。拟用健脾运化，清胃消导，润燥通便，益气养阴，补心通络。

处方：生晒参 20 g，瓜蒌 15 g，黄连 10 g，清半夏 10 g，焦槟榔 15 g，焦三仙各 10 g，枳实 10 g，白术 15 g，黄精 15 g，石斛 15 g，丹参 15 g，蜜甘草 10 g，生地黄 15 g，浮小麦 15 g。6 剂，水煎服，日 1 剂。

二诊：2013 年 4 月 5 日。患者脘腹胀满已消，嗳气未作，饮食已加，大便畅通。胸闷憋气缓解，心绞痛连日未作，心动悸偶发。舌暗红有减、苔薄白，脉结代转细数。此脾胃肠与心整体治疗，各司其属，法相通，药协从，相得而益彰，故效亦速。再予原方 6 剂，前 3 剂，每日 1 剂，后 3 剂，隔日 1 剂，水煎服。

口腔溃疡

许某，男，39 岁，包头市人。

初诊：2013 年 3 月 22 日。患者口腔溃疡反复发作，现左腮内、唇上各有白色溃疡，且疼痛，每食辛辣等刺激物则痛加重，口苦咽干，饮喜冷恶热，微有心烦，尿赤，大便不干，2 日 1 行。舌红、苔黄白相间，脉细数。

辨治：唇、腮乃脾胃之主，火燔灼而为溃疡，复加心火亦盛，故需清脾泻胃，解毒清心。又反复不愈，久兼气虚，兼以益脾生肌。

处方：升麻 10 g，黄连 10 g，当归 15 g，生地黄 15 g，生薏苡仁 15 g，牡丹皮 15 g，金银花 20 g，败酱草 15 g，蒲公英 15 g，赤小豆 10 g，生黄芪 15 g，白及 10 g，竹叶 10 g。5 剂，水煎服，日 1 剂。

二诊：2013 年 3 月 29 日。患者腮部、唇上溃疡几近消失，疼痛已止，口苦、咽干、心烦等症已解，大便日行畅通，小便清利。舌红已减、苔白而薄，其脉细数势缓。除邪务尽，兼以扶正祛邪，再予原方 5 剂。

三诊：2013 年 4 月 5 日。患者溃疡悉平，饮食如常，二便通调，再予原方 3 剂，隔日 1 剂，寄期不再反复发作。

慢性胃炎、结肠炎

李某，男，39 岁，包头市人。

初诊：2013 年 3 月 3 日。患者脘腹胀满，不时疼痛，饮食喜热，食凉胀痛加重，亦有嗳气。腹泄多在五更，时有里急后重，左小腹有压痛，小便清利。舌淡、苔白略厚，脉沉迟。

辨治：脾胃虚寒，失于运化，传导失常；肾、肠虚寒，失主、失固后阴，复加肝风乘犯中土，疏泄失常。拟用健脾温胃，暖肠祛寒，温肾固肠，祛风疏泄。

处方：生晒参20 g，瓜蒌10 g，半夏10 g，黄连10 g，干姜10 g，苍术15 g，白术15 g，木香10 g，焦三仙各10 g，石莲子10 g，补骨脂15 g，肉豆蔻10 g，吴茱萸10 g，五味子10 g，石莲子10 g，炒地榆10 g，炒乌梅10 g，炒白芍15 g，炙甘草10 g，防风10 g，僵蚕10 g。5 剂，水煎服，日1 次。

二诊：2013 年3 月10 日。患者脘腹胀满顿减，其痛缓解，饮食始加，嗳气暂无。腹泻次少，里急后重已无，小腹压痛不显。诸症均减，继服前方5 剂，水煎服。

三诊：2013 年3 月17 日。患者脘腹已舒，腹泻已止，诸症皆平。舌淡红、苔薄白，其脉沉迟势有起色。为巩固计，继服前方5 剂，隔日1 剂。该方补中有泻，敛中有疏，刚中有柔，医无太过，亦无不及。

纳呆，合并注意障碍、多动

薛某，男，10 岁，包头市人。

初诊：2013 年13 月1 日。患者面色无华，神疲体虚，食欲不好，少进。心虚血少，失主神志，睡眠少安，听课精神不集中，双上肢多动，难以控制。大便稀，小便自利。舌淡红、苔白，脉弦细。

辨治：脾胃虚弱，运化不及，食有所郁。心虚血少，失主神志。土虚木乘，肝风内动。拟用益气健脾，消食传导；补益气血，养心宁神；平肝伸土，活络息风。

处方：太子参10 g，白术10 g，黄芪10 g，炙甘草10 g，茯神15 g，远志10 g，炒酸枣仁15 g，木香10 g，焦槟榔10 g，焦三仙各10 g，当归10 g，白芍10 g，桑枝10 g，乌梢蛇10 g，僵蚕10 g。4 剂，水煎服，日1 剂。

二诊：2013 年12 月6 日。患者神情有振，睡眠较安，饮食始增，听课精神集中有所进步，上肢多动有所控制，二便通调。所治各得所宜，继服前方4 剂。

三诊：2013 年12 月12 日。患者面色好转，睡眠已安，昼日精神复常，饮食正常，上肢多动消失。舌淡红正常、苔薄白，其脉弦数势缓。体内中土、心火、肝木五行生态近平，康复指日可待。再予原方4 剂，隔日1 剂，水煎服。

慢性胃炎、胆囊炎

白某，男，69 岁，包头市人。

初诊：2014 年 1 月 15 日。患者胃脘胀痛，食少恶心。口苦，右胁痛阵阵，向右肩胛牵引疼痛。大便不爽，小便黄。舌红暗、苔白厚，脉弦数。

辨治：年老体虚，脾有气虚，运化不足，胃实寒热食郁气滞，传导失司。胆热郁瘀，失于疏泄。拟用健脾运化，辛开苦降，消食导泻，清肝利胆，疏泄郁瘀。

处方：生晒参 15 g，瓜蒌 15 g，黄连 10 g，半夏 10 g，枳实 15 g，白术 15 g，焦槟榔 15 g，焦三仙各 10 g，柴胡 10 g，黄芩 15 g，虎杖 15 g，金钱草 15 g，茵陈 10 g，白芍 15 g，香附 10 g，川楝子 10 g，延胡索 15 g，丝瓜络 10 g。5 剂，水煎服，日 1 剂。

二诊：2014 年 1 月 22 日。患者脘腹胀减痛轻，右胁痛缓解，右肩胛痛消失，口苦已去，饮食始增。舌红有减、苔始转薄，其脉弦数势缓。病症改善显著，再予原方 5 剂，前 3 剂，每日 1 剂，后 2 剂隔日 1 剂，水煎服。

牙根痛、面颊肿痛

张某，男，49 岁，包头市人。

初诊：2014 年 2 月 19 日。患者右下后牙剧痛难忍，其牙周肿痛，牵及右颊肿痛，口干渴，喜凉饮，食可，大便微干，小便黄。舌红、苔白，脉洪数。

辨治：阳明火热炽盛，壅滞经络，牙、龈、颊部受害。拟用清泻阳明，解毒凉血，消肿止痛。

处方：知母 15 g，生石膏 30 g，玄参 15 g，生地黄 15 g，升麻 10 g，黄连 10 g，当归 15 g，牡丹皮 15 g，牛蒡子 10 g，马勃 12 g，金银花 20 g，蒲公英 20 g，无莿根 30 g，赤芍 15 g，蜂房 10 g，延胡索 15 g。5 剂，水煎服，日 1 剂。

二诊：2014 年 2 月 26 日。患者牙痛轻微，牙周、面颊肿消、痛微，口不干渴，二便亦调。继服前方 5 剂，每日 1 剂，水煎服。

食道癌

刘某，男，79 岁，包头市人。

初诊：2014 年 4 月 23 日。患者因患食道癌食水难进，不能手术。形体消瘦，身疲神萎，食水难进，进食噎塞疼痛，呕吐多日，多为痰沫。大便坚干如球，小便黄少。舌暗红、苔白厚干，脉细数。

辨治：痰热郁瘀于食道，阻结不通，肠中燥热瘀郁，失于传导。久病内实如羸，气血阴液俱亏，失于充养形神。拟用清热导痰，化瘀攻坚，益气养阴，润肠通便。

辨治：枳实 15 g，竹茹 10 g，陈皮 10 g，瓜蒌 15 g，黄连 10 g，半夏 10 g，代赭石 15 g，生晒参 20 g，蜣螂 15 g，壁虎 12 g，桃仁 10 g，莱菔子 15 g，白芥子 10 g，生槟

榔 15 g，半枝莲 15 g，黄精 15 g，石斛 20 g，生白芍 15 g，炙甘草 10 g。5 剂，水煎服，日 1 剂。

二诊：2014 年 4 月 29 日。患者服药 2 剂，食道顿开，日进牛奶 1 斤、稀粥 2 碗，现流食、牛奶能进，大便亦通，再予 5 剂，延缓生命。

慢性胃炎、习惯性便秘，合并气喘

戴某，男，70 岁，包头市人。

初诊：2014 年 5 月 4 日。患者形体已虚，脘腹胀满，不时疼痛，饮食已减，大便秘结 3 ~ 4 日 1 行。胸闷憋气，间断而喘，喉中痰鸣，动则加重，夜重昼轻。小便尚利偏少。舌暗红、苔白厚，脉虚数。

辨治：年老体弱，脏器有虚，其中脾虚失于运化，胃实热、食、燥结，胃肠失于传导；土不生金而生痰，肺失清肃而痰喘。拟用健脾运化，泻胃消食，滋燥通导；益肺主气，消痰平喘。

处方：生晒参 15 g，瓜蒌 15 g，黄连 10 g，生槟榔 15 g，莱菔子 15 g，枳实 15 g，白术 10 g，当归 15 g，生地榆 15 g，马齿苋 15 g，黄精 15 g，石斛 15 g，黄芪 20 g，葶苈子 10 g，冬瓜子 10 g，知母 15 g，浙贝母 15 g，射干 15 g，海浮石 15 g，代赭石 15 g，紫菀 15 g。5 剂，水煎服，日 1 剂。

二诊：2014 年 5 月 11 日。患者脘腹胀满已平，不时疼痛已除，大便已畅通。胸闷憋气大减，喉中痰鸣不显，痰白易出，明显减少。收效显然，继服前方 5 剂。

三诊：2014 年 5 月 18 日。患者脘腹已平，饮食大增，二便通调。胸闷憋气不显，呼吸较利，仅活动时仍有气短，其神志始振，气力有加。舌质暗红有减、苔转薄白，其脉虚数势缓。土能生金，继用土、金通调，再予原方 5 剂，隔日 1 剂，水煎服。

慢性胃炎、结肠炎，合并前列腺增生

唐某，男，60 岁，包头市人。

初诊：2014 年 12 月 17 日。患者面色无华，身体乏力，胃脘胀满，嗳气，饮食减少。小腹胀，时痛，左小腹尤显，大便干，里急，偶带脓血。小便不利，尿频不畅。舌红、苔白厚，脉沉数。

辨治：形体有虚，脾虚失于运化，胃实湿热瘀滞，失于传导，肠中热壅气滞，伤阴动血，排导异常。拟用健脾运化，清胃消导；解毒清肠，润燥理滞；化瘀利尿。

处方：生晒参 15 g，瓜蒌 15 g，黄连 10 g，半夏 10 g，焦槟榔 15 g，焦三仙各 10 g，枳实 15 g，白术 15 g，当归 15 g，赤小豆 10 g，大血藤 15 g，地榆 15 g，黄精 15 g，石

斛 15 g，石莲子 10 g，怀牛膝 30 g，桃胶 10 g，益母草 15 g，冬葵子 15 g，车前子 15 g。6 剂，水煎服，日 1 剂。

二诊：2014 年 12 月 24 日。患者胃脘胀满减为轻微，近日嗳气未作，饮食增加。小腹胀消，痛去，大便畅通，已不见脓血，小便频减，仍有不利。仍予前方 6 剂，水煎服。

三诊：2015 年 1 月 3 日。患者胃脘已舒，饮食复常，小腹胀消，痛止，大便正常，小便仍欠利。舌红已减、苔转薄白，其脉沉数势缓。改用下方，重在治疗前列腺增生，通利小便。

处方：肉苁蓉 15 g，山茱萸 15 g，雄蚕蛾 15 g，怀牛膝 30 g，桃胶 10 g，玄参 15 g，益母草 15 g，猪苓 15 g，泽泻 15 g，车前子 15 g，椒目 10 g，皂角刺 6 g。6 剂，水煎服，日 1 剂。

四诊：2015 年 1 月 12 日。患者小便比较通利，余亦无异常。继服前方 6 剂，隔日 1 剂，水煎服。

慢性胃炎、结肠炎

杨某，女，56 岁，包头市人。

因久初诊：2015 年 5 月 6 日。患者心下痞满，体倦纳少。小腹胀痛，左小腹明显，且有压痛。久泄身瘦，时有里急后重，小便利。舌淡红、苔厚白，脉沉弱。

辨治：脾胃虚弱，失于升降、运化。肠中湿热壅滞，久泄夹有虚寒。拟用补益脾气，辛开苦降除痞，清热祛湿，温涩止泻。

处方：生晒参 15 g，瓜蒌 10 g，黄连 10 g，法半夏 10 g，干姜 10 g，苍术 15 g，白术 15 g，莲子 10 g，炒白扁豆 10 g，炒薏苡仁 10 g，黄柏 12 g，炒地榆 10 g，五倍子 10 g，肉桂 10 g，儿茶 5 g，鲜姜 3 片，大枣 3 枚。6 剂，水煎服，日 1 次。

二诊：2015 年 5 月 14 日。患者心下痞满渐消，饮食有加。小腹疼痛缓解，腹泄转轻，日 1~2 行，里急后重轻微，小便自利。所治各司其属，各得所宜。继服前方 6 剂。

三诊：2015 年 5 月 21 日。胃脘已舒，饮食大增，神情始振，体倦亦减，小腹痛消失，大便亦调。舌淡红有增、苔厚减薄，其脉沉弱势起。虑其病已久，为巩固计，再予原方 4 剂，隔日 1 剂，此方有补有泻，有寒有热，有行有涩，补不留滞，泻不伤正，医无太过，亦无不及。

胃酸，合并带下病

李某，女，39 岁，巴彦淖尔市人。

初诊：2015 年 7 月 4 日。患者胃脘胀满，时有烧灼，饮食已减，吞酸，反酸、泛酸至咽，两胁亦胀。白带兼黄，少腹亦胀，月经量少、色暗。大便不爽，小便利。舌淡红、苔白厚，脉弦数。

辨治：身形已弱，脾虚失运，胃实湿、热，食郁，胃肠失于传导。肝则血虚肝郁乘脾，下焦湿热壅滞，伤及冲、带二脉。拟用益气健脾、清热化湿，消食理滞以传导，养血疏肝伸脾，清热燥湿止带。

处方：生晒参15 g，瓜蒌10 g，黄连10 g，半夏10 g，枳实15 g，白术15 g，焦槟榔15 g，焦三仙各10 g，海螵蛸10 g，柴胡10 g，当归15 g，浙贝母10 g，瓦楞子15 g，荔枝核10 g，乌药10 g，生白芍15 g，益母草15 g，土茯苓15 g，败酱草15 g。8剂，水煎服，日1剂。

二诊：2015年7月14日。患者胃脘胀满近除，烧灼缓解，偶有吞酸、泛酸至咽未作，两胁疼痛已解，带下大减，月经未行。所治中土、肝木、冲带脉症均减。治守其乡，各司其属，法相通，药协从，五行生态恢复有望，继服前方4剂，水煎服。

三诊：2015年7月20日。患者胃脘已舒，饮食增加，反酸、泛酸未作。带下色白少量，月经昨日复来，经量较多、色正，二便通调。舌、苔正常，其脉弦数势缓。为巩固计，继服前方4剂，隔日1剂，寄其药长效远。

黑肠病，合并失眠、脑鸣

孙某，男，72岁，包头市人。

初诊：2014年4月24日。患者结肠变黑，便秘，腹胀，肛门坠胀。心烦失眠，头晕，脑鸣，面赤，胁胀，口苦，小便赤。舌红、苔少，脉弦劲。

辨治：黑肠病系因久服芦荟及其他蒽醌衍生物泻下药物所致。现患伤津液亏，肠乏滋润及推动力。阴虚阳亢，风阳上扰，以致头晕、肠鸣。心虚阳扰，不能平秘，以致失眠。嘱停服芦荟等泻下药，拟用滋阴润肠，益气推动；滋阴潜阳，息风活络，清利头目。

处方：黄精15 g，石斛15 g，胡麻仁15 g，黑芝麻10 g，当归15 g，玄参15 g，天冬15 g，龟甲胶[烊化]15 g，代赭石12 g，白石英15 g，紫石英15 g，磁石15 g，胆南星10 g，蝉蜕10 g，僵蚕10 g，天麻15 g，地龙15 g，赤芍15 g，白芍15 g，夏枯球15 g，炒酸枣仁15 g，生龙骨20 g，生牡蛎20 g，川楝子10 g，生麦芽10 g。5剂，水煎服，日1剂。

二诊：2015年5月1日。患者腹胀得解，大便已通为软，肛门坠胀不显。头晕轻微，脑鸣大轻，亦阵作有时。心烦已去，夜能安寐，面赤有减，口苦亦除，胁痛缓解，小便自利。舌红有减，其脉弦劲势缓。治切病机，各得所宜，再予原方5剂。

三诊：2015 年 5 月 8 日。患者腹胀已消，大便通调，头晕不显，脑鸣顿消，心静眠安。舌红减正，薄白苔生，其脉略弦。中土、肝木、心火、肾水生态得平。思黑肠病，脑鸣，失眠等均为久病、顽固，尚需巩固，用上 3 剂共为极细面。每日 3 次，每次 15 g，沸水冲，待温服，以求便通，心安，脑鸣平，药长效远。

脘痞，合并胸痹、皮肤痒

王某，男，67 岁，包头市人。

初诊：2015 年 5 月 4 日。患者心下痞满，嗳气纳减。胸闷憋气，左胸偶有隐痛，瞬间即消失。全身皮肤瘙痒，晚间明显，手抓有红痕，少时即消。大便不畅，小便利。舌质暗红、苔白略厚，脉沉弦。

辨治：年入老年，脏器有虚，其中脾虚失升，运化不及；胃实失降，食、气郁滞，传导失司。心虚血郁生风，映于肌肤，发为瘙痒。拟用健脾运化，辛开苦降，消食传导，益气补血，养心活络；通行郁滞，祛风止痒。

处方：生晒参 15 g，瓜蒌 15 g，黄连 10 g，半夏 10 g，焦槟榔 15 g，焦三仙各 10 g，陈皮 10 g，厚朴 10 g，当归 15 g，丹参 15 g，银杏叶 15 g，川楝子 10 g，延胡索 15 g，银柴胡 10 g，蝉蜕 10 g，乌梢蛇 10 g，金银花 10 g，生乌梅 10 g。5 剂，水煎服，日 1 剂。

二诊：2015 年 5 月 11 日。患者心下痞满大减，嗳气亦消，饮食始加。胸闷憋气亦轻，近日左胸隐痛未作，皮痒亦轻，二便通利。所治各得其宜，各有其效，再予原方 5 剂。

三诊：2015 年 5 月 18 日。患者脘腹已舒，饮食复常，胸闷憋气已消，左心隐痛未作，唯皮肤瘙痒未除，改用下方重理。

处方：金银花 15 g，蝉蜕 10 g，银柴胡 10 g，生乌梅 10 g，牡丹皮 10 g，赤芍 10 g，紫荆皮 15 g，僵蚕 10 g，乌梢蛇 15 g，苦参 10 g，胡麻仁 15 g，地肤子 10 g，防风 10 g，木贼 10 g。5 剂，水煎服，日 1 剂。

四诊：2016 年 8 月 10 日。患者自上次调理后 1 年余身体较好，胃无不适，饮食正常，心脏亦舒，二便亦调，近 5 日来皮肤瘙痒复发，感觉同前，查原方再予 5 剂调理。

慢性萎缩性胃炎、反流性食道炎

田某，女，69 岁，包头市人。

初诊：2015 年 4 月 16 日。患者形体已虚，胃脘胀痛，烧灼，口干，反酸每由食道上咽，前胸骨正中后闷痛，吞咽食物每有不舒，大便偏干，小便黄。舌红干、苔少白，脉虚数。

辨治：年老体弱，久病多虚，脾虚失运，胃实热、食、气郁，胃阴亦虚，失于降导。复加春木正旺，肝木乘犯脾土，胃胀，反酸由生。拟用健脾运化，治胃消食导滞，兼养胃阴，佐以舒肝和胃。

处方：生晒参15 g，瓜蒌10 g，黄连10 g，焦槟榔15 g，焦三仙各10 g，沙参15 g，蒲公英15 g，百合15 g，乌药10 g，莲子10 g，海螵蛸10 g，浙贝母10 g，瓦楞子15 g，代赭石10 g，荔枝核10 g，生白芍15 g，陈皮10 g，生麦芽10 g。6剂，水煎服，日1剂。

二诊：2015年4月24日。患者胃胀近除，其痛亦微，烧灼、口干均已轻微，反酸偶作，前胸骨后正中闷痛亦轻微，吞咽食物不觉不舒，大便正常，小便通利。舌红干有减、苔少白，有增，其脉虚数势缓。疗效显然，再予原方6剂。

三诊：2015年5月3日。患者胃脘已舒，烧灼已去，吞咽食道未有明显不适，反流得以控制，饮食基本正常，二便通调。病症基本平消，中土、肝木，生克生态平复。虑病已久，年老体虚，恢复健康尚得时日。再予上方6剂，前3剂日1剂，后3剂隔日1剂，水煎服。

慢性胃炎、胆囊炎，合并腰椎间盘膨出

杨某，男，76岁，包头市人。

初诊：2015年10月7日。患者脘腹胀满，时有疼痛，嗳气纳少。右胁下胀痛坠感，口苦，咽干。腰痛较重，牵引环跳尻骨两腿筋挛而痛，行动受限。大便2～3日1行，不干，小便黄。舌暗红、苔白厚，脉弦数。

辨治：年老体虚，生化不足，胃实食积气滞，失于传导，土壅木塞，肝胆郁热；肾虚失于主骨，肝郁失于疏泄，筋骨失健，络有阻痹。拟用健脾运化，泻胃消食导滞，强筋健骨，活络通痹。

处方：生晒参15 g，瓜蒌15 g，黄连10 g，半夏10 g，焦槟榔15 g，焦三仙各10 g，枳实15 g，白术15 g，黄精15 g，石斛15 g，柴胡12 g，黄芩20 g，生白芍15 g，炙甘草10 g，当归15 g，丹参15 g，制乳香10 g，制没药10 g，熟地黄15 g，桑寄生15 g，怀牛膝30 g，鸡血藤15 g，延胡索15 g，干蝎粉[冲]5 g。5剂，水煎服，日1剂。

二诊：2015年10月14日。患者胃脘已舒，胀、痛全无，饮食始增，大便通调，日行1次，胁痛亦轻，腰腿疼痛已微。此所速效者，贵在整体治疗，各司其属，法相通，药协从，相得益彰。继服前方5剂，水煎服，日1剂。

三诊：2015年10月21日。患者脾胃、肠功能恢复，胁痛亦除，腰腿无明显疼痛。舌暗红已减、苔已薄白，其脉弦数势缓。脾胃土、肝胆木、肾水体内生态将复，为巩固计，再予原方5剂，隔日1剂，水煎服。

慢性胃炎、结肠炎，合并失眠、慢性咽炎

张某，女，53 岁，包头市人。

初诊：2015 年 10 月 9 日。患者胃脘胀满，不时而痛，嗳气，饮食减少。小腹疼痛阵阵，左侧尤重，大便下痢带脓，肛门重坠，小便不利。失眠少寐，咽干红痒。舌红、苔白腻，脉弦数。

辨治：形体有虚，脾虚运化不及，胃实湿、热、食郁，传导阻滞。久痢正虚，寒热壅滞，复加脾虚木乘，故脘胀，小腹阵痛，下痢。心虚而神失主，阳不平秘而失眠少寐。肺咽郁热，而咽不利。拟用健脾运化，泻胃清热化湿，消食导滞；解毒温通，寒温并投；养心安神，潜阳宁心。清肺利咽。

处方：生晒参15 g，瓜蒌丝 10 g，黄连 10 g，半夏 10 g，焦槟榔 15 g，焦三仙各 10 g，当归 15 g，白芍 15 g，茯苓 15 g，炒地榆 10 g，大血藤 15 g，生薏苡仁 15 g，干姜 10 g，木香 10 g，乌梅 10 g，炒酸枣仁 15 g，龙眼肉 10 g，生龙骨 20 g，生牡蛎20 g，牛蒡子 10 g，金莲花 10 g，岗梅根 10 g。6 剂，水煎服，日 1 剂。

二诊：2017 年 10 月 17 日。患者胃脘胀满疼痛已除，饮食已可，嗳气已消。小腹疼痛缓解，近日大便比较畅通，下坠已无，便中无脓。睡眠好转，咽干红痒亦轻。此所能速效者，患者未老，有自稳调节之基，复加整体治疗，各得所宜，中土、肝木、心火、肺金恢复，体内五行生机有望。再予原方6 剂，前 3 剂，每日 1 剂，后 3 剂隔日 1 剂，水煎服，令其无不及，亦无过度治疗。

慢性胃炎、反流性食道炎

王某，男，67 岁，包头市人。

初诊：2015 年 12 月 4 日。患者体倦乏力，胃脘胀满，嗳气纳少，前胸骨正中后食道闷滞不舒，食道反流酸物至咽，每卧时尤作，两胁微胀。大便不爽，小便尚利。舌偏红、苔白中心厚，脉弦数。

辨治：脾虚运化不足，胃实热、食、气滞传导失常而反逆；脾虚木乘而多酸、胁胀。拟用益气健脾，运化以升；泻胃清热，消导行滞且降；解郁舒肝以伸土，佐以降逆安土。

处方：生晒参15 g，瓜蒌 15 g，黄连 10 g，姜半夏 10 g，焦槟榔 15 g，焦三仙各 10 g，枳实 15 g，白术 15 g，石莲子 10 g，海螵蛸 15 g，浙贝母 15 g，旋覆花 10 g，代赭石 15 g，生白芍 10 g，炙甘草 10 g，佛手片 10 g。6 剂，水煎服，日 1 剂。

二诊：2015 年 12 月 12 日。患者胃脘胀满已消，嗳气偶发，食道反流得以控制，食道闷滞不显，饮食有加，而两胁亦舒。大便通利，小便正常。中土、肝木平复有望，继服前方6剂，水煎服。

慢性胃炎，胆囊炎

赵某，女，50岁，包头市人。

初诊：2015年12月10日。患者胃脘胀痛，口苦咽干，纳少。近日右胁疼痛较重，放射到右肩胛骨下缘，食油腻及鸡蛋疼痛加重。大便不畅，小便黄。舌红、苔白厚，脉弦紧。

辨治：胃中实热，食郁，气滞，失于传导。肝胆郁热络阻，失于疏泄。形体有虚，脾虚失于运化。拟用泻胃清热，消食导滞，佐以健脾运化；疏肝泻胆，清热疏通郁滞。

处方：太子参15g，瓜蒌10g，黄连10g，生槟榔10g，虎杖15g，川楝子15g，延胡索15g，鸡内金10g，郁金15g，香附10g，枳实15g，白术15g，生白芍15g，炙甘草10g。5剂，水煎服，日1剂。

二诊：2015年12月18日。患者胃脘已舒，胀痛已去，口苦、咽干亦减，饮食有加，右胁疼痛轻微，向右肩放射疼不显，大便畅通，小便微黄。舌红已减、苔转薄白，其脉弦数势缓。此所速效者，有自稳调节之基，复加土、木同调，平木可以疏土，治土可以疏肝，法相通，药协从，相得益彰。继服前方5剂，水煎服。

肠粘连、便秘，合并尿道炎

杨某，女，36岁，包头市人。

初诊：2016年1月4日。患者腹胀，腹痛，肠鸣，嗳气，大便干燥，得便则痛减，小便淋涩，热痛。舌红、苔白厚，脉弦数。

辨治：胃肠热壅食阻，肠道不通。湿热壅滞尿路，水道不利。拟用清热消导，通畅排便；清利湿热，行滞通淋。

处方：金银花15g，败酱草15g，大血藤15g，生地榆15g，生薏苡仁15g，当归15g，生白芍15g，炙甘草10g，延胡索15g，生槟榔15g，莱菔子10g，火麻仁15g，太子参15g，山茱萸15g，怀牛膝15g，金钱草15g，瞿麦15g，木香10g。5剂，水煎服，日1剂。

二诊：2016年1月10日。患者大便已通，腹胀、腹痛缓解，肠鸣、嗳气已消。小便较利，频、急热痛缓解。治见显效，继服前方5剂。

三诊：2016年1月18日。患者腹部已舒，饮食较好，二便通调，病症均已平稳。舌红已减、苔始薄白，其脉弦数势缓。为巩固计，继服前方5剂，隔日1剂，水煎服。

肠系膜淋巴结肿大

白某，女，8 岁，包头市人。

初诊：2016 年 1 月 10 日。患者周前外感，现表证已去，仍腹痛阵阵，饮食减少，身体已倦，大便不畅，小便自利。舌淡红、苔中心黄，脉细数。

辨治：小儿正气未充，发育未全，脾虚失于运化，外感邪入，胃肠湿热、食郁、肠道壅滞，传导不利。拟用健脾运化，清热消导，散结软坚。

处方：太子参 10 g，莲子 10 g，焦槟榔 8 g，焦三仙各 5 g，枳壳 8 g，生白芍 8 g，炙甘草 5 g，玄参 5 g，浙贝母 5 g，生牡蛎 10 g，僵蚕 5 g，大枣 2 枚。6 剂，水煎服，日 1 剂。

二诊：2016 年 1 月 18 日。腹痛已止，饮食始加，身倦好转，二便通调。舌淡红、苔白，脉细数。小儿生机尚好，体质易虚易实，治疗不敢过度，待其自稳调节。

慢性胃炎、食管炎，合并前列腺增生

赵某，男，76 岁，包头市人。

初诊：2016 年 1 月 4 日。患者心下痞满，不时亦痛，嗳气食减，时有呃逆，常有泛酸物上至咽而呛。小腹胀，小便不利而频，常尿后不尽，甚至点滴，会阴部坠胀，大便亦不畅。舌暗、苔白厚，脉沉数。

辨治：年老，形体有虚，其中脾虚失于运化；胃实寒热食郁，传导失常，降下不及而返逆。肾虚血瘀，阻滞精道，障碍水路。拟用健脾运化，辛开苦降，降逆消导，补肾化瘀，通精隧利水道。

处方：生晒参 15 g，瓜蒌 10 g，黄连 10 g，半夏 10 g，干姜 10 g，焦槟榔 15 g，焦三仙各 10 g，枳实 10 g，白术 15 g，代赭石 10 g，柿蒂 10 g，山茱萸 15 g，怀牛膝 30 g，牵牛子 10 g，桃胶 10 g，丹参 15 g，益母草 20 g，猪苓 15 g，泽泻 15 g，木通 10 g，莪术 15 g，车前子 15 g，冬葵子 15 g，椒目 10 g。5 剂，水煎服，日 1 剂。

二诊：2016 年 1 月 16 日。患者心下胀满大减，其痛近日未作，嗳气少作，呃逆已止，反酸物已轻偶有。小腹胀减，大便好转，夜尿仅有一两次，药已收效，继服前方 5 剂。

三诊：2016 年 1 月 18 日。患者诸症悉平，唯小便时有不畅，且有不尽，时有点滴，尿黄，改用下方，专事调理。

处方：山茱萸 15 g，肉苁蓉 15 g，怀牛膝 30 g，知母 15 g，黄柏 15 g，肉桂 10 g，牵牛子 12 g，桃仁 10 g，莪术 15 g，益母草 20 g，桃胶 10 g，猪苓 15 g，泽泻 15 g，冬

葵子15 g，车前子15 g，牙皂8 g，椒目10 g，木通10 g。5剂，水煎服，日1剂。

四诊：2016年1月25日。患者小便昼、夜次减，较能控制，排尿比较省力，较为顺利。已见显效，继服前方5剂，水煎服。

月后追询，排尿畅通。

慢性胃炎、口腔溃疡

武某，男，33岁，包头市人。

初诊：2016年4月14日。患者胃脘不舒，常见胀、灼、口干，饮食减少。口腔左腮与舌左边各有豆大溃疡，疼痛显著，每食酸辣刺激物则剧。大便干，小便黄。舌红、苔中心黄，脉数实。

辨治：阳明胃实，热、食壅滞，传导失司。胃热、心火、上灼舌及口腔为患溃疡。拟用清胃消导，清心泻火。

处方：升麻10 g，黄连10 g，当归15 g，生地黄15 g，牡丹皮10 g，焦槟榔15 g，焦三仙各10 g，金银花15 g，败酱草15 g，玄参10 g，蒲公英15 g，胆南星10 g，白蔹10 g，白及10 g，没药5 g。8剂，水煎服，日1剂。

二诊：2016年4月22日。患者胃脘较舒，胀、灼全解，口腔溃疡愈平，饮食始加。大便通畅，小便色淡。舌红已减、苔黄亦消，其脉数实势缓。继服前方5剂，隔日1剂，水煎服。

慢性胃炎、口臭，合并乳腺增生

张某，女，46岁，包头市人。

初诊：2016年8月18日。患者体倦脘痞，纳少，口臭，口干少饮。月经量少，色暗，双乳增生囊状二三，少如黄豆，大如枣核，胀痛，行经尤重。大便微干，小便黄。舌红、苔白腻，脉沉数。

辨治：中焦脾胃湿热壅蕴，兼脾虚运化不及，胃失降导，浊气反逆于上。肝虚失于疏泄，痰热郁瘀乳络，结为乳癖。拟用清化中焦湿热，兼以健脾运化，消食传导；养血疏肝，清热化痰，软坚散结。

处方：太子参20 g，瓜蒌15 g，黄连10 g，半夏10 g，广藿香^{后下}10 g，佩兰^{后下}10 g，焦槟榔15 g，焦三仙各10 g，茵陈10 g，焦栀子10 g，柴胡10 g，当归15 g，白芍15 g，玄参15 g，浙贝母15 g，生牡蛎20 g，半枝莲15 g，山慈菇15 g，白胶香^冲8 g。8剂，水煎服，日1剂。

二诊：2016年8月24日。患者胃脘已舒，饮食增加，口臭已去。行经已3日，量、色较正常，双乳未痛，触之大小肿物均减。二便通畅。舌红已减。舌红已减、苔转薄白，其脉沉数势缓。肝木、中土各得所宜，且法相通，药协从。再予原方 8 剂，前 4 剂，每日 1 剂，后 4 剂隔日 1 剂，水煎服。

慢性胃炎、反流性食道炎，合并失眠

卢某，男，51 岁，包头市人。

初诊：2016 年 1 月 18 日。患者胃脘胀痛，饮食减少，恶寒喜温，得寒痛甚，泛逆食水，上至咽，时有呃逆。失眠神郁，心前区闷痛。大便稀，小便利。舌淡紫、苔白厚，脉沉细。

辨治：形体已虚，脾胃虚寒，虚则运化不及，寒、食壅滞则传导失常，不能顺降而有反逆。心虚郁瘀，失主神志而络阻。拟用益气健运，温胃降逆，养心安神，活血通络。

处方：生晒参 15 g，茯苓 15 g，白术 10 g，炙甘草 10 g，炮姜 10 g，焦三仙各 10 g，丁香 10 g，旋覆花 10 g，代赭石 10 g，酸枣仁 15 g，龙齿 30 g，首乌藤 15 g，丹参 15 g，当归 15 g，三七片 8 g，合欢皮 15 g。6 剂，水煎服，日 1 剂。

二诊：2016 年 1 月 25 日。患者胃脘胀痛缓解，饮食有加，食水反流偶作。睡眠好转，神郁亦减，心前憋气亦轻。所治各司其属，各得所宜。前方再予 6 剂，水煎服。

三诊：2016 年 2 月 3 日。患者胃脘已舒，饮食如常，食水反流已止，睡眠较好，心前区无不适，二便调。舌淡有加、苔薄白，其脉沉细势起。为巩固计，再予原方 4 剂，隔日 1 剂，水煎服。

慢性胃炎、胆囊炎，合并肋间神经痛

高某，男，56 岁，包头市人。

初诊：2016 年 6 月 6 日。患者胃脘胀痛，恶心欲吐，食后痛加，饮食有减，口苦咽干，左胁第四肋间痛，深呼吸、咳嗽、打喷嚏时痛重，灼痛。右胁下胀痛，时牵引右肩胛部痛，每食煮鸡蛋等易发作。大便不爽，小便多黄。舌红、苔黄白相间，脉弦数。

辨治：形体有虚，脾虚失于运化，胃实失于传导。肝胆实热郁瘀，失于疏泄，经络阻滞。拟用健脾运化，泻胃传导，疏肝泻胆，通经活络。

处方：太子参 15 g，瓜蒌 15 g，黄连 10 g，半夏 10 g，焦三仙各 10 g，川楝子 15 g，延胡索 20 g，生白芍 15 g，炙甘草 12 g，柴胡 10 g，虎杖 15 g，黄芩 15 g，丝瓜络 10 g，当归 15 g，丹参 15 g，制乳香 10 g，制没药 10 g。6 剂，水煎服，日 1 剂。

二诊：2016 年 6 月 16 日。患者胃脘胀痛缓解，饮食始加，恶心欲吐消失，口苦咽干不显。左胁疼痛轻微，右胁疼痛已减，右肩胛牵痛不明显，二便通畅。治疗各司其属，各得所宜，再予原方 6 剂，前 3 剂，每日 1 剂，后 3 剂，隔日 1 剂，水煎服。

慢性胃炎、反流性食道炎、胆囊炎

董某，女，70 岁，包头市人。

初诊：2016 年 10 月 12 日。患者胃脘胀满时痛，口苦、咽干，恶心，时有反酸至咽，偶有呃逆，饮食亦减。右胁痛，不时灼痛，牵引至右肩胛，大便不爽，小便黄。舌暗红、苔白厚，脉弦数。

辨治：年已老，形体有虚，人体自稳调节功能减弱，脏易虚而腑易实。其中脾虚失于运化。胃实热、食郁滞，失于向下传导而返逆。脾虚肝乘，胆实热郁失于疏泄，土、木体内五行生克失常，诸症由生。拟用健脾运化，泻胃清热降逆，消食导滞，柔肝伸脾，泻胆疏利。

处方：生晒参 15 g，黄连 10 g，半夏 10 g，麦冬 15 g，焦槟榔 15 g，焦三仙各 10 g，陈皮 10 g，竹茹 10 g，代赭石 15 g，丁香 6 g，百合 15 g，乌药 10 g，柴胡 15 g，黄芩 20 g，生白芍 15 g，炙甘草 10 g，川楝子 10 g，延胡索 15 g。6 剂，水煎服，日 1 剂。

二诊：2016 年 10 月 20 日。患者胃脘胀满缓解，近日其痛未作，口苦、咽干已轻，呃逆未作。右胁疼痛轻微，饮食已增，大便始调，小便亦利。此治脾胃与肝胆各得所宜，各收其效，继用此方 6 剂，土、木同治。

三诊：2016 年 10 月 28 日。患者脾胃平复，脘腹已舒，饮食正常。右胁痛始止，右肩胛牵引痛消失。舌暗红已减、苔转薄白，其脉弦数势缓。此治所以速效者，杂合以治，各司其属，法相通而互补，药协从而互利，相得而益彰。为巩固计，再予原方 3 剂，隔日 1 剂，水煎服。

慢性胃炎，合并冠心病心肌缺血、失眠

李某，女，42 岁，包头市人。

初诊：2016 年 11 月 9 日。患者心下胀满，食后尤重，纳少嗳气。胸闷憋气，动则尤显，不时发作心痛，含速效救心丸缓解，心烦失眠，常有心悸。大便不爽，小便尚利。舌有瘀色、苔白，脉细沉。

辨治：形弱面萎黄，气血不足，脾虚运化失司，胃实食、气阻滞，失于传导。血虚肝失疏泄，心瘀络阻，复加心虚，神、脉失主。拟用健脾运化，消导理滞；养血疏肝，畅通心络；养心镇静，安心宁谧。

处方：生晒参15 g，瓜蒌10 g，黄连10 g，半夏10 g，焦槟榔15 g，焦三仙各10 g，枳壳10 g，苍术10 g，白术10 g，柴胡10 g，当归15 g，生白芍15 g，丹参15 g，银杏叶10 g，川楝子10 g，延胡索15 g，降香10 g，酸枣仁15 g，生龙骨20 g，生牡蛎20 g，鲜姜3片，大枣3枚。6剂，水煎服，日1剂。

二诊：2016年11月27日。患者心下胀满已减，嗳气亦少，近日饮食有加。胸闷憋气亦有减轻，近两日胸痛未作，睡眠明显好转，夜能安睡5小时，心悸未作。大便通畅，小便利。治有所宜，各有所效，继服前方6剂。

三诊：2016年12月4日。患者胃脘已舒，嗳气除，饮食如常，胸闷憋气消失，心痛多日未作，夜能安睡。二便正常。舌质瘀色近消、苔薄白，其脉细沉亦有起色。为巩固计，再予原方4剂，隔日1剂，水煎服。

小儿消化不良

曹某，男，9个月，包头市人。

初诊：2016年12月10日。患者面色萎黄，精神委顿，腹胀吐泻频频，吐若物，泻如绿物，常因腹痛阵哭。舌淡、苔薄白，脉虚弱。

辨治：小儿体质未充，脾虚失于运化，胃有湿食壅滞，传消异常。更有肝木乘脾土，横逆犯胃。拟用健脾渗湿，消食理滞，疏肝息风。

处方：太子参5 g，云苓5 g，白术3 g，炙甘草3 g，炒白扁豆3 g，炒薏苡仁5 g，砂仁3 g，鸡内金3 g，炒乌梅3 g，僵蚕3 g，防风3 g，木香3 g，炒神曲3 g。4剂，每剂煎120 mL，分3次温服。服上药而安。

慢性胃炎，结肠炎，直肠炎

张某，男，41岁，包头市人。

初诊：2017年3月1日。患者形体有虚，纳少神倦，脘胀不舒，口苦，恶心，小腹痛，左侧明显，按有压痛，大便脓血，里急后重，肛门坠胀，小便尚利。舌淡红、苔薄黄，脉细数。

辨治：脾虚失于运化，胃肠寒热错杂，壅滞肠道，伤气动血，久泻滑脱。拟用健脾运化，升举固脱，寒热并投，柔肝伸脾。

处方：生晒参15 g，黄芪20 g，山药15 g，石莲子15 g，白术15 g，龙眼肉15 g，当归15 g，白芍15 g，炙甘草15 g，黄连10 g，黄柏15 g，炒地榆15 g，干姜12 g，木香10 g，石榴皮15 g，五倍子10 g，儿茶8 g，白及10 g，诃子10 g。6剂，水煎服，日1剂。

二诊：2017年3月7日。患者胃脘已舒，近日饮食有加，口苦、恶心得解。小腹痛亦轻，大便有度，日1~2行，脓血已微，里急后重轻微，肛门坠胀亦微，可知治切病机，各得所宜。继服前方6剂，水煎服，日1剂。

三诊：2017年3月15日。患者胃脘已无不适，饮食复常。小腹痛去，大便正常，里急后重亦去，肛门亦舒。舌淡红、苔薄白，其脉细数势缓。病、证已平，为巩固计，继服前方4剂，隔日1剂，水煎服。

慢性胃炎，反流性食道炎，合并颈椎病

卢某，女，70岁，包头市人。

初诊：2017年3月10日。患者胃脘胀满，纳少，口苦咽干，时有泛酸，反流至咽，夜卧尤作，腹胀，便秘。颈部痛，头晕，体位变动时重，小便尚利。舌暗红、苔白干，脉弦细。

辨治：年老体虚，其中脾虚运化不足，胃有热、食阻滞，失于传导，失降而泛逆。大肠燥结不畅，颈部经络阻滞，肌筋不舒，头目气血不利。拟用健脾运化，降逆润肠通便，解肌舒筋，活络通痹平肝。

处方：生晒参15 g，瓜蒌15 g，黄连10 g，半夏8 g，生槟榔15 g，焦三仙各10 g，代赭石10 g，百合15 g，乌药10 g，黄精15 g，石斛15 g，葛根20 g，防己15 g，延胡索15 g，片姜黄15 g，川芎15 g，赤芍15 g，白芍15 g，菊花15 g。6剂，水煎服。

二诊：2017年3月17日。患者胃脘已舒，饮食始加，口苦咽干不觉，泛酸、食道反流近日未作。大便通畅，腹胀亦消。颈部疼痛缓解，头目亦觉清利，头晕偶作亦轻。疗效显然，继服前方5剂，水煎服。

慢性胃炎，结肠炎

吕某，男，66岁，包头市人。

初诊：2017年3月17日。患者胃脘胀痛，口苦纳呆，两胁亦胀。左小腹胀痛，大便脓血，里急后重，小便黄。舌红、苔黄腻，脉弦数。

辨治：年老体虚，脾虚运化不及，胃实湿热壅滞，传导失司。脾虚肝乘，肝气横逆，失于统血、藏血，肝络阻滞。肠中寒热错杂，壅郁肠道，传导异常。拟用健脾运化，清胃化湿，养肝疏泄，寒温并投，益气固肠。

处方：生晒参15 g，莲子15 g，薏苡仁15 g，败酱草15 g，黄连10 g，黄柏15 g，当归15 g，白芍15 g，炙甘草10 g，白头翁10 g，大血藤15 g，木香10 g，黄芪20 g，干姜10 g，五倍子10 g，白及10 g，儿茶8 g，炒乌梅10 g。5剂，水煎服，日1剂。

二诊：2017年3月24日。患者胃脘胀痛缓解，口苦已失，食欲好转，胁胀轻微。小腹胀痛亦减，大便无血、脓少，里急后重缓解。病症已轻，疗效显然，乘胜追击，继服前方6剂，水煎服，日1剂。

三诊：2017年4月1日。胃脘已舒，饮食复常，胁胀已除，小腹胀痛消失，大便转黄，小便正常。舌红已减、苔转薄白，其脉弦数势缓。脾胃肠土与肝木欲平，体内生态欲复，为巩固计，继服前方4剂，隔日1剂，水煎服，日1剂。

慢性胃炎，结肠炎

刘某，女，78岁，包头市人。

初诊：2017年3月12日。患者脘腹胀痛，嗳气纳少，口苦咽干。小腹胀痛，左侧更显，有明显压痛，大便干，时带黏液，偶有里急，小便黄。舌暗红、苔白干，脉沉数。

辨治：年老体弱，脾虚失于运化，胃肠热郁夹燥壅滞，腑气不通，失于传导。肝体虚失于疏泄，木不疏土。拟用健脾运化，泻胃清肠，润燥通便，养血疏肝，伸脾助土。

处方：生晒参15 g，莲子15 g，焦槟榔15 g，焦三仙各10 g，黄连10 g，败酱草15 g，黄柏15 g，生地榆15 g，生薏苡仁15 g，败酱草15 g，椿根皮15 g，黑豆10 g，黄精15 g，石斛15 g，干姜10 g，木香10 g，当归15 g，生白芍15 g，炙甘草10 g，白及10 g，生乌梅10 g。8剂，水煎服。

二诊：2017年3月22日。患者近日脘腹胀痛已平，嗳气未作，饮食增加，口苦咽干已消。小腹胀痛亦平，大便畅通，始有黄便，里急后重消失，小便清利。舌质暗红色浅、苔薄白润，脉沉数势缓。显然治切病机，各得所宜，再予原方5剂，隔日1剂，水煎服，寄期药长效远。

慢性胃炎（幽门螺杆菌试验阳性）、便秘

郝某，男，44岁，包头市人。

因患。于2017年6月6日。患者面色无华，精神不振，心下胀满，心中懊恼，口苦咽干，不时恶心，饮食减少。少腹常胀，大便秘，小便黄。舌红、苔白黄相间，脉数。

辨治：形神有虚，脾虚运化不及，胃热食郁、传导失司，肠燥便秘阻塞谷道。拟用健脾运化，轻微消导，润燥通便。

处方：生晒参15 g，瓜蒌15 g，黄连10 g，生栀子10 g，生槟榔12 g，焦三仙各

10 g，柴胡 10 g，生白芍 15 g，炙甘草 10 g，枳实 15 g，白术 15 g，百合 15 g，黄精 15 g，石斛 15 g，青黛 6 g，川椒 10 g，生乌梅 12 g，木香 10 g。8 剂，水煎服，日 1 剂。

二诊：2017 年 6 月 16 日。患者胃脘已舒，胀满、懊憹已去，口苦、咽干、恶心得解，近日饮食亦增，小腹胀消，大便通畅，小便亦利。舌红已减、苔转薄白，其脉数势缓。诸症近平，再予原方 4 剂，隔日 1 剂。

三诊：2018 年 8 月 12 日。患者自述上次治疗后年余，身体较好，饮食较佳，脘腹无不适，二便亦调。近日饮食不节，病症复发，又来求治，询查确系旧病复发，再予原方 6 剂，水煎服，日 1 剂。

慢性胃炎伴糜烂、反流性食道炎，合并颈椎病

王某，男，45 岁，包头市人。

初诊：2017 年 10 月 15 日。患者胃脘胀满，不时而痛，纳减恶心，时有反逆，甚至酸物至咽引起呛咳，心下烧灼，口苦咽干，两胁胀痛。颈背酸痛，转动不利。大便不爽，小便利。舌红、苔白厚，脉弦数。

辨治：形、色有虚，脾虚运化失司，胃实热、食、气阻，传导失司，不顺返逆。脾土一虚，肝木乘逆，两胁郁瘀，失于疏泄。颈部经络阻滞，肌筋不利。土、木五行生态变异，诸症生焉。拟用健脾运化，清胃消食导滞降逆，舒肝理郁，解肌舒筋活络。

处方：生晒参 15 g，瓜蒌 15 g，黄连 10 g，蒲公英 20 g，莲子 15 g，焦槟榔 15 g，焦三仙各 10 g，旋覆花 10 g，柴胡 10 g，香附 10 g，生白芍 15 g，炙甘草 10 g，乌梅 10 g，葛根 20 g，防己 15 g，延胡索 15 g，宽筋藤 15 g。6 剂，水煎服，日 1 剂。

二诊：2017 年 10 月 22 日。胃脘胀减，痛止，烧灼亦平，口苦咽干已失，恶心、反流缓解，近日饮食已加，两胁胀痛轻微。颈部酸痛已缓，转动亦较自如，二便通利。舌红有减、苔白转薄，其脉弦数势缓。病症大减，土、木生态平衡有望，再予原方 6 剂，前 3 剂每日 1 剂，后 3 剂隔日 1 剂，水煎服。

慢性结肠炎、溃疡性直肠炎，合并失眠

殷某，女，53 岁，包头市人。

初诊：2018 年 1 月 19 日。患者形虚神倦，面色萎黄，饮食已少，口苦，失眠气短。小腹胀痛，大便里急，下利脓血，肛门坠痛，小便尚利。舌淡胖、苔薄黄，脉沉细数。

辨治：心脾气血不足，脾失运化，亦失升清统血；心失所养，神脉失主。肠中寒

热错杂壅滞，复加正虚不固。拟用健脾运化，养心安神，寒热并投，理肠固脱。

处方：生晒参 15 g，炙黄芪 15 g，石莲子 15 g，龙眼肉 15 g，炒酸枣仁 15 g，龙齿 20 g，当归 15 g，炒白芍 15 g，炙甘草 10 g，黄连 10 g，黄柏 15 g，炒地榆 15 g，白头翁 10 g，干姜 10 g，枳壳 10 g，石榴皮 10 g，儿茶 8 g，鲜姜 3 片，大枣 3 枚。6 剂，水煎服，日 1 剂。

二诊：2018 年 1 月 26 日。患者近日神情、面色好转，饮食已加，睡眠好转。小腹胀痛缓解，大便脓血不显，里急亦轻，肛门坠痛轻微，小便通利。所治中土，不忘养肝伸脾；治心宁神，不忘柔肝舒郁，配伍之道深矣！继服前方 6 剂，水煎服。可望中土、心火、肝木五行生态恢复，人能康健。

小儿便秘，尿浊

钟某，男，3 岁，包头市人。

初诊：2016 年 12 月 9 日。患者口干，易渴，喜冷饮，腹胀，能食，大便干，2 ~ 3 日 1 行，小便黄浊。舌红、苔少白，脉细数。

辨治：阳明燥热，传导失司；心火上炎，膀胱热郁，气化有异。拟用清泻阳明胃肠，消导郁热；清心导赤，通利膀胱湿热。

处方：生石膏 10 g，石斛 5 g，生槟榔 8 g，生山楂 5 g，莱菔子 3 g，火麻仁 5 g，生地黄 5 g，竹叶 5 g，灯心草 3 g，通草 5 g，滑石 5 g，生甘草 3 g。4 剂，水煎，早晚各服 50 mL。

三诊：2018 年 8 月 10 日。患者小儿自上次治疗后年余，大便通畅，日 1 次，腹不胀，食不太过，小便清利。近日复发，病情同前。查询确系，继服前方 4 剂，石斛改为 8 g，莱菔子改为 5 g，水煎，早晚各服 80 mL。

消渴，失眠，便秘

李某，女，64 岁，包头市人。

初诊：2017 年 12 月 24 日。患者口干舌燥，渴喜冷饮，饮常不解渴。小腹胀，大便数日 1 行而干燥如球，心烦热，失眠，手足心热，小便黄。舌红、苔白干，脉细数。

辨治：脾胃燥热，伤津液耗，气化、消导失司；心热扰神，热移小肠，诸症生焉。拟用清肺润燥，养阴滋燥，通导大便；清心除烦安神，利尿。

处方：桑叶 10 g，杏仁 10 g，浙贝母 15 g，生石膏 30 g，知母 15 g，沙参 15 g，麦冬 15 g，天花粉 15 g，太子参 15 g，黄精 15 g，石斛 15 g，胡麻仁 15 g，生槟榔 15 g，炒酸枣仁 15 g，生地黄 15 g，炙甘草 10 g，生龙骨 20 g，生牡蛎 20 g，银柴胡 10 g，侧

柏叶 10 g，荷叶 10 g。5 剂，日 1 剂，水煎服。

二诊：2018 年 1 月 2 日。患者口干舌燥已减，饮亦大减，饮已解渴，小腹胀消，大便软通。心烦热，手足心热近平，已能安睡，小便亦清。治切病机，各得所宜，继服前方 5 剂，隔日 1 剂，水煎服。

直肠术后患慢性胃炎、结肠炎

杨某，男，55 岁，包头市人。

初诊：2017 年 9 月 2 日。患者形色已虚，身体乏力，心下不舒，饮食大减。左小腹痛，触有包块，大便下坠不爽，小便自利。舌淡红、苔白，脉沉细。

辨治：脾胃亏虚，运化、传导失司，大肠寒热壅结，传导不利。拟用健脾益胃，运化传导，热寒并投，散结消块。

处方：生晒参 15 g，莲子 15 g，茯苓 15 g，白术 15 g，山药 15 g，炒白扁豆 10 g，陈皮 10 g，当归 15 g，白芍 15 g，炙甘草 10 g，灵芝 10 g，黄连 10 g，黄柏 15 g，干姜 10 g，木香 10 g，儿茶 6 g，龙葵 15 g，八月札 10 g，菝葜 10 g，大血藤 10 g，地榆 10 g，枳壳 8 g。8 剂，水煎服，日 1 剂。

二诊：2017 年 9 月 12 日。患者胃脘已舒，饮食增加，乏力好转。左小腹不痛，大便通畅，包块已减，病症均轻。治得所宜，体虚尚调中州，结肠炎亦需渐退。4 剂，水煎服。

三诊：2017 年 9 月 22 日。患者脘腹均舒，饮食复常，二便通调，包块近无。舌淡色增、苔白变薄，其脉沉细亦有起色。再予原方 4 剂，隔日 1 剂，水煎服。

慢性胃炎、肠系膜淋巴结炎，合并头痛、咽痛

亢某，女，13 岁，包头市人。

初诊：2017 年 10 月 22 日。患者面色无华，形瘦体弱，饮食已少，腹痛，腹泄。咽痛而赤，头痛目涩，风眼流泪。舌红、苔白，脉浮数。

辨治：脾虚运化不及，湿热食阻肠道，传导异常而腹痛，腹泄。风热上扰头目，郁咽不利。拟用健脾运化，清化湿热，消谷止泻，利咽散郁，清利头目。

处方：太子参 10 g，白术 10 g，陈皮 10 g，山药 8 g，炒薏苡仁 10 g，砂仁 5 g，炒谷芽 10 g，炒白扁豆 10 g，炙甘草 5 g，乌梅 8 g，天麻 8 g，地龙 10 g，川芎 10 g，赤芍 10 g，白芍 10 g，菊花 5 g，僵蚕 10 g，荆芥 5 g，防风 5 g，金莲花 8 g，木蝴蝶 8 g。5 剂，水煎服，日 1 剂。

二诊：2017 年 10 月 29 日。患者腹痛已解，饮食已加，腹泄已减，日 1 行。头痛

基本缓解，咽痛已轻，其红已减。舌红已浅、苔薄白，其脉浮数势缓。治切病机，各得所宜，前方再予 3 剂，水煎服。

脾约

乌某，女，41 岁，包头市人。

初诊：2018 年 3 月 28 日。患者大便坚，小便黄数，胃胀满，能食，口干苦，时有痔血。舌红、苔黄，脉虚数。

辨治：胃强脾弱，胃热脾阴虚。拟用滋阴润燥以补脾弱，泻胃清热消食以制胃强，兼治痔血。

处方：火麻仁 15 g，胡麻仁 15 g，石斛 15 g，黄精 15 g，生晒参 15 g，生槟榔 15 g，焦三仙各 10 g，生大黄 12 g，厚朴 10 g，杏仁 10 g，生地榆 15 g，皂角刺 8 g，槐花 10 g。6 剂，水煎服，日 1 剂。

二诊：2018 年 2 月 28 日。患者大便通软，小便正常，腹胀满已消，饮食恢复正常，口苦干、嗳气全消，痔血亦止。舌红已减、苔白薄，其脉虚数势缓。为巩固计，继服前方 5 剂，隔日 1 剂，水煎服。

慢性胃炎，口臭

罗某，男，29 岁，包头市人。

初诊：2017 年 6 月 4 日。患者心下痞满，口臭年余，近日加重，纳减，恶心，嗳气，少饮，大便干，小便黄。舌红、苔白腻，脉沉弱。

辨治：形、色有虚，脾虚运化不及；胃中湿热阻滞，传导不利，浊气上泛；肠中夹燥，亦乏推动之力，以致便秘而迟。拟用健脾运化，清胃消导，芳香化湿，降浊升清。

处方：生晒参 15 g，瓜蒌 10 g，黄连 10 g，焦槟榔 15 g，焦三仙各 10 g，生薏苡仁 15 g，蚕沙 10 g，丁香 10 g，柿蒂 10 g，广藿香^后下 10 g，佩兰^后下 10 g，黄精 15 g，石斛 15 g，旋覆花 10 g，代赭石 10 g，茵陈 10 g。5 剂，水煎服，日 1 剂。

二诊：2017 年 6 月 10 日。大便已通畅，小便复常，脘胀已平，口臭、嗳气消失。舌红有减、苔白不腻，其脉沉弱亦有起色。继服前方 5 剂。以其寓泻于补，寓燥刚于柔润，补无犯壅滞，泻于正无伤，医无过度，亦无不及。

慢性胃炎，合并久咳、咽炎

董某，女，15 岁，包头市人。

初诊：2017 年 5 月 28 日。患者胃脘微胀，纳食不香，大便干，3～5 日 1 行。咽干红，咳嗽阵阵而剧，咳痰黄多白少而稠，胸闷气短，时有痰鸣，小便黄利。舌红、苔中心黄，脉浮数。

辨治：形体有虚，脾虚运化不及，胃实肠燥传导不利；痰热壅肺，气道不利，肺失主气。拟用健脾运化，清肠润燥通便；清肺化痰，利气止咳平喘。

处方：太子参15 g，莲子10 g，生槟榔10 g，焦三仙各10 g，火麻仁15 g，石斛15 g，炙麻黄10 g，杏仁10 g，知母10 g，浙贝母12 g，前胡10 g，枇杷叶10 g，地龙15 g，生白芍15 g，生赤芍15 g，炙甘草10 g，生薏苡仁15 g，败酱草15 g，重楼10 g，金果榄10 g，葶苈子10 g，僵蚕10 g，当归15 g。5 剂，水煎服，日 1 剂。

二诊：2017 年 6 月 4 日。患者胃胀已消，大便通调，食欲好转，胃纳已增。咳嗽已轻，其痰转白，呼吸较利，痰鸣已失，咽红已减不干，小便较为清利。舌红已减、苔转薄白，其脉浮数势缓。治切病机，各得所宜，再予原方 5 剂，水煎服。

慢性胃炎、习惯性便秘

韩某，男，70 岁，包头市人。

初诊：2017 年 9 月 8 日。患者身瘦体倦，脘腹胀满，饮食已少，嗳气亦频，大便数日 1 行而干，小便尚利。舌暗红、苔白中心厚，脉沉数。

辨治：脾虚运化不足，胃肠实而热、食气滞、燥结，传导失司。拟用健脾运化，泻胃清热消食，润肠行滞通便。

处方：生晒参15 g，茯苓15 g，白术15 g，白扁豆10 g，瓜蒌10 g，黄连10 g，半夏10 g，生槟榔15 g，焦三仙各10 g，枳实15 g，厚朴10 g，白术15 g，黄精15 g，石斛20 g，杏仁10 g，紫菀10 g，蜜枇杷叶10 g。5 剂，水煎服，日 1 剂。

二诊：2017 年 9 月 15 日。患者大便得通，近两日每日 1 行，软而不干，脘腹胀满已消，饮食增加，嗳气少作。舌暗红有减、苔已薄白，其脉沉数势缓。治体虚之人便秘，宜缓不宜急，用药宜缓不宜猛，既要健脾运化，又要理气疏泄，降润肺气，肺与大肠相表里，非专治于肠可比。再予原方 5 剂，隔日 1 剂，水煎服。

三诊：2018 年 10 月 20 日。患者自述，自去年治疗后年余，大便通畅，饮食增加，体重增加近 5kg。近 1 周小便欠通畅，有时需要用力，小便黄，小便次数有所增加，大便仍通畅，请能再治。余查后，拟用益肾活血利水法。

处方：肉苁蓉15 g，怀牛膝15 g，山药15 g，山茱萸15 g，丹参15 g，桃仁10 g，赤芍15 g，白芍15 g，猪苓15 g，泽泻15 g，泽兰15 g，冬葵子15 g，车前子15 g，威灵仙15 g，牵牛子10 g。5 剂，水煎服，日 1 剂。

后追访，小便通利。

慢性胃炎，合并腰腿多发性骨关节病

屈某，女，69岁，包头市人。

初诊：2017年3月15日。患者胃脘不舒，饮食已少。腰、髋、踝多关节疼痛，踝关节略肿，运动痛重。二便尚通利。舌暗红、苔白略厚，脉沉细。

辨治：人老，形色有虚，脾胃亏虚运化不及，复加肝肾不足，筋骨不健，风湿壅滞，经络阻痹，诸症由生。拟用健脾运化，消谷舒郁；强筋健骨，祛风祛湿，活络通痹。

处方：生晒参15g，云苓15g，白术15g，陈皮10g，炒谷芽10g，莲子10g，桑寄生15g，怀牛膝20g，鸡血藤15g，肿节风15g，蜣螂12g，紫苏叶10g，当归15g，丹参15g，制没药10g，伸筋草15g。5剂，水煎服，日1剂。

二诊：2017年3月22日。患者胃脘已舒，饮食已加，腰腿诸关节疼痛缓解，两踝关节肿消。药收显效，再予原方5剂，水煎服。

三诊：2017年3月29日。患者胃脘无不适，饮食恢复正常，腰及下肢诸关节疼痛消失，活动比较自由，亦无明显疼痛，二便已调。此所速效者，不仅在于肝、肾主筋骨，而且在于脾主四肢肌肉。经言治痿独取阳明，主束骨而利机关，此则治痹勿忘脾胃。为巩固计，拟用前方5剂，隔日1剂，水煎服。

慢性胃炎、反流性食道炎，合并失眠

范某，女，54岁，包头市人。

初诊：2017年6月30日。患者形色有虚，心下胀满，饮食已减，时有嗳气，常有食后反逆，甚至到咽，吞咽食道不舒。口干，夜卧少寐，入睡反转而难，大便不爽，小便尚利。舌淡红、苔白，脉沉细数。

辨治：脾虚运化不及，胃实寒热痞结，食郁气滞，胃阴亦伤，传导失司，而反逆。心虚阳不能秘，神不宁谧。拟用健脾运化，辛开苦降，消食理滞，兼养胃阴，养心安神，秘阳宁谧。

处方：生晒参15g，莲子10g，瓜蒌15g，黄连10g，半夏10g，焦槟榔10g，焦三仙各10g，生白芍15g，百合15g，乌药10g，佛手片10g，炒酸枣仁15g，生龙骨30g，生牡蛎30g，首乌藤10g。5剂，水煎服，日1剂。

二诊：2017年7月7日。患者心下胀满得解，嗳气已无，饮食始增，食道反流偶发，口干得解，睡眠得安。古有见肝之病，亦当柔肝、疏肝，柔肝可以伸土，疏肝可以助心，法相通，药协从。继服前方5剂，水煎服。

小肠炎，时发不全梗阻

司某，男，50岁，包头市人。

初诊：2017年3月7日。患者形色有虚，脘腹胀满，时发脐周疼痛、阵阵而剧，小腹胀，纳少，恶心不时呕吐，大便欠通或不畅，小便黄。舌红、苔白，脉虚数。

辨治：脾虚失于运化，湿热之毒壅滞肠道，传导失常。拟用健脾运化，清热解毒，除湿通导。

处方：生晒参15 g，黄芪15 g，石莲子10 g，枳实15 g，厚朴10 g，焦槟榔10 g，焦三仙各10 g，当归15 g，生白芍15 g，炙甘草10 g，黄连10 g，黄柏15 g，大血藤15 g，生薏苡仁15 g，败酱草15 g，干姜10 g，木香10 g，白及10 g。6剂，水煎服，日1剂。

二诊：2017年3月15日。患者脘腹胀满已减，恶心呕吐欲平，脐周疼痛、阵阵剧痛缓解，大便通畅，小便清利。舌红减、苔白薄，其脉虚数势有所缓。再予原方6剂，隔日1剂，水煎服。

此后诸症皆平，未再予药。

心脾虚损，湿疹

金某，女，31岁，包头市人。

初诊：2017年5月8日。患者形色已虚，胃脘不舒，饮食已少，体倦乏力，常有心慌气短，动则尤甚，失眠已久。身多处湿疹，两下肢尤重，大便可，小便利。舌淡红、苔白，脉细数。

辨治：心、脾气血不足，脾虚失主运化，心虚失主神脉。内夹湿热，泛于肌肤而为湿疹。拟用补气血，益心脾，壮运化，主神志；清湿热毒邪，通达肌表。

处方：生晒参15 g，炙黄芪15 g，白术10 g，炙甘草10 g，红枣3枚，炒酸枣仁15 g，生龙骨20 g，生牡蛎20 g，首乌藤15 g，金银花15 g，败酱草15 g，升麻10 g，柴胡10 g，黄连10 g，牡丹皮15 g，生地黄15 g，地肤子10 g，紫荆皮10 g，防己15 g，生薏苡仁20 g。6剂，水煎服。

二诊：2017年5月15日。患者近日胃脘已舒，饮食增加，睡眠好转，湿疹去其大半，仅两下肢尚未退净。病症明显好转，可见治切病机，再予原方6剂，水煎服。

三诊：2017年5月22日。胃脘仍舒，饮食复常，心慌气短不觉，睡眠安好，神情振作，湿疹完全消退，皮色基本正常。舌淡红、苔薄白，其脉细数势缓。湿疹之病，病发于外而多实，病源于内而多虚，拟用虚实标本兼治，此案正是。为巩固计，再予原方 4 剂，隔日 1 剂，寄望本逾牢，标除尽。

胃肠道病毒感染

陈某，男，42 岁，包头市人。

初诊：2017 年 11 月 6 日。患者身形消瘦，面色无华，脘腹胀痛，小腹尤重，饮食进少。咽干痛，眠差，大便里急后重，常有黏液，小便利。舌淡红、苔中心厚腻，脉虚数。

辨治：心脾气血亏虚，脾虚运化失司，心虚神脉失主；胃肠湿热食郁，失于传导；肺咽热郁，咽喉不利。拟用补气血，健脾以运化，养心以主神脉；清化胃肠湿热，消食传导；清肺利咽。

处方：生晒参 15 g，瓜蒌 10 g，黄连 10 g，半夏 10 g，焦槟榔 10 g，焦三仙各 10 g，石莲子 15 g，炒怀山药 10 g，炒白扁豆 10 g，黄芪 15 g，炒薏苡仁 15 g，白芍 15 g，炙甘草 10 g，干姜 8 g，乌梅 10 g，大枣 3 枚，炒酸枣仁 15 g，龙眼肉 15 g，龙齿 20 g，金银花 15 g，锦灯笼 10 g，岗梅根 10 g。5 剂，水煎服，日 1 剂。

二诊：2017 年 11 月 12 日。胃脘胀痛缓解，小腹痛亦轻，饮食始加。大便次数减少，里急后重轻微，已无黏液，咽红有减，小便亦利，睡眠已安。舌红有减，苔白不腻，病症均减，继服前方 5 剂，水煎服。

三诊：2017 年 11 月 19 日。患者脘腹较舒，饮食复常，小腹不痛，大便正常，睡眠安好，咽喉亦利，舌、苔正常，其脉虚数势缓。病症基本平复，此治胃肠道感染非重苦寒，而重甘温扶正祛邪；祛毒，亦即甘温除大热寓义。再予原方 5 剂，隔日 1 剂，水煎服，望其消瘦早复。

慢性胃炎、便秘，合并咽炎、带下病、月经不调

翟某，女，40 岁，包头市人。

初诊：2017 年 10 月 20 日。患者胃脘胀满，食减，便秘已久。口苦，咽干红，黄白带下，小腹胀痛。月经后期，经量少色暗，行经不畅，小便自利。舌红、苔白，脉沉数。

辨治：形色有虚，脾虚失于运化，胃实燥、热、食郁，失于传导。肝血虚夹瘀，失于疏泄。下焦湿热蕴壅，损伤带脉。肺热瘀滞，咽红不利。拟用健脾运化，泻胃清热润燥，消食导滞；养血疏肝，通利经血；清热燥湿止带，清肺利咽。

处方：太子参 15 g，瓜蒌 10 g，黄连 10 g，生槟榔 10 g，莱菔子 15 g，黄精 15 g，石斛 15 g，银柴胡 10 g，当归 15 g，生白芍 15 g，熟地黄 15 g，益母草 30 g，桃仁 10 g，

红花 10 g，金银花 15 g，土茯苓 15 g，败酱草 15 g，椿皮 15 g，牛蒡子 10 g，枇杷叶 10 g，金果榄 10 g，僵蚕 10 g，升麻 10 g。7 剂，水煎服，日 1 剂。

二诊：2017 年 10 月 29 日。患者胃脘胀满已消，饮食已增，大便已通。口苦咽干已解，咽红亦减，带下始减。近 3 日月经已行，经量、色均可。治切病机，法相通，药协从，继服前方 4 剂，日 1 剂，水煎服。

慢性胃炎、结肠炎，合并前列腺增生

王某，男，61 岁，包头市人。

初诊：2017 年 10 月 11 日。患者心下痞满，嗳气纳少。少腹胀痛，左小腹压痛，大便不爽，里急后重，常带脓液。腰酸，小便频、急、不利，常有尿后不尽，时有点滴。舌暗红、苔白厚，脉弦数。

辨治：形体有虚，脾虚运化不足，胃实湿热食郁气滞，传导异常。肠中寒热壅结，排便异常。肾虚精道阻塞，障碍尿路，排尿受阻。拟用健脾运化，清热消食，寒热并投，理滞通导；补肾化瘀，利尿通关。

处方：生晒参 15 g，瓜蒌 15 g，黄连 10 g，半夏 10 g，焦槟榔 10 g，焦三仙各 10 g，云苓 10 g，陈皮 15 g，石莲子 10 g，当归 15 g，白芍 15 g，黄柏 15 g，干姜 10 g，木香 10 g，乌梅 10 g，山茱萸 15 g，怀牛膝 30 g，木通 10 g，莪术 10 g，威灵仙 15 g，椒目 10 g，知母 15 g，肉桂 10 g，益母草 15 g。5 剂，水煎服，日 1 剂。

二诊：2017 年 10 月 18 日。患者心下痞满已减，嗳气已少。小腹胀痛亦轻，大便已无脓液，小便有所好转，次数已少，每次量亦增，夜尿三四次转为一两次，各司其属，各得有所宜，继服前方 5 剂，水煎服。

慢性胃炎，合并失眠、腰腿痛

肖某，女，60 岁，包头市人。

初诊：2017 年 10 月 11 日。患者胃脘胀痛，灼热，口干苦，嗳气，纳减。心烦，失眠。腰腿疼痛，沿环跳尻骨两腿筋挛而痛，腿冷，畏寒，劳累、遇冷痛重。大便少，小便利。舌暗红、苔白，脉沉数。

辨治：形色有虚，脾虚运化失司，心虚热扰，神志失主；肾虚失于主骨，经络阻痹。拟用健脾运化，清胃消食理滞以主传导；养心清热，宁心安神；补肾健骨，通经蠲痹。

处方：生晒参 15 g，瓜蒌 10 g，黄连 10 g，蒲公英 15 g，百合 15 g，乌药 10 g，焦槟榔 10 g，焦三仙各 10 g，厚朴 10 g，炒酸枣仁 15 g，生龙骨 20 g，生牡蛎 20 g，白薇

10 g，桑寄生 15 g，怀牛膝 20 g，鸡血藤 15 g，肿节风 15 g，寻骨风 15 g，乌梢蛇 10 g。10 剂，水煎服，日 1 剂。

二诊：2017 年 12 月 24 日。患者自上次治疗后，胃脘已舒，饮食已增，睡眠亦好，腰腿痛得解。近一周来胃脘不舒，饮食减少，睡眠不安，腰痛复发，请求再治。查询确系，继服前方 6 剂，每日 1 剂，水煎服。

三诊：2017 年 12 月 30 日。患者诸症基本平复，再予原方 6 剂，隔日 1 剂，水煎服。

萎缩性胃炎，合并子宫悬吊术后肠粘连

席某，女，55 岁，包头市人。

初诊：2016 年 10 月 8 日。患者形色已虚，胃脘胀痛，口干纳差，脘中略有烧灼感。小腹常痛，不时而剧，肠鸣，大便不爽，小便黄。舌红、苔中心黄，脉弦数。

辨治：脾虚运化失司，胃肠湿热食郁气滞，传导阻塞、不利。拟用健脾运化，清胃消食传导，清肠理滞化瘀通利。

处方：生晒参 15 g，瓜蒌 10 g，黄连 10 g，半夏 10 g，焦槟榔 15 g，焦三仙各 10 g，石莲子 10 g，生白芍 15 g，炙甘草 10 g，大血藤 15 g，败酱草 15 g，生薏苡仁 15 g，生地榆 15 g，当归 15 g，桃仁 10 g，川楝子 10 g，延胡索 15 g，干姜 10 g，木香 10 g，生乌梅 10 g，鲜姜片 3 片，大枣 3 枚。8 剂，水煎服。

三诊：2017 年 12 月 6 日。患者自述，自上次治疗后 1 年余身体较好，胃肠无明显不适，饮食正常，排便规律，腹亦不痛。近周来旧病复发，查询确系，继服前方 8 剂，前 5 剂每日 1 剂，后 3 剂隔日 1 剂，水煎服。

慢性胃炎、结肠炎，合并失眠

方某，男，51 岁，包头市人。

初诊：2016 年 5 月 20 日。患者形体已虚，面色萎黄，神倦乏力，胃脘不舒，饮食已少，腹泻已久，小腹左侧压痛。腰酸困，眠差，大便稀泄，小便自利。舌淡红、苔白，脉沉弱。

辨治：脾胃虚弱，运化传导失常，复加肾虚不固，以致久泻不止等症。心虚而阳失秘，精神不治。拟用益气养血，健脾运化，温补脾胃，固肠止泻，养心潜阳，宁心安神。

处方：生晒参 15 g，莲子 15 g，炒白扁豆 10 g，薏苡仁 15 g，苍术 15g，白术 15g，龙眼肉 15 g，木香 10 g，干姜 10 g，补骨脂 15 g，杜仲 15 g，山茱萸 15 g，炒乌梅 10 g，儿

茶8 g，五倍子10 g，当归15 g，白芍15 g，炒酸枣仁15 g，生龙骨20 g，生牡蛎20 g，鲜姜3片，大枣3枚。10剂，水煎服，日1剂。

三诊：2017年12月16日。患者自上次用药后年余诸症平复，饮食较好，睡眠亦安，二便正常，体重增加10kg。近日因饮食不节，酒、肉亦多，胃肠之病复发，睡眠虽可但梦多。舌、脉如前，确系旧病复发，再予原方5剂，水煎服。

四诊：2017年12月23日。患者脘腹已舒，大便亦调，睡眠亦好。再予原方5剂，隔日1剂，水煎服。再嘱节饮食，调情志，亦期药长效远。

脾胃病、口腔溃疡，合并咽炎

李某，男，4岁，包头市人。

初诊：2017年11月7日。患者唇、舌溃疡，纳少，便秘，咽红痛。舌红、苔少，脉弦数。

辨治：小儿脾虚，运化不足，脾胃阴虚燥热，传导不利，上映于唇，心、肺郁热，上映舌、咽。拟用健脾运化，养阴润燥，消导通便，清肺利咽，清心去火。

处方：太子参10 g，莲子8 g，白扁豆5 g，焦槟榔8 g，焦山楂5 g，炒谷芽5 g，茯苓5 g，黄精8 g，石斛8 g，金银花10 g，桑叶3 g，当归5 g，赤小豆5 g，金莲花5 g，锦灯笼5 g，木蝴蝶3 g。4剂，每日1剂，水煎200 mL，分3次服。

二诊：2017年11月22日。患者大便通畅，饮食始增，唇、舌溃疡将愈，咽红亦减，继服前方4剂，水煎服。

慢性胃炎、习惯性便秘

杨某，男，53岁，包头市人。

初诊：2017年12月13日。患者胃脘胀满，口苦咽干，纳少嗳气，口臭。腹胀，大便数日1行，小便黄。舌红、苔干中心黄，脉沉数。

辨治：形瘦体弱，脾虚运化不及，胃肠热、食壅滞，浊气上泛，复加肠燥，传导失司。拟用健脾运化，泻胃肠郁热消导，降逆化浊，润燥通便。

处方：生晒参15 g，瓜蒌15 g，黄连10 g，生槟榔15 g，焦三仙各10 g，黄精15 g，石斛20 g，百合15 g，乌药10 g，莱菔子15 g，火麻仁15 g，旋覆花10 g，代赭石10 g，广藿香^{后下}10 g。6剂，水煎服，日1剂。

二诊：2017年12月20日。患者脘腹胀满已消，饮食得加，大便通畅，口苦咽干、嗳气缓解，口臭近消。舌红有减、苔黄已去，其脉沉数势缓。治切病机，疗效显然，继服前方6剂，隔日1剂，期望药长效远。方中补以增强胃肠推动之力，泻以推陈出新，医无过度，亦无不及。

慢性胃炎、肠系膜淋巴结炎、慢性阑尾炎粪石

张某，女，8岁，包头市人。

初诊：2018年5月8日。患者胃脘胀满，食欲亦差，纳少。小腹痛1个月，阑尾右少腹有压痛，左少腹亦痛，时有加重。大便不畅，小便黄。舌红、苔白，脉数。

辨治：形体有虚，脾虚运化不足，胃肠湿热食郁，阻滞谷道，传导失司，热重郁瘀而结肿。拟用健脾运化，消食传导，清化湿热，理滞化瘀。

处方：太子参10 g，石莲子6 g，生槟榔8 g，焦三仙各5 g，金银花10 g，败酱草10 g，生薏苡仁10 g，大血藤10 g，生地榆10 g，黄连3 g，当归5 g，赤小豆5 g，冬瓜子5 g，桃仁5 g，延胡索6 g。6剂，水煎服，日1剂。

二诊：2018年5月15日。患者胃脘胀消，饮食有加。小腹疼痛缓解，按之柔软，无压痛，二便始调。舌红有减、苔白始薄，其脉数势缓。病证欲平。其后彩超检查病皆平。小儿体为稚阴稚阳，仍生机昂然，易虚易实。继服前方4剂，可望痊愈。

慢性胃炎，合并前列腺炎

田某，男，40岁，包头市人。

初诊：2017年12月1日。患者心下痞满，波及两胁，饮食亦减，大便不爽。睡眠梦多，常有胸闷太息。小腹胀，小便频急、不利、色黄。腰酸，性欲低下，早泄。舌淡红、苔白厚，脉沉弱。

辨治：形体显虚，脾虚运化不及，胃中寒热阻滞，升降传导失司。脾虚木乘横逆，肝络郁滞。肾虚不能作强，湿热蕴郁精隧水路。拟用健脾运化，辛开苦降；养肝疏郁，通经活络；补肾作强，清利湿热。

处方：生晒参15 g，石莲子10 g，苍术10 g，白术10 g，黄连10 g，干姜10 g，生乌梅10 g，柴胡10 g，当归15 g，生白芍15 g，枳壳10 g，炙甘草10 g，蜈蚣^{研，冲}2条，雄蚕蛾15 g，紫梢花10 g，山茱萸15 g，怀牛膝15 g，紫石英15 g，虎杖15 g，白花蛇舌草15 g，车前子10 g，猪苓10 g，泽泻10 g。8剂，水煎服，日1剂。

三诊：2018年7月6日。患者自上次治疗后半年余，脘腹已舒，饮食正常，胁胀缓解，小腹胀不觉，小便比较正常，早泄已去，性生活比较正常。近日旧病有复发之势，继服前方8剂，前5剂每日1剂，后3剂隔日1剂，水煎服。

慢性胃炎伴糜烂、反流性食道炎，合并失眠、月经不调

黄某，女，47岁，包头市人。

初诊：2018 年 6 月 6 日。患者胃脘胀痛，烧灼，不时反逆水物至咽而呛，夜卧尤重，饮食已减。卧睡不安，常失眠。月经后期，经量少色黑，行经不利，乳房亦胀。大便不爽，小便黄。舌红、苔薄黄，脉弦数。

辨治：身形有虚，脾虚运化不足，胃热阴虚传导失司，胃反上逆。心虚阳不平秘，精神不治而失眠。肝阴血不足，疏泄失常，以致经病若此。拟用健脾运化，清胃养阴，降逆消导；养心潜阳，宁心安神；养血疏肝，通调月经。

处方：生晒参 15 g，蒲公英 15 g，瓜蒌 15 g，黄连 10 g，清半夏 6 g，焦槟榔 15 g，焦三仙各 10 g，生地黄 15 g，丁香 15 g，旋覆花 10 g，代赭石 15 g，酸枣仁 15 g，生龙骨 20 g，生牡蛎 20 g，柴胡 10 g，当归 15 g，益母草 30 g，白芍 15 g，川芎 10 g，佛手片 10 g。10 剂，水煎服。

二诊：2018 年 6 月 18 日。患者胃脘已舒，烧灼感已无，反流基本得控，饮食有加。睡能安卧，此次行经量较多、色正，比较通利。乳房无胀痛，二便畅利。舌红已减、苔转薄白，其脉弦数势缓。痛症欲平，再予原方 5 剂，隔日 1 剂，水煎服，以期药长效远。

慢性胃炎、反流性食道炎，合并颈椎病、慢性咽炎

宋某，女，62 岁，包头市人。

初诊：2018 年 11 月 10 日。患者胃脘胀痛，烧灼，吞咽食道不舒，纳食减少，饭后常有反逆至咽，胸前正中后亦觉闷痛，咽红干痛。颈部疼痛，转动尤显，指麻。大便不爽，小便利。舌红、苔白，脉弦数。

辨治：形体有虚，脾虚失于运化，胃热郁壅失于传导，反逆食道。肺阴虚热郁上映于咽。颈部经络阻痹，肌筋不利。拟用健脾运化，泻胃降逆，清热传导；养阴清热，解郁利咽；通经活络，解肌舒筋。

处方：生晒参 15 g，瓜蒌 10 g，生槟榔 15 g，旋覆花 10 g，代赭石 10 g，蜣螂 15 g，生地黄 15 g，丁香 10 g，生白芍 15 g，炙甘草 10 g，玄参 10 g，麦冬 10 g，金银花 15 g，锦灯笼 10 g，牛蒡子 10 g，葛根 30 g，防己 15 g，肿节风 15 g，制天南星 10 g，延胡索 15 g。6 剂，水煎服，日 1 剂。

二诊：2018 年 11 月 18 日。患者胃脘胀痛缓解，烧灼轻微，吞咽食道无明显不适，饭后反流偶发。咽红已减、不痛。颈痛减轻，转动亦可。所治各司其属，各切病机，各得所宜，继服前方 6 剂，水煎服。

三诊：2018 年 11 月 26 日。患者胃脘已舒，饮食复常，饭后反流未作，咽无不适。颈部已舒，转动灵活，二便通利。舌红有减、苔薄白，其脉弦数势缓。诸症基本平复，

虑病难除，为巩固计，继服前方 6 剂，隔日 1 剂，水煎服。

慢性胃炎，结肠炎

云某，男，50 岁，包头市人。

初诊：2018 年 11 月 19 日。患者胃脘胀痛，口干，嗳气，饮食已减，偶有逆反。小腹亦胀，左小腹不时痛，有压痛，大便数日 1 次，干带黏液，排便下坠，小便自利。舌红、苔白干厚，脉弦数。

辨治：形体有虚，脾虚运化不足，胃有热、食壅滞，失于传导而反逆，复加肠中燥热蕴结，失于通导。拟用健脾运化，清热消食，降逆传导，滋阴通便。

处方：生晒参 15 g，瓜蒌 15 g，黄连 10 g，半夏 10 g，焦槟榔 15 g，焦三仙各 10 g，百合 15 g，乌药 10 g，黄精 15 g，石斛 15 g，火麻仁 15 g，莱菔子 15 g，地榆 10 g，沙参 15 g，旋覆花 10 g，代赭石 10 g，石莲子 10 g。6 剂，水煎服，日 1 剂。

二诊：2018 年 11 月 26 日。患者胃脘胀痛已解，饮食始加，嗳气、逆反未作，大便通畅，小腹胀、痛轻微。舌红有减、苔白转薄，其脉弦数势缓。继服前方 6 剂，前 3 剂，每日 1 剂，后 3 剂，隔日 1 剂，水煎服。

慢性胃炎、腹胀

刘某，女，51 岁，包头市人。

初诊：2018 年 11 月 23 日。患者脘腹胀满，食后尤甚，时有疼痛，口干不喜饮，饮食已减，嗳气，矢气后胀如故。大便不实，小便尚利。舌淡红、苔白，脉沉细。

辨治：形体有虚，脾虚运化不足，胃肠实食郁气滞，失于传导、疏泄。拟用健脾运化，温通胃肠，疏通滞气。

处方：生晒参 15 g，白术 15 g，厚朴 18 g，半夏 10 g，鲜姜片 3 片，大枣 3 枚，焦槟榔 10 g，焦三仙各 10 g，生地黄 15 g，丁香 10 g，荔枝核 10 g，佛手片 10 g，陈皮 10 g，砂仁 10 g，沉香 8 g。8 剂，水煎服，日 1 剂。

二诊：2018 年 12 月 1 日。患者脘腹胀平，时痛已解，饮食增加，二便亦调。舌、脉亦较正常。治切病机，其效显然，再予原方 4 剂，隔日 1 剂，水煎服。

慢性胃炎伴糜烂，合并颈椎病脑供血不足

刘某，男，55 岁，包头市人。

初诊：2019 年 3 月 4 日。患者胃脘胀满，时有疼痛、灼热，口干，饮食亦减。颈部疼痛，活动不利，不时头晕，每于体位变动时则作。胸闷善太息，大便干，小便利。

舌红、苔黄白相间，脉弦数。

辨治：形体已瘦，脾虚运化不足，胃实热、食阻滞，复加阳明胃肠亦燥，失于传导。颈部经络阻滞，肌筋不利。肝郁不舒，头目气血阻涩不利。拟用健脾运化，清胃养阴，消食通便，解肌舒筋，疏肝活络，清利头目。

处方：生晒参15g，瓜蒌10g，黄连10g，半夏10g，焦槟榔15g，焦三仙各10g，生地黄15g，紫花地丁10g，蒲公英15g，枳实10g，白术10g，旋覆花10g，茜草15g，降香10g，葛根20g，防己15g，延胡索15g，合欢皮15g，川芎15g，赤芍15g，白芍15g，菊花20g。5剂，水煎服，日1剂。

二诊：2018年3月11日。患者胃脘胀满已消，时痛、灼热亦解，饮食始增，胸闷太息亦轻，颈部疼痛轻微，头部转动好转，头晕亦轻，诸病症将解，土、木欲平，体内五行生态欲复，继服前方5剂，期将平复。

慢性胃炎，合并更年期综合征

李某，女，53岁，包头市人。

初诊：2019年3月6日。患者心下痞满，嗳气纳少。月经后期，量少色暗，行经不利，心烦失眠，五行烦热，阵阵身热汗出。大便不畅，小便黄。舌红、苔白干，脉弦数。

辨治：身形偏瘦，脾虚运化不足，胃实热、食壅阻，传导失司；肝肾阴血虚，火旺而失疏泄，心阴虚阳不平秘，精神失治，失主神志。拟用健脾运化，泻胃消食导滞；滋阴养血，疏肝通经，养心清热潜阳，宁心主神。

处方：生晒参15g，瓜蒌10g，黄连10g，半夏10g，焦槟榔15g，焦三仙各10g，枳实10g，白术10g，银柴胡10g，当归15g，生白芍15g，川芎10g，益母草30g，百合20g，炒酸枣仁20g，生龙骨30g，生牡蛎30g，生铁落15g，生地黄15g，首乌藤15g。6剂，水煎服，日1剂。

二诊：2019年3月14日。患者心下痞满近平，嗳气已除，饮食始加，五心烦热近释，睡眠得安，身热汗出大减，月经未行。疗效显然，继服前方6剂，水煎服。

三诊：2019年3月21日。诸症已平，月经已行4日。患者经量正常、色正，行经通利，中土、肝木、心火、肾水五行生态平复，相生、相克制衡，仅予前方3剂，隔日1剂，水煎服，以为善后调治。

萎缩性胃炎，合并颈椎病脑供血不足

陈某，女，50岁，包头市人。

初诊：2017 年 3 月 16 日。患者心下痞满，脘中烧灼时痛，口干苦，纳少，两胁胀痛，右侧明显。颈部疼痛，转动不利，时有头晕目涩。大便数日 1 行且干，小便黄。舌红、苔薄中心黄，脉弦数。

辨治：形体有虚，脾虚运化不及，胃实热、食阻滞，传导失司。复加肝胆郁热，肠燥失于传导，土、木生态异常，诸症生焉。拟用健脾运化，清热消导，润肠通便。清胆疏肝，通经活络。解肌舒筋，清利头目。

处方：生晒参 15 g，瓜蒌 10 g，黄连 10 g，半夏 10 g，焦槟榔 15 g，焦三仙各 10 g，蒲公英 20 g，生地黄 15 g，紫花地丁 10 g，柴胡 10 g，黄芩 15 g，乌药 10 g，浙贝母 10 g，香橼 10 g，茵陈 10 g，鲜姜 3 片，大枣 3 枚，葛根 30 g，防己 15 g，延胡索 15 g，片姜黄 10 g，赤芍 15 g，白芍 15 g，白菊花 20 g。7 剂，水煎服，日 1 剂。

二诊：2018 年 12 月 6 日。患者自上次治疗后年半来，身体比较好，脘腹无不适，饮食正常，两胁亦无胀痛，颈部无疼痛，头目清利。二便通调。近周来，旧病复发，脘腹胀满，两胁亦痛。口苦咽干，纳减，恶心，大便不畅，小便亦黄。舌红、苔白干，脉弦数。前方去葛根、防己、延胡索、片姜黄、白菊花。6 剂，水煎服。

三诊：2018 年 12 月 14 日。患者诸症基本平复，继服前方 5 剂，隔日 1 剂，水煎服。

慢性胃炎、反流性食道炎

侯某，女，64 岁。

初诊：2018 年 11 月 28 日。患者心下胀满，不时疼痛，亦有烧灼、泛酸，时有反酸至咽而呛，口干口苦，饮食已减。大便干，数日 1 行，小便亦利。舌红、苔白干，脉弦数。

辨治：年事已高，形色有虚，脏器有所老化，脾虚运化不及，胃实热、食壅滞，复加胃、肠亦燥，传导失司而反逆。拟用健脾运化，泻胃清热消导，滋阴通便，降逆制返。

处方：生晒参 15 g，瓜蒌 10 g，黄连 10 g，生槟榔 15 g，焦三仙各 10 g，蒲公英 20 g，生地黄 15 g，丁香 10 g，百合 15 g，乌药 10 g，黄精 15 g，石斛 15 g，瓦楞子 15 g，旋覆花 10 g，代赭石 15 g。6 剂，水煎服，日 1 剂。

二诊：2018 年 12 月 6 日。患者心下胀满、烧灼、时痛缓解，泛酸亦轻，反酸至咽得控，饮食有加。大便畅通，小便自利。舌红有减、苔薄白，其脉弦数势缓。病症均减，治切病机，再予前 6 剂，水煎服。

三诊：2018 年 12 月 14 日。患者脘腹已舒，泛酸、反流已平，饮食复常，二便通调。思病已久，症虽去，病难除，为巩固计，再予原方 5 剂，隔日 1 剂，水煎服，嘱其调情志，节饮食，木、土无犯而生、克相宜。

脐漏疮

崔某，女，38 岁，包头市萨拉齐县人。

初诊：2017 年 6 月 19 日。患者面色无华，体倦乏力，饮食偏少，脐红肿有脓液外渗，局部胀痛。大便略干，小便黄。舌淡红、苔白，脉虚数。

辨治：脾胃气血不足，失于运化，失主肌肉，正不胜邪，湿热内蕴于脐部，寓内生疡，生漏。拟用补益气血，健运生化；清热解毒，托疮排脓。

处方：生晒参 15 g，生黄芪 20 g，当归 10 g，金银花 15 g，连翘 10 g，蒲公英 15 g，青黛 8 g，紫花地丁 15 g，天葵子 15 g，黄芩 15 g，黄连 10 g，地肤子 15 g，生薏苡仁 15 g，赤小豆 10 g，白及 10 g，儿茶 6 g。

外用药：青黛 30 g，冰片 15 g，玄明粉 20 g，制乳香 10 g，制没药 10 g，儿茶 8 g。共为级细面，香油调膏，每用少许涂局部，日 1 次。

用上治疗半月余痊愈，观察半年未复发。

慢性胃炎、反流性食道炎

魏某，男，45 岁，包头市人。

初诊：2017 年 1 月 10 日。患者形体有虚，心下胀痛，得食而重，嗳气频频上泛，夜卧则酸水反流至咽而呛咳，口干不多饮，得寒症益甚，饮食已减。大便不爽，小便利。舌淡红、苔白，脉沉细。

辨治：形虚者，脾气虚，运化不足，复加胃中寒热互结，传导失司而返逆。拟用健脾运化，辛开苦降，传导降逆，佐以柔肝疏泄，以疏通中土。

处方：生晒参 15 g，枳实 15 g，苍术 10 g，白术 10 g，瓜蒌 15 g，黄连 10 g，半夏 10 g，焦槟榔 15 g，焦三仙 10 g，百合 15 g，乌药 10 g，旋覆花 10 g，代赭石 15 g，草果 10 g，白芍 15 g，柴胡 10 g。5 剂，水煎服，日 1 剂。

二诊：2017 年 1 月 16 日。患者心下胀痛缓解，嗳气、泛逆偶发，酸水食道反流明显已少，饮食有加，二便通利。再予上方 5 剂，以观后效。

三诊：2017 年 1 月 23 日。患者胃脘已舒，嗳气得控，反酸未作，饮食如常，二便通调。舌质色正常、苔薄白，其脉沉细势起，病症欲平。再予上方 3 剂，隔日 1 剂，水煎服。

慢性胃炎、结肠炎

刘某，女，78 岁，包头市人。

初诊：2017 年 3 月 13 日。患者形体已虚，胃脘胀满，饮食亦少。常小腹两侧胀痛，左侧为重，按有压痛。大便干，肛门下坠，口苦咽干，喜凉饮，小便黄。舌红暗、苔厚腻，脉弦数。

辨治：年事已高，脾气血已虚，运化不足。胃有湿热阻滞，失于传导。复加肠燥，热壅阻滞谷道，诸症由生。拟用健脾运化，清胃泻导，润燥通便。

处方：生晒参 15 g，石莲子 15 g，当归 15 g，生白芍 15 g，焦槟榔 15 g，焦三仙各 10 g，黄连 10 g，黄柏 15 g，生薏苡仁 15 g，败酱草 15 g，椿皮 15 g，干姜 10 g，黄精 15 g，石斛 15 g，赤小豆 10 g，黑豆 10 g，木香 10 g。5 剂，水煎服，日 1 剂。

二诊：2017 年 3 月 20 日。患者胃脘胀满近平，饮食始加。小腹两侧胀痛缓解，大便畅通，不干，无下坠，小便利。继服前方 5 剂，以观后效，

三诊：2017 年 3 月 27 日。患者胃脘已舒，饮食如常。小腹胀痛已去，二便通调。舌质基本正常，舌苔薄白，其脉弦数势缓。症虽去，病久除难，再予 5 剂，隔日 1 剂，水煎服，以期药长效远，杜其复发。嘱食慎寒冷腻甘。

慢性胃炎，合并筋膜炎

孙某，女，44 岁，包头市人。

初诊：2017 年 10 月 21 日。患者心下微胀不舒，饮食偏少，时有嗳气。腹胁部、臂、腕等处红漫肿痛、热感。大便 2 ~ 3 日 1 行，不干，小便黄。舌红、苔薄黄，脉数。

辨治：形色有虚，脾气已虚，运化不及，失主肌肉、四肢，复加肝热壅滞，而邪侵筋不利，诸症由生。拟用健脾益气以主运化、肌肉、四肢；凉血疏肝，祛风活络，舒筋。

处方：生晒参 20 g，苍术 10g，白术 10 g，生地黄 15 g，牡丹皮 15 g，赤芍 15 g，柴胡 10 g，金银花 15 g，乌梅 10 g，蝉蜕 10 g，紫荆皮 20 g，败酱草 15 g，忍冬藤 15 g，海桐皮 15 g，防己 15 g，豨莶草 20 g，延胡索 15 g。6 剂，水煎服，日 1 剂。

二诊：2017 年 10 月 28 日。患者胃脘较舒，嗳气少作，饮食增加。腹、胁、臂、腕等处红漫肿痛均减，二便通调。已显效，治切病机，再予原方 6 剂，水煎服。

三诊：2017 年 11 月 6 日。患者胃脘已舒，饮食复常。腹、胁、臂、腕等处红、漫肿、痛均消失。病症平复，为巩固计，继服前方 5 剂，隔日 1 剂，水煎服。

慢性胃炎伴糜烂

侯某，女，54 岁，包头市人。

初诊：2017 年 3 月 13 日。患者心下胀痛，食后尤重，恶心嗳气，嗳气后似轻，饮食已减。亦觉体倦乏力，大便不畅，小便自利。舌淡红、苔白厚，脉虚数。

辨治：形、色有虚，脾虚不能运化，胃实寒热结滞，夹有食郁，传导不利。拟用益气健脾，辛开苦降，佐以消导。

处方：生晒参 15 g，半夏 10 g，黄连 10 g，黄芩 10 g，干姜 10 g，焦槟榔 15 g，焦三仙各 10 g，厚朴花 10 g，炙甘草 10 g，大枣 3 枚。6 剂，水煎服，日 1 剂。

二诊：2018 年 5 月 4 日。患者近 1 年未见复发，饮食正常，二便无异常。近日头昏，不时头晕，多在体位变动时明显，彩超颈动脉下端有斑块；两目干涩不适，有西医大夫疑为干眼症，颈部活动不利、疼痛。寐纳尚好，二便自调。舌偏红、有瘀色、苔白，脉弦细。肝开窍于目，肝经上达巅，此厥阴风热菀于头目，血气不利，目失润养；复加厥阴、太阳风瘀，肌筋不舒，诸症生焉。拟用平肝息风，清利头目，祛风通痹，解肌舒筋。

处方：天麻 15 g，地龙 15 g，川芎 15 g，菊花 20 g，赤芍 15 g，白芍 15 g，夏枯草 15 g，女贞子 15 g，青箱子 10 g，葛根 30 g，防己 15 g，延胡索 15 g，片姜黄 15 g，肿节风 15 g，丹参 15 g，银杏叶 15 g，红花 8 g，枸杞子 15 g，桑椹 15 g，沙苑子 10 g。6 剂，水煎服，日 1 剂。

三诊：2018 年 5 月 12 日。患者头昏已解，头晕轻微偶作，两目干涩好转。治已见效，治切病机，原方再予 6 剂，服法同上。

四诊：2018 年 5 月 20 日。患者头无不适，两目干涩已微，颈痛已解，转动自如。舌红已减、瘀色已去、苔薄白，其脉弦数势好转。病症欲平，再予原方 6 剂，隔日 1 剂，水煎服。

肝胆病及其合并病证案

早期肝硬化腹水

高某，女，37 岁，天津市宁河区人。

初诊：2001 年 4 月 16 日。患者面色晦暗，神疲乏力。脘腹胀大，饮食已少，两胁胀痛，腹水，脾大，大便不爽，小便黄少。舌暗红、苔白厚，脉弦数。

辨治：脾虚失于运化，胃实湿热食郁，传导不利。肝血虚瘀郁，失于疏泄，乘犯中土，水蓄于内。拟用健脾运化，泻胃消食导积；养血柔肝，化瘀利水。

处方：生晒参20 g，焦槟榔15 g，生山楂15 g，枳实15 g，白术15 g，半枝莲30 g，虎杖20 g，当归15 g，生白芍20 g，枸杞子15 g，赤小豆30 g，益母草30 g，泽兰20 g，猪苓30 g，陈皮15 g，茵陈15 g，柴胡10 g，葫芦20 g。6 剂，水煎服，日 1 剂。

二诊：2001 年 4 月 24 日。患者脘腹胀满大减，两胁胀痛亦轻，饮食少加，小便量多。治已显效，再予原方6 剂。

三诊：2001 年 5 月 4 日。脘腹胀大欲平，两胁胀痛不显，饮食增加，大便通畅，小便黄减、量可。再予原方6 剂，水煎服。

四诊：2001 年 5 月 10 日。患者脘腹较舒，两胁症平，饮食复常，二便亦调，彩超腹水全消。肝体失柔则硬，肝失疏泄瘀血则坚，见肝之病，必先实脾，常用下方以善后调治。

处方：生晒参15 g，当归15 g，生白芍15 g，枸杞子15 g，三七8 g，黑豆15 g，白扁豆15 g，赤小豆15 g，香橼10 g，莪术10 g。水煎服。

肝硬化腹水

孙某，男，61 岁，赤峰市宁城县人。

初诊：2002 年 4 月 28 日。患者面色苍晦，肚腹胀大如覆锅，两胁胀痛，彩超示大量腹水，脾大，饮食少进，恶心欲吐，大便少、不畅，小便黄少如茶。舌暗红、苔黄白相间，脉弦数。

辨治：脾虚夹瘀，失于运化水湿。肝瘀夹虚，失主疏泄，土、木五行生态异逆，运化、疏泄均失常，水气内蓄，诸症由生。拟用益气化瘀，养肝疏泄，软坚行水。

处方：生晒参20 g，琥珀10 g，半枝莲30 g，茵陈15 g，鳖甲15 g，丹参30 g，陈皮20 g，茯苓皮30 g，泽兰叶20 g，茯苓皮30 g，生槟榔12 g，生山楂15 g，制大黄10 g，蝼蛄15 g，怀牛膝30 g，泽泻20 g，当归15 g，生白芍15 g，胡芦巴15 g，沉香后下5 g。8剂，水煎服，日1剂。

二诊：2002年5月8日。患者连日来小便量大，肚腹胀大隆起顿减趋平，大便通利，日2行，两胁胀痛缓解，饮食始加。治切病机，疗效显然，再予原方8剂，水煎服。

三诊：2002年5月18日。患者肚腹已平，彩超腹水消尽，两胁已舒，饮食复常，二便通调，舌暗已减、苔转白薄，其脉弦数势缓。当知此病既久又重，症虽速去，其病难除，治疗尚需时日。再予8剂，为极细面，每日3次，每次30 g，沸水冲待温服，再调理两三月。

肝硬化腹水

金某，男，75岁，赤峰市人。

初诊：2003年4月25日。患者面色苍晦，体倦神疲，肚腹隆起如覆锅，纳少，恶心，右胁胀痛，彩超有大量腹水，脾大，两目微黄，双下肢亦有轻度浮肿，大便少而不畅，小便少如浓茶。舌暗红、苔白厚，脉沉弦。

辨治：脾虚夹瘀，运化水湿失司；胃实食、水郁滞，失于传导。肝虚血瘀，失于疏泄，水、气停蓄，亦碍于肾，失于主水。中土、肝木、肾水五行生态变异，诸症由生。拟用健脾运化，泻导水、食郁滞。养肝疏泄，推陈出新，软坚利水，佐以滋肾通关。

处方：生晒参25 g，琥珀10 g，半枝莲30 g，瓜蒌15 g，黄连10 g，半夏10 g，生槟榔15 g，生山楂15 g，陈皮20 g，桑白皮30 g，茯苓皮30 g，大腹皮20 g，枳实15 g，当归15 g，生白芍15 g，益母草20 g，泽泻20 g，茵陈15 g，鳖甲先煎15 g，丹参30 g，三七10 g，知母15 g，黄柏15 g，肉桂10 g，沉香后下10 g。10剂，水煎服，日1剂。

二诊：2003年5月7日。患者药后排尿甚多，大便亦泻，腹胀大欲平，双下肢轻度浮肿亦退，双目微黄已退，饮食大增，右胁胀痛缓解。舌暗红已减、苔白转薄，其脉沉弦势缓。乘胜追击，继服前方10剂，水煎服日1剂。

三诊：2003年5月20日。患者肚腹已平，右胁胀痛亦消，彩超腹水尽除，饮食复常，二便通调。此治腹水，一是健脾运化水湿，二是通泻胃肠祛郁陈莝，三是养肝化瘀，疏泄即疏理排泄水气，四是滋肾通关。再予上方 8 剂，为极细面，每日 3 次，每次 20 g，三豆汤（黑豆、白扁豆、赤小豆）冲服，调理 2~3 个月。

乙型肝炎早期硬化、胆石症、合并胃痛

孙某，男，60 岁，赤峰市宁城县人。

初诊：2003 年 4 月 16 日。患者胃脘胀痛，右胁亦胀，不时刺痛向右肩胛下缘引痛，口苦咽干，饮食亦减，每食煮鸡蛋及油腻物，胃脘与右胁痛加重，左胁下略胀，大便不爽，小便黄。舌暗红、苔黄白相间，脉弦数。

辨治：年事较高，身形有虚，脾虚不能健运，胃实湿热食郁，失于传导。肝有湿热郁瘀失于疏泄，胆有湿热石阻，不为中清之府，失于通疏，肝久郁瘀而失柔为坚，硬化。拟用健脾运化，清胃化湿，消食传导。养肝化瘀，疏泄软坚，清热利湿，泻胆排石。

处方：生晒参 20 g，瓜蒌 15 g，黄连 10 g，半夏 10 g，枳实 15 g，白术 15 g，生山楂 15 g，琥珀 10 g，当归 15 g，赤芍 15 g，白芍 15 g，丹参 30 g，三七 10 g，金钱草 40 g，鸡内金 10 g，海金沙 10 g，猪苓 20 g，泽泻 20 g，佛手 15 g，鳖甲 15 g。6 剂，水煎服。

二诊：2003 年 4 月 24 日。患者胃脘胀痛缓解，两胁胀痛轻微，刺痛消失，饮食始加。大便畅通，小便黄减，口苦咽干已失。舌暗红有减、苔白，其脉弦数势缓。治切病机，其效显然，继服前方 6 剂，水煎服。

三诊：2003 年 5 月 2 日。患者胃脘已舒，两胁胀痛亦平，彩超示 3 个小结石已无，饮食复常，二便通调。前方去金钱草、海金沙，鸡内金、泽泻，加醋柴胡 10 g、鳖甲 15 g。肝木、中土同调，见脾之病当先实脾，见肝之病亦当疏肝，相得益彰。6 剂，水煎服，隔日 1 剂。

早期肝硬化少量腹水，合并尿道炎

卞某，女，65 岁，赤峰市宁城县人。

初诊：2004 年 4 月 21 日。患者形体有虚，腹胀，两胁胀痛，口干舌燥，饮食已少，腰亦酸痛，小便淋涩不利，大便略干。舌红少苔，脉弦细数。

辨治：脾虚失运，胃热阴虚食郁，失于传导。肝阴血虚而失疏泄，失柔瘀久而硬化；肾阴虚夹有湿热，失于气化、失主小便而淋涩。拟用健脾运化，清胃益阴，消食导滞；养阴血益肝化瘀，清利湿热；益肾通淋。

处方：生晒参 20 g，沙参 15 g，生山楂 10 g，当归 15 g，生白芍 20 g，山茱萸 15 g，

生地黄 15 g，枸杞子 15 g，丹参 30 g，三七 15 g，琥珀 10 g，鳖甲 15 g，半枝莲 30 g，虎杖 20 g，茵陈 15 g，鸡骨草 30 g，叶下珠 15 g，益母草 30 g，泽兰 20 g，陈皮 15 g，萹蓄 20 g。6 剂，水煎服，日 1 剂。

二诊：2004 年 4 月 28 日，腹胀已消，两胁胀痛缓解，近日饮食有加，口干舌燥已减。腰部酸痛亦轻，大便畅通，小便通利。舌红有减，白苔始生，其脉弦细数势缓。所治中土、肝木、肾水各得所宜，诸症欲平，继服前方 6 剂，水煎服。

三诊：2004 年 5 月 5 日。患者腹部已舒，两胁胀痛亦平，饮食如常，腰部酸痛不显，二便通利，舌布薄白苔，其脉缓和。症虽速去，其病除难，所治肝硬化尚待时日。患者上方 6 剂共为极细面，每日 2 次，每次 20 g，加少许蜂蜜冲服。

肝硬化腹水

祁某，女，64 岁，包头市人。

初诊：2016 年 5 月 4 日。患者面色苍晦，形虚神委，肚腹隆大如覆锅，住院治疗久不减，下肢亦肿，全身倦怠，饮食少进，呼吸气短，大便不爽，小便甚少而黄。唇、舌淡紫、苔白，脉沉细。

辨治：脾虚运化欲衰，肝虚瘀甚疏泄欲竭，脾肝之病波及肺肾，五行生克峻异，诸症由生。拟用大补脾气以运化，大补肝气化瘀，峻疏泄去菀沉莝，逐利水气，滋肾通关。

处方：生晒参 20 g，生黄芪 20 g，枳实 15 g，白术 15 g，汉防己 15 g，茯苓皮 30 g，陈皮 20 g，桑白皮 20 g，大腹皮 15 g，益母草 30 g，泽兰叶 15 g，猪苓 15 g，泽泻 15 g，沉香^{后下}10 g，葫芦 15 g，蝼蛄 10 g，干漆 10 g，丹参 15 g，三七粉^冲6 g，知母 15 g，黄柏 15 g，肉桂 10 g，黑豆 10 g，赤小豆 10 g。8 剂，水煎服，日 1 剂。

二诊：2016 年 5 月 16 日。患者腹部胀大速减，已经减半，排尿甚多，大便亦稀，饮食增加，乏力、气短好转，双下肢浮肿已消。治切病机，疗效显然，继服前方 8 剂，水煎服。

三诊：2016 年 5 月 26 日。患者肚腹胀大消减欲平，连日来尿量仍多，大便虽稀但仅为 2 次，两胁稍胀，饮食继增，神情有悦，面色好转，呼吸已平。再予原方 8 剂，水煎服。

四诊：2016 年 6 月 5 日。患者肚腹已平，面色好转，神情复常，饮食亦近平常，两胁胀亦平，二便如常，唇舌紫去、苔转薄白，其脉沉细势起。症虽去，病难除，上方去葫芦、蝼蛄、干漆加当归 15 g、白芍 15 g、桑椹 15 g。8 剂，共为极细面，每次 15 g，日 3 次，沸水冲待温服。

肝硬化腹水，合并慢性胃炎、反流性食道炎

任某，男，64 岁，包头市人。

初诊：2018 年 7 月 15 日。患者形体有虚，面色有瘀，脘胀、口苦恶心，食水反逆，常有反流至咽，饮食大减，肚腹胀大如覆锅，胀及两胁，大便不爽，小便黄少。舌暗红、苔白厚，脉沉弦。

辨治：胃有热、湿、食郁，失于传导而反逆，脾虚失于运化水湿。肝虚血瘀，失于疏泄，不能去菀陈莝。肝木、脾土生态变异，诸症由生。肝越虚体失稳，血越瘀肝越硬，而硬化成。脾不统血，亦失运行，久瘀而为脾积。拟用健脾以主血运、以助运化，养肝柔肝，化瘀疏泄，祛郁陈莝以利水。

处方：生晒参 20 g，瓜蒌 10 g，黄连 10 g，半夏 10 g，枳实 15 g，白术 10 g，生麦芽 10 g，当归 15 g，生白芍 15 g，三七 8 g，陈皮 15 g，茯苓皮 30 g，大腹皮 15 g，益母草 30 g，泽兰 15 g，蝼蛄 10 g，葫芦 20 g，泽泻 20 g，枸杞子 15 g，桑椹 15 g，黑豆 15 g，赤小豆 10 g，茵陈 15 g，栀子 10 g。8 剂，水煎服。

二诊：2018 年 7 月 29 日。患者腹胀已减，口苦恶心得解，食水反逆及反流偶作，肚胁胀大速减，尿量大增，两胁胀亦轻，大便通畅。治切病机，疗效显然，继服前方 8 剂，水煎服。

三诊：2018 年 8 月 8 日。患者脘胀已平，饮食大增，肚腹胀大欲平，两胁胀得解，二便如常。继服前方 8 剂，隔日 1 剂，水煎服。

四诊：2018 年 8 月 26 日。患者胃脘已舒，饮食如常，肚腹已平，彩超腹水去尽、两胁胀亦不显，形虚大转，面瘀改观，精神有悦。舌暗红渐浅、苔转薄白，其脉沉弦势缓。虑其腹水刚去，肝硬化、脾大，胃底静脉曲张，实难更变，仍需调理，上方去蝼蛄、葫芦，加灵芝 10 g、大枣 3 枚，予 8 剂，共研极细面，每日 3 次，每次 15 g，加蜂蜜少许，沸水冲待温服。

肝硬化腹水

杨某，男，55 岁，包头市土默特右旗人。

初诊：2016 年 11 月 14 日。患者形瘦体虚，精神委顿，脘腹胀大，饮食已少，肚腹隆起，腹皮紧绷，彩超腹水量大。两胁胀痛，大便不畅，小便黄少。舌暗红、苔中心黄边白，脉沉弦。

辨治：脾虚胃实，虚则运化不足，实则湿热食郁，失于传导。肝虚血瘀，虚则肝体失柔，血瘀久则坚硬，而疏泄失常，失于疏通排泄，陈莝水郁。土、木同病，生克变态，诸症由生。拟用健脾运化水湿，泻胃逐菀陈莝；养肝化瘀，通逐水邪，软坚行滞除肿。

处方：生晒参15 g，炙黄芪30 g，当归15 g，白芍15 g，干地黄15 g，核桃仁15 g，枸杞子15 g，郁李仁15 g，菟丝子12 g，山药15 g，茯苓15 g，猪苓15 g，泽泻15 g，枳实15 g，白术15 g，益母草20 g，柴胡10 g，茵陈15 g，鳖甲15 g，莪术15 g，黑豆15 g，紫菀10 g，丹参20 g，毛冬青15 g。25剂，水煎服，日1剂。

三诊：2018年5月2日。患者自上次治疗后年余胃脘较舒，饮食复常，肚腹胀大平复，彩超腹水全消，两胁胀痛亦减，二便比较正常。现旧病复发，脘胀，纳少，肚腹胀大，两胁亦胀，唇、甲色淡无华，饮食无味，大便稀，小便黄少。舌淡紫、苔白，脉沉弱。拟用在原来的基础上稍加调整。服药月余而安。

乙型肝炎两对半检三阳

李某，男，16岁，齐齐哈尔市龙江县人。

初诊：2003年5月6日。患者身体疲乏无力，右胁胀痛，胃脘不舒，饮食少，食欲不振，大便干，小便黄。舌红、苔中心黄边白，脉弦数。

辨治：热毒先入于脾，运化不及，病成于肝，热毒湿邪壅滞，失于疏泄。拟用健脾运化，清热解毒，助以疏泄。

处方：柴胡15 g，黄芩15 g，半夏10 g，紫草15 g，鸡骨草20 g，叶下珠15 g，虎杖10 g，茵陈20 g，土茯苓15 g，墨旱莲15 g，当归15 g，生白芍15 g，枸杞子20 g，生晒参15 g，生山楂10 g，香橼10 g。10剂，水煎服，日1剂。

二诊：2003年5月18日。患者胁痛好转，饮食有加，大便已通，小便黄减。继服前方15剂，水煎服。

三诊：2003年6月3日。身体疲乏无力不显，右胁胀痛缓解，食欲好转，饮食大增，二便通调，舌红有减、苔转薄白，其脉弦数势缓。前方加白扁豆、黑豆各10 g，灵芝10 g。15剂，隔日1剂，水煎服，连服3个月。

四诊：2006年9月5日。身形已壮，精神亦振，胁症亦除，饮食复常，二便通调，两对半检查转阴，肝功能正常。继服前方3剂为极细面，每日2次，每次15 g，加蜜少许，沸水冲待温服。

肝硬化腹水

王某，男，54岁，包头市人。

初诊：2016年9月23日。患者肚腹胀大隆起，身形、四肢消瘦如羸，面色晦暗，饮食少进，神疲乏力。小便黄少，大便不爽。舌淡紫、苔白厚，脉沉弱。

辨治：脾土大虚，失于生化、运化水湿；肝有血瘀气滞，失于疏泄而不能疏通气血，排泄水气；脾土、肝木生态异常，进而影响肾主气化、主水，诸症由生。拟用大补脾气，运化水气；益肝活血，疏泄水气；兼以滋肾通关，利水消肿。

处方：生黄芪30 g，生晒参15 g，陈皮30 g，茯苓皮30 g，大腹皮15 g，五加皮15 g，益母草30 g，泽兰叶20 g，沉香^后下10 g，桂枝10 g，猪苓15 g，泽漆8 g，蝼蛄10 g，葫芦15 g，琥珀10 g，毛冬青15 g，生白芍15 g，知母15 g，黄柏15 g，肉桂10 g。6剂，水煎服，日1剂。

二诊：2016年9月30日。患者尿量大排，肚腹胀大减之过半，饮食始加，大便畅通。神疲乏力好转。继服前方6剂，水煎服。

三诊：2016年10月8日。患者腹水尽消（彩超所见），肚腹胀大消平，面色好转，神疲乏力改观，饮食复常，二便畅通，神、形亦有起色，舌转淡红、苔薄白，其脉沉弱势有起色。此治不仅腹水等病症解除，而且改善脾土，肝木、肾水体内五行生态。方中补泻兼施，刚柔并进，邪去而不伤正，扶正又能祛邪，再予此方6剂，隔日1剂，水煎服。辅进三豆莲子山药粥：黑豆10 g，白扁豆10 g，赤小豆10 g，莲子10 g，生山药半斤（削皮，切小块），熬粥。

胆囊炎，合并胃脘痛

于某，女，35岁，赤峰市宁城县人。

初诊：2004年3月28日。患者右胁胀痛，阵阵痛重，向右肩胛下缘放射，每食煮鸡蛋、油腻加重。胃脘胀痛，口苦咽干，食后亦重，嗳气，少纳。大便不爽，小便黄。舌红、苔白厚，脉弦数。

辨治：热郁肝胆，疏泄不利，经络不畅。胃有热、食郁滞，复加脾虚，传导运化失司。拟用清泻肝胆，行滞化瘀，泻胃消导，健脾运化。

处方：柴胡10 g，黄芩15 g，虎杖20 g，蒲公英30 g，土茯苓20 g，败酱草20 g，生白芍15 g，丹参30 g，三七块15 g，佛手15 g，枳实15 g，苍术15 g，白术15 g，生山楂15 g，党参20 g。4剂，水煎服，日1剂。

三诊：2004年4月3日。患者胁痛大减，向肩胛处放射痛不显，胃脘痛亦轻，口苦咽干近无，嗳气消失，饮食有加。大便通畅，小便黄减。疗效显然，再予原方4剂，水煎服，用药不减，欲速战速决。

胆囊炎，合并慢性阑尾炎、附件炎、尿道炎

李某，女，31岁，赤峰市宁城县人。

初诊：2004 年 5 月 3 日。患者右胁胀痛，不时痛甚，向右后背放射，恶心欲吐，胃脘亦胀，口苦咽干。小腹痛，右小腹重，有压痛，拒按。白带较多，小便不利，热痛淋涩，大便不爽。舌红、苔中心黄，脉实数。

辨治：肝胆热邪郁瘀，失于疏泄，木壅土塞，失于传导。下焦湿热，蕴滞肠道，不通则痛；蕴滞带脉，而为带下病；蕴滞膀胱，气化不利，而为淋沥。拟用清利肝胆，疏泄郁瘀；清热解毒，祛湿止带；清利湿热，利尿通淋；清热解毒，行滞通便。

处方：柴胡 15 g，黄芩 30 g，金银花 20 g，蒲公英 15 g，大血藤 30 g，牡丹皮 15 g，赤芍 15 g，白芍 15 g，黄连 10 g，冬瓜子 15 g，桃仁 10 g，生薏苡仁 30 g，鱼腥草 30 g，败酱草 20 g，土茯苓 15 g，竹叶 15 g，萹蓄 15 g，知母 15 g。6 剂，水煎服。

二诊：2004 年 5 月 10 日。患者右胁胀痛已轻微，向右肩胛放射欲平。胃脘胀已失，饮食可，小腹痛得解，带下病已减，大便通畅，小便较利，口苦咽干亦减。舌红有减、苔黄已去，其脉实数势缓。为速愈，不减其制，继服前方 4 剂，水煎服，日 1 剂。

慢性肝炎，合并月经量少

吕某，女，38 岁，赤峰市宁城县人。

初诊：2008 年 2 月 13 日。患者素有右胁胀痛隐隐，口干舌燥、心下胀满，饮食减少，嗳气。月经后期，量少色暗，时有烦热汗出，大便干，小便黄。舌红、苔少，而脉弦细数。

辨治：肝之阴虚，复加热郁血瘀失于疏泄；胃有热、食郁滞，失于传导。拟用养肝疏泄，清热祛瘀。泻胃消食传导，养血疏肝调经。

处方：生地黄 15 g，枸杞子 15 g，沙参 15 g，麦冬 15 g，当归 15 g，川楝子 15 g，延胡索 20 g，鸡骨草 30 g，叶下珠 15 g，白芍 15 g，丹参 20 g，三七 15 g，瓜蒌 10 g，黄连 10 g，焦槟榔 15 g，生山楂 15 g，佛手 15 g。5 剂，水煎服，日 1 剂。

二诊：2008 年 2 月 20 日。患者胁痛得解，胃脘已舒，饮食正常，二便通调，月经尚未行。前方再予 5 剂，水煎服。

三诊：2008 年 2 月 27 日。患者胁痛已消，心下胀满已除，饮食正常，口干舌燥亦去。月经来行，经血色、量较为正常，亦无烦热汗出，二便正常。舌红已减、苔生薄白，其脉弦数势缓。此肝木、脾土欲平，体内相生、相克生态欲复，继服前方 5 剂，隔日 1 剂，水煎服。

抑郁型精神病

刘某，男，29岁，赤峰市宁城县人。

初诊：2007年4月9日。患者抑郁半年余，身体不舒，多忧寡欢，不愿交往，喜欢独处，胆小恐惧，失眠，心慌易惊，时有太息，欲哭，亦有幻想自语。饮食有减，二便尚可。舌红有瘀色、苔白，脉弦细。

辨治：主病在肝，影响心、脾。肝血虚热郁，失于疏泄，条达。心虚热扰，失主神志。脾虚而思失主、失控。体内木、火、土生态变异，诸症由生。拟用养血疏肝，解郁以藏魂；养心清热以宁神志；健脾以控思、健思，合而除抑郁以安神志。

处方：醋柴胡10g，当归15g，生白芍20g，川芎15g，合欢皮15g，枸杞子15g，菊花30g，生晒参20g，麦冬15g，五味子10g，生栀子15g，丹参20g，茯神30g，炙甘草15g，浮小麦15g，大枣3枚，远志10g，首乌藤30g，灵芝10g。10剂，水煎服，日1剂。

二诊：2007年5月10日。患者睡眠已安，心慌易惊、胆小恐惧好转，太息、欲哭、幻想自语已控，身体觉舒，神有喜悦，可与人交谈，沟通。舌红有减，瘀色见浅，其脉弦数之势得缓。此肝、心、脾整体治疗，各司其属，各得所宜，法相通，药相从，相得益彰，再予原方10剂，水煎服，服法同前。

三诊：2007年5月24日。患者身体舒服，睡眠继安，神情复常，与人谈笑、交谈无异，已能正常劳作，此方补泻兼施，养调有度，亦无不及。为巩固计，继服前方10剂，隔日1剂，水煎服。

间发性抑郁症

蒋某，女，40岁，包头市人。

初诊：2007年9月3日。患者心中常觉懊憹，忧郁，闷闷不乐，不想与人沟通来往，失眠，亦烦，易惊，胆怯，口苦咽干，头昏，默默不欲饮食，大便干，小便黄。舌红、苔白干，脉弦数。

辨治：心阴虚热扰，阳失秘藏，心神失主；痰热郁胆，不为十一藏主，亦失决断。拟用养心益阴，清热镇阳，宁心安神；清胆化痰，舒郁决断。

处方：生地黄15g，百合20g，知母15g，生栀子15g，炒酸枣仁30g，生龙骨30g，生牡蛎30g，生铁落20g，首乌藤30g，茯神30g，远志10g，灵芝10g，琥珀^冲5g，柴胡10g，黄芩15g，黄连10g，竹茹10g，半夏10g，合欢皮15g，太子参15g。8剂，水煎服，日1剂。

二诊：2007年9月13日。患者睡眠已能彻夜，神情显然舒展，语气已多，可以与人沟通，口苦、咽干、头昏已解，闷闷不乐已去。饮食有增，大便通畅，小便黄减。舌红已减、苔白不干，其脉弦数势缓。可见治切病机，心、胆有复常之望，再予原方8剂，水煎服。

三诊：2007年9月22日。患者睡眠继好，神情已舒，与人交往、沟通如常。饮食正常，二便通调。舌淡红、苔薄白，脉缓和。为巩固计，继服前方5剂，隔日1剂，水煎服。嘱舒情志，多沟通，静心养神。

左侧眼面痉挛，合并失眠、月经不调

李某，女，42岁，赤峰市宁城县人。

初诊：2007年5月3日。患者左侧眼面痉挛4年余，头昏，失眠，月经后期量少色暗，行经不畅。饮食可，二便调。舌红有瘀色、苔薄白，脉弦细数。

辨治：肝体失柔，风阳上扰；心虚而阳不秘，精神不治而失眠。肝郁血海亏虚，肝失疏泄，经少不利。拟用平肝息风，镇阳养心安神，养血填海，活血通经。

处方：天麻15 g，地龙15 g，僵蚕10 g，乌梢蛇15 g，胆南星10 g，防风15 g，荆芥10 g，代赭石20 g，生龙骨30 g，生牡蛎30 g，白石英20 g，紫石英15 g，炒酸枣仁30 g，银柴胡10 g，当归15 g，熟地黄15 g，赤芍10 g，白芍10 g，川芎15 g，益母草30 g，枸杞子20 g。7剂，水煎服，日1剂。

二诊：2007年5月11日。患者近日面肌痉挛减少而轻，睡眠安好，月经未行。病症有减，继服前方6剂，水煎服。

三诊：2007年5月18日。患者眼面肌痉挛偶作轻微，睡眠彻夜，乳房觉胀，月经欲行。饮食尚好，二便如常。再予原方6剂，水煎服。

四诊：2007年5月26日。患者眼面痉挛3日未作，睡眠安好，头亦不昏。行经3日，月经量、色正常，比较通利，无其他不适。病症得平，唯眼面肌痉挛一症，不可轻视，为巩固计，继服前方6剂，隔日1剂。因治眼面肌痉挛，需要治心调神，需要养血调肝舒郁，故不再减其制。

头晕，合并失眠、皮肤丘疹

毛某，男，59岁，包头市人。

初诊：2007年9月5日。患者头晕，头昏，两目干涩，时轻时重，心烦失眠。皮肤泛起红色丘疹而痒，难以自退。饮食尚可，大便尚调，小便黄。舌红、苔白，脉弦数。

辨治：厥阴风阳上扰头目，血气不利；心虚阳不秘藏，精神失治而失眠；风热外扰肌肤血络，卫外不固。拟用凉肝息风，清利头目；养心秘阳，镇静安神；清表凉血，祛风止痒，实卫固表。

处方：天麻 15 g，地龙 15 g，川芎 15 g，赤芍 15 g，白芍 15 g，菊花 30 g，白蒺藜 15 g，僵蚕 10 g，炒酸枣仁 30 g，生龙骨 30 g，生牡蛎 30 g，紫荆皮 15 g，白鲜皮 15 g，地肤子 15 g，蝉蜕 10 g，荆芥 10 g，防风 10 g，生黄芪 15 g，白术 10 g，浮小麦 15 g。4 剂，水煎服，日 1 剂。

二诊：2007 年 9 月 10 日。患者头晕、头昏近平，偶有轻微。烦除眠安，已能安睡六七小时。皮肤痒疹消退，偶有几许显露。饮食如常，二便通调。病症近除，继服前方 4 剂，水煎服。

胆囊炎，合并慢性胃炎、失眠

曹某，女，52 岁，包头市人。

初诊：2012 年 8 月 20 日。患者素有胃脘不适，嗳气，纳少，近日右上腹疼痛，呈持续性，阵发加剧，向右肩胛部放射，伴恶心呕吐，口苦，厌油腻，每食些煮鸡蛋，疼痛加剧。心烦，手心热，失眠。大便偏干，小便黄。舌红、苔薄黄，脉弦紧。

辨治：胆者，中清之府，亦主疏泄，热郁于胆，失于疏泄，木塞而土壅，复加心虚而热扰，失主神志。木、土、火五行生态异常，诸症生焉。拟用清泻肝胆，泻胃消导，养心清热，镇静安神。

处方：柴胡 15 g，黄芩 30 g，生白芍 20 g，炙甘草 10 g，川楝子 10 g，延胡索 15 g，佛手片 15 g，香橼 10 g，瓜蒌 15 g，黄连 10 g，半夏 10 g，焦槟榔 15 g，焦三仙各 10 g，炒酸枣仁 30 g，生龙骨 30 g，生牡蛎 30 g，代赭石 15 g，百合 15 g，生地黄 15 g，合欢皮 15 g。5 剂，水煎服，日 1 剂。

二诊：2012 年 8 月 26 日。患者右上腹痛缓解，向右肩胛放射疼痛消失，恶心呕吐消失，饮食始加。睡眠安好，心烦、手心热消失，二便通调。舌红有减、苔黄转白，其脉弦紧势缓。治切病机，疗效显然，木、火、土，五行生态将复，病、症消除指日可待，再予原方 4 剂，水煎服。

右手颤抖、指麻，合并失眠

刘某，男，25 岁，包头市人。

初诊：2009 年 10 月 20 日。患者右手颤抖近半年，不能写字，伴指尖麻，时有头昏，常心烦，失眠，腰酸困。饮食可，二便尚调。舌偏红、苔少，脉弦细。

辨治：肝肾亏虚，风邪上扰，头目不利，经络不畅，以致颤抖、指麻、腰酸困。心虚失于主神，阳扰失秘，以致心烦，失眠。拟用滋补肝肾，息风活络；养心安神，镇阳宁秘。

处方：山茱萸 15 g，枸杞子 15 g，沙苑子 15 g，制何首乌 15 g，黑芝麻 15 g，当归 15 g，生白芍 20 g，炙甘草 10 g，天麻 15 g，地龙 15 g，乌梢蛇 12 g，僵蚕 10 g，桑枝 30 g，丝瓜络 10 g，防风 30 g，牛蒡子 10 g，荆芥穗 10 g，炒酸枣仁 30 g，生龙骨 30 g，生牡蛎 30 g，首乌藤 15 g。6 剂，水煎服，日 1 剂。

二诊：2009 年 10 月 28 日。患者头昏已解，指麻已除，手抖动已轻微可控，腰酸困亦微，烦去眠好，可寐 7 小时。饮食亦好，二便仍调。疗效显然，治切病机，继服前方 6 剂，水煎服。

三诊：2009 年 11 月 6 日。患者手不抖动，写字较稳，余症均除。舌红已浅、苔转薄白，其脉弦细亦得缓和。此治风动，亦需心静，以防风借火势，火助风威，故方不减制，原方 6 剂，隔日 1 剂，水煎服。

头晕，头痛，右手颤抖

陶某，女，69 岁，包头市人。

初诊：2008 年 7 月 1 日。患者头晕，头痛，面赤，手心热，腰腿酸软，右手抖颤，指麻，不能控制，写字亦抖。饮食尚可，大便迟，2～3 日 1 行、微干，小便利。舌红暗、苔少，脉弦数。

辨治：年事已高，肝肾阴血亏虚，风阳上扰头目，血气不利；复加右上肢经络气血阻滞，诸症由生。拟用补肝肾益阴血，镇肝息风，通经活络。

处方：制首乌 15 g，干地黄 15 g，枸杞子 15 g，沙苑子 15 g，山茱萸 10 g，生龙骨 30 g，生牡蛎 30 g，磁石 20 g，僵蚕 10 g，白石英 20 g，凌霄花 10 g，胆南星 10 g，天麻 15 g，地龙 10 g，乌梢蛇 15 g，桑枝 30 g，豨莶草 15 g，蝉蜕 10 g。8 剂，水煎服，日 1 剂。

二诊：2008 年 7 月 10 日。患者头晕、头痛缓解，面赤已减，腰腿酸软近止，右手颤抖减少、间断，大便日行，不干。舌暗红有减，其脉弦数势缓。此治补阴血，填肝肾，抑阳，息风，活络，标本兼行，治切病机，疗效显然，再予原方 8 剂，水煎服。病、证平复可期。

随后追访 3 个月，诸症皆平。

精神抑郁

张某，男，24 岁，包头市人。

初诊：2010年4月2日。患者精神抑郁，闷闷不乐，多虑寡欢，不愿与人交往，喜欢独处，自卑，欲哭，懊恼，失眠，心悸气短。饮食有减，二便尚调。舌偏红夹瘀、苔白厚，脉沉弦。

辨治：痰热郁胆，胆气不伸，失于决断。心虚失主神志，复加阳不能秘，血瘀，诸症由生。拟用化痰清热，解郁伸胆，以主决断，益气壮胆养心，开窍醒神，镇静以安心神。

处方：枳实10g，竹茹10g，陈皮10g，半夏10g，石菖蒲10g，远志10g，生晒参20g，麦冬15g，五味子10g，丹参20g，三七10g，炒酸枣仁30g，生龙骨30g，生牡蛎30g，生铁落20g，琥珀8g，合欢皮15g，首乌藤15g，生姜4片，大枣4枚。6剂，水煎服，日1剂。

二诊：2010年4月14日。患者睡眠安好，心悸气短欲失，神情有振，闷闷不乐有时，已能与人交往，饮食有加。舌红有减、苔厚减薄，其脉沉弦势缓。治切病机，初见成效，继服前方6剂，水煎服。

三诊：2010年4月22日。患者睡眠已能彻夜，白日身爽已舒，神情近复，多能与人交往，沟通，语言有序，逻辑不失，喜乐已形于色。饮食复常，二便通畅，恢复已近平人。继服前方6剂，隔日1剂，水煎服。

青光眼

张某，女，74岁，包头市人。

初诊：2010年9月27日。患者头痛目胀，目暗不明，口苦咽干，时有头昏，心烦易急。身疲乏力，腰膝酸软。饮食尚可，大便略秘。舌暗红、苔白干，脉弦细。

辨治：风热上扰头目，血气不利，目瘀缺血而不能视。肾主瞳仁，肝主黑睛，肝肾精血亏虚，复加血瘀，故目暗不明。气为血之帅，脾虚失于统血、运化，而身疲便秘。此肝木、肾水、脾土五行生态变异，诸症由生。拟用清肝明目，清热息风活络，益精血，填肝肾，健脾气，润燥通便。

处方：天麻15g，地龙15g，赤芍15g，白芍15g，水蛭^冲6g，红花10g，三七花10g，菊花15g，决明子10g，谷精草15g，白蒺藜15g，川芎15g，羚羊粉4g，生地黄15g，枸杞子15g，菟丝子10g，沙苑子10g，覆盆子10g，生晒参20g，石斛15g。10剂，水煎服。日1剂。

二诊：2010年10月10日。患者头痛缓解，头昏、目胀轻微，口苦咽干、心烦易急亦解，身疲乏力、腰膝酸软好转。大便通调，小便黄减。治切病机，效有所获，继服前方10剂，水煎服。

三诊：2010 年 10 月 22 日。患者诸症欲平，目暗有减，物象所见有增。舌暗红亦减、苔薄白不干，其脉弦细势缓。继服前方 10 剂，隔日 1 剂，水煎服。

若此服药近 3 个月，目暗已去，视力渐增，视力（国际标准）由 0.1 增至 0.4。

脑中风后遗症

刘某，男，40 岁，包头市人。

初诊：2012 年 9 月 6 日。患者脑梗中风半年，右半身不遂，上肢屈伸僵硬，指动困难，下肢行走困难，举步为艰，头昏头晕，舌硬，说话不清，饮食尚可，大便畅，小便频，腰酸痛。舌暗红、苔白，脉沉弱。

辨治：形体已虚，气虚不能帅血、运血，脑络阻滞，厥阴经络不畅，复加肾之脑髓不充，神窍不利，诸症由生。拟用益气活络，息风通经，益肾开窍。

处方：生黄芪 30 g，当归 15 g，川芎 15 g，赤芍 15 g，白芍 15 g，桃仁 10 g，红花 10 g，地龙 15 g，乌梢蛇 15 g，水蛭 6 g，天麻 10 g，山茱萸 15 g，麦冬 15 g，肉苁蓉 15 g，巴戟天 15 g，石菖蒲 10 g，远志 10 g，蝉蜕 10 g，天竺黄 10 g，薄荷[后下] 10 g。10 剂，水煎服，日 1 剂。

二诊：2012 年 9 月 21 日。患者头昏、头晕大减，已变轻微，半身不遂显效，上下患肢僵硬渐软，活动度始加，灵活度有加，活动力始加，特别是下肢进步更大，行走有力，迈步稳增，舌硬始软，语音较为清利。舌暗红有减，脉沉弱亦有起色。治切病机，再予原方 10 剂，水煎服。

三诊：2012 年 10 月 2 日。患者头昏、头晕已解，上、下肢活动亦更灵活，行动较快，有力，上肢指动亦可。舌已变软，语音清利。继服前方 10 剂，水煎服。

四诊：2015 年 10 月 15 日。患者头昏、头晕尽去，语音清利，表达清楚，上下肢活动比较自由，自理已无问题，再予原方服用，隔日 1 剂，服 1 个月，以为善后调理。嘱其运动康复。

甲状腺囊肿出血

吴某，男，45 岁，包头市人。

初诊：2013 年 3 月 1 日。患者甲状腺右侧肿大，肿块呈圆形、表面光滑，按之有张力，随着吞咽上下移动，彩超示囊内有少量出血，局部微有胀痛，情志易急。舌红、苔薄黄，脉弦数。

辨治：中医认为，前列腺属肾，胰腺属脾，甲状腺属肝。肝有气血、痰热、郁瘀甲状腺而成囊肿，热则血妄行，动血，出血。拟用舒肝，清热，消痰，化瘀消肿，兼以止血。

处方：银柴胡 10 g，鳖甲 15 g，玄参 15 g，浙贝母 15 g，生龙骨 30 g，生牡蛎30 g，半枝莲 20 g，海浮石 30 g，僵蚕 10 g，连翘 10 g，当归 15 g，丹参 15 g，制乳香 10g，制没药 10 g，仙鹤草 20 g，三七粉^冲6 g，合欢皮 15 g，香附 10 g，侧柏叶 15 g。8 剂，水煎服，日 1 剂。

二诊：2013 年 3 月 10 日。囊肿（3.5cm×3.1cm）已减过半，情志亦安。舌红亦减、苔黄转白，其脉数势缓。效不更方，再予原方 8 剂。

三诊：2013 年 3 月 19 日。囊肿外观不显，触之亦不明显，再予原方 5 剂，隔日 1 剂，水煎服。

甲状腺结节，合并咽炎、颈椎病

李某，女，包头市人。

初诊：2012 年 9 月 28 日。患者两侧甲状腺体上分别有一个 2cm 大小，表面光滑，随甲状腺上下移动的球形肿块。咽干痛而红，颈背痛，身常畏热。食欲一般，大便略干，小便黄。舌红、苔黄白相间，脉弦数。

辨治：甲状腺病多属于肝，肝之气、血、痰壅结于此，而结成块。肺之热、痰郁滞于咽，太阳、厥阴经络阻滞，筋肌不利于颈背，以致疼痛。拟用疏肝解郁，清热化痰，行瘀软坚散结；清肺利咽，解肌舒筋，通行经络。

处方：柴胡 15 g，鳖甲 15 g，半枝莲 15 g，玄参 15 g，浙贝母 15 g，生牡蛎 30 g，海藻 10 g，昆布 15 g，香附 10 g，郁金 10 g，僵蚕 10 g，制没药 10 g，山慈菇 15 g，猫爪草 15 g，海浮石 20 g，牛蒡子 10 g，麦冬 10 g，枇杷叶 10 g，锦灯笼 10 g，岗梅根 10 g，葛根 30 g，防己 15 g，延胡索 20 g。10 剂，水煎服，日 1 剂。

二诊：2012 年 10 月 10 日。患者甲状腺结节大小减半，咽部干痛消失，颈背疼痛缓解。治切病机，各守其乡，法相通而互补，药协从互而利，非单一治疗可比。再予原方 10 剂，服法同上。

三诊：10 月 20 日。患者结节继减近消，咽无不适，其干痛消失，色红如常，颈背疼痛消失，二便通调。舌红已平、苔转薄白，其脉弦数势缓，继服前方 10 剂，前方 6 剂水煎，日 1 剂，后 4 剂共为极细面，每日 3 次，每次 15 g，沸水冲温服。

甲状腺肿，合并失眠

薛某，女，47 岁，包头市人。

初诊：2014 年 12 月 1 日。患者左侧甲状腺肿大，大小为 2.8cm×2.1cm，肿物光滑，随吞咽上下移动。心烦已久，双手心热，多汗失眠，腰酸楚。饮食可，大便干，小便黄。舌红、苔少，脉弦数。

辨治：肝肾阴虚，心肝火旺，心肾不交，复加肝火痰瘀结于甲状腺致肿块。拟用清肝舒郁，化瘀活血，软坚散结，滋阴降火，交通心肾。

处方：牡丹皮15 g，栀子15 g，柴胡10 g，香附10 g，僵蚕10 g，没药10 g，郁金10 g，玄参15 g，浙贝母15 g，生牡蛎30 g，鳖甲^{先煎}15 g，鹅管石15 g，莪术15 g，生地黄15 g，百合15 g，胡黄连10 g，知母15 g，黄柏15 g，炒酸枣仁15 g，生铁落20 g，首乌藤15 g。15剂，水煎服，日1剂。

二诊：2014年12月18日。患者甲状腺肿块减近一半，心烦、易急已减，双手心热、多汗已消，睡眠安卧。腰酸楚已解，二便通调。舌红有减，白薄苔始生，其脉弦数势缓。肝木、心火、肾水五行生态已见转机，再予原方15剂，水煎服。

三诊：2014年1月6日。患者甲状腺肿块欲平，其余诸症均除。再予原方10剂，5剂水煎服，5剂为极细面，每日3次，每次15 g，沸水冲待温饭后半小时服。

甲状腺肿

岳某，男，57岁，包头市固阳县人。

初诊：2015年4月20日。患者右侧锁骨上甲状腺肿块，大小为2.5cm×1.8cm，肿物光滑、随吞咽移动，无疼痛。微有胸闷，胁胀，饮食尚可，睡眠较佳，二便亦调。舌淡红、苔白，脉弦略数。

辨治：甲状腺属肝，气滞、痰结，血瘀，以致肿物。拟用疏肝，化瘀，消痰，散结，软坚。

处方：银柴胡10 g，僵蚕10 g，香附10 g，没药10 g，玄参15 g，浙贝母15 g，生牡蛎30 g，白芥子10 g，鳖甲15 g，莪术15 g，山慈菇15 g，郁金10 g，天冬15 g，猫爪草15 g，鹅管石15 g，海蛤壳15 g，瓦楞子15 g。12剂，水煎服，日1剂。

二诊：2015年5月4日。患者甲状腺瘤消减近三分之一，余症已不显，继用前方12剂，服法同前。

三诊：2015年5月18日。患者甲状腺瘤消减近半。再予原方12剂，服法同前。

四诊：2015年6月2日。甲状腺肿瘤消减似增速，还剩黄豆大。继服前方12剂。

五诊：2015年6月20日。患者肿瘤平复，彩超检查正常。继服前方5剂，隔日1剂，水煎服。

甲状腺结节，失眠，肋间神经痛

王某，女，70岁，包头市人。

初诊：2015年3月16日。患者右侧有一甲状腺结节如蚕豆大，光滑，随吞咽上下移动。心烦，手心热，失眠，经常彻夜不眠，或喘大气肋痛重。饮食可，大便微干，小便黄。舌暗瘀色、苔少，脉弦数。

辨治：肝之气、血、痰、热壅结于甲状腺处，以致结节。心阴虚而热扰，肝佈胁肋，气滞血瘀，经络失畅。拟用疏肝清热，化痰瘀，软坚散结。养心阴潜秘阳，清心热。舒肝活络，畅通胁肋经络。

处方：柴胡10g，香附10g，僵蚕10g，制没药10g，鳖甲^{先煎}15g，海蛤壳15g，鹅管石15g，玄参15g，浙贝母15g，生牡蛎30g，郁金10g，半枝莲30g，猫爪草15g，八月札10g，炒酸枣仁20g，生铁落20g，百合15g，生地黄15g，炙甘草10g，瓜蒌15g，丝瓜络10g，胆南星10g，川楝子10g，延胡索15g，生白芍15g。10剂，水煎服，日1剂。

二诊：2015年3月28日。患者甲状腺结节明显减小，睡眠可达5小时以上，心烦、手心热已去，右胸胁疼轻微。二便通调。疗效显然，继服前方10剂，水煎服。

三诊：2015年4月10日。患者甲状腺结节消减过半，如黄豆粒大，睡眠安好，右胸胁痛消失。舌暗红已减、苔生薄白，其脉弦数势缓。诸症欲平，法相通，药协从，不减方制，继服前方10剂，隔日1剂，水煎服。再嘱调心态，畅情志。

甲状腺瘤，与颈动脉粘连不能手术

崔某，女，46岁，天津市人。

初诊：2004年4月6日。患者甲状腺肿瘤肿大，5cm×4.2cm，肿物按之光滑、质地较硬，时有头晕、心烦易急，手心热，眠差多梦。饮食偏少，二便尚可。舌红、苔白，脉弦数。

辨治：肝之热、气、痰、瘀，壅结喉下甲状腺处，以致肿物。复加心阴虚，不与阳秘、心受热扰，以致心烦易急、手心热、眠差等症。拟用疏肝解郁，清肝化痰，化瘀软坚，养心潜阳，宁心安神。

处方：银柴胡10g，香附10g，僵蚕10g，没药10g，玄参15g，浙贝母15g，生牡蛎30g，半枝莲15g，山慈菇15g，猫爪草15g，鹅管石15g，鳖甲^{先煎}15g，海浮石20g，桃胶10g，白胶香^冲6g，炒酸枣仁20g，生铁落20g，百合15g，生地黄15g，龙齿20g。15剂，水煎服，日1剂。每日吃煮鹅蛋1个。

二诊：2004 年 4 月 22 日。甲状腺肿瘤减小，头晕，心烦、失眠亦好转。效不更方，再予原方 15 剂，水煎服，日 1 剂。每日煮鹅蛋继吃，此后如此下去。

三诊：2004 年 5 月 9 日。甲状腺肿瘤见小，头晕、心烦、手心热等均除，睡眠安好。舌红有减，其脉弦数势缓，前方去酸枣仁、生铁落、龙齿，加莪术、郁金各 10 g，予 15 剂，水煎服。

如此治疗 4 个月，肿瘤消减五分之四，改为散剂，每日 3 次，每次 15g，服用两个半月，肿瘤彻底消除，彩超证实。

慢性胆囊炎、胆石症

石某，女，34 岁，包头市人。

初诊：2015 年 11 月 1 日。患者右胁疼胀，不时剧烈刺痛，向右肩胛部放射，恶心，不欲食，口苦咽干。胃腹胀，大便秘，小便秘，小便黄。舌红、苔中心黄，脉弦数。

辨治：胆有热、湿、石阻，失于疏泄，木塞土壅，胃失和降，肠道不利。拟用清泻肝胆湿热，排石利胆，兼泻脾胃，消食导滞。

处方：柴胡 15 g，黄芩 20 g，半夏 10 g，金钱草 30 g，制大黄 10 g，鸡内金 10 g，海金沙 10 g，虎杖 15 g，茵陈 15 g，佛手 10 g，川楝子 15 g，延胡索 15 g，生白芍 15 g，炙甘草 10 g，瓜蒌 15 g，黄连 10 g，焦槟榔 15 g，生山楂 10 g，枳实 15 g，白术 10 g。5 剂，水煎服。

二诊：2015 年 11 月 7 日。患者胁痛得解，脘腹胀满亦减，恶心、口苦、咽干亦消，二便通调。治切病机，其效显然，继服前方 5 剂，隔日 1 剂，水煎服。

随后彩超查胆石排除，未再予药。

肋间神经痛，合并颈椎病

张某，男，包头市人。

初诊：2016 年 5 月 5 日。患者左胸胁阵发疼痛，不敢咳嗽，不敢深呼吸，打喷嚏痛甚。素有颈背部疼痛，头转动不利。饮食可，二便利。舌暗红、苔白，脉弦细。

辨治：胸胁经络阻痹，气血不畅。颈部经络阻痹，肌筋不利，肝经布胁肋，颈属太阳。拟用疏肝活血，行气通滞；解肌舒筋，通经活络。

处方：柴胡 10 g，生地黄 15 g，当归 15 g，生白芍 20 g，炙甘草 10 g，瓜蒌 20 g，丝瓜络 10 g，丹参 15 g，制乳香 10 g，制没药 10 g，川楝子 10 g，旋覆花 10 g，茜草 15 g，降香 10 g，葛根 30 g，防己 15 g，威灵仙 15 g，延胡索 15 g。6 剂，水煎服，

日 1 剂。

二诊：2016 年 5 月 13 日。患者左胸胁疼痛已止，颈部疼痛减轻，头转动好转。全面治疗，各守其乡，但法相通，药协从，继服前方 6 剂，不需减方制，每日 1 剂，水煎服。

三诊：2016 年 5 月 20 日。胸胁疼痛已彻底解决，深呼吸，或咳、或打喷嚏不痛。颈背疼痛亦除，头转动亦较自由，无痛。舌红已减，其脉弦数势缓。继服前方 3 剂，隔日 1 剂，水煎服。

肋间神经痛

马某，男，35 岁，包头市人。

初诊：2016 年 7 月 17 日。患者两侧胸肋部疼痛，时轻时重，轻时胀痛，重时如刺放射，咳嗽尤痛加重。饮食尚好，二便亦调。舌略红、苔薄白，脉弦数。

辨治：胸胁气滞血瘀，经络不通，理重在肝。拟用理气化瘀，疏肝通络。

处方：柴胡 10 g，当归 15 g，生白芍 20 g，炙甘草 10 g，瓜蒌 15 g，丝瓜络 10 g，川楝子 10 g，延胡索 15 g，旋覆花 10 g，茜草 15 g，降香 10 g，郁金 10 g，合欢皮 15 g，丹参 15 g，三七粉^冲6 g。8 剂，水煎服。

二诊：2016 年 7 月 27 日。患者胸胁疼痛缓解，仅用力咳嗽时还有轻痛。舌红已减，其脉弦数势缓，继服前方 8 剂，前 4 剂，每日 1 剂，后 4 剂，隔日 1 剂，水煎服。

肋间神经痛，合并腰痛、坐骨神经痛

张某，女，78 岁，包头市人。

初诊：2018 年 1 月 16 日。患者颈背疼痛，牵引两侧胁肋疼痛，亦觉两胁收紧，时有闷痛。腰痛，两腿沿生坐骨神经痛，活动加重，甚至脚麻。饮食尚可，二便尚调。舌暗红、苔白，脉沉细。

辨治：年近八旬，体质已虚，筋骨不健，血脉老化，经络有所失畅，此则肝肾亏虚，胸椎不健，气血阻滞，经络不通；腰椎筋骨老化不健，气滞血瘀，经络阻滞，诸症由生。拟用补肝肾、健督脉，壮筋骨，疏肝行滞，畅通经络。

处方：狗脊 15 g，骨碎补 15 g，葛根 20 g，威灵仙 15 g，防己 15 g，延胡索 20 g，天南星 10 g，当归 15 g，丹参 15 g，三七块 10 g，生白芍 20 g，炙甘草 10 g，天仙藤 15 g，桑寄生 15 g，怀牛膝 30 g，鸡血藤 15 g，五爪龙 15 g，乌梢蛇 15 g，干蝎粉^冲6 g，瓜蒌 15 g，丝瓜络 10 g。5 剂，水煎服。

二诊：2018 年 1 月 23 日。患者胸椎、胁肋疼痛大减，腰、腿疼痛亦轻，活动觉前

轻松。治切病机，法相通，药协从，相得益彰。继服前方 5 剂，水煎服。

三诊：2018 年 1 月 30 日。患者胸椎、胁肋疼痛已解，腰腿疼痛轻微，行走比较灵活，较前轻便有力。舌暗红已减，脉沉细亦有起色。其病症欲平，继服前方 5 剂，隔日 1 剂，水煎服。

头晕、耳鸣

刘某，男，25 岁，包头市人。

初诊：2012 年 12 月 16 日。患者头昏、头晕，时有旋晕半月，伴有耳鸣，其声时大时小，大声如潮，小声如蝉鸣。心烦，易急，失眠，腰酸。饮食尚好，二便亦调。舌红、苔白，脉弦数。

辨治：风乃作昏、作眩晕，肝之病，诸风掉眩皆属于肝之谓。耳鸣者，本于肾，标于肝，肾阴亏虚，肝风上扰，风吹作鸣。失眠者，心虚阳不平秘。拟用平肝潜阳，息风活络，清利头目，补益肝肾精血，养心安神。

处方：天麻 15 g，地龙 15 g，赤芍 15 g，白芍 15 g，菊花 15 g，夏枯草 15 g，川芎 15 g，红花 10 g，蝉蜕 10 g，凌霄花 10 g，龙胆 15 g，山茱萸 15 g，枸杞子 15 g，沙苑子 15 g，生首乌 15 g，炒酸枣仁 20 g，生龙骨 30 g，生牡蛎 30 g，磁石 20 g。5 剂，水煎服，日 1 剂。

二诊：2012 年 12 月 22 日。患者头目比较清利，头昏、头晕、眩晕得解。耳鸣轻微，发作有时，夜能安卧，眠达 6 小时以上。治切病机，疗效显然，再予原方 5 剂，水煎服。

三诊：2012 年 12 月 30 日。患者头目清利，诸症已平，夜眠已香，腰酸亦好。舌、苔正常，其脉弦数势缓，体内生态肝木、心火、肾水复常，为巩固计，继服前方 5 剂，隔日 1 剂，水煎服。

脑血管痉挛性头痛，合并颈椎病、小便不利

李某，女，70 岁，包头市人。

初诊：2018 年 11 月 4 日。患者右侧偏头痛，阵发性加重，轻时亦有头昏，目干涩。颈部疼痛，转动欠灵活。小便频、不利，夜尿多，色黄，大便尚通，饮食略少。舌暗红、苔白，脉弦数。

辨治：肝胆风热菀于头目，血气不利；颈部经络阻滞，筋肌拘急；下焦湿热阻滞尿路，气化失常。拟用息风清热，清肝泻胆，通利头目；活络通痹，解肌舒筋；清利湿热。

处方：天麻 15 g，地龙 15 g，川芎 20 g，赤芍 15 g，白芍 15 g，菊花 30 g，夏枯草 20 g，茺蔚子 15 g，胆南星 10 g，僵蚕 10 g，葛根 30 g，防己 15 g，延胡索 20 g，生龙骨 30 g，生牡蛎 30 g，代赭石 10 g，怀牛膝 20 g，益母草 15 g，金钱草 15 g，猪苓 15 g，泽泻 15 g，车前子 10 g。5 剂，水煎服，日 1 剂。

二诊：2018 年 11 月 11 日。患者偏头痛缓解，头目比较清利，头昏、目干涩不觉。颈部疼痛轻微，转动亦较灵活。小便比较通利，次数减少，尿量有增，夜尿多为 1 次。治切病机，各得所宜，法相通，药协从，相得而益彰。继服前方 5 剂，水煎服。

三诊：2018 年 11 月 18 日。患者偏头痛已止，头昏已除，颈部已舒，活动自如，排尿比较顺利，有劲，小便次数比较正常。舌暗红已减、苔薄白，其脉弦数势缓，病、症基本平复，为巩固计，继服前方 5 剂，隔日 1 剂，水煎服。

阵发性头痛半月余（脑电波异常，疑为癫痫性），合并咽炎

王某，女，6 岁，包头市人。

初诊：2018 年 11 月 26 日。阵发性头痛，日发 3 ~ 4 次，每次约 10 分钟，反复重复，痛过如常。易惊易恐，睡眠欠安，咽干痒不舒。饮食可，二便调。舌偏红、苔白，脉弦数。

辨治：厥阴风热上扰头目，血气不利。心虚阳不平秘，精神失治。拟用清泻肝胆，通利头目，息风镇阳，养心安神。

处方：天麻 5 g，地龙 5 g，川芎 5 g，赤芍 5 g，白芍 5 g，胆南星 8 g，僵蚕 10 g，防风 8 g，凌霄花 8 g，羚羊角粉^冲5 g，荆芥 5 g，牛蒡子 10 g，炒酸枣仁 10 g，生龙骨 10 g，生牡蛎 10 g，代赭石 6 g。4 剂，水煎服，日 1 剂。

二诊：2018 年 12 月 1 日。患者头痛已止，睡眠亦安，咽干痒得解。小儿稚阴稚阳之体，生机昂然，易虚易实，治之得法，其效速然。再予原方 5 剂，水煎服。

追访 3 个月，未复发。

两侧颜面多动，合并失眠

王某，男，13 岁，赤峰市宁城县人。

初诊：2003 年 3 月 18 日。患者两侧颜面频发多动 3 月余，不能自控。情绪急躁，学习时精神不集中，心烦，常失眠，面偏红。饮食尚可，大便易干，小便黄。舌偏红、苔白，脉弦数。

辨治：小儿肝肾未充，风阳上扰，血气不利而作风症。心虚阳不平秘，精神不治而失眠。拟用标本兼治，平肝潜阳息风，通利头目；滋补肝肾以涵木，养心秘阳，宁

心安神。

处方：天麻 10 g，地龙 10 g，川芎 10 g，赤芍 12 g，白芍 12 g，菊花 15 g，女贞子 15 g，僵蚕 10 g，乌梢蛇 10 g，生白芍 15 g，炙甘草 10 g，生地黄 15 g，制首乌 15 g，桑椹 15 g，炒酸枣仁 15 g，生龙骨 20 g，生牡蛎 20 g，磁石 10 g，代赭石 10 g。6 剂，水煎服。

二诊：2003 年 3 月 26 日。患者颜面多动已止，心情比较稳定，夜能安卧。易虚易实之体，得病亦快，除之亦速。继服前方 5 剂，隔日 1 剂，水煎服，期其药长效远。

此后观察半年未复发。

小儿颜目多动，合并咽炎

孙某，女，6 岁，包头市人。

初诊：2008 年 4 月 1 日。患者左侧颜目多动 3 个月，不能自控，精神不能集中。咽干痛，色红。饮食尚可，二便亦调。舌略红、苔白，脉弦数。

辨治：肝肾阴亏于下，虚风上动于颜目，复加肺有郁热，上犯于咽，诸症由生。拟用滋补肝肾，息风镇静，清肺利咽。

处方：制首乌 10 g，干地黄 10 g，桑椹 10 g，沙苑子 10 g，天麻 10 g，地龙 10 g，防风 12 g，蝉蜕 8 g，乌梢蛇 8 g，全蝎粉^冲3 g，生白芍 12 g，炙甘草 6 g，代赭石 10 g，龟甲^{先煎}10 g，牛蒡子 10 g，锦灯笼 5 g，木蝴蝶 5 g。6 剂，水煎服，日 1 剂。

二诊：2008 年 6 月 6 日。患者自上次调治后两月来颜目多动停止，咽无不适。现复发，继服前方 6 剂，水煎服，日 1 剂。

三诊：2008 年 6 月 14 日。患者颜目多动转偶发、轻微。咽部无明显不适，查红亦浅。舌红亦减，其脉弦数势缓。病、症欲平，继服前方 6 剂，前 3 剂每日 1 剂，后 3 剂隔日 1 剂，水煎服。

上肢多动，纳差

薛某，男，10 岁，包头市人。

初诊：2013 年 12 月 1 日。患者面色萎黄，形瘦乏力，两上肢不自主多动，不能自控，精神不集中，睡眠不佳。饮食纳差，不知饥饿，大便略稀，小便利。舌淡胖、苔白，脉虚数。

辨治：脾胃大虚，气血不足，运化失司，失主四肢，土虚木乘，肝风内动。心虚气血不足，而神失主。拟用益气血健脾胃，养心安神，活络息风。

处方：太子参 12 g，黄芪 10 g，白术 10 g，当归 10 g，生白芍 10 g，炙甘草 5 g，

龙眼肉 10 g，木香 5 g，炒酸枣仁 15 g，茯神 12 g，远志 8 g，龙齿 15 g，焦三仙各 5 g，桑枝 15 g，乌梢蛇 10 g，丝瓜络 10 g，僵蚕 10 g。5 剂，水煎服，日 1 剂。

二诊：2013 年 12 月 7 日。患者近日已知饥饿，饮食有加。睡眠较好，双上肢多动缓解，二便已调。治切病机，已见疗效，继服前方 5 剂，水煎服。

三诊：2013 年 12 月 15 日。患者气血得补，脾胃功能得复，饮食正常，二便通调。睡眠安好，两上肢多动恢复正常，面色始见透红。舌淡红、苔薄白，其脉虚数势缓。病、症基本平复，继服前方 5 剂，隔日 1 剂，水煎服。

双眼球多动

李某，女，10 岁，包头市人。

初诊：2017 年 12 月 9 日。患者双眼球频发多动不停，面色㿠白无华，饮食亦少，身瘦体虚，常觉乏力，大便偏稀，小便自利。舌淡、苔白，脉虚数。

辨治：小儿先天不足，后天乏养，肝肾亏虚，复加脾虚木乘，肝风内动，生化不及。拟用补肝肾填精血，息风，健脾运化抑木以制眼球风动。

处方：枸杞子 10 g，制何首乌 8 g，天麻 10 g，地龙 10 g，僵蚕 10 g，乌梢蛇 8 g，太子参 8 g，黄芪 8 g，莲子 5 g，炒白扁豆 5 g，炒谷芽 5 g，白芍 5 g，蜜甘草 5 g。6 剂，水煎服，日 1 剂。

二诊：2017 年 12 月 17 日。患者双眼球多动缓解，由频发转为每分钟五六发。饮食有加，二便均调。治已见效，继服前方 6 剂，水煎服。

三诊：2017 年 12 月 24 日。双眼球多动基本愈，饮食增加明显，面色向好，体倦乏力亦有改变。舌淡红、苔薄白，其脉虚数势缓。肝木、脾土、肾水五行生态欲平，健康指日可待，再予原方 6 剂，隔日 1 剂，水煎服。

随后观察 3 个月未复发。

小儿眼周多动症，合并咽炎

孙某，女，8 岁，包头市人。

初诊：2008 年 5 月 30 日。患者双眼周多动，左甚于右 3 个月余，头亦不舒，性易急，咽干痛，色红。饮食尚可，二便尚调。舌偏红、苔白，脉弦细。

辨治：形体偏瘦，先天禀赋不足，肝肾虚而不涵木，复加肺有郁热上犯于咽，肝木、肾水、肺金五行生态有异，诸症由生。拟用整体治疗，补肝肾益精血，息风潜阳，清肺利咽。

处方：桑椹 10 g，枸杞子 10 g，制何首乌 10 g，天麻 10 g，地龙 10 g，乌梢蛇 8 g，全蝎 3 g，白芍 12 g，蜜甘草 5 g，代赭石 8 g，阿胶^{烊化}10 g，防风 10 g，荆芥 8 g，蝉蜕 8 g，金银花 10 g，锦灯笼 5 g，岗梅根 10 g，木蝴蝶 5 g。6 剂，水煎服，日 1 剂。

二诊：2008 年 6 月 6 日。患者服 3 剂后，眼周多动已止，咽干痛得解，现头已舒，体倦改善，心情有悦。舌偏红已减、苔薄白，其脉弦细势缓。继服前方 6 剂，隔日 1 剂，水煎服。

癫痫，合并鼻炎

冯某，男，15 岁，赤峰市宁城县人。

初诊：2001 年 3 月 20 日。患者阵发性头痛 3 月余，每次头痛大约持续 10 分钟，日 1 次，作后如常。脑电图异常，平素睡眠不佳，常心烦少寐。鼻塞流黄涕已半月。饮食尚可，大便微干，小便利微黄。舌红、苔白，脉弦数。

辨治：肝之风热上扰头目，血气不利；心虚热扰，阳不平秘；肺热壅塞鼻窍，湿浊化腐。拟用清肝泻胆，息风活络；养心清热，镇阳平秘；清肺去毒，通鼻除浊。

处方：天麻 10 g，地龙 10 g，川芎 12 g，菊花 15 g，僵蚕 10 g，全蝎粉^冲3 g，磁石 15 g，代赭石 10 g，炒酸枣仁 20 g，生龙骨 20 g，生牡蛎 20 g，鱼腥草 15 g，败酱草 15 g，草河车 15 g，苍耳子 15 g。5 剂，水煎服，日 1 剂。

二诊：2001 年 3 月 27 日。患者头痛近日已止，睡眠亦安，鼻涕转白，鼻亦比较通气，睡眠时着床侧不通，另一鼻孔通。舌红有减，其脉弦数势缓。肝木、心火、肺金整体治疗，法相通，药协从，相得益彰，其效速然，继服前方 5 剂，水煎服。

三诊：2001 年 4 月 2 日。患者多日头未痛，现鼻涕少许色清白，双鼻孔通气，睡眠多日安好。为彻底除病，不留后患，继服前方 5 剂，隔日 1 剂，水煎服。

随后追访 3 个月，头痛未见复发。

癫痫，合并咽炎

刘某，男，9 岁，赤峰市宁城县人。

初诊：2003 年 4 月 23 日。患者阵发性神昏，手足抽搐，项强，三五日一发，每次大约持续 5 分钟，已年余，发作时口有痰沫。近日兼咽干痛而红，咽中不利，有痰。睡眠差，口苦，胆怯。饮食略差，二便可。舌红、苔厚，脉弦数。

辨治：肝胆痰热上扰头目，血气不利。心虚，痰热内扰神明，心失其主。肺有痰热郁结于咽，咽喉不利。拟用清肝泻胆，息风化痰，通利头目；养心安神，清心化痰；清肺化痰，解郁利咽。

处方：天麻 10 g，地龙 10 g，川芎 10 g，赤芍 10 g，白芍 10 g，菊花 12 g，胆南星

10 g，僵蚕 10 g，全蝎粉^冲5 g，石菖蒲 8 g，枳实 8 g，竹茹 6 g，陈皮 5 g，炒酸枣仁 15 g，生龙骨 15 g，生牡蛎 15 g，代赭石 8 g，牛蒡子 10 g，葶苈子 8 g，浙贝母 10 g，金银花 10 g，绿萼梅 10 g。8 剂，水煎服，日 1 剂。

二诊：2003 年 5 月 2 日。患者连日来神昏、抽搐未作，睡眠较好，咽干痛缓解，咽红已减，痰亦少。治已收效，继服前方 8 剂，继续治疗观察。

三诊：2003 年 5 月 12 日。患者神昏、抽搐仍未作，睡眠较好，咽干痛缓解，咽红已减，痰亦少。治已收效，继服前方 8 剂，继续治疗观察。

四诊：2003 年 5 月 12 日。患者神昏、抽搐一直未作，睡眠安好，咽部症状已失，咽亦无痰。饮食有加，二便通调。舌红转浅、苔转薄白，其脉弦数势缓。肝木、心火、肺金体内生态复常，小儿健康有望，继服前方 8 剂，隔日 1 剂，水煎服。

随后观察 1 年，癫痫未犯。

癫痫

刘某，女，10 岁，赤峰市宁城县人。

初诊：2004 年 4 月 16 日。患者阵发性意识丧失，两眼上吊，手、足抽搐，移时约 1 分钟自止，反复发作，每日数次。面色无华，形体已虚，饮食偏少，二便尚调。舌淡红、苔白，脉沉弱。

辨治：先天禀赋不足，后天失养，脾肾亏虚，脾气虚而木乘风动，肝肾阴血亏虚而阳亢。拟用健脾益气填中以制木，填补肝肾阴血以涵木，加以息风潜阳。

处方：生晒参 15 g，生黄芪 15 g，白术 15 g，制首乌 15 g，紫河车 10 g，白芍 10 g，天麻 12 g，乌梢蛇 10 g，地龙 10 g，僵蚕 10 g，代赭石 15 g，龟甲^{先煎}10 g，防风 15 g，凌霄花 10 g，牛蒡子 10 g。5 剂，水煎服，日 1 剂。

二诊：2004 年 4 月 23 日。患者服药 3 剂后日作 1 次而轻，神志清楚，仅手足小抽，移时而过，作后虽体倦，但复亦速，饮食有加，治已见效。再予原方 5 剂，水煎服。

三诊：2004 年 4 月 30 日。患者近日发作已止，饮食较多，面色见好，精神有振，睡眠亦好，二便皆调。舌转红润、苔薄白，其脉沉弱势起。体内中土、肝木、肾水五行生态始复，健康有望，继服前方 5 剂，隔日 1 剂，水煎服。随后观察半年未复发。

风痫

白某，女，9 岁，包头市人。

初诊：2014 年 1 月 2 日。患者双下肢强直内抽，伴头晕面赤，每日发作数次，每次 3～5 分钟，神志清醒，病已两年。素性易急、易烦。饮食可，大便微干，小便黄。舌红、苔少，脉弦细数。

辨治：小儿形体显虚，先天肝肾亏虚，水不涵木，肝阴虚阳盛，风阳上扰头目，厥阴风起，阵阵而作。拟用填补肝肾，息风镇静，清利厥阴。

处方：生地黄 15 g，制首乌 10 g，桑椹 10 g，沙苑子 10 g，女贞子 10 g，天麻 10 g，地龙 10 g，赤芍 10 g，白芍 10 g，菊花 10 g，胆南星 10 g，蝉蜕 10 g，僵蚕 10 g，磁石 15 g，太子参 10 g，石菖蒲 8 g。6 剂，水煎服，日 1 剂。

二诊：2014 年 4 月 13 日。患者近日抽搐未再发作，头晕、面赤亦减，神情稳定，睡眠安好。大便通调，小便黄减。舌红有减，白苔始生，其脉象向好。继服前方 6 剂，水煎服。

三诊：2004 年 4 月 21 日。患者抽搐再未发作，神态亦好，饮食复常，二便通调。舌、脉正常。中医之长不仅治未病，更治疑难病，为巩固计，继服前方 6 剂，隔日 1 剂，水煎服。后追访 8 年未复发。

癫痫

陶某，女，9 岁，包头市人。

初诊：2017 年 6 月 14 日。患者患癫痫半年余，间发性两目上吊，两手抽搐，失意，一两日一发，每次发作约 2 分钟，发作后神疲乏力，全身发软。形体已虚，睡眠不佳。饮食偏少，二便可。舌淡红、苔白，脉弦数。

辨治：脾土亏虚，肝木横逆，风阳内动。肾阴亏虚，水不涵木，风阳上扰。心虚而阳不平秘，中土、肝木、心火、肾水生态逆乱，诸症由生。拟用健脾柔肝，滋阴补肾，潜阳息风，养心安神。

处方：生晒参 12 g，苍术 10 g，白术 10 g，石菖蒲 15 g，枸杞子 10 g，制何首乌 10 g，沙苑子 10 g，生白芍 12 g，炙甘草 10 g，山茱萸 10 g，僵蚕 10 g，地龙 10 g，蝉蜕 10 g，胆南星 6 g，防风 10 g，荆芥穗 10 g，炒酸枣仁 10 g，龙齿 15 g，磁石 12 g。8 剂，水煎服。

二诊：2007 年 6 月 24 日。患者癫痫一直未作，睡眠安好，饮食复常．舌质红润、苔薄白，其脉弦数势缓。此治不仅消除病症，而且体内五行生态肝木、脾土、心火、肾水已修复，可自稳调节，为巩固计，继服前方 6 剂，隔日 1 剂，水煎服。

随后追访 3 年未复发。

癫痫，合并鼻炎

李某，男，15 岁，包头市人。

初诊：2008年5月3日。患者间发性两目上吊，神志不清，项强，手足抽搐，移时自醒，身体疲倦，三五日一发，重复发作已年余。睡眠不佳，头常不舒，性易急。鼻塞，流黄涕，夜重，昼轻。饮食尚可，小便黄，大便时干。舌红、苔薄黄，脉弦数。

辨治：肝胆热盛生风，心虚阳不平秘，肺热上壅鼻窍。拟用凉肝息风，养心平阳安神，清肺通畅鼻窍。

处方：天麻10 g，地龙10 g，川芎10 g，赤芍10 g，白芍10 g，菊花15 g，胆南星10 g，僵蚕10 g，全蝎4 g，乌梢蛇5 g，代赭石10 g，磁石15 g，炒酸枣仁20 g，生龙骨20 g，生牡蛎20 g，鱼腥草15 g，草河车15 g，败酱草15 g，苍耳子10 g。6剂，水煎服。

二诊：2008年5月11日。患者服药4剂后癫痫未发作，睡眠较好，鼻流白涕，鼻孔较为通气，再予原方6剂，以观后效。

三诊：2008年5月18日。癫痫一直未犯，睡眠安好，鼻通气涕少。饮食正常，二便通调。舌红有减、苔转薄白，其脉弦数势缓。病症基本平复，肝木、心火、肺金欲平，身体健康指日可见，为巩固计，再予原方6剂，隔日1剂，水煎服。

随后观察半年未复发。

抽搐

李某，女，28岁，天津市武清区人。

初诊：1969年4月8日。患者近半年来，每夜抽搐，四肢强直，抽搐两三次，每次约两分钟。平素易急，睡眠亦差，易恐，时有胸闷。食欲一般，二便尚调。舌偏红、苔白厚，脉弦数。

辨治：肝胆湿热，气机阻滞，生风内动，失于主筋；心虚痰扰，失于宁秘；肾虚经络不畅，失于主骨。拟用清泻肝胆，化痰利咽，养心宁神，清痰开窍；补肾活络，祛风主骨。

处方：代赭石15 g，钩藤30 g，胆南星10 g，天竺黄10 g，郁金10 g，陈皮10 g，清半夏10 g，炒酸枣仁15 g，石菖蒲10 g，远志10 g，怀牛膝15 g，血风藤15 g，乌梢蛇10 g。6剂，水煎服，日1剂。

二诊：1969年4月16日。患者近日抽搐有缓，隔日而发，时间亦短，约一分许。睡眠亦有好转，胸闷亦差。舌红有减、苔转薄白，其脉弦数势缓。继服前方6剂，水煎服。

三诊：1969年4月25日。患者抽搐3天前已停止，睡眠安好，心情舒畅，胸闷全无。肝木、心火、肾水五行生态将复，身体健康指日可待。再予原方5剂，隔日1剂，水煎服。

癔病，合并失语、失眠

王某，女，43岁，天津市宝坻区人。

初诊：1970年10月3日。患者突发失语，失眠少寐3月余，神情呆郁，胸闷善太息。饮食亦少，大便可，小便黄少不利。舌淡红、苔白，脉沉弱。

辨治：肝胆痰热郁滞，失于疏泄、条达；心虚痰热阻窍，舌机失灵；膀胱湿热蕴郁，失于决渎。拟用清泻肝胆，化痰疏泄；养心安神，开窍化痰；清热利湿，通利州都。

处方：银柴胡10g，郁金10g，合欢花10g，胆南星10g，代赭石15g，炒酸枣仁15g，茯神10g，龙齿20g，首乌藤15g，石菖蒲10g，益元散冲10g。5剂，水煎服，日1剂。配治针太冲透涌泉，人中穴，日1次。

二诊：药3剂配合针3次后，语言复常。现睡眠安好，神情不郁，饮食正常，未再予药，嘱其调情志，节饮食。

精神病

杨某，男，28岁，天津市武清区人。

初诊：1972年4月16日。患者曾患精神病1年前病症治解，今年复发，头晕，头痛，少寐，昼则阵阵糊涂，乱语。舌红、苔白，脉弦数。

辨治：肝胆热盛，失于疏泄、决断，而魂失藏；心虚热盛，而神失舍，失主神志。治宜清宣清肝泻胆以疏泄、藏魂；养心清热，安神宁心。

处方：代赭石60g，胆南星10g，炒酸枣仁30g，生栀子10g，首乌藤30g，淡竹叶30g。8剂，水煎服，日1剂。

二诊：1972年4月24日。患者服上药4剂，症平，现始参加农业劳动。为巩固计，再予上方4剂，隔日1剂，水煎服。

夜游症

杨某，男，64岁，天津市宝城区人。

初诊：1973年6月3日。患者夜游症30余年，平素精神不振，神疲，胸闷，经常夜游30余年，夜间行走打闹，自己全然不知，偶亦回想是在做梦。饮食尚可，二便尚调。舌暗红、苔白，脉弦细。

辨治：肝虚失于疏泄，血瘀气滞，而魂不夜藏；血虚气滞血瘀，心神失主，神亦不安藏。拟用养血疏肝以藏魂；养血补心以藏神。

处方：血府逐瘀汤化裁。

当归 15 g，生地黄 10 g，赤芍 12 g，白芍 12 g，桃仁 12 g，红花 10 g，川芎 10 g，柴胡 10 g，枳壳 6 g，怀牛膝 10 g，柏子仁 15 g，龙齿 20 g。5 剂，水煎服，日 1 剂。

二诊：1973 年 6 月 10 日。患者近日夜游未作，胸闷轻微，夜睡较好，精神有振。再予原方 5 剂，水煎服，以观后效。

三诊：1973 岁 6 月 17 日。患者连续数日夜游未作，睡眠安好，胸闷已解，精神亦好。饮食、二便正常。舌暗红已减、苔薄白，其脉弦细势缓。为巩固计，再予原方 5 剂，隔日 1 剂，水煎服。

后观察月余，未复发。

中枢性双下肢瘫痪

李某，女，8 岁，天津市宝坻区人。

初诊：1974 年 8 月 4 日。患者猩红热后半月，发现小孩双下肢不能站立，扶之站时，两膝痉挛，不能伸直，脚尖着地，明显下垂，后筋拘紧，双足背无力，触觉迟钝，痛觉存在，膝反射强。无发热、疼痛，饮食可，大小便正常。舌红、苔白厚，脉弦细。

辨治：小儿发育不全，脏气未盛，肝体血虚而筋急用强；肾虚而受湿热邪气失于主骨而骨功能失常。肝木、肾水相生、相克生态失衡，诸症由生。拟用养血疏肝以主筋缓急，益肾除湿清热以主骨作强。

处方：当归 10 g，白芍 12 g，炙甘草 5 g，川芎 6 g，红花 6g，苍术 10 g，黄柏 8 g，怀牛膝 15g，生薏苡仁 15 g，木瓜 15 g，穿山龙 8 g，乌梢蛇 8 g。6 剂，水煎服，日 1 剂。

二诊：1974 年 8 月 10 日。患者服 3 剂后已见明显疗效，能直立，自已走路。若此调理 20 余日。患者小儿腰以下恢复正常，双腿行走较快，有力，足无下垂，触觉，膝腱反射正常。继服前方 4 剂。隔日 1 剂，水煎服。

头晕、头痛

孟某，男，42 岁，天津市蓟县人。

初诊：1975 年 3 月 11 日。患者头晕、头痛已久，近日加重，头晕持续状，头痛夜重，经常疼醒，白天每活动亦重。全身无力，饮食不香，量减。舌正红、苔薄白，脉弦细无力。血压 100/60 mmHg。

辨治：肝气虚不能升清达巅，失于疏泄，头目气血不利；脾气虚失于运化、帅血以行。拟用补肝气，行气血、通利头目；健脾气以运化、帅血以行。

处方：生黄芪40 g，川芎15 g，当归12 g，地龙15 g，赤芍10 g，桃仁10 g，红花5 g。4剂，水煎服。

二诊：1975年3月16日。患者服上药两剂即收显效，现头晕缓解，头痛亦轻微，夜能安睡，全身力增，饮食已香，量加。治切病机，康复可待，继服前方4剂，水煎服。

胆结石

王某，女，56岁，天津市宁河区人。

初诊：1975年4月21日。患者右上腹及胁痛阵阵剧烈，并向后背、肩胛放射。胃脘胀满，恶心时呕，不敢饮食，两目黄染，口苦，3日未大便。舌红、苔黄厚，脉弦数。

辨治：湿热结石阻胆，失于疏泄、疏通排泄；木塞土壅，脾胃失于运化，传导。拟用清泻肝胆湿热，排石利胆；通泻阳明，传导郁滞。

处方：柴胡10 g，黄芩15 g，金银花20 g，连翘15 g，金钱草30 g，茵陈30 g，郁金30 g，广木香15 g，枳壳12 g，生大黄20 g，芒硝6 g，紫花地丁10 g，延胡索15 g。4剂，水煎服，日1剂。

二诊：1975年4月26日。患者右上腹疼缓解，胃脘胀满已消，双目黄染已减，连日来腹泻日三四次，小便黄利，食欲感增强，饮食有加。继服前方4剂，水煎服，日1剂。

三诊：1975年5月2日。患者上腹、胁痛已失，脘腹平软，黄染全消，诸症亦平，B超胆囊结石消失。舌红已减、苔白薄，其脉弦数势缓。予参芍五苓散（汤）收功。

半身不遂

程某，男，47岁，赤峰市宁城县人。

初诊：2006年4月1日。患者左半身不遂3个月，头昏时晕，左半身上下肢关节拘挛、笨重，活动不利，行走困难。面赤，易急躁，饮食可，大便干，小便黄。舌红夹瘀、苔白，脉弦数。

辨治：风热菀于头目，脑络瘀阻，元神受损；肝肾本亏，筋骨不利，经络不畅。拟用凉肝清热，活血息风，补肝肾健筋骨，通经络。

处方：天麻15 g，地龙15 g，钩藤^{后下}30 g，川芎15 g，赤芍15 g，白芍15 g，水蛭粉^冲5 g，菊花30 g，夏枯草15 g，生龙骨30 g，生牡蛎30 g，珍珠母15 g，桑枝30 g，

乌梢蛇 15 g，山茱萸 15 g，枸杞子 15 g，制何首乌 15 g，巴戟天 15 g，石斛 15 g，石菖蒲 10 g，远志 10 g。8 剂，水煎服，日 1 剂。

二诊：2006 年 4 月 10 日。患者头昏近平，偶有轻度小晕，左半身上下肢拘紧缓解，活动亦有进步，自觉轻松些许。面赤已减，急躁有缓，二便通利。治切病机，已见初效，继服前方 10 剂，水煎服。

三诊：2006 年 4 月 21 日。头目清利，头昏、头晕消失，左半身比较轻松，上下肢关节、肌肉拘紧得解，屈、伸范围较大，活动较灵活许多，尤其下肢行走有力，速度加快。效不更方，继服前方 10 剂，水煎服。

四诊：2006 年 5 月 4 日。患者起、卧比较自由，偏身亦较轻松，下肢活动比较自由，行走有利，上肢大关节活动比较自由，唯指关节不利。继服前方 10 剂，隔日 1 剂，水煎服。

后又隔日服 1 剂，调治近月，恢复正常。

小儿睾丸鞘膜积液

孙某，男，8 岁，天津市宝坻区人。

初诊：1972 年 6 月 12 日。患者小儿左阴囊肿大，内有积液，触之有水，手电筒照透光，局部略有胀痛。饮食可，大便调，少腹略有不舒，小便尚可。舌淡红、苔白，脉弦细。

辨治：小儿体虚，经脉未充，肝胆气虚，失于疏泄，宗筋不利。拟用补肝胆，通经脉。

处方：黄芪 15 g，干姜 3 g，川楝子 10 g，小茴香 10 g，丝瓜络 6 g，全蝎 3 g，延胡索 3 g。4 剂，水煎服，日 1 剂，多次分温服。

二诊：1972 年 6 月 18 日。患者鞘膜积液全消，左侧阴囊复常，舌苔正常。再予 2 剂，隔日 1 剂，水煎服。

余临床用此方治疗多例此病，且治愈。

附睾肿痛

苏某，男，28 岁，赤峰市宁城县人。

初诊：2004 年 4 月 6 日。患者左侧睾丸胀痛半月余，口苦咽干，心烦易急，小便黄少，大便微干。舌红、苔黄而厚，脉弦数。

辨治：肝经湿热，壅郁宗筋、附睾，气血经络不畅。拟用清利肝经湿热，消肿活络。

处方：龙胆泻肝汤化裁。

龙胆15 g，生栀子15 g，黄芩15 g，柴胡10 g，生地黄15 g，土茯苓30 g，败酱草20 g，蒲公英30 g，玄参15 g，浙贝母15 g，生牡蛎30 g，赤芍15 g，川楝子15 g，延胡索15 g，橘核10 g。4剂，水煎服。

二诊：2004年4月11日。患者左侧附睾肿消痛微，口苦咽干已解，心烦易急得缓，二便通调。舌红已减，舌苔转白，其脉弦数势缓。治切病机，其效显然，康复指日可待，继服前方4剂，水煎服，暂忌酒、辛、肥、甘、烧烤。

头痛，合并失眠、腰腿痛

王某，男，41岁，赤峰市宁城县人。

初诊：2004年4月10日。患者两侧太阳穴处头痛，牵及于目，不时痛剧，心烦失眠。腰腿疼痛，行走过累加重。饮食可，小便尚调，大便微干。舌偏红、苔白，脉弦数。

辨治：肝胆风热上扰头目，血气不利；心虚而阳不平秘，神乃不治；肾虚筋骨不健，经络阻滞。拟用清泻肝胆，息风活络，清利头目；养心秘阳，安神宁心，补肾健骨，活络通痹。

处方：天麻15 g，地龙15 g，胆南星10 g，川芎8 g，赤芍15 g，白芍15 g，菊花30 g，夏枯草30 g，细辛3 g，白芷10 g，全蝎粉[冲]6 g，炒酸枣仁20 g，生龙骨30 g，生牡蛎30 g，珍珠母15 g，桑寄生30 g，怀牛膝30 g，延胡索20 g，鸡血藤30 g，络石藤20 g。4剂，水煎服，日1剂。

二诊：2004年4月15日。患者头痛已止，睡眠已安，腰腿痛已轻微。此所速效者，肝木、心火、肾水整体治疗，各司其属，法相通，药协从，相得益彰。继服前方4剂，水煎服。

癫痫

孙某，男，14岁，赤峰市宁城县人。

初诊：2003年4月15日。患者癫痫反复发作3年，三五日1发，发则神昏，两目上吊，颈项强直，四肢抽搐，口吐白沫，移时两分钟许自醒，醒后全身乏力，倦怠懒动。素性易急，易恐，眠差。饮食尚可，二便尚调。舌偏红、苔白，脉弦数。

辨治：肝体阴虚而阳用过督，生风犯脑，元神失主，心、肾亦虚，失主神志，神志逆乱。拟用柔肝息风潜阳，养心补肾，安神定志。

处方：生白芍20 g，蜜甘草10 g，天麻12 g，地龙15 g，胆南星10 g，乌梢蛇12 g，全蝎粉[冲]5 g，代赭石 20 g，生龙骨 30 g，生牡蛎 30 g，炒酸枣仁 15 g，石菖蒲 10 g，远志 10 g，山茱萸 15 g，制何首乌 15 g，丹参 20 g，凌霄花 10 g。6 剂，水煎服，日 1 剂。

二诊：2003 年 4 月 22 日。患者癫痫尚没发作，性急已有缓和，睡眠沉稳。饮食尚好，二便亦调。再予 6 剂，以观后效。

三诊：2003 年 4 月 30 日。患者癫痫未作，睡眠安好，自觉头目清晰，神情愉悦，易急、易恐改观。舌色转正、苔薄白，其脉弦数势缓。虽此，不敢贪功，仍需观察后效。前方加生晒参 10 g，6 剂，水煎服，隔日 1 剂。

四诊：2003 年 5 月 15 日。患者癫痫未作，诸症平复。再予上方 6 剂，隔日 1 剂，水煎服。

后追访 3 年，未复发。

头痛

张某，男，8 岁半，昆明市人。

初诊：2004 年 12 月 5 日。患者头痛剧烈 1 天，精神不振，颈略强，身无寒热，但白细胞 16×10^9/L，咽红痛。饮食少，大便微干，小便黄。舌红、苔黄，脉弦热。

辨治：肺有郁热，上壅于咽；肺有风热，上菀郁头目，血气不利；太阳受邪，经输不利。拟用清肺利咽，清肝息风，兼解太阳，疏通经脉。

处方：大青叶 10 g，板蓝根 10 g，金银花 12 g，败酱草 10 g，牛蒡子 10 g，天麻 10 g，羚羊角粉 3 g，川芎 10 g，野菊花 12 g，胆南星 6 g，全蝎粉[冲]5 g，葛根 10 g，防己 6 g，延胡索 10 g。4 剂，水煎服，日 1 剂。

服上药 2 剂后，头痛已消，4 剂后，诸症消除，已上学。

病毒性角膜炎，合并失眠

孙某，女，32 岁，赤峰市宁城县人。

初诊：2005 年 4 月 5 日。患者右眼睫状充血，角膜浸润，眼红，畏光，流泪、疼痛，视力下降。心烦失眠，食欲一般，大便干，小便黄。舌红、苔黄白相间，脉弦实。

辨治：肝经热毒菀郁于目，血气壅瘀；热扰于心，失主神志。拟用清肝解毒，凉血祛瘀明目；养心清热，除烦宁神。

处方：菊花 30 g，白蒺藜 20 g，密蒙花 10 g，女贞子 15 g，决明子 15 g，蝉蜕 10 g，谷精草 20 g，石决明 20 g，羚羊角粉[冲]6 g，千里光 15 g，芙蓉叶 15 g，蛇莓草 15 g，柴胡 10 g，赤芍 30 g，白芍 30 g，当归 15 g，地龙 15 g，柏子仁 20 g，生龙骨 30 g，生牡蛎 30 g，生地黄 15 g，石斛 20 g。10 剂，水煎服，日 1 剂。

二诊：2005 年 4 月 16 日。患者眼红已减，目痛已轻，畏光、流泪均好转。心烦得解，睡眠得安。二便通畅。病毒欲除，肝木、心火相生，相克生态欲复，康复指日可待。再予 10 剂，隔日 1 剂，水煎服。

后查角膜炎愈。

甲状腺结节，合并慢性咽炎

张某，女，37 岁，赤峰市宁城县人。

初诊：2007 年 3 月 23 日。患者右侧甲状腺结节、触之微凸，咽痛红赤。胃脘不舒，食欲不佳，饮食亦少，大便不实。略有白带，腰骶酸楚。舌偏红、苔白，脉弦数。

辨治：肝热气滞血瘀上映于甲状腺，以致结节；肺有郁热上映于咽；脾虚运化不足，且湿气下注，肾有亏虚而映腰骶。拟用清热舒肝，化瘀软坚；清肺利咽，健脾运化，去湿止带，兼以益肾健督。

处方：银柴胡 15 g，当归 15 g，生白芍 20 g，青黛 10 g，玄参 15 g，浙贝母 20 g，生牡蛎 30 g，郁金 15 g，山慈菇 15 g，八月札 10 g，僵蚕 10 g 玫瑰花 10 g，金莲花 15 g，穿心莲 10 g，锦灯笼 10 g，金果榄 10 g，太子参 30 g，白术 15 g，炒怀山药 15 g，黄柏 15 g，芡实 15 g，白果 10 g，鹿角霜 15 g。6 剂，水煎服。

二诊：2007 年 4 月 1 日。患者甲状腺结节见减，咽痛消、红赤减。食欲始起，饮食有加。白带已除，腰酸不觉。治切病机，疗效已见，继服前方 6 剂，服法同前。

三诊：2007 年 4 月 7 日。甲状腺结节消减三分之一，咽利，饮食较好，余无明显不适。改用下方，专注结节。

处方：银柴胡 15 g，当归 15 g，生白芍 20 g，青黛 10 g，玄参 15 g，浙贝母 20 g，生牡蛎 30 g，郁金 15 g，山慈菇 15 g，八月札 10 g，菝葜 10 g，僵蚕 10 g，莪术 10 g，鹅管石 20 g，海蛤壳 15 g。6 剂，水煎服。

四诊：2007 年 4 月 15 日。患者甲状腺结节消除过半，余无不适。继用此方隔日 1 剂，调理近月而平。

顽固性头痛，合并失眠、慢性咽炎

黄某，男，15 岁，赤峰市宁城县人。

初诊：2007 年 3 月 15 日。患者两太阳穴处胀痛，阵阵加剧，两目干涩，常失眠或多梦，性易急躁。咽干痛色红赤，饮食可，大便干，小便赤。舌红、苔白，脉弦数。

辨治：厥阴风热菀郁头目，血气不利；热扰心神，阳失平秘；肺有郁热，上壅于咽，咽红且痛。拟用清肝息风，通利头目；养心清热，阳秘安神；清肺散郁，解毒利咽。

处方：天麻15 g，地龙15 g，川芎15 g，赤芍15 g，白芍15 g，野菊花20 g，白蒺藜15 g，乌梢蛇15 g，全蝎粉[冲]6 g，炒酸枣仁20 g，生龙骨30 g，生牡蛎30 g，生地黄10 g，金银花15 g，牛蒡子10 g，锦灯笼10 g，金果榄10 g，岗梅根10 g。5剂，水煎服，日1剂。

二诊：2007年3月22日。患者头痛已解，两目干涩消失，睡眠安好，咽干痛轻微。饮食可，大便调。舌红已减、苔薄白，其脉弦数势缓。肝木、心火、肺金五行生态欲恢复，继服前方6剂，水煎服。

胁痛，合并脘胀、双腿痛

张某，女，55岁，包头市人。

初诊：2007年9月14日。患者右胁胀痛3个月，不时刺痛。胃脘胀满，时有嗳气。双下肢疼痛，自觉热感且胀。饮食略减，大便不爽，小便黄。舌红有瘀色、苔白，脉弦数。

辨治：肝经布胁肋，热郁气滞血瘀于肝，经络不畅；食热气滞于胃，失于和降；风湿热郁于下肢，经络阻滞。拟用清疏肝胆，化瘀行滞；消食导滞，和降胃气；祛风清热，通经除痹。

处方：柴胡10 g，黄芩20 g，当归15 g，生白芍20 g，丹参30 g，三七块10 g，焦槟榔15 g，生山楂15 g，佛手片15 g，苍术20 g，黄柏20 g，怀牛膝20 g，防己15 g，乌梢蛇15 g，全蝎8 g，益母草30 g，泽兰15 g。4剂，水煎服，日1剂。

二诊：2007年9月21日。患者胁痛已解，胃脘已舒，饮食有加，大便通畅。双下肢疼痛轻微，热胀感已失。治切病机，法相通，药协从，其效卓然，再予原方4剂，亦使肝木、中土、肾水五行生态得复，使能自稳调节。

头晕，合并失眠、双上肢抖颤

吴某，女，66岁，赤峰市宁城县人。

初诊：2008年2月16日。患者头昏，头晕，不时旋晕，心烦热，手足心热，失眠，常彻夜不寐。双上肢不自主抖动，手重。腰酸楚，饮食尚可，大便略干，小便黄。舌偏红、苔少，脉弦数。

辨治：年事已高，形体瘦弱，脏器有虚，自稳调节亦差，此则肝肾阴血亏虚，风阳上督，血气菀于上，头目血气不利，作晕、作风；心阴虚而阳不平秘，失于藏神、主神志。拟用滋补肝肾，活络息风；养心清热，秘阳益阴。

处方：生地黄 15 g，阿胶^{烊化}10 g，生白芍 15 g，枸杞子 15 g，制首乌 15 g，天麻 15 g，地龙 15 g，川芎 15 g，菊花 20 g，桑枝 30 g，乌梢蛇 15 g，僵蚕 10 g，百合 20 g，知母 15 g，炒酸枣仁 30 g，生龙骨 30 g，生牡蛎 30 g，代赭石 30 g，白石英 15 g。10 剂，水煎服，日 1 剂。

二诊：2008 年 2 月 28 日。患者服上药 8 剂后头清利，头昏、头晕均止，手足心热、烦热亦除，夜能安睡。现双上肢抖动亦止，腰酸楚亦除，舌红已减、苔生薄白。法相通，药协从，相得益彰，故不仅消除病症快，而且肝木、心火、肾水五行生态欲复，相生、相克复常。为巩固计，再予上方 10 剂，前 5 剂，每日 1 剂，后 5 剂隔日 1 剂，水煎服。

脑萎缩，合并颈椎病、头痛、失眠

马某，女，36 岁，包头市人。

初诊：2008 年 3 月 10 日。患者核磁诊断脑萎缩。头昏、头痛剧烈，胀痛达巅，时有刺痛，颈部疼痛，转动不利。心烦，失眠，多汗。腰膝酸软无力，行走无力，形疲体弱。饮食尚可，二便尚利。舌淡红。苔白，脉沉细。

辨治：厥阴经上脑以达巅顶，腰为肾之外府，厥阴之阴血亏虚，风阳上扰蔸郁头目，气血不利；肾之阴精亏虚，髓海不充，腰膝酸软无力，形疲体弱；颈部经络不畅，筋肌不利；心虚阳不平秘，心神失治。拟用补肾益阴，填髓充脑；养阴血益肝体，息风活络，清利头目，解肌舒筋，通行经络；养心安神，平阳宁心。

处方：干地黄 15 g，制首乌 15 g15 g，枸杞子 15 g，山茱萸 15 g，沙苑子 10 g，灵芝 10 g，天麻 15 g，地龙 15 g，川芎 15 g，赤芍 15 g，白芍 15 g，三七花 6 g，菊花 20 g，女贞子 10 g，僵蚕 10 g，葛根 30 g，防己 15 g，延胡索 20 g，片姜黄 15 g，茯神 30 g，炙甘草 10 g，浮小麦 30 g，合欢皮 15 g。8 剂，水煎服，日 1 剂。

二诊：2008 年 3 月 20 日。患者头昏、头痛消失，睡眠安好，颈部亦舒，转动比较灵活，腰腿酸软好转。在此肝木、肾水、心火、太阳整体治疗，法相通，药协从，相得益彰，此后诸症平复，非治一脏可比，取 3 剂为散，每日 2 次，每次 15 克以善后。

精索静脉曲张，合并慢性胃炎

徐某，男，37 岁，包头市人。

初诊：2008 年 5 月 1 日。患者长久直立后左侧阴囊坠胀，腹股沟放射性疼痛，牵引睾丸或小腹疼痛，劳累后加重，平卧或休息后缓解。性欲低下，快感下降，体倦乏力，饮食亦减，小腹冷，大便稀。舌有瘀色、苔白，脉沉细。

辨治：肝足厥阴之脉"循股阴，入毛中，过阴器，抵小腹"，此脉寒凝血瘀，经络不通，久而精索静脉曲张，其症上牵小腹，下引睾丸疼痛，影响性事。脾胃气虚，运化失司，统血帅行不足，诸症由生。拟用化瘀行滞，温通厥阴；益气健脾，以壮运化，以强帅血。

处方：桂枝 10 g，茯苓 15 g，牡丹皮 10 g，白芍 15 g，桃仁 12 g，当归 15 g，柴胡 10 g，制乳香 10g，制没药 10 g，石见穿 10 g，浙贝母 10 g，生牡蛎 15 g，延胡索 15 g，橘核 10 g，小茴香 10 g，怀牛膝 15 g，党参 20 g，生黄芪 30 g，苍术 15g，白术 15 g，生麦芽 10 g，乌梅 10 g。8 剂，水煎服，日 1 剂。

二诊：2008 年 5 月 22 日。患者阴囊坠胀消失，腹股沟放射痛缓解，睾丸、小腹牵引痛消失。体倦乏力已轻，小腹已温，饮食增加，二便较调。治已见效，再予 8 剂，服法同前。

三诊：2008 年 6 月 2 日。患者左侧腹股沟无不适，感觉与右侧同，直立亦无异常，病症尽消，性事恢复。胃无不适，饮食复常。舌色正常、苔薄白，其脉沉细势起，为巩固计，继服前方 8 剂，前 4 剂每日 1 剂，后 4 剂隔日 1 剂，水煎服。

股阴部皮炎

石某，男，45 岁，包头市人。

初诊：2009 年 4 月 5 日。患者两侧股阴部皮炎，色白且厚，间有干裂，且痒。口苦咽干，易烦易怒，饮食无味，大便微干，小便黄。舌红、苔黄白相间，脉弦实。

辨治：肝足厥阴之脉，循股阴，此则肝经湿热，泛于股阴，侵犯肌肤；热重于湿，阴液有伤而干裂，其又兼风，故症亦痒。拟用清泻肝经湿热，兼以凉血坚阴祛风。

处方：龙胆草 15 g，生栀子 15 g，黄芩 15 g，柴胡 10 g，生地黄 15 g，车前子 10 g，泽泻 10 g，木通 10 g，当归 15 g，黄柏 15 g，苍术 10 g，怀牛膝 20 g，牡丹皮 15 g，赤芍 15 g，地肤子 15 g，乌梢蛇 15 g，乌梅 10 g，蝉蜕 10 g。水煎服，日 1 剂。

外洗方：炉甘石 15 g，黄柏 20 g，生大黄 15 g，蛇床子 15 g，浮小麦 30 g，苦参 15 g，白及 15 g，芦荟 15 g，当归 15 g。日 1 剂，水煎洗，温热洗局部，早、晚各洗一次。

如上调理一周而愈。

中风后遗症

迟某，男，77 岁，包头市人。

初诊：2009 年 5 月 25 日。患者右半身活动笨重，言语不清，舌硬，时有头昏头晕，面暗红，神情呆滞。饮食尚可，二便亦利。舌暗红、苔偏少，脉弦细数。

辨治：年事已高，形体有虚，肝肾亏虚，风热菀郁头目，血气不利；复加心窍阻塞，言语不清，神呆必然。拟用滋补肝肾，通利头目，息风活络，养心开窍。

处方：地黄饮子化裁：生地黄15 g，山茱萸12 g，石斛15 g，麦冬15 g，五味子10 g，石菖蒲10 g，远志10 g，蝉蜕10 g，肉苁蓉15 g，生首乌15 g，巴戟天15 g，肉桂10 g，天麻15 g，地龙15 g，川芎15 g，赤芍15 g，白芍15 g，水蛭5 g，菊花20 g。8剂，水煎服，日1剂。

二诊：2009年6月5日。患者头昏、头晕近消，右半身活动比较有力，轻松，言语比较清楚，神态显露表情。病症改善凸显，再予原方8剂。

即用此方又调治月余，右半身活动比较自如，言语清利，头昏、头晕消失未犯，舌暗红转浅、苔生薄白，其脉弦细数比较缓和。

头痛、胆囊炎，合并慢性胃炎、失眠

聂某，女，63岁，包头市人。

初诊：2012年5月1日。患者头痛达巅，两目胀痛，右胁疼痛，向右肩胛放射，口苦咽干，目眩，恶心。心下胀满，食减，心烦眠差，大便不爽，小便黄。舌红、苔白厚，脉弦数。

辨治：风热菀郁于头目，血气不利；热郁于胆，失于疏泄，经络不通；胃有热食郁滞，失于和降；心虚阳不平秘，失主神志。拟用平肝清热，息风活络；清热泻胆，行郁疏泄；养心镇静，秘阳安神。

处方：天麻15 g，地龙15 g，川芎15 g，赤芍15 g，白芍15 g，胆南星10 g，菊花20 g，夏枯草15 g，柴胡10 g，黄芩15 g，郁金10 g，瓜蒌12 g，黄连10 g，半夏10 g，焦槟榔15 g，焦三仙各10 g，百合15 g，乌药10 g，炒酸枣仁20 g，生龙骨30 g，生牡蛎30 g，代赭石20 g，6剂，水煎服，日1剂。

二诊：2012年5月10日。患者头痛轻微，目胀痛缓解，右胁胀痛不显。心下胀满顿消，饮食有加，睡眠好转，二便通调。舌红已减、苔转薄白，其脉弦数势缓。此肝胆木、中土、心火整体治疗，各守其乡，法相通，药协从，相得效彰，五行生态恢复有望，再予原方6剂，水煎服。

小脑梗死双手抖动、高血压，合并颈椎病

苏某，男，65岁，包头市人。

初诊：2012年10月19日。患者头昏，头晕时旋，颈痛，转动不利，两手抖动，

两腿行走不稳，性急易怒。颈部疼痛，转动不利，左手麻木。二便尚调。舌暗红、苔白，脉沉弦。

辨治：厥阴风阳菀郁头目，血气阻滞；颈部经输不利，肌筋失柔，复加年高体弱，肝肾筋骨不健，经脉老化，诸症由生。拟用平肝潜阳，活络息风；通经行痹，解肌舒筋；益补肝肾，强筋健骨。

处方：天麻15 g，地龙15 g，钩藤后下40 g，川芎15 g，赤芍15 g，白芍15 g，水蛭5 g，菊花15 g，玳瑁粉冲6 g，生龙骨30 g，生牡蛎30 g，代赭石20 g，葛根30 g，防己15 g，延胡索20 g，片姜黄15 g，桑枝30 g，乌梢蛇15 g，杜仲15 g，桑寄生15 g，怀牛膝30 g，肉苁蓉15 g。8剂，水煎服，日1剂。

二诊：2012年10月28日。患者头昏、头晕顿减，颈部已舒，转动比较自如，两手抖动已止，两腿力增。已见显效，继服前方8剂，水煎服。

三诊：2012年11月6日。患者头昏、头晕得解，血压降平，颈无不适，转动、伸展自如，；两手抖动未作，两腿行走较稳，有力。饮食较好，二便亦调。舌暗红有减、苔已薄白，其脉沉弦势缓、病症近平。继服前方8剂，前4剂每日1剂，后4剂隔日1剂，水煎服。

甲状腺囊肿出血

吴某，男，43岁，包头市人。

初诊：2013年3月11日。患者左侧甲状腺中有1个2～3cm圆形囊肿物，肿物内有出血、外光滑、囊内压略高、质地略硬，咽中不舒。微有烦热，眠、食尚可，二便尚调。舌红夹瘀色、苔白，脉弦数。

辨治：肝有痰热郁瘀喉结甲状腺处，热盛动血出血。拟用清肝化瘀，疏通软坚，兼以止血。

处方：银柴胡10 g，连翘10 g，半枝莲15 g，当归15 g，丹参15 g，制乳香10 g，制没药10 g，香附10 g，僵蚕10 g，鳖甲先煎15 g，玄参15 g，浙贝母15 g，生龙骨30 g，生牡蛎30 g，鹅管石20 g，海浮石20 g，仙鹤草20 g，三七粉冲6 g，生柏叶10 g，荷叶10 g。6剂，水煎服，日1剂。

二诊：2013年3月18日。患者囊肿渐消，疗效显然，治切病机，继服前方6剂，水煎服。

三诊：2013年3月26日。患者囊肿近平，别无不适。舌质基本正常、苔白薄，其脉弦数势缓。为巩固计，再予上方6剂，隔日1剂，以求药效长远，嘱调心态，和情志。

右侧颈淋巴结肿大，合并咽炎、扁桃体炎、便秘

应某，男，3岁，包头市人。

初诊：2016年9月9日。患者右侧颈淋巴结肿大4个、微痛，咽、扁桃体红肿。饮食偏少，大便两三日一行而干，小便黄。舌红、苔黄，脉浮数。

辨治：少阳热、痰郁结，肺热壅郁于咽，阳明燥热阻滞，失于传导。拟用清热疏肝胆，化痰软坚；清肺解毒，利咽消肿；清胃润燥通便。

处方：柴胡5g，连翘6g，半枝莲5g，香附5g，僵蚕5g，玄参5g，浙贝母5g，生牡蛎10g，鬼箭羽5g，猫爪草5g，黄精5g，石斛5g，火麻仁5g。5剂，水煎服，日1剂，煎120mL，2次分服。

二诊：2016年9月15日。患者右侧颈淋巴结肿大消除，咽与扁桃体红减、肿消，大便通畅而软。舌红已减、苔转薄白，其脉浮数亦缓。小儿稚阴稚阳之体，易虚易实，治之得法，其效也速。再予上方3剂，平复指日可待。

胆囊炎，合并失眠

马某，女，56岁，包头市人。

初诊：2016年9月20日。患者右上腹及胁肋疼痛，不时痛重牵引右肩胛痛，口苦咽干，欲吐恶心，饮食已减。五心烦热，喜凉，顽固性失眠。大便偏干，小便黄少，尿时常有淋涩。舌红苔白，脉数有力。

辨治：肝胆热郁，疏泄不利；心虚热盛，扰乱心神。拟用清泻肝胆，疏通郁瘀；养心清热，镇阳宁神。

处方：柴胡10g，黄芩15g，虎杖15g，郁金10g，川楝子10g，延胡索15g，焦槟榔15g，焦三仙各10g，黄连10g，生栀子15g，阿胶12g，炒酸枣仁15g，生龙骨30g，生牡蛎30g，生铁落30g，代赭石15g，琥珀8g，龙胆15g，瞿麦15g。8剂，水煎服，日1剂。

二诊：2016年9月30日。患者右上腹及胁肋疼痛已止，口苦咽干、恶心欲吐已平，饮食已加，五心烦热已解，睡眠亦安，二便通利。舌红已减、苔已薄白，其脉弦数势缓。病症欲平，肝木、心火生态欲复，继服前方5剂，水煎服。

胆囊炎、慢性胃炎，合并带下病、痛经

张某，女，44岁，包头市人。

初诊：2017年3月22日。患者右胁内疼痛，不时加重向右肩胛下缘放射痛。胃脘

胀满，饮食已减，嗳气。黄带较多，小腹两侧压痛，月经先后无定，痛经，经色暗、有血块。大便不爽，小便黄。舌红、苔厚腻，脉沉数。

辨治：胆热内郁，失于疏泄；胃有湿热壅滞，失于传导；脾气亏虚，失于健运。下焦湿热蕴郁，肝失疏泄，气血郁瘀。拟用清热利胆，辛开苦降，泻胃健脾；清热燥湿理带，养血化瘀，疏肝调经。

处方：柴胡 10 g，黄芩 15 g，川楝子 10 g，延胡索 15 g，瓜蒌 10 g，黄连 10 g，半夏 10 g，焦槟榔 15 g，生晒参 15 g，枳实 15 g，白术 15 g，土茯苓 15 g，败酱草 15 g，椿根皮 15 g，生薏苡仁 15 g，黑豆 10 g，当归 15 g，白芍 15 g，益母草 20 g，香附 10 g。5 剂，水煎服，日 1 剂。

二诊：2017 年 3 月 28 日。患者右胁疼痛已止，胃脘胀满顿减，饮食始加。带下变白量减，月经未行。舌红已减、苔白略厚不腻，病症明显减轻，治切病机无疑，再予原方 5 剂，服法同前。

三诊：2017 年 4 月 4 日。患者胁痛未作，胃脘已舒，饮食正常。带下白少量，行经两日。患者痛已轻微，二便通调。舌色正常、苔薄白，其脉沉数势缓。病症欲平，体内肝木、中土、冲、带生态功能将复，继服前方 5 剂，隔日 1 剂，水煎服。

七

肾病及其合并病证案

肾病（高度水肿，高蛋白尿，高血压）

李某，男，22 岁，天津市宝坻区人。

初诊：1969 年 4 月 14 日。患者全身浮肿，肚腹胀大，睑肿如卧蚕，腿肿按之没指，面色㿠白，饮食进少，身畏寒，手足冷，大便稀，尿甚少。舌淡、苔白厚，脉沉细。

辨治：脾气虚生化不及，运化水湿失职；肾阳虚气化不及，失于主水。水病久则及血，兼有血瘀。拟用健脾利水，温肾气化，行水通关，佐以行瘀利水。

处方：生晒参 15 g，生黄芪 30 g，陈皮 20 g，茯苓皮 30 g，大腹皮 15 g，五加皮 20 g，益母草 30 g，白茅根 30 g，淫羊藿 15 g，抽葫芦 20 g，胡芦巴 15 g，知母 12 g，黄柏 15 g，肉桂 10 g，炮附子 10 g，水蛭粉[冲] 6 g，猪苓 15 g。8 剂，水煎服，日 1 剂。

二诊：1969 年 4 月 24 日。患者水肿大消，睑肿卧蚕不见，肚腹胀大渐平，腿肿亦减，按之凹陷已浅。饮食有加，尿量大增，大便不实，已不畏寒，手足冷减。已见显效，治切病机无疑，再予原方 8 剂，嘱增蛋白饮食。

三诊：1969 年 5 月 3 日。面肿全退，已显原形，腹水亦退，已见腹平，腿肿尽消，没指不见。饮食大增，大便近常，小便量减。尿蛋白由（＋＋＋）减至（＋），畏寒已去，手足转温。舌淡有加红色、苔厚减为白薄，其脉沉细势起，病证显然变化，前方去抽葫芦、炮附子，8 剂，水煎服。

四诊：1969 年 5 月 12 日。患者诸症悉平，尿蛋白为（＋）。再予上方陈皮减至 5 g、茯苓皮减至 15 g、五加皮减至 10 g，加爵床、芡实各 10 g。30 剂，水煎服。

五诊：1969 年 6 月 14 日。患者诸症悉平，尿蛋白微量。治切病机，再予上方加山茱萸 15 g。15 剂，水煎服。

六诊：1969 年 6 月 30 日。患者诸症悉平，尿蛋白转阴，24 小时尿蛋白定量正常。上方再予 15 剂，隔日 1 剂，水煎服。

随访：24 小时尿蛋白定量多次均正常，追访 30 年无复发。

慢性肾炎

邱某，男，48 岁，天津市宝坻区人。

初诊：1984 年 3 月 22 日。患者面色暗红，脸肿，双下肢浮肿，小便黄赤，尿蛋白（＋＋）、尿潜血（＋＋），腰酸痛，腿乏力，不时手足心热，饮食尚可，大便尚调。舌红有瘀色、苔少，脉弦细数。

辨治：面色暗红，示肾阴虚而夹瘀，湿热下蕴，肾失主水，气化不利，血络受损，水渍不行，精关不固。拟用滋肾通关，利水化瘀，固精。

处方：知母 30 g，黄柏 30 g，肉桂 10 g，山药 15 g，山茱萸 15 g，生地黄 15 g，白茅根 50 g，玉米须 15 g，小蓟 15 g，马鞭草 15 g，石韦 15 g，水蛭粉^冲6 g，茯苓 15 g，陈皮 15 g，爵床 10 g，芡实 10 g，黑豆 10 g，桑螵蛸 15 g。10 剂，水煎服，日 1 剂。

二诊：1984 年 4 月 2 日。患者水肿已去，小便赤减，尿蛋白（＋）、潜血（＋），腰、腿酸软好转，手足心热已减。再予上方 10 剂，以观后效。

三诊：1984 年 4 月 14 日。患者病症欲平，尿检如故，尿蛋白（＋）、潜血（＋），改用下方治疗。

知母 15 g，黄柏 15 g，肉桂 10 g，山药 15 g，山茱萸 15 g，白茅根 30 g，玉米须 15 g，小蓟 15 g，马鞭草 15 g，石韦 15 g，益母草 15 g，水蛭粉^冲5 g，血余炭 10 g，生蒲黄 10 g，黑豆 10 g，爵床 10 g，芡实 10 g，生晒参 10 g。15 剂，水煎服。

四诊：1984 年 5 月 2 日。患者病症已平，尿检潜血阴性，尿蛋白（＋）。继服前方 15 剂，水煎服。

五诊：1984 年 5 月 20 日。患者原尿潜血阴性，尿蛋白（＋）。再予上方 15 剂，隔日 1 剂，水煎服。

如上又调治月余，尿检多次均正常、肾功能正常，虽后追访 20 年，无复发。

慢性肾炎

王某，女，23 岁，北京市人。

初诊：1976 年 5 月 17 日。患者为北医四年级学生，因拒用激素而求中医治疗。面色㿠白无华，脸、面浮肿，下肢肿重，按之凹。饮食减少，腹亦微胀，腰酸胀，身体乏力懒动。月经量少，色淡。大便不实，小便偏少，尿蛋白（＋＋～＋＋＋），尿潜血阴性。舌淡胖、苔白厚，脉沉弱。

辨治：形色已虚，脾虚气血不足，失于运化、失于统血；肾虚失于气化，失于主水，精不固藏，水气泛溢。拟用健脾益气养血，补肾利水，固精主藏。

处方：生晒参15 g，黄芪30 g，当归15 g，生白芍各15 g，山茱萸15 g，山药15 g，生地黄15 g，茯苓15 g，白术10 g，猪苓15 g，知母15 g，黄柏15 g，肉桂10 g，白茅根30 g，益母草30 g，水蛭粉^冲5 g，陈皮15 g，五加皮15 g，爵床10 g，芡实10 g，桑螵蛸10 g。10剂，日1剂。

二诊：1976年5月30日。患者面、脸肿已消，水肿亦减，饮食始加，腹胀已减。腰酸胀亦轻，小便已增，尿蛋白（＋＋）。治已见效，原方继服15剂，服法同上。

三诊：1976年6月18日。患者水肿尽退，腹胀已消，饮食复常，腰酸亦去，唯尿蛋白在（＋）～（＋＋）间徘徊。前方再予15剂，水煎服。

四诊：1976年7月5日。患者诸症尽除，尿蛋白常为（＋）。后用此方调治两月余，尿蛋白检查多次为阴性，肾功能正常。追访至2018年未复发。

慢性肾功能不全，高度水肿

王某，女，8岁，天津市宝坻区人。

初诊：1977年3月6日。患者胸水，呼吸气短，腹水，肚腹胀大，全身悉水，下肢尤重，小腿胀裂渗水，一夜所渗之水能把干毛巾湿透，可拧出水，住院治疗不能解决。因肿难睁，精神萎靡，饮食少进，小便甚少，大便不畅。舌淡胖、苔白厚，脉沉微。

辨治：小儿正气未充，复加水毒所伤，肺虚水侵，失于气化，通调水道。脾肾虚，失于运化，失于主水。且水郁甚而成毒，水郁甚泱及气血、气滞血瘀。拟用大补肺、脾、肾气，各司其主，浚决水毒，去菀陈莝。

处方：滋阴通关合五皮饮加味。生晒参15 g，黄芪15 g，葶苈子5 g，陈皮10 g，茯苓皮10 g，桑白皮5 g，大腹皮5 g，益母草10 g，水蛭4 g，知母10 g，黄柏10 g，肉桂5 g，抽葫芦10 g，蝼蛄5 g，泽漆3 g，猪苓10 g，沉香5 g，黑豆5 g。5剂，水煎服，日1剂，2次分温服，每次80～100mL。

二诊：1977年3月12日。患者水道决渎，流尿甚多，大便亦泄，水湿亦排。好在参、芪固体，未见虚脱。全身水肿去其大半，面已显形，腹已消减，小腿胀裂渗水已去，呼吸好转。食欲亦起，饮食有加。初见成效，再予原方8剂，服法同前。

三诊：1977年3月21日。全身水肿已减，面肿轻微，呼吸平稳，肚腹胀大欲平，下肢浮肿大减。饮食有加，二便畅通，尿蛋白（＋＋）。舌苔已薄，其脉沉微势起。继服前方8剂，服法同前。

四诊：1977年4月1日。患者水肿尽消，原形已现，面色好转，神情好转。饮食亦增，尿量可，尿蛋白（＋），大便稀。舌淡红、苔白薄，其脉沉数势起，病情虽然险恶，但获一线生机，前方去抽葫芦、蝼蛄，泽漆，加赤小豆、白扁豆各 10 g、爵床、芡实各 5 g。水煎服，隔日 1 剂，缓缓涂之。

如此调理 3 月余，尿检正常，肾功能（肌酐、尿素氮正常）而停药。随后追访 1 年余未复发。余读东垣书云通关丸治小便不通，渐或中满，腹坚如石，腿裂出水，夜不得眠，不能饮食。对"腿裂出水"之语，后世引用此方功用时也多有删除，恐必不信，此案得到验证，余从医 50 余年，也仅此一例。

慢性肾炎

倪某，女，25 岁，赤峰市宁城县人。

初诊：2005 年 3 月 22 日。患者面、睑浮肿，两小腿尤重。腰酸胀，腹略胀，咽干口渴。食不香略减，大便微干，尿黄赤且少。尿检：潜血（＋）、尿蛋白（＋＋）。舌红、苔黄白相间而厚，脉数实。

辨治：肺有燥热，失于气化，水津不能四布；脾有湿热蕴郁，失于运化水湿，水湿泛滥；肾虚夹有湿热，失于主水，失主小便，精关失固，尿少而有蛋白。拟用清热润肺，利湿以去皮水；补肾利水通关，气化固精。

处方：知母 20 g，黄柏 15 g，肉桂 10 g，鱼腥草 20 g，白花蛇舌草 30 g，益母草 30 g，泽兰叶 15 g，茯苓皮 20 g，陈皮 15 g，白茅根 30 g，鹿衔草 15 g，凤尾草 15 g，车前子 15 g，当归 15 g，赤小豆 20 g，忍冬藤 15 g，山茱萸 15 g，杜仲 15 g，怀牛膝 15 g，芡实 15 g。8 剂，水煎服，日 1 剂。

二诊：2005 年 4 月 1 日。患者面、睑浮肿已消，小腿浮肿大减，腹胀近平，咽干口渴与腰酸胀已解。食欲有加，大便通调，小便亦增、赤减，尿检潜血（－）、尿蛋白多为（＋）。舌红有减，黄苔已去为白，其脉数实势减，治切病机，其效显然，再予原方 8 剂，服法同上。

三诊：2005 年 4 月 11 日。患者水肿尽消，腹胀已平，饮食有加，大便畅通，小便量增，色复常，多次尿常规提示尿潜血（－），尿蛋白仍为（＋），改用下方调治。

处方：知母 15 g，黄柏 15 g，肉桂 10 g，生地黄 10 g，山茱萸 15 g，怀牛膝 15 g，车前子 10 g，白茅根 30 g，鹿衔草 15 g 凤尾草 15 g，益母草 15 g，马鞭草 15 g，爵床 10 g，芡实 15 g，黑豆 15 g。

使用本方调治 2 月余，诸症均平，多次尿检正常，肾功能正常，追访 3 年未复发。

慢性肾炎，合并咽炎

张某，男，16 岁，赤峰市宁城县人。

初诊：2005 年 5 月 6 日。患者咽红，干痛，面、睑浮肿，双小腿肿重，按之凹陷，腹微胀。口渴不多饮，食尚可，大便尚调，小便黄赤，少而不利，尿检：隐血（＋）、尿蛋白（＋＋）。舌红、苔白厚，脉数实。

辨治：肺有郁热津伤，上映于咽，且失于通调水道，水津不能四佈；湿热蕴脾，失于运化水湿；肾有湿热，失于气化、主水、藏精。肺金、脾土、肾水五行生态有异，诸症由生。拟用清润燥金，清热利湿，运化中州，泻肾利水气化。

处方：金银花 15 g，牛蒡子 10 g，麦冬 15 g，败酱草 20 g，知母 15 g，黄柏 15 g，肉桂 10 g，益母草 30 g，泽兰叶 15 g，茯苓皮 20 g，白茅根 30 g，凤尾草 15 g，鹿衔草 15 g，白花蛇舌草 15 g，小蓟 10 g，生蒲黄 10 g，滑石块 20 g，山茱萸 15 g，藕节 10 g，芡实 15 g。10 剂，水煎服，日 1 剂。

二诊：2005 年 5 月 18 日。患者咽红已减，干痛已消，面、睑浮肿已退，双小腿肿轻微，腹已不胀。口不甚渴，饮正常，食可，大便调，小便增加，色清而利。舌红有减、苔薄白，其脉数实有减，初见成效，治切病机显然，继服前方 10 剂，服法同前。

三诊：2005 年 5 月 30 日。患者咽部不舒、其症已消，浮肿尽消，尿检 3 次，潜血、尿蛋白均为阴性，饮食正常，病除尚需时日。患者需巩固，前方 10 剂，隔日 1 剂，水煎服。

此后追访 3 年未复发。

慢性肾炎

郭某，男，60 岁，天津市宝坻区人。

初诊：2005 年 11 月 27 日。患者咽干，渴不多饮，身面浮肿，下肢尤重，按之没指。腹胀食减，身肌肉亦痛，大便不实，尿少，尿蛋白（＋＋＋），舌淡红、苔白厚，脉沉数。

辨治：年事始高，形气有虚，脏器始衰，自稳调节功能亦减，内虚，外邪易干。此则肺有热郁生燥，肺失通调水道，失佈津液；脾虚失于运化，肾虚失于气化、固精。病水久而及血，易于血瘀，肾失主水。肺金、脾土、肾水五行生态变异，诸症由生。拟用清肺润燥，健脾运湿，补肾利水，祛瘀固精。

处方：黄芩 15 g，忍冬藤 30 g，知母 20 g，黄柏 15 g，肉桂 10 g，益母草 30 g，泽兰叶 20 g，生黄芪 30 g，陈皮 15 g，茯苓皮 30 g，猪苓 15 g，抽葫芦 15 g，山茱萸 15 g，水蛭 5 g，爵床 15 g，五味子 10 g，芡实 15 g。8 剂，水煎服，日 1 剂。

二诊：2005 年 12 月 7 日。患者咽干已解，面肿已消，腹胀近平，腿肿消其过半。饮食已可，身肌肉痛轻微，大便已实，小便已多，近日 2 次尿检均蛋白（＋），治切病机，初见成效，继服前方8剂，水煎服。

三诊：2005年12月18日。患者上、下水肿皆消，腹胀已平，身肌肉痛已解。饮食复常，大便调，小便畅利，近日3次尿检正常，蛋白阴性。为巩固计，继服前方8剂，隔日1剂，水煎服。

此后追访4年未复发。

肾病

张某，男，16岁，天津市宝坻区人。

初诊：2006年2月1日。患者咽红痛，有痰，面色㿠白，睑肿有卧蚕，腹胀纳少，双下肢浮肿，小腿按之凹，腰酸胀。大便不爽，小便黄少，尿蛋白（＋＋）。舌偏红、苔白，脉沉数。

辨治：肺有热郁痰滞，失于清肃，通调水道失司；脾虚失于运化，水湿泛滥；肾虚夹瘀，失于气化、主水、藏精。体内肺金、脾土、肾水、五行生态失常，诸症由生。拟用清肺化痰以通调水道，益气健脾，行气利水；补肾化瘀，利水消肿。

处方：黄芩10g，牛蒡子10g，木蝴蝶10g，川贝母10g，知母15g，黄柏15g，肉桂10g，益母草30g，泽兰叶15g，茯苓皮20g，黄芪30g 凤尾草20g，山茱萸15g，淫羊藿15g，五味子10g，水蛭粉^{冲}5g，芡实15g，爵床15g。10剂，水煎服。

二诊：2006年2月22日。患者咽红有减，其痰已失，睑、面浮肿减轻，腹胀近平，饮食始加，小腿浮肿明显减轻。大便通畅，小便通利、量加，初见成效，继服前方10剂。

三诊：2006年3月6日。患者面、睑肿消，咽无不适，腹胀已平，饮食若常，小腿水肿轻微，二便通利，尿蛋白多为（＋）。舌、苔正常，其脉沉数势缓。肺金、中土、肾水五行生态有欲平之势，继服前方调治。

服此方先后近4个月，诸症消失，血压正常，多次尿检尿蛋白（－），此后追访3年未复发。

肾病

白某，女，35岁，赤峰市宁城县人。

初诊：2007年3月14日。血压150/105mmHg，头晕，面赤有瘀色，双睑肿，咽红、肿痛，有痰。腹膨胀，饮食有减，大便不爽，小便黄赤且少，潜血（＋＋），尿蛋白（＋＋），双小腿肿重，按之凹陷，3年治不得解。舌红、苔白厚，脉弦数。

辨治：诸风掉眩皆属于肝，厥阴风阳菀郁头目，血气不利；肺之郁热，上映于咽，且肺失清肃，通调水道失司；脾虚，失于运化；肾实湿热郁瘀，失主气化、主水、决渎、藏精。体内肝木，肺金，中土，肾水五行生态失常，诸症由生。拟用平肝息风，清利气血；清肺利咽，肃肺通调水道；益气健脾，运化水湿；清肾化瘀，利水固精。

处方：天麻15 g，地龙15 g，钩藤^{后下}40 g，生龙骨30 g，生牡蛎30 g，代赭石15 g，牛蒡子10 g，金莲花15 g，黄芩15 g，青果10 g，浙贝母15 g，知母15 g，黄柏15 g，肉桂10 g，益母草20 g，白茅根30 g，紫花地丁15 g，凤尾草15 g，血余炭10 g，生黄芪30 g，芡实15 g，淫羊藿10 g，五味子10 g。10剂，水煎服，日1剂。

二诊：2007年3月26日。患者头晕近平，面赤、瘀色已轻，咽红已减，肿痛轻微，其痰已消。睑肿轻微，腹胀已消，双小腿肿已轻。饮食始加，大便畅通，小便色减、量增。初见成效，继用上方10剂，服法同前。

三诊：2007年4月8日。患者头晕已解，面赤瘀色近平，血压135/90mmHg，咽部自觉舒服，睑肿已消，腹胀已平，双小腿肿消失。饮食复常，大便调匀，小便如常，尿检潜血（－）、尿蛋白（+），舌色正常、苔薄白，其脉弦数势缓。肝木、肺金、中土、肾水体内五行生态欲平，再予原方10剂，隔日1剂，水煎服。

如上又调治月余，诸症平复，多次复查，尿常规正常，并查肾功能正常。嘱其适寒温，避感冒，节劳逸，慎辛辣肥甘。

IgA 肾病

永某，男，36岁，呼和浩特市人。

初诊：2007年7月14日。患者面色无华，形、色有虚，咽干口渴，但不敢饮，睑肿如卧蚕，腹胀，饮食不香，量减。双腿浮肿，小腿尤重，按之凹。大便不爽，小便黄赤，尿检：潜血（++）蛋白（++），舌红有瘀色、苔白厚而干，脉数虚。

辨治：肺为水之上源，肺有郁热，每致水道不能通调，水津不能四佈，膀胱绝其化源，水道不利，泛溢为肿。脾主运化水湿，脾气虚运化不及，土不制水，水气泛溢，而为皮水。肾主水，主气化，通利小便，肾有湿热壅滞，水、血不利，水不化气，肾不藏精，血尿、蛋白尿由生。拟用治此宜整体治疗，肺金、中土、肾水同调，且各守其乡，法相通，药协从。

处方：知母20 g，黄柏15 g，肉桂10 g，黄芩15 g，生黄芪35 g，茯苓皮30 g，芡实15 g，山茱萸15 g，益母草30 g，泽兰叶15 g，白花蛇舌草20 g，鱼腥草15 g，白茅根20 g，车前子15 g，香附10 g，水蛭粉^冲5 g，淫羊藿15 g，爵床15 g，五味子10 g。10剂，水煎服。

用此方间断调治近2年，诸症消除，多次尿检无潜血，无尿蛋白，肾功能正常，后追访 2 年无复发。

皮水

王某，女，73 岁，包头市人。

初诊：2008 年 5 月 1 日。患者全身浮肿，睑及下肢肿甚，按之凹陷。腹亦胀大，饮食减少，体倦乏力，面色无华，大便不爽，小便黄少。舌淡胖、苔白厚，脉沉弱。两医检查，心，肝、肾无明显疾病。

辨治：人之生命规律，生、长、壮、老、已，人的体质、功能也在生、长、壮、老、已。此人脏器组织老化，尤其是肺、脾、肾老化，水道不能通调，下输膀胱，气化排出，泛滥为肿，血脉老化，气血失于畅达，血瘀久亦病水。拟用补益气血，行菀活血，行气利水，通调三焦水道。

处方：生黄芪 30 g，桂枝 15 g，茯苓 15 g，汉防己 20 g，陈皮 20 g，益母草 30 g，泽兰 15 g，茯苓皮 30 g，大腹皮 15 g，五加皮 15 g，胡芦巴 15 g，淫羊藿 15 g，猪苓 15 g，沉香^{后下}10 g，知母 15 g，黄柏 15 g，阿胶^{烊化}10 g，生白芍 15 g，水蛭粉^冲5 g，葶苈子 10 g。10 剂，水煎服，日 1 剂。

二诊：2008 年 5 月 12 日。患者服上 8 剂时，水肿基本消退，现睑肿已消，腹胀轻微，下肢肿退。舌苔薄白，其脉沉弱势起。治切病机，其效显然，上、中、下之水道通调有望，继服前方 10 剂，隔日 1 剂，水煎服。随后追访 6 个月未复发。

肾病，合并腰腿痛

王某，女，48 岁，包头市人。

初诊：2009 年 4 月 12 日。血压常为 160/100mmHg，头昏，头晕，面暗红，高度水肿，高蛋白尿，尿蛋白（＋＋）、潜血（＋）。睑肿如卧蚕，腹胀，腰以下肿重，小腿尤甚，按之没指。腰腿痛，咽干渴，不敢多饮，食可，大便不爽，小便黄少。舌红、苔白厚，脉弦数。

辨治：肝足厥阴风阳夹湿上扰头目，血气不利；肺有郁热津伤，不能通调水道，下输膀胱；中焦湿热壅郁，脾失运化水湿；下焦湿热郁瘀，肾失气化、主水，复加肾虚，筋骨不健，邪气痹阻，肝木、肺金、中土、肾水五行生态变异，诸症由生。拟用清肝息风，通利头目；清肺润燥，通调水道；化湿醒脾，运化水湿；益肾利水，行瘀消肿。

处方：天麻 15 g，地龙 15 g，钩藤 45 g，川芎 15 g，赤芍 15 g，白芍 15 g，菊花 15 g，白蒺藜 15 g，生龙骨 30 g，生牡蛎 30 g，代赭石 20 g，黄芩 15 g，知母 15 g，黄

柏 20 g，肉桂 10 g，茯苓皮 30 g，益母草 15 g，泽兰叶 15 g，猪苓 15 g，白茅根 20 g，玉米须 10 g，水蛭粉^冲5 g，胡芦巴 10 g，山萸黄 15 g，芡实 15 g，桑寄生 15 g，怀牛膝 30 g，乌梢蛇 15 g。10 剂，水煎服，日 1 剂。

二诊：2009 年 5 月 6 日。患者头昏、头晕缓解，面色暗红有减，睑肿轻微，腹胀亦减，腰以下肿已轻，双腿肿显退，按之微陷。咽干口渴顿消，大便通畅，小便通利量加，尿检潜血（－），尿蛋白（＋）～（＋＋）。治切病机，初见成效，继服前方 10 剂，服法同前。

三诊：2009 年 5 月 18 日。患者头昏、头晕消失，面色变浅，血压 140/90mmHg，睑肿已消，腹胀近平，饮食复常，大便通调，小便通利、色淡，近日连续尿检：潜血（－）、尿蛋白（＋－），舌淡红、苔薄白，其脉弦数势缓。肝木、肺金、脾土、肾水五行生态速复，病愈指日可待，此治肾病欲效，不仅在于治疗肺、脾、肾通调三焦水道，而且治肝，疏泄亦有重要作用。继服前方 10 剂，隔日 1 剂，水煎服。

四诊：2009 年 5 月 30 日诸症平复，血压正常，多次尿检正常，肾功能检查亦正常，为巩固计，继服前方 10 剂，隔日 1 剂。如此调治 3 个月而痊。

此后追访 5 年余，未复发。

慢性肾功能不全，合并糖尿病

张某，女，包头市人。

初诊：2012 年 6 月 30 日。患者面色萎黄，神疲乏力，双腿浮肿，咽干口燥，不喜多饮，腹胀食少，恶心嗳气，大便不畅，小便黄少。舌淡红、苔白厚干，脉沉数。

辨治：肺有郁热阴伤，失于清肃、通调水道、下输膀胱功能失司，不能水精四布、五经并行。脾虚胃实，虚则运化不及，水湿泛滥；实则气滞、食郁，失于传导。肾有湿热夹虚，主水、主气化、主二阴功能失司，则水湿泛滥为肿。肺金、中土、肾水五行生态变异，诸症由生。治当清金润燥，通调水道，补脾泻胃，运化消导；泻肾清热，化瘀利水。

处方：黄芩 12 g，知母 15 g，黄柏 20 g，肉桂 10 g，生晒参 20 g，黄芪 30 g，茯苓 15 g，白术 10 g，白茅根 30 g，益母草 20 g，苦瓜根 15 g，荔枝核^打15 g，白花蛇舌草 15 g，陈皮 10 g，车前子 10 g，水蛭粉 4 g，胡芦巴 15 g，爵床 10 g。15 剂，水煎服，日 1 剂。

二诊：2012 年 7 月 29 日。患者身疲乏力好转，睑肿已消，饮食始加，恶心偶有，嗳气得解，脘腹胀满已轻，舌干、口燥缓解，大便通畅，小便量加，双下肢浮肿轻微，查尿：蛋白由（＋＋）降至（＋）。初见成效，前方继服 15 剂，服法同前。

三诊：2012 年 8 月 14 日。患者面有起色，身疲乏力改观，脘腹平复，饮食如常，睑与双腿浮肿尽消，二便通调，尿检蛋白（＋－），空腹血糖由 8~12 个单位降至 6.3~7.2 个单位；血肌酐、尿素氮近平。

此后用此方隔日 1 剂，又调治 4 个月康复，多次检查尿常规正常，肾功能正常，血糖正常。糖化血红蛋白 5.6 个单位。此后追访 8 年，未复发。

慢性肾功能不全

刘某，男，35 岁，包头市人。

初诊：2007 年 7 月 22 日。患者头昏头晕，面赤暗，两目干涩、晨睑肿、口干咽燥，渴不敢饮。食少，恶心，两腿浮肿，小便黄少，大便干，尿潜血（＋）、蛋白（＋＋），肌酐、尿素氮均高。血压常为 160/110mmHg。舌红夹瘀、苔黄白相间且厚，脉弦数。

辨治：肝有风热菀郁头目，血气不利；肺有燥热，失于通调水道；中焦湿热壅郁，失于运化传导；下焦湿热夹瘀，失于气化，肾失主水、二便。肝木、肺金、中土、肾水体内五行生态有异，诸症由生。拟用整体治疗，各司其属；清肝息风，通利头目；清肺润燥，通调水道；清泻脾胃，运导湿热；清利湿热，化瘀通关。

处方：天麻 15 g，地龙 15 g，钩藤^{后下}40 g，川芎 15 g，赤芍 15 g，白芍 15 g，菊花 30 g，夏枯草 20 g，生龙骨 30 g，生牡蛎 30 g，知母 15 g，黄柏 15 g，肉桂 10 g，益母草 30 g，泽兰叶 15 g，白茅根 30 g，黄芩 15 g，水蛭^{研冲}4 g，爵床 10 g，芡实 15 g，五味子 10 g。15 剂，水煎服，日 1 剂。

二诊：2007 年 8 月 10 日。患者头目比较清利，偶有轻微头昏，血压多为 140/90mmHg，面色改观，睑肿消失，口干咽燥得解。饮食有加，双腿浮肿轻微，尿量增加，二便通畅。舌红有减、苔白，其脉弦数势缓。初见成效，继服前方 15 剂，服法同前。

三诊：2007 年 8 月 27 日。患者头目清利，血压平复，常在（135~120）/（90~70）mmHg 间，水肿尽消。饮食正常，二便通调，连查肾功肌酐正常，尿素氮略高。方中加生晒参12 g，继调 3 个月，诸症均失，尿、肾功多次检查正常，追访 4 年无复发。此治肾功能不全，不仅得益于治肺，治脾，治肾，而治肝疏泄亦很重要，不可忽略！

肾病，合并乙型肝炎肝硬化、糖尿病

郝某，女，63 岁，包头市人。

初诊：2017 年 4 月 6 日。患者面色虚浮，睑肿，肚腹肿胀、大如覆锅，食少嗳气，口干咽燥，渴不敢饮，乏力气短，双腿浮肿，按之凹陷，两胁撑胀，肝硬化，脾大。腰酸腿软，小便黄少，大便不畅。舌胖暗、苔白厚，脉沉弱。尿蛋白（＋＋），空腹血糖12个单位。

辨治：肺有郁热生燥，不能通调水道；脾虚胃实，失于运化传导，水、食内蓄；肝失疏泄，水、血郁瘀，不能疏通排泄；肾虚湿热内蕴，失于通关。拟用清肺润燥，通调水道；健脾运化，泻胃通导；疏肝行瘀，理气利水；补肝益肾，通关消肿。

处方：生晒参15 g，瓜蒌10 g，黄连10 g，焦三仙各10 g，枳实15 g，白术15 g，黄芪30 g，大腹皮15 g，陈皮15 g，茯苓皮30 g，益母草30 g，抽葫芦15 g，鸡骨草15 g，夜下珠15 g，知母15 g，黄柏15 g，肉桂10 g，蝼蛄12 g，苦瓜根15 g，荔枝核10 g，黑豆10 g，桑椹15 g，枸杞子15 g，生白芍15 g，三七10 g。10 剂，水煎服，日1 剂。

二诊：2017 年4 月18 日。患者睑肿已消，肚腹胀大已减，两腿水肿大减，两胁撑胀亦减，口干咽燥好转。饮食始加，小便量多，大便通畅。初见成效，继服前方15 剂，服法同前。

三诊：2017 年5 月4 日。患者下肢水肿尽消，肚腹肿大近平，两胁撑胀已去。饮食增加，二便畅利，腰酸腿软好转，血糖多次检查，空腹血糖为6.4～7.8 个单位，餐后2 小时血糖为7.2～8.0 个单位，尿检蛋白（＋－），肾功能正常。舌质胖暗色减、苔转薄白，其脉沉弱时轻，继服前方15 剂，隔日1 剂，水煎服。

如此又调2 个月，诸症平复，血糖、尿各项指标正常，追访年余未发。

慢性肾炎

白某，男，16 岁，包头市人。

初诊：2010 年10 月6 日。患者慢性肾炎2 年余，咽暗红，干痛，双睑浮肿，体倦神疲，脘胀纳减，腰酸痛，双腿浮肿，手足易冷，大便不实，小便黄少。舌淡胖、苔白厚，脉沉弱。

辨治：肺有燥热郁壅，失于通调水道；中州土虚，失于运化水湿；肾虚失于气化，肾关不利。拟用清肺润燥，通调水道；健脾运化，行滞运湿；益肾通关，利水消肿固精。

处方：黄芩15 g，知母15 g，黄柏12 g，肉桂10 g，生晒参15 g，黄芪15 g，茯苓20 g，陈皮15 g，大腹皮15 g，益母草15 g，白茅根30 g，水蛭粉[冲]4 g，五加皮15 g，淫羊藿10 g，葫芦巴15 g，怀牛膝15 g，黑豆15 g，芡实15 g。15 剂，每日1 剂，水煎服。酌情服用金水宝。

二诊：2010年10月23日。患者咽部暗红有减，干痛已失，双睑浮肿不显。体倦神疲好转，脘胀消失，饮食有加。腰酸痛亦好转，双腿浮肿轻微，手足冷转轻，大便始调，小便增多，尿常规提示尿蛋白（＋）或（＋＋），初见成效，用药同前。

三诊：2011年10月2日。患者咽无不适，睑肿尽消，神气始振，体力欲复，脘腹已舒，饮食复常，腿肿已消，手足已温，大便复常，小便泡沫已少，尿蛋白常为（＋），舌胖已减、苔转薄白，其脉沉弱势起。此后随证加减又调整3月余，诸症平复，多次尿常规提示尿蛋白（－），正常，肾功能正常。并追访近10年，未复发。

肾病综合征（高血压，高蛋白尿，水肿）

白某，男，46岁，包头市人。

初诊：2010年4月12日。患者头时晕，目胀，睑肿，口干，咽不舒，口渴不敢多饮。脘腹略胀，食可，腰以下肿，双腿肿较重，按之凹陷。腰酸，大便不爽，小便黄少，尿多泡沫。舌偏红，有瘀色、苔白厚，脉沉数。

辨治：厥阴风热菀郁头目，血气不利；肺有燥热壅郁，上映于咽，下不通调水道；脾虚湿热阻滞，运化失司，水气泛滥；肾虚夹瘀，气化失司，水道失于决渎，精关失于固秘。肝木、中土、肺金、肾水体内五行生态失常，诸症由生。拟用整体治疗，各司其属。平肝息风，通利头目；益气健脾，运化水湿；补肾化瘀，通畅水道，气化行水；清肺滋燥，通调水道。

处方：天麻15g，地龙15g，钩藤后下40g，川芎15g，赤芍15g，白芍15g，菊花20g，茺蔚子15g，知母20g，黄柏15g，肉桂10g，生黄芪15g，茯苓皮30g，陈皮15g，大腹皮15g，白茅根30g，益母草20g，水蛭5g，山茱萸15g，怀牛膝15g，车前子10g，爵床10g，芡实10g。10剂，水煎服。

二诊：2010年4月24日。患者头晕，目胀缓解，睑肿、腰以下肿显轻，咽干、不舒、口渴亦近平。脘腹略胀已平，腰酸亦减，大便通调，小便量加，泡沫亦少，近日尿检多为（＋）偶有（＋＋），血压有降。初见成效，前方继服10剂，服法同前。

三诊：2010年5月6日。患者头目清利，头晕、目胀消失，血压稳定在135/90mmHg间，水肿全消，尿蛋白常为（＋），脘腹已舒，饮食正常。腰酸得解，大便正常，小便色淡。舌红已减，瘀色已消、苔转薄白，其脉沉数之势亦缓。继用上方随机应变，又调整4个月，诸症平复，血压多为130/75mmHg，多次检查尿蛋白（－），肾功能正常。此后追访6年，未复发。

四诊：2017 年 1 月 10 日。患者患肾结石，直径为 0.6~0.8cm 不等，输尿管结石，肾积水，不愿手术，来此求治。腰部坠胀疼痛，左小腹阵阵疼痛，剧烈难忍，起卧展转不宁，欲大便不畅，欲小便不利，不时疼出冷汗。舌淡红、苔薄厚，脉沉弦。辨治：湿热石阻水道，不能通调，失于气化，凡有所郁，必然阻滞生机。拟用清热利水，化气排石，益气强肾，缓急止痛。

处方：黄芪 30 g，桂枝 10 g，生白芍 30 g，炙甘草 10 g，川、怀牛膝各 30 g，金钱草 30 g，石韦 30 g，鸡内金 10 g，海金沙 10 g，鱼脑石 15 g，猪苓 15 g，泽泻 15 g，路路通 10 g。8 剂，水煎服。嘱其多饮水，配合跳动。

五诊：2017 年 1 月 20 日。患者服此 4 剂，腰痛，小腹疼痛缓解，6 剂，大便畅通，小便较利，排出结石 1 块。继服前方 8 剂，服法同前。

六诊：2017 年 1 月 30 日。患者腰及小腹疼痛消失，又排结石 1 块，诸症已平，彩起结石全无，肾无积水，饮食复常。舌质正常、苔薄白，脉缓和。继服前方 4 剂，隔日 1 剂，水煎服。

七诊：2017 年 8 月 12 日。患者肾结石病复作，病症同前，使用前方 8 剂无效，且见口干舌燥，腹胀，大便不通，饮食偏少，不时恶心，小便黄少淋涩，彩超左肾结石，输尿管结石多个。舌红、苔黄厚，脉滑数。此为肾与阳明合病，湿热郁瘀，传导、气化失司，谷道、水道不畅。拟用滋肾通关，清利排石，畅通谷道、水道。

处方：知母 15 g，黄柏 15 g，肉桂 10 g，川牛膝 30 g，生白芍 20 g，滑石 20 g，生甘草 10 g，猪苓 15 g，泽泻 15 g，金钱草 30 g，石韦 30 g，海金沙 10 g，鱼脑石 15 g，生大黄 15 g，芒硝[冲] 6 g，皂角刺 10 g，车前子 10 g。8 剂，水煎服，日 1 剂。

八诊：2017 年 8 月 22 日。患者服药 4 剂，二便通畅，排石 1 块，现腹胀已消，口干舌燥已解，恶心已除，饮食如常，彩超结石已无，尿常规多次检查正常，舌、苔正常，脉亦和缓。结石如此频繁发作，查询与喝浓茶有关，嘱其忌茶。

此后追访年余，结石未复发，肾病追访 10 年未发。

输尿管结石

张某，女，29 岁，天津市人。

初诊：1971 年 1 月 20 日。患者右胁下脐旁及小腹疼痛，不时疼重。脘胀不欲食，恶心，每晚八点左右先冷后烧，大便不爽，小便淋涩。舌红、苔黄腐，脉沉弱。天津中心医院确诊输尿管结石。

辨治：湿热郁滞中、下二焦，脾虚胃实失于运化、传导，肾、膀胱失于气化、决渎。拟用益脾泻胃，清热祛湿；通利肾与膀胱，活血通淋排石。

处方：生黄芪 30 g，大黄 10 g，川连 10 g，郁金 10 g，鸡内金 10 g，延胡索 15 g，川楝子 10 g，金钱草 30 g，石韦 15 g，海金沙 10 g，瞿麦 12 g，车前子 15 g，木通 10 g，当归 12 g，生白芍 15 g，炙甘草 10 g，川牛膝 20 g。8 剂，水煎服，日 1 剂，嘱多饮水，多运动。

二诊：1971 年 1 月 30 日。患者服药 4 剂，排出结石 1 块，如炭渣，黄豆大，服药 6 剂，又排出一粒。现诸症平复，饮食如常，其冷、烧全无，二便如常。舌红有减、苔白厚，其脉沉弱势起。继服前方 4 剂，隔日 1 剂，水煎服。此方益气血补正，通利以泻实，除邪务尽，医无太过。

肾结石

李某，女，30 岁，天津市宝坻区人。

初诊：2006 年 1 月 1 日。腰左侧坠胀隐痛，左小腹不适。饮食尚可，大便调，小便黄，时有不利。舌红有瘀色、苔白厚，脉沉数。

辨治：肾（膀胱）湿热郁瘀，石阻尿路，失于气化、决渎。拟用清热利湿，化瘀排石，益气解挛，助肾排石通塞。

处方：生黄芪 30 g，桂枝 12 g，怀牛膝 30 g，生白芍 30 g，炙甘草 12 g，金钱草 30 g，石韦 30 g，海金沙 10 g，穿山甲粉冲 4 g，延胡索 15 g，茯苓皮 20 g，猪苓 30 g，泽泻 15 g，王不留行 10 g，路路通 10 g。8 剂，水煎服，日 1 剂，嘱多喝水，多跳动。

二诊：2006 年 1 月 10 日。患者肾结石 2 块，已全排出，B 超证实。腰、腹无不适，饮食正常，二便通调。舌、苔正常，脉亦和缓。继服前方 4 剂，隔日 1 剂，水煎服。既治已病，也治未病。

肾结石，合并前列腺增生

杨某，男，80 岁，包头市人。

初诊：2009 年 3 月 25 日。患者形体已虚，腰胀痛隐隐，腿软，面色黯，尿频不畅，甚至滴沥，费力，色黄，不时尿痛，会阴处坠胀，大便不爽。舌暗红、苔白厚，脉沉弱。

辨治：年老体虚，脏器老化，功能不及，循环亦差，肾虚夹瘀，阻碍水道；肝虚失于疏泄，病症由生。拟用补肾化瘀，利尿排石；益肝疏泄，畅通阻滞。

处方：肉苁蓉 15 g，怀牛膝 30 g，生黄芪 30 g，桂枝 12 g，生白芍 20 g，炙甘草 10 g，延胡索 15 g，金钱草 30 g，石韦 30 g，海金沙 10 g，冬葵子 20 g，猪苓 15 g，益

母草 20 g，泽兰 15 g，路路通 10 g，桃胶 10 g，莪术 15 g，水蛭粉^冲4 g。6 剂，水煎服，日 1 剂。

二诊：2009 年 4 月 2 日。患者腰痛消失，排尿通畅，大便亦爽。已见成效，再予原方 6 剂，服法同前。

三诊：2009 年 4 月 10 日。患者饮食复常，睡眠亦好，腰、腹无不适，二便通调，面色已好转，舌暗转浅、苔已薄白，其脉沉弱势起。B 超结石已无。为巩固计，继服前方 5 剂，隔日 1 剂，水煎服。嘱其多饮水，适运动，少喝茶。

肾结石，合并肾积水

王某，女，42 岁，包头市人。

初诊：2007 年 4 月 17 日。患者面色无华，食减体倦，咽干。左腰胀痛，牵及小腹，小便不利，色黄，大便不爽。舌淡红、苔白厚，脉沉数。

辨治：脾虚失于运化，肺燥，肾实，湿热石阻，水道不利。拟用润燥滋肾，通关利水排石，兼以健脾运化。

处方：知母 15 g，黄柏 15 g，肉桂 10 g，山茱萸 15 g，怀牛膝 30 g，生白芍 15 g，炙甘草 10 g，金钱草 30 g，石韦 30 g，鱼脑石 12 g，海金沙 10 g，陈皮 15 g，茯苓皮 30 g，猪苓 15 g，泽泻 15 g，泽兰叶 15 g，枳壳 10 g，生晒参 15 g，生黄芪 20 g，桂枝 10 g。8 剂，水煎服，日 1 剂。嘱多饮水，多蹦跳。

二诊：2007 年 4 月 26 日。患者服药 6 剂，排出结石一块。腰痛已轻，尿量增多，小便较利，大便已畅。继服前方 8 剂，服法同前。

三诊：2007 年 5 月 9 日。面色好转，饮食增加，体力较增，咽干缓解。腰痛已去，小腹亦舒，小便转清利，大便通调。舌淡红、苔薄白，其脉沉数势缓。B 超结石已去，积水已消。嘱其注意饮水，未再予药。

四诊：2019 年 6 月 3 日。患者自述 12 年前患此病，治后一直很好，现复发，B 超肾结石、又有积水。询症同前，继用前方 15 剂，又愈。

前列腺炎，合并前列腺结石

袁某，男，38 岁，包头市人。

初诊：2018 年 5 月 13 日。患者腰酸痛，小腹胀痛，时轻时重。口干渴，小便频、急、不利不痛。大便不爽，会阴坠胀，性欲下降。舌红、苔黄，脉滑数。

辨治：肾有实热，精隧不畅，障碍水道，不能通利；肝失疏泄，肾水、肝木生态有异，诸症由生。拟用清热排石，补肾通关；疏肝化瘀，泻肝利湿。

处方：知母 15 g，黄柏 15 g，肉桂 10 g，肉苁蓉 15 g，怀牛膝 30 g，山茱萸 15 g，金钱草 30 g，石韦 30 g，猪苓 15 g，泽泻 15 g，龙胆 15 g，川楝子 10 g，延胡索 15 g，丹参 15 g，莪术 15 g，桃仁 10 g，牵牛子 12 g，冬葵子 20 g，车前子 15 g。8 剂，水煎服，日 1 剂。

二诊：2018 年 5 月 23 日。患者腰酸痛、小腹胀痛缓解，会阴坠胀亦轻，口干渴已解。小便频、急顿减，比较通利，大便通调。见效守方，继服前方 8 剂，服法同前。

三诊：2018 年 6 月 2 日。患者腰、小腹、会阴诸症平复，二便通利。舌色正常、苔白薄，其脉滑数势缓。继服前方 5 剂，隔日 1 剂，水煎服。

服后 B 超前列腺正常，未见有结石，停药观察。

前列腺增生，合并唇炎

梁某，男，61 岁，包头市人。

初诊：2008 年 6 月 1 日。患者面暗红，不时头晕，下唇肿赤且痛，心烦口渴，喜冷饮，口苦胁胀，便秘。小便频、急，排尿困难，甚至滴沥，性事痿顿。舌红暗、苔白厚，脉弦数。

辨治：肝胆湿热，失于疏泄；脾胃热郁，失于传导，上乘于唇，扰心，下遗于肠。肾实湿热，失主下窍。拟用清泻肝胆湿热，清脾泻胃以传导，清心除烦以利小肠；泻肾化瘀，通精隧畅水道以通关。

处方：龙胆 15 g，生栀子 15 g，生地黄 15 g，车前子 15 g，泽泻 10 g，柴胡 10 g，生大黄 10 g，青黛 10 g，淡竹叶 10 g，白薇 10 g，金钱草 30 g，瞿麦 20 g，虎杖 15 g，路路通 10 g，牵牛子 10 g，桃仁 10 g，红花 10 g，莪术 15 g，枳壳 10 g。6 剂，水煎服，日 1 剂。

二诊：2008 年 6 月 7 日。患者服上药 4 剂，下唇肿痛即消，现心烦口渴已解，口苦不显，胁胀、脘胀均轻，大便通畅，小便频、急好转，排尿比较通利，不困难，均有成效。舌暗红已减、苔已薄白，其脉弦数势减，肝木、中土、心火、肾水五行生态欲复。再予原方 6 剂，前 3 剂，每日 1 剂，后 3 剂隔日 1 剂，水煎服。力求治无太过，亦无不及。

前列腺炎，合并龟头炎

方某，男，47 岁，赤峰市宁城县人。

初诊：2001 年 3 月 20 日。患者小腹胀痛，两侧尤显，阴囊及两侧腹股沟处潮湿红痒，龟头红肿。排尿频、急不利，色赤，大便不爽，性欲下降近无，偶有滑精。舌红、苔黄白相间，脉滑数。

辨治：下焦湿热壅郁，肝失疏泄，肾则失主二窍，失于主水、固精。肝木、肾水五行生态变异，诸症由生。拟用清热利水，泻肝疏泄；滋肾通关，解毒固精。

处方：土茯苓30 g，败酱草30 g，紫荆皮20 g，白茅根30 g，竹叶10 g，龙胆15 g，石韦30 g，滑石块20 g，生甘草10 g，川楝子10 g，延胡索15 g，乌梢蛇15 g，生地黄15 g，黄柏15 g，山茱萸15 g，怀牛膝15 g，金樱子10 g。6剂，水煎服，日1剂。

二诊：2001年3月28日。患者服上药4剂，小腹两侧疼痛得解，排尿比较通畅，大便通调，阴囊及腹股沟处潮湿大减，现龟头红肿亦消。舌红已减、苔转薄白，其脉滑数势缓。治切病机，其效显然，继服前方6剂，前3剂每日1剂，后3剂隔日1剂，水煎服。

肾炎，合并咽炎

董某，男，19岁，天津市宝坻区人。

初诊：2001年5月6日。患者体倦乏力，咽喉肿痛，腰胀痛，双睑浮肿，双下肢浮肿，按之轻凹。食欲一般，大便微干，小便黄少，尿潜血（＋＋）、尿蛋白（＋＋）。舌淡红、苔白厚，脉数。

辨治：肺有郁热，上乘咽喉，下失于通调水道；脾气本虚，上不能生金，下失于运化水湿；肾虚夹瘀，失于通关主水。肺金、脾土、肾水之体内五行生态有异，诸症由生。拟用整体治疗，杂合以治，各得所宜，以求效彰。清肺解毒利咽，通调水道；实脾运化水湿；滋肾通关，化瘀利水。

处方：金莲花15 g，牛蒡子15 g，紫花地丁15 g，板蓝根30 g，黄芩15 g，知母20 g，黄柏15 g，肉桂10 g，山茱萸15 g，白茅根30 g，凤尾草15 g，茜草30 g，生黄芪30 g，芡实15 g，爵床10 g。8剂，水煎服，日1剂。外用：青黛30 g，冰片10 g，元明粉20 g，胆矾10 g。共为极细面，装干燥小瓶内，每用少许，吹撒咽喉内，日2次。

二诊：2001年5月14日。患者咽喉肿痛明显好转，腰胀痛已轻，双睑浮肿近退，小便较为清利，多次检查尿潜血（－），蛋白微量，苔、脉近平。此病肾炎，其标在肺，其本在肾，其病始于肺，成于肾，关乎脾，所治标本同治，辅以健脾，治切病机。再予原方10剂，隔日1剂，水煎服。

此后用上方又调治2月余，其病已愈。多次检查尿常规正常，肾功能正常，追访观察3年未复发。

前列腺炎合并增生

汪某，男，64岁，赤峰市宁城县人。

初诊：2003年4月10日。患者腰酸痛，小腹胀痛，会阴部坠胀，排尿频急、不畅，甚至滴沥。大便干，2~3日1行，性欲低下，阳痿已久，口干不敢多饮，食亦有减，脘亦胀。舌红夹瘀、苔白厚，脉沉实。

辨治：年已八八，肾气已虚，失充外府，不能作强。复加下焦湿热郁瘀，阻于精隧，碍于尿路。胃肠传导不利，诸症由生。拟用补肾填精，清利湿热，化瘀通关，通利胃肠。

处方：山茱萸15g，肉苁蓉15g，怀牛膝30g，雄蚕蛾15g，生地黄15g，黄柏15g，土茯苓30g，败酱草30g，石韦30g，白花蛇舌草30g，生蒲黄10g，滑石块20g，牵牛子15g，冬葵子30g，车前子10g，桃仁15g，马齿苋15g，生白芍20g，生甘草10g。6剂，水煎服，日1剂。

二诊：2003年4月18日。患者服药4剂，腰酸痛得解，小便比较通利，夜尿由五六次减为一两次，大便通畅，脘胀已平，小腹胀痛缓解。舌红有减、苔白厚转薄，其脉沉实势缓。治切病机，其效显然，继服前方6剂，以平为期。

随后追访年余，未复发。

慢性前列腺炎，阳痿

杨某，男，37岁，赤峰市宁城县人。

初诊：2005年3月16日。患者腰膝酸软，手足易冷，性欲低下，阳痿不起，困倦乏力。小腹胀，小便频、急、色黄，有分叉，夜尿次多。饮食可，大便调。舌淡红，有瘀点、苔白薄，脉沉弱。

辨治：肾之精、阳亏虚，不能作强，精神失养，失主气化、温煦。肝肾湿热夹瘀，精隧不畅，有碍尿路。拟用填精温阳，壮腰作强；利湿化瘀，通精隧，利水道。

处方：仙茅15g，巴戟天15g，锁阳15g，肉苁蓉15g，菟丝子15g，阳起石20g，紫石英20g，怀牛膝20g，土茯苓20g，冬葵子15g，萆薢10g，车前子10g，蜈蚣研,冲2条，金樱子10g，丹参10g，红花10g，肉桂10g。6剂，水煎服。

二诊：2005年3月24日。患者腰膝酸软得解，手足转温，精神始振，性欲亦增，夜能勃起。小便频急得缓，夜尿仅一两次，色黄转淡，比较通利，小腹胀减，大便仍调。舌质正常、苔薄白，其脉沉弱势起。治切病机，疗效显著，诸症欲平。继治重点调理肾肝，使其各得所宜，各得其主。继用前方6剂，前3剂每日1剂，后3剂隔日

1 剂，水煎服。

前列腺肥大，小便癃闭

张某，男，79 岁，赤峰市宁城县人。

初诊：2006 年 3 月 20 日。患者形体显虚，腰弯履艰，小腹胀痛，小便癃闭，频、滴费力，尿等待，尿不尽，尿色黄，味大，会阴部坠胀，大便不爽。舌暗红、苔白厚，脉沉涩。

辨治：年已老暮，脏器虚衰，血脉老化，失于流畅。肾虚失于主骨、作强、主水、通关；肝虚失于疏泄、主宗筋、畅气血，复加下焦湿热壅郁，阻滞精隧，障碍水道，诸症由生。拟用补肝肾强筋骨，填精作强，疏肝利水，化瘀通关。

处方：山茱萸 15 g，肉苁蓉 15 g，巴戟天 15 g，菟丝子 15 g，锁阳 15 g，杜仲 15 g，怀牛膝 30 g，雄蚕蛾 15 g，冬葵子 30 g，车前子 20 g，牵牛子 10 g，猪苓 15 g，泽泻 15 g，郁李仁 10 g，延胡索 15 g，桃胶 10 g，莪术 10 g，皂角刺 8 g，桑螵蛸 15 g，乌药 10 g。6 剂，水煎服。

二诊：2006 年 3 月 28 日。患者服上药 4 剂后小便得利。大便通爽，现小腹胀痛好转，尿频减少，由夜尿五六次减至两三次，虽然费力，但已成流，会阴部坠胀大减。治已切机，疗效显然，原方继服 6 剂，服法同前。

三诊：2006 年 4 月 5 日。患者腰腿好转，小便成流，小腹胀痛已消，会阴部坠胀亦解，大便畅通，饮食较好，神、形好转。舌质暗红有减、苔转薄白，其脉沉涩势起。症虽去，病难除。再予原方 6 剂，隔日 1 剂，水煎服。

前列腺肥大，合并浮肿

姚某，男，58 岁，赤峰市宁城县人。

初诊：2007 年 4 月 13 日。患者腹胀，小腹尤显，左睾亦胀，小便不畅，色黄味大，常用力，尿后常不尽，夜尿时急，会阴亦坠胀。睑及双下肢浮肿，按之凹，大便欠爽。舌淡红、苔白厚，脉沉数。

辨治：脾虚湿滞，失于运化；肝失疏泄，肾实湿瘀，失于通关。拟用健脾疏肝，行滞运水，温肾通关，化瘀消肿。

处方：生黄芪 30 g，防己 15 g，茯苓皮 30 g，大腹皮 15 g，陈皮 20 g，桑白皮 15 g，益母草 30 g，泽兰叶 20 g，冬葵子 20 g，车前子 15 g，牵牛子 10 g，黄柏 15 g，知母 15 g，肉桂 10 g，桃仁 15 g，牡丹皮 15 g，生白芍 20 g，穿山甲粉冲 5 g。8 剂，水煎服，日 1 剂。

二诊：2007 年 4 月 22 日。患者腹胀已减，少腹胀亦轻，左睾胀已解，小便通畅，色淡，不急不频，会阴坠胀亦轻。睑肿已消，腿肿大减，大便通畅。苔转薄白，其脉沉数之势起缓。症虽欲平，前列腺肥大尚需时日。患者继服前方 8 剂，服法同前。

三诊：2009 年 8 月 15 日。患者自上次治疗后 2 年余身体尚好，二便正常，亦无腹胀浮肿。近日劳累，复加饮食未节，旧病复发，经查如是。此治查原方再予 8 剂，服法亦同。

四诊：2009 年 8 月 25 日。患者诸症悉平，继服前方 8 剂，隔日 1 剂，水煎服，以期药长效远。

前列腺炎，合并胃炎

赵某，男，27 岁，天津市宁河区人。

初诊：2005 年 11 月 7 日。患者腰酸痛，性欲减弱，早泄，小便频、不爽，色黄，小腹胀，右侧睾丸不适。胃脘痞，嗳气纳减，大便不爽。舌淡红、苔白，脉虚数。

辨治：肾虚不能作强、固精；脾虚失于运化，食滞中脘升降失常。下焦湿热壅瘀，精隧、水道失畅。拟用补肾填精，作强固精，健脾运化以升，消食泻胃以降，化瘀利湿，清热通关。

处方：山茱萸 15 g，枸杞子 15 g，菟丝子 15 g，覆盆子 15 g，雄蚕蛾 15 g，怀牛膝 30 g，土茯苓 30 g，白花蛇舌草 20 g，瞿麦 20 g，桑螵蛸 15 g，川楝子 10 g，延胡索 15 g，太子参 15 g，枳壳 10 g，焦槟榔 10 g，焦山楂 10 g。6 剂，水煎服，日 1 剂。

二诊：2005 年 11 月 14 日。患者腰酸痛好转，小腹胀已轻，睾丸无不适，尿频次数已减，排尿较利，色浅。脘痞欲平，嗳气已消，饮食始加，大便通畅。疗效显然，所治已切病机，继服前方 6 剂。

三诊：2005 年 11 月 22 日。患者腰酸痛已解，小腹胀已平，小便比较通利，仅夜间多为两次。脘痞已消，饮食如常，大便已调。舌质正常、苔薄白，其脉虚数势缓，肾水、中土、肝木五行生态将复，继服前方 5 剂，隔日 1 剂，水煎服。

前列腺炎，合并便秘

张某，男，26 岁，天津市宁河区人。

初诊：2005 年 11 月 24 日。患者脘腹胀满，大便干燥，7～8 日 1 行，左小腹按之压痛，大便偶带血。腰酸胀，小便不利，色黄味大，性事低下，委顿难以勃起。口干，舌红、苔白厚燥，脉数实。

辨治：胃肠阳明燥热壅滞，失于传导；肾阴虚下焦湿热郁阻，生机受损不能作强，失于气化，失于决渎，失于通关。拟用补肾通关，清热利湿；清泻阳明，润肠通导。

处方：玄参 15 g，生地黄 20 g，天冬 15 g，肉苁蓉 15 g，火麻仁 15 g，怀牛膝 15 g，雄蚕蛾 15 g，土茯苓 15 g，瞿麦 20 g，白花蛇舌草 30 g，冬葵子 20 g，牵牛子 10 g，生大黄 10 g，生槟榔 15 g，莱菔子 15 g，生地榆 15 g。8 剂，日 1 剂。

二诊：2005 年 12 月 4 日。患者服药 4 剂，大便不干，得通，服药 6 剂，小便得利。现脘腹胀满已平，左小腹无压痛，大便两日 1 次，通软无血，腰酸胀得解。舌红已减、苔白不燥，其脉数实有减。效不更方，再予原方 8 剂，前 4 剂日 1 剂，后 4 剂，隔日 1 剂，水煎服。年在青年，体质处在平盛期，生机尚旺，虽有正虚，治则易实，虽有邪实，治则易去，未再予药，以观后效。

慢性前列腺炎、增生

张某，男，63 岁，包头市人。

初诊：2007 年 6 月 29 日。患者精神不振，腰膝酸软，性欲低下，茎软早泄。小腹痛胀，会阴坠胀，小便频、不畅、色黄，常有分叉，亦有尿等待，右睾坠胀，大便不畅。舌暗红、苔白，脉弦数。

辨治：年近八八，肾虚精亏，不能充腰，作强；下焦肝肾，湿热壅瘀，关窍阻滞。拟用补肾填精，疏肝行郁；化瘀清热，利尿通关。

处方：肉苁蓉 15 g，怀牛膝 30 g，巴戟天 15 g，山茱萸 15 g，菟丝子 15 g，紫梢花 10 g，土茯苓 30 g，虎杖 20 g，冬葵子 20 g，车前子 15 g，牵牛子 10 g，川楝子 15 g，延胡索 15 g，桃胶 10 g，桑螵蛸 10 g，荔枝核 10 g，泽泻 15 g。8 剂，水煎服，日 1 剂。

二诊：2007 年 7 月 9 日。患者精神好转，腰膝酸软缓解，夜间阴茎偶勃。小腹胀痛、会阴坠胀亦轻，睾丸无不适，尿频已减，夜尿由四五次减为一二次，比较通利，仅夜尿时有不尽，大便通调。治切病机，疗效显然，继服前方 8 剂，服法同前。

三诊：2009 年 2 月 14 日。患者自述上次治疗后年余，身体比较好，二便通利，腰、膝、小腹无明显不适，性生活正常，身体轻松，精力比较充沛。近日因劳累，贪酒，多食肥甘，病又复发，请求再治。经查询确系反复，再予原方 8 剂，每日 1 剂，水煎服。

四诊：2009 年 2 月 24 日。患者诸症基本平复，再予原方 8 剂，前 4 剂水煎服，日 1 剂，后 4 剂共为极细面，每日 2 次，每次 20 g，沸水冲，得温服，早晚各 1 次。

慢性前列腺炎，合并性功能低下

马某，男，55 岁，包头市人。

初诊：2007 年 7 月 28 日。身形体、神不足，腰酸痛，阴茎勃起不坚，早泄，小便频，时急不可待，不利，分叉，色黄多沫，味大，尿后常有不尽。大便尚可，食欲一般。舌偏红，有瘀色、苔白，脉弦数。

辨治：肾肝亏虚，肾虚不能作强，外府不健；肝虚宗筋不健，失于疏泄；下焦湿热壅瘀，精隧不畅，障碍尿路。拟用补肾填精，养肝疏泄，化瘀清热，利尿通关。

处方：山茱萸 15 g，肉苁蓉 15 g，怀牛膝 30 g，巴戟天 15 g，雄蚕蛾 15 g，菟丝子 15 g，土茯苓 20 g，白花蛇舌草 20 g，瞿麦 20 g，冬葵子 15 g，牵牛子 10 g，车前子 15 g，王不留行 10 g，威灵仙 15 g，香附 10 g。8 剂，水煎服，日 1 剂。

二诊：2007 年 8 月 7 日。患者服上药 6 剂后腰酸痛缓解，夜则阴茎时能勃起，现小便频急缓解，比较通利，色亦转浅，次少，仅夜尿后偶有不尽，昼则不觉。饮食亦好，大便较调，舌红已减。治切病机，继服前方 8 剂，服法同前。

三诊：腰酸痛已除，性欲已增，性功能基本正常，无茎软、早泄，排尿正常，无频、急、不利、不尽，无多沫、分叉。身形神爽，病、症尽消，再予原方 3 剂，隔日 1 剂，水煎服，以期药长效远。

慢性前列腺炎，合并阳痿

吉某，男，34 岁，包头市人。

初诊：2007 年 11 月 14 日。患者形、色有虚，精神困倦，腰酸腿软，手足不温，小腹易冷，两腹股沟胀，会阴部亦坠胀，小便频、不利，色黄味大，时有分叉而急，阳痿较久。饮食可，大便尚调。舌淡红、苔白，脉沉数。

辨治：肾阴精不足，肾阳亦虚，不能作强，不足温煦，肾失气化。肝失疏泄，复加下焦湿热壅滞，诸症由生。拟用补肾填精，温肾作强，疏肝行郁，清利湿热。

处方：巴戟天 15 g，肉苁蓉 15 g，山茱萸 10 g，覆盆子 10 g，菟丝子 10 g，枸杞子 15 g，怀牛膝 15 g，制附片 15 g，肉桂 10 g，紫石英 20 g，紫梢花 10 g，车前子 15 g，冬葵子 15 g，土茯苓 20 g，益母草 15 g，龙胆 10 g，川楝子 10 g，延胡索 15 g，桃仁 10 g，王不留行 10 g，枳壳 10 g。8 剂，水煎服，日 1 剂。

二诊：2007 年 11 月 23 日。患者形、色好转，腰酸腿软已不觉，手足转温。小便较为通利，腹股沟、会阴部胀得解，阳痿转坚，诸症欲平。继服前方 8 剂，前 4 剂每日 1 剂，后 4 剂隔日 1 剂，水煎服。

随后追访 1 年，身体比较健壮。

前列腺炎，合并阳痿

陆某，男，44 岁，包头市人。

初诊：2009 年 8 月 1 日。患者腰酸痛，神顿易倦，性欲低下，阳痿。小腹胀痛，少腹尤重，小便频、急、不利，时有淋沥，排尿不尽，有分叉，多泡沫，色黄，味大。不时头昏，口苦，饮食可，大便不爽。舌红、苔黄白相间，脉弦数。

辨治：肾虚精阳不足，不能作强，不充腰之外府，神志失养。下焦湿热壅郁，失于疏泄，精隧不畅，障碍尿路，致使小腹胀痛，少腹尤重，排尿异常。体内肾水、肝木生态失常，诸症由生。拟用补肾填精振阳，清肝疏泄，排毒利尿。

处方：山茱萸 15 g，肉苁蓉 15 g，怀牛膝 30 g，巴戟天 15 g，锁阳 15 g，蛤蚧 1/2 对，土茯苓 20 g，白花蛇舌草 15 g，虎杖 15 g，龙胆 15 g，冬葵子 15 g，车前子 15 g，牵牛子 10 g，生白芍 15 g，丹参 15 g，红花 10 g，猪牙皂 8 g。10 剂，水煎服，日 1 剂。

二诊：2009 年 8 月 12 日。患者腰酸痛缓解，精神好转，小腹胀痛轻微，夜间阴茎偶有勃起，小便比较通利，尿频亦减，夜尿三五次减为一两次，偶有尿不尽，色黄已减、苔转薄白，其脉弦数势缓。此肾水、肝木有欲平之势，继服前方 10 剂，前 5 剂每日 1 剂，后 5 剂隔日 1 剂，水煎服。

三诊：2011 年 10 月 4 日。患者上次治疗后两年余，身无大碍，性功能较好，性生活正常。近周来，病有复发之势，查询确然，头昏，口苦，少腹肿痛，性欲低下，痿软早泄，小便频、急，不利。查用前方 10 剂，前 5 剂每日 1 剂，后 5 剂隔日 1 剂，水煎服。

此治阳痿，肾肝同调，补泻兼施。肾虚则补之，以作强，振精神，主二窍，主水；治肝以主疏泄，主宗筋，泻湿热，利小便。况正之与邪，一盛则一负，扶正可以去邪；凡有郁瘀之实，必然阻滞生机以致虚，去邪亦可复正。肝肾同治，补泻兼施，非治一脏一法可比。

前列腺增生

马某，男，75 岁，包头市人。

初诊：2009 年 6 月 12 日。患者形体有虚，面色有瘀，腰酸腿软，手足不温，小腹胀痛，会阴坠胀，小便频、涩、困难，甚至点滴，用时较长，亦排不尽，尿色如茶。饮食可，大便慢。舌暗红、苔白，脉沉迟。

辨治：肾虚及阳，失主气化，外府失充，亦失阳煦。肝失疏泄，气滞血瘀，复加下焦湿热，壅塞精隧，障碍尿路。拟用补肾温阳，气化利尿，疏肝化瘀，通精隧，利尿窍。

处方：山茱萸 15 g，肉苁蓉 15 g，怀牛膝 30 g，桂枝 10 g，胡芦巴 15 g，猪苓 15 g，泽泻 15 g，冬葵子 20 g，车前子 15 g，茯苓皮 15 g，益母草 20 g，泽兰 15 g，牵牛子

10 g，海藻 15 g，桃胶 10 g，莪术 15 g，丹参 20 g，椒目 10 g，牙皂 8 g。8 剂，水煎服，日 1 剂。

二诊：2009 年 6 月 22 日。患者小便比较通畅，频、急明显好转，夜尿由五六次减为一两次，可以安睡，腰酸腿软亦轻。舌暗红有减、苔薄白，其脉沉迟之势有起，已见显效，继服前方 8 剂，服法同前。

三诊：2011 年 2 月 14 日。患者自述上次治疗后小便畅通年半，诸症皆平，身体比较好，近周来旧病复发，小便不利，频、急，排尿费力、不尽，仍不想手术治疗，再求用药。查询确实复发，症、舌、脉基本如前，再予原方治疗。予药 12 剂，8 剂水煎服，日 1 剂，4 剂为细面，每日 2 次，每次 20 g，沸水冲，待温服。

慢性前列腺炎，合并阳痿

钱某，男，44 岁，包头市人。

初诊：2009 年 7 月 1 日。患者精神不充，腰酸痛，性事低下，阳痿不能作强，小腹胀，小便频、急、不畅，常有尿等待，或分叉，色黄，味大，大便尚可。舌偏红，有瘀色、苔白，脉弦数。

辨治：肾虚精、阳不充，不能养精神、充腰府、作强；肝失疏泄，少腹血瘀气滞；下焦湿热壅滞精隧，障碍尿路，以致排尿异常。拟用补肾填精，温阳作强；疏泄理肝，通利精隧、尿路。

处方：山茱萸 15 g，肉苁蓉 15 g，巴戟天 15 g，怀牛膝 30 g，锁阳 15 g，菟丝子 15 g，韭菜子 10 g，牵牛子 10 g，桃仁 15 g，莪术 15 g，威灵仙 15 g，土茯苓 15 g，虎杖 15 g，白花蛇舌草 15 g，冬葵子 20 g，车前子 15 g，椒目 10 g，泽兰叶 10 g。10 剂，水煎服，日 1 剂。

二诊：2009 年 7 月 12 日。患者服上药 6 剂后小便比较通畅，现精神始兴，腰酸痛缓解，阴茎夜有勃起，早泄好转。小便次数已减，排尿分叉、尿色已减。饮食较正常，大便调。舌红有减，瘀色亦轻，其脉弦数势缓。已见明显疗效，肝木、肾水生态有欲平之势。继服前方 8 剂，前 4 剂每日 1 剂，后 4 剂隔日 1 剂，水煎服。

前列腺肥大，合并失眠

田某，男，72 岁，包头市人。

初诊：2009 年 3 月 17 日。患者前列腺肥大不愿手术，复加失眠。腰酸胀，小腹胀，会阴部坠胀，排尿困难，少而用力，甚至挤压小腹方出，常为滴沥。心烦眠少，常有严重失眠，手足心热，口干渴，不敢多饮，大便三五日一行，偏干。舌暗红，少苔，脉弦数。

辨治：肾阴不足，不与心火既济，肾失主水，复加肝失疏泄，下焦湿热壅瘀，精隧受阻，尿路失畅，体内五行生态失常，诸症由生。拟用滋肾宁心，疏肝行滞，行瘀通窍，清热利尿。

处方：山茱萸15 g，生地黄15 g，知母15 g，黄柏15 g，莲子10 g，炒酸枣仁20 g，生铁落20 g，肉苁蓉15 g，怀牛膝30 g，龙胆15 g，猪苓15 g，泽泻15 g，冬葵子30 g，车前子^{包煎}20 g，牵牛子10 g，桃仁15 g，莪术15 g，椒目10 g，穿山甲粉^冲5 g，牙皂8 g。7剂，水煎服，日1剂。

二诊：2009年3月27日。患者小便比较通畅，小腹胀近平，会阴部坠胀亦轻，腰酸胀已缓解，睡眠已安，口不干渴，大便通调。舌红有减、苔薄白始生，其脉弦数势缓，已收显效，前方继服7剂，前4剂每日1剂，后3剂隔日1剂，水煎服。

三诊：2011年5月8日。患者经上次治疗后两年余情况较好，食、睡正常，排尿较顺畅，小腹无不适，腰无酸胀。近周来疾病似复发，排尿频、急、不畅，睡眠亦差，腰亦不舒。细查有复发之势，但比较前轻，继服前方7剂，前4剂每日1剂，后3剂隔日1剂，水煎服。所治既守其乡，又坚持肾水、肝木、心火同调，整体治疗，重局部小平衡，更重五行生态平衡。

前列腺肥大

韩某，男，77岁，包头市人。

初诊：2010年3月10日。患者腰酸足冷，精神不振，小腹胀满痛，按之腹皮紧硬，会阴坠胀，小便频、急、不畅，常用力排出，甚至滴沥，尿后不尽，色黄。饮食偏少，大便可。舌暗红、苔白，脉沉。

辨治：年老体虚，肾虚及阳，失于温煦；肝失疏泄，壅瘀少腹；兼有湿热，阻涩精隧，障碍尿路。拟用补肾填精益阳，疏肝化瘀行滞，清热通窍利尿。

处方：山茱萸15 g，肉苁蓉15 g，怀牛膝30 g，巴戟天15 g，胡芦巴15 g，淫羊藿15 g，桂枝10 g，茯苓15 g，牡丹皮12 g，生白芍15 g，三棱12 g，莪术15 g，石见穿15 g，益母草15 g，冬葵子20 g，车前子15 g，猪苓15 g，泽泻15 g，牵牛子10 g，皂角刺8 g，椒目10 g。5剂，水煎服，日1剂。

二诊：2010年3月17日。患者小便显好，频少急轻，比较通利，尿后尚有不尽，腰痛亦轻，小腹胀痛轻微，按之不硬，会阴部坠胀亦轻。疗效显然，治切病机无疑，治守原方5剂。

三诊：2010年3月24日。小便通利，不频不急，腰痛足冷已解，小腹胀痛已平，会阴坠胀近消，大便通调。舌暗红已减、苔薄白，脉沉势起。肾水、肝木生态欲平，再予原方5剂，隔日1剂，水煎服。

前列腺增生

吕某，男，68岁，包头市人。

初诊：2010年5月12日。患者形体有虚，腰腿酸楚，小腹胀痛，触之失柔，会阴胀痛，小便频、涩，排尿困难，时有淋沥，尿后不尽，或有断流，用力再排，色黄。食可，不敢多饮。舌暗红、苔白厚，脉细数。

辨治：年老体弱，脏器有虚，肾虚腰腿失充不健；肝失疏泄，血瘀气滞，湿热壅滞下焦，精隧阻滞，障碍尿路，下窍不利。拟用补肾填精，疏肝通滞，清利湿热，通塞利窍

处方：山茱萸15 g，肉苁蓉15 g，怀牛膝30 g，桂枝15 g，茯苓15 g，牡丹皮15 g，生白芍15 g，桃仁15 g，莪术15 g，石见穿15 g，威灵仙15 g，生蒲黄10 g，牵牛子10 g，金钱草30 g，冬葵子20 g，车前子15 g，瞿麦15 g，木通10 g，皂角10 g，桑螵蛸10 g。5剂，水煎服，日1剂。

二诊：2010年5月28日。患者小便已通利，淋沥消失，腰腿酸楚已轻，小腹胀痛缓解，会阴胀痛亦轻。饮食尚可，大便通畅。舌暗红有减、苔转薄白，其脉细数之势得缓。效不更方，继服前方5剂，水煎服。

三诊：2012年6月4日。患者自述经上次治疗后年余，小便一直通畅，腰与小腹无明显不适，近周来因饮酒，肉食偏多，复加劳累，旧病复发，再求治疗。查及细询确系复发，再用前方治疗，予药8剂，前5剂水煎服，每日1剂，后3剂为细面，每日3次，每次15 g，沸水冲，待温服。

前列腺增生，合并溃疡性结肠炎

丁某，男，60岁，包头市人。

初诊：2010年11月13日。患者形虚体弱，面色萎黄，饮食已少，大便常有脓血，里急后重，左小腹痛，按压尤显。小便频、急，时有不利，尿后不尽，性欲低下，不能作强。舌淡、苔白厚，脉虚数。

辨治：脾虚气血亏虚，失于运化，失于统血；肝虚失于藏血，失于疏泄；肠有寒热壅滞，传导异常；肾虚不能作强，湿热阻窍，小便不利。拟用养血益气健脾，养肝藏血疏泄，寒温并投固肠；填精补肾作强，清热利尿通窍。

处方：生晒参20 g，阿胶10 g，当归15 g，白芍20 g，黄连10 g，黄柏15 g，干姜

10 g，木香 10 g，石榴皮 10 g，败酱草 15 g，山茱萸 15 g，怀牛膝 20 g，雄蚕蛾 15 g，丹参 15 g，延胡索 15 g，瞿麦 15 g，冬葵子 15 g，车前子 15 g，桑螵蛸 15 g。6 剂，水煎服，日 1 剂。

二诊：2010 年 11 月 20 日。患者大便畅通，里急后重得解，脓血已去，小腹疼痛轻微有时，小便较通畅。治切病机，中土、肝木、肾水同调，且各守其乡，法相通，药协从，相得益彰，再予原方 5 剂，服法同前。

三诊：2010 年 11 月 28 日。患者饮食增加，小腹无不适，大便通调，小便复常，性欲有振，面色亦有改观。舌淡有增、苔转薄白，其脉虚数势缓。诸症已平，为巩固计，再予原方 5 剂，隔日 1 剂，水煎服。

前列腺增生

赵某，男，67 岁，包头市人。

初诊：2011 年 2 月 17 日。患者形体有虚，腰酸痛，小腹胀痛，少腹尤显，会阴坠胀不舒，小便次数较多，夜尿四五次，排尿不畅，无力，甚至断流，点滴，尿后不尽，色黄。舌质暗红、苔白，脉沉。

辨治：年事已高，脏器老化，肾虚外府不充，失于主水，利窍。肝足厥阴之脉过阴器，抵少腹，瘀郁壅滞，失于疏泄，复加下焦湿热蕴结，失于决渎。拟用益肾主水，疏肝通瘀，清利湿热，通利精隧尿窍。

处方：山茱萸 15 g，肉苁蓉 15 g，怀牛膝 30 g，巴戟天 15 g，淫羊藿 15 g，桂枝 10 g，云苓 15 g，三棱 10 g，牡丹皮 10 g，生白芍 15 g，桃仁 15 g，莪术 15 g，石见穿 15 g，益母草 15 g，龙胆 10 g，冬葵子 20 g，车前子 15 g，威灵仙 15 g，瞿麦 15 g，猪苓 15 g，牵牛子 15 g，椒目 10 g，皂角刺 10 g。6 剂，水煎服，日 1 剂。

二诊：2011 年 2 月 25 日。患者小便通畅，尿频已减，夜尿一两次，少腹胀痛缓解，腰酸痛与会阴坠胀亦轻。已见成效，继服前方 6 剂，服法同前。

三诊：2011 年 3 月 2 日。患者小便通利，频、急全除，少腹已舒，腰酸痛与会阴坠胀已消。舌暗红已减、苔白薄，其脉沉亦有所起。病症已平，体内肾水、肝木生态欲复，下焦决渎亦行。为巩固计，继服前方 6 剂，水煎服，以期药长效远。

前列腺炎，合并阳痿

梁某，男，37 岁，包头市人。

初诊：2011 年 11 月 10 日。患者腰痛畏寒，寡欲阳痿，神情困倦，小腹略胀，小便频急、不利，常有分叉，色黄味浊。饮食尚可，大便尚调。舌偏红、苔白，脉虚数。

辨治：肾虚精亏及阳，失于养神，充腰、作强，复加湿热壅瘀下焦，精隧阻滞，障碍尿路，不能通关，决渎不行。拟用填精温阳，补肾作强，清利湿热，化瘀通关。

处方：山茱萸15g，肉苁蓉15g，怀牛膝20g，枸杞子15g，菟丝子10g，巴戟天15g，雄蚕蛾15g，锁阳15g，阳起石15g，紫石英15g，冬葵子15g，车前子^{包煎}10g，龙胆15g，白花蛇舌草15g，土茯苓15g，猪苓15g，泽泻10g，生蒲黄10g，益母草15g，乌药10g。6剂，水煎服，日1剂。

二诊：2011年11月27日。患者性欲已起，夜间阴茎偶能自勃，腰痛缓解，小腹略胀已消，小便比较通利，尿频、急已缓，色黄、味浊均减。治切病机，已收疗效，前方继服6剂，服法同前。

三诊：2011年12月14日。患者性欲已振，性交复常，精神有悦，小便通常。舌红转淡红、苔薄白，其脉虚数势缓。病、证初步平复，为巩固计，继服前方5剂，隔日1剂，水煎服。

前列腺炎，合并尿道炎

杜某，男，38岁，包头市人。

初诊：2016年12月24日。患者素有腰痛，早泄，小便频、急，排尿分叉，左附睾胀痛，近日复加尿痛，连及小腹疼痛，色黄如茶，尿道口红赤，常有脓性分秘物。大便不爽，口苦，咽干，头痛。舌红、苔黄，脉弦数。

辨治：阴为阳之基，阳为阴之用，凡有肝郁，必然阻滞生机，肾阴不足，复加湿热壅郁，腰痛、早泄、小便频急、排尿分叉生焉。肝胆湿热犯上乱下，诸症由生。拟用滋肾通关，清热利湿，清泻肝胆，解毒通淋。

处方：知母12g，黄柏15g，肉桂10g，山茱萸15g，怀牛膝20g，牵牛子10g，车前子15g，白花蛇舌草15g，金钱草15g，石韦15g，生滑石15g，生甘草10g，龙胆15g，土茯苓15g，青黛8g，木通10g，竹叶10g。10剂，水煎服，日1剂。

二诊：2016年1月6日。患者小便通利，小便频急、小腹痛、附睾痛全然无存，尿道口红赤、脓性分泌物已无，口苦咽干、头痛消除，性事复常。舌红已浅、苔转薄白，其脉弦数势缓。除邪务尽，继服前方3剂，隔日1剂，水煎服。

慢性前列腺炎，合并阳痿

苏某，男，40岁，包头市人。

初诊：2016年6月23日。患者神情困倦，腰酸痛，性事寡欲，阳痿半年，两侧腹股沟胀痛，小便不利，频、急、时有分叉，色黄味浊。饮食可，大便尚调。舌偏红、苔白，脉虚数。

辨治：肾者精虚及阳，阴茎阳用不足，不能养神、充腰、作强。肝失疏泄，复加湿热壅滞下焦，决渎障碍，诸症由生。拟用填精益阳，补肾作强；治肝疏泄，清利湿热。

处方：肉苁蓉 15 g，山茱萸 15 g，枸杞子 15 g，菟丝子 15 g，雄蚕蛾 15 g，巴戟天 15 g，怀牛膝 20 g，锁阳 15 g，紫梢花 10 g，丹参 15 g，赤芍 15 g，白花蛇舌草 30 g，土茯苓 20 g，虎杖 15 g，金钱草 20 g，冬葵子 15 g，川楝子 10 g，延胡索 15 g。6 剂，水煎服。

二诊：2016 年 6 月 30 日。患者神情欲振，性欲始加，夜间偶有阴茎勃起，腰酸痛、腹股沟痛得解，小便比较通利，频、急缓解，其色转清，味浊不显。舌红已减、苔薄白，其脉虚数势缓。病症欲平，再予原方 5 剂，隔日 1 剂，水煎服。

前列腺炎，合并腰椎间盘膨出坐骨神经痛

宿某，男，47 岁，包头市人。

初诊：2017 年 3 月 7 日。患者近日腰痛不得俯仰转动，表情痛苦，两腿由臀沿坐骨神经线痛至足，畏寒行难，动则尤甚。小便不利，小腹亦胀，尿频，时急，时有分叉，色黄味大。饮食尚可，大便尚调。舌淡红、苔白，脉沉细。

辨治：肾虚骨与外府不健，寒凝太阳、厥阴，经络不畅，筋肌拘急不利。下焦湿热壅郁，而失决渎，诸症由生。拟用补肾温经，祛寒活络，解肌舒筋，清热利湿，疏泄决渎。

处方：熟地黄 15 g，鹿角胶^{烊化}10 g，炮姜 15 g，炙麻黄 10 g，生白芍 15 g，炙甘草 10 g，延胡索 30 g，桑寄生 15 g，怀牛膝 20 g，鸡血藤 15 g，当归 15 g，丹参 15 g，没药 10 g，山茱萸 15 g，虎杖 15 g，土茯苓 15 g，败酱草 15 g，龙胆 15 g，猪苓 10 g，泽泻 15 g。5 剂，水煎服，日 1 剂。

二诊：2017 年 3 月 14 日。患者腰腿痛已止，小便比较通利，频、急得解，小腹胀几消，尿色转清，其味已平。治切病机，其效显然，继服前方 5 剂，服法同前。

前列腺炎，合并脘胀

寇某，男，43 岁，包头市人。

初诊：2017 年 2 月 10 日。患者腰腿痛，欲寡阳痿，小便时急，时频，排尿时有不利，分叉，色黄，味浊，多泡沫。脘胀，纳减，神疲乏力，大便不爽。舌偏红、苔白

厚，脉虚数。

辨治：肾虚不能作强，脾虚运化有异，下焦湿热郁瘀，精隧阻滞，尿路不利，决渎不行，诸症生焉，拟用补肾填精益阳，健腰作强；益气健脾，运化中州；清热利湿，化瘀通关。

处方：肉苁蓉 15 g，巴戟天 10 g，怀牛膝 20 g，雄蚕蛾 15 g，菟丝子 10 g，败酱草 15 g，白花蛇舌草 15 g，车前子 15 g，泽泻 15 g，牵牛子 10 g，川楝子 10 g，延胡索 15 g，生黄芪 20 g，莲子 10 g，白术 15 g，茯苓 15 g，炒谷芽 10 g，厚朴花 10 g。6 剂，水煎服，日 1 剂。

二诊：2017 年 2 月 17 日。患者胃脘已舒，大便通调。腰腿痛缓解，小便通利，频、急全无，精神始振，性欲有增，夜能作强，性交时短。舌红已减，较为正常、苔薄白，脉虚数势缓有力。中土、肾水生机欲复，五行生态改观，为巩固计，继服前方 5 剂，隔日 1 剂，水煎服。

三诊：2018 年 8 月 6 日。患者自上次治疗后 1 年半余，身体较好，体重增加，二便通调，性生活较为正常。近周来旧病复方，查用前方 6 剂，水煎服。嘱其调神、节欲，慎肥甘，适劳逸。

慢性前列腺炎，合并阳痿

刘某，男，32 岁，包头市人。

初诊：2016 年 4 月 8 日。患者精神有郁，腰酸，阳痿，手足不温，身亦畏寒。两胁胀，小腹胀痛，小便时频、时急、不利、色黄，尿时用力方能排尽，大便如常。舌淡红、苔少白，脉弦细。

辨治：肾精虚及阳，不能养神、充腰、作强，亦失温煦。肝郁失于疏泄，复加下焦湿热壅郁，诸症由生。拟用补肾填精益阳，养神，充腰，作强；养肝疏泄，清热利湿。

处方：生地黄 15 g，肉苁蓉 15 g，山茱萸 15 g，怀牛膝 15 g，雄蚕蛾 g，锁阳 15 g，阳起石 10 g，紫石英 15 g，菟丝子 10 g，柴胡 10 g，白芍 15 g，枳壳 10 g，炙甘草 10 g，蜈蚣[研、冲]2 条，丹参 15 g，猪苓 15 g，泽泻 15 g，车前子 15 g。8 剂，水煎服，日 1 剂。

二诊：2016 年 4 月 17 日。患者神情有悦，腰酸缓解，畏寒、手足不温亦轻，性欲似增，夜有勃起，胁痛、小腹胀痛似无，小便比较通利，其色亦清，频、急亦去，饮食较好，大便亦调。舌色正常、苔薄白，其脉弦细势缓。肾水，肝木欲平，体内生态改观，继服前方 8 剂，前 4 剂每日 1 剂，后 4 剂隔日 1 剂，水煎服。

后追访 2 年未复发。

慢性前列腺炎，合并阳痿、附睾炎

艾某，男，34 岁，包头市人。

初诊：2016 年来治。腰酸痛，手足心热，口苦咽干，胁胀，小腹胀痛，左附睾肿痛，阳痿，遗精，小便频、时急、不利、分叉、色黄、多泡沫。大便不爽。舌红、苔薄黄，脉弦数。

辨治：阴虚生内热，阴虚而用弱，肾阴亏虚以致腰酸痛，五心烦热，阳痿遗精。复加肝有郁热，失于疏泄，下焦湿热壅郁，以致附睾肿痛，失于决渎、精隧、尿路不畅，诸症由生。拟用补肾益阴，兴阳作强；清热疏肝，利尿通关。

处方：生地黄 15 g，肉苁蓉 15 g，山茱萸 10 g，黄柏 15 g，怀牛膝 20 g，雄蚕蛾 15 g，柴胡 10 g，白芍 15 g，枳壳 10 g，炙甘草 10 g，蜈蚣^{研，冲}2 条，牵牛子 15 g，土茯苓 15 g，龙胆 15 g，虎杖 15 g，瞿麦 30 g，车前子 10 g，猪苓 10 g，泽泻 10 g，椒目 10 g。8 剂，水煎服，日 1 剂。

二诊：2016 年 5 月 26 日。患者腰酸痛、手足心热得解，胁痛、小腹胀痛亦轻，左睾肿痛已减，近日性欲始增，夜间时有阴茎勃起，未见遗精，小便比较通利。苔见薄白，其脉弦数势缓。治切病机，其效显然。继服前方 8 剂，前 4 剂每日 1 剂，后 4 剂隔日 1 剂，水煎服。

随后追访 2 年，愈未复发。

慢性前列腺炎，合并阳痿

郝某，男，35 岁，乌兰察布市四子王旗人。

初诊：2016 年 5 月 1 日。患者腰酸痛，手心热，易汗出，阳痿，遗精。小腹胀痛，少腹尤显，小便频、色黄、不利，尿时无力，尿后不尽。舌红、苔少，脉弦数。

辨治：肾虚精阴不足，不能充腰而生内热，阳弱不能作强固精，而腰酸痛，手心热，易汗出，阳痿，遗精出焉。肝失疏泄，复加下焦湿热壅滞，精隧不利，决渎不畅，诸症生焉。拟用阴中求阳，填精作强，舒肝清利湿热。

处方：生地黄 15 g，山药 15 g，山茱萸 15 g，知母 15 g，黄柏 15 g，肉苁蓉 15 g，怀牛膝 15 g，雄蚕蛾 15 g，菟丝子 10 g，韭菜子 10 g，柴胡 10 g，当归 15 g，枳壳 10 g，炙甘草 10 g，蜈蚣^{研，冲}2 条，猪苓 15 g，泽泻 10 g，瞿麦 15 g，金樱子 10 g。10 剂，水煎服，日 1 剂。

二诊：2016 年 5 月 12 日。患者治切病机，疗效显然，腰酸痛、手心热、易汗出已解，性欲始起，亦能勃起，遗精未作，小腹、少腹胀痛已微，小便已畅通，色清，亦无不尽。舌红已减、苔白薄生，其脉弦数势缓。继服前方 10 剂，前 5 剂每日 1 剂，后 5 剂隔日 1 剂，水煎服。

三诊：2018 年 5 月 19 日。患者自上次治疗后 2 年来，身体较好，性事正常，小便亦无异常，小腹无不适，近周来因劳作有过，饮食不节，旧病复发，查询确切，再予原方 10 剂，前 6 剂每日 1 剂，后 4 剂隔日 1 剂，水煎服。

慢性前列腺炎，合并早泄、胁痛、腹泻

田某，男，40 岁，包头市人。

初诊：2017 年 12 月 3 日。患者小便不畅，色黄味浊，时频，时急，时有分叉。性欲低下，阴茎不挺，早泄。胁胀，腹胀，小腹尤显，食减，大便时泻。舌淡红、苔白厚，脉弦细。

辨治：肾虚精亏阳弱，不能作强、主水，开合司异；肝失疏泄，土虚失于运化，五行生态异衡，诸症由生。拟用填精益阳，补肾作强，以司开合；养肝理滞，助肝疏泄；健脾疏风，除胀止泻。

处方：山茱萸 15 g，肉苁蓉 15 g，雄蚕蛾 15 g，菟丝子 10 g，韭菜子 10 g，怀牛膝 15 g，紫梢花 15 g，白花蛇舌草 15 g，虎杖 15 g，猪苓 15 g，泽泻 10 g，车前子 10 g，柴胡 10 g，熟地黄 15 g，当归 15 g，生白芍 15 g，枳壳 10 g，炙甘草 10 g，蜈蚣^{研，冲}2 条，生黄芪 15 g，白术 15 g，防风 10 g，僵蚕 10 g。8 剂，水煎服，日 1 剂。

二诊：2018 年 5 月 20 日。患者自述，自上次治疗后，身体较好，小便通利，性事正常，饮食较好，大便亦正常。近日旧病复发，再求治疗，查询如是，继服前方 8 剂，日 1 剂，水煎服。

三诊：2018 年 5 月 30 日。患者诸症基本平复，性事再兴，功能正常，小便通畅，频、急全消，饮食得增，大便正常。舌质正常、苔薄白，其脉弦数势缓，为巩固计，再予原方 8 剂，前 4 剂每日 1 剂，后 4 剂隔日 1 剂，水煎服。

慢性前列腺炎，合并阳痿、早泄

梁某，男，35 岁，包头市人。

初诊：2018 年 5 月 13 日。患者身倦神疲，腰酸腿软，性欲不振，阳痿早泄，小便不利、时频、时急、色黄味浊，左腹股沟胀痛。饮食可，大便调。舌红、苔白，脉虚数。

辨治：肾虚精亏阳微，不能养神，充腰，作强，亦失主水，肾关不利。复加肝胆湿热壅滞，下焦郁瘀，精隧、水路不畅，决渎不利，诸症由生。拟用补肾填精，充神壮腰，作强主水；清热利湿，行滞通关，以行决渎。

处方：枸杞子 15 g，菟丝子 15 g，覆盆子 10 g，韭菜子 10 g，五味子 10 g，山茱萸 15 g，肉苁蓉 15 g，雄蚕蛾 15 g，锁阳 15 g，紫梢花 10 g，紫石英 20 g，龙胆 15 g，白花蛇舌草 20 g，败酱草 15 g，虎杖 15 g，金钱草 15 g，车前子 10 g，川楝子 10 g，延胡索 15 g。10 剂，水煎服，每日 1 剂。

二诊：2018 年 5 月 25 日。患者身、神有所兴奋，腰酸腿软得解，性欲有所提高，阳痿、早泄已有进步，小便比较通利、频减、急消，其色亦浅。左腹股沟胀痛亦轻，大便调。舌红已浅、苔白变薄，其脉虚数势缓，治切病机，其效已显，继服前方 10 剂，前 5 剂，每日 1 剂，后 5 剂隔日 1 剂，水煎服。

阳痿

张某，男，38 岁，包头市人。

初诊：2019 年 4 月 14 日。患者形弱力乏，精神不振，腰酸痛，手足不温，阳痿早泄，小便清利，饮食偏少，脘腹畏凉，大便稀薄，多在早晨。舌淡红、苔白，脉沉弱。

辨治：肾虚精亏阳弱，失于养神、壮腰、作强。脾气虚，失于运化，温煦，充身。肾水，脾土生态变异，诸症由生。拟用补肾作强，健脾运化。

处方：枸杞子 15 g，山茱萸 15 g，肉苁蓉 15 g，菟丝子 15 g，覆盆子 10 g，韭菜子 12 g，锁阳 15 g，阳起石 15 g，紫梢花 10 g，巴戟天 15 g，蜈蚣^{研,冲}2 条，生晒参 15 g，苍术 10 g，白术 10 g，枳壳 10 g，补骨脂 10 g。8 剂，水煎服，日 1 剂。

二诊：2019 年 4 月 24 日。患者自觉身始轻松，神情亦有兴奋，腰酸痛有所缓解，手足已温，阴茎夜间可勃。饮食始增，脘腹亦暖，二便正常。舌质正常、苔薄白，其脉沉弱势起。经言治痿独取阳明，此治阳痿亦切，继用肾脾同调，继服前方 8 剂，前 4 剂每日 1 剂，后 4 剂隔日 1 剂，水煎服。

多发性硬化

渠某，女，47 岁，包头市人。

初诊：2012 年 5 月 22 日。患者头晕、头不清利，视力下降，颈软，有束带感，上肢无力，手麻。腰酸软，双腿沉重无力，易疲劳，双脚麻木，行走不稳，有失平衡，常反复，四肢肌肉偶有局部响动，饮食可，二便尚调，舌暗红、苔白，脉弦细。

辨治：厥阴风热菀郁头目，血气不利；颈部经络不畅，筋肌不利；肝肾亏虚，筋骨不健，经络不畅。拟用平肝息风，清利头目；解肌舒筋，活络祛风；补肝肾强筋骨，峻补奇经，疏通经脉。

处方：天麻 15 g，地龙 15 g，川芎 10 g，赤芍 15 g，白芍 15 g，菊花 20 g，葛根 30 g，防己 10 g，威灵仙 10 g，桑枝 20 g，乌梢蛇 10 g，丝瓜络 10 g，鹿角霜 15 g，鹿茸 8 g，熟地黄 15 g，肉苁蓉 15 g，杜仲 15 g，巴戟天 15 g，怀牛膝 30 g，鸡血藤 15 g，雷公藤 10 g，石楠藤 15 g，络石藤 10 g，穿山龙 10 g，毛冬青 10 g，红花 10 g。15 剂，日 1 剂，水煎服。

二诊：2012 年 6 月 7 日。患者头晕已减，颈软依然，手麻始轻，腰腿软变化不明显，足麻似轻，全身乏力改善不显。看似治难，再予原方 15 剂，服法同前。

三诊：2012 年 6 月 24 日。患者头目始有清利，颈部束感减轻，手麻明显好转，上肢自觉力加，腰酸软始有明显好转，行走两腿力加，足麻始觉明显减轻，全身乏力亦有改善。再予原方 15 剂，服法同前。

四诊：2012 年 7 月 11 日。患者头晕偶有亦轻时短，颈软明显好转，束带感亦轻，手麻欲失，上肢活动力强，腰酸软明显改善，足麻亦减，全身乏力亦有改善。舌暗红有减、苔薄白，其脉弦细势趋改善。虑此病属一种以中枢神经系统炎性脱髓鞘为病理特征的自身免疫性疾病。本病的病理特征为中枢神经系统白质内有多发性斑块伴反应性胶质增生，常发生于侧脑室周围、视神经、脊髓白质、小脑和脑干等处。其临床特征为时间上的多发性（病例中的缓解—复发）和空间上的多发性，不能用中枢神经系统的单一病灶来解释，通常为视神经、大脑、脑干、小脑、脊髓损害的不同组合。这是一种复杂、难治、慢性疾病，其治并非短期所能为，改用散剂治疗。

处方：天麻 60 g，地龙 60 g，川芎 60 g，赤芍 60 g，白芍 60 g，菊花 60 g，葛根 80 g，威灵仙 60 g，延胡索 60 g，桑枝 60 g，乌梢蛇 60 g，丝瓜络 40 g，杜仲 60 g，巴戟天 60 g，肉苁蓉 60 g，怀牛膝 80 g，熟地黄 80 g，鹿茸 25 g，鹿角霜 50 g，鸡血藤 60 g，雷公藤 60 g，石楠藤 50 g，络石藤 50 g，穿山龙 60 g，丹参 60 g，红花 40 g，毛冬青 60 g，制首乌 60 g，五加皮 60 g。上共为极细面，每日 3 次，每次 15 g，沸水冲焗，待温早、午、晚服。服完继服。

五诊：2012 年 9 月 26 日。患者头目清利，视力得控未降反加，颈部亦较前舒，手麻已微，上肢力增，腰以下无力、沉重、脚麻均有好转，前方继服，服法同前。

六诊：2012 年 12 月 3 日。患者头目清利，视力近平，颈部较有力，束带感已微，手麻欲失，上肢无力未平，腰酸已微、力加，脚麻亦减，两腿沉重、无力好转，但亦未平。使用上方加千年健 50 g、红景天 50 g、补骨脂 40 g，鹿角胶 50 g 易鹿角霜。共为极细面，每日 2 次，每次 15 g，沸水冲焗，待温服。

　　使用上方调治近 3 个月,病症消失,视力恢复,全身有力,颈部已舒,上肢活动有力、自如,腰腿有力,行走平稳,共济复常,能做体操、对打乒乓球、快走、小跑、游泳等运动,再现体育老师运动与活力。观察至 2020 年底,身体康复,病未复发。

八

重症肌无力病证案

重症肌无力（单纯眼肌型）

华某，女，43 岁，赤峰市宁城县人。

初诊：2001 年 3 月 20 日。患者双眼上睑下垂 1 年余，早晨和休息后病症减轻，下午或劳累后加重，使用新斯的明治疗有效，但终不能解决。现还见面色无华，神疲体倦，时有头昏，肋胀，月经量少，不畅。饮食偏少，二遍尚调。舌淡、苔白，脉弦细。

辨治：脾气大虚，乏于升提举陷、运化、血亦不足，欠荣于面，故双睑下垂，面色无华，神疲体倦等症由生。血虚而肝失疏泄，亦夹虚风，故头昏、肋胀、经少不畅由来，而筋无力，"罢极"症再现。拟用益气健脾即壮肌、提升；疏肝息风即理筋、调经。

处方：生黄芪 30 g，生晒参 30 g，苍术 20 g，升麻 10 g，柴胡 10 g，当归 15 g，川芎 15 g，熟地黄 10 g，僵蚕 10 g，乌梢蛇 15 g，胆南星 10 g，白芷 10 g，防风 15 g，蝉蜕 10 g。10 剂，水煎服。

二诊：2001 年 4 月 2 日。患者双睑下垂时间缩短，已由上午 8 时始，延长到 10 时始下垂。神疲乏力、头昏、肋胀亦好转，饮食有加，食欲明显改善。月经未行。已见成效，继服前方 10 剂。

三诊：2001 年 4 月 14 日。患者双睑下垂继好，下垂已近中午，若能午休，午后睁眼亦能坚持 2 小时。面色露红，精神亦振，身倦亦无，饮食亦加。月经已行，量加色正，肋胀已失，二便亦调。舌淡红、苔薄白，其脉弦细势缓。其效显然，继服前方 10 剂。

四诊：2001 年 4 月 25 日。患者双睑下垂改观，全天双目睁、闭自由。身无不适，月经调畅，饮食复常。为巩固计，再予原方 5 剂，隔日 1 剂，水煎服。

此后观察近 5 年，未见复方。

重症肌无力，胸腺术后不愈

钱某，男，62岁，赤峰市人。

初诊：2010年5月12日。患者头昏，头晕，时有复视，睁眼仍费力。全身乏力，尤其腰酸腿无力，易疲劳，以近端为重，双侧对称，行走无力、缓慢，不能持久，但感觉正常，休息后症状减轻，劳累后加重。面色无华，动时易心慌气短，神情时有郁闷，常太息。饮食有减，大便不实，小便利。舌暗红，有瘀色、苔白，脉弦细。

辨治：脾主肌肉、四肢、运化、亦主升。脾虚甚失主，可致肌肉不健、无力、下垂、纳减、大便不实等症。肝主筋、主疏泄、主情志、喜舒畅，又为罢极之本。肝虚甚失主，可致筋无力，疏泄异常，神情郁闷、善太息等。肾主骨、主腰、主作强、出技巧。肾虚甚失主，可致骨不强健、腰腿无力，行走困难，不能持久，亦失技巧。肌连着筋，筋连着骨，而与脾、肝、肾有密切关系。现代医学认为，重症肌无力是一种神经肌肉接头传递障碍的获得性自身免疫性疾病。临床特征为部分或全身骨骼肌极易疲劳、活动后加重，休息和应用胆碱脂酶抑制剂治疗后症状减轻。拟用益气健脾以壮肌增力；养血疏肝以理筋、舒郁、壮罢极；填精补肾以壮骨、作强、出伎巧。

处方：生晒参20g，黄芪15g，茯苓10g，柴胡10g，当归15g，生白芍15g，熟地黄15g，枸杞子15g，菟丝子10g，鹿角片10g，怀牛膝20g，僵蚕10g，防风15g，乌梢蛇15g，胆南星10g，天麻15g，川芎15g，三七花10g，甘菊花15g，石菖蒲10g。15剂，水煎服。

二诊：2010年5月24日。患者头晕近失，目复视已无，睁眼亦有好转。腰腿无力似有进步，心慌气短、胸闷、太息近失。饮食增加，大便已实。尚未显效，等待时日。患者再予原方15剂。

三诊：2010年6月18日。患者自觉身体力加，腰腿比较有力，持续行走时间增加1小时。神情始振，心慌气短、胸闷、太息已失。饮食复常，二便通润。舌瘀色已去、苔薄白，其脉数为和缓。继用上方调治月余。

身体比较有力，四肢活动比较轻松，尤其腰腿有力，行走近于正常，开始上班工作。再予上药为细面，每日3次，每次15克，调理2个月，身体康复。观察近10年，一切正常，无复发。

九

脉管炎、大动脉炎病证案

脉管炎

白某，男，58 岁，包头市人。

初诊：2012 年 2 月 10 日。患者左手小指红紫疼痛难忍，昼夜如是，沿及小鱼际，指头溃烂近半月，某医院诊为脉管炎。伴头昏，时晕，饮食可，二便调。舌红、苔薄黄，脉弦数。

辨治：风热菀郁头目，血气不利；热毒壅瘀小指，血气不通，久而瘀腐。拟用凉肝息风，清利头目；清热解毒凉血，通脉利指。

处方：天麻 15 g，地龙 15 g，赤芍 15 g，白芍 15 g，野菊花 15 g，紫花地丁 15 g，天葵子 15 g，金银花 15 g，败酱草 15 g，桑枝 30 g，毛冬青 12 g，丝瓜络 10 g，延胡索 15 g，蛇莓 15 g，汉防己 15 g，乌梢蛇 10 g，丹参 15 g。10 剂，水煎服，日 1 剂。

加服散剂：干漆 3 g，广角 3 g，玳瑁 3 g，酒当 3 g，牡丹皮 3 g，苍术 5 g，川牛膝 3 g，酒延胡索 3 g，水蛭 3 g，苏木 3 g。上为散，日 1 次服完。

外用溃疡散：炉甘石 10 g，血竭 3 g，儿茶 2 g，青黛 2 g。共为极细面，每日少许散敷溃处。

如上调治半月，头昏、时晕已去，左小指肿消痛止，小鱼际复常，小指溃疡收口已平。现停服汤剂，仅口服散剂，十余日痊愈。

多发性大动脉炎

董某，女，20 岁，天津市宁河区人。

初诊：2001 年 8 月 6 日。患者间歇低热，双上肢乏力，酸胀疼痛，麻木，双手无脉，双侧血压无，天津某医院诊为多发性大动脉炎。伴双下肢关节，尤其双踝关节肿痛，且有热感。月经不调，经量少、色暗。饮食亦减，大便微干，小便黄。舌红有瘀色、苔白中心黄，无脉。

辨治：帅血、运血者，气也；行气活血者，肝也，肝主疏泄。血主脉者，心也。

此气、血亏虚，复加风湿热邪瘀阻脉中、关节，以致诸症由生。拟用益气强心通脉，疏肝活血通滞，祛风湿热邪，通经活络。

处方：生黄芪 40 g，地龙 20 g，当归 15 g，丹参 15 g，生白芍 15 g，生地黄 15 g，毛冬青 15 g，银柴胡 12 g，青蒿 15 g，半枝莲 30 g，虎杖 20 g，忍冬藤 15 g，雷公藤 10 g，蛇莓 15 g，全蝎粉 5 g，三七片 10 g，桑枝 15g，乌梢蛇 10g。10 剂，水煎服，日 1 剂。

二诊：2001 年 8 月 18 日。患者身低热未见，上肢酸胀疼痛减轻，双踝关节肿减痛轻，局部热感亦无。月经适来，量增色可。饮食有加，二便通调。初见微效，上方继服 20 剂。

三诊：2001 年 9 月 20 日。患者低热消退未发，双上肢力加，酸胀疼痛大减，麻木轻微，双手见脉微细，血压 80/40mmHg。余症亦退。舌已淡红、苔薄白，脉微细。继服前方 15 剂，前 10 剂日 1 剂，后 5 剂隔日 1 剂。

四诊：2001 年 10 月 3 日。患者双上肢比较有力，酸胀痛消失，麻木已去，血压 96/60mmHg。行经正常，饮食恢复，二便通调。病愈指日可待。再予上方 5 剂为细面，每日 3 次，每次 15 克，沸水冲焗，待温服。调整两月，身体复常。

此后观察 8 年，早已参加各项劳动，并生一女，病未复发。

十

糖尿病及其合并病证案

糖尿病

张某，男，35 岁，赤峰市宁城县人。

初诊：2001 年 4 月 6 日。患者空腹血糖常在 8 个单位以上，餐后 2 小时血糖常在 10 个单位左右，服 2 年降糖药不理想。身常热，多汗出，口干渴多饮，亦觉乏力，食较多，尿多，大便略干。舌红、苔少白，脉数实。

辨治：上肺、中胃、下肾火旺阴伤，气亦有虚。拟用苦寒清热坚阴，益气敛阴，平和五行生态，以复正常生化。

处方：黄柏 100 g，黄连 150 g，黄芩 80 g，葛根 150 g，天花粉 150 g，苦瓜根 150 g，荔枝核 150 g，玉竹 150 g，丹参 150 g，生晒参 150 g，山药 10 g，鸡内金 30 g。1 剂，共为细面，与猪胰子 10 副共捣如泥、烘干，此为连胰散，每日 3 次，每次 15 g。食用降糖保养法 1 号：以其无肾病，早半斤牛奶，一个煮鸡蛋；中午主食粗粮二两，蔬菜多益善；晚半斤牛奶，加麦片（适当运动，或游泳、或慢跑、或快走、或太极拳等。忌甜、腻、酒）。

如上调治月余，诸症消除，3 个月取消西药，空腹血糖正常，糖化血红蛋白近平，半年康复。

糖尿病，合并冠心病心肌缺血

张某，女，50 岁，包头市人。

初诊：2009 年 10 月 9 日。患者，空腹血糖常为 8.2 个单位，餐后 2 小时血糖为 10 个单位，咽干，口苦渴喜饮，食亦较多，胸闷憋气，偶发心绞痛，两胁微胀不舒，不时疲倦乏力，大便干，小便黄。舌红暗、苔少黄，脉弦数。

辨治：肺胃燥热，喜饮消谷；心瘀气虚，失主血脉；肝失疏泄，气血郁瘀，兼有脾虚，生化异常。拟用清肺润燥，泻胃传导，疏肝健脾，益心化瘀通脉。

处方：知母 15 g，生石膏 20 g，葛根 30 g，天花粉 15 g，生晒参 30 g，麦冬 15 g，

五味子 10 g，丹参 30 g，三七块 10 g，玉竹 15 g，黄连 10 g，生白芍 15 g，苦瓜根 15 g，荔枝核^碎20 g，僵蚕 10 g，旋覆花 10 g，茜草 10 g，合欢皮 15 g。8 剂，水煎服日 1 剂。忌糖，甜，多食蔬菜，少食细粮宜粗粮，勿太饱。多运动，勿剧烈。

二诊：2009 年 10 月 18 日。患者服药 5 剂后咽干，口苦渴喜饮已平，食多亦减。现胸闷憋气已轻，心绞痛未作，两胁亦舒，空腹血糖、餐后 2 小时血糖近平。此收显效，且肺金、中土、肝木、心火、肾水五行生态改观，平衡有望，继服前方 8 剂，服法同前。

三诊：2009 年 10 月 28 日。患者诸症近平，平复，血糖空腹常为 4～6.4 个单位，餐后 2 小时血糖常为 6.6～7.4 个单位，空腹血糖正常，糖化血红蛋白近平，舌暗红已减、苔转薄白，其脉弦数势缓。前方 2 剂，共为细面，每日 3 次，每次 20 g，沸水冲焗，待温餐前服。控制饮食。

糖尿病

贺某，女，52 岁，包头市人。

初诊：2012 年 5 月 10 日。患者糖尿病 1 年余，空腹血糖常为 6.8 个单位以上，餐后 2 小时血糖为 8.6 个单位以上，未用西药口苦，渴饮，食亦不减，觉身热，汗多，亦觉疲乏。大便实，小便黄。舌红、苔白干，脉数。

辨治：胃有燥热，功能亢奋，而致口苦、多饮，能食；脾虚生化异常而糖高，兼以肾阴虚而火旺，诸症由生。拟用滋阴泻火，苦寒坚阴，健脾运化。

处方：知母 15 g，生石膏 20 g，生晒参 20 g，山药 15 g，葛根 20 g，天花粉 15 g，黄连 10 g，黄柏 15 g，苦瓜根 15 g，荔枝核^打20 g，生黄芪 15 g，丹参 15 g，鸡内金^{研,冲}6 g，五味子 10 g。8 剂，水煎服，日 1 剂。改变平素饮食习惯，建议早晨半斤牛奶，一个煮鸡蛋；中午二两内粗粮窝头（或饼子）：黄豆面、黑豆面、山药面、荞面，多食绿色蔬菜；晚上半斤牛奶，少许菜、窝头。此称降糖保养饮食 2 号。安排适量运动，或跳舞，或太极拳，或快走。

二诊：2012 年 5 月 20 日。患者口苦、渴饮已平，食亦复常，自觉身热、汗多已减，二便如常。治切病机，继服前方 8 剂，服法同前。

三诊：2012 年 5 月 30 日。患者诸症平复，血糖基本降至正常，空腹血糖为 4.2～6.4 个单位，餐后 2 小时血糖在 6.1～7.2 个单位之间。舌红已减、苔薄白润，其脉数势缓。治使上药 5 剂，共为极细面，每日 3 次，每次 15 g，沸水冲焗，临饭前服。

如上调治 4 个月，血糖多次检查正常，空腹血糖正常，糖化血红蛋白近平，身体康复。

糖尿病，合并高血压

王某，男，45 岁，包头市人。

初诊：2012 年 3 月 29 日。患者空腹血糖 7.4 个单位，餐后 2 小时血糖 8.8 个单位）不愿服西药。头昏常晕，目胀涩，身阵热易汗，面赤，不时胸闷憋气，心悸。口干喜饮，食较多，大便微干，2 日 1 行，小便黄。舌红、苔黄白相间，脉弦数。

辨治："诸风掉眩皆属于肝"，肝之风热菀郁头目，阳亦上亢壅塞，血气不利。肺、胃燥热内蕴，伤津消谷，以致口干喜饮，食多，传导不利。复加心热壅郁，脉络壅滞，失主血脉，以致胸闷憋气、心悸。肝木、中土、心火五行生态失衡，诸症生焉。拟用平肝息风，清利头目，潜阳益阴，清热泻胃，清心活络。

处方：天麻 15 g，地龙 15 g，川芎 10 g，赤芍 15 g，白芍 15 g，菊花 30 g，生龙骨 30 g，生牡蛎 30 g，磁石 20 g，丹参 15 g，银杏叶 10 g，炙甘草 10 g，生地黄 15 g，苦参 10 g，葛根 15 g，天花粉 15 g，山药 15 g，黄连 10 g，黄柏 15 g，苦瓜根 15 g，荔枝核^打15 g，僵蚕 10 g。6 剂，水煎服，日 1 剂。饮食忌肥甘，尤其糖、甜水果。宜食降糖保养饮食 2 号。适当运动，可游泳、快走、慢跑、打太极拳等。

二诊：2012 年 4 月 6 日。患者头晕头昏、目胀涩已轻，身热易汗已解，胸闷憋气已减，心悸未觉。口干喜饮已轻，饮食复常，二便通利。治已收效，继服前方 6 剂，服法同前。

三诊：2012 年 4 月 14 日。患者头目清利，血压正常，胸闷憋气已失，心悸已无，饮、食复常，二便正常，血糖平复（空腹血糖 4.6 ~ 6.3 个单位；餐后 2 小时血糖 5.6 ~ 7.2 个单位）。舌红已减、苔薄白，其脉弦数势缓。予上药 4 剂，共为极细面，每日 3 次，每次 15 g，沸水冲焗，餐前温服。

如上坚持 4 个月，血压平稳，血糖正常，空腹血糖正常，糖化血红蛋白近平。

糖尿病，合并心肌缺血、慢性胃炎

杨某，男，41 岁，包头市人。

初诊：2013 年 10 月 13 日。患者糖尿病 3 年（用西药降糖药不理想，空腹血糖常为 6.8 ~ 8.2 个单位，餐后 2 小时血糖常为 7.8 ~ 12 个单位）面色无华，形虚乏力，心慌气短，胸闷憋气。脘胀纳减，嗳气，口苦咽干，喜饮，大便微干，小便黄利。舌偏红、苔白干厚，脉虚数。

辨治：脾虚运化变异，胃实热郁食滞，传导失常。心气虚夹瘀，失主血脉。肝郁失于疏泄。拟用健脾运化，清胃消导，苦寒坚阴，补心气，通心络，疏肝解郁。各司其属，整体治疗，法相通，药协从。

处方：生晒参 15 g，麦冬 15 g，五味子 10 g，丹参 15 g，银杏叶 15 g，黄芪 20 g，黄连 12 g，黄柏 15 g，苦瓜根 15 g，荔枝核^打20 g，石斛 15 g，山药 15 g，焦槟榔 15 g，鸡内金 10 g，旋覆花 10 g，茜草 15 g，降香 10 g。8 剂，水煎服，日 1 剂，忌肥、甜物，建议食降糖保养饮食 2 号。多做运动。

二诊：2013 年 10 月 22 日。患者治收显效，服上 5 剂后，血糖明显下降，空腹血糖 5.2 个单位，餐后 2 小时血糖 6.8 个单位，脘胀近平，嗳气、口苦咽干已消，喜饮已减，心慌气短好转，胸闷憋气轻微，二便通调。舌红有减、苔白不干，其脉虚数势缓。继服前方 8 剂，服法同前。

三诊：2013 年 11 月 2 日。患者诸症基本平复，多次检查血糖正常，空腹血糖正常，糖化血红蛋白近平，为巩固计，继服前方 4 剂，共为细面，每日 3 次，每次 15 g，沸水冲焗，饭前服，饮食宜忌同前。

如此调治 4 月余，而康复。

糖尿病，合并肾病、颈椎病

任某，男，29 岁，包头市人。

初诊：2014 年 11 月 20 日。患者糖尿病 3 年，肾病 1 年余。头时晕，体位变动时明显，颈部疼痛，转动不利。身体乏力，饮食减少，腰酸，咽干，两小腿浮肿，小便黄少，尿蛋白（＋＋＋），大便可。舌红、苔少白，脉沉数。

辨治：厥阴风热菀郁头目，血气不利。颈部经输阻痹，筋肌拘急；肺、胃燥热伤阴，脾虚运化失司；肾虚通关不利，湿热蕴郁，失于藏精、主水。拟用平肝息风，清利头目；通经活络，解肌舒筋；苦寒坚阴，健脾运化；滋肾通关，利水固精。

处方：天麻 15 g，地龙 15 g，川芎 15 g，菊花 15 g，茺蔚子 15 g，葛根 30 g，威灵仙 15 g，延胡索 15 g，党参 15 g，黄芪 20 g，山药 15 g，山茱萸 15 g，知母 15 g，黄柏 15 g，肉桂 10 g，白茅根 30 g，猪苓 15 g，瞿麦 15 g，苦瓜根 15 g，荔枝核^打15 g，爵床 10 g，芡实 10 g。10 剂，以其肾功能尚好，建议服用降糖保养 2 号饮食，适当运动。

二诊：2014 年 12 月 2 日。患者头目清利，头晕已失，颈部痛微，转动较好。身体力加，精神有振，饮食复常，血糖空腹常为 4.6～6.6 个单位，餐后 2 小时血糖 6.8～8.4 个单位，浮肿已消，尿蛋白（＋＋），大便调。治已取效，继服前方 10 剂。药后诸症基本消失，但空腹血糖多在 5～6.4 个单位，餐后 2 小时血糖常为 6.4～7.4 个单位，尿蛋白（＋～＋＋）。舌红已减、苔白薄，其脉弦数势缓。

处方：生晒参 15 g，生黄芪 20 g，山药 15 g，山茱萸 15 g，知母 15 g，黄柏 20 g，

肉桂 10 g，水蛭粉^冲5 g，苦瓜根 15 g，荔枝核^碎15 g，芡实 10 g。

使用上方隔日 1 剂，配用降糖保养饮食 2 号，又调治 3 个月，糖尿病、肾病平复，多次检查，尿无蛋白，血糖正常，空腹血糖正常，糖化血红蛋白近平。此治糖尿病、肾病，得益于平肝疏肝，补脾坚阴，滋肾通关，调整肝木、中土、肾水体内五行整体生态平衡。

糖尿病，合并高血脂

冯某，男，56 岁，包头市人。

初诊：2015 年 5 月 18 日。患者糖尿病 3 年，使用西药不理想，空腹血糖 8.2 个单位，餐后 2 小时血糖 12 个单位。形体肥胖，肚腹隆起，面色暗红，头目不利，时昏时晕，胸闷憋气。口干渴，食亦多，亦觉身热，乏力，腰酸腿软，大便微干，小便黄。舌红、苔少白，脉弦数。

辨治：厥阴风热菀郁头目，血气不利；阳明燥热灼阴，脾虚生化亦异；心虚络阻，失主血脉；肾阴已虚，失充腰腿筋骨。拟用平肝息风，通利头目；苦寒坚阴，健脾生化；滋阴益精，活络通心。

处方：天麻 15 g，地龙 15 g，川芎 15 g，赤芍 15 g，白芍 15 g，菊花 15 g，蝉蜕 10 g，乌梢蛇 10 g，黄连 15 g，黄柏 15 g，苦瓜根 15 g，荔枝核^碎15 g，僵蚕 10 g，生黄芪 15 g，山药 15 g，生地黄 15 g，鸡内金 10 g，丹参 20 g，银杏叶 10 g，绞股蓝 15 g，沙苑子 10 g，黑豆 10 g。10 剂。水煎服，日 1 剂。食用降糖保养法 1 号，忌酒、糖、甜物、肥肉等。加以适合自己的运动。

二诊：2015 年 5 月 29 日。患者头目已清利，时昏时晕消失，胸闷憋气亦轻。口干渴、食多亦减，自觉身热、乏力、腰酸腿软亦轻，大便通润，小便自利。舌红已减、苔增薄白，其脉弦数势缓。血糖指标有降，空腹血糖 6.8 个单位，餐后 2 小时血糖 8.4 个单位。治收显效，此得益于治切病机，法相通，药协从，整体治疗。继服前方 10 剂，服法同前。

三诊：2015 年 6 月 11 日。患者肚腹隆起已减，头目清利，胸闷憋气消失。自觉身热已失，体力亦增，口干渴已解，食欲亦平，腰酸腿软亦解，二便通调，诸症基本平复。血糖指标近平，空腹血糖 6.4 个单位，餐后 2 小时血糖 7.4 个单位，血脂亦有明显下降。此治血脂、血糖，重在节源，改善饮食习惯，亦强调适合自己的运动，或快走，或小跑，或游泳，或打拳以耗能，既重疏泄，疏通排泄；又重调运化，改善运导，生化功能；既益气健脾，又苦寒泻胃坚阴。有肾证者调肾。使用上方上法，并随证调 3 个月，血糖指标正常，空腹血糖正常，糖化血红蛋白近平，血脂指标近平，体重已减 10 公斤，基本康复。

糖尿病，合并高血脂

杨某，男，33 岁，包头市人。

初诊：2015 年 10 月 31 日。患者（空腹血糖常为 7.1 个单位以上，餐后 2 小时血糖常在 8.6 个单位以上）身倦乏力，心慌气短，胸闷憋气，善太息，眠差，口苦咽干，自觉身热，不时汗出。消谷易饥，大便偏干，渴饮，小便黄利。舌偏红，有瘀色、苔少，脉细数。

辨治：脾虚生化异常而弱，胃有燥热消谷太过而强，复加心气亏虚而心络瘀滞，失主血脉；肝郁失于疏泄；肾虚水火不能既济。拟用益气健脾强化，苦寒坚阴平胃；补心血通瘀络，润肝以助疏泄，理肾以水火既济。

处方：生黄芪 30 g，山药 15 g，白扁豆 10 g，鸡内金 10 g，苦瓜根 15 g，荔枝核^打 15 g，番石榴 10 g，黄连 10 g，黄柏 15 g，生晒参 15 g，麦冬 10 g，五味子 10 g，丹参 20 g，银杏叶 15 g，荷叶 10 g，合欢皮 10 g，绞股蓝 15 g，知母 10 g，肉桂 10 g，首乌藤 10 g。8 剂，水煎服，日 1 剂，配用降糖保养饮食 2 号，和适用自己的运动（快走、跑步、打拳、游泳等）。

二诊：2015 年 11 月 10 日。患者体倦乏力好转，心慌气短、胸闷憋气轻微，善太息近平，睡眠好转。口苦咽干、身热汗出大减，消谷善饥近平，二便通利。血糖指标明显下降。治已收效，切合病机，继服前方 8 剂，服法同前。

三诊：2015 年 11 月 20 日。患者形体力增，饮食有制，身热汗出、口苦咽干已平，睡眠亦安，心慌气短、胸闷憋气等症已平复，二便通调。舌淡红、苔薄白，其脉细数势缓。多次血糖指标近平：空腹血糖 5.2 ~ 6.3 个单位，餐后 2 小时血糖 5.4 ~ 6.7 个单位，空腹血糖正常，糖化血红蛋白近平，血脂亦有明显下降。

继用此方调治月余，身体康复。

糖尿病，合并心肾功能受损

周某，女，70 岁，包头市人。

初诊：2014 年 5 月 18 日。患者咽干口燥，口渴多饮，食谷善饥，腹胀便秘，胸闷憋气，心悸动。小便黄少，双下肢浮肿，空腹血糖 7.8 个单位，餐后 2 小时血糖 9.4 个单位，肾功能受损，血肌酐、尿素氮高。舌暗红、苔厚腻，脉沉数。

辨治：肺胃燥热，失于润导；心气亏虚、血瘀、失主血脉；湿热壅瘀于肾，关窍不利。拟用清泻肺胃，润燥通导；益气强心，化瘀活络；滋肾通关，化瘀利湿；苦寒坚阴，益气生化。

处方：知母 20 g，生石膏 30 g，天花粉 15 g，葛根 15 g，麦冬 15 g，生晒参 15 g，丹参 20 g，毛冬青 15 g，生黄芪 15 g，黄连 15 g，黄柏 15 g，苦瓜根 15 g，荔枝核^打 15 g，生槟榔 15 g，莱菔子 15 g，火麻仁 15 g，山茱萸 15 g，山药 15 g，水蛭粉^冲4 g，肉桂 10 g，猪苓 15 g，白茅根 30 g，车前子 10 g，泽兰叶 15 g。10 剂，水煎服。日 1 剂。嘱其低蛋白、低肉、鱼、蛋、奶，忌糖及甜物。

二诊：2014 年 5 月 30 日。患者已收显效，咽干口燥、口渴多饮、食谷善饥均已缓解，腹胀已消，大便已通畅，胸闷憋气轻微，心动悸偶发。小便通利，双下肢浮肿近消，血糖指标下降，空腹血糖 6.4 个单位，餐后 2 小时血糖 7.6 个单位，舌暗红已减、苔白不腻，其脉沉数势缓。继服前方 10 剂，服法同前。

三诊：2014 年 6 月 12 日。患者诸症基本消退，多次检查空腹血糖 5.2 ~ 6.4 个单位，餐后 2 小时血糖在 5.8 ~ 7.4 个单位间，空腹血糖正常，糖化血红蛋白近平，血尿素氮已平，肌酐 48. 微克/升。

继用前方随证微调，隔日 1 剂，调整 2 个月，各项指标复平，患者体质改变。

糖尿病，合并颈椎病

朱某，男，54 岁，包头市人。

初诊：2017 年 9 月 19 日。患者糖尿病、颈椎病，不愿服西药治疗。现身倦乏力，面色无华，口苦烦热，消谷渴饮，头昏时晕，颈部酸痛，转动尤显。胸闷太息，大便略干，小便黄利。舌红、苔白厚，脉弦数。

辨治：脾弱胃强，脾弱者气不足，生化不彻底而糖有余，胃强者气盛有热，消谷善饥，摄取太过而糖多。颈部经络阻滞，筋肌不利；肝郁不舒，气血不畅。中土、肝木生态失衡，诸症由生。拟用益气健脾以促生化；苦寒坚阴，泻胃传导；解肌舒筋，通经活络，理气行滞。

处方：生晒参 15 g，生黄芪 15 g，山药 15 g，茯苓 10 g，鸡内金 10 g，白扁豆 10 g，黄连 10 g，黄芩 15 g，苦瓜根 15 g，荔枝核^碎15 g，僵蚕 10 g，葛根 30 g，天花粉 15 g，延胡索 15 g，赤芍 15 g，白芍 15 g，川芎 10 g，白菊花 20 g，旋覆花 10 g，茜草 15 g，降香 10 g。8 剂，水煎服，日 1 剂。宜食降糖保养 1 号，亦选择适宜自己的运动。

二诊：2017 年 10 月 1 日。患者身体力加，精神有振，口苦烦热近消，消谷渴饮近平，头昏时晕不显，颈部酸痛得解，转动比较自如。胸闷善太息近日未作，二便通利。舌红有减，舌苔白厚转薄，其脉弦数势缓。治得显效，继服前方 8 剂，服法同前。

三诊：2017 年 10 月 10 日。患者诸症基本平复，血糖指标近平，空腹血糖 5.2 ~

6.4个单位，餐后2小时血糖为6.2~7.4个单位，糖化血红蛋白近平。继用此方随证调治近月，各项治标正常，身体康复。此治糖尿病，重在节源，饮食高蛋白，低糖；尤重健脾强化，苦寒坚阴泻胃，饮食平而减糖，并且苦寒走血，清理血分。又治肝疏泄，疏通以促排泄，改善生态，便糖入少而排多、分解多。

糖尿病，合并高血压、心肌缺血、失眠、颈椎病

白某，女，55岁，包头市人。

初诊：2018年3月14日。患者头昏，不时而晕，两目亦胀，颈部疼痛，牵引两肩，头转动颈痛加重。失眠心烦，胸闷憋气，口苦咽干，身热汗出。口渴多饮，饮食偏多，大便微干，小便黄利。舌红有瘀色、苔薄黄，脉弦数。时压160/100mmHg，腔腹血糖7.6个单位，餐后2小时血糖10.2个单位。

辨治：厥阴风热菀郁头目，血气不利；颈部经络不输，筋肌拘紧；心虚阳不平秘，精神不治而少寐，复加心络失通，失主血脉；脾弱气虚而生化不尽，糖失转化；胃能消谷善饥多饮而糖源亦多。下焦湿热壅郁，失于决渎而小便不利。拟用平肝息风，清利头目；活络通痹，解肌舒筋；养心活络，秘阳安神；益气健脾强化，苦寒坚阴泻胃消导；清利湿热，决渎利尿。拟用平肝息风，清利头目；活络通痹，解肌疏筋；养心活络，秘阳安神；益气健脾强化，苦寒里阴泻胃消导；清利湿热，决渎利尿。

处方：天麻15g，地龙15g，钩藤[后下]40g，川芎15g，赤芍15g，白芍15g，菊花15g，夏枯草15g，炒酸枣仁15g，生龙骨30g，生牡蛎30g，生铁落20g，炙甘草10g，生地黄15g，玉竹15g，丹参15g，银杏叶10g，葛根20g，防己15g，延胡索15g，生黄芪15g，黄连10g，黄柏15g，黄芩15g，苦瓜根15g，荔枝核10g，猪苓10g，泽泻10g，龙胆草10g。10剂，水煎服，日1剂。嘱食降糖保养法2号，忌糖、甜、腻，少盐。加强适用自己的活动，或快走，或跳老年舞等。

二诊：2018年3月26日。患者头目清利，血压135/90mmHg。颈部疼痛缓解，头转动比较自由。睡眠已安，心烦已消，胸闷憋气轻微。口苦咽干大减，身体汗出已平，口渴多饮、食饥顿减，二便通利。舌红已减、苔转薄白，其脉弦数势缓。血糖显降：空腹血糖5.6~6.4个单位，餐后2小时血糖6.6~7.4个单位。糖化血红蛋白5.6个单位。继服前方10剂，服法同前。

三诊：2018年4月8日。患者头目清利，血压125/80mmHg。颈部已舒，活动自如。睡眠安好，心胸已舒，身热汗出已除，渴饮已平，饥感已除。血糖平稳，空腹血糖正常，糖化血红蛋白近平，继服前方5剂，隔日1剂，水煎服。此治糖尿病、高血压、心肌缺血、失眠、颈椎病，得益于整体治疗，各司其属，各得所宜，法相通，药协从，相得益彰。改善饮食习惯，而用降糖保养2号亦很重要。

糖尿病，合并颈椎病、心肌缺血、前列腺炎

刘某，男，47岁，包头市人。

初诊：2017年11月16日。患者身倦乏力，脘胀不舒，口干苦，渴欲饮，饥欲食，均偏多。颈疼痛，心不时闷痛，含速效救心丸得解。腰酸，小便频数，不利，大便不爽。舌红、苔白厚，脉数。空腹血糖6.8个单位，餐后2小时血糖10.8个单位。

辨治：胃强脾弱，胃强有热，故消谷渴饮，口干苦，血糖高；脾弱气虚，运化不及，糖储蓄而血糖高，复加心络瘀滞，肾虚夹有热蕴郁，以致小便不利，心胸闷痛。拟用健脾强化，苦寒泻胃坚阴以平。解肌舒筋输经，化瘀活络通心，滋肾通关，清利湿热。

处方：生晒参15 g，山药15 g，焦三仙各10 g，黄连10 g，黄柏15 g，苦瓜根15 g，荔枝核[碎]15 g，僵蚕10 g，葛根20 g，威灵仙15 g，延胡索15 g，炙甘草10 g，生地黄15 g，丹参20 g，三七块8 g，山茱萸15 g，怀牛膝20 g，猪苓15 g，泽泻15 g，龙胆10 g，王不留行10 g。8剂，水煎服，日1剂。食用降糖保养2号，选择适宜运动（快走、跑步、游泳、太极拳等）。

二诊：2017年11月26日。患者饮食控制较好，近日不觉干苦，饥饿感欲平。颈痛缓解，转动尚好。心闷痛偶作，腰酸缓解，二便通利，血糖始降，初见成效，继服前方8剂，服法同前。

三诊：2017年12月30日。患者诸症基本平复，心闷痛未作，血糖连测指标得解，空腹血糖常为4.6～6.6个单位，餐后2小时血糖为5.6～6.8个单位，糖化血红蛋白近平。继服前方8剂，隔日1剂。

后又以此法调治月余而康复。

糖尿病，合并肾病

孔某，女，70岁，包头市人。

初诊：2018年4月29日。患者神疲乏力，面色萎黄，心下痞满，嗳气纳减，口苦咽干，牙痛。腰酸痛，下肢浮肿，大便干，小便黄赤，尿蛋白（＋＋）、潜血（＋）。舌红、苔白厚，脉沉细。

辨治：脾虚，运化不足，胃实，湿热食郁，传道不及。肾虚，夹有湿热壅郁，虚则精关不固，实则气化不利，决渎不行。拟用益气健脾以强运化；苦寒坚阴泻胃以壮消导；兼以强肾通关，固精利尿。

处方：生晒参15 g，瓜蒌10 g，黄连10 g，半夏10 g，焦槟榔10 g，焦三仙各10 g，

苍术 10 g，白术 10 g，生黄芪 20 g，黄柏 15 g，苦瓜根 15 g，无莿根 10 g，知母 15 g，肉桂 10 g，益母草 15 g，白茅根 30 g，玉米须 15 g，瞿麦 15 g，马鞭草 10 g，爵床 10 g。8 剂，水煎服，日 1 剂。

二诊：2018 年 5 月 10 日。患者心下痞满已消，饮食复常，嗳气已去，口苦咽干、牙痛近平。腰酸痛已微，浮肿已消，二便通畅。治切病机，已见疗效。继服前方 8 剂，服法同前。

三诊：2018 年 5 月 20 日。患者诸症基本平复。空腹血糖 5.4 个单位，餐后 2 小时血糖 7.2 个单位。尿蛋白（＋），潜血（－）。继服前方 8 剂，隔日 1 剂，水煎服。

四诊：2018 年 12 月 2 日。患者自述，上次治疗后半年余身体尚好，食、睡均佳，体重亦增，空腹血糖多在 5 个单位左右，餐后 2 小时血糖多在 5.6～6.5 个单位，糖化血红蛋白正常，尿蛋白（－）、潜血（－）。1 周前曾感冒，感冒症状虽退，但血糖偏高，尿蛋白（＋），潜血微量，又觉身体乏力，胃亦不舒，大便不畅，小便黄赤。细查确系复发，继服前方 8 剂，每日 1 剂，水煎服。

此后循证加减调治近月，诸症平复，各项指标多次检查正常。

糖尿病，合并失眠

杨某，女，54 岁，包头市人。

初诊：2018 年 10 月 28 日。患者空腹血糖 6.8 个单位，餐后 2 小时血糖 8.8 个单位，身疲乏力，身热多汗，口渴多饮，消谷善饥，心烦失眠，头昏目胀。大便干，小便黄少。舌红、苔少白，脉弦数。

辨治：脾弱胃强，脾气虚而生化不及糖有余，津不足；胃有燥热而渴饮善饥则增糖源。热盛蒸阴而为汗；心虚热扰，阳不平秘而失眠。厥阴热菀于头目，血气不利而头昏目胀。拟用健脾壮运强化，苦寒坚阴清热以平胃，养心镇静秘阳，清利头目。

处方：生晒参 15 g，生黄芪 20 g，黄连 10 g，黄柏 15 g，黄芩 15 g，苦瓜根 15 g，荔枝核^碎15 g，僵蚕 10 g，黄精 15 g，石斛 15 g，炒酸枣仁 15 g，丹参 15 g，生龙骨 30 g，生牡蛎 30 g，川芎 10 g，赤芍 15 g，白芍 15 g，菊花 15 g，女贞子 10 g，淡竹叶 10 g。10 剂，水煎服，日 1 剂。宜食降糖保养 2 号，增强适宜活动。

二诊：2018 年 11 月 8 日。患者身热多汗已止，渴饮、善饥欲平。心烦已去，睡眠能安。头昏目胀亦微，二便通利。舌红已减、苔生薄白，其脉弦数势缓。空腹血糖 4.7 个单位，餐后 2 小时血糖 7.8 个单位。继服前方 10 剂，服法同前。

三诊：2018 年 11 月 20 日。患者诸症基本平复，空腹血糖 4.2 个单位，餐后 2 小时血糖6.8个单位，糖化血红蛋白近平，继服前方10剂，隔日1剂，水煎服。

此后调治近月，各项指标多次检查均正常。

糖尿病，合并高血压、颈椎病、失眠

董某，女，66岁，包头市人。

初诊：2017年4月10日。患者头昏，时晕，头痛，目涩，颈部疼痛，转动痛重牵肩。心烦易怒，少寐多梦。口苦渴饮，消谷善饥。大便微干，小便黄。舌红、苔白干，脉弦数。血糖：空腹7.2个单位，餐后2小时8.8个单位。

辨治：风热阳督头目，血气不利；颈部经脉阻滞，筋肌拘紧；心虚热扰，阳不平秘，心神不治；胃有燥热，消谷善饥而亢奋，系高糖之源，脾虚运化不及，系高糖之根。拟用平肝潜阳息风，清利头目；解肌舒筋，通经活络；养心清热，阳秘安神；益气健脾强化，苦寒坚阴泻胃以平消导。

处方：天麻15g，地龙15g，钩藤40g，川芎15g，赤芍15g，白芍15g，菊花15g，夏枯球15g，炒酸枣仁15g，生龙骨30g，生牡蛎30g，生铁落30g，炙甘草10g，生地黄15g，丹参15g，葛根30g，防己15g，延胡索15g，生黄芪20g，苦瓜根15g，荔枝核^扞20g，僵蚕10g，黄连15g，黄柏15g。8剂，水煎服，日1剂，食降糖保养2号，选择适宜自己的运动，调心态，养神志。

二诊：2017年4月20日。患者头昏、头晕近平，头痛亦微，血压136/84mmHg。颈痛亦轻，转动比较松快。夜能安睡，烦热已去，口苦咽干缓解，消谷善饥、渴饮近失，二便通调。血糖明显下降，空腹血糖6.4个单位，餐后2小时血糖7.4个单位。继服前方8剂，服法同前。

三诊：2017年4月30日。患者头目清利，头症全无，血压已平。颈部亦舒，转动自如。睡眠已安，口苦咽干消失，消谷善饥、渴饮已平，血糖亦平，空腹血糖5.2个单位，餐后2小时血糖6.2个单位，空腹血糖正常，糖化血红蛋白近平。舌红已减、苔转薄白，其脉弦数势缓。为巩固计，继服前方5剂，隔日1剂，水煎服。

糖尿病，合并高血压、心肌缺血

院某，女，76岁，包头市人。

初诊：2018年6月25日。患者空腹血糖7.1个单位，餐后2小时血糖9.2个单位，头昏，时晕，两目干涩，心慌气短，阵发胸闷憋气。口苦咽干，渴欲饮水，食欲不减，大便略干，3~4日1行，小便黄。舌暗红、苔白，脉弦数。

辨治：年事已高，脏器组织老化，五行生态失衡，自稳调节亦差，现厥阴风热阳

亢菀督于头目，气血不利。心虚络阻，失主血脉。胃有燥热，作用强亢，消渴善饥而蕴糖源，脾虚运化不及，不能消糖运化。拟用清利头目，化瘀通络，苦寒坚阴，清胃泻导，健脾益气，强化降糖。

处方：天麻15 g，地龙15 g，钩藤40 g，川芎15 g，赤芍15 g，白芍15 g，灯盏花8 g，菊花15 g，夏枯草15 g，生龙骨30 g，生牡蛎30 g，代赭石15 g，太子参15 g，麦冬15 g，五味子10 g，当归15 g，丹参20 g，银杏叶15 g，炙甘草10 g，生地黄10 g，玉竹15 g，生黄芪20 g，黄连10 g，黄柏15 g，苦瓜根15 g，荔枝核[碎]15 g，僵蚕10 g。10剂，水煎服，日1剂。食降糖保养2号。

二诊：2018年7月6日。患者头目清利，昏、晕近平，血压125/76mmHg，心慌气短、胸闷憋气轻微。口苦咽干已去，渴饮、消谷亦平，二便通调。舌暗红已减、苔薄白，其脉弦数势缓，继服前方10剂，服法同前。

三诊：2018年12月22日。患者自述上次治疗后近半年身体较好，血压不高，血糖正常，身无明显病症。近周不知何故，血糖已高，血压已高，头昏，头晕，失眠，心慌，阵发胸闷憋气，饮多，食加，恐是复发，请求再治。询查确是，继服前方10剂，日1剂，水煎服。

三诊：2019年1月3日。诸症明显改善，血糖、血压有降。继服前方10剂，水煎服，日1剂。

四诊：2019年1月15日。诸症平复，空腹血糖正常，糖化血红蛋白近平，血压平稳。予连胰散1剂，每日3次，每次15 g，饭前服，食降糖保养2号1个月。

追访半年未复发。

十一

腰椎病及其合并病证案

腰椎增生，坐骨神经痛

王某，男，48岁，天津市宝坻区人。

初诊：1970年4月6日。患者腰痛，活动不利，牵及腿痛，沿坐骨神经线（臀及腿后外侧）疼痛，且有冷感，足凉畏寒，腰腿疼痛拘紧，左重右轻。饮食尚可，二便尚调。舌有瘀色、苔白，脉弦。

辨治：肾阳不足，寒滞经脉，腰腿经络不通，且伤于骨；肝失疏泄，经脉不畅，且伤于筋。拟用温肾健骨，祛寒通络；养肝疏泄，活经舒筋。

处方：桑寄生15 g，续断15 g，补骨脂15 g，炮姜15 g，炙麻黄10 g，制川乌10 g，炙草乌10 g，生白芍20 g，炙甘草10 g，延胡索15 g，当归15 g，丹参15 g，制乳香10 g，制没药10 g。6剂，水煎服。

二诊：1971年3月18日。患者自述上次治疗后近1年身体尚好，腰腿不痛，近因劳累过度复发，查询确系，继服前方6剂。嘱勿过力，适劳逸，后追访1年未复发。

腰椎增生，坐骨神经痛

丁某，男，60岁，天津市宝城区人。

初诊：1970年9月7日。患者腰痛，右腿沿坐骨神经线疼痛，时如放电灼痛，脚麻、走路受限，抬腿加重。饮食可，咽干口苦，大便通，小便黄少。舌红、苔腻，脉弦数。

辨治：年60岁，已进肾虚之年，湿热壅阻肾之外府及其经络；肝体不足，其筋亦急，经络失畅。湿热阻滞，上咽不利，下尿热黄。拟用补肾壮腰，清热祛湿通痹，养肝柔筋，利咽排热。

处方：苍术15 g，黄柏20 g，怀牛膝30 g，熟地黄15 g，千年健15 g，海桐皮15 g，当归15 g，生白芍15 g，炙甘草10 g，延胡索15 g，全蝎[研,冲]6 g，桔梗10 g，路路通15 g，木瓜15 g。5剂，水煎服，日1剂。

二诊：1970 年 9 月 13 日。患者服上药 3 剂后腰腿痛得到缓解。现腰腿痛若失，活动比较自如，放射痛消失。咽干、口苦消失，小便清长。舌红已减、苔黄腻已失而见薄白，其脉弦数势缓。治切病机，其效显然，再予原方 5 剂，隔日 1 剂，水煎服。

腰椎增生，坐骨神经痛

朱某，男，67 岁，赤峰市宁城县人。

初诊：2004 年 3 月 27 日。患者腰痛较剧，活动受限，牵引腿痛，沿臀及大腿与小腿后侧及足（坐骨神经线）疼痛，拘急，两腿如是，活动受限。饮食尚可，二便尚调。舌有瘀色、苔白，脉沉迟。

辨治：肾虚失于主骨，精亏失于壮腰；肝瘀筋急，经络阻滞，不通则痛。拟用补肾填精，强壮筋骨，活血疏风，通痹止痛。

处方：川续断 20 g，鹿角胶 10 g，桑寄生 30 g，怀牛膝 30 g，苍术 30 g，鸡血藤 30 g，络石藤 15 g，延胡索 20 g，乌梢蛇 15 g，全蝎$^{研，冲}$5 g，伸筋草 15 g，千年健 15 g，独活 15 g。6 剂，水煎服，日 1 剂。

二诊：2004 年 4 月 4 日。患者服上药 4 剂后腰腿疼痛缓解。现腰腿活动比较轻利，仅用力时尚有顿痛。饮食尚好，二便正常。舌瘀有减、苔薄白，其脉沉迟亦有起色。已见成效，除其病痛指日可待。继服前方 6 剂，前 3 剂每日 1 剂，后 3 剂隔日 1 剂，水煎服。

腰腿痛，合并左踝关节肿痛

焦某，女，34 岁，天津市宁河区人。

初诊：1976 年 8 月 4 日。患者平素腰痛，活动加重、受限，牵引右腿自上而下沿坐骨神经线痛，时有右趾麻，累则加重。近 1 周左踝关节热肿疼痛，活动受限。饮食可，二便通利。舌质正常、苔白，脉虚数。

辨治：肝肾有虚，筋骨不健，复加经络阻滞，不通则痛，左踝湿热壅郁，气血不畅，诸症由生。拟用补肾壮骨，柔肝舒筋，行经通痹，清热祛湿，消肿止痛。

处方：桑寄生 30 g，续断 20 g，怀牛膝 30 g，生白芍 30 g，炙甘草 15 g，鸡血藤 30 g，延胡索 20 g，独活 15 g，千年健 20 g，伸筋草 20 g，苏木 15 g，全蝎$^{研，冲}$5 g，蜂房 15 g，土茯苓 20 g，防己 15 g，木瓜 10 g。6 剂，水煎服，日 1 剂。

二诊：1976 年 8 月 12 日。患者腰腿疼痛大减，牵引痛不显，趾麻亦轻，左踝关节肿痛近平。继服原方 6 剂，水煎服。

随后追访半年未复发。

腰椎增生，合并颈椎病

王某，男，38 岁，赤峰市宁城县人。

初诊：2004 年 4 月 26 日。患者腰腿持续性疼痛，腰痛牵引腿疼，腿痛以后外侧（坐骨神经线）痛为主，双足亦凉。头时晕，体位变动时明显，两目干涩，颈痛，肌肉拘紧，转动不灵活。饮食尚好，二便均调。舌偏红夹瘀色、苔白，脉弦数。

辨治：风热壅郁头目，血气不畅；颈部经络瘀阻，筋肌不利；筋骨不健，风寒邪阻，经络痹涩。拟用平肝息风，清利头目；通经活络，解肌舒筋；补肾健骨，祛邪通痹。

处方：天麻 15 g，地龙 15 g，川芎 15 g，赤芍 15 g，白芍 15 g，菊花 30 g，白蒺藜 15 g，夏枯球 15 g，葛根 30 g，防己 20 g，延胡索 30 g，桑寄生 30 g，怀牛膝 30 g，千年健 15 g，鸡血藤 30 g，石楠藤 15 g，伸筋草 30 g，全蝎粉[冲] 6 g，乌梢蛇 15 g，制川乌[先煎] 15 g，制草乌[先煎] 15 g，木瓜 10 g。7 剂，水煎服，日 1 剂。

二诊：2004 年 5 月 4 日。患者头目比较清利，头晕已去，目干涩不觉，颈痛缓解，转动比较灵活，尤其腰腿疼痛骤减，足凉亦去。之所以速效者，整体治疗，各司其属，各守其乡，各有所宜，并且法相通，药协从，相得而益彰。继服前方 7 剂，前 4 剂每日 1 剂，后 3 剂隔日 1 剂，水煎服。

坐骨神经痛，合并股骨炎

王某，男，14 岁，赤峰市宁城县人。

初诊：2007 年 4 月 12 日。患者身有低热，左大腿胀，热痛持续，阵发性左腿自上而下，沿后外侧放射痛至足，每活动加重，亦喜凉畏热，口干渴。饮食可，大便微干，小便黄。舌红、苔少白，脉弦数。

辨治：阳明热郁，左大腿经络壅滞，气血阻痹，诸症由生。拟用清泻阳明，通经活络通痹。

处方：知母 20 g，生石膏 30 g，苍术 15 g，黄柏 20 g，怀牛膝 20 g，忍冬藤 30 g，虎杖 15 g，防己 15 g，雷公藤 15 g，延胡索 20 g，秦艽 15 g，乌梢蛇 15 g，全蝎 8 g，鸡血藤 20 g，制乳香 10 g，制没药 10 g。6 剂，水煎服，日 1 剂。

二诊：2007 年 4 月 19 日。患者低热已去，口干渴消失，左大腿疼痛轻微。大便畅通，小便黄减。舌红已减，薄白苔，其脉弦数势缓。初见显效，治切病机，病平指日可待，继服前方 6 剂，水煎服。此后观察月余，未复发。

腰椎增生，坐骨神经痛

古某，男，45 岁，包头市人。

初诊：2017 年 7 月 30 日。患者腰腿痛，腰痛牵引腿痛，拘急由臀及大腿后外侧坐骨神经痛，不时放射痛。食欲一般，二便无异常。舌质色正常、苔白薄，脉弦细。

辨治：形体有虚，肾虚而骨不健，肝失柔疏而筋拘挛不利，复加腰腿经络阻痹，诸症由生。拟用补肾壮骨，柔肝疏泄，活络通痹。

处方：桑寄生 20 g，续断 15 g，怀牛膝 30 g，狗脊 15 g，白芍 30 g，炙甘草 15 g，乌梢蛇 15 g，全蝎粉^冲8 g，伸筋草 15 g，千年健 20 g，片姜黄 15 g，苏木 15 g，天麻 10 g，木瓜 10 g。6 剂，每日 1 剂，水煎服。

二诊：2007 年 8 月 7 日。患者服此方 4 剂，腰腿痛大减。现疼痛轻微，放射痛消失，两腿略觉力减。继服前方 6 剂，服法同前。

三诊：2007 年 8 月 15 日。患者腰腿疼痛消失，两腿行走力加。饮食正常，二便通调。其脉弦细亦有改善。继服前方 5 剂，隔日 1 剂，水煎服。再嘱勿过劳，适活动。

腰椎增生，腰椎间盘膨出

王某，男，38 岁，神木市人。

初诊：2017 年 10 月 11 日。患者腰腿疼痛 3 月余，近日加剧，腰痛牵引两腿后外侧坐骨神经痛，活动不利，动则加剧，时有足麻。饮食尚可，二便尚调。舌淡红、苔薄白，脉沉。

辨治：形弱有虚，肾虚腰府不充，骨不健。肝体虚，失于疏泄，而筋失柔健，复加腰腿经络阻痹，诸症由生。拟用补肾充腰健骨；养肝，柔肝，疏泄，理筋柔健；活络通痹止痛。

处方：熟地黄 15 g，鹿角霜 15 g，续断 15 g，补骨脂 15 g，防己 15 g，独活 15 g，延胡索 20 g，乌梢蛇 15 g，生白芍 20 g，炙甘草 15 g，当归 15 g，丹参 15 g，制没药 10 g，土鳖虫 10 g。8 剂，水煎服，日 1 剂。

二诊：2017 年 10 月 20 日。患者服药 6 剂后腰腿疼痛缓解，现痛轻微，活动较好，无明显牵引痛。继服前方 8 剂，前 4 剂每日 1 剂，后 4 剂隔日 1 剂，水煎服。

三诊：2018 年 4 月 16 日。患者服上药后半年余腰腿无疼痛，行走如常。近周来因劳累过度复发，询查确是。继服前方 8 剂，水煎服，日 1 剂。再嘱勿劳累，避剧烈活动。

后无再来，电话追询腰腿痛止。

腰椎增生，合并颈椎增生

宝某，女，64岁，包头市人。

初诊：2017年3月19日。患者头昏时晕，头不清利。颈部拘紧、疼痛，转动不利，伴有双手指关节胀痛。腰痛牵引右腿自臀沿后外侧痛。饮食尚可，二便尚调。舌边尖红、苔白，脉弦细。

辨治：女子年过七七，五脏老化，五体老化，筋骨不健，经脉不畅，自稳调节功能下降，筋肌不舒；肾肝亏虚，筋骨不健，复加经脉阻痹，体内肝木、肾水五行生态异常，诸症由生。拟用平肝息风，清利头目；解肌疏筋，活络解痉；补肝肾，强筋健骨，通痹止痛。

处方：天麻15 g，地龙15 g，川芎15 g，赤芍15 g，白芍15 g，菊花20 g，夏枯球10 g，葛根30 g，防己15 g，延胡索20 g，菝葜15 g，杜仲15 g，桑寄生15 g，肿节风15 g，鸡血藤15 g，蜣螂10 g，干蝎粉[冲]5 g，炒白芍15 g，炙甘草10 g。8剂，水煎服。

三诊：2018年4月29日。患者自述自上次治疗后近1年效果很好，头目清利，不昏不晕，颈部不痛，转动比较灵活，腰腿已不痛。近周因家务及活动太过，旧病复发，请求再治。查询确系，予前方10剂，前6剂每日1剂，后4剂隔日1剂，水煎服。

腰椎间盘膨出，合并颈椎病

李某，女，69岁，包头市人。

初诊：2011年1月12日。患者腰痛，仰俯转动受限，牵引两腿后外侧坐骨神经疼痛，行走不便，腿凉畏寒。头体位性眩晕，稍稳不动自止，头不清利。颈部疼痛，牵引上肢疼痛，手胀、指麻、晨重。食欲一般，二便正常。舌暗红、苔白，脉弦数。

辨治：年老有虚，肾虚而骨不健，肝虚疏泄不利而筋急不健，复加寒凝腰腿，经脉痹阻，肌肉拘急，腰腿痛生。风阳菀郁头目，血气不畅，颈部经络壅滞，筋肌不利，头、目、颈、肢、手部诸症由生。拟用补肝肾壮筋骨，通经散寒；清肝息风，清利头目；活血通络，解肌舒筋。

处方：熟地黄15 g，鹿角霜15 g，桑寄生15 g，怀牛膝30 g，炙麻黄10 g，炮姜15 g，肿节风15 g，独活10 g，乌梢蛇15 g，当归15 g，丹参15 g，鸡血藤15 g，血竭6 g，天麻15 g，地龙15 g，川芎15 g，生白芍15 g，炙甘草10 g，葛根20 g，防己15 g，伸筋草15 g，菊花20 g。10剂，水煎服，日1剂。

三诊：2018年5月13日。患者经上次治疗后7年来身体平稳，头目清利，颈部、腰腿无疼痛。近半月来随着年岁增长，再加劳累，旧病始有复发，请求再治，查询确系。继服前方 10 剂，前 6 剂每日 1 剂，后 4 剂隔日 1 剂，水煎服。

后电话追询，痛苦已失，自觉病平。

腰椎增生、腰椎间盘突出、腰腿痛

石某，女，50 岁，天津市宝坻区人。

初诊：2003 年 12 月 29 日。患者腰腿疼痛已久，近日加剧，腰痛如板直，不敢仰俯转动，牵引两腿疼痛由臀及腿后外侧至足，比较剧烈，行走不便，且拘紧畏寒喜温。饮食可，二便尚正常。舌淡红、苔白，脉沉迟。

辨治：久病多虚，肝肾不足，筋骨不健，复加寒凝经脉，气血痹阻，诸症由生。拟用补肾益肝，强健筋骨，祛寒活络，通痹止痛。

处方：续断 20 g，桑寄生 30 g，怀牛膝 30 g，制川乌[先煎]15 g，制草乌[先煎]15 g，骨碎补 15 g，生白芍 30 g，炙甘草 15 g，延胡索 20 g，鸡血藤 30 g，乌梢蛇 15 g，全蝎粉[冲]5 g，土鳖虫 10 g，薏苡仁 15 g，木瓜 10 g。8 剂，水煎服，日 1 剂。

二诊：2004 年 1 月 10 日。患者腰腿疼痛顿减，行走、活动仍痛已轻，拘紧亦轻，畏寒已去。苔白已薄，其脉沉迟势起。治切病证，病机，继服前方 8 剂，服法同前。

三诊：2016 年 4 月 6 日。患者自述上次治疗后两年余腰腿均好，无明显疼痛，行走自如，并能从事家务。近 5 日来，腰腿疼痛复发，请求再治。经诊询确实，原方再予 10 剂，前 6 剂每日 1 剂，后 4 剂隔日 1 剂，水煎服，嘱其适寒温，控劳逸，勿过度。

腰椎间盘突出，合并小关节病

李某，女，56 岁，赤峰市宁城县人。

初诊：2004 年 4 月 6 日。患者素有双手诸关节疼痛，微肿，每遇寒凉，劳作后加重。近 3 日突发腰腿痛，西医诊断为腰椎间盘突出，疼痛较为剧烈，活动受限，其痛由臀及足，基本沿坐骨神经线，腿足不温，畏寒。饮食尚可，二便通利。舌质略暗、苔白，脉弦紧。

辨治：岁过七七，脏器始衰，肝肾筋骨不健，复加劳损，又有风寒湿阻经络，气血痹阻不通，诸症由生。拟用补肝肾，壮筋骨，祛风寒湿，通痹止痛。

处方：桑寄生 30 g，怀牛膝 30 g，生白芍 30 g，炙甘草 15 g，延胡索 15 g，鸡血藤 30 g，宽筋藤 20 g，桂枝 12 g，知母 15 g，秦艽 15 g，防己 15 g，羌独 10 g，独活 10 g，蜣螂 10 g，僵蚕 10 g，全蝎 4 g，制川乌 15 g，制草乌 15 g（二乌先煎 1 小时）。5 剂，水煎服，日 1 剂。

二诊：2004 年 4 月 12 日。患者双手关节痛轻肿消，腰腿疼痛大减，腰可轻轻活动，双腿走路虽有轻痛但不受限。病症已平，再予原方 5 剂，服法同前。

未见再来，电话询问，病痛已除。正虚属体质，是根本，有一分虚，当补一分正。邪实是致病标宜祛邪，此是扶正祛邪兼施之道。

腰椎间盘突出、坐骨神经痛

李某，男，49 岁，赤峰市宁城县人。

初诊：2004 年 4 月 14 日。患者腰痛僵直，不得俯仰转动，疼痛剧烈，牵引双腿坐骨神经疼痛亦剧，伴双足麻，行走时腰以下亦拘紧，畏寒喜温。饮食尚好，二便亦调。舌质有瘀色、苔白，脉沉细。

辨治：形体不足，内因筋骨不健，外因风寒阻痹腰腿经络。拟用补肾以健骨，柔肝、疏肝以理筋，祛风散寒，通痹止痛。

处方：鹿角胶 15 g，桑寄生 30 g，续断 30 g，怀牛膝 30 g，生白芍 30 g，炙甘草 15 g，延胡索 20 g，三七粉^{冲}6 g，苏木 20 g，鸡血藤 30 g，络石藤 30 g，防己 15 g，土鳖虫 10 g，乌梢蛇 15 g，制川乌 15 g，制草乌 15 g。6 剂，水煎服，二乌先煎 1 小时，日 1 剂。

二诊：2004 年 4 月 21 日。患者服上药 4 剂后，腰腿疼痛顿减。现腰腿疼痛均轻，腰、腿活动尚可，腰以下拘紧、畏寒均轻不显。舌瘀已减、苔薄白，其脉沉细势起。已见显效，恢复指日可待，再予原方 6 剂，前 3 剂每日 1 剂，后 3 剂隔日 1 剂，水煎服。随后而安。

腰椎间盘突出

王某，男，24 岁，赤峰市宁城县人。

初诊：2005 年 3 月 14 日。患者腰腿突然剧烈疼痛 1 周，腰痛不敢活动，活动疼痛加剧，牵引两腿由臀自下沿大腿外侧坐骨神经线至足，不时放射性疼痛，足麻，行走艰难，上楼需背。饮食尚好，二便无异常。舌质正常、苔白略厚，脉弦细。

辨治：形体有虚，正值三八之年，肾气尚未隆盛，筋骨受损，经络阻痹，诸症由生。拟用补肾壮骨，柔肝、疏泄理筋，活血通痹止痛。

处方：桑寄生 30 g，鹿角胶^{烊化}10 g，怀牛膝 30 g，透骨草 20 g，伸筋草 20 g，片姜黄 15 g，乌梢蛇 15 g，全蝎粉^{冲}6 g，延胡索 20 g，天麻 15 g，当归 15 g，丹参 30 g，制乳香 10 g，制没药 10 g，生白芍 30 g，炙甘草 15 g，苍术 20 g，红花 10 g。6 剂，水煎服，日 1 剂。

二诊：2005 年 3 月 20 日。患者服药 4 剂后，腰腿疼痛缓解，现腰痛轻微，可以活动，腿痛亦轻，能够行走，但觉两腿力减。已见显效，继服前方 6 剂，服法同前。

三诊：2016 年 10 月 17 日。患者自述上次治疗后十年半以来，腰腿疼痛消失，活动自如，近来因劳累旧病复发，请求再治。查询确系，继服前方 6 剂调治。

后未来，电话追询已愈。

腰椎间盘突出，合并慢性胃炎

袁某，女，41 岁，赤峰市宁城县人。

初诊：2007 年 3 月 30 日。患者腰痛较剧，牵引双腿疼痛，由臀及腿后外侧沿坐骨神经线痛亦较剧烈，行走不便。胃脘胀满，恶心嗳气，饮食减少，大便不爽，小便通利。舌淡红、苔白厚，脉沉细。

辨治：形弱而面色无华必有虚，肝肾亏虚筋骨不健，复加经络阻痹，以致腰腿痛剧。脾虚失于运化，胃实湿食郁滞，失于消导，中土、肝木、肾水俱病，体内五行生态变异，诸症由生。拟用补肾壮骨，柔肝疏泄理筋，通经活络止痛，健脾运化，泻胃消导。

处方：续断 20 g，桑寄生 30 g，怀牛膝 30 g，狗脊 15 g，寻骨风 15 g，鸡血藤 30 g，延胡索 30 g，生白芍 30 g，炙甘草 15 g，当归 15 g，丹参 15 g，制没药 10 g，党参 20 g，瓜蒌 10 g，黄连 10 g，半夏 10 g，焦槟榔 15 g，焦三仙各 10 g。6 剂，水煎服，日 1 剂。

二诊：2007 年 4 月 7 日。患者服上药 4 剂，腰痛缓解，脘胀满欲消。现腰腿痛轻微，行走尚可。胃脘已舒，恶心嗳气未作，饮食增加，二便通调。舌淡红、苔薄白，其脉沉细势起。该方之所以速效者，补肾壮骨，柔肝疏泄理筋，健脾、辛开苦降平胃以调肌肉，通经行痹以止痛。整体治疗，各司其属，各得所宜，相得益彰。继服前方 6 剂，服法同前。

腰椎间盘突出、腰腿痛

曹某，女，45 岁，包头市人。

初诊：2007 年 7 月 22 日。患者腰 4—5 椎间盘膨出，腰 1—3 椎间盘滑脱。腰痛拘紧痛剧，活动受限，不敢俯仰转动，牵引双下肢由臀及腿后外侧放射性痛，活动加剧，双脚皆麻，腿凉畏寒。饮食尚可，二便尚调。舌有瘀色、苔白，脉沉紧。

辨治：体质尚可，风寒凝滞腰腿经络，骨有所损，筋肌不利。拟用散寒祛风，解肌舒筋，补肾健骨，理滞通痹。

处方：制川乌 15 g，制草乌 15 g，独活 15 g，生白芍 30 g，炙甘草 15 g，延胡索 20 g，防己 15 g，桑寄生 30 g，怀牛膝 30 g，鸡血藤 30 g，肿节风 15 g，石见穿 15 g，僵蚕 10 g，蜣螂 10 g，土鳖虫 10 g，全蝎粉^{冲}6 g，伸筋草 15 g。5 剂，每日 1 剂，水煎服，二乌先煎 1 小时。

二诊：2007 年 7 月 28 日。患者服此药 3 剂后腰腿痛缓解，现均轻微，放射痛消失，腰能活动，腿行走比较自如，脚麻亦失，腿凉转温。舌质瘀色有减、苔薄白，其脉沉紧势缓。治切病机，用药得当，刚柔相济，相得益彰，再予上方 5 剂，服法同前。

后无再来，电话询情，已愈。

腰椎间盘突出，合并失眠、带下病

张某，女，60 岁，包头市人。

初诊：2009 年 5 月 20 日。患者腰疼痛，牵引两腿由臀沿大腿后外侧痛。小腹两侧胀痛，黄带较多。失眠。食欲一般，大便调，小便色黄。舌偏红、苔白厚，脉沉数。

辨治：肾虚而骨不健，复加腰腿经络不畅，腰腿疼痛由生。心虚不与阳秘，精神不治而失眠。湿热壅蕴下焦，损伤带脉，以致黄带较多。拟用补肾健骨，活络通痹；养心安神，秘阳宁谧；清热解毒，除湿止带。

处方：杜仲 15 g，川续断 20 g，桑寄生 15 g，怀牛膝 30 g，鹿角胶^{烊化}15 g，鸡血藤 20 g，延胡索 30 g，平地木 15 g，炒酸枣仁 30 g，茯神 20 g，生龙骨 30 g，生牡蛎 30 g，首乌藤 15 g，土茯苓 15 g，败酱草 15 g，生薏苡仁 15 g，当归 15 g，赤小豆 10 g，党参 15 g，白术 10 g。8 剂，日 1 剂，水煎服。

二诊：2009 年 5 月 29 日。患者腰痛已不显而近平，两腿痛亦轻微。睡眠安好，黄带转白且量少。治切病机，其效显然，体内五行生态欲复。法相通，药协从，非单治其一可比。继服前方 8 剂，前 4 剂每日 1 剂，后 4 剂隔日 1 剂，水煎服。

腰椎间盘膨出，坐骨神经痛

陈某，男，40 岁，包头市人。

初诊：2010 年 9 月 12 日。患者腰痛不敢俯仰转动，牵引两腿坐骨神经痛难忍，难以站立行走，腰腿不温畏寒。饮食尚可，二便尚调。舌有瘀色、苔白，脉沉细。

辨治：形体有虚，肾虚而骨不健，肝虚而筋急失柔，复加腰腿寒凝经脉，气血阻痹，诸症由生。拟用补肾壮骨，柔肝舒筋，散寒行滞，活络止痛。

处方：熟地黄 15 g，鹿角胶^{烊化}15 g，炮姜 12 g，炙麻黄 10 g，桑寄生 15 g，怀牛膝 30 g，苍术 10 g，红花 10 g，鸡血藤 20 g，细辛 5 g，生白芍 20 g，炙甘草 10 g，延胡索

15 g，当归 15 g，丹参 15 g，制没药 10 g，刘寄奴 15 g，防己 15 g，苏木 12 g。8 剂，水煎服，日 1 剂。

二诊：2010 年 9 月 22 日。患者服 6 剂后腰腿痛顿减。现已轻微，腰可俯仰转动，双腿站立行走疼亦轻，腰腿已温，微微汗出。饮食如常，二便通利。舌瘀色减、苔薄白，其脉沉细势起。继服前方 8 剂，前 4 剂每日 1 剂，后 4 剂隔日 1 剂，水煎服。此治腰腿痛（腰椎间盘膨出）重在治肾以壮骨，治肝以舒筋，兼治足太阳膀胱经等以解肌，凡此不可不知也。

腰椎间盘突出，合并左腋下淋巴结节肿大

崔某，女，51 岁，包头市人。

初诊：2016 年 4 月 30 日。患者腰痛较重，活动不利，牵引双腿由臀及大腿后外侧坐骨神经痛，畏寒，怕累，遇则加重。左腋下淋巴节肿大如蚕豆，疼痛半月，触之较硬、光滑。饮食尚可，二便无异常。舌有瘀色、苔白略厚，脉弦细。

辨治：肾、督二脉亏虚，腰骨不壮，寒凝经脉，气血阻痹。肝胆痰热瘀结于腋下，瘰聚不散。拟用益肾健督以壮骨，散寒行瘀以通痹，疏肝清热化痰，清肿散结。

处方：熟地黄 15 g，鹿角霜 15 g，炮姜 15 g，炙麻黄 10 g，刘寄奴 15 g，当归15 g，丹参 15 g，制没药 10 g，柴胡 10 g，香附 10 g，僵蚕 10 g，夏枯草 15 g，半枝莲 15 g，玄参 15 g，浙贝母 15 g，生牡蛎 20 g，鬼箭羽 10 g，猫爪草 15 g。5 剂，水煎服，日 1 剂。

二诊：2016 年 5 月 5 日某，女子年过七七，体质有所下降，有虚是其常理。虚可致实，有实亦不为轻，况自稳调节功能减弱，寒热夹杂也可有见，本案即是。所治颇切病机，其效显然，腰腿痛大减，已轻微，活动较轻，畏寒已去。左腋下淋巴节已消大半，痛微。继服前方 5 剂，服法同前。

三诊：2016 年 5 月 12 日。患者腰腿疼痛基本消失，腋下淋巴节欲平，触不觉疼痛。舌瘀色已退、苔薄白，脉势趋向缓和。为巩固计，再予原方 5 剂，隔日 1 剂，水煎服。

腰椎间盘突出、坐骨神经痛，合并痛经

康某，女，39 岁，包头市人。

初诊：2017 年 3 月 10 日。患者突患腰腿痛 3 月余，腰痛活动受限，牵引两下肢疼痛沿后外侧坐骨神经线，腰以下自觉凉、畏寒。素有痛经，行经色重，有黑血块。饮食可，二便正常。舌有瘀色、苔白，脉沉细。

辨治：形瘦有虚，肾虚外府不壮，肝瘀冲任不畅，经血瘀滞，痛经，血块理在其中。拟用补肾壮腰，柔肝疏泄，通经活络，温阳散寒。

处方：熟地黄 15 g，鹿角霜 15 g，桑寄生 15 g，怀牛膝 30 g，炙麻黄 10 g，炮姜 15 g，肿节风 15 g，千斤拔 15 g，延胡索 20 g，鸡血藤 15 g，防己 15 g，生白芍 20 g，炙甘草 15 g，当归 15 g，丹参 15 g，没药 10 g，豆蔻 10 g。6 剂。水煎服，日 1 剂。

二诊：2017 年 3 月 18 日。患者服药 4 剂时行经，经色红，无血块，小腹未痛。腰腿痛顿减，现已轻微，亦无放射痛，活动亦可。治切病机，其效显然。继服前方 6 剂，前 3 剂每日 1 剂，后 3 剂隔日 1 剂，水煎服。

腰椎间盘膨出

王某，男，78 岁，包头市人。

初诊：2018 年 11 月 24 日。患者腰腿疼痛较重，腰痛活动受限，腿痛行走较为困难，脚麻且凉，双膝关节亦痛，腰以下畏寒，尿频不畅。饮食可，大便正常。舌暗红、苔白厚，脉沉细。

辨治：患者年事已高，脏器有虚，筋骨不健，经脉老化，循行不畅，复加寒凝经络，气血阻痹，肾之气化乏力，尿路老化，诸症由生。拟用补肝肾壮筋骨，散寒通痹，化瘀利尿。

处方：熟地黄 15 g，鹿角胶 10 g，桑寄生 15 g，怀牛膝 30 g，炮姜 15 g，炙麻黄 10 g，鸡血藤 20 g，寻骨风 15 g，制天南星 10 g，延胡索 15 g，独活 15 g，菝葜 20 g，蜣螂 15 g，当归 15 g，丹参 15 g，制乳香 10 g，制没药 10 g，防己 15 g，猪苓 10 g，泽泻 10 g，木通 10 g，泽兰 10 g，路路通 10 g。10 剂，水煎服，日 1 剂。

二诊：2018 年 12 月 5 日。患者腰腿疼痛已轻，活动皆有好转，双膝关节痛轻，腰以下转温，小便比较通畅。治切病机，初见成效，继服前方 10 剂，服法同前。

三诊：2018 年 12 月 17 日。患者腰腿疼痛轻微，活动已不受限，行走无困难。膝关节痛消失，小便通畅。舌质暗红有减、苔薄白，其脉沉细势起，继服前方 10 剂，前 5 剂水煎服，日 1 剂；后 5 剂共为极细面，每日 2 次，每次 30 g，水煮沸冲，待温早晚服。

腰椎间盘膨出，合并慢性前列腺炎

王某，男，52 岁，包头市人。

初诊：2019 年 1 月 11 日。患者 1 个月前突然腰痛，牵及两腿后外侧沿坐骨神经线痛，腰腿亦拘紧，活动失灵，行走不自如。小腹胀，小便频急、时有不利、分叉，尿黄味大。饮食可，大便调。舌淡红、苔白，脉弦。

辨治：体质有虚，内则肝肾筋骨不健，外侧寒凝腰腿经脉，气血阻痹，以致腰腿疼痛、小腹胀，排尿异常。拟用补肝肾壮筋骨，散寒通痹，清利下焦湿热。

处方：熟地黄 15 g，鹿角霜 15 g，桑寄生 15 g，怀牛膝 30 g，炙麻黄 10 g，鸡血藤 20 g，生白芍 20 g，炙甘草 10 g，延胡索 20，当归 15 g，丹参 15 g，制没药 10 g，虎杖 15 g，败酱草 15 g，川楝子 10 g，荔枝核 10 g，冬葵子 20 g，车前子 10 g。8 剂，水煎服，日 1 剂。

二诊：2019 年 3 月 19 日。患者自述上次治疗腰腿无明显疼痛，小便亦通畅。近日旧病复发，但比较上次轻，特来再治，查询确系，继服前方 10 剂，前 6 剂每日 1 剂，后 4 剂隔日 1 剂，水煎服。

腰椎间盘膨出

王某，男，64 岁，包头市人。

初诊：2016 年 8 月 12 日。患者腰椎间盘膨出不愿手术治疗，腰腿疼痛，腰痛活动受限，牵引双下肢由臀及大腿外后侧沿坐骨神经线疼痛，脚麻，腰部拘紧，双腿不温，畏寒，左膝关节亦痛。饮食可，尿清、频。舌暗红、苔白，脉沉迟。

辨治：年已 64 岁，在经属八八，脏器始衰，五体老化，筋、骨、肉、脉不健。此则肾虚而骨不壮；肝虚失于疏泄而筋失柔健；复加腰腿经脉寒凝阻痹，肌筋拘紧，诸症由生。拟用补肾肝筋骨，柔筋解肌，活络通痹。

处方：熟地黄 15 g，鹿角霜 15 g，桑寄生 15 g，怀牛膝 30 g，狗脊 15 g，鸡血藤 20 g，炙麻黄 12 g，炮姜 15 g，葛根 20 g，威灵仙 15 g，肿节风 15 g，独活 10 g，生白芍 15 g，炙甘草 10 g，当归 15 g，丹参 15 g，制乳香 10 g，制没药 10 g，伸筋草 10 g。10 剂，水煎服，日 1 剂。

二诊：2016 年 8 月 23 日。患者腰痛缓解，轻微活动亦可，双腿疼痛已减，牵引疼痛亦少，左膝关节痛大减，脚麻亦轻，行走力增，亦可快些。正气有加，邪气已减，治切病机，继服前方 10 剂，服法同前。

三诊：2016 年 9 月 4 日。患者腰痛轻微，活动比较灵活，腿痛亦微，行走比较自如，膝痛已失，脚麻已去。饮食如常，二便仍调。舌质暗红已减、苔已薄白，其脉沉迟势起。病症欲平，继服前方 10 剂，前 5 剂每日 1 剂，后 5 剂隔日 1 剂，水煎服。此治腰椎间盘膨出，肾、肝、太阳经同调，骨、筋、肌肉同治，补泻兼施，因人、因病、因证制宜，不可不知也。

腰腿痛，合并颈椎增生、脑供血不足、慢性胃炎、失眠

麻某，女，61岁，包头市人。

初诊：2016年7月26日。患者头昏，时有体位性眩晕，两目干涩，颈背疼痛，牵及右上肢，指麻。胃脘胀，纳偏少，时有嗳气，心烦失眠。腰腿疼痛，腿乏力。常咽干不适，大便不爽，小便利。舌偏红、苔白厚，脉弦数。

辨治：风阳上扰头目，血气不畅；颈背经脉阻痹，筋肌不利；脾升胃降功能失利，传导失利；肾虚腰府不充而骨不健，复加肝失疏泄，经络不畅以致腰腿疼痛；心虚而阳不秘，精神失治而失眠。肾、肝、心、脾胃俱有病，体内水、木、火、土生态失衡，诸症由生。拟用平肝息风，清利头目；解肌舒筋，通行经络；健脾消导，升中有降；养心安神，平阳宁心；补肾健骨，疏泄理经。

处方：天麻15g，地龙15g，川芎15g，赤芍15g，白芍15g，菊花20g，夏枯球10g，炒酸枣仁15g，炙甘草10g，生龙骨30g，生牡蛎30g，太子参15g，瓜蒌10g，黄连10g，法半夏10g，焦三仙各10g，葛根30g，防己15g，延胡索15g，威灵仙15g，狗脊15g，肿节风15g，桑寄生15g，怀牛膝30g，鸡血藤15g，千年健15g。10剂，水煎服，日1剂。

三诊：2017年9月1日。患者自去年治疗后1年来病症平复，自觉身体较好，头目清利，颈背与腰腿无病痛，睡眠较好，饮食正常，二便尚可。现复发，继服前方10剂，前6剂水煎服，日1剂；后4剂共为极细面，每次30g，每日2次，早、晚沸水冲，待温服。

腰椎间盘膨出，合并颈椎增生、肋间神经痛、高血压

李某，女，59岁，包头市人。

初诊：2017年2月22日。患者腰痛，活动受限，牵引两腿由臀沿后外侧坐骨神经线疼痛，步履慢慢尚可，快则痛重，抬高受限。颈痛，转动不灵活，左上肢痛，无名指、小指麻。右胸间痛，略憋气，咳则疼重，不敢喘大气。头晕目胀，面有瘀色，头易热易汗。饮食可，二便尚调。舌暗红、苔白，脉弦数。

辨治：患者年已过七七，脏器组织老化，自稳调节亦差，风阳菀郁头目，血气不畅；厥阴，太阳经输阻滞，筋肌不利；复加肾虚，失于主骨，外府不健，经络阻痹；胸肋气血阻滞，诸症由生。拟用息风潜阳，清利头目；补肝肾，壮筋骨，舒筋解肌，活血理滞通痹。

处方：天麻15g，地龙15g，钩藤^{后下}40g，川芎15g，赤芍15g，白芍15g，菊花

30 g，夏枯草 15 g，生龙骨 30 g，生牡蛎 30 g，代赭石 15 g，炙甘草 10 g，生地黄 15 g，葛根 30 g，防己 15 g，延胡索 15 g，肿节风 15 g，桑寄生 15 g，杜仲 15 g，怀牛膝30 g，鸡血藤 15 g，当归 15 g，丹参 15 g，制没药 10 g，瓜蒌 15 g，丝瓜络 10 g，合欢皮15 g，茜草 10 g，三七粉^冲6 g。10 剂，日 1 剂，水煎服。

二诊：2017 年 3 月 5 日。患者头目清利，面暗转浅，头热易汗已去，腰痛轻微，可以活动，腿痛得解，活动比较好，略觉沉重无力。胸肋间痛消失，血压近日平稳在140/70mmHg。饮食正常，二便通调。舌暗红有减、苔白薄，其脉弦数势减。整体治疗，各司其属，法相通，药协从，相得益彰。继服前方 10 剂，前 5 剂每日 1 剂，后 5剂隔日 1 剂，水煎服。医无太过，亦无不及。

腰椎间盘膨出，合并颈椎病、心肌缺血

乔某，男，57 岁，包头市人。

初诊：2017 年 3 月 26 日。患者头晕头痛，两目胀痛，颈部疼痛牵及左上肢。腰腿疼痛，腰痛牵引双腿外后侧沿坐骨神经线痛，且感凉，畏寒。胸闷憋气，时发心绞痛，得速效救心缓解。饮食可，二便通。舌偏红，有瘀色、苔白，脉弦细。

辨治：风热壅上，头目气血不畅；颈部经络阻滞，筋肌不利；复加形虚肾亏，外府不充，骨不壮健，寒凝经脉痹阻；心气虚，心络阻滞。此肝木、肾水、心火五行生态受损，膀胱等经脉不畅，诸症由生。凡此错杂之症，拟用整体治疗，速复生态，各司其属，各得所宜。拟用清肝息风，通利头目；通颈活络，解肌舒筋；补肾壮骨，散寒通经止痛；益气养心，化瘀通痹。

处方：天麻 15 g，地龙 15 g，川芎 15 g，赤芍 15 g，白芍 15 g，菊花 15 g，夏枯草15 g，葛根 30 g，防己 15 g，延胡索 20 g，肿节风 15 g，胆南星 10 g，石决明 20 g，菝葜 15 g，熟地黄 15 g，桑寄生 20 g，怀牛膝 30 g，鸡血藤 15 g，炮姜 15 g，独活15 g，炙麻黄 10 g，党参 15 g，麦冬 10 g，五味子 10 g，当归 15 g，丹参 15 g，三七粉^冲6 g，制没药 10 g。10 剂，水煎服，日 1 剂。

二诊：2018 年 5 月 27 日。患者自述上次治疗后 1 年余身体比较好，头目清利，不晕不痛，颈部无明显不舒，心绞痛无复发，腰腿无明显疼痛。近周劳累，贪饮，旧病一发俱发，虽然较轻也怕加重，再来求治。查询确系，查前方再予 10 剂，前 6 剂每日1 剂，后 4 剂隔日 1 剂，水煎服。

腰椎间盘突出，合并颈椎病脑供血不足、失眠、慢性胃炎

李某，女，56 岁，包头市人。

初诊：2018 年 10 月 26 日。患者头昏、时晕（体位性），颈部不舒，左手指麻。腰腿疼痛，腿痛以后外侧（坐骨神经线）痛为主，畏寒足冷。心烦失眠，胃腹胀，大便秘。舌红、苔白，脉弦数。

辨治：患者年过七七，脏器组织始于老化，功能已减，自稳调节始弱，阴阳、寒热失衡有之。此则风热菀郁于上，头目气血不畅；颈部经络阻滞，筋骨不利；腰则肾虚不能充腰壮骨，复加寒凝经络阻痹，以致腰胀腿疼痛，畏寒足冷。心阴亏虚，阳不平秘，心烦失眠可见。脾胃不足，失于传导，以致脘腹胀便秘。肝木、肾水、心火、中土体内五行生态失衡，上热下寒，中满，有虚有实错杂病症生焉。拟用整体治疗，速复五行生态，但需各守其乡，各司其属，所治五行中的每一行，都为了整体平衡，没有各行的精准治疗，也就没有整体的平衡。

处方：天麻 15 g，地龙 15 g，川芎 15 g，赤芍 15 g，白芍 15 g，菊花 15 g，夏枯球 15 g，葛根 30 g，防己 15 g，延胡索 15 g，桑枝 20 g，丝瓜络 10 g，熟地黄 15 g，补骨脂 15 g，桑寄生 15 g，怀牛膝 20 g，鸡血藤 15 g，炙麻黄 10 g，炮姜 15 g，当归 15 g，生龙骨 30 g，生牡蛎 30 g，炙甘草 10 g，生地黄 15 g，生槟榔 10 g，焦三仙各 10 g，黄精 15 g，石斛 15 g。8 剂，水煎服，日 1 剂。

二诊：2018 年 11 月 5 日。患者诸症基本平复，头已清利，颈、腰腿已无明显疼痛，左手指已不麻。眠安，大便通调。舌红已减、苔薄白，其脉弦数势缓，为巩固计，再予原方 5 剂，隔日 1 剂，水煎服。

十二

类风湿及其合并病证案

类风湿

侯某，女，48岁，赤峰市宁城县人。

初诊：2001年3月20日。患者类风湿近半年，痛苦不解。两手足指趾关节肿痛、弯曲受限，波及踝关节及腕关节，自觉痛处发热。口干喜饮，食亦可，大便秘，小便黄。舌红、苔黄白相间，脉数。

辨治：风、湿、热毒邪痹阻肌肉关节血脉。拟用祛风，清热除湿，攻毒，活血通痹。

处方：桑枝20 g，忍冬藤30 g，豨莶草30 g，虎杖20 g，蜂房15 g，黑蚂蚁10 g，威灵仙20 g，生槟榔10 g，生白芍30 g，炙甘草15 g，延胡索20 g，苍术10 g，黄柏15 g，怀牛膝20 g，乌梢蛇15 g，雷公藤15 g，鸡血藤15 g，全蝎^{研，冲}5 g。8剂，水煎服，日1剂。

二诊：2001年3月30日。患者手足指趾关节肿消痛已缓解，屈伸亦可，已见成效。继服前方8剂，服法同前。

三诊：2001年4月19日。患者手足指趾关节肿消痛止，关节功能恢复，其他关节无异常。饮食如常，二便亦调。舌质红减、苔薄白，脉数势缓。为巩固计，继服前方4剂，共为极细面，每日3次，每次15 g，开水冲，待温服。

类风湿，合并慢性胃炎

刘某，女，41岁，赤峰市宁城县人。

初诊：2001年4月16日。患者类风湿3年，两手指关节及腕关节肿痛、僵直、活动受限，两侧对称。两足趾关节亦然，昼重夜轻。胃脘胀满，嗳气，大便干，小便黄。舌偏红、苔白，脉弦数。

辨治：风、湿、热、毒侵犯经络，壅痹肌肉、关节。胃热食郁，失于传导。拟用祛风除湿，清热解毒，通痹止痛，泻胃消导。

处方：生地黄 15 g，桑枝 15 g，虎杖 15 g，石见穿 15 g，忍冬藤 30 g，知母 15 g，生石膏 20 g，雷公藤 15 g，蜂房 15 g，蜣螂 10 g，乌梢蛇 15 g，全蝎粉^冲4 g，桑寄生 15 g，怀牛膝 30 g，防己 15 g，片姜黄 10 g，生槟榔 15 g，苍术 10 g，白术 10 g，生山楂 10 g。6 剂，水煎服，日 1 剂。

二诊：2001 年 4 月 23 日。患者手足指趾关节肿痛缓解，僵直基本解除，手动尚可。脘胀已消，大便通畅，小便黄减。疗效显然，治切病机，继服前方 6 剂，服法同前。

三诊：2001 年 4 月 30 日。患者关节肿痛全然消退，屈伸比较灵活。胃脘已舒，饮食有加，二便通调。舌质色红已减、苔薄白，其脉弦数势缓。患者为恐复发，请求根治，继服前方 6 剂，隔日 1 剂，除邪务尽。嘱：适寒热，节劳累。

类风湿，合并低热、颈痛

张某，女，35 岁，赤峰市宁城县人。

初诊：2002 年 3 月 18 日。患者类风湿半月余，双手指关节、腕关节肿痛，双足趾关节亦肿痛，手重足轻，并皆觉关节发热，身热，不恶寒反畏热，口干渴，喜凉饮。颈部亦痛。食可，大便微干，小便黄。舌红、苔白，脉数。

辨治：风、湿、热毒侵犯手足指趾腕踝关节，壅滞气血，阳明余热未尽，津液有伤。太阳阴虚不濡筋肌，复加络阻血气壅滞，诸症由生。拟用清泻阳明，解肌舒筋，祛风湿，去毒热，活络通痹。

处方：生石膏 30 g，知母 20 g，怀牛膝 30 g，葛根 30 g，天花粉 20 g，防己 15 g，赤芍 15 g，白芍 15 g，桑枝 20 g，威灵仙 15 g，忍冬藤 15 g，土茯苓 20 g，半枝莲 15 g，薏苡仁 15 g，延胡索 15 g，蜂房 15 g，乌梢蛇 15 g，全蝎粉^冲4 g，生地黄 15 g，石斛 15 g，老鹳草 15 g。6 剂，水煎服，日 1 剂。

二诊：2002 年 3 月 26 日。患者手足指趾关节、腕踝关节肿痛症减过半，低热已退，口干渴已止，颈痛缓解。饮食基本正常，二便通调畅。效不更方，继服前方 6 剂，服法同前。

三诊：2002 年 4 月 2 日。患者各关节肿消痛止，活动亦比较自如，颈部亦舒。饮食如常，二便通调。舌红已减、苔白薄，其脉弦数势缓。虑类风湿关节炎比较顽固，除邪务尽，继服前方 5 剂，隔日 1 剂，水煎服。

类风湿

杨某，女，50 岁，包头市人。

初诊：2001 年 9 月 6 日。患者手足指趾关节疼痛，指关节略僵，手冷，余症不显。舌淡红、苔白，脉沉细。

辨治：身瘦体弱、肝肾亏虚，筋骨不健，风寒湿邪阻痹指趾关节，经络不畅。拟用补肝肾壮筋骨，祛风寒湿，活络通痹。

处方：桂枝 12 g，当归 15 g，白芍 20 g，炙甘草 15 g，细辛 3 g，木通 10 g，知母 10 g，桑寄生 20 g，怀牛膝 30 g，防己 15 g，伸筋草 20 g，千年健 15 g，乌梢蛇 15 g，僵蚕 10 g，蜣螂 10 g，天麻 10 g。8 剂，水煎服，日 1 剂。

二诊：指趾关节疼痛已止，僵直已无、苔脉和缓正常。患者恐复发，求根治，继服前方 5 剂，隔日 1 剂，水煎服。

类风湿

刘某，女，32 岁，包头市固阳县人。

初诊：2003 年 9 月 4 日。患者膝、髋多关节疼痛，以手足指趾关节肿痛僵直为甚，病近两年，昼夜皆痛，手足冷，畏寒。身渐瘦，饮食略减，二便如常。舌淡、苔白，脉沉细。

辨治：风、寒、湿侵犯手足诸经，伤于筋、骨、肉、脉，壅凝关节，肿痛、僵直由生。拟用祛风湿寒邪，温通筋、骨、肉、脉。兼以扶正。

处方：当归 15 g，桂枝 10 g，白芍 30 g，细辛 3 g，炙甘草 15 g，木通 10 g，乌梢蛇 15 g，蜣螂 10 g，干蝎粉[冲]4 g，蜂房 15 g，防己 15 g，五加皮 10 g，苍术 20 g，羌活 10 g，独活 10 g，桑寄生 30 g，怀牛膝 15 g，鸡血藤 30 g。8 剂，水煎服，日 1 剂。

二诊：2003 年 9 月 14 日。患者诸疼痛关节均减轻，尤以手足指趾关节明显，肿痛减半，僵直亦大减。已收初效，此方再服 8 剂，服法同前。

三诊：2003 年 9 月 24 日。患者多关节疼痛欲解，手足指趾关节肿痛基本消退，僵直已除，活动比较自由。舌淡红、苔薄白，其脉沉细势起。后又随证加减调治半月，诸症消除，反复查血沉正常，类风湿因子阴性。

类风湿，合并颈痛

王某，女，78 岁，赤峰市宁城县人。

初诊：2004 年 3 月 23 日。患者手足指趾关节肿痛，夜甚，痛处热感。颈部疼痛，转动不灵活而痛加。口干渴，食偏少，大便秘，小便黄。舌暗红、苔白少，脉弦数。

辨治：风湿热邪痹阻于手足经络、关节，壅滞筋、骨、肉、脉、亦阻痹颈部经络，筋肌不利，诸症由生。阳明热、食郁滞，津液不足，传导不利，以致口干、便秘。拟用祛风热湿邪，活络通痹，解肌舒筋，通导阳明。

处方：知母 20 g，生地黄 15 g，忍冬藤 30 g，络石藤 20 g，青风藤 15 g，雷公藤 15 g，石见穿 15 g，桑枝 15 g，怀牛膝 20 g，黑蚂蚁 10 g，蜂房 15 g，乌梢蛇 15 g，干蝎粉^冲 5 g，葛根 30 g，防己 15 g，天花粉 15 g，石斛 20 g，生槟榔 15 g，生山楂 10 g。8 剂，水煎服，日 1 剂。

二诊：2004 年 4 月 1 日。患者手足指趾关节肿痛基本消退，热感亦无。颈痛也已缓解，活动比较自如。大便已畅，小便黄减。舌暗红有减、苔薄白，其脉弦数势缓。已收显效，继服前方 6 剂，服法同前。

三诊：2006 年 4 月 7 日。患者自述上次治疗后两年余身体较好，手足指趾关节肿痛消失，颈部亦不痛，活动比较自如，二便通畅。近日不知何因手足关节痛复发，颈亦不舒，大便 3～4 日 1 行且干，请求再治。查前方予 10 剂，前 6 剂日 1 剂，水煎服，后 4 剂隔日 1 剂，水煎服。

类风湿，左膝滑膜炎

李某，女，42 岁，赤峰市宁城县人。

初诊：2004 年 4 月 22 日。患者双手指关节对称性肿痛，痛处热感，关节曲伸不利，腕关节亦肿痛；双足趾关节痛，左膝关节上缘肿痛，弯曲加重。饮食可，二便通。舌红、苔白厚，脉滑数。

辨治：风、湿、热邪壅阻手足诸关节，经络阻痹，筋、骨、肉、脉功能失常。湿热侵犯膝关节，壅阻气血，以致膝关节上缘肿痛。拟用祛风湿热邪，活络通痹，消肿止痛。

处方：黄柏 20 g，怀牛膝 30 g，苍术 15 g，老鹳草 20 g，忍冬藤 30 g，青风藤 15 g，雷公藤 15 g，天仙藤 10 g，防己 20 g，蜂房 15 g，土茯苓 15 g，半枝莲 15 g，全蝎粉^冲 5 g，生白芍 30 g，炙甘草 15 g，延胡索 20 g，生槟榔 15 g，紫苏叶 10 g，生薏苡仁 30 g，木瓜 10 g，蛣螂 10 g。6 剂，水煎服，日 1 剂。

二诊：2004 年 4 月 29 日。患者服上药 4 剂后诸症皆轻，现手足指趾关节肿消、痛已轻微，腕关节肿痛近失，右膝关节上缘肿痛减半以上。治切机证，继服前方 6 剂，服法同上。

三诊：2004 年 5 月 7 日。患者诸关节肿痛止，唯膝关节仍有微肿、不痛。虑类风湿症虽去，病难除，除邪务尽，仍需与膝关节痛同调，再予原方 6 剂，隔日 1 剂，水煎服。

类风湿

李某，女，53 岁，昆明市人。

初诊：2004 年 10 月 25 日。患者类风湿 6 年。手足指趾关节肿痛，畸型，昼夜皆痛，痛处热感。身体较瘦，饮食偏少，大便偏干，小便偏黄但利。舌偏红、苔白，脉数。

辨治：风湿热郁手足指趾关节，壅滞经络，筋、骨、肉、脉、气血痹阻，诸症由生。拟用祛风湿热毒邪，通经络，利关节，解筋肌止疼痛。

处方：苍术 15 g，黄柏 15 g，怀牛膝 20 g，忍冬藤 30 g，青风藤 20 g，络石藤 20 g，乌梢蛇 15 g，全蝎粉^冲4 g，黑蚂蚁 15 g，蜂房 15 g，知母 15 g，生槟榔 12 g，葛根 30 g，防己 20 g，延胡索 15 g，茯苓皮 30 g，石见穿 15 g，透骨草 15 g，伸筋草 20 g，千斤拔 10 g，蛴螬 10 g，生麦芽 10 g。8 剂，水煎服，日 1 剂。

二诊：2004 年 11 月 7 日。患者手足指趾关节夜痛轻微，已不影响睡眠。饮食有加，大便通畅，小便黄减。治见初效，继服前方 8 剂，服法同前。

三诊：2004 年 11 月 17 日。患者手足指趾关节肿消痛止，屈伸活动虽不到位但亦好转，僵直已有改观。安睡，食加，二便通调。舌红已减、苔已薄白，其脉数势缓。症虽去，病难除，再予原方 5 剂，共为极细面，每日 2 次，每次 30 g，沸水冲焗，待温后服。嘱：练指趾关节曲伸，练功康复。

类风湿，合并颈痛

王某，男，43 岁，赤峰市宁城县人。

初诊：2005 年 4 月 18 日。患者类风湿 3 年，手足指趾、腕、踝对称性肿痛，夜重于昼，自觉痛处热感，颈部亦痛，活动痛重、受限，牵及左上肢。饮食尚可，大便略干，小便黄。舌偏红、苔白，脉弦数。

辨治：风湿热毒侵犯指趾腕踝关节，壅痹气血经络；颈部邪痹经络，筋肌拘急不利。拟用祛风湿热毒，通痹活络，解肌舒筋。

处方：苍术 20 g，黄柏 20 g，怀牛膝 30 g，忍冬藤 30 g，雷公藤 12 g，青风藤 20 g，海桐皮 15 g，蜂房 15 g，乌梢蛇 15 g，黑蚂蚁 15 g，全蝎粉^冲6 g，葛根 30 g，防己 15 g，延胡索 15 g，桑枝 15 g，片姜黄 15 g，土茯苓 30 g，生槟榔 15 g。8 剂，水煎服，日 1 剂。

二诊：2005 年 4 月 28 日。患者手足指趾、腕踝诸关节肿消痛缓，颈痛轻微，活动亦可，已不受限。治已显效，原方再进 8 剂，服法同前。

三诊：2005 年 5 月 8 日。患者近日感冒发热后，病症反复，指趾、腕、肘、踝、膝亦痛，痛处觉热。心烦失眠，头面易汗。饮食可，小便黄，大便 2～3 日 1 行，不干。舌红、苔白略厚，脉浮数。

此不仅风湿热毒，得犯血气经络，壅痹指趾腕踝肘膝诸关节。又有心阴虚生内热，阳不平秘，诸症由生。拟用祛风湿热毒，通利关节，行痹止痛，养心清热，秘阳宁心。

处方：苍术 15 g，黄柏 20 g，怀牛膝 30 g，生槟榔 15 g，防己 20 g，忍冬藤 30 g，雷公藤 12 g，海桐皮 20 g，青风藤 20 g，桑枝 15 g，蜂房 15 g，乌梢蛇 15 g，全蝎粉[冲] 6 g，黑蚂蚁 12 g，土茯苓 30 g，石见穿 10 g，萆薢 10 g，炙甘草 10 g，生地黄 15 g，炒酸枣仁 30 g，生龙骨 30 g，生牡蛎 30 g。7 剂，水煎服，日 1 剂。

四诊：2005 年 5 月 19 日。患者手足指趾、腕、肘、踝、膝诸关节肿消痛微，痛处觉热消失，夜能安眠，烦、热、汗消，二便通调。舌红已减、苔薄白，其脉浮数势缓，效不更方，继服前方 7 剂，服法同前。

五诊：2006 年 4 月 2 日。患者自述上次治疗后近 1 年身体情况挺好，上下肢关节无明显疼痛，睡眠亦好，饮食照常，二便无异常。近日手足关节始病，睡眠不佳，恐复发严重，特来求治。查询后，照前方 7 剂，前 4 剂每日 1 剂，后 3 剂隔日 1 剂，水煎服。

类风湿

李某，女，45 岁，赤峰市宁城县人。

初诊：2006 年 3 月 28 日。患者类风湿 6 年余，上下肢多关节肿痛，以手足指趾关节为甚，手关节僵直，侧弯，不能伸直，基本对称，痛处热感，夜间痛重，动亦痛重。身体略瘦，饮食偏少，大便通畅，小便黄利。舌偏红有瘀色、苔白，脉弦数。

辨治：风湿热毒侵犯经络，壅滞关节，肌筋不利，血脉阻痹，以致肿痛诸症。拟用祛风湿热毒，通经活络，通利关节。

处方：黄柏 20 g，苍术 15 g，怀牛膝 20 g，桑枝 20 g，忍冬藤 30 g，雷公藤 15 g，青风藤 15 g，鸡血藤 15 g，生白芍 30 g，炙甘草 15 g，延胡索 20 g，土茯苓 30 g，半枝莲 20 g，虎杖 15 g，蚕沙 10 g，威灵仙 15 g，蜂房 15 g，黑蚂蚁 12 g，全蝎粉[冲]6 g，寻骨风 15 g。10 剂，水煎服，日 1 剂。

二诊：2006 年 4 月 8 日。患者上下肢多关节肿痛基本消失，尤以手指消肿止痛更为突出，僵直、畸型明显纠正，活动尚可。饮食尚可，二便通畅。舌红瘀色有减、苔薄白，其脉弦数势缓。治切机证，其效显然，继服前方 10 剂，前 5 剂每日 1 剂，后

5 剂隔日 1 剂，水煎服。后又以散剂服用半月以巩固。

类风湿，合并颈椎病、失眠

吕某，男，55 岁，赤峰市宁城县人。

初诊：2007 年 4 月 2 日。患者头痛，时晕多在体位变动时，少时即过，颈部强痛，活动不利。手足指趾，腕踝关节肿痛剧烈，肘、膝关节肿痛亦甚，不能行走，痛处觉热。心烦失眠，手心亦热。饮食尚可，小便黄。舌红、苔黄白相间，脉弦数。

辨治：肝之风热菀郁头目，血气不利；颈部经络阻滞，筋肌拘急；心虚热扰，阳不平秘；风湿热毒壅痹指趾腕踝等关节，筋肌不利，血脉瘀痹。拟用平肝息风，清利头目；解肌舒筋，活络通痹；养心安神，秘阳宁心；祛风湿，除毒热，通痹止痛。

处方：天麻 15 g，地龙 15 g，川芎 15 g，赤芍 15 g，白芍 15 g，菊花 30 g，葛根 30 g，防己 15 g，延胡索 30 g，乌梢蛇 15 g，全蝎 8 g，蜣螂 10 g，忍冬藤 30 g，黄柏 20 g，生地黄 15 g，虎杖 20 g，雷公藤 15 g，络石藤 15 g，老观草 15 g，怀牛膝 30 g，桑枝 15 g，苍术 10 g。8 剂，水煎服，日 1 剂，早晚服。

二诊：2007 年 4 月 12 日。患者服 4 剂后诸病关节疼痛明显减轻，现头目清利，不痛不晕，颈部疼痛轻微，活动亦可。上下肢诸关节肿消痛微，站立，行走均可，痛处觉热亦除。眠能安睡，心烦、手心热亦去。舌红已减、苔转薄白，其脉脉弦数势缓。治切病机，整体治疗，各守其乡，各司其属，各得所宜，法相通，药协从，继服前方 10 剂，前 5 剂每日 1 剂，后 5 剂隔日 1 剂，水煎服，除邪务尽，力求医无太过，亦无不及。

类风湿，合并慢性胃炎

张某，女，43 岁，赤峰市宁城县人。

初诊：2007 年 4 月 1 日。患者上下肢多关节疼痛，手足指趾关节肿痛，基本对称，指关节僵直，年后自觉背热。脘胀，纳减，大便不实，小便利。舌淡红、苔白厚，脉数。

辨治：风湿热毒侵犯上下肢诸关节，经络气血壅滞；阳明热郁，以致背热。脾虚运化不足，以致脘胀、纳减、大便不实等症。拟用祛风湿热毒，通经络，利关节，泻阳明，补太阴。

处方：知母 15 g，生石膏 20 g，生地黄 15 g，秦艽 15 g，雷公藤 15 g，忍冬藤 30 g，鸡血藤 20 g，苍术 15 g，黄柏 20 g，怀牛膝 20 g，虎杖 20 g，防己 15 g，桑枝 15 g，黑蚂蚁 10 g，乌梢蛇 15 g，生白芍 15 g，炙甘草 10 g，党参 15 g，茯苓 15 g，草果仁 10 g，

肉豆蔻 10 g。8 剂，水煎服，日 1 剂，早晚分温服。

二诊：2007 年 4 月 9 日。患者上下肢诸关节疼痛缓解，手足指趾关节肿消痛微，已不僵直，屈伸亦可，背热已消。胃脘胀去，饮食有加，二便均可。舌红有减、苔已薄白，其脉数势缓。治切机证，疗效显然，继服前方 8 剂，服法同前。

三诊：2007 年 4 月 19 日。患者诸关节病症基本平复，患者恐复发故再来治疗，继服前方 5 剂，隔日 1 剂，水煎服。

类风湿，合并咽炎、尿道炎

武某，女，38 岁，包头市人。

初诊：2007 年 8 月 12 日。患者两侧上下肢多关节疼痛，尤以手足指趾关节肿痛为重，夜疼剧，晨关节僵直，活动不利，痛处觉热，咽干红肿痛。饮食尚可，大便微干，小便频、不利、热痛。舌红、苔中心黄边白，脉数实。

辨治：肺有郁热犯咽，膀胱湿热乱下，气化失常，决渎不利。风湿热毒侵犯上下肢关节，壅郁痹阻，经络气血不畅。拟用清肺利咽，通利膀胱尿路湿热，祛风湿热毒，通利经络关节。

处方：苍术 15 g，黄柏 20 g，怀牛膝 20 g，忍冬藤 30 g，雷公藤 12 g，海桐皮 15 g，桑枝 15 g，防己 15 g，延胡索 20 g，老鹳草 20 g，蜂房 15 g，乌梢蛇 15 g，全蝎粉冲 6 g，土茯苓 20 g，鱼腥草 10 g，败酱草 15 g，牛蒡子 10 g，金果榄 10 g，萹蓄 15 g，车前子 15 g，木通 10 g。6 剂，水煎服，日 1 剂。

二诊：2007 年 8 月 20 日。患者上下肢关节疼痛基本平复，咽干痛已失、肿消，仅有微红，二便通调。虑类风湿顽疾，肺咽郁热未尽，湿邪亦需除尽，仍需同调，继服前方 6 剂，隔日 1 剂，水煎服。

类风湿

王某，男，75 岁，包头市人。

初诊：2007 年 9 月 21 日。患者类风湿 10 余年，身体已瘦，双侧手指、腕、肘关节及趾、踝、膝关节疼痛，尤以指趾关节肿痛为甚，已畸形，站立困难，不能行走，用人挽扶，痛处关节热感。饮食偏少，大便不干但迟，多 2～3 天 1 行，小便黄利。舌偏红、苔白略厚，脉细数。

辨治：年事已高，已过八八，脏器组织老化，自稳调节亦差，复加风湿热毒之邪，蕴郁关节，筋骨脉肉不利，经络瘀滞，疼痛、畸形也属必然。脾虚运化不及，传导无力，食减、便迟由生。拟用祛风热湿毒，活络通痹，通利关节，兼以益气健脾运化。

其病已久，徐徐图之。

处方：苍术 80 g，黄柏 80 g，怀牛膝 80 g，忍冬藤 80 g，鸡血藤 80 g，海风藤 80 g，桂枝 60 g，生白芍 80 g，知母 80 g，生槟榔 80 g，蚕沙 60 g，九节菖蒲 60 g，延胡索 100 g，萆薢 80 g，石见穿 80 g，土茯苓 80 g，半枝莲 80 g，乌梢蛇 100 g，全蝎 80 g，蜣螂 80 g，僵蚕 80 g，黑蚂蚁 60 g，蜂房 60 g，茯苓皮 80 g，陈皮 60 g，人参 80 g，白术 80 g。1 剂，共为细面，每日 3 次，每次 15 g，沸水冲焖待温，早、午、晚饭后服。

服上方 3 个月，诸关节疼痛基本缓解，站立，行走亦可。服 6 个月，诸痛肿平复，行走自如，生活自理。

类风湿

王某，女，59 岁，包头市人。

初诊：2008 年 8 月 12 日。患者双侧手足指趾关节、腕踝关节肿痛，夜甚，觉痛处热感，右膝关节亦痛，手指关节僵直，活动不利。身偏瘦，饮食可，大便通，小便黄。舌偏红、苔白，脉细数。

辨治：风湿热邪壅滞上下肢关节，阻痹经络，伤及筋骨肉脉，肿痛、僵直由来。拟用祛风湿热毒，通经活络，通利关节。

处方：桂枝 10 g，生白芍 15 g，知母 15 g，虎杖 15 g，苍术 15 g，黄柏 20 g，怀牛膝 15 g，延胡索 20 g，土茯苓 15 g，蚕沙 10 g，忍冬藤 25 g，汉防己 15 g，木通 10 g，生地黄 15 g，蜣螂 10 g，乌梢蛇 15 g，蜂房 10 g，全蝎粉[冲]6 g，伸筋草 15 g，细辛 3 g。10 剂，水煎服，日 1 剂。

二诊：2008 年 8 月 23 日。患者手足指趾关节、腕踝关节肿消痛缓，屈伸活动亦可，热感亦无，膝关节痛已微。饮食尚可，二便通利。舌红已减、苔薄白，脉弦数势缓。治切病机，已见显效，继服前方 10 剂，前 6 剂每日 1 剂，后 4 剂隔日 1 剂，水煎服。

随后追访 1 年，未见复发。

类风湿，合并心悸、失眠

刘某，女，39 岁，包头市人。

初诊：2008 年 12 月 21 日。患者上肢指、腕、肘关节肿痛，痛者觉热，夜重。对称，下肢膝、踝、趾关节亦痛。心慌气短，心悸憋气，心烦失眠，胆小易恐。饮食可，大便微干，小便黄。舌红、苔白，脉虚数阵代。

辨治：风湿热毒侵犯上下肢关节经络，气血经络阻痹。心虚热扰，阳不平秘，神、脉失主。拟用祛风除湿，清热解毒，行经通痹；养心清热，秘阳宁神。

处方：苍术 15 g，黄柏 20 g，怀牛膝 15 g，忍冬藤 30 g，桑枝 15 g，丝瓜络 10 g，雷公藤 15 g，蜂房 10 g，蚂蚁 10 g，蜣螂 15 g，防己 15 g，生槟榔 15 g，天仙藤 10 g，生晒参 15 g，麦冬 15 g，五味子 10 g，苦参 10 g，炙甘草 10 g，生地黄 15 g，炒酸枣仁 30 g，生龙骨 30 g，生牡蛎 30 g，知母 10 g。8 剂，水煎服，日 1 剂。

二诊：2008 年 12 月 29 日。患者上下肢诸关节疼痛减轻，尤其指趾关节肿消痛微。心慌气短与心悸憋气等症明显好转，夜眠可达 5 小时，亦明显进步。继服前方 8 剂，服法同前。

三诊：2009 年 1 月 8 日。患者诸关节肿痛基本消退，情绪稳定，饮食尚可，二便通调。舌红已减、苔薄白，其脉虚数势缓、阵代亦无，患者恐复发。继服前方 8 剂，隔日 1 剂，水煎服。方中该补则补，该泻则泻，补泻兼施，相得益彰。

类风湿

王某，女，45 岁，包头市人。

初诊：2010 年 12 月 18 日。患者多关节疼痛，以上下肢指趾关节肿痛及膝关节痛为主，痛处觉热，呈对称性，夜间痛亦重。口干渴，食尚可，大便干，小便黄。舌红、苔黄白相间，脉实数。

辨治：风湿热毒侵犯关节，壅滞经络，气血痹阻，阳明亦热伤津，诸症由生。拟用祛风湿热毒，活络通痹，清泻阳明，兼养津液。

处方：苍术 15 g，黄柏 20 g，怀牛膝 15 g，桂枝 10 g，生白芍 20 g，炙甘草 10 g，知母 15 g，生石膏 20 g，生地黄 15 g，忍冬藤 20 g，雷公藤 15 g，海桐皮 15 g，生槟榔 15 g，紫苏叶 10 g，防己 15 g，细辛 3 g，延胡索 30 g，石菖蒲 10 g，蜂房 10 g，黑蚂蚁 10 g，乌梢蛇 15 g，蜣螂 10 g，全蝎粉[冲]5 g。10 剂，水煎服。

二诊：2010 年 12 月 29 日。患者手足指趾等诸关节肿消痛微，夜间几乎不痛，口干渴已除，饮食可，二便通调。舌红已减、苔白不厚，其脉实数势减。已收显效，继服前方 10 剂，服法同上。

1 年后追访无复发。

十三

风湿关节炎及其合并病证案

膝关节骨质增生，滑膜炎积液

李某，男，54 岁，天津市宝坻区人。

初诊：2001 年 10 月 22 日。患者右膝关节痛已久，每逢运动及劳累后痛重，畏寒。近周来此关节肿胀，以膝上缘肿重，胀痛，弯曲受限，畏热。饮食尚可，大便尚调，小便黄。舌略红、苔白厚，脉沉数。

辨治：素有风寒阻痹膝关节经脉，后加湿热蕴郁经脉滑膜，以致素痛畏寒，后肿畏热，乃寒热错杂，湿邪泛溢。拟用祛风寒通痹，清除湿热消肿。

处方：制川乌 12 g，制草乌 10 g，桑寄生 20 g，怀牛膝 30 g，鸡血藤 30 g，刘寄奴 15 g，乌梢蛇 15 g，蚂蚁 10 g，全蝎粉^冲4 g，忍冬藤 30 g，虎杖 20 g，防己 20 g，生槟榔 15 g，紫苏叶 10 g，茯苓皮 30 g，延胡索 15 g。6 剂，水煎服，二乌先煎 1 小时，日 1 剂。

二诊：2001 年 10 月 29 日。患者右膝关节痛微，肿减过半，既不畏寒，也不恶热。初见成效，继服前方 6 剂。

三诊：2001 年 11 月 6 日。患者右膝关节痛消肿已轻微，舌红已减、苔转薄白，其脉沉数势缓。平复指日可待，继服前方 6 剂，前 3 剂每日 1 剂，后 3 剂隔日 1 剂，水煎服。

风湿关节痛，合并多汗

徐某，女，32 岁，营口市人。

初诊：2002 年 3 月 21 日。患者面色㿠白，身体已瘦，乏力多汗，畏寒，手足上下肢多关节肿痛，手足不温。饮食略少，大便不实，小便清利。舌淡红、苔白厚，脉沉细。

辨治：风寒湿邪侵犯手足及上下肢多个关节，经络壅滞，复加脾虚，运化不及，卫气不足，阴亦弱，风性善行疏泄，诸关节疼痛，多汗由生。拟用祛风寒湿邪，活络通痹，益气健脾，护阴止汗。

处方：桂枝 12 g，生白芍 20 g，知母 15 g，炙甘草 15 g，羌活 12 g，独活 12 g，桑寄生 20 g，怀牛膝 30 g，乌梢蛇 20 g，蜂房 15 g，全蝎粉^冲4 g，延胡索 15 g，葛根 20 g，老鹳草 15 g，生黄芪 30 g，白术 15 g，肿节风 10 g。6 剂，水煎服，日 1 剂。

二诊：2002 年 3 月 28 日。患者服上药 4 剂后，手足上下肢诸关节痛已轻，现肿消痛微，多汗已止，畏寒、手足不温亦得解。饮食有加，大便已实，小便自利。治切病机，已见成效，继服前方 6 剂，服法同前。

三诊：2002 年 4 月 5 日。患者手足上下肢诸关节疼痛已止，肿全消，活动比较自如，身汗亦止。饮食已复，二便正常，面色好转。舌质淡红、苔薄白，其脉沉细势起。症虽去，病顽固，患者恐复发，又来再治，予原方 6 剂，隔日 1 剂，水煎服。

风湿病

黄某，男，14 岁，赤峰市宁城县人。

初诊：2002 年 4 月 2 日。患者双下肢多关节痛，尤以膝关节肿痛为甚，痛处热感，运动多加重。饮食可，二便尚调。舌红、苔白，脉浮数。

辨治：风湿热邪侵犯双下肢关节，壅阻其组织经络，气血阻痹，诸症由生。拟用祛风湿热邪，疏经活络，通利关节。

处方：知母 15 g，黄柏 15 g，怀牛膝 20 g，五爪龙 15 g，忍冬藤 20 g，防己 10 g，生薏苡仁 20 g，生槟榔 10 g，紫苏叶 10 g，蜂房 10 g，乌梢蛇 15 g，全蝎粉^冲4 g，延胡索 15 g，千年健 15 g，血风藤 15 g，生地黄 10 g。6 剂，水煎服，日 1 剂。

二诊：2002 年 4 月 10 日。患者双下肢诸关节肿消痛轻，热感已消。已见显效。继服前方 6 剂，服法同前。

三诊：2002 年 4 月 18 日。患者诸关节基本平复，活动自如。饮食如常，二便通调。舌红已减、苔薄白，其脉浮数势缓，为巩固计，继服前方 5 剂，隔日 1 剂，水煎服。

结缔组织病

徐某，女，28 岁，天津市宝坻区人。

初诊：2002 年 8 月 14 日。患者形虚体倦，全身不适，脘腹胁胀，纳减，眠略差，全身间歇性高热 39.4℃，恶寒无汗。三五日一作，半年不止，久治无效。大便少，小便黄。舌偏红、苔白略厚，脉弦数。

辨治：邪犯少阳，热郁肝胆，则高热有时，胁胀。木乘于土，则土壅，而脘腹胀。

热扰于心，则眠略差。正与邪气不两立，邪盛则伤正，兼有气虚不能胜邪。拟用清胆泻肝，健脾益气除郁，辅以清心宁神。

处方：柴胡18 g，黄芩30 g，半夏9g，党参15 g，生龙骨30 g，生牡蛎30 g，鳖甲15 g，草果仁10 g，厚朴10 g，代赭石20 g，首乌藤30 g，炒酸枣仁15 g，乌梢蛇10 g。6剂，水煎服，日1剂。

二诊：2004年9月21日。患者自述经上次治疗服药4剂，高烧即退，其后两年来身体无不适，自我感觉良好。近3天来病复发，烧达39℃，请求再治。查询确实，继服前方6剂，水煎服，日1剂。

其后为巩固计，继服前方6剂，共为极细面，每日两次，每次20 g，沸水冲焗，待温服，早晚各1次。此后观察6年未复发。

右肩关节周围炎疼痛

张某，女，49岁，赤峰市宁城县人。

初诊：2004年4月20日。患者面色少华，右肩关节疼痛难忍，活动尤甚，昼夜皆痛，怕风寒，兼有颈部疼痛，手指麻。饮食可，二便较正常。舌淡红、苔白，脉弦数。

辨治：形色有虚，气血不足，风寒侵袭肩关节和颈部，壅凝其筋骨肌脉，筋肌拘急，经脉阻痹。拟用益气血，祛风寒，通经脉，解肌舒筋。

处方：黄芪30 g，当归15 g，桂枝15 g，生白芍30 g，炙甘草15 g，细辛g，通草10 g，天麻15 g，葛根30 g，防己15 g，威灵仙20 g，延胡索20 g，寻骨风15 g，五爪龙15 g，乌梢蛇15 g，全蝎粉[冲]6 g，天仙藤15 g，制天南星10 g。6剂，水煎服，日1剂。

服上药4剂肩周与颈部疼痛即止，现肩周活动自如，颈部痛消，转动自如，面色也有改观。嘱其适当活动锻炼自可，不再予药。

风湿热右足及趾红肿疼痛

马某，男，34岁，赤峰市宁城县人。

初诊：2005年5月1日。患者右足及趾红肿疼痛近月，步履受限，伴头昏，头痛。腹微胀，大便略干，小便黄。舌红、苔黄，脉弦数。

辨治：肝之风热菀郁头目，血气不利；风湿热毒下犯足、趾，壅郁瘀痹，经络不畅；胃失和降，传导不利。拟用平肝息风，通利头目；祛风湿热毒，通降阳明，泻热通便。

处方：天麻15 g，地龙15 g，川芎15 g，赤芍15 g，白芍15 g，野菊花20 g，苍术

15 g，黄柏 20 g，怀牛膝 30 g，忍冬藤 30 g，海桐皮 20 g，土茯苓 30 g，萆薢 12 g，防己 15 g，雷公藤 12 g，蜂房 15 g，乌梢蛇 15 g，全蝎粉[冲]6 g，延胡索 20 g，生槟榔15 g，石斛 15 g，生地黄 15 g。6 剂，水煎服，日 1 剂。

二诊：2005 年 5 月 8 日。患者右足及趾红肿已消，疼痛亦止，行走比较便利。头昏头痛缓解，腹胀已消，大便通畅，小便黄减。舌红已减、苔转薄白，其脉弦数势缓，治切病机，法相通，药协从，继服前方 4 剂，水煎服。

左膝滑膜炎

李某，男，34 岁，包头市人。

初诊：2007 年 8 月 20 日。患者左膝关节肿痛，膝关节上缘肿重胀甚，内有积液，局部热感。饮食尚可，二便亦调。舌偏红、苔白厚，脉实数。

辨治：风湿热邪蕴滞左膝关节，气血、经络亦有阻痹。拟用清热利湿，活络祛风，通痹利节。

处方：苍术 20 g，黄柏 20 g，怀牛膝 30 g，忍冬藤 30 g，海桐皮 20 g，桑白皮15 g，陈皮 15 g，茯苓皮 30 g，防己 15 g，延胡索 20 g，土茯苓 30 g，萆薢 10 g，蚕沙 10 g，乌梢蛇 15 g，全蝎粉[冲]6 g。4 剂，水煎服，日 1 剂。

二诊：2007 年 8 月 25 日。患者左膝关节肿消痛微，舌红已减、苔白转薄，其脉实数势缓，继服前方 4 剂，日 1 剂，水煎服。

两手多发性骨关节病，合并慢性胃炎

苗某，女，77 岁，包头市人。

初诊：2017 年 3 月 10 日。患者面色无华，形色有虚，两手指多关节肿痛、弯曲、不温。脘腹胀，纳少嗳气，大便不爽，口干，小便尚利。舌淡红、苔白厚，脉虚数。

辨治：年事已高，体质已虚，脏器老化，筋、脉、肉、骨、皮老化，自稳调节功能亦弱，此则尤显脾虚失于运化，气滞食郁，复加风湿壅结，经络阻痹而致多关节肿痛。拟用益气血祛风湿，活络通痹利关节，健脾导胃。

处方：炙黄芪 15 g，桂枝 15 g，白芍 15 g，炙甘草 10 g，苍术 15 g，防风 15 g，荆芥 10 g，肿节风 15 g，寻骨风 10 g，石楠藤 15 g，透骨草 10 g，忍冬藤 15 g，蚕蝴 10 g，五爪龙 15 g，人参 12 g，瓜蒌 10 g，黄连 10 g，制半夏 10 g，焦槟榔 15 g，焦三仙各 10 g。8 剂，水煎服，日 1 剂。

二诊：2017 年 3 月 20 日。患者两手诸关节肿轻痛微，手已转温。脘腹胀消，食增，嗳气少作。治见显效，继服前方 6 剂，水煎服，日 1 剂。

其后两手指肿痛全消，弯曲亦得纠正。脘腹胀消，饮食复常，二便通畅。舌淡有加、苔已薄白，其脉虚数势缓。未再予药。

左膝关节滑膜炎，合并静脉曲张

李某，女，43 岁，包头市人。

初诊：2018 年 9 月 6 日。患者左膝关节胀痛近 3 个月，以膝关节上缘肿甚，且有热胀感，行走痛重，弯曲亦甚。两小腿肿胀，浅静脉色暗曲张，下午与晚肿重。饮食尚可，大便略干，小便黄。舌红、苔白厚，脉细数。

辨治：湿热壅郁左膝及双下肢，静脉气血阻瘀，水湿外溢而致肿胀，疼痛。拟用清热利湿，活血通经。

处方：苍术 15 g，黄柏 20 g，怀牛膝 15 g，虎杖 15 g，金银花 15 g，败酱草 15 g，血风藤 15 g，海桐皮 15 g，延胡索 15 g，毛冬青 15 g，泽兰叶 15 g，茯苓皮 30 g，防己 15 g，穿山龙 20 g。8 剂，水煎服，日 1 剂。

二诊：2018 年 9 月 14 日。患者左膝关节肿胀消减，其痛已微，双小腿肿胀轻微。饮食尚可，二便通利。舌红已减、苔转白薄，其脉细数势缓。已见显效，继服前方 8 剂，服法同前。

三诊：2018 年 9 月 24 日。患者左膝关节肿痛消除，关节功能恢复正常，行走自如，双小腿肿胀全消，下午与晚亦不肿，其浅静脉色浅，曲凸近消。继服前方 8 剂，隔日 1 剂，水煎服。

神经性耳鸣及其合并病证案

神经性耳鸣，合并头晕、失眠、颈椎病

张某，女，41岁，包头市人。

初诊：2015年9月8日。患者耳鸣3个月，时如轰鸣，时轻如蝉鸣，伴头晕、头昏、目干涩。心烦失眠，面偏红，易汗。颈酸痛，转动觉痛且响，腰膝酸软。饮食可，二便畅通。舌红、苔少，脉弦细数。

辨治：鸣为风之声，肝肾精血亏于下，风阳菀郁于上，头目血气不利，作晕，作鸣。心虚阳不平秘，肾虚水火不济，心烦失眠无疑。复加颈部经脉失输，筋肌不利又失滋养，以致颈部酸痛，转动摩擦而响。总之肝木、肾水、心火体内五行生态失衡，诸症由生。拟用平肝息风，清利头目；养心秘阳，清心宁神；通经活络，解肌舒筋；补肾开窍，镇静息风。

处方：天麻15 g，地龙15 g，川芎15 g，赤芍15 g，白芍15 g，菊花15 g，夏枯草15 g，龙胆15 g，胆南星10 g，炒酸枣仁15 g，生龙骨20 g，生牡蛎20 g，磁石30 g，蝉蜕10 g，凌霄花10 g，生地黄10 g，黄柏15 g，桑椹15 g，沙苑子10 g，桑叶10 g，荷叶10 g，葛根20 g，防己10 g，延胡索15 g。10剂，水煎服，日1剂。

二诊：2015年9月20日。患者耳鸣已愈，头目清利，睡眠安好。颈部已舒，腰膝酸软未复，继服前方8剂，前4剂每日1剂，后4剂隔日1剂，水煎服。神经性耳鸣乃顽固之疾，此所速效者，一者治肾，肾开窍于耳。二者治心宁神，心为五脏六腑之大主，心主神。三者息风，鸣为风之声。

随后追访1年无复发。

双耳鸣、耳背，合并带下病

马某，女，32岁，包头市人。

初诊：2009年9月7日。患者两耳轰鸣如潮4月余，近月听力下降而耳背。头昏头晕，口苦咽干，心烦少寐，胸闷，两肋亦胀。带下黄白，小便赤，大便可。舌红、苔黄白相间，脉弦数。

辨治：肝之风火菀郁头目，血气不利。湿热蒙塞清窍，则耳鸣、耳备、头目诸症生焉。湿热下注，带脉失约，则带下黄白。心虚热扰，阳不平秘，则心烦少寐。胸胁为肝经之分野，热郁络阻，则胸闷、胁胀。拟用清上通利，彻下清利，养心清热秘阳，兼补肾阴。

处方：天麻15 g，地龙15 g，川芎15 g，菊花20 g，夏枯草15 g，龙胆15 g，生栀子15 g，柴胡10 g，黄芩15 g，生地黄15 g，车前子10 g，泽泻15 g，木通10 g，当归15 g，磁石30 g，炒酸枣仁30 g，生龙骨30 g，生牡蛎30 g，山茱萸15 g，制首乌15 g，蝉蜕10 g。8剂，水煎服。日1剂。

二诊：2009年9月16日。患者左耳鸣、耳备基本愈，右耳依旧。头昏头晕轻微，口苦咽干已平，烦除眠安，胸闷胁胀轻微。带下转白，其量亦减。前方继服，再予6剂，服法同前。

三诊：2009年9月24日。患者左耳平复，听力亦好，右耳依旧。头昏、头晕不觉，夜睡已安，带白量少，余症亦平。舌红已减、苔转薄白，其脉弦数势缓。右耳恐怕难复，再予原方6剂，隔日1剂，水煎服。

神经性耳鸣，合并颈椎病脑供血不足

张某，男，45岁，包头市人。

初诊：2011年9月10日。患者右耳耳鸣3月余，其声昼轻夜重，心烦影响失眠。头昏，头胀，体位性眩晕，移时即失，颈部疼痛，头俯仰及转动加重。腿酸力减，饮食尚可，二便通调。舌偏红、苔少，脉弦数。

辨治：肝之风阳菀郁头目，血气阻滞；心虚热扰，阳不平秘；颈部津伤络阻，筋肌不利；肾虚阳瞀，壅塞于耳，耳窍阻塞。治宜平肝息风，清利头目；生津活络，解肌舒筋；养心清热，平阳宁心；滋肾潜阳，利窍通耳。

处方：天麻15 g，地龙15 g，川芎18 g，灯盏花4 g，菊花20 g，夏枯球15 g，柏子仁15 g，生龙骨30 g，生牡蛎30 g，珍珠母30 g，磁石30 g，僵蚕15 g，远志10 g，葛根30 g，天花粉15 g，延胡索15 g，菝葜10 g，全蝎粉^冲5 g，制首乌15 g，枸杞子15 g，干地黄15 g，沙苑子10 g。6剂，水煎服，日1剂。

二诊：2011年9月17日。患者耳鸣已止，头昏、头晕已平，颈部疼痛缓解。烦除眠安，腿酸亦有好转。前方加怀牛膝20 g，再予6剂，前3剂每日1剂，后3剂隔日1剂，水煎服。

神经性耳鸣，合并脱发、月经不调、失眠

张某，女，38岁，包头市人。

初诊：2016年5月2日。患者左耳鸣近半年，其声时大如潮，时小如蝉鸣，昼轻夜重。心烦失眠，手心热，头面易汗。脱发亦多，头皮干涩。月经量少，色黑有块，行经小腹痛。饮食尚好，大便微干。舌红、苔少，脉弦细。

辨治：肝肾阴血亏虚，水火不能既济，则心烦失眠。水不涵木，则阳亢热壅于上，耳窍失通、失常。冲任不充，天癸亦虚，则经少，亦有血瘀则色黑有块，小腹痛。拟用养肝疏泄，填阴血降火潜阳，通窍养发。

处方：生地黄15g，当归15g，生白芍15g，桃仁10g，红花10g，益母草30g，枸杞子15g，桑椹15g，制首乌15g，磁石20g，石菖蒲10g，远志10g，炒酸枣仁15g，生龙骨30g，生牡蛎30g，首乌藤15g，黑芝麻10g。10剂，水煎服，日1剂。

二诊：2016年5月13日。患者耳鸣已微，少时鸣轻。夜能安睡，心烦、手心热、头易汗已消。脱发显效。服6剂时行经，小腹已舒，量可色正，黑块已无。舌红已减、苔薄白，其脉弦细改善。已收显效，肝木、肾水、心火五行生态欲复，继服前方10剂，前5剂每日1剂，后5剂隔日1剂，水煎服。此治耳鸣，虽重于肾，但亦治肝疏泄，以宁肝风。治心宁神，听乃神之用。且各守其乡，各得所宜，相得益彰，此非单一治疗可比。

神经性耳鸣，植物神经功能失调，合并颈椎病脑供血不足

刘某，女，54岁，包头市人。

初诊：2017年4月6日。患者耳鸣2年，左甚于右，其声时大、时小，大如潮响，小如蝉鸣。五心烦热，上身易汗，头面尤甚，眠差，重则彻夜。头痛时晕，颈痛，活动加重，腰酸腿软。饮食可，小便利。舌红、苔少，脉虚数。

辨治：女过七七，脏器组织始虚，自稳调节始差，又值春季厥阴风木始盛，而肝、肾、心阴血不足，风阳上亢，头目气血不利，头眩、头痛则起。水火不能既济，而热汗出，五心烦热、失眠必然。颈部筋肌失荣不利，经络不畅，颈痛由生。拟用益肾养肝，清利头目；潜阳息风，通利耳窍；清心养阴，秘阳除蒸；解肌舒筋，活络止痛。

处方：天麻15g，地龙15g，川芎15g，赤芍15g，白芍15g，菊花20g，夏枯草15g，胆南星10g，炒酸枣仁20g，生龙骨30g，生牡蛎30g，磁石30g，炙甘草10g，生地黄15g，知母15g，黄柏15g，枸杞子10g，麦冬10g，白薇10g，怀牛膝15g，

葛根 30 g，威灵仙 15 g，延胡索 15 g，秦艽 10 g。10 剂，水煎服，日 1 剂。

二诊：2017 年 4 月 18 日。患者耳鸣得控，晚上少时轻微如蝉，白昼已不觉。头晕、头痛得解，五心烦热基本消去，蒸汗已无，夜能安睡，腰酸腿软不显。饮食仍可，二便通利。舌红已减、苔白始生，其脉虚数势缓。治切机证，继服前方 10 剂，前 5 剂每日 1 剂，后 5 剂隔日 1 剂，水煎服。力求治无太过，亦无不及。

脑鸣，合并高血压、失眠

魏某，女，71 岁，包头市人。

初诊：2018 年 4 月 10 日。患者脑鸣，时轻，时重，上午轻，年后重，头昏，时晕，两目干涩。心烦失眠，心慌，偶有动悸，手心热，头热易汗，腰酸腿软。饮食可，大便干，小便黄。舌暗红、苔少，脉弦数。

辨治：年事已高，肝肾阴血亏虚，髓海不充，风热菀郁于上，阳亦上督，头目血气不利。心肾阴虚，水火不能既济，阴虚火旺，心神不宁，心烦失眠，热、汗等症由生。年已老年，筋骨不健，肝肾下虚，腰酸腿软由生。凡此老年，脏器组织已虚，五体不健，自稳调节亦弱，有失平衡，肝木、肾水、心火五行生态有变，能生诸病，亦属必然。拟用平肝息风，清利头目；滋阴潜阳，养心宁神；填髓健脑，养神开窍。

处方：天麻 15 g，地龙 15 g，钩藤 40 g，川芎 15 g，赤芍 15 g，白芍 15 g，菊花 30 g，夏枯草 15 g，胆南星 10 g，炒酸枣仁 15 g，生龙骨 30 g，生牡蛎 30 g，磁石 20 g，白石英 20 g，生地黄 15 g，山茱萸 10 g，石斛 15 g，麦冬 10 g，石菖蒲 10 g，远志 10 g，枸杞子 15 g，怀牛膝 15 g，桑叶 10 g。10 剂，水煎服，日 1 剂。

二诊：2018 年 4 月 22 日。患者脑鸣已轻，时有间隔，其声亦轻，午后不重，头昏头晕亦轻，血压下降，140/80 mmHg，烦、热、汗出缓解，睡眠增至 5 小时，未发心动悸，腰腿酸软好转。大便通调，小便黄减。舌暗红见浅、苔始生白，其脉弦数力减。初见成效，治切机证，继服前方 10 剂，服法同前。

三诊：2019 年 3 月 24 日。患者自上次治疗后近 1 年身体较好，脑鸣已去，血压平稳，不时头昏头晕已去，夜能安睡，大便调匀。近周脑鸣复发，血压复高，时有头昏头晕，睡眠亦差，小便频，大便又干。诸症复作，查其原方，再予 10 剂，日 1 剂，水煎服。此后，再用前方加减 10 剂而安。

神经性耳鸣，合并颈椎病、失眠、慢性胃炎

贺某，女，57 岁，包头市人。

初诊：2015 年 11 月 13 日。患者耳鸣 1 年余，其声较响，右耳为主，头昏，头痛，时晕，目胀。颈部疼痛，活动加重。心烦失眠，睡则梦多。口干，脘腹略胀，大便不爽，小便尚利。舌红有瘀色、苔白略厚，脉弦数。

辨治：肝之风阳热乘，菀郁头目，血气不利；颈部经络瘀痹，筋肌拘紧；心虚阳不平秘，神不宁静；胃阴不足，失于传导。拟用整体治疗，各司其属，拟用平肝息风，清利头目；疏通经脉，解肌舒筋；养心安神，平阳宁心；益阴养胃，消化传导。

处方：天麻15 g，川芎15 g，赤芍15 g，白芍15 g，水红花子10 g，菊花15 g，夏枯草15 g，炒酸枣仁15 g，生龙骨30 g，生牡蛎30 g，磁石20 g，胆南星10 g，炙甘草10 g，生地黄15 g，葛根30 g，防己15 g，延胡索15 g，百合15 g，乌药10 g，焦槟榔10 g，焦三仙各10 g，枳实10 g。10剂，水煎服，日1剂。

二诊：2018年11月2日。患者自上次调治后近3年来，头目清利，耳鸣已失，颈部较舒，睡眠亦安。近周脘腹胀满，嗳气频频，纳减，咽红干痛，口干易渴，大便不爽，小便自利。舌红、苔白厚，脉数。

此乃脾虚失于升运，胃实热郁食滞，失于通降传导，肺有郁热壅滞于咽而津伤。拟用健脾升运，泻胃降导，清肺利咽，解毒润燥。

处方：生晒参15 g，瓜蒌15 g，黄连10 g，焦槟榔15 g，焦三仙各10 g，百合15 g，乌药10 g，旋覆花10 g，代赭石10 g，麦冬10 g，金银花10 g，穿心莲10 g，牛蒡子10 g，绿萼梅10 g，牡丹皮10 g，升麻10 g。6剂，水煎服。

神经性耳鸣，合并失眠、颈椎病脑供血不足

贾某，女，60岁，包头市人。

初诊：2019年4月27日。患者左耳耳鸣1年余，其声时高时低，声高如潮，声低如蝉鸣。头昏，头胀，体位性眩晕，颈部疼痛，活动加重。心烦偶悸，睡眠不安。脘中不舒，饮食偏少，大便不爽，小便自利。舌偏红、苔白，脉弦数。

辨治：女子年过七七，脏器有虚，筋骨血脉始于老化，自稳调节、特别是阴阳调节，五行调节功能亦差，此则肝木风热菀郁于上，阳亦上冒，头目血气不畅。肝肾阴血下虚，水火失济，心神失于阳秘。颈部经络阻滞，筋肌不利。中土失于运化传导，五行生态变异，诸症由生。拟用平肝潜阳，清利头目；养心益阴，阳秘宁神；解肌舒筋，活络通痹；养肝益肾，健脾通导。

处方：天麻15 g，地龙15 g，川芎15 g，赤芍10 g，白芍10 g，菊花30 g，夏枯草15 g，水红花子10 g，炒酸枣仁15 g，生龙骨30 g，生牡蛎30 g，磁石20 g，炙甘草10 g，生地黄15 g，制首乌10 g，枸杞子15 g，桑椹15 g，石斛10 g，葛根30 g，防己15 g，延胡索15 g，白术15 g，茯苓10 g，焦三仙各10 g。10剂，水煎服，日1剂。

二诊：2019 年 5 月 7 日。患者耳鸣缓解，白昼不显，晚上鸣微，头目清利。睡眠安好，心烦偶悸已除。颈痛亦缓解，仅转动时痛微。饮食有增，二便通畅。舌红有减、苔白变薄，其脉弦数势缓。所治肝木、肾水、心火、中土、膀胱经络，整体治疗，各司其属，法相通，药协从，相得益彰。继服前方 10 剂，前 5 剂每日 1 剂，后 5 剂隔日 1 剂，水煎服。

神经性耳鸣，合并高血压、颈椎病、失眠

李某，男，70 岁，包头市人。

初诊：2017 年 8 月 2 日。患者两耳耳鸣 3 年，时高时低，右甚于左。头昏时晕，两目胀涩，颈部疼痛，心烦失眠，左胸微闷，腰酸。饮食尚可，二便尚通。舌暗红、苔少白，脉弦数。

辨治：年事已高，体质老化，脏器有虚，五体老化，自稳调节亦差，此则肝肾亏虚，筋骨失健，风阳菀郁于上，头目血气不利，颈部筋肌失常，经脉阻滞。更有心虚热扰，阳不平秘，而头昏时晕，两目胀涩，心烦失眠，颈部疼痛诸症由生。耳者肾之窍，鸣者风之动，声者心之音。肾水、风木、心火五行生态失衡，耳鸣亦起。拟用平肝息风，清利头目；解肌舒筋，活络通经；养心清镇，宁心安神；益肾填精，利窍平衡。

处方：天麻 15 g，地龙 15 g，钩藤[后下] 40 g，川芎 15 g，赤芍 15 g，白芍 15 g，菊花 20 g，夏枯球 15 g，灯盏花 10 g，炒酸枣仁 15 g，磁石 20 g，蝉蜕 10 g，珍珠母 20 g，石菖蒲 10 g，紫贝齿 15 g，葛根 30 g，防己 15 g，延胡索 20 g，丹参 15 g，银杏叶 15 g，山茱萸 15 g，怀牛膝 15 g，制首乌 15 g，茺蔚子 15 g。8 剂，水煎服，日 1 剂。

二诊：2017 年 8 月 12 日。患者头目清利，头昏时晕已失，两目胀涩已消，颈部疼痛缓解。耳鸣左失右微，夜能安睡，腰酸亦去，饮食亦可，血压平稳。现小便频，排尿不畅，小腹微胀。舌偏红、苔少，脉弦细。予下方调治。

处方：生地黄 15 g，山茱萸 15 g，肉苁蓉 15 g，怀牛膝 30 g，牵牛子 10 g，猪苓 15 g，泽泻 15 g，丹参 15 g，黄柏 15 g，桃仁 10 g，益母草 20 g，泽兰叶 15 g，金钱草 30 g，车前子 15 g，冬葵子 15 g，椒目 10 g。6 剂，水煎服。

神经性耳鸣、耳聋，合并失眠

粟某，女，48 岁，包头市人。

初诊：2018 年 2 月 2 日。患者头昏头晕，心烦失眠，口苦咽干，胁胀，左耳耳鸣年余，声时大时小，声大如潮，声小如蝉鸣，右耳无闻。身热易汗，胁有微胀，月经

量少、色紫黑，小便黄。舌红、苔黄白相间，脉弦数。

辨治：厥阴风热菀于头目，血气不利；心虚夹热，阳不平秘，神失宁谧；肝郁湿热，失于疏泄；复加肾阴虚，天癸虚衰而阳上瞀，以致耳鸣、耳聋、胁胀、月经量少色暗、小便黄等症。此乃肝木、心火、肾水五行生态失衡，拟用整体治疗，各司其属，法相通，药协从。

处方：天麻 15 g，地龙 15 g，川芎 15 g，赤芍 15 g，白芍 15 g，菊花 15 g，夏枯球 15 g，炒酸枣仁 15 g，生龙骨 30 g，生牡蛎 30 g，磁石 30 g，生铁落 15 g，炙甘草 15 g，石菖蒲 10 g，蝉蜕 10 g，黄柏 15 g，女贞子 10 g，墨旱莲 15 g，银柴胡 10 g，当归 15 g，益母草 20 g，泽泻 10 g，车前子 10 g。8 剂，日 1 剂，水煎服。嘱：食慎辛辣肥甘，节忧思，静心安养。

二诊：2018 年 2 月 12 日。患者头目已较清利，昏晕近去，夜能安睡，烦热已去，口苦咽干近解，左耳鸣已轻，声小而有间歇，右耳聋如故，胁胀已去，月经未行。舌红已减、苔已薄白，其脉弦数势减。已见成效，继服前方 8 剂，服法同前。

三诊：2018 年 2 月 22 日。患者头目清利，夜睡安好，左耳鸣近平，偶有细声，右耳聋如故，饮食安好，二便通调，月经已行，色量均可。继服前方 8 剂，隔日 1 剂，水煎服。

十五

崩漏及其合并病证案

崩漏，合并贫血、失眠

贾某，女，28 岁，天津市宁河区人。

初诊：2003 年 12 月 5 日。患者子宫出血半月余，始则出血甚多，夹色黑紫血块，继则忽多忽少，少则点滴。面色淡白，唇、甲色浅，心慌气短，体倦乏力，失眠，胆怯。饮食偏少，二便尚调。舌淡白、苔白，脉虚数。

辨治：气虚夹瘀，气为血之帅，而能运血，又能裹血、摄血，此则气虚，不能统摄，而血出如崩；复加血瘀而血流离经，出血而又瘀血。气血具虚，心失所养，神亦不安。气血俱虚而不能濡养于面、充养于舌、甲，故色浅苍白。拟用峻补气血，化瘀固崩，兼以养心安神。

处方：红参 20 g，生黄芪 30 g，阿胶 10 g，柴胡 10 g，升麻 10 g，桂枝 10 g，茯苓 15 g，牡丹皮 10 g，生白芍 20 g，柏子仁 20 g，生龙骨 30 g，生牡蛎 30 g，仙鹤草 30 g，海螵蛸 15 g，茜草 15 g，三七粉^冲 5 g。6 剂，水煎服，日 1 剂。多卧床，少活动，忌剧烈活动。

二诊：2003 年 12 月 12 日。患者崩漏已止，睡眠亦安，饮食有加，心慌气短好转，体倦乏力亦轻。治切病机，疗效显著，继服前方 6 剂，服法同前。

三诊：2003 年 12 月 20 日。患者诸症基本平复，面、唇、指甲色增淡红。舌淡红、苔薄白，其脉虚数势缓。继服前方 6 剂，隔日 1 剂，水煎服。

子宫功能失调性出血

白某，女，47 岁，包头市人。

初诊：2010 年 10 月 14 日。患者身体疲倦，面色无华，崩漏 40 余日不止，量时多时少，少腹胀痛，腰酸。饮食略少，二便尚利。舌淡红、苔白，脉虚数。

辨治：脾虚失于统血、裹血、摄血、运化，夹瘀则血离经，兼以肾虚不固，以致诸症由生。拟用健脾统摄，升清举陷，化瘀归经，兼以止血补肾。

处方：生晒参 20 g，黄芪 30 g，柴胡 10 g，升麻 10 g，桂枝 10 g，茯苓 10 g，牡丹皮 10 g，白芍 15 g，桃仁 10 g，生乌梅 15 g，海螵蛸 10 g，茜草 15 g，炒杜仲 15 g，仙鹤草 30 g，花蕊石 20 g。5 剂，水煎服，日 1 剂。慎劳累，忌剧烈活动。

二诊：2010 年 10 月 20 日。患者服上药 4 剂，崩漏即止。现小腹胀痛已解，腰酸轻微，饮食有加，二便通调。舌质正常、苔薄白，其脉虚数势缓。再予上方 5 剂，隔日 1 剂，水煎服。

崩漏，合并带下病

赵某，女，42 岁，包头市人。

初诊：2011 年 3 月 5 日。患者素有黄白带下，腰痛。此次行经近月不止，初则夹有血块，痛经，继则出血由深色转浅，忽多如流，忽少点滴。现身倦乏力，心慌气短，面色无华，饮食亦减，二便尚可。舌淡红、苔白，脉虚数。

辨治：素有湿热蕴滞奇经，肾、督虚滞，以致带下病、腰痛，复加血瘀任、胞，以致行经异常而崩漏，继而气虚不能统血、摄血而气血俱虚，以致体倦乏力，心慌气短，面色无华等症。拟用益气摄血，化瘀归经，补肾壮腰固涩，清热祛湿除带。

处方：生晒参 20 g，生黄芪 30 g，柴胡 10 g，升麻 10 g，桂枝 10 g，茯苓 10 g，牡丹皮 10 g，白芍 15 g，桃仁 10 g，三七粉^冲6 g，仙鹤草 20 g，海螵蛸 10 g，茜草 10 g，鹿角霜 12 g，续断 15 g，土茯苓 15 g，败酱草 15 g，生薏苡仁 20 g。5 剂，水煎服，日 1 剂。慎劳累，忌剧烈活动，适安卧。

二诊：2011 年 3 月 12 日。患者崩漏初止，腰痛缓解，小腹无痛，身倦乏力、心慌气短均轻，带下病未见。舌淡红有加，其脉虚数势缓。为巩固计，继服前方 5 剂，隔日 1 剂，水煎服。

崩漏

苏某，女，24 岁，包头市人。

初诊：2011 年 11 月 24 日。患者面色无华，体倦乏力，行经常小腹疼痛，夹有血块，此则 3 个月崩漏不止，虽不像开始量多，但也淋沥不断，点滴如漏。饮食偏少，二便尚可。舌淡红、苔薄白，脉沉数无力。

辨治：气虚不能摄血，脾虚不能统血、裹血，复加血瘀离经而出血，以致 3 个月不止。拟用益气摄血，健脾统血，裹血，化瘀止血。

处方：生晒参 20 g，黄芪 30 g，柴胡 10 g，升麻 10 g，桂枝 10 g，茯苓 10 g，牡丹皮 10 g，白芍 20 g，桃仁 10 g，海螵蛸 15 g，茜草 15 g，生乌梅 15 g，仙鹤草 20 g，三

七粉^冲6 g，杜仲炭10 g。6剂，水煎服，日1剂。适劳逸，忌剧烈运动。

药后崩漏已止。观察3个月行经正常。

崩漏

秦某，女，14岁，包头市人。

初诊：2012年3月11日。患者面色萎黄，体倦乏力，饮食亦少，此次突发崩漏，始则多夹血块，小腹亦痛，继则漏下不止，已有月余，小腹下坠，大便尚可，小便亦利。舌淡、苔白，脉沉细。

辨治：气虚不能摄血，脾虚不能统血、裹血、升举。血瘀系血离经，血虚而血不藏秘。拟用补气摄血，补血养肝固藏，健脾统血、裹血、升血举陷，化瘀引血归经，兼以止血。

处方：桂枝10 g，茯苓10 g，牡丹皮10 g，白芍15 g，桃仁10 g，生晒参20 g，炙黄芪30 g，柴胡10 g，升麻10 g，海螵蛸12 g，生乌梅15 g，茜草12 g，阿胶^{烊化}12 g，仙鹤草20 g，三七块10 g，花蕊石20 g。4剂，水煎服，日1剂。忌剧烈运动。

二诊：2012年3月15日。患者服上药3剂崩漏即止，小腹下坠得解，体力亦加，饮食亦增，面色好转。舌淡色增，其脉沉细好转。继服前方4剂，隔日1剂，水煎服。

崩漏

孙某，女，34岁，包头市人。

初诊：2012年3月5日。患者崩漏1月余，近日出血仍多，面色萎黄，身疲乏力，心慌气短，手足不温，饮食亦减，腰酸腿软。舌淡、苔白，脉虚弱。

辨治：气虚不能摄血，脾虚不能统血、裹血，肾虚不能固冲，肝血虚而不藏。拟用益气摄血，健脾统裹升举，补肾固冲，养血止血。

处方：红参30 g，炙黄芪30 g，桂枝10 g，白芍15 g，柴胡10 g，升麻10 g，茯苓10 g，阿胶^{烊化}15 g，杜仲15 g，山茱萸15 g，生龙骨15 g，生牡蛎15 g，海螵蛸15 g，茜草15 g，炒乌梅15 g，仙鹤草30 g，三七块10 g。5剂，水煎服，日1剂。嘱静养，调饮食，加营养。

二诊：2012年3月11日。患者崩漏已止，身疲乏力好转，心慌气短已微，手足已温，饮食有加，腰腿酸软缓解。舌淡红、苔薄白，其脉虚弱势起。继服前方5剂，服法同前。

崩漏

雷某，女，48岁，包头市人。

初诊：2012年8月15日。患者崩漏近月，出血仍多，其血已淡，腰酸痛，小腹坠胀。身疲乏力，面色无华，心慌气短，饮食有减，二便尚可。舌淡、苔白，脉虚数。

辨治：肾督空虚，冲脉失固；气血亏虚，气虚不能摄血，脾虚不能统血、裹血、升举；肝血亏虚而失藏。拟用补肾益督固冲，益气摄血，健脾统裹升举，养血益肝藏血止血。

处方：山茱萸15 g，续断15 g，炒杜仲15 g，生龙骨30 g，生牡蛎30 g，阿胶^{烊化}15 g，白芍15 g，生晒参15 g，生黄芪30 g，柴胡10 g，升麻10 g，海螵蛸15 g，茜草15 g，炒艾叶10 g，仙鹤草20 g，血余炭10 g。6剂，水煎服，日1剂。慎劳累，忌剧烈活动，宜安养。

二诊：2012年8月21日。患者崩漏4剂后即止，现腰、背酸痛缓解，小腹坠胀轻微。神疲乏力亦轻，心慌气短好转。饮食有加，二便通调。舌淡色加、苔薄白，其脉虚数好转。为巩固计，继服前方6剂，水煎服。

漏下

张某，女，33岁，包头市人。

初诊：2013年11月6日。患者先崩出血较多，继漏血少2月余，色深不能止。腰、骶酸痛，小腹不舒，心烦，手心热，食可。小便黄不利，大便微干。舌红、苔少白，脉细数。

辨治：肝肾阴血亏虚，肝血亏而失藏，肾阴虚而冲不固，心热复下移，肝木、肾水、心火体内五行生态失衡，诸症由生。拟用养血养肝藏血；益肾充腰，固冲；清心凉血以宁血；辅以止血活血而不留瘀。

处方：生地黄15 g，生白芍15 g，当归15 g，阿胶^{烊化}15 g，炒艾叶10 g，山茱萸15 g，炒杜仲15 g，海螵蛸15 g，茜草15 g，生乌梅10 g，炒贯众10 g，生栀子15 g，白茅根30 g，淡竹叶10 g，仙鹤草30 g，花蕊石30 g，血余炭10 g。5剂，水煎服，日1剂。慎劳累，忌剧烈运动。

二诊：2013年11月12日。患者漏下已止，腰、骶酸痛亦微，小腹已舒，心烦，手心热缓解，二便通利。舌红已浅、苔薄白，其脉细数势缓。已见疗效，继服前方5剂，水煎服。

漏下，合并慢性胃炎

张某，女，23岁，包头市人。

初诊：2014年3月19日。患者崩下近40余日。出血滴沥不断，色红夹有瘀块。

身倦乏力，脘胀纳少，时有嗳气。腰亦酸痛，大便干，小便利。舌淡红、苔白厚，脉沉细。

辨治：血瘀冲任、胞宫，离经淋漏不断，复加气虚不摄，脾虚失统，失裹，肾虚冲脉失固，以致崩下不断，小腹疼痛，腰亦酸痛。脾虚失运，胃实食、热郁滞，失于传导，以致纳少、嗳气、便秘。拟用化瘀止血归经，健脾益气摄血，统血，举陷；益肾充腰，固冲；通郁行滞消导。

处方：桂枝 10 g，茯苓 10 g，牡丹皮 15 g，生白芍 15 g，桃仁 10 g，海螵蛸 15 g，茜草 15 g，生乌梅 15 g，炒贯众 15 g，仙鹤草 20 g，生黄芪 30 g，生晒参 20 g，柴胡 10 g，升麻 10 g，焦槟榔 15 g，焦三仙各 10 g，石斛 15 g，山茱萸 15 g，炒杜仲 15 g，生龙骨 20 g，生牡蛎 20 g。5 剂，水煎服，日 1 剂。嘱慎劳累，勿剧烈活动。

二诊：2014 年 3 月 26 日。患者漏下已止，小腹疼痛得解，腰酸亦微。脘胀已平，饮食亦增，嗳气少作，二便亦通。精神已振，乏力亦无。治收显效，继服前方 5 剂，服法同前。

崩漏

郝某，女，14 岁，包头市人。

初诊：2014 岁 12 月 1 日。患者非经期突然阴道出血，先崩血多，夹有血块，小腹亦痛，其腰亦酸痛，继则漏下，点滴，淋漓不止有月，无块血淡。身倦乏力，心慌气短，精神不振，饮食亦减，二便尚可。舌淡红、苔薄白，脉沉细。

辨治：小儿发育未盛，脏器组织有虚，此则气虚不能摄血，脾虚失于统血、裹血、升举；肾虚冲任不固，复加血瘀离经，诸症乃生。拟用补气摄血，健脾统裹升举，疏肝化瘀归经，补肾固冲，兼以止血。

处方：生晒参 15 g，生黄芪 15 g，柴胡 15 g，升麻 10 g，桂枝 10 g，茯苓 15 g，牡丹皮 15 g，生白芍 15 g，桃仁 10 g，海螵蛸 15 g，茜草 15 g，杜仲 15 g，山茱萸 15 g，生龙骨 20 g，生牡蛎 20 g，仙鹤草 20 g，炒贯众 10 g，乌梅 15 g。5 剂，水煎服，日 1 剂。宜静养，忌跑步、跳等剧烈活动。

二诊：2014 年 12 月 18 日。患者漏下基本控制，偶有点滴，小腹酸痛已解。胃胀已轻微，饮食有加，腰酸痛不显，身倦乏力改善，二便通调。其脉沉细势起。病欲平复，继服前方 5 剂，水煎服。

漏下

姜某，女，48 岁，包头市人。

初诊：2016年3月17日。患者漏下已有半月，淋沥不止，色深，小腹胀痛。面色无华，体倦乏力，饮食亦减，腰酸，二便尚可。舌淡红、苔薄白，脉沉细。

辨治：冲任胞宫瘀血离经而出，气虚不能摄血，脾虚失于统血、裹血，肾虚失于固冲。拟用化瘀归经，健脾统摄，养血益肝以藏，佐以益肾止血。

处方：桂枝10g，茯苓15g，牡丹皮10g，桃仁10g，生白芍15g，生晒参20g，生黄芪30g，柴胡10g，升麻10g，炒杜仲15g，炒贯众15g，海螵蛸15g，茜草15g，仙鹤草30g，生乌梅15g。6剂，水煎服，日1剂。

服上6剂，漏下已止，诸症亦平，未再予药。

漏下，合并失眠

刘某，女，44岁，包头市人。

初诊：2017年2月2日。患者漏下40余日不止，点滴色暗，小腹亦胀，腰酸。心慌气短，失眠，面色无华，身倦乏力，饮食亦少，二便尚可。舌淡红夹瘀点、苔白，脉沉弱。

辨治：气虚失于摄血，脾虚失于统血、裹血、运化。胞、冲夹瘀血而血离经，肝血虚而不藏，心虚而阳不平秘，神不宁静。凡此脾土、肝木、心火、肾水五行生态亦失制衡，则需整体治疗，又各守其乡，各司其属，法相通，药协从，相得益彰。而宜益气摄血，健脾气以统血、裹血、运化、升举。疏肝化瘀，理血归经，补肝藏血。补肾固冲，兼以止血，益气养血，秘阳宁神。

处方：生晒参15g，生黄芪30g，柴胡10g，升麻10g，桂枝10g，茯苓10g，牡丹皮10g，生白芍15g，当归15g，桃仁10g，杜仲15g，山茱萸10g，海螵蛸15g，茜草15g，乌梅15g，仙鹤草20g，炒贯众10g，麦冬15g，五味子10g，炒酸枣仁15g，生龙骨20g，生牡蛎20g。6剂，水煎服，日1剂。慎劳累，忌剧烈活动，宜静养。

二诊：2017年2月17日。患者漏下已止，小腹已舒，腰酸得解。心慌气短得平，睡眠得安，饮食亦加，精神有振，身体力增。其脉沉弱势起，病欲康复。继服前方6剂，隔日1剂，水煎服。

崩漏

董某，女，21岁，包头市人。

初诊：2017年4月3日。患者漏下月余，出血时多时少，时有时无，月余未止。小腹坠胀，腰酸，偶有乏力，饮食尚好，二便亦调。舌质淡红、苔薄白，脉细弱。

辨治：气虚夹瘀，虚则摄血、统血、裹血失常而出血。瘀则有血离经而出，离经之血亦为瘀血。复加督、肾有虚，冲脉失固，以致漏下多日不止。拟用益气摄血，补脾统摄，补肾固冲，化瘀归经，佐以止血。

处方：生晒参 20 g，生黄芪 30 g，柴胡 10 g，升麻 10 g，桂枝 10 g，茯苓 10 g，牡丹皮 10 g，白芍 15 g，桃仁 10 g，杜仲 15 g，海螵蛸 15 g，茜草 15 g，生乌梅 15 g，炒贯众 15 g，仙鹤草 30 g，三七粉[冲]6 g。5 剂，水煎服，日 1 剂。

二诊：2017 年 4 月 10 日。患者崩漏已止，小腹坠胀已平，腰酸已解，其脉细弱亦起。诸症欲平，其病康复有望，继服前方 5 剂，服法同前。

此后追访半年未复发。

崩漏

王某，女，17 岁，包头市人。

初诊：2018 年 1 月 12 日。患者崩漏已 3 周，经多方治疗无效。初则血多夹有瘀块，小腹亦胀痛，继则血少，淋点不断。现见神疲乏力，腰酸痛，懒动，饮食素亦不多，二便尚可。舌淡红、苔薄白，脉虚弱。

辨治，气虚失于摄血，脾虚血失统、裹，夹瘀血已离经，离经之血亦瘀。肾虚冲脉失固，外府之腰不健。拟用补气摄血，健脾统血、裹血，补肾固冲、壮腰，化瘀使血归经，佐以止血。

处方：生晒参 15 g，黄芪 20 g，柴胡 10 g，升麻 10 g，海螵蛸 15 g，茜草 15 g，生乌梅 15 g，仙鹤草 30 g，山茱萸 15 g，炒杜仲 15 g。5 剂，水煎服，日 1 剂。暂忌剧烈活动，如跑、跳、游泳等。

二诊：2019 年 1 月 18 日。患者崩漏已断，小腹胀痛亦止，腰酸痛缓解，精神始振，乏力不显，饮食始加。其脉虚弱亦有起势。病、症欲平，继服前方 5 剂，服法同前。

追访 3 个月未复发。

崩漏

王某，女，45 岁，包头市人。

初诊：2018 年 3 月 30 日。患者 2015 年 6 月 30 日曾患崩漏，治愈。近期行经 1 个月不止，经色淡，身倦懒动，面色无华，腿酸痛，手足不温。饮食亦少，二便尚可。舌淡红、苔白，脉沉细。

辨治：气虚失于摄血，脾虚失于统血、裹血；肾虚不能固冲、充腰健腿，诸症由生。拟用益气摄血，健脾统血、裹血，肾补固冲，充养腰腿。

处方：生晒参20 g，生黄芪30 g，柴胡10 g，升麻10 g，鹿角霜15 g，仙茅10 g，淫羊藿10 g，川续断15 g，怀牛膝15 g，延胡索15 g，海螵蛸15 g，茜草15 g，生乌梅15 g，仙鹤草20 g，炒贯众15 g。6剂，水煎服，日1剂。慎劳累，忌剧烈运动，宜安养。

二诊：2018年4月6日。患者崩漏已止，神情好转，体力亦加，腰酸痛轻微，手足已温，饮食增加。其脉沉细势起。治收显效，病症平复可待，继服前方6剂，服法同前。

其后追访3个月未复发。

崩漏，合并植物神经功能失调

刘某，女，47岁，包头市人。

初诊：2018年4月2日。患者崩漏近月，时多时少不止。心烦失眠，身蒸热多汗，手足心热。两胁亦胀，口苦干渴，纳可，大便微干，小便黄。舌红、苔薄黄，脉弦数。

辨治：肝体阴血亏虚，失于疏泄藏血。心肾阴虚，君相火旺，冲脉失固，神失阳秘。肝木、心火、肾水生克制化失常，诸症由生。拟用柔肝养血，舒肝藏血；养心清热，秘阳宁神；滋肾固冲，凉血除蒸，佐以止血。

处方：生地黄15 g，牡丹皮15 g，生白芍15 g，当归10 g，阿胶^{烊化}10 g，黄柏15 g，胡黄连10 g，银柴胡10 g，黄芩15 g，炒酸枣仁15 g，生龙骨30 g，生牡蛎30 g，山茱萸15 g，鳖甲^{先煎}10 g，海螵蛸15 g，茜草15 g，炒贯众15 g，生乌梅15 g，花蕊石15 g，仙鹤草30 g。5剂，水煎服，日1剂。舒情志，忌劳累。

二诊：2018年4月8日。患者崩漏已止，五心烦热、蒸热多汗平息，睡眠亦安。胁胀、口苦、干渴亦平。舌红有减、苔薄白，其脉弦数势缓。病、症欲平，继服前方5剂，服法同前。

崩漏，合并心悸

赵某，女，25岁，包头市人。

初诊：2018年4月8日。患者崩漏40天未止，始多夹于血块，继则淋沥不断。面色无华，体倦乏力，心慌气短，失眠心悸，腰痛。饮食偏少，二便可。舌淡、苔白，脉虚弱。

辨治：此前两次流产，体正已虚。现气虚失于摄血，脾虚失于统血、裹血；肝血虚而用不及，失于藏血；心虚阳浮不秘，失主神志、血脉；肾虚失于固冲、充腰健骨。

肝木、中土、心火、肾水五行生态失衡，诸症由生。拟用益气健脾，摄血、统、裹；补血益肝，藏血疏泄；益气养心，安神主脉；补肾固冲，充壮腰府。

处方：生晒参 15 g，生黄芪 20 g，柴胡 10 g，升麻 10 g，当归 15 g，生白芍 15 g，桂枝 10 g，茯苓 10 g，牡丹皮 10 g，桃仁 10 g，海螵蛸 15 g，茜草 15 g，生乌梅 15 g，仙鹤草 30 g，麦冬 15 g，五味子 8 g，炒酸枣仁 15 g，生龙骨 30 g，生牡蛎 30 g，山茱萸 15 g，杜仲 15 g。6 剂，水煎服，日 1 剂。忌劳累及剧烈运动、宜静养。

二诊：2018 年 4 月 15 日。患者漏下欲止，偶有点滴。神情好转，体力有加，睡眠好转，心慌气短、心悸欲平，腰痛已轻。饮食有所增加，二便亦调。治已收效，治切病机，继服前方 6 剂，服法同前。

三诊：2018 年 4 月 23 日。患者崩漏已止，睡眠安好，心慌、气短、心悸已平，腰痛得解，面色带红，体倦乏力平复。舌淡红、苔薄白，其脉虚弱势缓。体内五行生态平复，予人参归脾丸、逍遥丸各一盒以善后。

崩漏，合并宫颈纳囊、卵巢囊肿

韩某，女，43 岁，包头市人。

初诊：2017 年 11 月 19 日。患者素有痛经，行经小腹痛剧，夹有血块，彩超子宫内膜增厚。带下黄白，小腹左侧坠胀，彩超有纳囊，左侧卵巢囊肿。面色无华，体倦乏力，崩漏不止近月。饮食偏少，二便尚可。舌淡夹有瘀点、苔白厚，脉沉细。

辨治：素有冲任脉不畅，宫中血瘀，经行不畅，乃至痛经。瘀血离经，复加气虚不能摄血，脾虚失于统血、裹血，乃至崩漏近月不止。湿热壅结郁瘀，乃为纳囊、囊肿。拟用活血化瘀，通畅冲任、胞宫，引血归结，复加益气摄血，健脾统血止血，兼以祛湿化癥消肿。

处方：桂枝 10 g，茯苓 10 g，牡丹皮 10 g，生白芍 15 g，桃仁 10 g，生晒参 15 g，黄芪 30 g，柴胡 10 g，升麻 10 g，海螵蛸 15 g，茜草 15 g，生乌梅 15 g，仙鹤草 20 g，土茯苓 15 g，败酱草 15 g，半枝莲 20 g，山慈菇 15 g，猫爪草 15 g，八月札 15 g，菝葜 15 g，浙贝母 15 g，玄参 15 g，生牡蛎 30 g。8 剂，水煎服，日 1 剂。

二诊：2017 年 11 月 27 日。患者崩漏已止，小腹亦无明显不适，带下少白，小腹左侧坠胀亦轻。身倦乏力好转，面色亦有改观，饮食增加，二便调畅。治已收效，切合机宜，继服前方 6 剂，水煎服。

三诊：2017 年 12 月 5 日。患者诸症基本平复，左侧卵巢囊肿消失，带下亦无，纳囊未见。舌、苔正常，其脉沉细之势亦起。为巩固疗效，继服前方 5 剂，隔日 1 剂，水煎服。

崩漏

岳某，女，37 岁，包头市人。

初诊：2017 年 9 月 27 日。患者崩漏月余，始多夹有血块，小腹亦痛，继则点滴不尽，小腹不舒，坠胀。形倦乏力，腰酸痛，饮食偏少，二便尚可。舌淡红、苔白，脉沉细。

辨治：气虚夹瘀，气虚失于摄血，脾虚失于统血、裹血，血瘀则血离经而出血，出血亦为瘀血。复加肾虚失于固冲，诸症由生。拟用补气摄血，益气健脾以统血，裹血；疏肝化瘀止血，补肾固冲。

处方：生晒参 15 g，生黄芪 30 g，柴胡 10 g，升麻 10 g，桂枝 10 g，茯苓 15 g，牡丹皮 10 g，生白芍 15 g，桃仁 10 g，海螵蛸 15 g，茜草 15 g，生乌梅 10 g，仙鹤草 30 g，三七块 8 g，杜仲 15 g，川续断 15 g，山茱萸 15 g，煅龙骨 20 g，煅牡蛎 20 g。5 剂，水煎服，日 1 剂。慎劳累，忌剧烈运动，宜静养。

二诊：2017 年 10 月 2 日。患者崩漏已止，小腹已舒，腰酸痛得解。精神有振，乏力好转，饮食增加，二便亦调。其脉沉细势起。病、症欲平，其效显然。继服前方 5 剂，隔日 1 剂。

漏下，合并副鼻窦炎

尚某，女，17 岁，包头市人。

初诊：2019 年 6 月 9 日。患者漏下月余，合并副鼻窦炎半月。漏下淋沥，色暗，小腹不舒。鼻流浊涕，色黄如脓，眉棱骨痛。口苦咽干，大便微干，小便黄。舌红、苔白黄相间，脉浮数。

辨治：肝热郁瘀，迫血离经以致漏下色暗。热毒郁壅肺胆胃，以致鼻渊浊涕，眉棱骨痛，口苦咽干。拟用清肝舒郁，凉血止血；清泻肺胆胃，解毒通鼻。

处方：牡丹皮 15 g，栀子 15 g，柴胡 10 g，当归 15 g，生地黄 15 g，海螵蛸 15 g，茜草 15 g，生乌梅 15 g，黄芩 15 g，金银花 15 g，败酱草 15 g，鱼腥草 15 g，胆南星 10 g，藿香 10 g，白芷 10 g，苍耳子 10 g，细辛 5 g。6 剂，水煎服，日 1 剂。

二诊：2019 年 6 月 16 日。患者漏下已止，小腹亦无不舒。鼻涕转白，眉棱骨痛亦轻，口苦咽干得解，大便通畅，小便黄减。舌红已减、苔白，其脉浮数势缓。效不更方，继服前方 6 剂，服法同前。

此后病、症平复，未再予药。

十六

子宫肌瘤及其合并病证案

子宫肌瘤

王某，女，35 岁，包头市人。

初诊：2007 年 8 月 12 日。患者素有经行不畅，有瘀块，缠绵数日。患者小腹胀痛，现彩超发现子宫肌瘤多个，最大为 3×2.3cm。两胁胀不舒，口苦，饮食可，大便调，小便黄。舌红、苔白，脉弦。

辨治：身体偏胖，湿热为偏，肝脉郁瘀，冲任不畅，胞中热、痰、瘀成癥，以致诸症由生。治肝疏泄，通理冲任，清热化瘀，消痰软坚散结于胞中消癥。

处方：银柴胡 10 g，茯苓 15 g，当归 15 g，白芍 20 g，桂枝 10 g，牡丹皮 15 g，桃仁 12 g，玄参 15 g，浙贝母 15 g，生牡蛎 30 g，半枝莲 30 g，山慈菇 15 g，夏枯草 20 g，海藻 15 g，猫爪草 15 g，天冬 15 g，八月札 10 g，菝葜 10 g。10 剂，水煎服，日 1 剂。慎食肥甘，宜食清淡。

二诊：2007 年 8 月 24 日。患者小腹胀痛得解，胁胀不舒转舒，口苦已减，小便黄转淡。舌红有减，脉弦有缓，继服前方 10 剂，服法同前。

三诊：2007 年 9 月 5 日。患者诸症基本平复，彩超小肌瘤全失，大者近消，继服前方 5 剂，隔日 1 剂，水煎服。

后彩超肌瘤尽失，观察 5 年未复发。

子宫肌瘤，合并乳腺增生

冀某，女，46 岁，包头市人。

初诊：2008 年 5 月 10 日。患者已有宫癥，行经不畅，每行小腹疼痛，经色暗且有瘀块，淋沥数日方断，两胁亦胀，彩超子宫内 3.2×2.4cm 一肿物。右乳房生一乳癖，表面光滑移动，无显著疼痛。饮食、睡眠尚可，二便尚调。舌红夹有瘀色、苔白，脉弦数。

辨治：体形较胖，胖多痰湿；性易急、怒，每多肝郁肝热；此则肝热痰瘀，以致冲、任、胞宫久成癥瘕，乃致乳中结节成癖。治肝疏泄，清热化瘀，化痰散结，软坚消痰除癖。

处方：桂枝 10 g，云苓 15 g，牡丹皮 10 g，生白芍 15 g，桃仁 12 g，玄参 15 g，浙贝母 15 g，生牡蛎 30 g，鳖甲 15 g，海藻 10 g，石见穿 15 g，菝葜 10 g，柴胡 10 g，当归 15 g，川芎 15 g，全瓜蒌 15 g，蒲公英 20 g，橘核 10 g，猫爪草 15 g，山慈菇 15 g。8 剂，水煎服，日 1 剂。

二诊：2008 年 5 月 20 日。患者胁胀已消失，乳癖减半，小腹亦无明显不适。继服前方 8 剂，以观后效。

三诊：2008 年 5 月 30 日。患者乳癖近平，触无明显肿物，彩超子宫内肌瘤 1.2 × 0.8cm，继服前方 8 剂，服法同前。

四诊：2008 年 6 月 10 日。患者乳癖、肌瘤全消，病症平复，行经 4 日，经色、量正常，亦无明显不适。继服前方 5 剂，隔日 1 剂，水煎服。

子宫肌瘤

张某，女，42 岁，包头市人。

初诊：2013 年 10 月 6 日。患者子宫肌瘤发现至今年余，见增长已大 3.1 × 2.8cm。行经或提前，或后延至周，经血或多或少，常色暗夹有血块，每多不畅至 7 天左右方断，亦伴小腹隐隐胀痛，经期郁闷，郁急，易怒。饮食可，大便通畅，小便黄。舌红、苔白，脉弦数。

辨治：肝失疏泄，痰热壅郁胞中，久而结为癥瘕。行经不畅，夹有血块，小腹胀痛，神情郁怒等症。治肝疏泄，清热化瘀，消痰散结，软坚消癥。

处方：柴胡 10 g，当归 15 g，益母草 30 g，桂枝 10 g，茯苓 10 g，牡丹皮 10 g，生白芍 15 g，桃仁 10 g，玄参 15 g，浙贝母 15 g，生牡蛎 30 g，土茯苓 15 g，半枝莲 20 g，八月札 15 g，菝葜 15 g，莪术 15 g，白芥子 10 g，猫爪草 15 g，山慈菇 15 g。

服上药 20 剂后，月经正常，彩超肌瘤消失，诸症平复。

子宫肌瘤，合并崩漏

郭某，女，53 岁，包头市人。

初诊：2016 年 8 月 11 日。患者素有子宫肌瘤，彩超 3.1 × 2.5cm。此次行经近月，如崩量多，夹有血块，继而如漏，淋沥不断，点滴色暗，小腹不适，腰酸痛。体倦乏力，面色少华，饮食略减，二便尚调。舌淡红有瘀点、苔白，脉沉弱。

辨治：气虚失于摄血，脾虚失于统血、裹血，肾虚失于固冲，复加胞宫血瘀离经，离经之血已瘀，久与痰热结癥。拟用益气摄血，健脾统血、裹血，化瘀消癥，兼以补肾固冲，止血。

处方：生晒参20g，生黄芪30g，柴胡10g，升麻10g，桂枝10g，茯苓10g，牡丹皮10g，生白芍15g，桃仁10g，海螵蛸15g，茜草15g，仙鹤草30g，炒贯众15g，山茱萸15g，杜仲15g，三七粉^冲6g，山慈菇15g，八月札15g，浙贝母15g。8剂，水煎服，日1剂。

二诊：2016年8月20日。患者崩漏已止，小腹已舒，腰酸痛缓解。体倦好转，饮食亦佳，二便通调。治切病机，疗效已收，继服前方8剂，日1剂。

三诊：2016年9月2日。患者诸症基本平复，彩超示肌瘤近消，直径小于0.5cm，继服前方8剂，隔日1剂，水煎服。

此后再查，肌瘤消失，追访月经已调。

多发子宫肌瘤

梁某，女，43岁，包头市人。

初诊：2018年4月27日。患者行经比较准时，经量亦可，夹有血块，小腹微胀痛，余无明显病症，彩超子宫多发肌瘤，较大者为0.9×0.6cm左右。饮食可，二便调。舌红有瘀色、苔白，脉弦数。

辨治：形体肥胖多痰湿，性情易怒多郁热，此则肝失疏泄，冲、任不畅，胞中痰热郁瘀结癥。拟用治肝疏泄，通理冲、任，清热化痰，软坚散结消癥。

处方：桂枝80g，茯苓80g，生白芍80g，牡丹皮80g，桃仁80g，玄参80g，浙贝100g，生牡蛎100g，半枝莲80g，猫爪草80g，八月札60g，菝葜60g，石见穿80g，柴胡60g，香附60g，没药60g，莪术80g，当归60g，海蛤壳80g。一料，共为极细面，每日3次，每次15g，沸水冲焗，待温饭后服。

二诊：2018年6月15日。患者彩超示肌瘤全无，行经正常，未再予药。

子宫肌瘤，合并月经不调

刘某，女，31岁，天津市唐沽区人。

初诊：2006年4月6日。患者素有子宫肌瘤渐长，已达2.4×2.1cm，每次行经小腹胀痛。行经不畅，夹有血块。双乳亦胀，心烦易急。食欲一般，二便尚调。舌红、苔白，脉弦数。

辨治：肝有郁热，亦失疏泄，冲、任不畅，胞中壅瘀，久结癥瘕。拟用清肝疏泄，畅通冲、任，化瘀散结，软坚消癥。

处方：牡丹皮15 g，生栀子12 g，柴胡10 g，当归15 g，生白芍15 g，川芎10 g，玄参15 g，浙贝母15 g，生牡蛎30 g，桂枝10 g，茯苓10 g，桃仁10 g，莪术15 g，山慈菇15 g，猫爪草15 g，半枝莲20 g，石见穿15 g，白芥子10 g，钟乳石20 g。10 剂，水煎服，日1剂。

三诊：2008 年4月18日。患者自述服上药10剂后，彩超检查子宫肌瘤减小过半，又照前方抓服10剂再查肌瘤消失。1年来行经正常，身体觉好。近日睡眠不安，梦亦多，心烦易急，胸胁亦胀，常觉阵阵发热多汗，上身尤重。口干渴，大便易干，小便黄。舌红、苔少，脉弦数。此乃肝肾阴血亏虚，心火肝阳亦盛，拟用滋补肝肾，清心潜阳。

处方：生地黄15 g，玄参15 g，麦冬15 g，黄柏15 g，当归10 g，生白芍15 g，白薇10 g，知母15 g，炒酸枣仁20 g，生龙骨30 g，生牡蛎30 g，生铁落20 g，丹参15 g，首乌藤15 g，竹叶10 g，木通10 g。6 剂，水煎服。

后追访已安。

子宫肌瘤，合并附件炎

石某，女，28 岁，合肥市人。

初诊：2004 年9月16日。患者子宫肌瘤2.3×1.8cm，行经多提前5天左右，量多夹有瘀块，小腹微痛。每经后1周许带下较多，色黄稠，两侧少腹胀痛。饮食可，大便微干，小便黄。舌红、苔薄黄，脉数实。

辨治：肝热郁瘀，冲、任不畅；胞中壅郁结块，湿热蕴郁冲、带，诸症由生。治肝疏泄，通利冲、任以调经，化瘀散结，消痰软坚以除癥，清热除湿以去带。

处方：柴胡10 g，当归15 g，生白芍15 g，川芎10 g，桂枝10 g，茯苓10 g，牡丹皮10 g，桃仁10 g，玄参15 g，浙贝母15 g，生牡蛎30 g，半枝莲20 g，土茯苓30 g，败酱草20 g，墓头回15 g，猫爪草15 g，石见穿15 g，八月札15 g，菝葜15 g，白芥子10 g。30 剂，水煎服，日1剂。

患者电话告余，服药20天，彩超检查示肌瘤消失，其后月经亦调，带下已除。

乳腺增生及其合并病证案

乳腺增生、结节，合并咳嗽

党某，女，52岁，赤峰市宁城县人。

初诊：2002年4月11日。患者两乳胀疼及胸，每遇郁怒加重，自觉疼热，其中左乳有两个结节，较大者为1.8×1.6cm，按之光滑、移动。心烦易急，伴咳黄痰半月，口干苦，身易热汗出。饮食可，大便微干，小便黄。舌红、苔白干，脉弦数。

辨治：肝热郁瘀，乳络阻滞；郁瘀痰结，久成结节。拟用清肝疏泄，畅通乳络；活血散结，消痰软坚。

处方：柴胡10g，当归15g，生白芍20g，合欢皮20g，蒲公英20g，玄参15g，浙贝母15g，牡蛎30g，茵陈10g，鳖甲^{先煎}12g，知母15g，百合15g，半枝莲20g，山慈菇15g，青黛5g，射干12g，海浮石20g，通草5g。8剂，水煎服，日1剂。

二诊：2002年4月20日。患者两乳胀痛由重转微，左乳结节明显转小，身易热汗出得解，咳亦转轻，痰白少许。舌红转浅、苔白不干，其脉弦数势减。治切病机，疗效显然，继服前方8剂，服法同前。

三诊：2002年4月30日。患者乳腺疼痛已解，左乳结节已消过半，较大者已缩至0.6×0.5cm，咳嗽已止，病、症平复有望。继服前方8剂，隔日1剂，水煎服。

此后电话追询已痊愈。

乳腺增生，合并带下病、颈椎病

李某，女，33岁，赤峰市宁城县人。

初诊：2003年3月20日。患者双乳腺增生，左一、右二乳癖肿块，大者1.8cm×1.4cm，触之微痛，尚可移动。带下黄白较多，左少腹不舒有压痛。颈部疼痛，转动不利，时晕。饮食尚可，口苦咽干，大便微干，小便黄。舌红、苔白厚，脉弦数。

辨治：年在壮盛，形体偏胖，易蕴痰湿，此则痰热郁瘀乳络，久结成癖。湿热下蕴，乘犯冲带，以致带下黄白，左少腹不舒且有压痛。肝之风热菀于头目，血气不利；

颈部经络阻痹，筋肌拘紧。拟用通乳化痰，软坚散结。清热祛湿，疏冲止痛。清肝息风，通利头目，解肌舒筋，通经活络。

处方：柴胡12 g，白芍20 g，川芎15 g，当归15 g，赤小豆20 g，蒲公英30 g，瓜蒌20 g，香附10 g，僵蚕10 g，玄参15 g，浙贝母15 g，生牡蛎30 g，黄药子10 g，山慈菇15 g，天麻15 g，地龙15 g，菊花20 g，白蒺藜15 g，葛根30 g，防己15 g，延胡索15 g，制天南星10 g。6剂，水煎服，日1剂。

二诊：2003年3月28日。患者乳癖肿块见小，触已不痛。带下量少转白，左小腹已舒。头目清利，不昏，不晕，颈痛已解，转动较利。饮食较好，口苦咽干已消，大便通调，小便通利。舌红有减、苔厚转薄，其脉弦数势缓。治切病机，已收疗效，继服前方6剂。

三诊：2003年4月6日。患者乳癖肿块消已过半，带下已止，行经正常，少腹不痛。头目清利，颈痛消失，转动灵活，二便通调，诸症已平，乳癖尚没尽除，使用下方专调。

处方：柴胡10 g，香附10 g，僵蚕10 g，莪术15 g，玄参15 g，浙贝母15 g，生牡蛎30 g，黄药子10 g，山慈菇15 g，半枝莲15 g，八月札15 g，菝葜15 g，钟乳石15 g。8剂，前4剂，每日1剂，后4剂隔日1剂，水煎服。

后彩超复查：肿物全消。

乳腺增生、结节

王某，女，35岁，赤峰市宁城县人。

初诊：2003年4月18日。患者两乳胀痛、热感，每行经前痛重，两乳房各1肿块，分别为1.6×1.2cm、1.8×1.5cm，按之亦痛，边界清楚，可移动，较硬。心情易急，两胁亦胀，行经小腹亦痛，亦有血块。饮食尚可，大便略干，小便黄。舌红、苔白，脉弦数。

辨治：肝热郁瘀冲任、乳络，痰热火壅滞乳络，久而结癖为块，诸症由生。拟用清肝疏泄，通冲、任，畅乳络，化瘀散结，消痰软坚。

处方：柴胡10 g，当归15 g，生白芍20 g，合欢皮20 g，土茯苓30 g，败酱草15 g，蒲公英30 g，玄参15 g，浙贝母15 g，生牡蛎30 g，半枝莲20 g，山慈菇15 g，黄药子10 g，石见穿15 g，猫爪草20 g，海藻10 g，昆布10 g，莪术10 g，橘核10 g。8剂，水煎服，日1剂。调情志，勿急躁，食慎辛辣酒肥。

二诊：2003年4月28日。患者两乳胀痛得解，热感已消，两乳肿块触之已小，两胁胀痛亦去，月经未行。大便通畅，小便黄减而利。舌红已减，其脉弦数势减。治已收效，继服前方 8 剂，服法同前。

三诊：2003 年 5 月 6 日。患者月经行已通畅，小腹未痛，两乳不胀不痛，肿块大减，触之不清，诸症基本平复，彩超复查，左乳肿块已消，右乳肿块直径为 0.4cm 以内。继服前方 8 剂，隔日 1 剂，水煎服。

乳腺增生、多发结节

华某，女，46 岁，赤峰市宁城县人。

初诊：2003 年 5 月 10 日。患者左乳囊性增生癖块三四个，大者 2.1×1.7cm，左乳胀痛，行经尤明显。行经不利，夹有血块，小腹不适。饮食可，二便尚调。舌红夹瘀、苔白厚，脉弦数。

辨治：形体肥胖，体质易多痰湿；性多郁急，又多郁热；年近七七，天癸已虚，冲、任又不充畅而多郁瘀，致使月经不调，性情易急，久而痰火郁瘀乳络，结为乳癖肿块。治肝疏泄，畅通冲、任；清热化痰，散结软坚以消癖块。

处方：柴胡 10 g，当归 12 g，生白芍 15 g，鳖甲^{先煎}15 g，玄参 15 g，浙贝母 20 g，生牡蛎 30 g，半枝莲 30 g，合欢皮 15 g，瓜蒌 15 g，蒲公英 20 g，橘核 10 g，山慈菇 15 g，黄药子 10 g，天冬 15 g，莪术 15 g，海藻 15 g。6 剂，水煎服，日 1 剂。食慎酒、肉肥、甘、辛辣，调心理，畅情志。

二诊：2003 年 5 月 18 日。患者左乳胀痛已失，癖块已消过半，月经未行。治已收效，继服前方 6 剂，服法同前。

三诊：2003 年 5 月 25 日。患者左乳癖块小者触无，大者触之近平。月经已来，小腹不痛，经量亦可，无明显血块，彩超示乳癖直径 0.4cm 左右，余未再见。继服前方 6 剂，前 3 剂，每日 1 剂，后 3 剂，隔日 1 剂，水煎服。

乳腺增生

刘某，女，40 岁，赤峰市宁城县人。

初诊：2004 年 3 月 26 日。患者左乳疼痛，随情急不畅、行经前而加重，且有灼感，伴有乳癖结块一个 1.8×1.6cm，按之较硬、亦痛，缓慢渐长，舌红、苔白厚，脉弦数。

辨治：形体偏胖，而多痰湿，情志多郁怒，而多郁热，年近六七，冲、任不盛，不畅，亦多瘀滞。凡此疾，痰热郁瘀，乳络阻滞，久结癖块。拟用清肝疏泄，消痰散结，软坚消癖。

处方：土茯苓 30 g，败酱草 20 g，蒲公英 20 g，瓜蒌 20 g，川楝子 10 g，延胡索

15 g，橘叶 10 g，半枝莲 30 g，玄参 15 g，浙贝母 20 g，生牡蛎 30 g，山慈菇 15 g，猫爪草 30 g，莪术 15 g，八月札 10 g，黄药子 10 g，海藻 15 g，昆布 15 g。6 剂，水煎服，食慎肥甘辛辣，情调心理舒畅。

二诊：2004 年 4 月 3 日。患者左乳疼痛缓解，灼热感已失，触之癖块减半，痛感轻微，月经未行。治已收效，亦切病机，继服前方 6 剂，服法同前。

三诊：2004 年 4 月 21 日。患者行经舒畅，小腹、乳房亦无明显疼痛，经血不同以往夹有血块，也较正常。彩超示癖块直径小于 0.5 cm，舌红已减、苔转薄白，其脉弦数势缓。再予原方 6 剂，前 3 剂日 1 剂，后 3 剂隔日 1 剂，水煎服。

乳痛，合并失眠、心悸

朱某，女，44 岁，赤峰市宁城县人。

初诊：2004 年 4 月 10 日。患者双乳痛胀数月，行经前加剧，按之痛加，尚无明显癖块，彩超示双乳腺增生。月经先后无定期，行经夹有血块，小腹亦痛。心烦失眠，心悸憋气，偶有头昏。饮食尚可，大便微干，小便黄。舌红、苔少，脉弦细数。

辨治：形体偏瘦，颧面显红，显然阴虚热盛，复加多忧易怒，肝火亦旺，此则肝血阴虚，经脉郁瘀，乳络阻滞，冲、任不畅。心阴亦虚，阳不宁秘，神、脉失主。肝木、心火生态失衡，诸症由生。治肝疏泄，清行郁瘀，养阴清心，秘阳宁神。

处方：柴胡 10 g，当归 15 g，生白芍 30 g，川芎 15 g，橘叶 10 g，蒲公英 30 g，夏枯球 30 g，玄参 15 g，浙贝母 15 g，生龙骨 30 g，生牡蛎 30 g，炒酸枣仁 30 g，琥珀^{冲} 6 g，玉竹 15 g，生地黄 15 g，百合 15 g，甘菊花 15 g。5 剂，水煎服，日 1 剂。

二诊：2004 年 4 月 17 日。患者双乳痛胀缓解，月经未行，烦除眠安，心悸憋气轻微，未见头昏，饮食尚好，大便通调，小便清利。初见成效，再予原方 5 剂，服法同前。

三诊：2004 年 4 月 24 日。患者服上 3 剂月经适来，并无血块，小腹无痛，双乳亦舒，睡眠仍好，亦无心悸憋气、头昏。饮食仍好，二便通利。舌红已减、苔生薄白，其脉弦细数趋缓。

诸症已平，肝木、心火生态亦为转复，暂停药以观后效。

乳癖

马某，女，37 岁，赤峰市宁城县人。

初诊：2005 年 3 月 1 日。患者双乳胀痛，双乳左一右二各有癖块，大者 1.6×1.4 cm，触之不坚、圆滑移动、微痛，癖块大小随月经周期亦有所变化，两乳觉热感。月经周期比较正常，但经量偏少，色重。饮食、睡眠均可，二便通畅。舌略偏红、苔白，脉弦数。

辨治：肝失疏泄，冲任不畅，乳络不通，肝热痰郁瘀，久为癖块。拟用疏肝，畅通冲、任；清热化瘀，消痰散结软坚。

处方：银柴胡10g，赤芍15g，白芍15g，益母草20g，橘叶10g，蒲公英30g，瓜蒌20g，蜂房10g，夏枯草20g，八月札10g，玄参15g，浙贝母15g，生牡蛎30g，钟乳石30g，山慈菇15g，猫爪草20g。8剂，水煎服，日1剂。

二诊：2005年3月9日。患者双乳胀痛得解，热感已失，双乳癖块显减，月经适来，经量可色鲜红，饮食、睡眠仍好，二便通畅。再予原方8剂，服法同前。

三诊：2015年3月20日。患者诸症基本平复，彩超仅尚存一癖块，直径为0.4cm。舌偏红已转正常、苔薄白，其脉弦数势缓，再予原方8剂，服法同前。

乳腺结节，合并月经不调

王某，女，39岁，赤峰市宁城县人。

初诊：2005年3月11日。患者两乳胀痛，行经加重，按之亦重，常觉乳热，癖块大者2.0×1.7cm。月经后期，行经不畅，量少色暗，小腹坠痛。多忧喜虑，易急易怒。口常苦，饮食可，眠一般，大便微干，小便黄。舌红、苔白，脉弦数。

辨治：形体偏胖而多痰湿，面色暗红，易急易怒而多肝火郁热，此则肝热郁瘀，冲、任不畅，痰热火郁瘀，久成癖块。治肝疏泄，畅通冲、任；清肝化瘀软坚，散结消癖。

处方：柴胡10g，当归15g，生白芍20g，土茯苓30g，败酱草20g，蜂房15g，橘叶10g，玄参15g，浙贝母20g，生龙骨30g，生牡蛎30g，钟乳石20g，石见穿15g，山慈菇15g，猫爪草15g，八月札10g。10剂，水煎服。日1剂。

二诊：2005年3月23日。患者服上6剂后月经已行，量可、色较前浅，双乳胀痛轻微，小腹坠痛缓解，自觉心情转舒，两乳癖块触之有减。所治似切病机，再予原方10剂，服法同前。

三诊：2005年3月25日。患者诸症欲平，双乳不痛，小腹已舒。彩超示两乳癖块小者均消，唯左乳一大者减为0.6×0.4cm。饮食尚好，二便通调。舌红转浅、苔转白薄，其脉弦数势缓。继服前方10剂，隔日1剂，水煎服。

乳腺增生，合并痛经、带下病、颈椎病

王某，女，37岁，赤峰市宁城县人。

初诊：2005 年 3 月 30 日。患者两乳胀痛，经前尤重，两乳各有癖块两个，大者 1.7×1.5cm，触之略硬、移动，表面光滑，行经前后癖块大小略有变动。痛经，行经不利，经后带下质稠，或白或黄。颈部疼痛，转动尤加，体位性眩晕，移时即止。食欲一般，大便不干但 2~3 日 1 行，小便黄。舌偏红有瘀色、苔白厚，脉弦数。

辨治：年过五七，体质似壮，但肝失疏泄，冲、任不充，以致痛经，不利；复加肝热痰瘀，乳络不通，久结乳癖块肿；湿热壅滞下焦，损冲伤带，以致带下病。颈部经输阻滞，筋肌不利，甚则阻碍气血上供头目，眩晕乃生。治肝疏泄，填补冲、任；清热化瘀，消痰散结软坚消癖；平肝息风，通利头目，解肌舒筋。

处方：当归 80 g，丹参 80 g，制乳香 60 g，制没药 60 g，玄参 80 g，浙贝 80 g，生牡蛎 100 g，鳖甲 60 g，半枝莲 80 g，石见穿 60 g，山慈菇 80 g，猫爪草 60 g，黄药子 60 g，瓜蒌 80 g，蒲公英 80 g，夏枯球 80 g，橘核 60 g，土茯苓 80 g，败酱草 80 g，天麻 80 g，赤芍 80 g，白芍 80 g，甘菊花 60 g，葛根 80 g，防己 60 g，延胡索 80 g。上 1 剂，共为极细面，每日 3 次，每次 15 g，沸水冲焗待温服。

使用此方法治疗 50 天，诸症平复，B 超示癖块全消。

乳腺增生，月经不调，失眠，颈椎病

李某，女，49 岁，赤峰市宁城县人。

初诊：2007 年 3 月 1 日。患者右乳胀痛，有一癖块（1.6×1.2cm）按之亦痛。月经似绝，两三月偶行，量少色暗。五心烦热，失眠盗汗，头昏头晕，每体位变动时晕，颈部疼痛，转动尤显。饮食尚可，大便三四日一行不干，小便黄。舌红有瘀点、苔少干，脉弦细数。

辨治：形体偏瘦，易阴虚而火旺，年值七七，任脉虚，太冲脉衰少，天癸竭，地道不通，以致阴血亏虚而心、肝火旺。肝热菀郁头目，血气不利；肝热郁瘀于乳，结成乳癖；水火失济则烦热、失眠、盗汗。肝木、心火、肾水体内五行失于生克制衡，诸症由生。拟用滋补阴血，潜阳降火，通经络，消乳癖，平肝息风，清利头目，解肌舒筋，通痹止痛。

处方：玄参 15 g，生地黄 15 g，天冬 15 g，浙贝母 15 g，生牡蛎 30 g，半枝莲 20 g，山慈菇 15 g，橘核 10 g，龟甲胶[烊化] 15 g，知母 15 g，黄柏 15 g，炒酸枣仁 20 g，生铁落 20 g，天麻 15 g，地龙 15 g，川芎 15 g，赤芍 15 g，白芍 15 g，菊花 30 g，决明子 15 g，葛根 30 g，防己 15 g，延胡索 20 g。6 剂，水煎服，日 1 剂，慎食煎炸肥辣，舒情志，静心寡欲。

二诊：2007 年 3 月 8 日。患者右乳胀痛缓解，烦热盗汗轻微，睡眠明显好转，由

彻夜难眠转能眠 5 小时，头目清利，颈部痛微。已收疗效，治切病机，再予原方 6 剂，服法同前。

三诊：2007 年 3 月 16 日。患者月经适来，量增色正，右乳癖块触之大减，胀痛已失，烦躁盗汗已解，夜眠亦安，头目清利，颈部已舒，转动自如，二便正常。舌红已减、苔白苔生，其脉弦细数势缓，B 超示癖块直径 0.4cm 以内。继服前方 6 剂，隔日 1 剂，水煎服。

药后未来，电话追询又做 B 超查癖块消失。

乳腺增生，合并月经先期、带下病

孙某，女，28 岁，赤峰市宁城县人。

初诊：2007 年 4 月 7 日。患者两乳各一癖块，左乳大 1.5×1.3cm，右乳小 1.0×0.8cm，两乳胀痛，行经加重。月经多提前 1 周，行经小腹亦痛，夹有血块，经前白带较多，时杂黄带。饮食可，大便微干，小便黄。舌红、苔白，脉数。

辨治：肝失疏泄，痰热郁瘀乳络，久结成癖块。冲、任阻滞，胞宫经血不畅，复加湿热壅滞，损任伤带，以致经期提前，小腹疼痛，夹有血块，经前白带亦多。拟用疏肝通经，清热除湿止带，消痰化瘀，散结软坚除癖。

处方：柴胡 80 g，当归 80 g，生白芍 80 g，虎杖 80 g，土茯苓 80 g，蒲公英 60 g，墓头回 60 g，玄参 60 g，浙贝母 80 g，生牡蛎 100 g，瓜蒌 80 g，半枝莲 80 g，山慈菇 100 g，猫爪草 80 g，黄药子 60 g，延胡索 80 g，海藻 80 g，石见穿 60 g，天冬 60 g，钟乳石 80 g，合欢皮 60 g。1 剂，共为细面，每日 3 次，每次 15 g，沸水冲焗，待温服。

使用上法调治月余，癖块消除，月经已调。

乳腺纤维瘤，合并颈椎病

张某，女，36 岁，包头市人。

初诊：2008 年 6 月 12 日。患者左乳癖块一个，大小为 2.4×2.1cm，触之光滑、移动、不痛。颈部疼痛，转动受限，牵及肩背，但头不昏、不晕，偶有指麻。饮食可，月经调，二便尚调。舌偏红、苔白，脉弦。

辨治：痰热郁瘀乳络，久结乳癖，日积渐大。颈部经输瘀滞，筋肌不利，以致疼痛，转动受限。拟用疏肝，畅通乳络，清热化痰，散结软坚消癖，通经活络，解肌舒筋。

处方：玄参 15 g，浙贝母 20 g，生牡蛎 30 g，山慈菇 15 g，猫爪草 20 g，橘核 10 g，八月札 15 g，菝葜 15 g，鳖甲 15 g，海藻 15 g，钟乳石 30 g，白胶香^{研、冲}10 g，莪术 15 g，

天麻 15 g，地龙 15 g，赤芍 15 g，白芍 15 g，葛根 30 g，延胡索 20 g，乌梢蛇 15 g。8 剂，水煎服，日 1 剂。

二诊：2008 年 6 月 22 日。患者左乳癖块触之大减，颈部疼痛轻微。饮食仍可，二便仍调。继服前方 8 剂，服法同前。

三诊：2008 年 7 月 2 日。患者癖块已减，颈痛已缓解，肩背已舒。舌红已减、苔转薄白，脉弦势缓。B 超示肌瘤 1.2×0.8cm。

处方：银柴胡 10 g，香附 10 g，僵蚕 10 g，没药 10 g，玄参 15 g，浙贝母 20 g，生牡蛎 30 g，山慈菇 15 g，猫爪草 30 g，橘核 10 g，八月札 15 g，菝葜 15 g，鳖甲^{先煎} 15 g，海藻 15 g，钟乳石 30 g，白胶香^{研，冲} 10 g，莪术 15 g，赤芍 15 g，白芍 15 g。8 剂，水煎服。

此后，又用上法调治半月余癖块消除，B 超证实。

乳腺增生癖块，合并月经不调、痔疮

刘某，女，51 岁，赤峰市包头市人。

初诊：2015 年 5 月 20 日。患者两乳各 1 癖块，左大 1.6×1.4cm，右小，两乳胀痛，经前加重。行经不畅，量少色暗。大便微干，每便痔血，饮食尚可，小便黄。舌红夹瘀、苔白略厚，脉弦数。

辨治：年过七七，任脉虚，太冲脉衰少，天癸竭，地道不通，精血不充，冲、任瘀郁，乳络不通，久而痰热郁瘀而致月经病，乳癖。大肠热、燥阻滞，伤血动络，以致痔血。治肝疏泄，养阴血通经；清热消痰，软坚散结；清肠通便，凉血止血。

处方：银柴胡 10 g，当归 15 g，白芍 15 g，川芎 15 g，熟地黄 10 g，益母草 30 g，玄参 15 g，浙贝母 20 g，生牡蛎 30 g，山慈菇 15 g，猫爪草 15 g，八月札 10 g，菝葜 15 g，瓜蒌 15 g，蒲公英 15 g，川楝子 10 g，延胡索 20 g，生地榆 15 g，槐花 10 g，皂角 8 g，赤小豆 10 g。6 剂，水煎服，日 1 剂。

二诊：2015 年 5 月 28 日。患者两乳胀痛缓解，行经较为正常，量、色均较好，癖块触之已减。痔血已止，大便正常，小便清利。治切病机，已收疗效。再予原方 6 剂，服法同前。

三诊：2015 年 6 月 5 日。患者诸症欲平，唯乳癖右乳已消，左乳乳癖尚留 0.5×0.4cm。舌红已减、苔已薄白，其脉弦数势缓。继服前方去地榆、槐花、皂角刺、赤小豆，加半枝莲 15 g。8 剂，隔日 1 剂，水煎服。

后未再来，电话追问乳癖全消。

乳癖，合并月经不调、失眠

武某，女，40岁，包头市人。

初诊：2017年4月7日。患者两乳胀痛、热感，各有癖块1个，大者体积为1.6×1.4cm，每经前胀痛加重。月经后期，量少色重，伴有心慌气短，烦热少寐。饮食可，二便亦调。舌红、苔少，脉细数。

辨治：年近六七，冲、任始虚，经血亏虚不畅，复加性急易怒，而多郁热，乳络失通而致两乳胀痛、月经不调，后期量少色重。痰热壅滞乳络，郁瘀久结成癖块。心气虚阴少，阳不平秘，失主神、脉，而致心慌气短，烦热少寐。拟用疏肝，填补冲、任，输通乳络，消痰化瘀，软坚散结。

处方：柴胡10g，当归15g，生白芍20g，川芎10g，益母草20g，莪术10g，玄参15g，浙贝母15g，生龙骨30g，生牡蛎30g，半枝莲20g，猫爪草20g，钟乳石30g，瓜蒌15g，合欢皮10g，生晒参15g，麦冬10g，炒酸枣仁15g，生铁落20g，炙甘草10g，生地黄15g，首乌藤15g。6剂，水煎服，日1剂。

二诊：2017年4月15日。患者两乳胀痛已轻，月经未行，睡眠转好，心慌气短轻微，烦热得解。再予原方6剂，以观后效。

三诊：2017年4月23日。患者两乳胀痛缓解，热感亦无，癖块触之已减。月经未行，心慌气短已平，烦热亦除，夜眠已安。改用下方，重除乳癖，兼以调经。

处方：牡丹皮10g，生栀子10g，柴胡10g，当归15g，生白芍15g，川芎10g，益母草30g，桃仁10g，莪术15g，玄参15g，浙贝母15g，生牡蛎30g，瓜蒌15g，土茯苓15g，蒲公英15g，猫爪草15g，八月札15g，菝葜15g，钟乳石20g，半枝莲20g。6剂，水煎服。

四诊：2017年5月2日。患者月经已行，量色正常。两乳无不适，小腹亦舒。舌红已减、苔转薄白，其脉细数势缓。B超示乳癖全消。予加味逍遥丸一盒以善其后。

乳腺增生，合并腰椎间盘突出

吕某，女，40岁，包头市人。

初诊：2012年12月24日。患者行经不畅，量少夹有瘀块。两乳胀痛，各有癖块1个，大者体积为1.8×1.6cm。腰、腿疼痛甚重，站立、行走加剧，腰不敢活动，腿沿后外侧坐骨神经痛，畏寒足冷。饮食尚可，二便较为正常。舌淡红、苔白，脉沉细。

辨治：年近六七，冲脉不充，复加肝体亦虚失于疏泄，以致经病，痰、血瘀郁于乳络不通，久结为癖块。肾虚而骨不壮，复加寒凝经络，收引筋急，以致腰腿疼痛。

拟用养血疏肝，化瘀散结，消痰软坚；补肾健骨，散寒通痹。

处方：柴胡10 g，当归15 g，生白芍20 g，玄参15 g，浙贝母15 g，生牡蛎30 g，猫爪草30 g，白芥子10 g，熟地黄15 g，鹿角胶^{烊化}15 g，炮姜15 g，炙麻黄10 g，桑寄生15 g，怀牛膝30 g，千斤拔15 g，鸡血藤15 g，宽筋藤15 g，防己15 g，独活15 g，细辛3 g，苏木10 g，延胡索20 g。10剂，水煎服。日1剂。

二诊：2013年1月6日。患者月经已行，经量较多，血块甚少，经色鲜红。小腹、两乳未痛，乳癖触之已减。腰腿疼痛轻微，站立、行走尚可，畏寒足凉转温。已收显效，治切病机无疑，再予原方10剂，前5剂每日1剂，后5剂隔日1剂，水煎服。

三诊：2013年1月18日。患者两乳胀痛已除，乳癖体积为0.8×0.4cm。腰、腿痛消，活动自如。改用下方，专事治疗乳癖。

处方：柴胡10 g，当归15 g，生白芍15 g，玄参15 g，浙贝母15 g，生牡蛎30 g，猫爪草30 g，白芥子10 g，钟乳石30 g，半枝莲15 g，莪术10 g，僵蚕10 g，八月札15 g，菝葜15 g。10剂，隔日1剂，水煎服。

乳腺炎，合并慢性胃炎

郭某，女，31岁，包头市人。

初诊：2019年4月5日。患者左乳红肿热痛3日。素体虚，面色萎黄，纳少，胃脘不舒，腹泻，小便清长。舌淡胖、苔白，脉虚数。

辨治：热毒壅郁乳络，脾虚生化不及，运消亦差，诸症由生。拟用清热解毒，通乳络行郁滞，益气健脾，生化运消。

处方：金银花20 g，蒲公英15 g，紫花地丁15 g，败酱草15 g，野菊花15 g，牛蒡子10 g，连翘10 g，赤芍15 g，青皮10 g，荔枝核10 g，合欢皮15 g，延胡索15 g，生晒参15 g，茯苓15 g，苍术15 g，白术15 g，炒谷芽10 g，炒乌梅10 g。5剂，水煎服，日1剂。

二诊：2019年4月11日。患者左乳红、肿、热痛已消。饮食亦增，胃脘已舒，腹泻已止。继服前方3剂，隔日1剂，水煎服。

十八

痛经及其合并病证案

痛经、子宫腺肌瘤，合并慢性胃炎

高某，女，43 岁，包头市人。

初诊：2012 年 6 月 22 日。患者素有胸闷不舒，两胁胀痛，善太息而性急，数月行经小腹痛重，两乳亦胀，月经色重，夹有瘀块。面色无华，脘胀纳少，嗳气咽干，大便微干，小便利。舌淡红夹有瘀点、苔白厚，脉细数。

辨治：子宫腺肌瘤，系子宫内膜侵入到了宫颈层而形成的一种疾病。患此病后，容易引起盆腔疼痛、痛经、性疼痛、子宫增大、月经异常等症状。本案所见系由肝体亏虚，肝用横逆，失于疏泄，气滞血瘀，以致冲、任、胞宫阻滞。脾土虚弱，复加木乘，失于运化、传导，诸症由生。拟用养血疏肝，理气化瘀止痛，健脾运化，兼以消导。

处方：柴胡 10 g，当归 15 g，益母草 30 g，桂枝 15 g，茯苓 15 g，牡丹皮 15 g，生白芍 30 g，炙甘草 15 g，桃仁 12 g，熟地黄 15 g，川芎 15 g，延胡索 30 g，丹参 15 g，制乳香 10 g，制没药 10 g，生晒参 15 g，瓜蒌 10 g，黄连 10 g，半夏 10 g，焦槟榔 15 g，焦三仙各 10 g，麦冬 15 g。10 剂，水煎服，日 1 剂。

二诊：2012 年 6 月 29 日。患者服药 6 剂，月经已行，小腹疼痛轻微，现胸腹转舒，两胁胀痛亦消，善太息已无，两乳胀微。脘胀转舒，饮食有加，嗳气亦偶，咽干已去，二便通调。治切病机，疗效显然，诸症欲除，肝木、中土相生相克生态欲复，再予原方 10，服法前 5 剂，每日 1 剂，后 5 剂隔日 1 剂，水煎服。

嘱其下次行经小腹疼痛速来调治，未见再来，电话追问，行经未痛，很正常。

痛经，合并带下病

杨某，女，32 岁，包头市人。

初诊：2013 年 3 月 20 日。患者近月连于行经小腹疼痛，遇寒痛重，夹有血块。腰酸痛，白带偏稀量多。饮食偏少，身倦乏力，面色少华，大便偏稀，小便欠利，手足易冷。舌淡、苔白，脉弱。

辨治：肝血不及，失于疏泄，冲、任不充，失畅，复加寒凝经脉，以致痛经、血块、腰酸痛，手足易冷。脾虚失于运化，带脉失约，以致饮食偏少，大便偏稀，带稀量多。拟用养肝疏泄，行滞温经；健脾运化，温化止带。

处方：柴胡10 g，当归15 g，熟地黄15 g，白芍15 g，川芎15 g，益母草30 g，桃仁10 g，红花10 g，豆蔻10 g，吴茱萸10 g，肉桂10 g，延胡索15 g，土鳖虫10 g，生晒参15 g，荆芥穗10 g，车前子10 g，苍术15 g，白术15 g，石菖蒲10 g，全蝎粉5 g。6剂，水煎服，日1剂。

二诊：2013年3月28日。患者月经未行，其腰酸痛、手足易凉得解，白带已止。饮食增加，二便亦调。治切病机，疗效可见，再予原方6剂，服法同前。

三诊：2013年4月5日。患者服上两剂月经已行，小腹未痛，月经量、色正常，亦无血块，白带已净。饮食已好，形神有振，气力始增，面色始好，二便均调。舌转淡红、苔薄白，其脉弱势已起，诸症欲平，为巩固计，再予原方5剂，隔日1剂，水煎服。

后追访，连续3个月行经不痛。

痛经、子宫腺肌瘤，合并月经不调

周某，女，39岁，包头市人。

初诊：2014年1月17日。患者面有褐斑，常有右胁胀痛，乳房不舒，行经尤显，且小腹痛甚剧，难忍，每服止痛片以度此关，经血色暗，夹杂血块，数月来行经同此。食欲一般，二便无大异。舌有瘀色、苔白，脉弦细数。

辨治：肝体之血不足，失于疏泄，冲任不充，血流不畅，胞宫气滞血瘀为甚，不通而疼剧。拟用养肝疏泄，充畅冲任，化瘀理气，彻通胞宫。

处方：枸杞子15 g，桑椹15 g，沙苑子10 g，黑豆10 g，柴胡10 g，当归15 g，益母草30 g，生白芍15 g，桃仁10 g，莪术15 g，延胡索20 g，土鳖虫10 g，生蒲黄10 g，五灵脂10 g，桂枝10 g，豆蔻10 g，玄参15 g，浙贝母15 g，生牡蛎30 g。8剂，日1剂，水煎服。

二诊：2014年1月26日。患者服药4剂，月经以来，腹痛甚微，血块少见，经量流畅，色亦鲜红。乳房已舒，右胁胀痛亦解。舌质正常、苔薄白，其脉弦细数势缓。继服前方5剂，隔日1剂，水煎服。嘱其下月行经疼痛速来调治。

此后两月未来，电话追询行经正常，不痛。

痛经，合并漏下、子宫内膜增厚

张某，女，36 岁，包头市人。

初诊：2016 年 1 月 3 日。患者数月来痛经甚重，月经量多，色暗夹块。此次不仅痛甚，崩漏半月不止。身体乏力，腰亦酸困，小腹坠胀，饮食有减，二便尚可。舌淡夹瘀色、苔薄白，脉虚数。

辨治：冲任、胞宫瘀血，血自离经；兼有气虚脾弱，血失气摄，脾失统血，裹血；肾虚失于固冲。拟用化瘀止血归经，益气摄血，补脾统裹，补肾固冲。

处方：桂枝 10 g，茯苓 10 g，生白芍 15 g，牡丹皮 10 g，桃仁 10 g，生晒参 20 g，生黄芪 30 g，柴胡 10 g，升麻 10 g，海螵蛸 15 g，茜草 15 g，生乌梅 15 g，炒贯众 15 g，三七粉^冲 6 g，炒杜仲 15 g，山茱萸 15 g，生龙骨 30 g，生牡蛎 30 g。6 剂，水煎服，日 1 剂。

二诊：2016 年 1 月 10 日。患者崩漏已止，小腹不痛，坠胀不显。身体力加，饮食亦增，腰部酸困缓解，二便仍调。再予原方 5 剂，隔日 1 剂，水煎服。

三诊：2017 年 3 月 18 日。患者自上治疗后年余行经比较正常，亦无痛经，此次痛经如故，且经血 10 余日不断，常夹血块，身体乏力，腰亦酸困，病症复发。查审确系，继服前方 6 剂，每日 1 剂，水煎服。

四诊：2017 年 3 月 26 日。患者崩漏亦止，诸症悉平。再予原方 6 剂，服法同前，以求治疗痛经药长效远。

痛经，合并带下病

黄某，女，28 岁，包头市人。

初诊：2018 年 11 月 4 日。患者正值行经小腹疼，夹有血块，胁、乳亦胀，经期以提前为多。平素带下较多，或黄或白，左少腹胀有隐痛。饮食已少，面色无华，大便不实，小便略黄。舌淡胖、苔白厚，脉虚数。

辨治：肝血亏虚失于疏泄，夹有血瘀；脾虚失于运化，湿热下注，损于冲、带之脉。拟用养肝疏泄，理气化瘀；健脾运化，清热化湿除带，肝木、脾土整体治疗，且各守其乡，各司其属，各得所宜。

处方：当归 15 g，白芍 15 g，熟地黄 15 g，川芎 10 g，柴胡 10 g，益母草 30 g，香附 10 g，豆蔻 10 g，生晒参 15 g，茯苓 15 g，白术 15 g，桂枝 10 g，泽泻 10 g，薏苡仁 15 g，赤小豆 10 g，土茯苓 15 g，败酱草 15 g，黄柏 15 g，芡实 10 g。6 剂，水煎服，日 1 剂。

二诊：2018 年 11 月 13 日。患者痛经已止，胁、乳胀痛亦消，带下有减，左少腹隐痛亦去。饮食有加，大便转实，小便通利。舌质淡有加、苔转白薄，其脉虚数势缓。再予原方 6 剂，服法同前。

三诊：2018 年 11 月 20 日。患者小腹已舒，月经已净，带下病已止。饮食复常，二便亦调。未再予药，嘱其下月行经腹痛再治。

后 3 个月未来，追询行经正常。

痛经、子宫内膜异位症，合并颈椎病

梁某，女，27 岁，包头市人。

初诊：2017 年 8 月 12 日。患者每逢行经小腹痛难忍，甚至服上止痛药，行经异常，血块较多、不畅，其痛牵引盆腔前后及后腰骶部，此外颈部疼痛僵直，转动不利，牵及两肩。饮食尚可，二便无大异。舌淡红、苔白，脉弦紧。

辨治：子宫内膜异位症是指有活性的内膜细胞种植在子宫内膜以外的位置而形成的一种女性疾病，内膜细胞本该生长在子宫腔内，但由于子宫腔通过输卵管与盆腔相通，由于某些原因而形成此病。本案肝失疏泄，血瘀气滞，冲任不通，胞宫寒凝，血凝瘀滞，致此痛经而月经异常。寒凝经络，颈部阻痹，筋脉不利，以致颈病。拟用治肝疏泄，通行冲、任、胞宫，化瘀行滞，温经散寒止痛，疏通经络，解肌疏筋。

处方：桂枝 10 g，茯苓 12 g，生白芍 20 g，牡丹皮 15 g，桃仁 12 g，熟地黄 15 g，柴胡 10 g，当归 15 g，益母草 30 g，土鳖虫 10 g，川楝子 10 g，延胡索 20 g，香附 15 g，豆蔻 10 g，紫石英 20 g，葛根 30 g，防己 15 g，伸筋草 15 g，肿节风 30 g，菝葜 20 g，制天南星 10 g，干蝎粉[冲] 5 g。8 剂，水煎服，日 1 剂。

二诊：2017 年 8 月 21 日。患者服药 4 剂，月经适来，小腹微痛，血块亦少，盆腔，腰骶疼痛亦微。颈部疼痛缓解，头转动亦较灵活，肩痛已失。继服前方 8 剂，前 4 剂。每日 1 剂，后 4 剂隔日 1 剂，水煎服，以观后效。

三诊：2019 年 10 月 6 日。患者自述自上次治疗后年余月经正常，亦无痛经，颈部亦舒。近日来经，其病如故，请求再治。查前方去葛根、防己、伸筋草、肿节风、菝葜，加生蒲黄、五灵脂各 10 g。8 剂，水煎服，日 1 剂。

痛经，合并带下病、胆囊炎、胃炎

张某，女，41 岁，包头市人。

初诊：2017 年 3 月 22 日。患者痛经数月，小腹痛重，牵及两胁，带有血块。带下或黄或白，味浊。右胁阵痛，牵及后背肩胛，每食煮鸡蛋及油腻其痛加剧。胃脘胀痛，

时有嗳气，饮食减少，面色无华，大便黏滞，小便黄。舌红、苔中心黄腻，脉弦数。

辨治：年过六七，冲、任、天癸已虚，肝虚失于疏泄，气滞血瘀，以致痛经诸症。湿热蕴郁下焦，损伤带脉以致带下黄白。脾虚胃实，虚则运化不及，实在热、食壅滞，失于传导，以致胃胀满，嗳气，食减，大便黏滞。土壅木塞，胆壅郁热，以致右胁阵痛，牵及肩胛。拟用养肝疏泄，充疏冲、任、胞宫。清毒化湿祛带，健脾益气，泻胃传导；清利胆腑，以疏木郁。

处方：当归 15 g，生白芍 20 g，川芎 15 g，益母草 15 g，柴胡 10 g，香附 10 g，黄芩 15 g，川楝子 10 g，延胡索 15 g，土茯苓 15 g，败酱草 15 g，椿皮 15 g，薏苡仁 15 g，赤小豆 10 g，黑豆 10 g，生晒参 15 g，枳实 15 g，白术 15 g，瓜蒌 10 g，半夏 10 g，黄连 10 g，焦槟榔 15 g，焦三仙各 10 g。6 剂，水煎服，日 1 剂。

二诊：2017 年 3 月 30 日。患者月经未行，带白量少，右胁疼痛缓解，胃脘胀满欲平，食增嗳少，二便畅通。舌红有减、苔中心黄腻已去而白，其脉弦数势缓。继服前方 6 剂，服法同前。

三诊：2017 年 4 月 8 日。患者又服 3 剂，月经已行，仅有微块，量、色皆可，小腹未痛，身体亦舒，诸症平复。苔、脉亦较正常，继服前方 5 剂，隔日 1 剂，水煎服。

十九

闭经及其合并病证案

闭经

林某，女，30 岁，赤峰市宁城县人。

初诊：2005 年 3 月 6 日。患者形体虚弱，经闭 4 月余，两胁亦胀，腰酸腿软，手足不温。饮食尚可，二便通利。舌淡红有瘀点、苔白，脉弦细。

辨治：闭经，系指女子年逾十八周岁月经尚未来潮，或已行经又中断 3 个月以上者。此患中断 4 月余，自属经闭，诸症原因系多，此则肝失疏泄，肝血亦虚，冲、任不充，气滞血瘀，复加肾阳亦虚，天癸不充，以致经闭诸症。拟用养经血，填冲、任，补肾阳，益天癸，通地道。

处方：熟地黄 15 g，当归 15 g，赤芍 15 g，白芍 15 g，川芎 15 g，紫河车^冲 10 g，益母草 30 g，桃仁 15 g，红花 10 g，紫石英 20 g，巴戟天 15 g，怀牛膝 30 g，仙茅 15 g，莪术 15 g，土鳖虫 10 g，鸡血藤 30 g。6 剂，水煎服，日 1 剂。

二诊：2005 年 3 月 13 日。患者服此 4 剂，月经适来，经量较多，其色亦鲜，并无血块，现两胁胀消，腰膝酸软亦去，手足转温。舌之瘀色已去，苔薄白，其脉弦细势起。再予原方 5 剂，隔日 1 剂，水煎服。嘱其下月如不按时来经，速来再调。

此过 2 个月未见来治，经追询月事以时下，且正常。

闭经

邢某，女，42 岁，包头市人。

初诊：2008 年 12 月 17 日。患者形体虚弱，体倦乏力，面色无华，饮食亦少。经闭 3 年，腰酸痛，两足亦凉，时有胁胀，二便尚可。舌淡红、苔白，脉沉弱。

辨治：年已六七，冲、任已虚，此则形气已虚，脾气大虚，生化不及，气血不充；肝体血虚，失于疏泄，冲任、胞宫不充，失于流畅。复加肾虚，天癸不及，共致地道不通，月事不以时下，诸症由生。拟用健脾生化气血；养肝疏泄，充疏冲、任、胞宫；益肾以充天癸，兼以活血通经。

处方：生晒参20 g，炙黄芪30 g，当归15 g，熟地黄15 g，川芎15 g，益母草30 g，泽兰15 g，紫菀10 g，肉苁蓉15 g，巴戟天15 g，怀牛膝20 g，桃仁15 g，红花10 g，莪术15 g。8 剂，水煎服，日 1 剂。

二诊：2008 年 12 月 26 日。患者月经已行，经量较多，经色亦红。体力大增，面色好转，饮食亦增，胁胀、腰酸痛全无，两足转温，二便仍调。舌质正常、苔薄白，其脉沉弱势起。治切病机，已收良效。继服前方 5 剂，隔日 1 剂，再观后效。嘱其下月月经不以时来，速来再调。

此后 3 个月未来，追询月事以时下，正常。

闭经，合并带下病、咳嗽

韩某，女，39 岁，包头市人。

初诊：2008 年 11 月 9 日。患者经闭 4 个月，心情不畅，胸闷而善太息。面色萎黄，饮食亦少，带下时白时黄，咳嗽白痰，二便尚可。舌有瘀色、苔白厚，脉弦数。

辨治：年近六七，冲任不盛，肝虚失于疏泄，脾虚失于生化，以致头面失荣，消化亦弱，带脉失固；复加湿热蕴郁下焦，痰热上犯于肺，肝木、中土、肺金相生、相克生态有异，诸症由生。拟用养血补肝，以填冲任、胞宫，加以疏泄，以行冲、任、经血；益气健脾以生化、运导，培土生金；清解治带，肃金止咳。

处方：熟地黄15 g，赤芍15 g，白芍15 g，川芎15 g，益母草30 g，当归15 g，桃仁15 g，红花10 g，川牛膝30 g，三棱30 g，莪术12 g，土鳖虫10 g，黄芪30 g，生晒参15 g，生薏苡仁15 g，土茯苓20 g，黑豆10 g，炙麻黄10 g，杏仁10 g，知母15 g，浙贝母15 g，前胡15 g。8 剂 水煎服，日 1 剂。

二诊：2008 年 11 月 18 日。患者月经已行，心情已舒，胸闷、太息亦除。面色好转，饮食增加，带下病、咳嗽并愈。舌瘀亦消、苔已薄白，其脉弦数势缓。继服前方 5 剂，隔日 1 剂，以巩固之。

闭经，合并面部痤疮、便秘

彭某，女，21 岁，包头市人。

初诊：2009 年 10 月 7 日。患者经闭 3 月余，面赤且额部、唇周布满痤疮，两胁易胀，性急易怒。口干渴，食尚可，大便秘，小便黄。舌红、苔厚腻，脉数实。

辨治：肝热郁瘀，血气阻滞，冲、任、经道不通，以致闭经。阳明燥热壅滞，谷道失于传导，以致便秘。经道不通，废毒不排，谷道便秘，热毒郁滞，上映头面，而生面疮。拟用清肝凉血，疏泄血气，畅通冲、任，清毒疗疮，通泄阳明。

处方：银柴胡 12 g，生地黄 15 g，赤芍 15 g，白芍 15 g，当归 15 g，川芎 10 g，益母草 30 g，桃仁 15 g，红花 10 g，土鳖虫 10 g，牡丹皮 15 g，紫荆皮 15 g，白鲜皮 15 g，紫草 15 g，生槟榔 10 g，火麻仁 15 g，芦荟 5 g。5 剂，水煎服。日 1 剂。

二诊：2009 年 10 月 13 日。患者月经已来，量、色均好，亦无血块，小腹无不适，大便通畅，面部痤疮大减。舌红有减、苔腻已去，其脉数实势缓。治切病机，其效显然，继服前方 5 剂，隔日 1 剂，水煎服。

三诊：2009 年 10 月 25 日。患者诸症已平，唯痤疮尚无全部退平，唇下未净，改用下方。

处方：生地黄 15 g，牡丹皮 15 g，赤芍 15 g，紫荆皮 15 g，白鲜皮 15 g，紫草 10 g，千里光 10 g，芙蓉叶 10 g，连翘 10 g，生薏苡仁 15 g，赤小豆 10 g。5 剂，隔日 1 剂，水煎服。

闭经，合并带下病、腰痛

师某，女，27 岁，包头市人。

初诊：2009 年 10 月 12 日。患者经闭 3 月余，两少腹痛，带下黄白甚多，腰酸痛。食欲一般，大便微干，小便略黄。舌红、苔白厚，脉沉数。

辨治：湿热蕴郁下焦，损伤冲、任、带脉，复加肝伤疏泄，冲、任、经血阻滞，肾虚腰府不充，天癸不足，以致经闭、带下病、腰酸痛等症。拟用清热除湿止带，养肝疏泄，通调冲、任、带脉，补肾充腰，峻补天癸通经。

处方：土茯苓 20 g，败酱草 15 g，鱼腥草 15 g，椿根皮 15 g，生薏苡仁 15 g，枳实 10 g，苍术 15 g，白术 15 g，当归 15 g，益母草 20 g，香附 10 g，乌药 10 g，桃仁 10 g，红花 10 g，鹿角胶[烊化]12 g，怀牛膝 30 g，杜仲 15 g，淫羊藿 15 g，巴戟天 15 g。8 剂，水煎服，日 1 剂。

二诊：2009 年 10 月 22 日。患者服上 5 剂月经已行，量、色均可，小腹胀消，带下已减，腰酸痛缓解，二便通畅。舌红已减、苔转薄白，其脉弦数势缓。继服前方 8 剂，前 4 剂，每日 1 剂，后 4 剂，隔日 1 剂。水煎服。

闭经

朱某，女，29 岁，包头市人。

初诊：2011 年 5 月 25 日。患者经闭数月，形体偏瘦，面赤潮红，五心烦热，身热蒸汗，腰酸腿软。饮食偏少，大便偏干，小便黄。舌红，少苔，脉弦细数。

辨治：肝肾阴血大亏，冲任、胞宫失充，天癸虚乏，地道不通，而致经闭数月。

阴血亏虚不能涵阳制火，君火、相火燔灼，五心烦热、身热蒸汗等由生。拟用滋补阴血，充通冲任、胞宫，益天癸以通地道，清热降诸火以平阴阳。

处方：生地黄 15 g，山药 15 g，山茱萸 10 g，赤芍 15 g，白芍 15 g，当归 15 g，川芎 10 g，银柴胡 10 g，益母草 30 g，三棱 10 g，莪术 10 g，知母 20 g，黄柏 20 g，龟甲胶^{烊化}15 g，女贞子 15 g，墨旱莲 15 g，白薇 10 g，青蒿 10 g。6 剂，水煎服。

二诊：2011 年 6 月 2 日。患者月经未来，面热已减，五心烦热已轻，身热多汗亦减少。腰酸腿软好转，二便通畅。治已见效，继服前方 6 剂，服法同前。

三诊：2011 年 6 月 10 日。患者月经已行，量可色艳，面赤欲平，五心烦热已除，身热亦除而少汗，腰酸腿软得解，饮食增加，二便通调。舌红已减、苔转薄白，其脉弦细数势缓。诸症基本平复，肝木、肾水、心火生态得以生克制衡。仅予前方 5 剂，隔日 1 剂，以夯下次行经之基。

闭经，合并便秘、小便不利

陈某，女，42 岁，包头市人。

初诊：2012 年 11 月 2 日。患者月经 3 月余未行，手心热，腰酸困，小腹胀。饮食偏少，大便秘，小便黄不利。舌红、苔白，脉沉数。

辨治：年已六七，肝肾阴血亏虚，冲任、胞宫不充，天癸亦虚，复加血瘀，以致地道不通而经闭。阴虚生内热，以致手心热，复加阳明热壅，膀胱郁热，以致大便秘，小便黄不利。肾虚不能充外府，以致腰酸困等症。拟用滋补肝肾阴血，充通冲、任、胞宫，益天癸，通利阳明、太阳。

处方：生地黄 15 g，山茱萸 15 g，牡丹皮 15 g，当归 15 g，赤芍 15 g，白芍 15 g，肉苁蓉 15 g，益母草 30 g，川芎 15 g，桃仁 12 g，红花 10 g，黄柏 15 g，莪术 15 g，土鳖虫 10 g，怀牛膝 20 g，制大黄 15 g，冬葵子 15 g，车前子 15 g。8 剂，每日 1 剂，水煎服。

二诊：2012 年 11 月 12 日。患者月经未行，二便畅通，小腹胀已解，饮食始加。手心热缓解，腰酸困轻微。已见成效，再予原方 8 剂，服法同前。

三诊：2012 年 11 月 22 日。患者服药 4 剂月经已行，量、色皆可，腰、小腹无不适。舌红已减、苔白薄，其脉沉数势缓。诸症基本消除，肝木、肾水、阴阳体内生态基本平复，继服前方去莪术、土鳖虫、制大黄，加石斛 15 g，以求夯实下次行经之基。

闭经，合并汗出、腰痛

郭某，女，40 岁，包头市人。

初诊：2014 年 7 月 10 日。患者经闭近 4 个月，阵阵身体汗出，头晕冒汗，两胁胀。腰酸痛，腰以下冷，两足寒冷。食欲一般，二便通利。舌红、苔薄白，脉沉弱。

辨治：年近六七，肝肾阴血亏虚，冲、任、胞宫不充，血瘀不畅，天癸亦虚，以致地道不通，经闭。阴血虚而生内热，火性炎上，阳不潜藏，以致阵阵身热汗出，头晕，冒汗等。阴虚及阳，腰失温充养壮，以致腰酸痛，腰以下冷，两足逆冷。寒，热映于舌，脉亦然。拟用滋养阴血，充通冲、任、胞宫，阴中求阳，益肾壮腰，以充天癸。

处方：熟地黄 15 g，当归 15 g，生白芍 15 g，益母草 30 g，知母 15 g，黄柏 15 g，桃仁 10 g，红花 10 g，柴胡 10 g，生龙骨 30 g，生牡蛎 30 g，枸杞子 15 g，肉苁蓉 15 g，鹿角胶 10 g，仙茅 15 g，淫羊藿 15 g，怀牛膝 20 g，肉桂 10 g。8 剂，每日 1 剂，水煎服。

二诊：2014 年 7 月 20 日。患者服药 5 剂，月经已行，色暗，量少。头晕、冒汗缓解，身热，汗出亦微，两胁胀消，腰酸痛缓解，两足逆冷转温。已见初效，继服前方 8 剂，前 4 剂，每日 1 剂，后 4 剂，隔日 1 剂，水煎服。

后过 2 个月未来就诊，追询月经正常，身体较舒。

闭经，合并失眠、便秘

许某，女，45 岁，包头市人。

初诊：2015 年 11 月 8 日。患者经闭 3 月余，胸闷不舒，两胁胀痛，心烦失眠，时有心悸。脘腹胀，饮食减，大便秘，数日 1 行，小便黄赤。舌红、苔白厚，脉弦实。

辨治：年过六七，冲任、天癸已虚，肝肾阴血亏虚，失于疏泄，地道不通，以致经闭，胸闷不舒，两胁胀痛。阴虚生内热，水火失济，以致神、脉失心主、心悸等症。阳明胃肠燥热失于传导，以致脘腹胀满，大便秘结。心热下移，以致小便黄赤等症。拟用滋补肝肾，充填冲、任、天癸，疏通气血，养心秘阳，滋通胃肠。

处方：熟地黄 15 g，当归 15 g，生白芍 15 g，益母草 30 g，桃仁 12 g，红花 10 g，莪术 15 g，炒酸枣仁 15 g，生龙骨 30 g，生牡蛎 30 g，生铁落 20 g，炙甘草 10 g，生地黄 15 g，生槟榔 15 g，莱菔子 15 g，火麻仁 15 g，石斛 15 g，生地榆 10 g。10 剂，水煎服，日 1 剂。

二诊：2015 年 11 月 20 日。患者月经已行，量多色红。心悸已去，烦除眠安。胸闷转舒，胁胀亦消。大便通畅，脘腹胀满转舒，小便通利。舌红已减、苔厚转薄，其脉弦实势缓，诸症基本平复，肝木、心火、肾水、中土五行生态亦复。为巩固计，继服前方 5 剂，隔日 1 剂，水煎服。

闭经，合并失眠

孙某，女，37 岁，包头市人。

初诊：2007 年 10 月 29 日。患者经闭 3 月余，面色萎黄，体倦乏力，心慌气短，失眠，腰酸足冷，两胁亦胀。饮食偏少，二便尚可。舌淡红、苔白，脉沉弱。

辨治：年过五七，性体由盛转虚，肝、脾气血亏虚，肾亦亏虚，血虚则冲任、胞宫不充；脾气虚则失于生化、统血、运血、心血虚阳不平秘。肾虚则天癸亦弱，复加肝失疏泄，以致经闭等症由生。拟用补脾肝益气血，行气化瘀，益肾填天癸以通经疗诸症，辅以养心秘阳安神。

处方：当归 15 g，熟地黄 15 g，白芍 15 g，川芎 15 g，益母草 30 g，柴胡 10 g，桃仁 15 g，红花 10 g，生晒参 15 g，炙黄芪 20 g，白术 15 g，炙甘草 10 g，炒酸枣仁 15 g，生龙骨 30 g，生牡蛎 30 g，茯神 15 g，枸杞子 15 g，桑椹 15 g，沙苑子 10 g，仙茅 10 g。6 剂，水煎服，日 1 剂。

二诊：2017 年 11 月 5 日。患者月经已行，量、色均好，小腹无不适，体力有加，睡眠已好，胁胀亦消，饮食有加，腰酸足冷亦解。舌淡红有加、苔薄白，其脉沉弱势起。病症欲平，继服前方 5 剂，服法同前，夯实下月行经之基。

二十

月经不调及其合并病证案

月经不调，合并便秘、黄褐斑

王某，女，41 岁，包头市人。

初诊：2009 年 4 月 18 日。患者月经不调而经量过少、色暗，甚至点滴，3 日即净。胁胀不舒，脘腹常胀满，大便秘，5～6 日 1 行，面有褐斑，两颧尤重，腰酸困，口渴善饮，小便亦黄。舌红、苔黄白相兼，脉弦实。

辨治：月经不调通常系指月经先期 1 周以上，或月经后期 1 周以上，及先后无定期；或经量过多超常，经量过少而少于常量。此则经水过少，系由肝失疏泄，血热夹瘀所致。阳明胃、肠热实壅滞，失于传导，而脘胀便秘。肾虚夹瘀，上映于面，以成黄褐斑等症。拟用疏肝凉血，化瘀通经；通泄胃肠，消导通便；补肾通经，美容消斑。

处方：银柴胡 10 g，当归 15 g，生地黄 15 g，赤芍 15 g，白芍 15 g，川芎 15 g，益母草 20 g，泽兰 15 g，丹参 15 g，黄柏 15 g，红花 10 g，生槟榔 15 g，生山楂 10 g，火麻仁 15 g，生地榆 15 g，芦荟 5 g，枸杞子 15 g，桑椹 15 g，沙苑子 10 g，黑芝麻 10 g，月季花 10 g，千里光 10 g，芙蓉叶 10 g。6 剂，水煎服，日 1 剂。

二诊：2009 年 4 月 26 日。患者月经未行，胁舒不胀，腰酸困缓解，面褐斑始退，脘腹胀满已平，大便畅通，小便清利。舌红已减、苔始薄白，其脉弦实已减。经虽未行，余症欲平。继予前方 6 剂，服法同前。

三诊：2009 年 5 月 4 日。患者又服 2 剂，月经始行，行经正常，量、色均可，亦无明显不舒，余症基本平复，褐斑已退过半。继服前方 6 剂，隔日 1 剂，继退褐斑，并夯实调经、消除便秘之基。

月经不调，合并痤疮

张某，女，35 岁，包头市人。

初诊：2011 年 11 月 26 日。患者连月来月经提前周余而行，甚至一月两行，色红夹有血块，小腹亦胀痛，有时牵及两胁。痤疮额及唇周较重、隆起色赤。饮食尚可，口苦，大便微干，小腹亦黄。舌红、苔白，脉弦数。

辨治：肝热郁瘀，疏泄异常，冲、任亦乱以致月经超前，甚至月内两行。热毒壅郁气血，上菀郁头面，以生痤疮。拟用清肝凉血，安血以平冲、任；解毒祛湿，散结消痤。

处方：牡丹皮 15 g，生栀子 15 g，银柴胡 10 g，生地黄 15 g，当归 15 g，赤芍15 g，白芍 15 g，益母草 20 g，海螵蛸 10 g，茜草 15 g，紫荆皮 15 g，白鲜皮 15 g，金银花 15 g，连翘 10 g，千里光 10 g，芙蓉叶 10 g，野菊花 15 g，生薏苡仁 15 g，蒲公英 15 g，白芷 10 g，生乌梅 10 g。8 剂，水煎服，日 1 剂。

二诊：2011 年 12 月 6 日。患者服上 5 剂，月经准月始来，量、色尚可，亦无血块，小腹并无胀痛，两胁亦舒，口苦已去。面痤大消，仅唇下尚留少许，二便通调。舌红已减、苔薄白，其脉弦数势缓。病症欲平，继服前方 5 剂，隔日 1 剂，等待时日彻底康复。

月经不调，合并颈椎病、慢性胃炎

郭某，女，33 岁，包头市人。

初诊：2012 年 2 月 14 日。患者月经 2 月未行，胸胁胀闷，头昏，体位眩晕，颈部疼痛，转动加重。胃胀胀满，嗳气纳减，大便不爽，小腹亦黄。舌红、苔白浊，脉弦数。

辨治：肝血亏虚失于疏泄，冲、任亦不充通，以致月经二月未行等症。颈部经络痹阻，筋肌不舒，头目血气不利，以致颈部疼痛等症。胃实食热郁滞，失于消导，以致脘胀，嗳气，纳少，大便不爽。拟用养肝疏泄，充通冲、任；活络通痹，解肌舒筋；泻胃消导，除胀通便。

处方：柴胡 10 g，当归 15 g，川芎 15 g，熟地黄 15 g，赤芍 15 g，白芍 15 g，枸杞子 15 g，沙苑子 15 g，益母草 30 g，葛根 30 g，防己 15 g，天麻 15 g，地龙 15 g，菊花 20 g，延胡索 30 g，宽筋藤 15 g，瓜蒌 10 g，黄连 10 g，姜半夏 10 g，焦槟榔 15 g，焦三仙各 10 g。5 剂，水煎服，日 1 剂。

二诊：2012 年 2 月 20 日。患者月经已行，量、色均可。胸胁较舒，头目比较清利，颈部疼痛缓解。脘胀得解，嗳气已无，饮食有加，二便通调。舌红有减、苔转薄白，其脉弦数势缓。病症欲平，继服前方 5 剂，隔日 1 剂，以求康复。

月经不调，合并乳腺增生、腰椎间盘突出

吕某，女，40 岁，包头市人。

初诊：2012年12月24日。患者近3月月经后期、量少，此又月半未行，两乳胀痛，各有癖块1个，彩超示较大者1.8×1.6cm。腰痛较重，牵及两腿疼痛沿胯及腿外后侧坐骨神经线，并畏寒而凉。食欲一般，二便尚可。舌有瘀色、苔白略厚，脉沉紧。

辨治：年近六七，冲、任始衰，肾及天癸亦始虚亏，复加肝失疏泄，地道失通，以致月经不调，后期、量少。肝失疏泄，痰血壅结于乳以致乳癖。肾虚寒凝腰、腿，经络阻痹，以致腰、腿疼痛。拟用养血疏泄，益肾通经；化瘀消痰，散结除癖；益肝肾壮筋骨，散寒通痹止痛。

处方：柴胡10g，当归15g，熟地黄15g，白芍20g，益母草30g，鹿角胶^{烊化}12g，怀牛膝20g，玄参15g，浙贝母20g，生牡蛎30g，猫爪草15g，钟乳石15g，白芥子10g，桑寄生15g，鸡血藤15g，透骨草15g，炙麻黄10g，炮姜15g，防己15g，全蝎粉^冲5g，延胡索15g，丹参15g，制乳香10g，制没药10g。8剂，每日1剂，水煎服。调情志，慎劳累。

二诊：2013年1月4日。患者服上6剂，月经始行，量、色势头尚好，两乳胀痛缓解，腰、腿疼痛亦轻，畏寒而凉亦缓解。已见成效，继服前方8剂，服法同前。

三诊：2013年1月14日。患者行经正常，两乳胀痛得解，癖块已消过半，腰、腿疼痛缓解。舌之瘀色已去、苔白薄，其脉沉紧势缓。继服前方10剂，隔日1剂，水煎服，消癖等待时日。患者并夯调经、腰椎间盘突出之基。

月经不调，合并鼻炎、咽炎、慢性胃炎

李某，女，39岁，包头市人。

初诊：2014年3月5日。患者连月来月经不调，经水过少、色暗，2日即净，且小腹不舒，两胁亦胀，性易急躁。近日鼻干黄涕，咽肿赤痛。胃脘胀满，嗳气纳减，大便微干，小便色黄。舌红、苔白厚，脉弦数。

辨治：年近六七，太冲脉虚，复加血虚肝郁，失于疏泄，以致月经过少色暗。肺有郁热上犯鼻、咽，有碍气道，以致鼻干黄涕，咽赤亦痛。胃实失于消导，以致脘胀嗳气，大便亦干。脾虚失运，以致纳减。拟用养血疏肝，充通冲、任；润金清肺，解毒利咽通鼻窍；健脾运化，泻胃清导。

处方：柴胡10g，当归15g，熟地黄15g，赤芍15g，白芍15g，桃仁12g，红花10g，益母草30g，玄参15g，麦冬15g，金银花15g，败酱草15g，金莲花10g，金果榄10g，苍耳子8g，生晒参10g，瓜蒌10g，黄连10g，焦槟榔15g，焦三仙各10g。6剂，水煎服，日1剂。

二诊：2014年3月12日。患者月经未行，鼻干好转，涕少色白，咽红肿减，其痛已微。脘胀已轻，嗳少纳增，二便通调。治已收效，继服前方6剂，服法同前。

三诊：2014年3月20日。患者又服2剂，月经已行，量、色均可，小腹亦舒，胁胀亦消，鼻、咽基本平复。胃胀已平，饮食正常，二便仍通调。舌红已减、苔转薄白，其脉浮弦数势均缓，此肝木、肺金、中土体内生态已平，生克制衡基本恢复，无须再药。嘱其舒情志，适寒温，节饮食。

月经不调，合并附件炎

吴某，女，29岁，包头市人。

初诊：2014年12月10日。患者月经后期，经量少，行经时小腹胀痛，乳房、两胁亦胀。腰酸痛畏寒，足冷。小腹两侧胀痛，带下较多，其色黄白。饮食尚可，二便亦调。舌红夹瘀、苔白厚，脉沉数。

辨治：血虚肝体不充，失于疏泄，冲、任、胞宫不充失于流畅，复加肾虚天癸不盛，以致月经后期、量少，经期乳房、两胁亦胀。下焦湿热蕴壅，损及带、冲、任脉，以致黄白带多，两少腹疼痛。肾虚阳衰，腰府失充，亦失温煦，以致腰酸痛畏寒，足冷。拟用养血补肝，填充冲、任、胞宫，加以疏泄，通行气血；补肾温阳，充盛天癸，温壮筋骨；清热化湿除带。

处方：熟地黄15g，当归15g，白芍15g，川芎10g，益母草30g，桃仁10g，红花10g，巴戟天15g，肉苁蓉15g，怀牛膝20g，淫羊藿10g，土茯苓15g，败酱草15g，鱼腥草15g，生薏苡仁15g，枳实10g，苍术15g，白术15g。6剂，水煎服，日1剂。

二诊：2014年12月19日。患者月经未行，带下大减，色白量少，小腹两侧胀痛得解。腰酸痛缓解，畏寒、肢冷不显。治已见效，再予原方6剂，服法同前。

三诊：2014年12月27日。患者又服3剂，月经已行，量、色尚好，小腹未痛，乳房、两胁胀解，腰酸痛、畏寒、足冷平复，带下亦除。舌瘀色已消、苔转薄白，其脉沉数势缓。病、症基本平复，为巩固计，以求月经不调、带下病免发。继服前方5剂，隔日1剂，水煎服。

月经不调，合并颈椎病

董某，女，38岁，包头市人。

初诊：2015年5月4日。患者两月来行经小腹胀痛，经水过少、不畅，甚至点滴色暗，小腹怕冷。腰酸腿软，足亦不温，畏寒。脑供血不足，颈痛及肩，头昏，时晕，两目干涩。饮食如常，二便尚可。舌淡红、苔白，脉弦细。

辨治：肝血亏虚失于疏泄，冲任、胞宫亦失充畅，复加肾虚天癸不盛，以致月经不调诸症。肾虚腰府不充，阳虚失于温煦，以致腰酸腿软，足亦不温。风热菀郁头目，血气不畅，颈部经络阻滞，筋肌不利，以致头昏、时晕、颈部疼痛等症。拟用补血养肝疏泄，填充冲任、胞宫，复加补肾以充天癸，以通调月经。补肾壮骨，解肌舒筋通痹，清利头目。

处方：熟地黄 15 g，当归 15 g，白芍 15 g，川芎 15 g，益母草 30 g，香附 10 g，豆蔻 10 g，淫羊藿 15 g，杜仲 15 g，怀牛膝 15 g，鸡血藤 15 g，天麻 15 g，地龙 15 g，菊花 20 g，夏枯球 10 g，葛根 30 g，防己 15 g，延胡索 15 g，伸筋草 15 g。6 剂，水煎服，日 1 剂。

二诊：2015 年 5 月 31 日。患者月经未行，头目清利，不昏，不晕，颈肩疼痛缓解。腰酸腿软已轻，两足始温，小腹怕冷亦轻。治已见效，再予上方 6 剂，服法同前。

三诊：2015 年 6 月 8 日。患者服上 2 剂，月经已行，经水较多，色亦正常，亦较顺畅，小腹亦无胀痛。腰腿已舒，亦无畏寒，足冷。头目仍清利，颈、肩已舒。舌质、舌苔正常，其脉弦细势缓。为巩固计，继服前方 3 剂，隔日 1 剂，水煎服。

月经不调，合并失眠、颈椎病、腰痛

吴某，女，40 岁，包头市人。

初诊：2015 年 5 月 14 日。患者月经过周未行，经水过少，行经不畅。颈部疼痛，转动不利，头昏，时晕，目赤干涩，心烦失眠。腰腿疼痛，腿痛由臀及大腿后外侧坐骨神经线痛，活动、劳累加重。食欲一般，二便可。舌有瘀色、苔白，脉沉弦。

辨治：年近六七，冲、任不盛，天癸亦虚，肝血已亏，失于疏泄，以致月经后期，经水亦少等症。风热菀郁头目，血气不利；颈部经络阻痹，筋肌不利；肾虚筋骨不健，气血阻痹；心虚而阳不秘，心神不治。拟用养血疏肝，充通冲任、胞宫，补肾充养天癸以调经。治以息风平肝，清利头目；活血通痹，解肌疏筋；养心秘阳，宁心安神；强壮筋骨，活络止痛。

处方：当归 15 g，熟地黄 15 g，白芍 15 g，川芎 15 g，柴胡 10 g，益母草 30 g，天麻 15 g，地龙 15 g，菊花 15 g，夏枯球 15 g，炒酸枣仁 15 g，生龙骨 30 g，生牡蛎 30 g，炙甘草 10 g，生地黄 15 g，葛根 30 g，防己 15 g，延胡索 15 g，桑寄生 15 g，续断 15 g，怀牛膝 30 g，鸡血藤 15 g，刘寄奴 15 g。8 剂，每日 1 剂，水煎服。

二诊：2015 年 5 月 23 日。患者月经已行，量、色正常，比较畅利，小腹亦无不适。头目清利，不昏，不晕，睡眠较好，心烦已除。颈部疼痛缓解，转动灵活。腰腿疼痛轻微，行走、活动亦轻灵活。舌瘀有减、苔薄白，其脉沉弦势缓。病、症欲平，

肝木、肾水、心火生克制衡生态亦欲恢复，继服前方 8 剂，前 4 剂每日 1 剂，后 4 剂，隔日 1 剂，水煎服。

月经不调，合并失眠

张某，女，27 岁，包头市人。

初诊：2015 年 11 月 7 日。患者近数月月经后期、量少，此次两月未行。形体虚弱，面色萎黄，心慌气短，寐少易惊。饮食亦少，大便常稀，小便尚可。舌淡、苔白，脉虚弱。

辨治：肝血虚疏泄不及，冲任、胞宫亦不充畅，以致月经后期、量少，乃至两月未行。复加心、肝气血亏虚，失主血脉，心神失养；脾虚生化不足，运导亦差，以致体虚、面萎、心慌气短、寐少易惊、食少便稀等。拟用养血疏肝，充畅月经；益气养血，健脾宁心。

处方：柴胡 10 g，熟地黄 15 g，当归 15 g，白芍 15 g，川芎 10 g，益母草 30 g，桃仁 10 g，红花 10 g，生晒参 15 g，麦冬 15 g，五味子 10 g，炙黄芪 20 g，炙甘草 10 g，茯神 15 g，远志 10 g，炒酸枣仁 20 g，龙齿 30 g，代赭石 10 g，木香 8 g，鲜姜 2 片，大枣 3 枚。10 剂，每日 1 剂，水煎服。

二诊：2015 年 11 月 18 日。患者月经已行，量、色正常，睡眠安好，饮食增多，面色好转，精神振兴，体力亦增，二便较调。舌淡改观、苔薄白，其脉沉弱势起。病、症欲平，继服前方 5 剂，隔日 1 剂，水煎服。

月经不调，合并脱发

王某，女，22 岁，包头市人。

初诊：2016 年 10 月 4 日。患者月经后期，经水过少，两胁常胀，腰痛腿软，脱发亦多，手足心热。饮食亦少，大便微干，小便黄。舌红、苔少，脉细数。

辨治：肝肾阴血亏虚，冲任、胞宫失充，天癸未盛，复加肝失疏泄，经水失畅，以致月经后期、经水过少、胁胀、腰痛腿酸等症。阴血亏虚不能上奉养发，发失养而脱。兼以脾气亏虚，失于运化，以致饮食偏少，大便运迟而微干。拟用滋补阴血，充养肝肾八脉，加以疏泄以调经、养发，兼以健脾运化。

处方：当归 15 g，熟地黄 15 g，生白芍 15 g，川芎 15 g，益母草 30 g，桃仁 10 g，红花 10 g，柴胡 10 g，杜仲 15 g，怀牛膝 15 g，枸杞子 15 g，桑椹 15 g，沙苑子 10 g，黑芝麻 10 g，女贞子 10 g，墨旱莲 15 g，太子参 15 g，莲子 10 g，生山楂 10 g。8 剂，水煎服，日 1 剂。

二诊：2016 年 10 月 14 日。患者月经未行，胁胀已消，腰痛腿软缓解，脱发大减，手足心热亦轻。饮食有加，大便通调，小便如常。再予原方 8 剂，服法如前。

三诊：2016 年 10 月 24 日。患者月经已行，量、色正常，小腹亦舒，乳、胁不胀，腰酸腿软复常，脱发亦微。舌红已减、苔生薄白，其脉细数势缓。病症基本平复，尚需巩固，再予 5 剂，隔日 1 剂水煎服，以善后调治。

月经不调

王某，女，29 岁，包头市人。

初诊：2016 年 10 月 4 日。患者近月经期尚可，经水甚少，第 1 日经色黑，胁痛、乳胀痛，腰亦酸痛，手心亦热。纳可，大便微干，小便亦黄。舌红苔少，脉细数。

辨治：肝肾阴血亏虚，冲任、胞宫不充，天癸不盛，复加肝失疏泄，气血阻滞，腰亦失充，诸症生焉。拟用滋补肝肾阴血，填补冲任、胞宫、天癸、腰府，复加疏泄，活血理滞，通经。

处方：生地黄 15 g，当归 15 g，生白芍 15 g，川芎 15 g，益母草 30 g，黄柏 15 g，丹参 15 g，紫河车粉冲 10 g，女贞子 10 g，墨旱莲 15 g，怀牛膝 15 g，柴胡 10 g，桃仁 10 g，红花 10 g，合欢皮 15 g，玄参 15 g，浙贝母 15 g，生牡蛎 30 g，荔枝核 10 g。6 剂，水煎服，日 1 剂。

二诊：2016 年 10 月 12 日。患者月经未行，胁痛、乳胀痛轻微，腰酸痛缓解，手足心热大减。饮食尚可，二便通畅。再予原方 6 剂，服法同前，以观后效。

三诊：2016 年 10 月 20 日。患者月经已行，经水量、色正常，小腹无明显不舒，两胁、乳房胀痛得解，腰酸痛已失，手足心热已平。舌红已减、苔生薄白，其脉细数势缓。病症基本平复，肝木、肾水相生相克生态欲平，再予原方 5 剂，隔日 1 剂，水煎服，意在夯实月经之基。

月经不调，合并手、足掌干癣

孙某，女，33 岁，包头市人。

初诊：2017 年 2 月 19 日。患者月经常先行五六日。经水量少、色暗，行经不利，小腹胀痛。手足对称性皮炎，粗糙干厚，色白而痒。纳可，大便 3 ~ 4 日 1 行，微干，小便黄。舌红、苔薄黄，脉弦数。

辨治：肝肾阴血亏虚，冲、任、胞血不足，肝热郁瘀失于疏泄，行经不畅异常。热郁则燥，风胜则痒，风热郁阻手足掌，以致手足干癣。拟用滋阴养血，清热疏肝，苦寒清热坚阴，祛风活血。

处方：生地黄 15 g，当归 15 g，赤芍 15 g，白芍 15 g，川芎 10 g，银柴胡 10 g，益母草 20 g，牡丹皮 15 g，黄柏 15 g，紫荆皮 15 g，白鲜皮 15 g，苦参 10 g，胡麻仁15 g，乌梢蛇 12 g，千里光 15 g，黄芩 10 g，侧柏叶 10 g，地肤子 10 g。10 剂，水煎服，日 1 剂。

二诊：2017 年 2 月 28 日。患者行经正常，经水量、色均好，小腹亦无不适。手足干癣糙皮已变薄，色显近常透红，痒止。饮食复常，二便通调。舌红已减、苔薄白，其脉弦数势缓。继服前方 5 剂，隔日 1 剂，水煎服。

月经不调，合并带下病

戈某，女，15 岁，包头市人。

初诊：2017 年 5 月 28 日。患者月经先期，淋漓不止，经色暗，小腹胀痛，右胁亦胀，口苦。经前带下较多，时黄时白。饮食已减，身体乏力，大便可，小便黄。舌淡红、苔白，脉弦数。

辨治：肝虚热郁，疏泄失常，以致此月经失常诸症。下焦湿热壅滞带脉，复加脾虚失于统血、运化，带脉不束，诸症由生。拟用养肝清热，疏泄气血，止血固经；清热除湿止带，健脾统运生化。

处方：牡丹皮 10 g，生栀子 10 g，柴胡 10 g，熟地黄 15 g，当归 15 g，生白芍 15 g，川芎 10 g，益母草 15 g，海螵蛸 10 g，茜草 10 g，乌梅 10 g，炒贯众 15 g，生薏苡仁 15 g，败酱草 15 g，土茯苓 15 g，赤小豆 10 g，生晒参 15 g，生黄芪 20 g，生麦芽 10 g。6 剂，水煎服，日 1 剂。

二诊：2017 年 6 月 5 日。患者月经已止，小腹已舒，胁胀已解，口苦已除，带下已少、色白。饮食复常，精神始振，乏力得解。舌、苔正常，其脉弦数势缓。再予原方 5 剂，隔日 1 剂，水煎服，以求康复。

月经不调

吕某，女，29 岁，鄂尔多斯市人。

初诊：2017 年 7 月 12 日。患者月经不调，行经漏下十余日不止，小腹胀痛，双乳均胀痛，腰痛腿软。食欲一般，二便尚可。舌淡夹瘀、苔薄白，脉沉弱。

辨治：肝血虚失于疏泄，气滞血瘀；肾虚失充腰府，亦失固冲。肝木、肾水五行生态异常，病症由生。拟用补血养肝，理气化瘀，补肾固冲，兼壮筋骨通络。

处方：熟地黄 15 g，当归 15 g，白芍 15 g，川芎 10 g，益母草 30 g，桃仁 10 g，红花 10 g，柴胡 10 g，海螵蛸 12 g，茜草 15 g，合欢皮 15 g，生乌梅 10 g，香附 10 g，延

胡索 15 g，杜仲 15 g，巴戟天 15 g，怀牛膝 15 g，鹿角霜 15 g。6 剂，水煎服，每日 1 剂。

二诊：2017 年 7 月 20 日。患者行经漏下已止，小腹已舒，双乳胀痛已消，腰痛腿软已解。舌质正常、苔薄白，其脉沉数势起。再予原方 5 剂，隔日 1 剂，水煎服，以夯实除肝、肾病固之基。

月经不调，合并颈椎病、脑供血不足、腰椎病

蒋某，女，47 岁，包头市人。

初诊：2017 年 10 月 23 日。患者月经后期，经水量少、色暗，行经小腹疼痛，两胁亦胀，头亦疼痛，手心热。颈部疼痛，转动不利，疼痛加重，头昏、时晕。腰腿疼痛，坐骨神经线痛为重，行走、活动加重。纳可，二便利。舌红有瘀色、苔白，脉弦数。

辨治：肝肾阴血不足，冲、任、胞宫亦不足，天癸亦衰，复加肝失疏泄，气滞血瘀，以致月经量少、色暗等症。风热菀郁头目，血气不利，颈部经络阻滞，筋肌不利，肾虚筋骨不健，经络阻痹，以致腰腿疼痛等症。拟用补肝肾阴血，充冲、任、天癸，治肝疏泄，畅通经水；平肝息风，通利头目；解肌舒筋，畅利经络；补壮筋骨，通痹止痛。

处方：生地黄 15 g，当归 15 g，赤芍 15 g，白芍 15 g，川芎 10 g，益母草 30 g，女贞子 10 g，墨旱莲 15 g，黄柏 15 g，银柴胡 10 g，桃仁 10 g，红花 10 g，天麻 15 g，地龙 15 g，菊花 15 g，夏枯球 10 g，葛根 15 g，防己 15 g，延胡索 15 g，片姜黄 10 g，桑寄生 15 g，怀牛膝 20 g，鸡血藤 20 g，全蝎粉[冲] 6 g。8 剂，水煎服，日 1 剂。

二诊：2017 年 11 月 4 日。患者月经未行，头目清利，不昏、不晕，颈痛缓解，活动已可。腰腿痛缓解，活动亦可。治已见效，继服前方 8 剂，服法同前。

三诊：2019 年 6 月 13 日。患者自上次治疗后年余，行经已调，如期已至，量、色均好，亦无明显不适。头目清利，颈部亦舒，腰腿亦无明显疼痛。近月余，月经无行，颈、头如前，腰腿疼痛如故，请求再治，查询确系，再予原方 8 剂，服法同前。

月经不调

岳某，女，20 岁，包头市人。

初诊：2017 年 11 月 17 日。月经后期，经水量少、色暗，胸闷胁胀，两手心热。时有胃胀纳差，大便常 2～3 日 1 行，微干，小便通利。经常腰困，行经尤重，畏寒。舌偏红、苔少白，脉弦细。

辨治：肝肾阴血亏虚，冲任未充，天癸未盛，复加肝失疏泄，致月经后期、量少等症。肾阴虚及阳，腰府不充而畏寒。肝木、肾水生克制衡功能有异，诸症由生。拟用补益阴血，以充奇经，疏泄气血，通经行滞。阴中求阳，补肾强腰。

处方：熟地黄 15 g，当归 15 g，白芍 15 g，川芎 15 g，益母草 30 g，紫河车粉^冲 10 g，黄柏 15 g，丹参 15 g，柴胡 10 g，肉苁蓉 15 g，枸杞子 15 g，仙茅 10 g，淫羊藿 10 g，焦槟榔 10 g，生山楂 10 g。8 剂，水煎服，日 1 剂，水煎服。

二诊：2017 年 11 月 27 日。患者胸闷胁胀轻微，两手心热解。胃胀已消，饮食有加，大便通畅日行 1 次。腰酸困、畏寒得解。治已收效，再予原方 8 剂，服法同前。

三诊：2017 年 12 月 27 日。患者又服 2 剂月经已行，行经通畅，经水量、色正常，小腹、胸、胁亦无不适，余症悉平。舌色正常、苔薄白，其脉弦细势缓。为巩固计，继服前方 4 剂，隔日 1 剂，以求下月经行正常。

月经不调，合并盆腔积液

黄某，女，29 岁，包头市人。

初诊：2018 年 10 月 14 日。患者月经不调，先期五、六日。患者量少、色暗，两胁胀痛，小腹亦胀痛。带下较多，或黄或白，腰骶盆腔胀痛。食欲一般，大便调，小便不利。舌淡红、苔白厚，脉弦数。

辨治：阴血不足，冲、任、胞宫不充，复加肝热郁瘀，疏泄失常，以致月经先期，量少色暗，两胁胀痛等症。下焦湿热蕴郁，损伤带、督二脉，以致小腹痛，带多，腰骶盆腔疼痛等症。拟用益阴养血，清肝疏泄，清热利湿，健督扶带。

处方：当归 15 g，熟地黄 15 g，生白芍 15 g，川芎 10 g，益母草 30 g，柴胡 10 g，桃仁 10 g，土茯苓 30 g，败酱草 15 g，黄柏 15 g，生薏苡仁 20 g，枳实 10 g，白术 15 g，茯苓 15 g，泽泻 15 g，赤小豆 10 g，车前子 15 g，杜仲 15 g，鹿角霜 15 g，仙茅 10 g，淫羊藿 10 g。8 剂，每日 1 剂，水煎服。

二诊：2018 年 10 月 24 日。患者月经已行，量、色正常。小腹胀痛轻微，两胁胀痛得解，带白量少，腰骶胀痛轻微，二便通利。舌质正常、苔转薄白，其脉弦数势缓。诸病症欲平，继服前方 5 剂，隔日 1 剂，水煎服，以此善后调治。

月经不调，合并失眠

武某，女，40 岁，包头市人。

初诊：2018 年 11 月 2 日。患者月经不调，近月行两次，行经不畅，量可淋漓，小腹不舒，两孔亦胀。两手心热，心烦不寐，腰酸痛。饮食可，二便尚正常。舌红、苔少，脉细数。

辨治：肝肾阴血亏虚，心火、肝阳偏于亢盛，肝热疏泄失常，心亦失主神、脉。拟用滋补肝肾，清肝正其疏泄，养心秘阳，水火既济。

处方：牡丹皮10 g，生栀子10 g，银柴胡10 g，生地黄15 g，当归15 g，生白芍15 g，川芎15 g，益母草20 g，海螵蛸15 g，茜草15 g，炒贯众15 g，炒酸枣仁20 g，生龙骨30 g，生牡蛎30 g，百合15 g，知母15 g，首乌藤15 g，灯心草3 g。8剂，水煎服，日1剂。

三诊：2019年8月12日。患者经上治疗后半年余月经正常，热除神安，身无明显不适。近日来经病复发，行经不畅，量少淋漓，小腹不适，两乳亦胀，两手心热，夜寐少安。实为旧病复发，继服前方10剂，前5剂每日1剂，后5剂隔日1剂，水煎服，以此调治。

月经不调，合并颈椎病脑供血不足、副鼻窦炎

李某，女，50岁，包头市人。

初诊：2018年10月26日。患者月经不调，月经量少色暗，小腹、两乳胀痛。头昏时晕，两目干涩，颈痛、转动不利。鼻流浊涕而黄，晨起后眉棱骨、目下承泣穴处胀痛或压痛。饮食可，小便黄。舌红、苔白，脉弦数。

辨治：肝体血虚，冲、任、胞宫不充，肝失疏泄，气血阻滞，致此月经不调，小腹及两乳胀痛。厥阴风热菀郁头目，血气不利，颈部经络阻痹，筋肌不利，以致颈痛、活动不利。肺胆郁毒，上犯肺窍，以致鼻渊。拟用补血养肝，加以疏泄，充疏冲、任、胞宫；清肺泻胆，解毒通窍；平肝息风，清利头目。

处方：生地黄15 g，当归15 g，生白芍20 g，川芎10 g，益母草30 g，柴胡10 g，桃仁10 g，红花10 g，天麻15 g，地龙15 g，菊花15 g，夏枯球15 g，葛根30 g，防己15 g，延胡索15 g，金银花15 g，败酱草15 g，苦参15 g，胆南星10 g，漏芦10 g，苍耳子10 g。8剂，水煎服，日1剂。

三诊：2019年6月3日。患者服上药治疗后半年余，月经已调，颈部已舒，转动自由，鼻涕浊涕得以清利，身无明显不适。近半月来胃脘胀满，嗳气食减。心烦眠差，五心烦热，阵阵汗出，心慌气短。大便不爽，小便黄。舌红、苔白厚，脉数。此乃脾虚胃实，虚则运化不及，实则食、热郁滞，传导不利，心虚热扰，阳不平秘，以致胃、心诸症。拟用健脾强运，泻胃清热消导，养心清热，益阴秘阳宁神。

处方：生晒参15 g，瓜蒌10 g，黄连10 g，蒲公英20 g，焦槟榔15 g，焦三仙各10 g，百合15 g，乌药10 g，炒酸枣仁15 g，生龙骨30 g，生牡蛎30 g，生铁落20 g，

炙甘草 10 g，生地黄 15 g，生栀子 10 g，合欢皮 10 g，浮小麦 15 g。8 剂，水煎服。药后得安。

月经不调，合并带下病

宋某，女，38 岁，包头市人。

初诊：2007 年 8 月 1 日。患者月经后期，甚至两三月一行，经水量少色暗。腰酸痛，右胁亦胀。带下较多，亦间黄带。饮食尚可，二便亦调。舌有瘀色、苔白，脉弦细。

辨治：女子年过五七，壮盛已过，始衰，此则肝、肾精血不足，冲、任、天癸不充，复加肝失疏泄，月经不调由生。下焦湿热蕴郁，有损带脉不约，以致带多间黄等症。拟用补精血，以充冲、任、胞宫、天癸，兼以疏泄，清热祛湿除带。

处方：柴胡 10 g，香附 10 g，当归 15 g，白芍 20 g，熟地黄 15 g，川芎 10 g，益母草 30 g，紫河车粉^冲12 g，肉苁蓉 15 g，怀牛膝 20 g，紫石英 15 g，土茯苓 25 g，败酱草 15 g，蒲公英 20 g，赤小豆 20 g。8 剂，水煎服。

服上药后，月事以时下，量、色均可，带下病已除，余症亦消。为巩固计，继服前方 3 剂，隔日 1 剂，水煎服。

二十一

不孕不育及其合并病证案

不孕

于某，女，28 岁，天津市宝坻区人。

初诊：1970 年 4 月 19 日。患者结婚 4 年未孕。经期多推后四五日，经量略少、色红，有少许血块，小腹行期略不舒，小腹冷。饮食可，二便调。舌质略淡、苔白，脉沉虚。

辨治：通常夫妻正常生活，男子性功能正常，又未避孕，3 年以上未孕者，称为女性不孕。此肝血亏虚，冲、任、胞宫不充，失于疏泄，气血不畅，兼有宫冷，诸症由生。拟用补血益肝以充冲、任、胞宫，兼以理气行瘀，暖宫调经以促孕。

处方：神效坤顺育生丹：益母草 60 g，酒当归 5 g，广木香 5 g，白芍 5 g，赤芍 5 g，丹参 3 g，朱砂 3 g，蜂蜜 50 g。上药共为极细面，用炼蜜共做 25 丸，每日用黄酒服 1 丸。

服上药 1 月后而孕，后生 1 女。

不孕

何某，女，26 岁，天津市宝城区人。

初诊：1971 年 8 月 2 日。患者婚后 3 年余未孕，月经后期，量少，色暗，小腹疼痛，畏寒。腰膝酸软，足冷。食欲一般，二便尚调。舌红夹瘀、苔薄白，脉沉细。

辨治：肝血亏虚，冲、任、胞宫不充，复加肝失疏泄，气血阻滞，致此月经不调等症。肾虚宫冷，有失温煦，以致畏寒，腰膝酸软，足冷。拟用养血补益，温通气血，补肾助阳。

处方：神效坤顺育生丹，每日 1 丸。仙茅 10 g，淫羊藿 10 g，豆蔻 10 g。煎汤，黄酒服下。

服此 3 个月怀孕，后生 1 男。

不孕，合并月经过少

白某，女，26日，天津市宝坻区人。

初诊：2003年2月15日。患者经水过少，2日即净、色红，4年半未孕，身有低热，五心烦热，咽干口渴，阵阵热汗，腰酸软。食可，大便干，小便黄。舌红、苔少，脉细数。

辨治：肝肾阴血大亏，任、冲、胞宫亏虚，天癸未充，复加肝有郁热，失于疏泄，以致经水过少、4年半不孕等症。阴虚生内热，心火、相火亦炎，阳明亦热，以致五心烦热，低热，汗出，咽干口渴，大便干，小便黄诸症。拟用益阴血补肾，以充冲、任、胞宫、天癸，清肝疏泄，泻火通利二便。

处方：生地黄20g，知母20g，黄柏15g，山茱萸15g，青蒿10g，银柴胡12g，益母草30g，赤芍15g，白芍15g，牡丹皮15g，墨旱莲20g，白薇15g，红花10g，土鳖虫10g，制大黄15g，川牛膝30g。10剂，水煎服，日1剂。

经上调治，月经正常，诸症消失，当年得1男孩。

不育，合并慢性前列腺炎

王某，男，27岁，天津市宝坻区人。

初诊：1999年4月12日。患者不育已3年半，精神不振，腰酸痛，阴茎不坚，早泄。小腹胀，小便频急、不利，色黄，味大，大便尚调。舌淡红、苔白，脉沉弱。

辨治：肾阴精不充，阳亦不盛，失主生殖、作强、伎巧。夹有下焦湿热，失于气化，致使病症由生。拟用填精益阴，阴中求阳，兼以清利下焦湿热。

处方：山茱萸15g，肉苁蓉30g，怀牛膝20g，雄蚕蛾15g，菟丝子15g，巴戟天15g，枸杞子15g，五味子10g，紫梢花15g，白花蛇舌草30g，土茯苓15g，冬葵子30g，益母草20g，车前子15g。10剂，水煎服，日1剂。

二诊：1999年4月24日。患者精神始振，腰酸痛缓解，阴茎比较坚挺，亦稍早泄。小腹胀已轻，小便频急已减缓，较利，色淡，大便亦调。初见成效，再予原方10剂，服法同前。

三诊：1999年5月6日。患者精神已振，神情有悦，腰酸痛已除，阴茎挺坚，性事比较正常，小腹已舒，二便正常。舌质正常、苔亦薄白，其脉沉弱势起。为夯实肾功基础，促使生育，继服前方10剂，隔日1剂，水煎服。

2个月后追询，其妻已孕。

不孕，合并带下病

张某，女，28 岁，天津市武清区人。

初诊：2002 年 5 月 8 日。患者不孕 4 年，婚前 1 年，月经常提前，白带增多，婚后带下色黄稠、量多、味臭，并常间赤带。月经提前，偶有 1 月行经 2 次，色暗红，偶有漏下多日。患者小腹常有不适，行经时疼痛明显。饮食尚可，大便常干，小便黄，时有淋涩。舌红、苔黄，脉弦数。曾某医院妇科诊断：附件炎，宫颈糜烂，阴道炎。

辨治：证属下焦湿热，下注为带，犯血乱经，致使不孕等症。拟用清热解毒，除带调经。

处方：土茯苓 50 g，败酱草 30 g，鱼腥草 20 g，椿皮 15 g，当归 15 g，赤小豆 20 g，黄柏 15 g，车前子 10 g，白术 10 g，石菖蒲 10 g，豆蔻 5 g。每日 1 剂，水煎服。

服上药半月，带下病止，大便调，小便利，月经亦较正常，第 3 个月即妊娠，后顺产 1 女婴。

不孕

李某，女，34 岁，天津市宁河区人。

初诊：2000 年 3 月 10 日。患者不孕 10 年。4 年前外院检查，诊断为输卵管阻塞性不孕，经行输卵管通液术等多方治疗无效。近期月经规律，色红，夹有少量血块，平时白带较多，小腹隐痛，每于劳累及经前加重。食欲一般，二便尚调。舌有瘀色、苔白厚，脉弦。妇科查体：宫体前位，大小正常，双侧附件区增厚，压痛明显，左侧尤明显。行输卵管通液术，结果输卵管阻塞（双侧），排除其他因素不孕。诊断：输卵管阻塞不孕；慢性附件炎。

辨治：此属湿热壅瘀，冲任胞带阻滞受损，久不能孕。拟用清热化湿，活血行瘀。

处方：土茯苓 30 g，败酱草 30 g，鱼腥草 30 g，虎杖 20 g，当归 15 g，赤小豆 30 g，益母草 40 g，泽兰叶 30 g，穿山甲 10 g，桃仁 10 g，红花 10 g，豆蔻 10 g，香附 10 g。水煎服，日 1 剂。

服上方 15 剂，带下病无，小腹无不适，月经适来，无痛苦，改为周期性治疗，于行经前服药 5~7 剂，3 个月后妊娠，后生 1 女婴。

不孕

韩某，女，37 岁，天津市唐沽区人。

初诊：2003 年 2 月 15 日。患者结婚 4 年未孕。配偶精液检查正常。患者形体偏瘦，饮食素来偏少，眠差，手足心热晚甚，常有盗汗。月经常后期，量少色暗，亦有血块，行经时小腹痛。大便略干，小便黄。舌暗红、苔少，脉细数。B超检查：子宫后位，大小正常。

辨治：肝肾阴虚火旺，冲、任、胞宫失于充养，复加肝失疏泄，瘀阻胞脉。拟用滋补阴血，清热化瘀通经。

处方：生地黄20 g，知母20 g，黄柏15 g，山茱萸15 g，青蒿10 g，银柴胡12 g，牡丹皮15 g，赤芍15 g，白芍15 g，墨旱莲30 g，白薇20 g，益母草30 g，泽兰叶15 g，红花10 g，川牛膝10 g，制大黄10 g。每日1剂，水煎服。

服上药10剂，诸症消失，月经正常，次年1月即生1男婴。

不孕

魏某，女，32岁，天津市东丽区人。

初诊：2002年1月6日。患者夫妻同居3年半未孕，配偶检查精液正常。患者月经不调，或一月两行，或崩漏不止，经量较多、时鲜、时淡、时有血块，小腹坠胀。四肢乏力，时有心慌，多寐，纳食偏少，大便不实，小便略频但不急不痛。舌淡，边有瘀点、苔薄白，脉沉细。B超：附件及子宫未见异常。妇科检查诊断：功能失调性子宫出血。

辨治：证属元气大虚，气不摄血，脾虚不能统血，并夹瘀血，致使月经紊乱，甚至离经崩漏。拟用益气举元，化瘀止血。

处方：红参30 g，黄芪30 g，柴胡10 g，升麻10 g，桂枝10 g，茯苓12 g，牡丹皮10 g，白芍15 g，桃仁10 g，仙鹤草20 g，海螵蛸10 g，茜草10 g，乌梅10 g。每日1剂，水煎服。

服上方4剂，崩漏即止，纳增，便调。继服6剂，诸症悉除，次月月经正常，不再予药。第3个月妊娠，后生1男婴。

不孕

冯某，女，36岁，天津市宝坻区人。

初诊：1985年5月20日。患者结婚10年未孕，男子精液正常。患者16岁月经初潮，此后月经或2月一行，或3月一行，量少，色淡。形体瘦弱，常腰酸腿软，头晕，白带清稀，性欲减退，畏寒肢冷，大便偏稀，小便频，夜尤甚。舌淡、苔白，脉沉细。外院妇科诊为：女性激素分泌不足，幼稚性子宫。

辨治：证属肝肾精血不足，冲任失养，胞宫无血以时下。肾阳亦虚，督脉不充，失于温煦，难以生殖。拟用益精养血，峻补冲任奇经。

处方：仙茅 15 g，淫羊藿 15 g，枸杞子 15 g，鹿角胶 10 g，菟丝子 10 g，巴戟天 15 g，川续断 15 g，紫河车 10 g，当归 15 g，益母草 15 g，泽兰 15 g，紫石英 15 g。水煎服，每日 1 剂。

服上药徐徐图之数月，终使其经调，诸症消除。次年妊娠，后得 1 女婴。

不孕，合并带下病、脱发

马某，女，33 岁，包头市人。

初诊：2014 年 4 月 5 日。患者不孕 5 年余，形体偏瘦，面色无华，月经后期，经水亦少。常有胸闷胁胀，腰酸困，神情亦抑郁。常有少量黄带，数月来脱发亦多。饮食可，二便尚调。舌暗、苔白，脉弦细。

辨治：年过五七，盛势已衰，此人肝肾精血亏虚，冲、任、胞宫不充，天癸亦虚，复加肝失疏泄，以致月经不调、不孕等症。精血失于上奉，毛发失养以致脱发。下有湿热蕴郁，下注为带。拟用补养肝肾精血，兼以疏泄调经促孕，充养头发，清热燥湿除带。

处方：熟地黄 15 g，当归 15 g，生白芍 20 g，川芎 10 g，柴胡 10 g，益母草 30 g，紫河车[冲] 10 g，枸杞子 15 g，沙苑子 15 g，桑椹 15 g，桃仁 10 g，红花 10 g，菟丝子 10 g，太子参 10 g，黄柏 20 g，山药 15 g，芡实 15 g，白果 10 g，生薏苡仁 15 g。8 剂，水煎服，日 1 剂。

二诊：2014 年 4 月 15 日。患者月经未行，胸闷胁胀已解，腰酸困轻微，黄带已除，脱发有减。初有成效，再予原方 8 剂，服法同前。

三诊：2014 年 4 月 25 日。患者又服 2 剂，月经已行，经血量、颜色正常，脱发明显减少，精神有悦，余症全消。舌质正常、苔薄白，其脉弦细势缓。为巩固计，上方 4 剂，共为细面，每日 2 次，每次 15 g，沸水冲焖，待温服。

此后得知孕生一女婴，已一岁半。

不育，合并前列腺炎

李某，男，33 岁，包头市人。

初诊：2013 年 5 月 28 日。患者不育已 4 年，精神倦怠，腰酸腿软，性欲低下，阴茎不挺，遗精，早泄。饮食尚可，小便频急、不畅、色黄、味浓、多泡沫，会阴部胀，小腹胀。舌略红有瘀色、苔白厚，脉沉数。

辨治：肾之精、气亏虚，不能作强、生殖。精关失控不固，复加肝失疏泄，精道、水道失利。拟用填补精气，并治肝疏泄，强宗筋，利精、水通道。

处方：山茱萸 15 g，枸杞子 15 g，菟丝子 15 g，怀牛膝 15 g，制首乌 15 g，雄蚕蛾 15 g，冬葵子 10 g，车前子 15 g，土茯苓 15 g，虎杖 10 g，牵牛子 10 g，龙胆 10 g，柴胡 10 g，当归 15 g，白芍 15 g，红花 10 g。10 剂。

二诊：2013 年 6 月 10 日。患者精神倦怠有所好转，腰酸腿软亦有减轻，性事未有明显改善，小便频、急减轻，夜尿由原来四五次改为一两次，其色、味俱减，会阴部胀、小腹胀亦有所减。其病已久，难以速成，改用散剂，徐徐图之，使用上方 4 剂，加海马 2 对、大蛤蚧 1 对、狗鞭 1 条，共为极细面，每日 3 次，每次 15 g，沸水冲焗，待温服。

通上治疗 3 个月，其妻怀孕，后生 1 女。

不孕，合并面部痤疮

白某，女，29 岁，包头市人。

初诊：2018 年 1 月 22 日。患者不孕 3 年余，月经后期、量少，第 1 天经色暗，小腹及两胁胀。腰酸困，面有痤疮，饮食可，二便较正常。舌偏红、苔薄白，脉弦数。

辨治：肝肾精血亏虚，冲任胞宫不充、天癸不盛，复加肝失疏泄，血气瘀滞，以致不孕诸症。湿热壅郁头面，痤疮由生。拟用补精血，以填冲任、胞宫、天癸、调经促育，清热祛湿以除痤疮。

处方：熟地黄 15 g，当归 15 g，白芍 15 g，川芎 15 g，柴胡 10 g，益母草 30 g，桃仁 10 g，红花 10 g，紫河车粉 10 g（冲），枸杞子 15 g，桑椹 15 g，怀牛膝 20 g，金银花 10 g，连翘 10 g，紫荆皮 10 g。8 剂，水煎服，日 1 剂。

二诊：2018 年 2 月 10 日。患者经行 5 日。患者量、色正常，小腹无不适，两胁胀消，腰酸困已除。面瘰近除。舌、苔正常，其脉弦数势缓。继服前方 8 剂，经后 25 日服

此后经调，痤疮除，不月怀孕，后生 1 男婴。

不孕，合并颈椎病脑供血不足、带下病

梁某，女，28 岁，包头市人。

初诊：2018 年 11 月 11 日。患者不孕近 4 年，月经先期，夹有血块，小腹胀痛，平素带下黄白相间。头不清利，不时头晕，口苦，两目胀痛，颈部疼痛，转动尤重。饮食可，大便微干，小便黄。舌红、苔白厚，脉弦数。

辨治：肝热郁瘀，失于疏泄，致此经病不调、不孕。下焦湿热蕴滞，下注带脉受

损，以致带多，黄白。颈部经络阻痹，筋肌不利，致此诸病。拟用养肝疏泄，调经促孕；清肝解毒，去湿除带；平肝息风，清利头目。

处方：牡丹皮10 g，生栀子10 g，柴胡10 g，当归15 g，熟地黄15 g，益母草30 g，桃仁10 g，红花10 g，莪术12 g，土茯苓15 g，败酱草15 g，墓头回15 g，生薏苡仁15 g，天麻15 g，地龙15 g，川芎15 g，赤芍15 g，白芍15 g，菊花20 g，葛根30 g，防己15 g，延胡索15 g，制天南星10 g，僵蚕10 g。10剂，水煎服，日1剂。

服上药后，月经已调，量、色正常，带下已平。颈部已舒，头目清利。于2019年9月13日面告已孕8个月。

不孕，合并子宫肌瘤、多囊卵巢综合征

张某，女，28岁，包头市人。

初诊：2019年6月1日。患者不孕3年余，月经后期，甚至三四月一行，经量少、有瘀块。小腹胀痛，两少腹亦胀，行经后缓解。身疲乏力，面色无华，饮食偏少，二便可。舌淡红有瘀点、苔白，脉沉细。

辨治：肝脾血气亏虚，肝失疏泄，脾失运化。痰血瘀积胞宫、卵巢，久成癥瘕。拟用大补血气，化瘀行滞，软坚散结消癥。

处方：生晒参15 g，黄芪30 g，当归15 g，熟地黄15 g，白芍15 g，川芎10 g，益母草30 g，柴胡10 g，桂枝10 g，茯苓10 g，牡丹皮10 g，桃仁10 g，玄参15 g，浙贝母20 g，生牡蛎30 g，莪术15 g，山慈菇15 g，八月札12 g，菝葜10 g，半枝莲15 g，石见穿15 g，海浮石15 g。

使用上方调治两月，月经正常而孕。

二十二

卵巢囊肿及其合并病证案

卵巢囊肿

赵某，女，38岁，天津市宝坻区人。

初诊：2001年12月22日。患者左侧卵巢非巧克力囊肿60mm×60mm，触之有包块，左少腹胀痛，小腹亦胀不舒，常有带下黄白相间，行经量少色暗。饮食可，大便调，小便黄。舌红有瘀色、苔白厚，脉弦数。

辨治：下焦湿热壅滞，郁瘀日积月聚，损冲伤带，以致癥瘕带下，行经诸症。拟用清热除湿，化瘀软坚，散结消癥。

处方：桂枝10 g，茯苓15 g，牡丹皮15 g，生白芍20 g，桃仁12 g，莪术15 g，半枝莲30 g，猫爪草20 g，山慈菇15 g，八月札15 g，菝葜15 g，浙贝母15 g，生牡蛎30 g，土茯苓30 g，败酱草20 g，虎杖20 g，大血藤15 g，贯众15 g，三七粉6 g。10剂，水煎服，日1剂。

二诊：2002年1月4日。患者包块已减，左少腹胀痛亦微，月经未行，带白少量，初见成效，继服前方10剂，服法同前。

三诊：2002年1月16日。患者包块已明显减少，月经已行，量增、色正，白带已止，少腹胀痛消失，小腹已舒。饮食正常，二便亦调。舌红，瘀色已减、苔薄白，其脉弦数势减。囊肿系湿热郁瘀结块，湿热黏滞，不宜速去，再以前方10剂，用法同前。

此后彩超显示：32mm×28mm，原方继服，又调治两月，卵巢囊肿消失，月经正常。

左侧卵巢囊肿，合并崩漏

张某，女，43岁，包头市人。

初诊：2015年10月1日。患者左侧非巧克力囊肿数月，其大3.0cm×3.4cm，左少腹隐隐胀坠，触之有物。带下较多，或黄或白。近日行经月半不止，经量仍较多，没有断意。身倦乏力，腰亦酸楚，饮食有减，大便尚可，小便黄。舌淡红、苔白，脉虚数。

辨治：下焦湿热壅滞，郁瘀结聚，以致囊肿。湿热下注，以成带下病。气虚不能摄血，脾虚不能统血、裹血，肾虚不能固冲，肝虚失于藏血，以致崩漏不止。拟用清热燥湿止带，化瘀，消肿，散结，益气摄血，健脾统血裹血升举，疏肝化痰藏血。

处方：土茯苓 20 g，败酱草 15 g，生薏苡仁 15 g，黄柏 15 g，半枝莲 20 g，玄参 15 g，浙贝母 15 g，生牡蛎 30 g，猫爪草 15 g，八月札 10 g，菝葜 15 g，生晒参 20 g，黄芪 30 g，柴胡 10 g，升麻 10 g，当归 15 g，海螵蛸 15 g，炒杜仲 15 g，茜草 15 g，仙鹤草 30 g，三七粉^冲 6 g，生乌梅 10 g。8 剂，水煎服，日 1 剂，慎劳累，多卧养。

二诊：2015 年 10 月 9 日。患者崩漏已止，带下已减，左小腹无明显不适。精神有振，体力有增，饮食有加，腰酸楚缓解。治已见效，继服前方 8 剂，服法同前。

三诊：2015 年 10 月 19 日。患者诸症基本平复，左小腹亦无明显不适，触之亦无明显肿物，彩起未见囊肿。舌质、舌苔正常，其脉虚数势缓。为巩固计，再予原方 4 剂，隔日 1 剂，扶正以增体质，祛邪务尽以防复发。

二十三

子宫脱垂及其合并病证案

子宫脱垂，合并便秘

张某，女，49岁，昆明市人。

初诊：2004年10月22日。患者面色无华，体倦乏力，饮食偏少，腹胀，大便干秘，3~4日1行。子宫脱垂，站立行脱，卧则回，小便利。舌淡红，边有齿痕、苔白，脉沉数。

辨治：中气亏虚，不能举陷；阳明胃肠燥热，失于传导，病、症由生。拟用益气举陷，补脾运化，润肠通便，兼以涩固。

处方：生晒参20 g，炙黄芪30 g，柴胡10 g，升麻10 g，益母草40 g，枳壳20 g，生地榆20 g，马齿苋15 g，肉苁蓉15 g，火麻仁15 g，胡麻仁15 g，当归15 g，女贞子10 g，五倍子10 g，生乌梅10 g。8剂，水煎服，日1剂。

二诊：2004年10月31日。患者子宫脱垂欲愈，站立已不下垂，行远或用力提物有垂。面色改观，体倦乏力好转，饮食增加，大便服第4剂后通畅，腹胀已消，小便仍利。治切病机，已见疗效，再予原方8剂，服法同前。

三诊：2007年11月10日。患者子宫脱垂复常，大便每日通调，饮食正常，面色始见红润，自觉身体有力。舌质正常、苔薄白，脉沉数势缓。为巩固计，继服前方5剂，隔日1剂，期望子宫牢固，大便久畅。

子宫脱垂，合并大便干燥

聂某，女，44岁，天津市塘沽区人。

初诊：2006年9月6日。患者子宫脱垂，立与行走脱出，卧不能自回复，需用手托才回复。口干舌燥，脘腹胀满，体倦乏力，大便干硬，排便用力则子宫脱垂，小便数。舌红、苔白燥，脉数。

辨治：胃强脾弱，弱为气阴两虚，不能升清化润，敷布津液；胃强则阳热亢盛，糟粕内结而干燥。拟用益气滋脾，泻胃肠通便。

处方：生晒参15 g，生黄芪30 g，益母草20 g，山药15 g，石斛15 g，火麻仁15 g，生大黄10 g，枳实10 g，厚朴10 g，杏仁10 g，生白芍15 g，白蜜^{煎好兑入}5 g。8剂，水煎服。

二诊：2006年9月26日。患者站立子宫已不脱垂，行走脱垂亦轻微，卧则自回。大便通畅，便不脱垂，脘腹胀满已消，口干舌燥亦去，体力有增。苔薄白不燥，脉数势缓。病、症欲平，继服前方8剂，前4剂每日1剂，后4剂隔日1剂，医勿太过，亦无不及。

子宫脱垂，合并腰痛

郝某，女，62岁，天津市宁河区人。

初诊：2003年10月21日。患者子宫脱垂3年，站立、行走则脱出，卧则自回。腰酸痛楚，两腿无力。面色萎黄，体倦乏力，饮食偏少，手足不温，大便时稀，小便频。舌淡红、苔白，脉沉细。

辨治：脾气亏虚，生化不足，运化无力，升举亦差。肾虚无以充壮腰腿，强壮奇经，带脉松缓，亦不能固脱，总使病症由生。拟用益气举陷，健脾运化，补肾壮腰，兼补奇经。

处方：生晒参15 g，生黄芪30 g，升麻10 g，柴胡10 g，白术10 g，熟地黄15 g，续断15 g，鹿角胶10 g，杜仲15 g，山茱萸15 g，五味子10 g，肉桂10 g，海螵蛸10 g，乌梅10 g。10剂，日1剂，水煎服。

二诊：2003年11月2日。患者子宫一般不脱，只有阴道顶垂感，但有远行或提重时还脱，卧则自回。腰痛缓解，两腿无力已微。面色改观，体倦乏力近无感觉，手足转温，饮食已加，二便已调，舌质、舌苔好转，其脉沉细势起。治切病机，疗效已见，继服前方10剂，服法同前。

后未见再来，追询病症已除。

二十四

女阴白斑及其合并病证案

女阴白斑

杨某，女，29 岁，天津市宁河区人。

初诊：1975 年 9 月 11 日。患者妇科诊断女阴白斑，外阴局部皮肤黏膜变白，外阴瘙痒亦重，白带较多。面色无华，腰酸痛，体倦纳差，性欲差，月经后期量少。大便 3～4 日 1 行，且干，小便黄欠利。舌淡红、苔白，脉细弱。

辨治：肝脾血气亏虚，冲、任、胞宫失于充运，带脉失于约束。肾亦亏虚，腰府、天癸失于充盛，阳明胃肠津亏，失于润导，复加下焦湿热作乱，诸病症由生。应一体多病，全面治疗，各守其乡，各司其属，杂合以治，各得所宜。拟用益气养血，补肾益阴，清利湿热，疏肝润导。

处方：生黄芪 20 g，当归 15 g，白芍 15 g，益母草 20 g，熟地黄 15 g，怀牛膝 15 g，肉苁蓉 20 g，石斛 15 g，黄精 15 g，火麻仁 10 g，丹参 15 g，川芎 15 g，红花 10 g，土茯苓 20 g，败酱草 15 g，地肤子 15 g，赤小豆 10 g，苦参 10 g。10 剂，日 1 剂，水煎服。

二诊：1975 年 9 月 22 日。患者白带已少，阴痒轻微欲止，腰酸痛缓解。面色改观，体倦亦有好转，饮食增加，二便通利。初见成效，再予原方 10 剂，服法同前。

三诊：1975 年 10 月 2 日。患者妇科检查，外阴白斑已退大部，所退已转淡红色，白带极少亦偏正常。阴痒消失，行经正常，腰酸痛亦除，精神已振，体力亦加，面转红润。饮食复常，二便调匀。舌质正常、苔薄白，其脉细弱势起。继服前方 10 剂，隔日 1 剂，水煎服，寄期彻底逾好。

半年后追访无复发。

女阴白斑

单某，女，46 岁，鄂尔多斯市人。

初诊：2006 年 4 月 2 日。患者妇科检查，外阴白斑，外阴皮肤局部出现皮肤色素减退，成白色小丘疹样，外阴瘙痒。心下痞满，纳呆、嗳气、体倦，大便不爽，小便不畅。舌红、苔白腻，脉细数。

辨治：下焦湿热郁瘀，外阴失于濡养，气化不利；中焦脾虚胃实，脾虚失于升清，运化不及；胃实湿热壅滞，失于降浊、传导，总使病、症由生。拟用清利湿热，行瘀去滞，健脾升运，泻胃畅导。

处方：生晒参 15 g，黄芩 15 g，黄连 10 g，制半夏 10 g，干姜 10 g，炙甘草 10 g，大枣 3 枚，焦槟榔 10 g，焦三仙各 10 g，猪苓 15 g，泽泻 10 g，黄柏 15 g，知母 12 g，肉桂 10 g，当归 15 g，赤小豆 15 g，白芍 15 g，红花 10 g。8 剂，日 1 剂，水煎服。

二诊：2006 年 4 月 12 日。患者外阴白斑妇科未查，外阴瘙痒好转，心下痞满缓解，嗳气已平，饮食增加，体倦乏力亦有好转，二便通畅。所治初见成效，继服前方 8 剂，服法同前。

三诊：2006 年 4 月 22 日。患者妇科检查，外阴白斑好转，皮肤色素增强，阴痒已止，心下已舒，饮食复常，精神已振，乏力不觉，二便通调。舌红已减、苔转薄白，其脉细数势缓。病症欲恢复，继服前方 8 剂，隔日 1 剂，水煎服。

后妇科检查，白斑已消，已转红润。

二十五

女性阴道炎及其合并病证案

滴虫性阴道炎

邬某，女，48岁，赤峰市宁城县人。

初诊：1996年4月19日。患者经妇科检查诊为滴虫性阴道炎，阴道红肿疼痛，外阴奇痒，带下较多，呈黄绿色、多泡沫、味臭。月经先期，行经不畅，夹有血块，小腹胀痛，乳胀胁胀。经常失眠，甚至彻底不眠，心烦易急。大便偏干，小便不利。舌红、苔薄黄，脉弦数。

辨治：下焦湿热生虫，犯于阴道，带脉；肝有郁热夹瘀，失于疏泄；心阴虚而夹热，水火失济，阴阳失秘，总使病、症由生。拟用清利下焦湿热，止痒止带；清肝疏泄，清心养阴，秘阳安神。

处方：土茯苓20 g，败酱草15 g，当归15 g，赤小豆10 g，苦楝皮15 g，苦参10 g，柴胡10 g，生白芍15 g，川芎10 g，益母草30 g，枣仁20 g，百合15 g，生地黄15 g，生龙骨30 g，生牡蛎30 g，生铁落15 g，合欢皮15 g，香附4 g。7剂，每日1剂，水煎服。

外用阴道炎栓：儿茶3 g，冰片30 g，明矾30 g，黄柏30 g，生大黄15 g，蛇床子10 g，苦参15 g，百部15 g，制乳香10 g，制没药10 g。上药共为极细面，每用少许，消毒棉球裹，塞阴道带线，每周2次。

二诊：1976年4月27日。患者带下已少，色全白，阴痒轻微，服4剂后月经已行，血块已无，小腹亦未觉胀痛，乳、胁亦无明显胀。心烦顿消，夜眠已安。大便通畅，小便自利，自云阴道红肿消退。舌质正常、苔薄白，其脉弦数势缓。继服前方5剂，服法同前。栓剂继用1次，以此善后调治，祛邪务尽，期许康健！

滴虫性阴道炎，合并左侧非巧克力囊肿

包某，女，42岁，乌兰察布市集宁区人。

初诊：2007年9月1日。患者经妇科检查诊为滴虫性阴道炎，阴道红肿，带下较多、黄白相间、味臭，外阴痒甚。左少腹不舒，彩超示卵巢囊肿3.2cm×2.6cm，行经量少、色暗。饮食可，二便调。舌红有瘀色、苔白厚，脉弦细。

辨治：下焦湿热郁瘀，结聚成瘕，犯于阴道，伤于带脉，复加血虚，肝失疏泄，冲、任、胞宫失于充畅，诸病、症由生。拟用清热除湿，化瘕止带，理肝疏泄，化瘀通经。

处方：桂枝 10 g，牡丹皮 10 g，生白芍 15 g，桃仁 10 g，益母草 20 g，当归 15 g，川芎 10 g，玄参 10 g，浙贝母 15 g，山慈菇 15 g，八月札 10 g，半枝莲 20 g，土茯苓 20 g，苦参 10 g，苦楝皮 10 g，莪术 15 g，柴胡 10 g，熟地黄 10 g。8 剂，日 1 剂，水煎服。

外用：阴道炎栓。

二诊：2007 年 9 月 10 日。患者带下已少，色白味少，阴痒轻微。服 4 剂后月经已行，量可色艳。初见成效，继服前方 8 剂，服法同前，栓剂继用。

三诊：2007 年 9 月 20 日。患者妇科已查，阴道红肿消失，阴痒消失。分泌物白带少量、透明亦属正常，彩超左侧卵巢囊肿消失，舌质正常、苔薄白，其脉弦数势缓。为巩固计，期许下月行经正常，卵巢囊肿免于复发，继服前方 5 剂，隔日 1 剂，栓剂停用。

滴虫性阴道炎，合并慢性胃炎

何某，女，62 岁，包头市人。

初诊：2008 年 4 月 11 日。患者妇科查诊滴虫性阴道炎，外阴红肿奇痒，且有黄带、味大。小便亦频，色黄。体倦乏力，面色无华，胃脘胀满，饮食减少，嗳气，口苦恶心，大便不爽。舌红、苔白厚，脉沉数。

辨治：下焦湿热，生虫乱于阴道组织；脾虚失于运化，升清；胃实食热郁滞，失于降导，总使病、症由生。拟用清热利湿，杀虫止痒；健脾运升，泻胃降导。

处方：生晒参 15 g，黄芩 10 g，黄连 10 g，制半夏 10 g，生槟榔 10 g，焦三仙各 10 g，生姜 3 片，大枣 3 枚，当归 15 g，赤小豆 10 g，鱼腥草 15 g，百部 15 g，地肤子 15 g，苦参 10 g，苦楝皮 15 g，生乌梅 10 g。8 剂，水煎服，日 1 剂。

二诊：2008 年 4 月 20 日。患者妇科查阴道红肿消失。阴痒轻微，带下极少，色白无味。胃脘已舒，饮食增加，嗳气、恶心已失，体倦乏力有变。舌苔薄白，其脉沉数之势起、缓。病、症欲平，痊愈指日可待，继服前方 5 剂，隔日 1 剂，水煎服，意在杜其复发。

霉菌性阴道炎

曹某，女，44 岁，赤峰市宁城县人。

初诊：1995 年 3 月 20 日。患者妇科诊为霉菌性阴道炎，阴道红肿，且有溃疡。自觉局部灼热，瘙痒，有白带似豆腐渣，两胁胀，口苦。小便疼痛，色黄赤，大便微干。舌红、苔黄白相间，脉滑数。

辨治：厥阴湿热下注，乱于阴道，影响膀胱、任、带，总使病、症由生。拟用清泻肝胆湿热，通利下焦。

处方：龙胆草15 g，生栀子10 g，黄芩10 g，柴胡10 g，生地黄10 g，车前子10 g，当归15 g，赤小豆10 g，地肤子10 g，苦参10 g，生槟榔10 g，苦楝皮15 g，秦皮10 g，土茯苓15 g，全蝎5 g，石菖蒲10 g。7 剂，水煎服。

外用阴道炎栓，用法同前。

二诊：1995 年 3 月 30 日。患者阴道灼热感消失，瘙痒轻微，时有时无，夜已不甚。白带骤减，小便疼痛消失，胁胀、口苦亦解，大便畅通，小便无痛。舌红已减、苔始薄白，其脉滑数势缓。治切病机，疗效显然，接前方法继治。

三诊：妇科复查，阴道炎消失，无痛，无痒，带下病已无，二便通调，病、症平复，不药观察。

随后半年，未见复发。

霉菌性阴道炎，合并慢性结肠炎

马某，女，52 岁，包头市人。

初诊：2007 年 9 月 13 日。患者妇科查诊为霉菌性阴道炎，阴道红肿，有豆腐渣样白带，有明显酸味，外阴瘙痒，灼热，小便疼痛。左小腹胀痛，压痛，大便里急后重，常有脓物，反复发作已两年余，近日尤重。神疲乏力，面色无华，饮食亦少。舌淡红、苔白厚，脉沉数。

辨治：下焦湿热，乱于厥阴、奇经；复加脾虚肠实，脾虚失于运化，肠实寒热壅滞，传导失常，总使病症由生。拟用清热燥湿，疏肝理带，益气健脾，寒热并投止痢。

处方：生晒参15 g，石莲子10 g，黄连10 g，黄柏15 g，干姜10 g，当归15 g，白芍15 g，炒乌梅10 g，枳实10 g，炒谷芽10 g，生薏苡仁15 g，败酱草15 g，地肤子10 g，秦皮10 g，苦楝皮10 g，全蝎5 g，僵蚕10 g。8 剂，每日 1 剂，水煎服。

二诊：2007 年 9 月 22 日。患者阴痒已止，带下白少、无味，小腹无痛。左小腹胀痛轻微，大便虽还不爽，但无里急后重，饮食已加，神疲乏力好转。初见成效，再予原方8 剂，服法同前。

三诊：2008 年 4 月 18 日。患者上次治疗后半年余身体较好，饮食较多，体重增加，阴道炎已愈。大便规律。近周来心慌气短，胸闷不舒，常欲拍胸，善太息，睡眠亦差，阵阵觉头发热汗出。舌淡红、苔白，脉弦细数。

辨治：肝气有余，以致郁滞；心气不足，失主血脉。复加阴虚，阳不平秘，精神失治，总使病、症由生。拟用养肝疏泄，通经活络；养心益气，益阴秘阳。

处方：银柴胡 10 g，当归 15 g，生白芍 15 g，旋覆花 10 g，茜草 15 g，降香 10 g，合欢皮 15 g，生晒参 15 g，麦冬 15 g，五味子 10 g，炙甘草 10 g，生地黄 15 g，炒酸枣仁 20 g，生龙骨 30 g，生牡蛎 30 g，首乌藤 15 g，浮小麦 15 g。6 剂，每日 1 剂，水煎服。

后无再来，追寻病解。

二十六

牛皮癣及其合并病证案

牛皮癣

齐某，男，36岁，天津市宝坻区人。

初诊：1972年4月16日。患者身体多处患有牛皮癣，尤以双腿为重，癣底红紫，表皮白干，奇痒，抓之白屑脱落。口微苦，饮食尚好，大便微干，小便黄利。舌红、苔白，脉数。

辨治：湿热内郁，肝、肺、胃热，犯于肌表所致。拟用化湿泻火，祛除肌表湿热毒邪。

处方：土茯苓30g，白鲜皮15g，黄芩15g，生栀子12g，茵陈25g。

服上药51剂愈，前20剂似有发展，20剂后逐渐好转而愈，先由癣块中间好转。观察6年未发。

牛皮癣

卢某，男，40岁，赤峰市宁城县人。

初诊：2001年4月21日。患者牛皮癣严重，10年不愈。头、身、四肢多处牛皮癣，尤以双下肢为甚，发红成片，很痒。面赤，口苦，饮食可，大便干，小便黄。舌红、苔白厚，脉数。

辨治：湿热之毒损及气血、肌肤、血络，夹有风邪，泛烂成灾。拟用清热除湿息风，凉血解毒清气。

处方：生地黄15g，牡丹皮15g，赤芍15g，紫荆皮20g，白鲜皮20g，金银花20g，败酱草20g，土茯苓15g，紫草20g，虎杖15g，白蒺藜15g，地骨皮15g，茵陈10g，威灵仙15g，乌梢蛇15g，地龙15g，生乌梅10g。10剂，水煎服，日1剂。

外用洗剂：芦荟20g，黄柏20g，地肤子15g，枸杞子20g，明矾3g，苦参15g，蛇床子15g。水煎洗，1剂洗4次，每日2次。

使用上述治法，30余日平复，观察3年未复发。

牛皮癣

孙某，男，35 岁，赤峰市宁城县人。

初诊：2003 年 4 月 15 日。患者牛皮癣 4 年，日渐加剧，现腹背、四肢多处发病，色底红暗表白，痒甚，抓之脱白屑。饮食可，大便微干，小便黄。舌红、苔白，脉弦数。

辨治：湿热毒邪入血入络，泛滥肌肤，兼生内风。拟用清热解毒祛湿，兼以凉血息风。

处方：生地黄 15 g，牡丹皮 15 g，赤芍 15 g，土茯苓 30 g，败酱草 20 g，紫草 15 g，虎杖 15 g，紫荆皮 20 g，白鲜皮 15 g，桑白皮 15 g，白蒺藜 15 g，乌梢蛇 15 g，地龙 10 g，皂角刺 10 g，苦参 10 g，茵陈 10 g，生乌梅 15 g。水煎服，日 1 剂。

服用上方，不月平复。

牛皮癣

王某，女，34 岁，赤峰市宁城县人。

初诊：2006 年 3 月 26 日。患者牛皮癣半年，身体多处散在发病，以下肢较多，红斑色红且痒，大小不一，覆盖银白色鳞屑。口苦咽干，饮水偏多，食可，大便不干，2~3 日 1 行，小便黄利。舌红、苔白厚，脉弦数。

辨治：内有湿热毒风，入血侵气，泛烂于肌表血络。拟用清热解毒，凉血息风。

处方：生地黄 15 g，牡丹皮 15 g，赤芍 15 g，紫荆皮 20 g，白鲜皮 15 g，败酱草 15 g，紫草 15 g，大青叶 15 g，芙蓉叶 10 g，白蒺藜 10 g，桑白皮 10 g，侧柏叶 10 g，乌梢蛇 10 g，地龙 10 g，蝉蜕 10 g，生槐花 10 g，升麻 6 g，生乌梅 6 g，太子参 10 g，生扁豆 10 g，炒谷芽 10 g，砂仁 5 g。每日 1 剂，水煎服。

服上药半月余平复。追访 3 年未复发。

牛皮癣

孟某，男，10 岁，昆明市人。

初诊：2004 年 12 月 12 日。患者牛皮癣近 1 年，治而不解。头皮、眉毛、四肢处散发牛皮癣，且有发展趋势，红斑大小不一，底红，表皮覆盖鳞状银白色屑，甚痒，抓之脱落。饮食偏少，形体亦虚，二便尚可。舌红、苔白，脉数。

辨治：内有湿热毒风，泛溢肌表、血络，并有脾虚运化不及。拟用清热解毒，凉血息风，兼以健脾。

处方：生地黄 10 g，赤芍 10 g，白鲜皮 10 g，败酱草 10 g，紫草 10 g，虎杖 10 g，大青叶 10 g，芙蓉叶 10 g，白蒺藜 10 g，桑白皮 10 g，侧柏叶 10 g，乌梢蛇 10 g，地龙 10 g，蝉蜕 10 g，生槐花 10 g，升麻 6 g，生乌梅 6 g，太子参 10 g，生白扁豆 10 g，炒谷芽 10 g，砂仁 5 g。每日 1 剂，水煎服。

服上药半月余平复。

牛皮癣

格某，男，24 岁，呼和浩特市人。

初诊：2014 年 4 月 13 日。患者牛皮癣已 3 年半，逐渐加重，现四肢、腹部多处都有，四肢尤重，红斑大小不一，两小腿成片，底红，表皮覆盖银白色鱼鳞状屑，较痒，抓之屑落。食可，口干饮较多，大便秘，小便黄。舌红、苔白干，脉细数。

辨治：内有湿热毒风，外侵肌表血络，泛滥为病，兼有胃热阴伤，导致诸病由生。拟用清热祛湿，凉血息风，兼养胃阴，润燥通便。

处方：生地黄 15 g，牡丹皮 15 g，赤芍 15 g，紫荆皮 20 g，白鲜皮 15 g，败酱草 15 g，金银花 15 g，千里光 10 g，芙蓉叶 10 g，白蒺藜 10 g，地肤子 10 g，苦参 10 g，胡麻仁 15 g，升麻 10 g，乌梢蛇 15 g，凌霄花 10 g，何首乌 15 g，沙参 15 g，乌梅 10 g，砂仁 6 g。每日 1 剂，水煎服。

服此 20 余剂，诸症皆平，追访 3 年未复发。

牛皮癣

季某，男，19 岁，赤峰市宁城县人。

初诊：2007 年 4 月 28 日。患者患牛皮癣近年，腹、背、下肢为多，红斑大小不一，覆盖鳞状银白色屑，很痒，抓之屑落，复起。饮食可，大便不实，亦有日两次，小便利。舌红、苔白厚，脉数。

辨治：内有湿热毒风，犯滥肌肤血络，兼有脾虚，大肠不固。拟用清热祛湿，凉血息风，益气健脾，固实大肠。

处方：生地黄 15 g，牡丹皮 15 g，赤芍 15 g，紫荆皮 20 g，白鲜皮 15 g，紫草 15 g，金银花 15 g，虎杖 15 g，栀子 10 g，大青叶 15 g，茵陈 12 g，地肤子 15 g，地龙 15 g，乌梢蛇 15 g，太子参 30 g，豆蔻 10 g，肉桂 10 g，益智仁 10 g。每日 1 剂，水煎服。

服用上药，不月而诸症平复。追访年余未复发。

牛皮癣

段某，男，37 岁，包头市人。

初诊：2017年7月4日。患者腰、背、四肢多处患有牛皮癣，近2年，红斑上覆盖鳞状银白色屑，甚痒，饮食尚可，大便微干，小便黄。舌红、苔黄白相间，脉实数。

辨治：内有湿热毒邪，泛溢肌肤血络，且兼风作痒。拟用清热祛湿，凉血息风。

处方：生地黄15 g，牡丹皮15 g，赤芍15 g，土茯苓15 g，败酱草15 g，白花蛇舌草15 g，紫荆皮15 g，白鲜皮15 g，土槿皮10 g，生柏叶10 g，丹参15 g，乌梢蛇15 g，蝉蜕10 g，车前子10 g。每日1剂，水煎服。

服上治疗，近月而平复，后追访年余未复发。

牛皮癣，合并前列腺炎

王某，男，31岁，天津市人。

初诊：2012年4月2日。双下肢牛皮癣甚重，红斑有的成片，面积较大，覆盖银白色鳞状屑，较痒，抓之脱许白屑。纳可，大便干，小便频急、欠利、味浊、色黄、多泡沫。腰酸痛，性功能减，早泄。舌红夹瘀、苔白厚，脉数。

辨治：内有湿热，外泛肌肤，夹有风邪，以致牛皮癣症。湿热下注壅滞，阻滞精道，障碍尿路，复加肾虚，不能作强固精，以致性减、早泄。拟用清热祛湿，凉血息风，清利湿热，通利精、尿道路，辅以益肾填精作强。

处方：生地黄15 g，牡丹皮15 g，赤芍15 g，土茯苓20 g，紫荆皮20 g，白鲜皮15 g，千里光15 g，芙蓉叶15 g，乌梢蛇15 g，地龙15 g，蝉蜕10 g，金银花15 g，怀牛膝15 g，山茱萸15 g，菟丝子15 g，雄蚕蛾15 g，肉苁蓉15 g，紫梢花10 g，牵牛子15 g，猪苓15 g，泽泻15 g，车前子15 g，龙胆15 g，虎杖15 g。每日1剂，水煎服。

服上药近半月而痊愈。追访6年，牛皮癣未发。

牛皮癣

孙某，男，42岁，天津市人。

初诊：2012年8月2日。患者患牛皮癣5年，腹、背、四肢多处都是，红斑大小不一，覆盖银白色鳞状屑，甚痒，抓之屑少许落。食可，饮多，大便微干，小便黄利。舌红、苔薄黄，脉数实。

辨治：内有湿热毒邪侵络，夹风泛烂肌肤以致牛皮癣症。拟用清热解毒，祛湿凉血息风。

处方：生地黄15 g，牡丹皮15 g，赤芍15 g，土茯苓20 g，败酱草20 g，紫荆皮15 g，白鲜皮15 g，金银花15 g，生栀子10 g，桑白皮15 g，龙胆15 g，茵陈10 g，蝉蜕 10 g，地龙 15 g，乌梢蛇 15 g，苦参 10 g，胡麻仁 15 g。每日 1 剂，水煎服。

服上药 30 剂，牛皮癣红斑欲平，再予 15 剂，隔日 1 剂，诸症平复。追访 7 年未复发。

牛皮癣，合并附件炎

董某，女，42 岁，包头市人。

初诊：2016 年 11 月 7 日。患者两手掌、足掌各一小块牛皮癣，红斑覆盖很薄银白色鳞状屑，很痒。带下较多、黄白相间，左小腹胀坠，有压痛，且阴痒。饮食可，大便干，小便黄。舌红、苔黄白相间，脉数实。

辨治：内有湿热毒邪，泛烂手足掌心，夹风而痒。湿热毒邪下注，已损奇经带脉，以致带下病黄白，少腹胀坠。拟用清热除湿，凉血息风，通利二便。

处方：生地黄 15 g，牡丹皮 15 g，赤芍 15 g，紫荆皮 15 g，白鲜皮 15 g，黄柏 15 g，苍术 10 g，怀牛膝 15 g，桑枝 10 g，乌梢蛇 10 g，桑白皮 15 g，土茯苓 20 g，败酱草 15 g，地肤子 15 g，生槟榔 15 g，百部 15 g，苦参 10 g，胡麻仁 15 g，生乌梅 10 g，大青叶 10 g，生薏苡仁 15 g。每日 1 剂，水煎服。

服上药 20 剂，诸症平复。

二十七

湿疹及其合并病证案

湿疹

高某，女，7 个月，赤峰市宁城县人。

初诊：2007 年 4 月 29 日。形体偏虚，面色无华，食乳亦差，腹常胀，大便稀，日三四次，头面及四肢湿疹泛发，色赤，对称痒甚，抓破流黄水浸淫，两侧对称，下肢同上。舌淡红、苔白厚，脉沉弱。

辨治：内有脾虚湿盛，温化传导失常；外有湿热侵淫肌肤，致此诸症由生。拟用健脾渗湿，运化止泻；外则清热燥湿止痒。

处方：西洋参 8 g，太子参 5 g，云苓 5 g，白扁豆 5 g，白术 5 g，炙甘草 3 g，僵蚕 5 g，炒薏苡仁 5 g，鸡内金 3 g，莲子 5 g，益智 3 g，补骨脂 3 g，砂仁 3 g。4 剂，水煎服，共煎 120 mL，3 次分温服。

湿疹洗方：芦荟 10 g，黄连 10 g，黄柏 10 g，地肤子 5 g，苦参 5 g，生薏苡仁 10 g，炉甘石 10 g，浮小麦 10 g，枸杞子 10 g，4 剂，水煎洗，日 1 剂，分温洗两次。

用上药 3 天，湿疹全退。观察半年未复发。

湿疹

董某，女，37 岁，包头市人。

初诊：2009 年 8 月 10 日。患者全身多处患有湿疹，以腹部、四肢尤重，色赤，对称，甚痒，有的抓挠后流水浸淫，不时心烦，口苦纳减，大便微干，小便黄。舌红、苔白厚，脉数。

辨治：湿热内盛加风，泛溢肌肤，侵淫为患。拟用清热除湿，祛风和胃。

处方：生薏苡仁 20 g，竹叶 10 g，紫荆皮 15 g，白鲜皮 15 g，土槿皮 10 g，千里光 15 g，芙蓉叶 15 g，黄连 10 g，黄柏 15 g，地肤子 15 g，陈皮 10 g，茯苓 15 g，苍术 15 g，僵蚕 10 g，地龙 15 g，砂仁 10 g，炒谷芽 10 g。每日 1 剂，水煎服。

外用洗方：黄柏 15 g，黄连 15 g，黄芩 15 g，炉甘石 30 g，明矾 5 g，芦荟 5 g，苦参 15 g，地肤子 20 g，蛇床子 15 g，浮小麦 30 g，枸杞子 15 g。水煎洗，每剂洗 4 次，分 2 天，每天 2 次。

使用上治疗，十余日全愈，观察 3 年未复发。

湿疹

高某，男，半岁，包头市人。

初诊：2009 年 10 月 2 日。患者面及四肢湿疹，日益加重，对称，有抓痕。食乳尚可，二便调。舌红、苔白，脉浮数。

辨治：内有湿热，泛溢肌肤为患。拟用清热燥湿，生肌收敛。

洗方：黄连 5 g，黄柏 3 g，黄芩 5 g，炉甘石 5 g，浮小麦 10 g，蛇床子 5 g，苦参 3 g，地肤子 5 g，明矾 3 g，芦荟 3 g，枸杞子 5 g。每日 1 剂，水煎洗分 2 次，不过 5 日疹愈而不再起。

多发性湿疹

牟某，女，34 岁，包头市人。

初诊：2009 年 11 月 2 日。患者多发性湿疹 3 年未愈，面部、腹部、四肢多处湿疹，色赤，对称且痒，下肢尤重，抓破处黄水浸淫。饮食可，大便微干，小便黄。舌红、苔白干厚，脉数。

辨治：内有湿热毒邪，泛滥肌肤，伤及血络，夹风而痒。拟用清热燥湿，凉血息风。

处方：生地黄 15 g，牡丹皮 15 g，赤芍 15 g，紫荆皮 15 g，白鲜皮 15 g，千里光 10 g，芙蓉叶 10 g，地肤子 15 g，黄连 10 g，黄柏 15 g，竹叶 10 g，炉甘石 10 g，乌梢蛇 12 g，地龙 10 g。每日 1 剂，水煎服。

配合外用洗剂：黄连 15 g，黄柏 15 g，生大黄 15 g，浮小麦 30 g，蛇床子 15 g，百部 20 g，炉甘石 30 g。每日 1 剂，早晚各洗 1 次。

使用上述治疗，1 周而愈，观察 3 年未复发。

湿疹

潘某，女，38 岁，包头市人。

初诊：2016 年 6 月 14 日。患者双下肢湿疹 5 年，有的红斑成片，痒甚，黄水侵淫，两侧对称，遇热汗出加重。饮可，食减，大便干，三四日一行，小便黄。舌红、苔白腻，脉数。

辨治：内蕴湿热，泛溢肌肤，伤及血络，夹风，而致湿疹且痒。湿热阻滞脾胃，运化传导失常，以致食减、大便干且迟。舌红、苔腻，脉数。拟用清热除湿，凉血息风，健脾化湿，清胃通导。

处方：大青叶10 g，生薏苡仁20 g，竹叶10 g，紫荆皮15 g，黄芩15 g，黄连10 g，地肤子15 g，白蒺藜15 g，千里光10 g，炉甘石10 g，蝉蜕10 g，僵蚕10 g，乌梢蛇15 g，苦参10 g，胡麻仁10 g，生槟榔10 g，焦三仙各10 g，茯苓15 g，苍术10 g。每日1剂，水煎服。

服上药半月而愈，观察5年未复发。

湿疹

张某，女，52岁，内蒙古包头人。

初诊：2017年8月9日。患者湿疹五年未愈，面及四肢湿疹，双下肢尤重，色赤，对称痒甚，抓破处流黄水浸淫。饮食尚好，大便微干，小便黄。舌红、苔白厚，脉数。

辨治：湿热毒邪泛溢肌肤，伤及血络，且夹风邪，以致湿疹且痒。拟用清热燥湿，凉血息风。

处方：生地黄15 g，牡丹皮15 g，赤芍15 g，紫荆皮15 g，白鲜皮15 g，黄连10 g，黄芩15 g，银柴胡10 g，金银花15 g，蝉蜕10 g，生乌梅10 g，生薏苡仁30 g，大青叶10 g，炉甘石12 g，乌梢蛇15 g，苍术10 g，白术10 g，苦参10 g，胡麻仁15 g。日1剂，水煎服。

服上药12剂而愈，观察2年未复发。

湿疹

孙某，女，8个月，赤峰市宁城县人。

初诊：2004年4月6日。患者偏胖，面部湿疹较重，兼及两手，有的抓破流水浸淫泛烂。饮食尚可，二便亦调。

辨治：湿热泛溢面部及手足肌肤。拟用局部清热燥湿止痒。

处方：湿疹膏。黄连10 g，生大黄10 g，黄柏10 g，炉甘石12 g，芦荟5 g，僵蚕10 g。上为极细面，凡士林调膏，涂局部，日2次。

使用上法，湿疹平，1周后复发，再涂2日复平，反复使用两周，未复发。此膏灵验，屡用屡效。成人亦可使用，方便有效。

湿疹

高某，女，22岁，包头市人。

初诊：2017 年 7 月 26 日。患者腹部及双下肢湿疹，红斑大小不一，对称且痒，少数成片。饮食可，大便略干，小便黄不利。舌红、苔白厚，脉数。

辨治：内有湿热，向外泛淫肌肤、血络，夹有风邪，以致湿疹且痒；湿热有碍阳明、太阴，传导、气化失司，以致大便干、小便黄不利等症。拟用清热除湿，凉血息风；清利湿热，通导二阴。

处方：生地黄 15 g，牡丹皮 15 g，赤芍 15 g，金银花 15 g，蝉蜕 10 g，乌梅 10 g，银柴胡 10 g，紫荆皮 15 g，白鲜皮 15 g，僵蚕 10 g，地龙 15 g，地肤子 10 g，苦参 10 g，胡麻仁 15 g，通草 8 g。10 剂，水煎服，日 1 剂。

二诊：2018 年 7 月 25 日。患者服上药 10 剂后湿疹平复，近年来一直很好，近周来湿疹复发，且伴月经量少，乳胀，带下黄白，大便秘，小便黄。舌红、苔黄白相间，脉弦数。治用前方，加以疏肝调经，通畅乳络，清热祛湿止带。

处方：生地黄 15 g，牡丹皮 15 g，赤芍 15 g，金银花 15 g，蝉蜕 10 g，乌梅 10 g，紫荆皮 15 g，白鲜皮 15 g，千里光 15 g，苦参 10 g，胡麻仁 15 g，白茅根 20 g，通草 8 g，银柴胡 10 g，当归 15 g，川芎 10 g，益母草 30 g，土茯苓 20 g，败酱草 15 g，半枝莲 15 g，荔枝核 10 g，钟乳石 20 g。每日 1 剂，水煎服。

服上方 10 剂，湿疹平复，月经正常，带下尽除，乳胀消除，二便通利。此后观察年余，诸病未复发。

湿疹，合并颈椎病

顾某，男，59 岁，包头市人。

初诊：2019 年 5 月 29 日。患者湿疹胸、胁、四肢泛发，色红且痒，有的抓后流水。头昏，时晕，体位变动时头晕更显，颈部疼痛，转动不利。饮食可，大便不利，小便黄。舌红、苔白厚，脉弦数。

辨治：内有湿热夹风，泛侵肌肤血络，以致湿疹且痒。风热菀郁头目，血气不利；颈部经络不畅，筋肌功能障碍，以致颈痛，头目昏晕等症。拟用清热除湿，凉血祛风，清利头目，解肌舒筋。

处方：牡丹皮 15 g，生地黄 15 g，紫荆皮 30 g，白鲜皮 20 g，生薏苡仁 30 g，败酱草 15 g，苦参 10 g，黄芩 15 g，黄连 10 g，冬瓜皮 15 g，苍术 15 g，白术 15 g，炉甘石 10 g，乌梢蛇 15 g，僵蚕 10 g，天麻 15 g，地龙 15 g，川芎 15 g，赤芍 15 g，白芍 15 g，白蒺藜 15 g，葛根 30 g，防己 15 g，延胡索 15 g，片姜黄 15 g。每日 1 剂，水煎服。

服上药 10 余剂，诸症悉平，湿疹观察两年未复发。

二十八

皮肤过敏病及其合并病证案

皮肤过敏，合并面部褐斑

姜某，女，33 岁，赤峰市宁城县人。

初诊：2001 年 9 月 3 日。患者全身泛发红色丘疹，局部热感，痒甚，反复发作，数日不解。面有褐斑已久，月经量少、色重，腰常酸。饮食可，大便微干，小便黄。舌红、苔白厚，脉浮数。

辨治：内有风热之邪，泛发肌肤血络，以致红疹痒甚，反复发作；肾虚，天癸不充，肝失疏泄，冲任不盛，以致褐斑，月经过少、色重；阳明胃肠郁热，失于传导，以致便秘等症。拟用清热凉血息风，补养肝肾精血，化瘀通经，兼以泻热通便。

处方：生地黄 15 g，赤芍 15 g，白芍 15 g，牡丹皮 10 g，紫荆皮 20 g，白鲜皮 20 g，千里光 15 g，芙蓉叶 10 g，地龙 15 g，蝉蜕 10 g，凌霄花 10 g，防风 10 g，山茱萸 15 g，当归 15 g，枸杞子 15 g，桑椹 15 g，银柴胡 10 g，怀牛膝 15 g，益母草 30 g，泽兰叶 15 g，芦荟 5 g。8 剂，水煎服，日 1 剂。

二诊：2001 年 9 月 12 日。患者皮肤红色痒疹已平复，月经已行，量加色正，腰酸缓解，褐斑已有所减退。饮食尚可，二便通调。舌红有减、苔白厚减，其脉浮数势减。已收显效者，一有体质的基础，二是整体治疗，肝木、肾水、肺金同调，法相通，药协从，相得益彰。继服前方 8 剂，服法同前，以求药长效远。

三诊：2003 年 10 月 16 日。患者自从上次治疗后两年来身体较好，皮肤红疹、发痒未再发作，月经比较正常，饮食亦好，二便通调。近月来月经后期，量少色暗，腰酸痛，两颧褐斑再起，舌红有瘀色、苔薄白，脉沉弱。拟用补肝肾精血，充冲、任、胞宫、天癸，疏通气血通经。

处方：柴胡 10 g，熟地黄 15 g，当归 15 g，川芎 15 g，桃仁 10 g，红花 10 g，益母草 30 g，紫河车粉^冲 6 g，杜仲 15 g，怀牛膝 30 g，山茱萸 15 g，枸杞子 15 g，桑椹 15 g，沙苑子 10 g，黑芝麻 10 g，月季花 10 g，芙蓉叶 10 g，白芷 8 g。8 剂，水煎服，日 1 剂。

随后又调治十余日。患者诸症悉平。

过敏性皮炎，合并便秘

赵某，男，22岁，赤峰市宁城县人。

初诊：2003年4月20日。患者患过敏性皮炎数月，两下肢尤甚，皮肤红肿，丘疹，痒痛，灼热。口苦咽干，大便秘，小便黄。舌红、苔黄腻，脉弦数。

辨治：肝胆湿热毒邪，犯淫肌肤血络，尤重下肢，夹风而痒，以致过敏性皮炎诸症。兼有阳明胃肠燥热，膀胱湿热，以致大便秘、小便黄、舌红、苔黄腻等症。拟用清热利湿，凉血祛风，通泻阳明。

处方：生地黄15 g，赤芍15 g，龙胆15 g，栀子15 g，黄芩15 g，柴胡10 g，车前子15 g，泽泻15 g，木通10 g，紫荆皮20 g，乌梢蛇15 g，地龙15 g，地肤子15 g，芦荟10 g，火麻仁15 g，生大黄10 g。6剂，水煎服，日1剂。

二诊：2003年4月28日。患者皮肤红肿、丘疹已消，痒痛、灼热已除，二便通调，口苦咽干不显。舌红已减、苔已转白，其脉弦数势缓。诸症欲平，为巩固计，继服前方3剂，隔日1剂，水煎服。

过敏性皮炎

李某，男，19岁，赤峰市宁城县人。

初诊：2003年4月27日。患者身发红疹丘起，或风团成片，痒痛，灼热，头面尤重。心烦尿赤，大便亦干，三四日一行，口干喜饮，食可，小便黄。舌红、苔白干，脉弦数。

辨治：时值阳升之时，内有湿热毒邪，泛淫肌肤血络，兼风作痒，复加心热下移，胃实失导，诸症由生。拟用清热除湿，凉血息风，清心导赤，泻胃通便。

处方：生地黄15 g，牡丹皮15 g，赤芍15 g，紫荆皮20 g，白鲜皮20 g，千里光15 g，芙蓉叶15 g，天麻15 g，僵蚕10 g，升麻10 g，龙胆15 g，山茱萸15 g，知母15 g，车前子15 g，白茅根20 g，灯心草6 g，芦荟10 g。6剂，每日1剂。水煎服。

二诊：2003年5月4日。患者红色丘疹已退，风团已散，痒痛、灼热已消，心烦、尿赤得解，大便通畅。舌红已减、苔白不干，其脉弦数势缓，治已初见成效，继服前方5剂，隔日1剂，以观后效。

随后观察6个月，未复发。

过敏性皮炎

吕某，女，50岁，包头市人。

初诊：2007 年 7 月 18 日。患者形体已虚，全身泛发风团瘾疹，丘疹红色，或为白色，抓之即红，痒甚，反复发作不愈。喜渴饮，恶风热，口苦咽干，大便 3～4 日 1 行，微干，小便黄。舌偏红、苔白，脉数。

辨治：形虚卫气不足，卫外功能亦弱，时热乘之，风热犯淫肌肤血络，且夹风邪，以致泛发风团瘾疹，且红且痒等症。皮毛当治肺卫，肌肉当治脾胃，血络当理肝。总之益卫，清疏风热，凉血止痒。

处方：生黄芪 30 g，白术 15 g，防风 12 g，牡丹皮 15 g，赤芍 15 g，生地黄 15 g，紫荆皮 15 g，黄芩 12 g，大青叶 10 g，地肤子 15 g，白蒺藜 15 g，蝉蜕 10 g，皂角刺 10 g，木贼 10 g，凌霄花 10 g，生乌梅 10 g。6 剂，水煎服，日 1 剂。

二诊：2007 年 7 月 26 日。患者风团瘾疹已退未起，二便通调，口苦咽干、渴饮等症得解，舌苔正常，其脉数势得缓。病、症基本平复，为巩固计，再予原方 3 剂，隔日 1 剂，水煎服。

此后观察半年未复发。

过敏性皮炎

郝某，男，30 岁，包头市人。

初诊：2007 年 9 月 9 日。患者身发瘾疹反复半年，丘疹红肿、痒痛、灼热，以头面部为重，风团成片。食可，不思饮，大便不畅，小便黄。舌红、苔薄黄，脉浮数。

辨治：内有湿热，犯淫肌肤、血络，夹有风邪，犯外犯上，以致皮肤瘾疹，风团，红肿且痒等症。拟用清热除湿，凉血祛风止痒。

处方：生地黄 15 g，牡丹皮 15 g，赤芍 15 g，紫荆皮 20 g，白鲜皮 15 g，黄芩 15 g，连翘 10 g，大青叶 15 g，紫草 15 g，生薏苡仁 15 g，地肤子 15 g，荷叶 10 g，侧柏叶 15 g，银柴胡 10 g，皂角刺 10 g，木贼 10 g，生乌梅 10 g。5 剂，水煎服，日 1 剂。

服上药 3 剂，病症平复，此后 1 年未见复发。

日光性皮炎，合并右肢抖动

许某，女，70 岁，包头市人。

初诊：2007 年 9 月 14 日。患者日光性皮炎多年，右肢抖动年余。面及手部皮肤等日光照射面出现红斑、丘疹，红肿疼痛，且有灼热感，亦有风团成片，常遮盖严密不敢暴光。常觉身热，但体温不高，畏热。饮食可，眠差，右下肢不自主轻微抖动年余，走路缓慢，平衡尚可，腰酸。大便迟，不干，2～3 日 1 行，小便黄。舌偏红、苔白，脉弦数。

辨治：内有湿热，外溢肌肤血络，一遇阳光温热抟结，发于此病。年老肝肾亏虚，肾水失于涵木，徐风内作，以致右下肢抖动。拟用清热祛湿，凉血息风，滋水涵木。

处方：生地黄15 g，牡丹皮15 g，赤芍15 g，紫荆皮15 g，白鲜皮15 g，紫草15 g，大青叶15 g，败酱草15 g，黄芩10 g，连翘10 g，白蒺藜15 g，地肤子15 g，蝉蜕10 g，木贼10 g，生乌梅15 g，枣仁30 g，生龙骨30 g，生牡蛎30 g，代赭石10 g，怀牛膝15 g，肉苁蓉15 g，枸杞子15 g，鹿角胶^{烊化}10 g，天麻15 g，乌梢蛇15 g，地龙15 g。10 剂，水煎服，日 1 剂。

二诊：2007 年 9 月 25 日。患者右下肢抖动得解，日光性皮炎亦轻，可受不强光，短时照射。初见成效，二病治疗法相通，药协从，相得效彰，可不调方，继服前方 10 剂，服法同前。

三诊：2007 年 10 月 7 日。患者右下肢抖动未作，日光性皮炎病症显效，可接受常态阳光照射，病症未发，舌、苔正常，其脉弦数势缓。为巩固计，再予原方 10 剂，隔日 1 剂。

治后观察半年，日光性皮炎、右下肢抖动未复发。

过敏性紫癜，合并带下病

索某，女，13 岁，包头市人。

初诊：2007 年 8 月 10 日。患者形体已虚，面色无华，饮食偏少，近月四肢、腹、背皆起紫癜，略高出平面，红色或暗红色，手压不退色，呈对称性，不时亦痒。并有带下清稀，饮食偏少，体倦乏力，面色无华，大便不爽，小便黄。舌偏红、苔白厚，脉沉数。

辨治：内有湿热，外泛肌肤，动血损络；内有脾虚，失于运化，湿气下注，损伤带脉。拟用清热祛湿，凉血止血；益气健脾，运化止带。

处方：牡丹皮15 g，赤芍15 g，紫荆皮15 g，白鲜皮15 g，紫草10 g，地肤子15 g，大青叶15 g，白茅根15 g，仙鹤草15 g，三七片10 g，党参20 g，苍术15 g，白术15 g，生白芍15 g，当归15 g，薏苡仁15 g，生山楂10 g。6 剂，水煎服，日 1 剂。

二诊：2007 年 8 月 17 日。患者服上药 3 剂，紫癜明显消退，现基本平复。带下已少，饮食亦增，二便通调。舌、苔基本正常，其脉沉数亦缓。为巩固计，继服前方 3 剂，隔日 1 剂，以求药长效远。

面部皮肤过敏

寇某，女，36 岁，包头市人。

初诊：2009 年 5 月 11 日。患者两颊赤如红布，且痒，略痛，恶热，遇热加重，一周未解，服抗过敏药无效。不时烦躁，但手足易冷，饮食可，二便调。舌偏红、苔白，脉弦数。

辨治：热、阳菀郁于面颊，瘀郁不散，手足厥阴热瘀不达四末以致厥冷。拟用清热凉血潜阳，通瘀活络，兼养肝脾以疏运。

处方：生地黄 15 g，牡丹皮 15 g，赤芍 15 g，荷叶 10 g，生柏叶 15 g，菊花 15 g，白蒺藜 15 g，紫荆皮 15 g，生龙骨 30 g，生牡蛎 30 g，当归 15 g，木通 10 g，苏木 10 g，枸杞子 15 g，沙苑子 10 g，太子参 15 g，肉桂 6 g。每日 1 剂，水煎服。

服上 4 剂，诸症悉平。

四肢过敏性皮炎，荨麻疹

姜某，女，49 岁，包头市人。

初诊：2009 年 7 月 12 日。患者四肢多处大片红肿，丘疹，对称且痒，面、腹、背皮映红色荨麻疹，且甚痒，每春、夏发作，局部觉热，畏热喜凉。口苦咽干，心烦，时头昏，目赤痒，偶有鼻衄。饮食可，大便微干，小便黄。舌红、苔白干，脉弦数。

辨治：春、夏阳升阳盛，复加体内肝、肺热盛，疏泄异常，动血犯表，诸症由生。拟用清热凉血，化瘀清表，兼以止血。

处方：水牛角粉 15 g，生地黄 15 g，牡丹皮 15 g，赤芍 15 g，紫草 15 g，侧柏叶 15 g，龙胆 15 g，生栀子 15 g，黄芩 12 g，紫荆皮 15 g，白鲜皮 15 g，地肤子 15 g，白茅根 20 g，苦参 10 g，槐花 10 g，升麻 10 g，生乌梅 15 g。10 剂，水煎服，日 1 剂。

二诊：2009 年 7 月 23 日。患者服上 6 剂后，四肢多处大片红肿、丘疹已退，面、腹、背荨麻疹已消，现诸症平复，舌质、舌苔正常，其脉弦数势缓。继服前方 5 剂，隔日 1 剂，望除病根。

过敏性荨麻疹

张某，女，52 岁，包头市人。

初诊：2010 年 10 月 6 日。患者过敏性荨麻疹反复半月不愈。全身泛发荨麻疹，每年秋冬必犯，此次 2 月前初始丘疹色如皮肤，甚痒，抓后即红，观前用药，用热不解，用凉不灵。

辨治：观其形体有气虚之质，证属气虚卫外不固，遇秋冬寒凉而发；内有郁热，丘疹变赤，复加风邪而又善变。拟用益气实卫散风，清热活络疏郁。

处方：生黄芪 20 g，白术 15 g，防风 10 g，浮小麦 20 g，蜜甘草 10 g，蝉蜕 10 g，

浮萍 10 g，乌梢蛇 10 g，金银花 15 g，连翘 10 g，紫荆皮 15 g，牡丹皮 15 g，赤芍 15 g，地肤子 15 g，白蒺藜 15 g，沙苑子 15 g，银柴胡 10 g，生乌梅 10 g。7 剂，水煎服，日 1 剂。

二诊：2010 年 10 月 14 日。患者服上药 5 剂，荨麻疹消退，并未再发，虽外遇风寒，亦无再起。为巩固计，继服前方 3 剂，隔日 1 剂，水煎服。

过敏性皮炎，合并褐斑

郝某，女，42 岁，包头市人。

初诊：2010 年 11 月 12 日。患者面、项，上胸部红色丘疹，亦有成团或片，痒痛，热感。两颧褐斑显见，已久不去。月经量少，色暗，行经不利，腰酸。胃脘不舒，大便不爽，小便黄少。舌偏红有瘀色、苔白厚，脉弦数。

辨治：内有湿热兼风，泛烂面、项上胸；肝肾阴血亏虚，冲任、胞宫、天癸不充；胃热、食郁滞，传导失司，以致上述诸症由生。拟用清热化湿息风，益肝肾疏泄通经；泻胃消导。

处方：柴胡 10 g，当归 10 g，生白芍 15 g，益母草 30 g，金银花 15 g，连翘 10 g，败酱草 15 g，黄芩 10 g，白花蛇舌草 20 g，大青叶 10 g，千里光 10 g，芙蓉叶 10 g，地肤子 15 g，海风藤 10 g，乌梢蛇 15 g，枸杞子 15 g，沙苑子 10 g，桑椹 15 g，制首乌 15 g，焦槟榔 15 g，焦三仙各 10 g。8 剂，水煎服，日 1 剂。

二诊：2010 年 11 月 22 日。患者服上 6 剂后，面、项、上胸红色丘疹团片已退，现无复发，两颧褐斑其色变浅，腰酸已解。胃脘已舒，二便通畅，月经未行。所治调经、皮炎、褐斑，法相通，药协从，继服前方 8 剂，服法同前。

服上 4 剂，月经已行，量、色正常，小腹与腰亦无明显不适，褐斑消退，皮炎诸症未发。

过敏性紫癜，合并四肢大关节疼痛、失眠

高某，女，53 岁，包头市人。

初诊：2011 年 7 月 6 日。患者 5 年前患过过敏性紫癜，现复发半月余，双下肢对称性紫癜，皮疹大小不一，略高出皮面，新出者鲜红，手压不退色，几天后为暗红色，棕色。并见大关节如膝关节、踝关节、肘关节、髋关节红肿疼痛，查未见紫癜肾。眠差，饮食略少，大便微干，小便黄。舌红、苔黄白相间，脉数实。

辨治：热盛动血伤络夹有风湿热邪，侵犯四肢关节，壅滞经络。心虚热扰，阳不平秘，精神不治。邪犯阳明，传导不利。乃致诸症由生。拟用清热凉血化斑；祛风湿

热邪，通痹利节；养心秘阳，通畅胃肠。

处方：水牛角粉^冲6 g，生地黄15 g，牡丹皮15 g，赤芍15 g，紫荆皮20 g，白鲜皮15 g，地肤子15 g，乌梢蛇15 g，苍术15 g，黄柏20 g，怀牛膝15 g，忍冬藤15 g，海风藤15 g，防己15 g，延胡索30 g，穿山龙12 g，九节菖蒲10 g，柏子仁20 g，生龙骨30 g，生牡蛎30 g，生铁落20 g，生槟榔15 g，紫苏叶10 g，石斛10 g。10剂，水煎服，日1剂。

二诊：2011年7月18日。患者双下肢紫癜基本消退，四肢大关节红肿亦消，其病轻微。睡眠安好，二便通调。舌红已减、苔亦转白，其脉数实势缓。治切病机，疗效显然，继服前方10剂，前5剂每日1剂，后5剂隔日1剂，水煎服。除邪务尽，医无过度。

神经性皮炎

王某，男，48岁，包头市人。

初诊：2014年11月30日。患者身患神经性皮炎5年，无论春、夏、秋、冬不去，全身丘疹鲜红，且痒，对称，昼轻，夜重，不时影响睡眠。常觉热感，畏热喜凉，饮食尚可，大便略干，小便黄。舌偏红、苔白，脉浮数。

辨治：内有风热，乘犯肌肤、血络，肝木、肺金、中土生态失衡，诸症由生。拟用清热凉血，祛风止痒，通利二便，以平生态。

处方：银柴胡10 g，蝉蜕去10 g，生乌梅10 g，金银花15 g，生地黄15 g，牡丹皮15 g，赤芍15 g，紫荆皮15 g，地肤子15 g，千里光10 g，桑白皮15 g，白蒺藜15 g，苦参10 g，胡麻仁15 g，乌梢蛇15 g，海桐皮15 g，首乌藤15 g。7剂，水煎服，日1剂。

二诊：2014年12月8日。患者服上药5剂，全身红色丘疹已退、痒失，现无复发。睡眠亦好，饮食正常，二便通调。舌质、舌苔正常，其脉浮数势缓。为巩固计，继服前方5剂，隔日1剂，水煎服，以观后效。

此后1年追访，无复发。

皮肤过敏

苗某，女，37岁，包头市人。

初诊：2015年10月18日。患者皮肤多处泛发红色丘疹，局部肿胀痒痛，灼热，反复发作已5年，每年秋、冬必发，久不得解。口苦咽干，饮食尚可，大便3~4日1行，不干，小便黄利。舌红、苔白，脉浮数。

辨治：感秋冬寒凉之气，与内郁热搏结于肌表、血络，太阳、厥阴、中土生克制衡异常，诸症由生。拟用清热凉血，祛风止痒，兼通胃肠。

处方：生地黄 15 g，牡丹皮 15 g，赤芍 15 g，紫荆皮 20 g，银柴胡 10 g，金银花 15 g，蝉蜕 10 g，生乌梅 15 g，白蒺藜 15 g，千里光 10 g，芙蓉叶 10 g，荆芥 10 g，防风 10 g，地龙 15 g，苦参 10 g，胡麻仁 15 g，首乌 15 g。7 剂，水煎服，日 1 剂。

二诊：2015 年 10 月 26 日。患者服上药 5 剂，红色丘疹都基本消退，现诸症解除，舌、苔正常，其脉浮数势缓。继服前方 5 剂，隔日 1 剂，水煎服，以观后效。

此后 1 年追访，病未复发。

过敏性皮炎，合并右膝关节肿痛

闫某，男，72 岁，包头市人。

初诊：2012 年 2 月 16 日。患者腹背、四肢多发红色丘疹，亦有风团成片，且痒，每春必发，反复已有五年，现并发右膝关节肿痛、热感。饮食尚可，二便畅利。舌暗红、苔白厚，脉弦数。

辨治：内有湿热夹风遇春发陈，泛发肌肤、血络，下注右膝关节，经络阻痹，诸症由生。拟用清热祛湿，凉血祛风，通利关节。

处方：生地黄 15 g，牡丹皮 15 g，赤芍 15 g，紫荆皮 15 g，白鲜皮 15 g，白蒺藜 15 g，地肤子 15 g，乌梢蛇 15 g，荆芥 10 g，防风 10 g，忍冬藤 15 g，海桐皮 15 g，苍术 15 g，黄柏 20 g，怀牛膝 30 g，汉防己 15 g，延胡索 30 g，五爪龙 20 g，生槟榔 15 g，紫苏叶 10 g。6 剂，水煎服，日 1 剂。

二诊：2012 年 2 月 23 日。患者红色丘疹已消，痒无。右膝关节肿痛缓解，热感亦无。治切病机，继服前方 6 剂，服法同前。

三诊：2012 年 3 月 1 日。患者诸症平复，右膝关节肿痛全消，活动自如，饮食正常，二便通调。舌暗红已减、苔转薄白，其脉弦数势缓。嘱其慎食酒肉肥甘，节劳累。未再予药。

荨麻疹，合并便秘

张某，女，1 岁半，包头市人。

初诊：2012 年 7 月 22 日。患者荨麻疹反复发作月余不愈。全身泛发红色丘疹，亦有成片风团，痒抓，对称。食少，面色无华，大便干，小便黄。舌红、苔白，脉浮数。

辨治：风热泛发肌肤、血络，脾虚胃实，运化、传导不及，诸症由生。拟用清热凉血，祛风止痒，健脾消导。

处方：金银花 10 g，白鲜皮 5 g，紫草 5 g，白蒺藜 5 g，牡丹皮 5 g，赤芍 5 g，忍冬藤 5 g，蝉蜕 5 g，防风 5 g，地龙 5 g，僵蚕 5 g，太子参 8 g，黄精 5 g，石斛 5 g，炒谷芽 3 g。5 剂，水煎服，每剂水煎 150mL，分 3 次服温。

日光性皮炎，合并习惯性便秘

侯某，女，36 岁，包头市人。

初诊：2016 年 4 月 15 日。患者素多畏热，常身热多汗，大便迟，常三五日一行，较干，小便黄，饮食尚可。每遇阳光照射的皮肤面出现明显的红斑、丘疹，同时伴有肿痛和灼热感，外出常带遮阳帽，手套，阻挡日照，夏重，冬轻。舌偏红、苔中间白厚，脉弦数。

辨治：内有郁热，与日照之火热抟结而发皮炎诸症。脾虚运迟，胃实传导不利，以致大便数日一行而干。拟用清热凉血，健脾泻胃。

处方：生地黄 15 g，牡丹皮 15 g，赤芍 15 g，金银花 15 g，败酱草 15 g，芙蓉叶 10 g，大青叶 10 g，枇杷叶 15 g，当归 15 g，黑豆 10 g，太子参 15 g，枳实 15 g，白术 10 g，生槟榔 15 g，莱菔子 15 g，石斛 15 g，火麻仁 15 g。每日 1 剂，水煎服。

服上药 10 余剂，诸症平复，追访 1 年未复发。

荨麻疹，合并颈椎病、失眠

姜某，男，35 岁，包头市人。

初诊：2016 年 11 月 4 日。患者皮肤泛发红色丘疹、肿胀，亦有风团成片，发痒，反复发作，3 年不愈。近期颈部疼痛、转动不利，头昏，多在体位变动时晕。心烦眠差，入眠即梦，起不解乏。舌偏红、苔白，脉弦数。

辨治：内有热湿风邪，泛发肌表、血络；风热菀郁头目，血气不利；颈部经络阻滞，筋肉拘急；心虚阳不平秘，精神不治。拟用清热祛湿，凉血息风；清利头目，解肌舒筋，活络通痹；养心镇静，秘阳安神。

处方：生地黄 15 g，牡丹皮 15 g，赤芍 15 g，白芍 15 g，紫荆皮 15 g，金银花 10 g，蝉蜕 10 g，银柴胡 10 g，生乌梅 10 g，千里光 10 g，芙蓉叶 10 g，生薏苡仁 15 g，地肤子 10 g，僵蚕 10 g，天麻 15 g，地龙 15 g，川芎 15 g，白蒺藜 15 g，葛根 30 g，防己 15 g，延胡索 15 g，炒酸枣仁 20 g，生龙骨 30 g，生牡蛎 30 g，首乌藤 15 g。10 剂，水煎服，日 1 剂。

二诊：2016 年 11 月 16 日。患者服上药 8 剂，荨麻疹症消失，现病症平复，未见丘疹再起，头目清利，颈部亦舒，转动自如，睡眠安好。舌质、舌苔正常，其脉弦数势缓。为巩固计，继服前方 5 剂，隔日 1 剂，水煎服。

荨麻疹，合并高血压、颈椎病

刘某，女，47 岁，包头市人。

初诊：2017 年 6 月 16 日。患者素有高血压、颈椎病，又患荨麻疹反复四个月不解。身体腹、背、四肢泛发红色丘疹，有的风团成片、痒痛、起伏，数月不解。头昏、时晕，颈部疼痛，转动加重。饮食可，两胁胀，大便微干，小便黄。舌偏红、苔白中心厚，脉弦数。

辨治：内有风热，外泛肌肤、血络，以致红疹且痒。风热菀郁头目，血气不利，颈部经络阻滞，筋肌拘急，以致头昏、时晕、颈痛等症。拟用清热凉血，祛风止痒；平肝息风，清利头目；活络通痹，解肌舒筋。

处方：生地黄 15 g，牡丹皮 15 g，赤芍 15 g，白芍 15 g，紫荆皮 20 g，白鲜皮 15 g，桑白皮 15 g，海桐皮 15 g，地肤子 15 g，苦参 10 g，胡麻仁 15 g，银柴胡 10 g，金银花 15 g，蝉蜕 10 g，天麻 15 g，地龙 15 g，川芎 15 g，钩藤^{后下}40 g，葛根 20 g，防己 15 g，延胡索 15 g。8 剂，水煎服。

二诊：2017 年 6 月 25 日。患者服 6 剂后，荨麻疹已消，痒痛已止，现无复发，头目清利，不昏不晕，颈痛缓解。两胁无不适，饮食正常，二便通调。舌、苔正常。其脉弦数势缓。继服前方 8 剂，前 4 剂每日 1 剂，后 4 剂隔日 1 剂，以此调治，巩固疗效。

荨麻疹

于某，男，27 岁，包头市人。

初诊：2018 年 1 月 2 日。患者形虚，面色无华，身发荨麻疹近半年，头、腹、背，四肢可见红色丘疹，有的连片风团红肿、痒痛。饮食偏少，大便尚可，小便黄。舌偏红、苔白厚，脉浮数。

辨治：形虚，面色无华，气虚而卫外不固，内有郁热夹风，泛发于肌表、血络，以致荨麻疹诸症由生。拟用益气实卫，清热凉血，疏风止痒。

处方：生黄芪 15 g，白术 10 g，防风 10 g，牡丹皮 15 g，赤芍 15 g，紫荆皮 15 g，白鲜皮 15 g，金银花 15 g，蝉蜕 10 g，银柴胡 10 g，生乌梅 10 g，千里光 10 g，芙蓉叶 10 g，地肤子 10 g，浮小麦 15 g，僵蚕 10 g，海螵蛸 10 g。水煎服，日 1 剂。

服上药 4 剂后，荨麻疹消退，现无复发。饮食较好，二便通调。舌质、舌苔正常，其脉浮数势缓。此后观察半年余，未复发。

皮炎，合并习惯性便秘、过敏性鼻炎

曹某，男，15 岁，包头市人。

初诊：2017 年 7 月 18 日。患者鼻流清涕，随醒随流，身发红色瘾疹，痒甚。纳少，大便干，小便黄。舌红、苔白厚，脉浮数。

辨治：内有郁热风毒，与外相连抟结，而发瘾疹、过敏性鼻炎诸症。复加脾虚运迟，胃实失于传导，而致习惯性便秘等症。拟用疏散肌表风热，凉血止痒；健脾强运，泻胃消导。

处方：银柴胡 10 g，金银花 15 g，蝉蜕 10 g，生乌梅 10 g，生地黄 15 g，牡丹皮 15 g，赤芍 15 g，紫荆皮 15 g，白鲜皮 15 g，大青叶 10 g，苦参 10 g，胡麻仁 15 g，太子参 15 g，莲子 15 g，生槟榔 15 g，黄精 15 g，石斛 15 g。8 剂，水煎服，日 1 剂。

二诊：2017 年 7 月 27 日。患者服上 6 剂，鼻流清涕缓解，皮肤红色丘疹消失，现无复发。饮食较好，二便通调。舌偏红已减，舌苔转薄，其脉弦数势缓。再予原方 8 剂，前 4 剂每日 1 剂，后 4 剂隔日 1 剂，以观后效。

随后追访近半年未复发，大便通调。

红斑狼疮

刘某，女，40 岁，包头市人。

初诊：2017 年 6 月 21 日。患者形体已虚，面色萎黄，身疲乏力，胃脘胀满，饮食已减。近周身体泛发红色丘疹，发痒。大便稀，小便利。舌淡红、苔白厚，脉虚数。

辨治：素有久病，气血亏虚，脾虚失于运化，胃有湿寒失于消导。体内亦有湿热毒气，与夏阳热相因发疹且红，兼风而痒。拟用益气养血，健脾升清，泻胃理气降浊，解毒透热，凉血祛风。

处方：生晒参 15 g，黄芪 20 g，当归 15 g，白芍 15 g，苍术 10 g，厚朴 10 g，茯苓 15 g，白术 15 g，砂仁 10 g，焦三仙各 10 g，草果仁 10 g，生薏苡仁 15 g，木瓜 10 g，银柴胡 10 g，金银花 15 g，蝉蜕 10 g，生乌梅 10 g，牡丹皮 15 g，赤芍 10 g，紫荆皮 20 g，白鲜皮 15 g，紫草 10 g，乌梢蛇 15 g。6 剂，水煎服，日 1 剂。

二诊：2017 年 6 月 28 日。患者服上药 4 剂后，红色痒疹全部消退，饮食亦增，二便调和。苔转薄白，其脉沉数势有好转。为增强体质，巩固疗效，继服前方 6 剂，隔日 1 剂，水煎服。

随后追访 1 年，皮肤痒疹未见复发，饮食正常。

过敏性皮炎，合并失眠

白某，男，67 岁，包头市人。

初诊：2016 年 7 月 7 日诊。腹背、四肢泛发红色丘疹，且痒，有的成片成团，春夏重，秋冬轻，晚重，昼轻，反复发作 5 年以上，近日尤重，红肿，痒痛，灼热。经常失眠，近日亦重，甚至睡眠不足 3 小时。饮食可，大便微干，小便黄。舌红、苔黄白相间，脉弦数。

辨治：内有郁热风毒，泛发肌肤、血络；心虚失主神志，复加阳热犯扰；阳明有所壅热，传导不利。肝木、心火、肺金、中土，五行生态制衡失常，诸症由生。拟用清热凉血，息风止痒；养心安神，秘阳镇静；疏郁通泄，润肠通便。

处方：生地黄 15 g，牡丹皮 15 g，赤芍 15 g，紫荆皮 15 g，白鲜皮 15 g，千里光 10 g，芙蓉叶 10 g，银柴胡 10 g，生乌梅 15 g，蝉蜕 10 g，地肤子 15 g，凌霄花 10 g，僵蚕 10 g，苦参 10 g，胡麻仁 15 g，地龙 15 g，荷叶 10 g，乌梢蛇 15 g，炒酸枣仁 15 g，生龙骨 30 g，生牡蛎 30 g，生铁落 20 g，首乌藤 15 g。8 剂，水煎服，日 1 剂。

二诊：2017 年 6 月 16 日。患者瘾疹大多消退，仅腹部又起个别，睡眠已安，二便通调。舌红已减、苔黄已去，其脉数势缓，病、症欲平。继服前方 8 剂，前 4 剂每日 1 剂，后 4 剂隔日 1 剂，水煎服。

痛风及其合并病证案

痛风

李某，男，32岁，赤峰市宁城县人。

初诊：2005年3月12日。患者（血尿酸520μmol/L）右跖趾关节红肿疼痛剧烈十余日。患者踝关节亦肿痛，局部热感，影响走路。饮食尚可，二便尚调。舌红、苔白，脉数。

辨治：热毒郁瘀，壅滞趾、踝关节。拟用清热解毒，行瘀消肿，通利关节。

处方：土茯苓50g，大血藤20g，忍冬藤30g，虎杖15g，黄柏20g，川牛膝20g，苍术15g，赤芍15g，桃仁10g，延胡索15g，炙僵蚕15g，生甘草10g，漏芦10g，泽泻15g。8剂，日1剂，水煎服。慎忌：鱼籽、海鲜、酒、动物内脏、肉汤、骨髓、豆制品。

二诊：2005年3月22日。患者右跖趾关节红肿消退，疼痛消失，踝关节已复常，行走无大碍。饮食仍好，二便通调。舌质正常、苔薄白，脉数势缓。为巩固计，继服前方5剂，隔日1剂，水煎服。再嘱强调忌口，否则再会犯病。

痛风，合并前列腺炎

辛某，男，38岁，天津市宝坻区人。

初诊：2006年8月24日。患者（血尿酸540μmol/L）左跖趾关节红肿、痛剧、灼热，行速痛重，怕穿鞋。腰酸痛，小腹胀，小便频，排尿不畅，分叉尿浊，多泡沫。性欲已差，早泄，茎不挺坚。大便可，手足心热。舌红、苔偏少，脉弦数。

辨治：肾阴已虚，不能作强，气化不利；复加湿热壅郁，注入关节，诸症由生。拟用滋肾通关，清热行瘀利湿。

处方：生地黄15g，山茱萸15g，怀牛膝30g，女贞子10g，墨旱莲15g，车前子15g，猪苓15g，泽泻15g，牵牛子10g，土茯苓40g，白花蛇舌草20g，龙胆15g，忍冬藤30g，赤芍15g，牡丹皮15g，萆薢15g，地龙15g。8剂，水煎服，日1剂，再嘱忌口，此病不忌口，病源日日有，病会反复作，病痛就会有！

二诊：2006 年 9 月 4 日。患者跖趾关节红肿消失，疼痛待解，行走比较自如。腰酸痛已轻，小便频已减，少急，排尿较通利，小腹胀解。初见成效，继服前方 8 剂，服法同前。

三诊：2006 年 9 月 14 日。患者跖趾关节平复，活动、行走复常。腰部酸痛已除，小便通利，排尿近常。性事亦较为正常，早泄已控，手足心热已除，舌质正常、苔薄白、其脉弦数势缓。法相通，药协从，继服前方 8 剂，服法同前。

痛风，合并冠心病

田某，男，48 岁，乌海市人。

初诊：2008 年 3 月 19 日。患者痛风复发半月，右脚跖趾关节，踝关节红肿，热痛，活动加重。冠心病年余，常胸闷憋气，不时心绞痛，含速效救心缓解。饮食尚好，身体肥胖，面有瘀色，腹已隆起，大便尚调，小便黄。舌红夹有瘀色、苔白、脉弦数。

辨治：内有湿热痰瘀，下犯流注跖趾、踝关节，气血不通，以致肿痛。凡有所郁瘀，必然阻滞生机，心络瘀滞，亦损心气，以致胸闷憋气，心痛。拟用清热解毒，补心通络。

处方：土茯苓 40 g，败酱草 20 g，虎杖 20 g，苍术 15 g，黄柏 15 g，怀牛膝 30 g，防己 15 g，萆薢 15 g，当归 15 g，丹参 20 g，制乳香 10 g，制没药 10 g，石菖蒲 10 g，郁金 15 g，瓜蒌 15 g，生薏苡仁 15 g，绞股蓝 15 g，生晒参 15 g，麦冬 10 g，北五味子 10 g，葶苈子 10 g。10 剂，每日 1 剂，水煎服，嘱忌口同前，也少食糖，节食，不宜饱。

二诊：2008 年 4 月 1 日。患者趾、踝关节红肿、疼痛消失，活动自如。胸闷憋气缓解，心绞痛近 5 日未作。疗效显然，治切病机，再予原方 10 剂，服法同前。

三诊：2008 年 4 月 13 日。患者趾、踝复常，活动自如。胸闷憋气消失，心绞痛多日未作，体重有所减轻，腹隆渐小，饮食继节忌。舌质正常、苔薄白，其脉弦数势缓。为巩固计，继服前方 10 剂，隔日 1 剂，水煎服。

痛风、结缔组织关节肿痛

宋某，男，64 岁，赤峰市宁城县人。

初诊：2003 年 3 月 21 日。患者痛风反复发作已 3 年，现不仅趾、踝肿痛，而且四肢大小关节皆肿痛，双膝肿如鹤膝，且有热感，活动加剧。口苦咽干，腹常胀满，动则乏力，汗出，大便干，小便黄。舌偏红、苔白干，脉数。

辨治：内有湿热壅滞，泛溢肌肉经络，流注肌肉关节，凡有所郁，必然阻滞生机，而兼气虚。拟用清热祛湿，通利关节，通泻阳明，兼补正气。

处方：土茯苓 30 g，苍术 15 g，黄柏 20 g，怀牛膝 20 g，防己 20 g，生石膏 30 g，忍冬藤 20 g，虎杖 15 g，车前子 15 g，泽泻 15 g，生槟榔 15 g，莱菔子 15 g，生大黄 10 g，当归 15 g，丹参 20 g，制乳香 10 g，制没药 10 g，黄芪 30 g，生地黄 15 g。10 剂，水煎服。需忌口（同前）。

二诊：2003 年 4 月 2 日。患者四肢指、趾小关节肿消、痛缓，而大关节肿痛亦减轻，疼痛明显缓解，腹胀已平，二便通畅，口苦咽干等症亦除。舌红已减、苔白不干，其脉数势减。初见成效，再予原方 10 剂，服法同前。

三诊：2003 年 4 月 14 日。患者除两膝关节肿未全消外，其余关节肿消已退，痛已消或轻微，病欲痊愈，上方去生大黄，再予 10 剂，隔日 1 剂，水煎服。

后无再来，2 个月后追访病已愈。

痛风

刘某，男，59 岁，包头市人。

初诊：2018 年 5 月 4 日。患者（血尿酸 600 μmol/L）双侧手足指趾关节红肿热痛，活动加剧。身体肥胖，饮食尚好，大便通畅，小便黄赤。舌红，有瘀色、苔黄，脉数实。

辨治：胖人多湿、多痰，此则湿热痰郁于内，外泛手足指趾关节，经络阻痹，以致其红肿，热痛及苔、脉等症。拟用清热解毒，利湿消肿，活血通痹止痛。

处方：土茯苓 20 g，虎杖 15 g，忍冬藤 15 g，延胡索 20 g，海桐皮 15 g，海风藤 15 g，桑枝 30 g，豨莶草 20 g，苍术 15 g，黄柏 20 g，怀牛膝 30 g，防己 15 g，金钱草 20 g，石韦 30 g，当归 15 g，丹参 15 g，制乳香 10 g，制没药 10 g。10 剂，日 1 剂，水煎服。忌口同前，也需慎食糖，节食，勿过饱。

二诊：2018 年 5 月 27 日。患者双侧手足关节肿消痛止，活动比较灵活。舌质正常、苔薄白，其脉数实势缓。需要巩固，再予原方 10 剂，隔日 1 剂，水煎服。再查血尿酸正常，未再予药，再嘱忌口。

三十

口眼㖞斜及其合并病证案

右面神经麻痹口㖞眼斜

王某，男，20 岁，赤峰市宁城县人。

初诊：2003 年 3 月 18 日。患者右面神经麻痹口㖞眼斜近 3 年不愈。右面神经麻痹口眼㖞斜已久，虽用多种方法治疗未见明显疗效，现有眼闭合不紧，每迎风而流泪，口闭合不紧，右常流口水，鼻唇沟仍浅，面右畏寒，遇则不舒，反复亦加。饮食量尚可，二便较正常。舌淡红、苔白，脉浮紧。

辨治：风寒仍在，三阳经络受损，肌筋弛缓，脉络不畅。拟用祛风散寒，活血通络。

处方：生艾叶 20 g，防风 30 g，白附子 15 g，干姜 20 g，葛根 20 g，苍术 15 g，白芷 15 g，川芎 15 g，红花 10 g，天南星 15 g，乌梢蛇 15 g，全蝎 10 g，地龙 10 g。8 剂，水煎洗，每日 1 剂，每剂煎 3 遍，洗 3 次，每次约 30 分钟。

使上方法治疗半月余而愈。

面神经麻痹右侧口眼㖞斜

翟某，女，18 岁，赤峰市人。

初诊：2005 年 4 月 10 日。患者右侧口眼㖞斜 4 个月，目不能闭，常流泪，口不能紧闭，吹气而漏，咀嚼亦差，常有口水流出。面色萎黄，体倦乏力，饮食偏少。月经后期，常有两三月一行，量少，或有血块。大便不实，小便利。舌淡红、苔白，脉沉细。

辨治：气血亏虚，气虚不能帅血，肝血虚失于疏泄，复加风寒袭阻阳络，诸症由生。拟用益气养血，疏肝活络，祛风散寒。

处方：生黄芪 30 g，赤芍 15 g，白芍 15 g，川芎 10 g，归尾 15 g，地龙 15 g，桃仁 10 g，红花 10 g，淫羊藿 30 g，防风 15 g，白芷 10 g，干蝎粉^冲4 g，蜈蚣^{研粉冲}3 条。6 剂，日 1 剂，水煎服。

二诊：2005 年 4 月 17 日。患者服上药 3 剂就见明显疗效，现眼能闭，口能合，喝斜不甚明显，咀嚼食物力加，口水得控。饮食大增，体倦近失，面色改观，二便通调。治切病机，继服前方 6 剂，服法同前。

三诊：2004 年 4 月 24 日。患者口、目皆能紧闭，活动自如，喝斜消失。月经服此两剂已行，经血量、色正常，身无不适。面已红润，体倦乏力亦无，饮食正常，二便通调。舌质正常、苔薄白，其脉沉细势起。为巩固计，亦期下次行经准时、正常，继服前方 5 剂，隔日 1 剂，水煎服。

面神经麻痹右侧口眼喝斜

李某，女，32 岁，天津市宝坻县人。

初诊：2005 年 12 月 5 日。患者因睡眠时，面部感受风寒，次日早晨，突然觉左侧面部及耳垂下微痛，笑时口角歪斜于左侧。进食时，食物留滞于左侧牙齿和颊之间，现已半月余，未间断治疗，尚未收效，身体余无大碍。舌淡红、苔薄白，脉浮紧。

辨治：面受风寒，面部经络阻滞，气血循行不畅。拟用祛风寒，温通经络。

处方：全蝎 8 g，僵蚕 8 g，鹅不食草 15 g，皂角刺 8 g，乳香 8 g，白芥子 5 g。上研极细面，蓖麻油调膏，装瓶内备用。每晚用温水擦洗患侧面部，再将上药适量敷于地仓至下关穴之间，宽约 1 横指，外用纱布固定，次日清晨取下。每天 1 次，至愈止。

经用上法治疗 6 日后痊愈。后用其他多人亦验。

面神经麻痹口眼喝斜，合并带下病

单某，女，28 岁，赤峰市宁城县人。

初诊：2006 年 4 月 24 日。患者右侧口眼喝斜 3 月余，不断治疗效果不明显，现仍目闭不紧，口合不严，吹气右侧露气，咀嚼不舒、不灵活，尚有食物滞留于右侧颊内。带下较多，且有黄色味浊，小腹胀痛，大便微干，小便黄。舌偏红、苔白厚，脉数。

辨治：面受风寒，邪阻局部经络，气血不畅。下焦湿热壅滞，损伤带脉，不约为带下。拟用祛风散寒，活络通经，清热解毒，祛湿除带。

处方：生黄芪 20 g，防风 15 g，白术 20 g，川芎 15 g，葛根 20 g，地枫皮 15 g，白附子 10 g，制天南星 10 g，僵蚕 10 g，全蝎 5 g，乌梢蛇 10 g，白芷 10 g，土茯苓 20 g，鱼腥草 15 g，墓头回 15 g，生薏苡仁 15 g，当归 15 g，赤小豆 10 g，石菖蒲 10 g。8 剂，每日 1 剂，水煎服。

二诊：2006 年 5 月 3 日。患者口眼喝斜较正，眼、口皆能紧闭，咀嚼正常，口腔内食物没有滞留。带下纯白极少，小腹亦舒，二便通畅。舌质正常、苔已薄白，脉数势缓。病、症基本平定，再予原方 3 剂，隔日 1 剂，水煎服，以期杜绝再起。

素有口眼㖞斜，合并外感风寒

钱某，男，54 岁，赤峰市宁城县人。

初诊：2007 年 3 月 16 日。患者右侧口眼略有㖞斜，目能闭但不紧，口能闭但不严，只有笑时㖞斜见显，现已年余。近日微热，全身不适，恶风寒，无汗，颈强，关节痛。饮食尚可，大便不实，小便利。舌质正常、苔白，脉浮紧。

辨治：素有风中三阳，面部患处经络阻滞，气血不泽，筋肌受损、失用，以致口眼㖞斜。仍需循机施治。近日外感风寒，太阳经表阻滞，邪不得越，经不得畅通。拟用祛风寒，通经络，益气血。

处方：葛根 30 g，炙麻黄 10 g，桂枝 10 g，白芍 15 g，炙甘草 10 g，鲜姜 5 片，大枣 3 枚，黄芪 20 g，当归 15 g，僵蚕 10 g，制天南星 10 g，川芎 15 g，全蝎 6 g，地龙 10 g，白芷 10 g。5 剂，每日 1 剂，水煎服。

二诊：2007 年 3 月 22 日。患者自觉患侧面部舒服很多，笑时㖞斜见轻，微热、全身不适、恶风寒、颈强、关节痛均解，其脉浮紧势缓。伤寒太阳经证已解，表应再治去葛根汤，但因该方刚柔相剂，虽有温热之品，但有凉柔济阴相济，亦无大弊，可宜合余药治疗㖞斜后遗症。法相同，药协从，相得益彰。原方再予 5 剂，服法同前。

三诊：2007 年 3 月 29 日。患者口眼㖞斜基本愈，眼、口闭合已紧，咀嚼正常，笑时亦不明显。继服前方 5 剂，隔日 1 剂，水煎服，治病以求彻底。

三十一

扁平苔癣及其合并病证案

口腔扁平苔癣

杨某，男，30岁，包头市人。

初诊：2012年10月21日。患者口腔内颊各有扁平苔癣一处，大如壹分硬币，两侧基本对称。扁平丘疹边界清楚，底色暗红，表面覆有一层薄白、有蜡样光泽的黏着性鳞屑。口苦咽干，饮食偏少，不时体倦乏力，大便不实，小便利。舌红、苔白略厚，脉数沉。

辨治：内有湿热郁毒，熏蒸于上，上映于口腔，兼有脾虚，运化不及，病、症由生。拟用清热解毒，凉血去湿，健脾运化。

处方：升麻10 g，黄连10 g，当归15 g，生地黄15 g，牡丹皮15 g，赤芍15 g，金银花15 g，白英15 g，蛇莓15 g，蜂房15 g，生薏苡仁15 g，败酱草15 g，黄芪20 g，太子参15 g，草果10 g，石莲子10 g，炒白扁豆10 g，赤小豆10 g，芡实10 g，乌梅10 g。6剂，日1剂，水煎服。

外用方：青黛15 g，元明粉10 g，冰片10 g，三七粉10 g，芦荟5 g。上为极细面，香油调膏，装小瓶内备用，每用少许涂患处，早晚各1次。

二诊：2012年10月27日。患者扁平苔癣底色变浅，丘疹边界缩小，表面黏着性鳞屑消减。口苦咽干近除，饮食增加，体倦乏力亦轻，大便好转。初见成效，再予原方6剂继服，外用药继涂。

三诊：2012年11月4日。患者口腔内颊扁平苔癣平复，饮食复常，二便亦调，病、症基本平复，为欲除其反复，继服前方5剂，隔日1剂，水煎服，去其外用药。

口腔内扁平苔癣，合并带下病

齐某，女，48岁，天津市宁河区人。

初诊：1976年9月19日。患者口腔右内颊部一处糜腐、色白，形如苔癣，大如蚕豆。伴有脘痞，纳食不香。带下较多，或黄或白，左小腹胀痛，大便不爽，小便黄。

舌红、苔腻，脉数。

辨治：形体肥胖，脾胃湿热内蕴，上熏蒸于口腔，中阻滞运化、升降、传导，下注少腹任带，病、症由生。拟用清热化湿，清上，理中，解下。

处方：黄芩 15 g，黄连 10 g，升麻 10 g，土茯苓 30 g，生薏苡仁 15 g，当归 15 g，赤小豆 15 g，蜂房 10 g，紫荆皮 15 g，生晒参 15 g，焦槟榔 10 g，焦三仙各 10 g，厚朴花 10 g。8 剂，水煎服，日 1 剂，嘱其调情志，节肥甘，适运动。

二诊：1976 年 9 月 18 日。患者口腔内颊糜腐白苔部分脱落，缩小如黄豆大，显露淡红底色。脘痞大轻，饮食增加。带下已少，色白，左小腹胀痛消失，二便通畅。舌红已减、苔腻已去仅白，其脉数减。初见成效，继服前方 8 剂，服法同前。

三诊：1976 年 9 月 28 日。患者内颊糜腐尽脱，始布口腔内膜。胃脘已舒，饮食复常，带下已消，小腹亦无不适，二便通调，病近平复。继服前方 5 剂，隔日 1 剂，期望不再复发。

口腔扁平苔癣，合并失眠

陶某，女，62 岁，包头市人。

初诊：2007 年 9 月 2 日。患者口腔两侧内颊扁平苔癣，糜腐色白，大如扁豆，边界清楚，形态不甚规则。失眠较重，多在 3 小时以内，常有彻底不眠，心烦易急，手足心热，身常汗蒸，口渴欲饮。舌红、苔少，脉细数。

辨治：阴虚火旺，肝肾阴虚于下，君相火旺于上，火势上炎，犯于口腔，诸症由生。拟用滋阴降火，清热坚阴。

处方：玄参 15 g，天冬 15 g，生地黄 15 g，知母 15 g，黄柏 15 g，黄连 10 g，柏子仁 30 g，生龙骨 30 g，生牡蛎 30 g，生铁落 20 g，女贞子 15 g，墨旱莲 15 g，当归 15 g，赤小豆 10 g，紫荆皮 20 g，千里光 15 g，生石膏 30 g，竹叶 10 g。8 剂，水煎服，日 1 剂。

二诊：2007 年 9 月 12 日。患者扁平苔藓已有变化，糜腐白苔始退，底色淡红显露。睡眠大有进步，可达 5 小时左右，手足心热、汗出、口渴等症欲平。初见成效，继服前方 8 剂，服法同前。

三诊：2007 年 9 月 22 日。患者口腔两侧颊内糜腐白苔脱退欲近，可见黄豆粒大之点，所退之处淡红，内膜欲生。睡眠安好，烦热，多汗已平。舌红已减、苔白始生，其脉细数势缓。病症平复指日可待，继服前方 8 剂，隔日 1 剂，水煎服。

三十二

便秘及其合并病证案

便秘

焦某，男，64 岁，天津市宁河区人。

初诊：1970 年 4 月 7 日。患者形体显老，面色无华，腹胀纳少，大便 3～4 日 1 行，开头干费力，乃至冒汗，便后如常，而无痛苦，小便黄。舌淡红、苔白厚而干，脉虚数。

辨治：脾虚运迟，夹湿气滞，始发燥化。拟用益脾运湿、行滞，佐润通便。

处方：白术 60 g，枳壳 10 g，生地黄 30 g，升麻 5 g。6 剂，水煎服。

二诊：1970 年 4 月 15 日。患者大便多 2 日 1 行，开头变软，排便不费力，腹不胀，饮食增加，小便清利。舌质正常、苔白不厚不干，其脉虚数势缓。再予原方 6 剂，服法同前。

三诊：1970 年 4 月 23 日。患者大便多每日 1 行，通调，饮食复常，腹胀消失。其病已久，唯恐复发，为巩固计，再予原方 8 剂，隔日 1 剂，水煎服。嘱其多吃蔬菜，水果，慎酒肉甘辛辣。随后追访 3 个月，未复发。

习惯性便秘

宋某，男，68 岁，天津市武清区人。

初诊：1971 年 8 月 6 日。患者不时头晕目涩，腹略胀，饮食偏少，腰膝酸困，大便数日一行而干，排便费力，小便黄。舌偏红、苔少，脉弦数。

辨治：肝肾阴虚，虚火上炎，下失濡润。拟用养阴清肝，润导通便。

处方：决明子 30 g，女贞子 20 g，甘白菊 15 g，玄参 15 g，生地黄 15 g，知母 10 g，槟榔 10 g，枳壳 5 g，冰糖 15 g。蜜调服。

二诊：1971 年 8 月 16 日。患者服半月后大便通畅，现每日 1 行通调，头昏目涩消失，腹胀已去，饮食增加，腰膝酸困得解。舌质正常，白薄苔生，其脉弦数势缓。其便秘已久习惯，更改需时日。患者再予原方 8 剂，隔日 1 剂，水煎服，因治肝、治肾，法相通，药协从，故无需调方，继服。月后追访便调。

便秘

杨某，女，4 岁，包头市人。

初诊：2007 年 10 月 26 日。患者形体虚弱，脘腹胀满，饮食减少，大便干秘，数日一行，排便时小腹痛，小便微黄。舌偏红、苔白厚，脉虚数。

辨治：脾虚胃实，脾虚失于运化，胃实食、热郁滞，传导失司，复加大肠燥热壅滞，失于传导，则此诸症由生。拟用健脾运化，通泻阳明，清热润导。

处方：生晒参 10 g，白术 10 g，莲子 5 g，生槟榔 5 g，生山楂 5 g，黄精 5 g，石斛 8 g，火麻仁 10 g，当归 5 g，肉苁蓉 5 g，马齿苋 5 g，生地榆 10 g。6 剂，水煎服，每日 1 剂，煎服半杯，加冰糖少许，3~4 次服完。

二诊：2007 年 11 月 3 日。患者服 3 剂后大便通畅，现大便调匀不秘，日 1 行，腹胀消失，饮食增加，大便时小腹痛消失。舌质正常、苔薄白，其脉虚数势缓。为巩固计，继服前方 3 剂，隔日 1 剂，服法同前，加食蔬菜、水果。

便秘，合并痤疮、经闭

耿某，女，26 岁，包头市人。

初诊：2008 年 3 月 14 日。患者腹胀，嗳气，大便干秘，4~5 日 1 行，排便费力，小便黄。痤疮近 3 年，近期严重，前额、两颊及唇周密布，丘疹多红，少数为褐色。经闭 3 个月，两胁胀，乳胀。舌红有瘀色、苔白厚，脉弦实。

辨治：肝有热瘀失于疏泄，冲、任、包宫失于充畅，以致经闭等症。阳明胃肠食、热壅郁，传导阻滞，以致腹胀便秘等。经闭、便秘，毒热失于下排，而反逆于头面，以致痤疮等症。拟用清肝养血，通经疏泄；泻胃通便，解毒消痤。

处方：牡丹皮 15 g，生栀子 15 g，柴胡 10 g，当归 15 g，赤芍 15 g，白芍 15 g，生地黄 15 g，益母草 30 g，川芎 15 g，紫荆皮 20 g，白鲜皮 15 g，紫草 15 g，千里光 15 g，芙蓉叶 10 g，蒲公英 15 g，生槟榔 15 g，莱菔子 15 g，火麻仁 15 g，石斛 15 g，黄精 10 g。8 剂，水煎服，日 1 剂。

二诊：2008 年 3 月 24 日。患者月经未行，两胁胀痛、乳胀不减。大便服 4 剂后即通畅，腹胀、嗳气已平。痤疮有减，唇周消退明显。舌红有减、苔厚始薄，其脉弦实势缓。初见成效，再予原方 8 剂，服法同前。

三诊：2008 年 4 月 4 日。患者又服 3 剂，月经已行，经水色、量均可，现两胁胀、乳胀得解，痤疮明显减退，唇周消退近平。脘腹已舒，饮食正常，二便通调。继服前方 8 剂，前 4 剂每日 1 剂，后 4 剂隔日 1 剂，欲使肝木、中土平复，五行生态恢复，经闭、便秘、痤疮愈久。

便秘，合并痤疮

曲某，男，22 岁，鄂尔多斯市人。

初诊：2008 年 6 月 21 日。患者大便秘结年余，3～4 日 1 行，排便费力，干燥如球，饮食尚可，小腹时胀。面部痤疮，唇周为甚，其色红赤，少有褐色，前胸亦有少许痤疮。舌红、苔白干，脉数。

辨治：阳明胃肠燥热壅郁，失于降泻传导，郁热熏蒸头面，乃致便秘、痤疮。拟用清热解毒兼以凉血，通泻阳明燥热。

处方：生地黄 15 g，牡丹皮 15 g，赤芍 15 g，紫荆皮 20 g，败酱草 15 g，紫草 15 g，千里光 15 g，野菊花 15 g，紫花地丁 15 g，生槟榔 15 g，青葙子 15 g，火麻仁 15 g，马齿苋 15 g，芦荟 10 g。8 剂，水煎服，日 1 剂。

二诊：2008 年 6 月 30 日。患者服上药 4 剂，大便已通，现大便 2 日 1 行，而不干燥，排便比较省力，小腹已舒。颜面痤疮已减，唇周痤疮减速欲平。前胸痤疮减退，所剩无几。舌红已减、苔白不干，其脉数势亦缓。治切病机，疗效显然，继服前方 8 剂，服法同前。

三诊：2008 年 7 月 10 日。患者额瘥前额已平，唇周痤疮红色皆退，仅有少许陈旧褐色者尚有痕迹，前胸的已消退。大便基本每日 1 行，排便正常，小便清利。舌质正常、苔薄白，其脉虽数，不实而亦柔和。为巩固计，继服前方 5 剂，隔日 1 剂，以求药长效远。

便秘，合并慢性胃炎

麻某，女，61 岁，包头市白云鄂博矿区人。

初诊：2009 年 4 月 8 日。患者脘腹胀满，饮食减少，体倦乏力，嗳气频频，大便数日 1 行，干燥，排便费力，常自汗出，小便自如，手指易冷。舌偏红、苔白厚，脉沉数。

辨治：脾虚失于运化，胃实食、热壅滞，失于消导，大肠亦燥，血气郁滞不达手指，诸症由生。拟用益气健脾，活血行瘀，泻胃清热，消食导滞，润燥通便。

处方：生晒参 20 g，瓜蒌 15 g，黄连 10 g，制半夏 10 g，当归 15 g，红花 10 g，苏木 10 g，生槟榔 15 g，莱菔子 15 g，黄精 15 g，石斛 20 g，火麻仁 15 g，胡麻仁 15 g，黑芝麻 10 g，百合 15 g，乌药 10 g。6 剂，水煎服，日 1 剂。

二诊：2009 年 4 月 16 日。患者脘腹胀满已消，饮食如常，体倦欲复若常，大便通畅，多为日 1 行，指冷亦除。舌质正常、苔白转薄，其脉沉数势缓。诸症基本平复，再予原方 5 剂，隔日 1 剂，以求疗效巩固。

便秘，合并慢性胃炎伴糜烂、胃窦黄褐瘤

王某，男，64 岁，包头市人。

初诊：2017 年 9 月 30 日。胃脘胀痛，嗳气纳减，口苦口干，腹胀便秘，2～3 日 1 行而干，排便费力。面色无华，疲倦乏力，小便偏黄而利。舌偏红、苔白厚，脉虚数。

辨治：脾气已虚，运化不及，胃肠食、热郁瘀，兼以阴虚，失于传导。拟用益气健脾，清胃养阴，消导积滞。

处方：生晒参 15 g，瓜蒌 15 g，黄连 10 g，清半夏 10 g，焦槟榔 15 g，焦三仙各 10 g，蒲公英 15 g，百合 15 g，乌药 10 g，柴胡 10 g，半枝莲 15 g，八月札 10 g，三七粉[冲]6 g，生白芍 15 g，炙甘草 10 g，黄精 15 g，石斛 15 g，火麻仁 15 g。8 剂，水煎服，日 1 剂。忌：酒、辣，油腻，慎甘甜（糖）。

二诊：2007 年 10 月 10 日。患者胃脘胀痛缓解，嗳气近平，饮食始增，口苦已去，口干好转，腹胀已消，体倦乏力好转。大便多 2 日 1 行，不干，小便通畅。舌红已减、苔白转薄，其脉虚数势缓。疗效显然，治切病机，再予原方 8 剂，服法同前。

三诊：2017 年 10 月 20 日。患者脘、腹已舒，饮食复常，面色改观，体倦乏力不觉，二便通调。舌质、苔、脉均无大异，诸症基本平复，唯虑胃窦黄褐瘤尚未除尽，继服前方 8 剂，隔日 1 剂，水煎服。

后无再来，两月后询问，胃镜复查。黄褐瘤消失。

习惯性便秘，合并颈椎病、心肌缺血

张某，男，72 岁，包头市人。

初诊：2019 年 6 月 27 日。患者大便秘结，3～4 日 1 行，排便费力。头昏时晕，每于体位变动时晕显，颈部疼痛，转动加重。胸闷憋气，心悸，偶有心前区痛，服速效救心得解。饮食略减，腹微胀，小便通利。舌暗红、苔白，脉弦数。

辨治：肝之风热菀郁头目，血气不利；颈部经络阻痹，筋肌拘紧；胃肠食、热壅滞，传导失司。拟用平肝息风，清利头目；活络通痹，解肌舒筋；养心益气，活血化瘀；清胃消导，润肠通便。

处方：天麻 15 g，地龙 15 g，川芎 15 g，赤芍 15 g，白芍 15 g，菊花 20 g，女贞子 15 g，生龙骨 20 g，生牡蛎 20 g，葛根 30 g，防己 15 g，延胡索 15 g，肿节风 15 g，党

参 15 g，麦冬 15 g，五味子 10 g，丹参 30 g，当归 15 g，三七片 10 g，生槟榔 15 g，莱菔子 10 g，石斛 15 g，火麻仁 15 g。8 剂，水煎服，日 1 剂。嘱：食慎酒、辛辣、肥甘、油腻，用颈椎枕头。忌剧烈运动。

二诊：2019 年 7 月 6 日。患者头目比较清利，头昏，时晕始平，颈部疼痛缓解，转动比较灵活。胸闷憋气已轻，心前区痛近日未作。腹胀已消，饮食复常，二便通畅。所治法相通，药协从，相得益彰。继服前方 8 剂，服法同前。

三诊：2019 年 7 月 16 日。患者诸症基本平复。为巩固计，继服前方 5 剂，隔日 1 剂，水煎服。

三十三

头痛及其合并病证案

头痛

郑某，男，48岁，天津市蓟县人。

初诊：1970年4月13日。患者头痛且晕四五日，头痛夜重，经常疼醒，白天每活动疼重。面色无华，全身倦怠。舌正红、苔薄白，脉沉弱。血压100/60mmHg。

辨治：气大虚，血亦弱，不能充养于脑，兼以瘀滞，脑络不利，以致头痛、头晕。拟用大补元气，兼以养血活络止痛。

处方：生黄芪40g，川芎15g，当归15g，地龙15g，赤芍15g，白芍15g，桃仁10g，红花10g。5剂，水煎服，日1剂。

二诊：1970年4月20日。患者服上3剂后，头痛、头晕缓解，体倦乏力亦轻，现诸症基本平复。其脉沉弱势起。继服前方5剂，隔日1剂，水煎服。

三叉神经痛

樊某，男，42岁，天津市武清区人。

初诊：1971年4月21日。患者头右侧三叉神经痛年余，经服多种止痛药未解，现仍阵发右侧头痛，牵及眼、齿，一日数发，发时疼痛难忍。饮食可，二便较为正常。舌边尖红、苔白，脉弦数。

辨治：痛之所在，厥阴为主，牵及阳明、太阳；邪之性风、热为主，牵及经络不通。拟用祛风清肝，息风活络，兼泻阳明，散太阳风邪。

处方：川芎15g，菊花20g，草决明15g，生白芍15g，当归15g，生石膏30g，代赭石15g，怀牛膝10g，蜈蚣^冲2条，生地黄15g。5剂，水煎服，日1剂。

二诊：1972年6月16日。患者上次服药两剂其痛即止，已好年余，近日复发再求治。查前方再予8剂，前4剂每日1剂，后4剂隔日1剂，水煎服。

三叉神经痛

辛某，男，42岁，河北玉田县人。

初诊：1972年9月21日。患者右侧三叉神经痛近年未解，眼、面、牙阵发性剧烈疼痛，时痛时止，局部灼热，放电感，洗脸、刷牙时有发生。头易热，心易急，常自不欢而怒，口苦。饮食可，二便调。舌偏红、苔白，脉弦数。

辨治：此病重在厥阴肝经，风热上乘头面于目，波及太阳、阳明。拟用清肝息风，解痉止痛，通泻阳明、太阳。

处方：菊花15g，川芎25g，生白芍20g，生甘草10g，白芷10g，细辛5g，生石膏30g，僵蚕10g，全蝎研、冲5g，蜈蚣研、冲2条。5剂，水煎服，日1剂。

二诊：1972年9月27日。患者服上4剂三叉神经痛即止，余症得控、欲平。舌红已减、苔薄白，其脉弦数势缓。再予原方5剂，服法同前。以求药长效远。

头痛，合并鼻渊

梁某，女，45岁，天津市宁河区人。

初诊：1973年5月10日。患者前头痛半年，眉棱骨亦痛，上午重，鼻流黄浊涕，右鼻重。口苦咽干，饮食可，大便略干，小便黄。舌红、苔白，脉数实。

辨治：肺、肝、胆蕴热，壅滞于上，头、鼻窍阻塞不通。拟用清肺解毒，通窍泻胆平肝。

处方：黄芩20g，土茯苓30g，败酱草20g，漏芦10g，胆南星10g，野菊花15g，川芎15g，白芷10g，辛夷10g，全蝎研、冲5g。6剂，水煎服，日1剂。

二诊：1973年5月18日。患者头痛已轻，流涕转白，右鼻已通气，口苦咽干已解，二便通畅。舌红已减、苔白，其脉数实势缓。治切病机，疗效已见，再予原方6剂，服法同前。

随后头痛，鼻流浊涕等已愈。

头痛，合并失眠、高血压

丁某，女，42岁，天津市宝坻区人。

初诊：1974年4月8日。血压偏高（140/100mmHg），头痛，前头痛较重，鼻流浊涕，时有头晕头昏，心烦失眠，口苦咽干，头热恶风。饮食尚可，大便微干，小便略黄。舌偏红、苔白，脉弦数。

辨治：肝之风热菀郁头目，血气不利；肺有郁火蕴郁，上蒸壅鼻、头；心虚阳不平秘，精神不治。肝木、心火、肺金五行生克制衡生态失常，诸症由生。拟用平肝息风，清利头目；清肺解毒，通窍止痛，养心清热，秘阳宁神。

处方：天麻15 g，地龙15 g，川芎15 g，赤芍15 g，白芍15 g，钩藤40 g，石决明20 g，白蒺藜20 g，鱼腥草15 g，野菊花15 g，黄芩15 g，草河车15 g，苍耳子10 g，芥穗10 g，细辛4 g，全蝎^{研、冲}4 g，炒酸枣仁20 g，生龙骨30 g，生牡蛎30 g，生铁落15 g。8剂，水煎服，日1剂。

二诊：1974年4月18日。患者头痛缓解，头昏头晕已消。鼻流清涕少许，已通气。心烦已去，睡眠安稳，口苦咽干消失，头热恶风顿除。舌红已去、苔薄白，其脉弦数势缓。病症基本平复，再予4剂，水煎服，日1剂。

头痛

王某，男，10岁，天津市蓟县人。

初诊：2004年9月7日。患者阵发性头痛剧烈，大约15分钟，发作时精神不振，痛苦面容，略有项强，作后倦怠，精神萎靡，全身乏力，1小时后得复。每次若此，发作无时，近期隔日1次。饮食偏少，大便不爽，小便利。舌淡红、苔白，脉弦细。

辨治：此属肝风，风乃升降失常，阳气变动之病，此病发作急暴，必因风阳上冲于头而作乱。脾胃乃升降之枢，定海神针，肝风作乱，必因脾虚，中州不能镇定。拟用补健脾胃中土，平肝息风潜阳。

处方：生晒参10 g，茯神10 g，陈皮10 g，炙甘草10 g，天麻10 g，地龙10 g，川芎10 g，赤芍10 g，白芍10 g，代赭石10 g，生龙骨15 g，生牡蛎15 g，僵蚕10 g，胆南星6 g，全蝎^{研、冲}4 g，葛根15 g。6剂，水煎服，日1剂。

二诊：2004年9月15日。患者头痛未作，神情有悦，饮食增加，二便调匀。再予原方6剂，服法同前，以观后效。

三诊：头痛未作，余无异常。舌质正常，其脉弦细势缓。为巩固计，再予原方6剂，服法同前。

此后3月余没见再来，追询头痛未发，身体、精神皆好。

三叉神经痛

钱某，男，64岁，包头市人。

初诊：2013年8月21日。患者右面三叉神经疼年余，不时发作，右侧颜面疼痛剧烈，牵及眼、齿，常刷牙、洗脸亦发。常觉头昏而不利，睡眠尚可。饮食正常，二便亦无大异。舌暗红、苔白，脉弦数。

辨治：重在厥阴，风热夹瘀，经络阵挛，牵及阳明、太阳，经络阻滞。拟用息风清热，解痉通络。

处方：天麻 15 g，地龙 15 g，川芎 30 g，丹参 30 g，桃仁 10 g，红花 10 g，甘菊花 30 g，夏枯草 15 g，白僵蚕 12 g，蜈蚣^{研,冲}2 条，全蝎^{研,冲}5 g。6 剂，水煎服，日 1 剂。慎食辛辣、肥甘、油腻。

二诊：2013 年 8 月 28 日。患者服上药 3 剂后头痛未作，现头目清利，余无大异。初见成效，继服前方 6 剂，服法同前。

三诊：2013 年 9 月 5 日。患者头痛未作，头目清利，余无异见。舌质正常、苔薄白，其脉弦数势缓。继服前方 4 剂，隔日 1 剂，欲求彻底去其风瘀。

此后未见再来，半年后追访病未再发。

头痛

郝某，女，12 岁，包头市人。

初诊：2014 年 3 月 21 日。患者阵发性头痛，每次持续 10 余分钟，神志清醒，发作无定时，或一天一发，或三天一发，近周每日一发，发时自觉头热，年余不解。望面色红，近周睡眠亦差，性易急，饮食尚调。舌偏红、苔薄白，脉弦数。

辨治：证属肝风内动，动时气热上壅，血气不利，心虚而阳不平秘，精神不治。拟用清肝息风，养心镇降潜阳。

处方：天麻 10 g，地龙 15 g，川芎 10 g，生白芍 12 g，女贞子 10 g，炒酸枣仁 10 g，生龙骨 20 g，生牡蛎 20 g，代赭石 10 g，僵蚕 10 g，胆南星 8 g，全蝎^{研,冲}3 g，凌霄花 10 g，乌梢蛇 5 g。8 剂，水煎服，日 1 剂。

二诊：2014 年 3 月 30 日。患者服上药 4 剂后头痛已止，现自觉头目清利，睡眠已好，性急亦有好转。舌质正常、苔薄白，其脉弦数势缓。病症欲平，继服前方 8 剂，隔日 1 次，欲效牢固。

1 年后随其母来看病询之，未再发。

头痛

何某，男，44 岁，天津市宝坻区人。

初诊：1975 男 5 月 18 日。患者头痛 2 年余，且昏沉而胀，如裹，恶风畏冷，时轻时重，反复发作。胸闷纳呆，不思饮食，食亦勉强，大便不爽，小便通利。舌质淡红、苔白腻，脉浮紧。

辨治：头为风湿侵犯，寒湿阻碍胸脘，气不畅通。拟用祛风胜湿，兼理肺胃气机。

处方：荆芥 10 g，防风 10 g，羌活 10 g，独活 10 g，川芎 15 g，蔓荆子 10 g，藁本 6 g，细辛 4 g，豆蔻 10 g，杏仁 10 g，茯苓 10 g，姜半夏 10 g，枳实 10 g，僵蚕 10 g，苍术 10 g。6 剂，日 1 剂，水煎服。

服上 3 剂，诸症悉平，未再予药。

三十四

疣及其合并病证案

尖锐湿疣，合并龟头炎

李某，男，46岁，天津市宁河区人。

初诊：1972年12月31日。患者龟头红肿，阴囊和肛周初起淡红色丘疹，此后逐渐增大、增多，呈群集分布，湿润柔软，表面凹凸不平，呈乳突状。面色无华，自觉乏力，饮食偏少，口苦咽干，大便不爽，小黄黄赤。舌偏红、苔黄，脉数。

辨治：湿热毒邪蕴郁下焦，伤于肝肾二窍；兼有脾虚，失于运化。肝木、肾水、中土自稳功能受损，诸症由生。拟用清泻肝肾下焦湿热毒邪，兼以健脾运化，扶正祛邪。

处方：土茯苓30g，黄柏15g，漏芦10g，苦楝皮15g，桑白皮15g，苦参10g，金银花15g，茯苓皮15g，桑白皮15g，冬瓜皮15g，生薏苡仁20g，乌梢蛇10g，木贼10g，赤芍15g，当归15g，生晒参15g，苍术15g，白术15g，生槟榔15g，豆蔻10g，生乌梅10g。8剂，每剂前两遍水煎服，煎第3遍洗局部。慎酒辣、肥、油腻、海鲜，忌房事。

二诊：1973年1月10日。患者龟头红肿消退，阴囊、肛周尖锐湿疣红色已浅，口苦咽干已失。饮食增加，体倦乏力好软，大便通畅，小便黄赤大减，初见成效，继服前方8剂，服法同前，不再煎洗。

三诊：1973年1月20日。患者阴茎、龟头复常，阴囊、肛周尖锐湿疣又服第5剂后开始脱落，一脱俱脱，两日脱净，现已全好，亦无异常感觉。为巩固计，继服前方5剂，隔日1剂，水煎服。

尖锐湿疣，合并带下病

张某，女，40岁，天津市宁河区人。

初诊：1972年12月31日。患者妇科医生诊断为大、小阴唇尖锐湿疣，群集分布，凹凸不平，呈乳突状，淡红色。白带亦多，不时兼黄，味大。小腹亦胀，大便干，小便黄。舌红、苔薄黄,脉数实。

辨治:下焦湿热毒邪,伤肝及于冲、带,复加阳明胃肠湿热,传导不利,诸症由生。拟用清热解毒,凉血利湿,通利二便。

处方:生地黄 15 g,牡丹皮 15 g,紫荆皮 20 g,龙胆 10 g,白鲜皮 15 g,土茯苓 30 g,黄柏 15 g,苦楝皮 15 g,苦参 10 g,生薏苡仁 20 g,当归 15 g,赤小豆 15 g,车前子 15 g,猪苓 15 g,泽泻 10 g,生槟榔 10 g,漏芦 10 g,木贼 10 g。8 剂,水煎服,日 1 剂。

二诊:1973 年 1 月 10 日。患者自云尖锐湿疣颜色转淡,阴道感觉无异样,带下大减,色白无黄,小腹胀消。大便通畅,小便黄减。初见成效,再予原方 8 剂,服法同前。

三诊:1973 年 1 月 20 日。患者尖锐湿疣尚未脱落,白带极少无味,小腹已舒,二便通调。舌红转为正常、苔薄白,其脉数实势缓。继服前方 8 剂,服法同前。

此后月余未来,追询病症已愈。

尖锐湿疣,合并慢性前列腺炎

孙某,男,50 岁,唐山市人。

初诊:1974 年 3 月 21 日。患者肛周尖锐湿疣半年,周围密集,如乳突状,凹凸不平,色淡红。伴有尿频,尿急,常有余沥,排尿不尽,分叉,尿黄,多泡沫。性欲低下,腰酸痛,早泄,小腹亦胀。饮食可,大便不爽。舌质偏红、苔白,脉虚数。

辨治:肝肾湿热,流注下焦,泛滥前阴、后窍,肝失疏泄,兼有肾虚,失主于水及精道、尿路。拟用清利下焦湿热,调肝疏泄,治肾填虚,通利精道、水路。

处方:龙胆 15 g,生栀子 15 g,黄芩 10 g,柴胡 10 g,生地黄 15 g,赤芍 15 g,土茯苓 30 g,当归 15 g,车前子 15 g,牵牛子 10 g,肉苁蓉 15 g,怀牛膝 15 g,山茱萸 15 g,核桃仁 15 g,紫荆皮 20 g,苦参 10 g,苦楝皮 10 g,青黛 6 g,生薏苡仁 15 g。8 剂,水煎服,日 1 剂。

二诊:1974 年 3 月 30 日。患者肛周尖锐湿疣淡红色变浅,肛周不舒亦有好转。小便频急缓解,排尿比较顺畅,色浅,亦无泡沫。其腰酸痛轻微,大便已经通畅。初见成效,继服前方 8 剂,服法同前。

三诊:1974 年 4 月 10 日。患者肛周尖锐湿疣近两日开始脱落,小便排尿顺畅,腰部已舒,小腹无不适,大便通调。舌质正常、苔薄白,其脉虚数势缓。病症痊愈指日可待,继服前方 5 剂,隔日 1 剂,水煎服。

尖锐湿疣，合并尿道炎

冯某，女，46岁，唐山市人。

初诊：1974年3月30日。患者妇科医生诊断为大阴唇见有尖锐湿疣密集，呈乳突状，色红，近周小便频、急、热痛，淋涩不利，牵引小腹疼痛。口苦，纳可，大便干。舌红、苔薄白，脉滑数。

辨治：下焦湿热邪犯，重在厥阴、太阳，波及冲、任、膀胱。拟用清热解毒疏肝，利湿通淋。

处方：生地黄15g，牡丹皮15g，赤芍15g，紫荆皮15g，白花蛇舌草15g，生薏苡仁15g，大青叶15g，板蓝根20g，猪苓15g，泽泻10g，木通10g，车前子10g，龙胆10g，乌药6g。8剂，水煎服，日1剂。

二诊：1974年4月10日。患者自云尖锐湿疣尚未脱落，其色已浅，阴道已无明显不舒感。小便比较正常，频、急、热痛消失，小腹疼痛亦解。口苦不觉，大便通畅。已见成效，继服前方8剂，服法同前。

三诊：1976年5月2日。患者自述上次治疗后尖锐湿疣脱落干净，小便也很正常，两年来身体很好。近周白带很多，不时还有黄带，经前为重。饮食尚可，大便正常，小腹略胀。舌红、苔白，脉弦数。此亦下焦湿热为患，拟用清热燥湿除带法。

处方：土茯苓20g，败酱草15g，椿皮15g，墓头回15g，生薏苡仁15g，当归15g，赤小豆10g，枳实10g，苍术10g，白术10g，石菖蒲10g，全蝎[研,冲]4g。6剂，水煎服，日1剂。

传染性软疣

习某，男，8岁，天津市蓟县人。

初诊：1971年4月21日。患者面及手背（双侧）见有传染性软疣，呈粟粒状丘疹，大者如豌豆，珍珠色，表面伴有蜡样光泽，中间挤压出现白色黏稠的干酪物。食偏少，不欲食腹胀，大便不爽，小便黄。舌红、苔白厚，脉数。

辨治：此脾胃湿热，泛于肌肤，上泛于面，旁泛于手背，且阻滞气机，失于运化、降导，以致病、症由生。小儿正气不足，病由传染性软疣病毒引起，宜用扶正祛邪法，一方面补气健脾运化，一方面解毒祛湿。

处方：生晒参10g，白术8g，白扁豆10g，炒谷芽5g，生薏苡仁20g，大青叶10g，板蓝根15g，紫荆皮10g，银柴胡5g。6剂，每日1剂，水煎服。

二诊：1971年4月28日。患者软疣中面部呈粟粒状者已减半，手背呈豌豆大者也在缩小。食已增加，腹胀缓解，食水如常，大便通调，小便清利。舌红已减、苔厚减薄，其脉数势已减。治切病机，始见成效，再予原方 6 剂，以观后效。

二诊：1971 年 5 月 6 日。患者面部软疣消退欲平，手背减缩过平，脘腹已舒，饮食复常，二便通调，痊愈指日可待。继服前方 6 剂，前 3 剂每日 1 剂，后 3 剂隔日 1 剂，医无过度，又无不及。

传染性软疣，合并痞满

司某，女，10 岁，唐山市人。

初诊：1973 年 8 月 17 日。患者双上肢内侧可见传染性软疣，以双肘窝部为多，呈黄豆、豌豆大，灰白色，中间伴有脐凹状，挤压出乳白色黏稠的干酪杆物。胃脘痞满，饮食减少，体倦乏力，嗳气，大便不爽，小便略黄。舌红、苔白腻，脉沉濡。

辨治：传染性软疣，亦称水瘊子，是由传染性软疣病毒导致皮增生性传染性皮肤病。此患证属脾虚失于健运，胃实湿热食郁，传导失司。湿热邪气犯溢于肌肤，映于上肢内侧，病、症由生。拟用健脾运化，辛开苦降，清利湿热，解毒除疣。

处方：生晒参 10 g，瓜蒌 8 g，黄连 6 g，姜半夏 5 g，焦槟榔 5 g，焦三仙各 3 g，生薏苡仁 15 g，大青叶 10 g，板蓝根 10 g，柴胡皮 10 g，八月札 3 g，猫爪草 5 g，半枝莲 8 g，僵蚕 5 g。8 剂，水煎服，日 1 剂。

二诊：1973 年 8 月 27 日。患者两上肢内侧传染性软疣减小过半，个别始消。胃脘痞满近平，饮食增加，嗳气已去，体倦乏力大好，二便通调。舌红已减、苔白薄，脉沉濡势起缓。初见成效，继服前方 8 剂，以观后效。

三诊：1973 年 9 月 6 日。患者软疣基本消落，脘腹亦舒，饮食复常，二便通调。为巩固计，再予原方 3 剂，隔日 1 剂，水煎服。

扁平疣，合并月经后期

苗某，女，18 岁，包头市人。

初诊：2008 年 9 月 7 日。患者面部较多扁平疣，呈大小不等、皮色的扁平疹，表面光滑，边界清楚。月经常后期而量少，此次两月未行，行经前胁胀，乳房胀，行经时小腹胀痛，经色暗，有瘀块。饮食尚可，大便微干，小便略黄。舌偏红、苔白，脉弦数。

辨治：扁平疣是由人乳头病毒感染引起的一种传染性皮肤病。在此属于湿热毒邪，泛滥肌肤，映于头面所致。兼有血虚肝郁，冲、任、包宫失于充运，以致月经后期，量少有瘀。拟用清热解毒，去湿除疣；养血疏肝，充畅奇经。

处方：土茯苓 30 g，生薏苡仁 20 g，大青叶 15 g，板蓝根 20 g，紫荆皮 15 g，蝉蜕 10 g，千里光 15 g，柴胡 10 g，当归 15 g，赤芍 15 g，白芍 15 g，生地黄 15 g，益母草 30 g，桃仁 10 g，红花 10 g，莪术 15 g，怀牛膝 15 g。8 剂，水煎服，日 1 剂。

二诊：2008 年 9 月 16 日。患者面部扁平疣消退近平，仅有少许似有似无。月经已行，量少，色正红，两胁、乳房胀消。饮食复常，二便通调。舌质正常、苔薄白，其脉弦数势缓。病、症平复有期，再予原方 8 剂，前 4 剂每日 1 剂，后 4 剂隔日 1 剂，水煎服。

此后 3 个月未来，追访扁平疣未复发，月经已调，月经色、量正常。

扁平疣，合并风湿病

尚某，女，28 岁，包头市人。

初诊：2009 年 10 月 21 日。患者面部扁平疣较多，额、颊多布，为浅红色扁平丘疹，表面光滑，边界清楚。近月来四肢关节肿痛，自觉关节发热喜凉，活动后疼痛加重，时有汗出。口干渴，食尚好，大便干，小便黄。舌红、苔白厚，脉数。

辨治：内有风湿热毒邪，上泛头面，旁泛四肢，留注肌肤、关节，病症由生。拟用清热解毒，通利肌肤关节。

处方：土茯苓 20 g，大青叶 15 g，板蓝根 15 g，生薏苡仁 30 g，紫荆皮 15 g，千里光 10 g，生地黄 15 g，牡丹皮 15 g，赤芍 15 g，苍术 10 g，黄柏 15 g，怀牛膝 15 g，桑枝 15 g，防己 15 g，忍冬藤 30 g，延胡索 15 g，蜣螂 10 g，黑蚂蚁 10 g，全蝎粉^冲5 g。8 剂，水煎服，日 1 剂。

二诊：2009 年 10 月 30 日。患者面部扁平疣基本消退，四肢关节肿消近平，疼痛已轻，汗出已少。口干渴、饮食复常，二便通调。初已见效，继服前方 8 剂，水煎服，日 1 剂。

三诊：2009 年 11 月 9 日。患者面部扁平疣消尽复平，四肢关节肿痛消失，关节活动自如。饮食复常，二便通调。舌质正常，舌苔薄白，其脉数势缓。病症平复，之所以取全效者，则在于法相通，药协从，相得益彰。为巩固风湿之效，继服前方 8 剂，隔日 1 剂，水煎服。

扁平疣，合并青春痘

赵某，男，14 岁，包头市人。

初诊：2016 年 10 月 7 日。患者面部可见扁平疣间杂青春痘，既见较多皮色扁平、大小不等丘疹，其表面光滑，边界清楚，也间杂少数皮肤凹凸不平米粒大小、深红色的丘疹，不时发痒，发痛。伴有咽痛，口干饮凉，身喜凉畏热。饮食尚可，大便微干，小便黄。舌红、苔白干，脉数。

辨治：肺胃郁热，蒸熏头面于咽，传导排泄不畅，自然排毒亦差。拟用清热解毒，凉血利咽。

处方：生地黄 15 g，牡丹皮 15 g，赤芍 15 g，赤芍 15 g，紫荆皮 15 g，白花蛇舌草 15 g，生薏苡仁 15 g，大青叶 12 g，板蓝根 15 g，千里光 10 g，芙蓉叶 10 g，浙贝母 15 g，僵蚕 10 g，牛蒡子 10 g，锦灯笼 10 g，金银花 15 g，蝉蜕 10 g，木贼 10 g，升麻 10 g，银柴胡 10 g。每日 1 剂，水煎服。

服上 6 剂，痘去疣除，观察半年未复发。

静脉炎及其合并病证案

三十五

静脉炎

曹某，男，76 岁，包头市人。

初诊：2016 年 8 月 5 日。患者左小腿紫肿、疼痛 4 月余，近期有一鹅蛋大肿块，痛有热感，浮肿朝轻夕重，其痛行走加重。饮食尚好，小便亦可。舌暗红、苔白厚，脉沉数。

辨治：血病及水，水病及血，内有湿热下注，泛滥尿道，血流不畅，水经不行，以致此病症生焉。拟用清热祛湿，活血利水。

处方：金银花 15 g，败酱草 15 g，蒲公英 15 g，紫花地丁 15 g，苍术 15 g，黄柏 15 g，川牛膝 15 g，虎杖 15 g，益母草 20 g，陈皮 20 g，茯苓皮 30 g，当归 15 g，丹参 15 g，防己 15 g，毛冬青 15 g，猪苓 10 g，泽泻 10 g，乌梢蛇 10 g，忍冬藤 15 g，没药 8 g。10 剂，日 1 剂，水煎服。

二诊：2016 年 8 月 16 日。患者左小腿紫色变减，肿消过半，疼痛轻微，肿块变小、变软，热感消失，小腿浮肿明显消退，行走疼痛亦轻。饮食仍好，大便通畅，小便量加。舌质暗红有减、苔厚始薄，其脉沉数有所起缓。效不更方，再予原方 10 剂，服法同前。

三诊：2016 年 8 月 27 日。左小腿色变近常，肿、痛皆消，肿块消失，浮肿尽消，病症始平复。为巩固计，再予原方 5 剂，隔日 1 剂，水煎服。

双小腿静脉炎

陆某，女，39 岁，乌海市人。

初诊：2015 年 3 月 23 日。患者双小腿肿胀、疼痛，行走时加重，右腿可触及索条状结节，左腿可触及串珠样结节，且有热感。口苦，身热易汗，性急易怒，两胁胀。饮食可，大便干，小便黄。舌红、苔少，脉弦数。

辨治：肝肾阴虚，夹有湿热，肝虚失于疏泄，血瘀排泄不及；肾阴虚亦气化不及，火生而湿蓄，湿热瘀滞于双小腿，诸症由生。拟用养肝益阴血，清热化瘀利水。

处方：生地黄 15 g，牡丹皮 15 g，赤芍 15 g，水蛭^{研、冲}5 g，苍术 10 g，黄柏 15 g，怀牛膝 15 g，虎杖 15 g，龙胆 15 g，防己 15 g，猪苓 15 g，茯苓皮 20 g，紫荆皮 15 g，泽泻 15 g，当归 15 g，丹参 15 g，制没药 10 g。8 剂，水煎服。

二诊：2015 年 4 月 2 日。患者双小腿肿胀减半，疼痛缓解，两小腿结节明显缩小，热感已去，身热易汗已解，胁胀已去，二便通畅。舌红有减、苔薄白，其脉弦数势缓。初见成效，继服前方 8 剂，服法同前。

三诊：2015 年 4 月 12 日。患者双小腿肿胀欲平，右小腿索条状结节欲平，左小腿窜珠抖结节消失，余症基本平复。继服前方 8 剂，前 4 剂，每日 1 剂，后 4 剂隔日 1 剂，水煎服。

下肢静脉炎，合并轻度静脉曲张

胡某，男，47 岁，天津市宁河区人。

初诊：2001 年 9 月 14 日。患者右小腿肿胀疼痛，活动加重，其色暗红，可触之有索条状结节，伴轻度静脉曲张，此小腿亦有热感。饮食可，二便调。舌偏红有瘀色、苔白，脉弦数。

辨治：证属热郁血瘀，脉道阻滞。拟用清热化瘀，通畅下肢脉道。

处方：苍术 15 g，黄柏 15 g，川牛膝 30 g，忍冬藤 30 g，络石藤 30 g，鸡血藤 20 g，生地黄 15 g，牡丹皮 15 g，石见穿 15 g，虎杖 20 g，蒲公英 30 g，蛇莓 15 g，益母草 15 g，全蝎粉^冲5 g。8 剂，日 1 剂，水煎服。慎烟酒肥甘。

二诊：2001 年 9 月 24 日。患者左小腿肿胀大减。疼痛亦轻。其色变浅，触之索条状结节缩小如枣核，静脉曲张色亦转浅，小腿热感已消。治已见效。继服前方 8 剂，服法同前。

三诊：2001 年 10 月 3 日。患者左小腿肿胀消失，疼痛不显，触之素条状结节似无，曲张血管隐约不见，色浅如肤。舌质正常、苔薄白，其脉弦数势缓。为巩固计，继服前方 8 剂，隔日 1 剂，期其药长效远。

左小腿静脉炎

赵某，女，67 岁，包头市人。

初诊：2018 年 11 月 11 日。患者左小腿红肿疼痛半年余，行走疼痛，自觉此小腿热感。常有心烦失眠，入睡亦多梦。饮食尚可，大便通，小便黄。舌红、苔白厚，脉数。

辨治：年事已高，五体脉管功能已减，自稳调节功能亦弱，下焦湿热，下注脉道，湿热郁瘀，隧道不畅，复加心虚，阳不与之平秘，精神不治。拟用清利下焦湿热，化瘀通脉，养心镇静，秘阳宁神。

处方：苍术15 g，黄柏15 g，怀牛膝30 g，忍冬藤20 g，金银花15 g，败酱草15 g，虎杖15 g，紫荆皮15 g，丹参15 g，当归15 g，毛冬青15 g，益母草15 g，防己15 g，海桐皮15 g，制没药10 g，柏子仁20 g，生龙骨30 g，生牡蛎30 g，首乌藤15 g。8 剂，每日 1 剂，水煎服。

二诊：2018 年 11 月 20 日。患者左小腿红肿消减过半，疼痛轻微，行走疼痛大减，小腿热感已去。心烦已解，睡眠安稳，梦已少。大便仍通调，小便黄减。舌红色减、苔薄白，脉数势缓。治切病机，疗效显然，病愈指日可待。再予 8 剂，服法同前。

服上药后，红肿、疼痛全消，行走自如，睡眠安好。

右腿急性深静脉炎

毛某，男，66 岁，黑龙江克山县人。

初诊：2003 年 9 月 13 日。患者左大腿突然肿胀，亦有疼痛，呈暗红色，波及小腿亦肿，胫周径较健侧粗约1cm，行走时肿痛加重，静卧后减轻，患腿亦有热感。饮食略减，大便微干，小便黄。舌红有瘀色、苔白厚，脉弦数。

辨治：内有湿热，流注下焦，泛滥血脉，壅塞左大腿深静脉，失于流畅而阻痹，复加脾胃亦有湿热，失于传导，病症由生。拟用清热除湿，化瘀通脉，理气消导。

处方：金银花20 g，紫花地丁20 g，紫草15 g，乌梢蛇15 g，益母草50 g，赤芍15 g，土茯苓30 g，虎杖15 g。8 剂，日 1 剂，水煎服。配服下药：干漆3 g，牡丹皮3 g，归尾3 g，酒柏3 g，苍术6 g，酒川牛膝3 g，玳瑁3 g，广角3 g，苏木5 g，酒延胡索3 g，水蛭3 g。上为散，1 日服完，连服 8 日。

二诊：2003 年 9 月 23 日。患者左大腿肿胀已消，疼痛得解，暗红色变浅，左小腿肿消，行走痛不显，左腿热感已消。饮食尚好，二便通调。舌红已减，瘀色不显、苔转薄白，其脉弦数势缓。病症欲平，再予原方 8 剂，加药面，服法同前。

此后诸症平复，未再予药，追访半年未复发。

神经性皮炎及其合并病证案

神经性皮炎

王某，男，3岁，赤峰市宁城县人。

初诊：2007年4月7日。患者在双侧肘窝、腘窝之四弯处患神经性皮炎，呈多角形平顶丘疹，皮肤增厚，皮沟加深形似苔藓，甚是瘙痒，脱屑，月余不解。饮食可，大便微干，多2日1行，小便黄。舌红、苔白厚，脉浮数。

辨治：内有湿热，泛发四弯处肌肤、血络。拟用清热解毒，燥湿凉血，护肤止痒。

处方：蛇床子10g，地肤子10g，炉甘石15g，浮小麦30g，百部15g，紫荆皮15g，黄柏10g，苦参10g，黄连10g，芦荟10g。5剂，水煎洗，日1剂，洗3次。

二诊：2007年4月14日。患者肘窝、腘窝处病症基本平复，局部皮肤淡红亦浅。继服前方2剂，隔日1剂，洗2次。

后因他病再来，追询此病痊愈。

神经性皮炎

苏某，男，60岁，赤峰市宁城县人。

初诊：2007年5月2日。患者在颈部两侧、两小腿前侧患神经性皮炎，对称，呈多角形的平顶丘疹，皮肤增厚，皮脊突起，皮沟加深，形似苔藓，呈淡褐色，小腿皮炎亦有皲裂、脱屑，都有剧烈瘙痒。饮食可，大便多为2日一行，不干，小便黄。舌略红、苔白厚，脉弦数。

辨治：湿热蕴郁颈侧、小腿，经络不畅，肌肤受损。拟用清热燥湿，苦寒凉血，走血。

处方：地肤子15g，蛇床子30g，炉甘石20g，浮小麦30g，黄连15g，芦荟10g。8剂，水煎洗，日1剂，洗3次。

使用上法8剂，病症平复。随后观察半年未复发。

两手掌神经性皮炎

李某，女，60 岁，包头市人。

初诊：2008 年 9 月 26 日。患者两手掌心部神经性皮炎，而见淡褐色平顶丘疹，皮肤增厚，皮脊突起，皮沟加深，形如癣苔，剧烈瘙痒。饮食可，大便微干，小便黄。舌红、苔黄厚，脉数。

辨治：湿热风毒，攻犯上肢手掌。拟用清热解毒，燥湿祛风止痒。

处方：明矾 10 g，炉甘石 30 g，黄柏 20 g，生大黄 15 g，蛇床子 15 g，浮小麦 30 g，黄芩 15 g，苦参 15 g，芦荟 15 g，当归 15 g，白及 15 g。每日 1 剂，水煎洗，早、晚各 1 次。

使用上药 6 剂而愈。

三十七

掌蹠脓疱病、鹅掌风及其合并病证案

两掌脓疱病

李某，男，46 岁，天津市宝坻区人。

初诊：1970 年 4 月 7 日。患者患两掌对称性脓疱病 3 年，初起为小水疱而痒，继成脓疱，一周许，疱液吸收，干燥脱皮。间隔数日，患者又成批出现上述皮疹，现搔破渗液，脓疱湿烂较重，又痒又肿痛，多医治疗无效，余用经验方以求一得。

辨治：湿热风毒，攻犯双掌。拟用解毒祛风湿。

处方：明矾 30 g，大枫子 30 g，皂角刺 30 g，地骨皮 20 g，芦荟 5 g，陈醋斤半。

用陈醋浸泡诸药，密封保存，夏季 3 日、冬季 5～6 日。患者用其浸泡双手，每日半小时，浸泡完毕后密封保存浸泡液，1 周为 1 个疗程。进行 1～2 个疗程即可痊愈。

此患者 1 个疗程愈，7 年后追访无复发。

脚蹠脓疱病

李某，男，40 岁，包头市人。

初诊：2001 年 10 月 6 日。患者双脚蹠久患脓疱病，反复不断，疼痛且痒，不能履地，行走不便，部分干涸脱皮。舌红、苔白，脉弦数。

辨治：湿热风毒下注犯损双蹠皮肤。拟用燥湿祛毒，祛风止痒。

处方：用上药醋方法浸泡。或每日浸泡双脚掌两次，每次 15 分钟。

此患者浸泡 10 天而愈，观察十余年未发。

同患掌、蹠脓疱病

孙某，男，52 岁，赤峰市宁城县人。

初诊：2006 年 3 月 18 日。患者双手掌、脚蹠患脓疱 3 年，久治不愈，现双掌干涸，皮肤粗糙且厚，部分脱皮干红。双蹠皮肤干涸，粗糙，肿痛，且痒，且未脱皮。饮食可，大便迟，3～4 日 1 行，不干，小便黄。舌偏红、苔白厚，脉数。

辨治：湿热风毒，攻犯掌蹠，损害皮肤。拟用驱毒燥湿，祛风止痒。

处方：使用药醋方 2 剂，分泡掌、蹠，法同。

各用两剂，浸泡 12 日而愈，多年未复发。

双掌脓疱病

宋某，女，51 岁，天津市宝坻区人。

初诊：2007 年 3 月 6 日。患者始病两掌起小水疱而痒，继成脓疱，干燥脱皮，相隔数日，年余未愈。患者皮疹成批布满两掌，现正脱皮，鲜红嫩肉，有的干裂隙缝，口苦，大便不爽，小便黄。舌红、苔白厚，脉数。

辨治：湿热风毒攻犯双掌，损害皮肤。拟用驱毒燥湿，祛风止痒。

处方：药醋方加白及 10 g。用法同前。

使用此法治疗约 10 日而愈，观察 3 年未复发。

痤疮及其合并病证案

痤疮，身胸腹及下肢散发红斑

刘某，女，22 岁，赤峰市宁城县人。

初诊：2002 年 3 月 25 日。患者头面痤疮年余，近日严重，额及唇周密布。身胸、腹及下肢多发红斑，且痒。饮食尚可，大便微干，小便黄。舌红、苔白厚，脉数实。

辨治：内有湿热风毒，侵犯肌肤、血络，损害面部、胸、腹及下肢，胃肠排毒不利，诸症由生。拟用清热解毒，凉血祛风，通导胃肠。

处方：紫草 15 g，紫荆皮 15 g，白鲜皮 15 g，牡丹皮 15 g，赤芍 15 g，生地黄 15 g，大青叶 12 g，白蒺藜 15 g，生薏苡仁 15 g，生首乌 10 g，蝉蜕 10 g，月季花 10 g，地肤子 15 g，乌梢蛇 10 g。每日 1 剂，水煎服。

外用方：芦荟 12 g，黄柏 15 g，地肤子 15 g，蛇床子 15 g，苦参 15 g，紫荆皮 15 g。每日 1 剂，水煎洗面部，早、晚各 1 次。

使用上述治法 10 余日。患者诸症悉平，观察 2 年未复发。

痤疮，合并带下病

齐某，女，20 岁，昆明市人。

初诊：2004 年 10 月 4 日。患者面部痤疮近年，时轻时重，近日尤显，鼻周、口周、额部有粟粒大小褐红色丘疹，尖端有续发性脓疮，较为密集。饮食欠佳，白带较多，大便略稀，小便利。舌淡红、苔白厚，脉沉弱。

辨治：肺胃湿热郁毒，熏蒸头面，外泛肌肤，而为痤疮。湿热下注，复加脾虚、带脉不健，运化不及，而为带下病、饮食不佳、大便不实等症。拟用清热祛湿，除带健脾。

处方：千里光 15 g，败酱草 20 g，白鲜皮 20 g，凌霄花 10 g，月季花 10 g，蝉蜕 10 g，生薏苡仁 15 g，当归 15 g，赤小豆 15 g，益母草 15 g，生黄芪 15 g，苍术 10 g，白术 10 g，豆蔻 5 g，生乌梅 10 g。5 剂，水煎服。

二诊：2004 年 10 月 10 日。患者服上 5 剂显效，面部痤疮明显消退，额部始露光洁，鼻周、唇痤疮已消过半，白带已减。饮食有加，二便正常。舌苔白厚转薄，其脉沉弱亦有起色。治切病机，再予原方 5 剂，服法同前。

三诊：2004 年 10 月 17 日。患者痤疮基本消退，仅下唇少许消之未净，容颜欲复，白带欲除，饮食尚好，二便亦调，痊愈指日可待。再予原方 5 剂，隔日 1 剂，水煎服。

颜面痤疮，合并习惯性便秘

冯某，女，16 岁，天津市宁河区人。

初诊：2005 年 3 月 2 日。患者颜面痤疮 3 个月，近日增快，以唇周为重。饮食尚好，口干口苦，大便 2～3 日 1 行，干秘，甚至如球，小便黄。舌红、苔微黄干，脉数实。

辨治：肺与阳明蕴热，上熏蒸颜面，下传导不利，诸症由生。拟用清热解毒，通泻阳明。

处方：生地黄 10 g，牡丹皮 10 g，赤芍 10 g，紫荆皮 10 g，败酱草 10 g，千里光 10 g，生大黄 5 g，马齿苋 10 g，火麻仁 8 g。6 剂，水煎服，日 1 剂。

二诊：2005 年 3 月 10 日。患者颜面痤疮速退，唇周所剩红丘疹无几，口苦已去，二便通畅。舌红已减、苔已变薄白，其脉数实势缓。肺与阳明蕴热分解，病愈有望，再予原方 6 剂，前 3 剂，每日 1 剂，后 3 剂隔日 1 剂，水煎服，以求医无太过，亦无不及。

痤疮，合并带下病、气管炎

张某，女，22 岁，包头市人。

初诊：2005 年 8 月 16 日。患者颜面散见痤疮，其色丘疹红、褐，有陈旧，有新起，以两颊稍多。带下较多，经前尤重，上皆两三月余。近周咳嗽频频，痰由白转黄，间有胸闷。痰白略稠不易排出。饮食尚好，二便如常。舌红、苔白厚，脉浮数。

辨治：太阴脾肺湿热内蕴，熏蒸于面，而为痤疮；下注损伤带脉失约，而为带下病；肺失清肃，失于主气，不为治节，而咳痰、胸闷等症由生。拟用清肺化痰，利气止咳；解毒除湿凉血，消痤止带。

处方：炙麻黄 10 g，杏仁 10 g，知母 15 g，浙贝母 15 g，前胡 15 g，枇杷叶 15 g，生甘草 10 g，土茯苓 20 g，鱼腥草 15 g，生薏苡仁 20 g，紫荆皮 15 g，千里光 10 g，赤芍 15 g，牡丹皮 10 g。5 剂，水煎服，日 1 剂。

二诊：2005 年 8 月 23 日。患者咳嗽欲平，痰少色白，胸闷缓解。带下骤减，颜面丘疹显退，没见新出。舌红已减、苔转薄白，其脉弦数势缓。此所以速效者，法相通，药协从，相得益彰，再予原方 5 剂，服法同前。

此后诸症平复，以其年青，体质尚好，未再予药。

痤疮，合并便秘

杨某，女，20 岁，赤峰市宁城县人。

初诊：2006 年 4 月 5 日。患者颜面痤疮时轻时重年余，近日严重，面额、鼻旁、唇周多发，丘疹色红，有的可见脓头，似欲毁容。饮食尚可，大便数日 1 行，干燥难排，小便黄赤。舌红赤、苔黄干，脉弦数。

辨治：内蕴毒热，而不得泄，熏蒸头面肌肤，脾肺为患。阳明燥热，失于传导，病久入络，以致痤疮、便干诸症由生。拟用清毒凉血，通泄阳明，少佐祛风活络。

处方：生地黄 15 g，牡丹皮 15 g，赤芍 15 g，紫荆皮 15 g，白鲜皮 15 g，千里光 15 g，芙蓉叶 15 g，大青叶 15 g，白蒺藜 15 g，蝉蜕 10 g，月季花 10 g，木贼 10 g，地龙 15 g，乌梢蛇 15 g，当归 15 g，赤小豆 15 g，芦荟 10 g，火麻仁 15 g。8 剂，水煎服，日 1 剂。

二诊：2006 年 4 月 15 日。患者颜面痤疮退其大半，额头已露容颜，鼻周、唇周退之更多，有脓头者已败。大便虽 2 日 1 行，但已畅通不秘。舌质红赤已减、苔转白不干，其脉弦数势缓。疗效显然，治切病机，再予原方 8 剂，服法同前。

三诊：2006 年 4 月 25 日。患者颜面痤疮基本消退，仅唇周留有少许褐痕，大便多为日行 1 次，且通调，小便通利。改用下方善后调治。

牡丹皮 15 g，赤芍 15 g，千里光 15 g，芙蓉叶 15 g，白蒺藜 10 g，沙苑子 10 g，桑椹 15 g，枸杞子 15 g，月季花 10 g，制首乌 10 g，黄精 15 g，石斛 15 g，胡麻仁 15 g，红花 10 g，白芷 10 g，女贞子 10 g。8 剂，隔日 1 剂，水煎服。

此后痤疮无复发，褐痕亦退，大便调。

颜面痤疮

程某，男，27 岁，包头市人。

初诊：2008 年 11 月 28 日。患者颜面痤疮，时轻时重已 2 年，近日加重，丘疹红多褐少，新起多红，旧者多褐，唇下严重较为密部、其中红色丘疹有顶露脓头者，咽干口苦，腰酸困，手足心热。体倦纳少，大便不实，小便黄。舌红、苔白黄相间，脉数。

辨治：肺有毒热，熏蒸头面；肾阴亏虚，相火亦旺，血络亦热。肺金、肾水呈强，脾土示弱，痤疮、腰困、手足心热、体倦纳少、大便不实等症由生。拟用清肺解毒，滋阴降火，凉血消痤，健脾实土。

处方：黄芩 15 g，金银花 15 g，连翘 10 g，桑白皮 20 g，紫荆皮 15 g，白鲜皮 15 g，千里光 10 g，牡丹皮 10 g，赤芍 15 g，生地黄 15 g，山茱萸 15 g，知母 15 g，黄柏 15 g，当归 15 g，赤小豆 15 g，生薏苡仁 15 g，生晒参 15 g，莲子 10 g，炒乌梅 10 g。8 剂，水煎服，日 1 剂。

二诊：2008 年 12 月 17 日。患者颜面痤疮已减过半，唇下痤疮也明显减少。腰酸困、手足心热缓解。饮食有加，大便有所好转，舌红有减、苔已变白，脉数有缓。治切病机，再予原方去知母、黄柏。8 剂，服法同前。服后颜面痤疮基本消退，仅有少许褐色丘疹退之未净。饮食比较正常，二便亦调。仅用下方善后调治即可。

金银花 15 g，连翘 10 g，紫荆皮 15 g，桑白皮 15 g，牡丹皮 10 g，赤芍 15 g，千里光 15 g，芙蓉叶 10 g，白芷 10 g，白芷 10 g，蝉蜕 10 g，红花 10 g，月季花 10 g，生晒参 15 g，莲子 10 g，苍术 10 g，乌梅 10 g。8 剂，隔日 1 剂，水煎服。

痤疮，合并过敏性皮炎、便秘

侯某，男，16 岁，包头市人。

初诊：2009 年 8 月 27 日。患者颜面及后背痤疮较重，多为红色丘疹，伴有少数褐色，两年未解，近期身发神经性皮炎，腹、背、四肢发痒，起红色丘疹，有的风团成片，亦觉灼热。腹胀，食可，大便秘结如球，小便黄浊。舌红赤、苔白厚，脉数实。

辨治：内有湿热风毒，熏蒸头面，伤及血络，泛发肌肤，复加阳明胃肠食、热郁滞，失于传导，诸症由生。拟用清热除湿，凉血祛风，通泻阳明，通利大便。

处方：生地黄 15 g，赤芍 15 g，牡丹皮 15 g，紫荆皮 15 g，白鲜皮 15 g，桑白皮 10 g，黄芩 15 g，千里光 15 g，芙蓉叶 10 g，败酱草 15 g，白花蛇舌草 15 g，蝉蜕 10 g，乌梢蛇 15 g，生首乌 15 g，生槟榔 15 g，莱菔子 15 g，火麻仁 15 g，芦荟 10 g。6 剂，水煎服，日 1 剂。

二诊：2009 年 9 月 4 日。患者颜面及后背痤疮明显减少，腹、背、四肢红疹消除、痒止。腹已不胀，大便通畅，小便清利。舌赤已减、苔亦减白，其脉数实有缓。再予原方 6 剂，以观后效。

三诊：2009 年 9 月 12 日。患者颜面、后背痤疮速退，想以通泻阳明、釜底抽薪之故。为巩固计，继服前方去芦荟 6 剂，隔日 1 剂，水煎服。祛邪务尽，医无过度。

痤疮，合并鼻炎、咽炎

梁某，女，14 岁，包头市人。

初诊：2009 年 10 月 7 日。患者颜面、胸、背皆有痤疮，其丘疹多红，亦有少许陈旧褐色。咽干红，咽物亦痛，口苦胁胀，鼻有浊涕色黄。饮食可，大便不干，2～3 日 1 行，小便黄利。舌红、苔白略厚，脉浮数。

辨治：肺有毒热内蕴，熏蒸鼻、咽、头面，外泛胸、背；胆有郁热，经络不畅，胃亦郁热，传导不利。肺金、肝木、中土体内五行生态有异，诸症有生。拟用清肺解毒，凉血利咽，清胆泻胃，平衡生态。

处方：生地黄 15 g，牡丹皮 15 g，赤芍 15 g，紫荆皮 15 g，白鲜皮 15 g，千里光 10 g，芙蓉叶 10 g，金银花 15 g，败酱草 15 g，草河车 10 g，银柴胡 10 g，黄芩 10 g，牛蒡子 10 g，锦灯笼 10 g，苦瓜根 10 g，桑叶 10 g，荷叶 10 g。6 剂，水煎服，日 1 剂。

二诊：2009 年 10 月 14 日。患者颜面，前胸后背痤疮顿减欲平，鼻流黄涕转白，咽干红痛亦轻，口苦胁痛缓解。大便通畅，日 1 行，小便清利。舌红已减、苔始薄白，其脉浮数势缓。所治肺金、肝（胆）木、中土诸症欲平，痊愈有望，继服前方 6 剂，前 3 剂每日 1 剂，后 3 剂隔日 1 剂，水煎服。

随后追询痊愈。

痤疮，合并荨麻疹

辛某，女，35 岁，包头市人。

初诊：2013 年 4 月 18 日。患者痤疮年许，近期较重，唇周、面颊尤显，丘疹红多、褐少，身与四肢甚痒，伴有红疹，风团，起伏数月不解。口干苦，饮食可，大便微干，小便黄。舌红、苔薄黄，脉弦数。

辨治：内有风湿热郁，熏蒸头面，外泛肌肤，复加阳明胃肠亦有郁热，传导不利，诸症由生。拟用清热去湿，凉血祛风，通畅胃肠。

处方：生地黄 15 g，牡丹皮 15 g，赤芍 15 g，紫荆皮 15 g，金银花 15 g，败酱草 15 g，紫草 10 g，桑白皮 15 g，蝉蜕 10 g，侧柏叶 10 g，僵蚕 10 g，火麻仁 15 g，苦参 10 g，苦楝皮 10 g，乌梢蛇 15 g。8 剂，水煎服，日 1 剂。

二诊：2013 年 4 月 27 日。患者颜面痤疮基本消退，唇下少许褐色丘疹上有痕迹。全身红疹消失，痒除，近 3 日未见反复。舌质正常、苔薄白，其脉弦数势缓。为巩固计，再予原方 4 剂，隔日 1 剂，水煎服。

痤疮，合并褐斑、月经过少

杨某，女，27 岁，包头市人。

初诊：2013 年 4 月 17 日。患者鼻周、唇周痤疮，有粟粒大小红色丘疹，两颧有褐斑。月经量少，色暗。饮食可，大便干，小便黄。舌偏红、苔白，脉弦数。

辨治：痤疮乃湿热之毒波及血络，熏蒸头面。褐斑乃肾之精血亏虚夹瘀，映于两颧。月经量少乃精血亏虚，冲、任、包宫不充，天癸不盛，复加肝失疏泄。阳明郁热，传导不利，以致便秘。拟用清热祛湿，凉血解毒；补肾肝益精血，通经活络。

处方：生地黄15 g，牡丹皮15 g，赤芍15 g，紫荆皮15 g，白鲜皮15 g，白花蛇舌草15 g，金银花15 g，败酱草15 g，苦参10 g，胡麻仁15 g，生槟榔10 g，银柴胡10 g，当归15 g，益母草30 g，沙苑子10 g，桑椹15 g，黑豆10 g，月季花10 g，鸡冠花10 g，白僵蚕10 g，蝉蜕10 g。10剂，水煎服，日1剂。

二诊：2013年4月29日。患者痤疮已退，褐斑近消，月经量增，但少于正常，二便通调。其脉弦数势缓。肺金、肾水、中土五行生态平复有望，再予原方5剂，隔日1剂，水煎服，以求进取。

痤疮

张某，男，17岁，包头市人。

初诊：2017年3月12日。患者颜面额、颊、唇周多发痤疮，波及前胸，丘疹多红，少许顶有脓头，亦有色褐久者，年余不解。平素饮食偏少，胃常有不舒，大便迟，二三日一行不干，小便利。舌红、苔白，脉数虚。

辨治：内有郁热毒气，熏蒸头面，泛发于胸，血络亦热。脾虚胃弱，传导不利。拟用解毒清肺，凉血行瘀散结，健脾强胃运导。

处方：生地黄15 g，牡丹皮15 g，赤芍15 g，紫草10 g，紫荆皮15 g，金银花15 g，连翘10 g，野菊花15 g，紫花地丁15 g，天葵子10 g，白蒺藜10 g，枇杷叶10 g，僵蚕10 g，浙贝母15 g，白蔹10 g，升麻10 g，生晒参15 g，白术15 g，神曲10 g。每日1剂，水煎服。服此10余剂而愈。

痤疮，合并月经不调、腰腿痛

张某，女，30岁，包头市人。

初诊：2017年2月13日。患者面有痤疮，唇周为多，丘疹色红。月经后期，量少色暗。腰腿痛已久，劳累后加重。饮食尚可，大便调，小便不利。舌淡红有瘀点、苔白，脉沉细。

辨治：肺有郁热，熏蒸头面。肝肾精血亏虚，冲、任、包宫、天癸失充，肝虚亦失疏泄，肾虚腰腿失充，经络阻滞。拟用清肺解毒，填补肝肾，活血通经，强壮筋骨。

处方：金银花15 g，败酱草25 g，紫荆皮20 g，桑白皮15 g，千里光15 g，芙蓉叶

10 g，柴胡 10 g，当归 15 g，生白芍 15 g，川芎 15 g，熟地黄 15 g，益母草 30 g，茯苓 15 g，泽泻 10 g，杜仲 15 g，鹿角霜 15 g，怀牛膝 30 g，鸡血藤 15 g，延胡索 15 g，石楠藤 15 g。8 剂，水煎服，日 1 剂。

二诊：2017 年 2 月 22 日。患者痤疮欲平，月经未行，腰腿痛缓解，继服前方 8 剂，服法同前。

三诊：2017 年 3 月 2 日。患者痤疮平复，又服第 4 剂药后月经已行，色、量正常，小腹亦无不适。腰腿痛不显，行走活动自如。嘱忌辛辣肥甘，节情志，慎劳累，无须再药。本方之所以全效者，法相通以互补，药协从以互利，相得益彰。

颜面痤疮，合并月经不调、带下病

徐某，女，32 岁，包头市人。

初诊：2017 年 8 月 6 日。患者数月来经水量少、色暗，行经不利，多于十日许而停，两胁亦胀。带下较多，黄白相间，经前更显。近期颜面痤疮，丘疹红色，鼻周、唇周为多。胃脘不舒，嗳气，大便迟缓，3~4 日 1 行，舌红、苔白厚，脉弦数。

辨治：血虚，冲、任、包宫不充，复加疏泄不利，以致月经不调等症。湿热蕴布下焦，损伤带脉失约，以致带下。湿热熏蒸头面而为痤疮。中土食、热阻滞，传导不利，以致胃脘不舒、大便迟缓等症。拟用养血疏肝调经，湿热燥湿除带，清热解毒疗瘰。

处方：当归 15 g，熟地黄 15 g，白芍 15 g，川芎 15 g，益母草 30 g，海螵蛸 10 g，茜草 10 g，生薏苡仁 15 g，金银花 15 g，连翘 10 g，紫荆皮 15 g，白鲜皮 15 g，千里光 15 g，焦槟榔 15 g，焦三仙各 10 g。6 剂，水煎服，日 1 剂。

三诊：2017 年 8 月 14 日。患者月经未行，带下转白量少，颜面痤疮明显减退，胁胀亦轻，胃脘无明显不适，大便畅通，日 1 行，小便通利。初见成效，再予原方 6 剂，日 1 剂，水煎服。

四诊：2017 年 8 月 21 日。患者又服 2 剂药后月经始行，量、色正常。带下基本正常，胃脘、两胁亦无明显不适。颜面痤疮近平，二便通调。舌红已减、苔转薄白，其脉弦数势缓。继服前方 5 剂，隔日 1 剂，水煎服。期盼下次行经仍正常，痤疮不再发。

痤疮，合并月经不调、带下病、双小腿肿胀

张某，女，18 岁，包头市人。

初诊：2017 年 8 月 12 日。患者颜面少许痤疮，仅在唇下，丘疹色红。月经二月未行，行经常小腹不舒，白带较多。双小腿浮肿，晚上重，早晨轻微。大便调，小便黄

少。舌偏红、苔白厚，脉沉数。

辨治：肝血虚，失于疏泄；脾气虚，带脉失约，运化不及；肺胃湿热，熏蒸颜面，诸症由生。拟用养血疏肝以调经；健脾运化以行水；清肺郁热以去瘢。

处方：柴胡 10 g，当归 15 g，白芍 15 g，川芎 15 g，熟地黄 15 g，益母草 30 g，苍术 15 g，黄柏 15 g，怀牛膝 15 g，生薏苡仁 15 g，赤小豆 10 g，陈皮 15 g，茯苓皮 30 g，大腹皮 15 g，防己 15 g，生黄芪 15 g，椿皮 15 g，紫荆皮 15 g，千里光 15 g，芙蓉叶 10 g，白鲜皮 15 g。6 剂，水煎服，日 1 剂。

二诊：2017 年 8 月 20 日。患者痤疮消退过半，月经未行，白带顿减，双小腿浮肿已消。饮食尚好，二便通调。舌偏红已减、苔白薄，其脉沉数之势起缓。初见成效，继服前方 6 剂，服法同前。

三诊：2017 年 8 月 27 日。患者月经已行，量可，色第一天暗后正常，小腹无不适。痤疮骤退，几近平复。双小腿肿全消，未见再肿，白带已除，诸症平复。为巩固计，再予原方 5 剂，隔日 1 剂，水煎服，以期下月行经正常，余不复发。

颜面痤疮，合并经闭

周某，女，27 岁，包头市人。

初诊：2017 年 11 月 26 日。患者经闭已过三月，小腹、两胁亦胀，腰酸痛而足冷。面部痤疮而唇下尤多，其性易急寡欢。饮食可，二便无异常。舌有瘀色、苔白，脉弦细。

辨治：肝虚失于疏泄，冲、任、胞宫失于充通；肾虚精阳不足，天癸不盛，腰府不充；肺有郁热毒邪，熏蒸头面，以致诸症由生。拟用养肝疏泄，充通奇经；益肾精阳、强癸健腰；清肺解毒，除瘢养颜。

处方：柴胡 10 g，当归 15 g，熟地黄 15 g，白芍 15 g，川芎 10 g，益母草 30 g，桃仁 15 g，红花 10 g，莪术 15 g，紫河车粉^冲 6 g，菟丝子 15 g，怀牛膝 30 g，仙茅 10 g，淫羊藿 10 g，丹参 15 g，牡丹皮 15 g，紫荆皮 20 g，白鲜皮 15 g，千里光 15 g，芙蓉叶 10 g，月季花 10 g。10 剂，水煎服，日 1 剂。

二诊：2017 年 12 月 8 日。患者月经已行，量、色均可，小腹无不适，两胁胀消，腰酸痛缓解，足冷转温，面部痤疮顿去。舌瘀已去、苔薄白，其脉弦细势缓。唯恐下月经期不行，亦防余症复发，期药长效远，继服前方 5 剂，隔日 1 剂。

三十九

褐斑及其合并病证案

褐斑，合并带下病

许某，女，25 岁，包头市人。

初诊：2007 年 9 月 18 日。患者面色无华，两颧褐斑对称，体倦乏力，腰酸困，纳少，白带清稀量多，大便不实，小便利。舌淡、苔白，脉沉弱。

辨治：气血亏虚，其面无华，脾虚失于运化，带脉失约，而体倦乏力，纳少，白带清稀量多，大便不实。肾虚精血不充，则腰酸困，复加瘀滞，乃生褐斑等症。拟用益气养血，健脾运化，并约束带；补益精血，兼以行瘀。

处方：生晒参 15 g，黄芪 30 g，当归 15 g，川芎 15 g，红花 10 g，枸杞子 15 g，桑椹 15 g，熟地黄 15 g，制首乌 15 g，赤芍 15 g，白芍 15 g，芥穗 10 g，苍术 15 g，白术 15 g，陈皮 10 g，车前子 15 g，白果 10 g，山药 10 g，白芷 10 g，白僵蚕 10 g，芙蓉叶 10 g，甘菊花 10 g。8 剂，水煎服，日 1 剂。

二诊：2007 年 9 月 28 日。患者面露容润，褐斑已浅，精神振奋，饮食增加，腰酸困缓解，白带骤少，二便调匀。舌质淡红、苔薄白，其脉沉弱势起。治切病机，其效显然，再予原方 8 剂，服法同前。

三诊：2007 年 10 月 7 日。患者褐斑逐渐缩小而浅，平复指日可待，月经乃正常，带下平复，余症均除。再予原方 8 剂，隔日 1 剂，以求中土、肾水、肝木生克制衡，身健美颜。

褐斑，合并颈椎病脑供血不足、失眠

于某，女，28 岁，赤峰市宁城县人。

初诊：2007 年 4 月 2 日。患者颜面颧、颊对称褐斑，面色显干。头昏时晕，每于体位改变时晕显，移时自稳，颈部疼痛，转动不利。心烦失眠，腰膝酸楚，饮食偏少，大便干，小便黄利。舌红、苔白，脉弦数。

辨治：厥阴风热菀郁于头目，血气不利；颈部络阻，筋肌拘紧；心虚阳不平秘，精神不治；肝肾精血亏虚，复加有瘀，不能荣养于面；胃强脾弱，大便秘，脾失运。肝木、肾水、心火、中土，生态有异，诸症由生。

拟用平肝息风，清利头目；活络通痹，解肌舒筋；补益精血，化瘀养颜；健脾泻胃，润燥通便；养心秘阳，镇静宁神。

处方：天麻15 g，地龙15 g，川芎15 g，赤芍15 g，白芍15 g，菊花30 g，白蒺藜15 g，葛根30 g，防己15 g，延胡索30 g，炒酸枣仁20 g，生龙骨30 g，生牡蛎30 g，磁石20 g，茯神20 g，益母草30 g，月季花10 g，芙蓉叶10 g，白芷10 g，生黄芪30 g，芦荟10 g。6剂，水煎服，日1剂。

二诊：2007年4月10日。患者头昏头晕缓解，颈痛轻微，转动较为灵活。睡眠安好，褐斑色浅，面色转润。饮食亦可，二便通调。已见成效，前方继服6剂，服法同前。

三诊：2007年4月18日。患者头昏头晕未作，颈已转舒，活动自如，睡眠仍好，褐斑近平，面色泽润。饮食正常，二便亦好。舌质、舌苔正常，其脉弦数势缓。此所全效者，法相通，药协从，相得益彰，总使肝木、心火、肾水、中土人体五行生态恢复，制衡，为巩固计，继服前方5剂，隔日1剂，水煎服。

褐斑，合并月经不调

冯某，女，36岁，天津市宁河区人。

初诊：2003年8月4日。患者两颧大片褐斑对称，月经过少、色暗，2日即净。腰酸痛，腿无力，右胁胀。睡眠、饮食均可，二便尚调。舌淡红，有瘀紫点、苔少，脉弦细。

辨治：肝肾亏虚，肝血虚而冲、任、胞宫不充，复加肝失疏泄，以致月经不调诸症。肾虚天癸不盛，腰腿不充，亦影响月经及腰腿病症。肝肾精血亏虚，复加血失流畅，不能养颜，以致褐斑等症。拟用补肝肾，益精血，通经络。

处方：柴胡10 g，当归15 g，生白芍20 g，川芎15 g，益母草30 g，桃仁15 g，红花10 g，紫河车粉^冲10 g，怀牛膝30 g，枸杞子15 g，生地黄15 g，桑椹15 g，沙苑子15 g，黑芝麻10 g，芙蓉叶10 g，月季花10 g。8剂，水煎服，日1剂。

二诊：2003年8月14日。患者褐斑暗紫有减轻，月经未行，腰酸痛缓解，两腿无力消失，右胁胀轻微。舌紫点消失、苔少始增薄白，其脉弦细势有所转，治始收效，再予原方8剂，服法同前。

三诊：2003年8月24日。患者又服3剂月经已来，经水色、量均可，现胁胀亦消，腰腿复常，褐斑色明显减退，细看痕迹可见。此治褐斑、调经，法相通，药协从，相得益彰，为欲彻底治疗，继服前方 8 剂，隔日 1 剂，水煎服。

褐斑，合并慢性胃炎

单某，女，42 岁，赤峰市宁城县人。

初诊：2005 年 3 月 16 日。患者两颧褐斑 3 年，近期色加深、面扩大。面色无华，体倦乏力，胃脘痞满，饮食减少，嗳气恶心。口常苦，腰酸困，大便不爽，日 2 行，小便利。舌淡红、苔白厚，脉沉迟弱。

辨治：脾虚运化不足，胃实湿热壅滞，运化不及，传导乏力，亦不上荣于面，复加肾虚精血亏虚、络脉夹瘀，诸症由生。拟用健脾益气以升，苦寒泻胃以降，补益精血，益肾活络。

处方：生晒参 15 g，制半夏 10 g，黄连 10 g，焦槟榔 10 g，焦三仙各 10 g，枳实 10 g，白术 10 g，九香虫 10 g，制首乌 10 g，枸杞子 15 g，桑椹 15 g，沙苑子 10 g，当归 15 g，白芍 15 g，红花 10 g，芙蓉叶 10 g。8 剂，水煎服，日 1 剂。

二诊：2005 年 3 月 26 日。患者胃脘痞满已消，饮食增生，嗳气、恶心消失，口苦已去。面色改观，体倦乏力好转，褐斑其色显减，腰酸困缓解，二便通调。舌质正常、苔白转薄，其脉沉弱势起。收效显然，再予原方 8 剂，服法同前。

三诊：2005 年 4 月 5 日。患者面部华色已露红润，精神亦悦，体力大增。胃脘已舒，饮食正常，二便通调。腰无异常感觉，褐斑缩小色浅，恢复指日可待。继服前方 8 剂，隔日 1 剂。水煎服。

四十

脱发及其合并病证案

斑秃

秦某，男，16岁，天津市宝坻区人。

初诊：1970年4月17日。患者头前发，左侧发各一3cm×2cm大小斑秃，光亮，头恶风，十余日使用一些方法治疗无效，其腹胀，食差，大便秘，小便利。舌偏红、苔厚，脉浮数。

辨治：风寒侵袭皮部，头发局部供血不足；阳明食热积滞，传导失司，以致斑秃、腹胀、便秘等症。拟用外治局部辛温散寒；内治通泻阳明胃肠。兼散外上。

处方：取半夏、鲜姜各适量，酒浸1日后，涂擦患处，早晚各1次，配合服用防风通圣丸。

使用上述方法半月，新发已生，腹胀已消，大便通畅。

脱发

郭某，女，28岁，赤峰市宁城县人。

初诊：2005年3月14日。患者面色无华，体倦乏力，腰酸困，3处（前、顶左、顶右侧）头皮光亮无发，较大者约3cm×3cm，头皮亦痒，头油较多，余处亦有散在少许脱落。月经略少，二便调。舌质正常、苔白，脉沉弱。

辨治：肝肾精血不足，不能充脉、养发、壮腰，复加脾虚生化不及，脂溢较多阻滞毛囊供血不足，诸症由生。拟用补肝肾填精血，健脾运化，兼以活络。

处方：生晒参80 g，苍术60 g，当归80 g，生白芍80 g，川芎50 g，枸杞子80 g，胡桃仁60 g，制何首乌80 g，桑椹60 g，沙苑子60 g，黑芝麻60 g，山茱萸60 g，黑豆80 g，血余炭60 g，红花40 g，女贞子60 g，荷叶50 g，紫荆皮60 g。共为细面，每次15 g，沸水冲焗待温服，每日3次。

服药1个月，长出新发，旧发不脱。

脂溢性脱发，合并颈椎病脑供血不足

徐某，男，40 岁，包头市人。

初诊：2007 年 7 月 27 日。患者头昏，时晕，两目内眦薄黄色。颈部疼痛久不解，转动加重。腰酸痛，肚腹隆，脱发已久，前额及其两侧已经稀疏，头皮层厚软，油腻，潮湿，即使常洗头也无助。饮食尚好，二便无异常。舌胖淡红、苔白厚，脉弦数。

辨治：厥阴风热菀郁头目，血气不利；颈部经络阻滞，筋肌拘紧；肝肾精血不足，失于疏泄、养发，复加脾虚痰湿过重，阻滞肌皮毛囊，肝木、肾水、中土体内生态失衡，诸症由生。拟用平肝息风，清利头目；活络通痹，解肌舒筋；补益精血，疏泄生发；益气健脾，消痰祛湿。

处方：天麻 15 g，地龙 15 g，川芎 15 g，赤芍 15 g，白芍 15 g，甘菊花 30 g，女贞子 15 g，葛根 30 g，防己 15 g，延胡索 20 g，女贞子 15 g，干蝎粉^冲 6 g，制首乌 15 g，枸杞子 15 g，沙苑子 10 g，桑椹 15 g，血余炭 10 g，生晒参 15 g，苍术 15 g，陈皮 10 g，茯苓皮 15 g，大腹皮 15 g，紫荆皮 15 g，生山楂 10 g。每日 1 剂，水煎服。嘱节饮食，慎肥甘，多运动，少食咸。

经上治疗半月，头、颈诸症缓解，明显露黑头发根，调治近月，诸症平复，黑发已佈，脱发已止。

脂溢性脱发

胡某，男，33 岁，包头市人。

初诊：2009 年 6 月 2 日。患者头顶及前顶光亮，几近头发脱光，头皮油腻，腰酸困，胁胀手足心热，饮食尚好，二便亦调。舌红、苔少，脉弦数。

辨治：肝肾阴血亏虚，头发失于充养，肝血虚失于疏泄，肾阴虚而腰不充，水不济火，复加痰热壅滞于头部皮部，毛囊受血不足，以致脱发等症由生。拟用补肝肾益阴血，祛痰湿以活络。

处方：枸杞子 15 g，沙苑子 15 g，当归 15 g，牡丹皮 15 g，赤芍 15 g，白芍 15 g，红花 10 g，生地黄 15 g，山药 15 g，制何首乌 15 g，山茱萸 15 g，女贞子 10 g，墨旱莲 15 g，菟丝子 15 g，血余炭 10 g，苍术 15 g，侧柏叶 15 g，荷叶 10 g。水煎服，日 1 剂。嘱：同前案。

照上治理月余，长出黑发，诸症皆平。

斑秃脱发

张某，女，6 岁，包头市人。

初诊：2009 年 10 月 2 日。患者身体偏瘦，面色无华，腹胀纳少，手足心热，头易汗出。头有斑秃大小 3 处，局部光秃，余处亦有散在脱发，洗头时脱发较多。大便 2～3 日 1 行，微干，小便利。舌偏红、苔少，脉细弱。

辨治：脾虚失于运化，肝肾阴血亏虚，失于疏泄，水不济火，阴血失主于泽养头发。拟用健脾运化消导，滋补肝肾阴血，疏泄济火，营润头发。

处方：生晒参 10 g，莲子 8 g，山楂 5 g，石斛 6 g，制首乌 10 g，枸杞子 10 g，沙苑子 5 g，生地黄 10 g，当归 10 g，赤芍 8 g，白芍 8 g，红花 4 g，川芎 5 g，女贞子 5 g，桑叶 5 g，荷叶 5 g，苍术 5 g。8 剂，水煎服，日 1 剂。

二诊：2009 年 10 月 19 日。患者腹胀已减，纳食有加，手足心热、头汗缓解，斑秃处发根始显不光，余处脱发亦减，大便日 1 行，较调，小便清利。舌红已减，薄苔始生，其脉细弱势起，效不更方，继服 8 剂，服法同前。

三诊：2009 年 10 月 29 日。患者面色始见华色，脘腹已舒，饮食正常，手足心热已除，易汗亦止，斑秃头发生根，局部显见发色，余处脱发亦止，二便通调。为巩固计，继服前方 5 剂，隔日 1 剂，水煎服。

脱发，合并糖尿病

方某，女，48 岁，包头市人。

初诊：2010 年 9 月 14 日。患者脱发约年半，近日严重，每梳头、洗头脱、断头发甚多，特别是洗头更为严重。现头发稀疏，面常红，身热汗出，口干苦，喜凉饮，亦觉乏力，食偏多。血糖高，空腹血糖常 8.6 个单位，餐后 2 小时血糖 10 个单位，尚无用降糖药。舌红、苔薄白，脉数。

辨治：阴虚火旺，肺、胃、肾阴虚，不能制火，上、中、下三焦火旺，以致消渴、蒸汗、脱发、面红、口干苦等症，复加脾气虚，运化不到位，而血糖高，乏力可见。拟用滋阴清热，健脾生化。

处方：玄参 80 g，生地黄 80 g，天冬 80 g，苦瓜根 100 g，荔枝核 80 g，葛根 100 g，天花粉 100 g，黄连 60 g，黄柏 80 g，黄芩 60 g，丹参 60 g，生晒参 80 g，生黄芪 80 g，鸡内金 60 g，麦冬 60 g，五味子 60 g。共为极细面，每次 15 g，沸水冲焗，待温服，每日 3 次。嘱用前保养降糖 2 号饮食法配合治疗。

服上近月糖降，头发不脱而生，服用月余血糖达标，头发牢固。

脱发，合并失眠、咽炎

徐某，女，58 岁，包头市人。

初诊：2012 年 6 月 8 日。患者头部散在性脱发，梳头、洗头脱之更甚，头发已见稀疏。腰酸痛，五心烦热，易汗少寐，右胁胀痛，咽干红。饮食尚可，大便迟缓，不干，2～3 日 1 行，小便利。舌偏红、苔白干，脉弦数。

辨治：肝肾阴血亏虚，失于润养头发，肝失疏泄，水失济火，心虚失于阳秘，肺燥热郁，肾水、心火、肺金五行生态失于制衡，诸症由生。拟用滋补阴血，疏肝润金，养心镇静，秘阳宁神，益肾生发。

处方：生地黄 15 g，山茱萸 15 g，知母 15 g，黄柏 20 g，当归 15 g，生白芍 15 g，川芎 10 g，制何首乌 15 g，桑椹 15 g，黑豆 10 g，生柏叶 15 g，牡丹皮 10 g，玄参 15 g，麦冬 10 g，桔梗 10 g，甘草 10 g，炒酸枣仁 30 g，生龙骨 30 g，生牡蛎 30 g，生铁落 20 g，首乌藤 15 g，白薇 10 g，银柴胡 10 g。每日 1 剂，水煎服。

此上药 18 剂，睡眠安好，脱发得控，新发始生，诸症基本得解。此所全效者，法相通，药协从，相得益彰。为求长远康稳，继服前方 5 剂，隔日 1 剂，水煎服。

脱发，眉毛脱无

袁某，男，50 岁，包头市人。

初诊：2013 年 5 月 4 日。患者头发日脱，年余而光；眉毛日掉，近日脱光；并见腋下毛开始脱，精神愁苦。腰酸腿软，身不时寒热，不时出汗，不时心慌气短。饮食尚可，二便无大异。舌偏红、苔少，脉细数。

辨治：夫发者，得血而生，发为血之余，得气而长，得精而黑，肾主黑，主发。此人肝肾阴血亏虚，诸气不足，复加皮部，经络不畅，脱发，脱毛诸症由生。拟用补肝肾，益阴血，补气活络、主发生发。

处方：枸杞子 15 g，沙苑子 15 g，制首乌 15 g，桑椹 15 g，黑芝麻 15 g，黑豆 15 g，生地黄 15 g，山茱萸 15 g，胡麻仁 15 g，肉苁蓉 15 g，菟丝子 10 g，当归 15 g，白芍 15 g，川芎 15 g，红花 10 g，血余炭 10 g，人参 15 g，麦冬 10 g，五味子 10 g，女贞子 10 g，墨旱莲 15 g，紫荆皮 10 g，苍术 10 g。每日 1 剂，水煎服。

服上方 30 余剂，头发始生，眉毛始长，腋毛止脱，继用上方，改为散剂（极细面），每日 3 次，每次 15 g，沸水冲焗得温服，又服近 3 个月，头发复常，眉毛复全，腋毛复旺。

脱发，合并失眠、心悸

齐某，女，34 岁，包头市人。

初诊：2013 年 8 月 7 日。患者形、色有虚，脱发年余，近期加重，呈散在性脱发，每于梳头，洗头时脱发较多。现在头发已见稀疏，头皮常见油腻、潮湿，有时亦痒。心烦失眠，时有盗汗，心悸气短。腰酸困，饮食可，二便亦较正常。舌偏红、苔白干，脉弦数。

辨治：肝肾阴血亏虚，不能泽养头发，复加肝失疏泄，经络皮部不畅，此乃脱发之主。心气不足，失于主脉；心阴不足，阳不平秘，精神不治，而失眠，心悸，气短由生。拟用补肝肾，益阴血以养发，复加肝失疏泄，经络皮部不畅，此乃脱发之重。心气不足，失于主脉；心阴不足，阳不平秘，精神不治，而失眠，心悸、气短由生。拟用补肝肾，益阴血以养发，疏肝络；养心益气，秘阳安神。

处方：枸杞子15 g，桑椹15 g，沙苑子15 g，黑芝麻15 g，当归15 g，生白芍15 g，川芎10 g，红花10 g，制首乌15 g，白蒺藜10 g，生晒参15 g，麦冬15 g，炙甘草10 g，生地黄15 g，丹参15 g，银杏叶10 g，地龙15 g，苍术10 g，炒酸枣仁15 g，生龙骨30 g，生牡蛎30 g，首乌藤15 g，合欢皮10 g。8 剂，水煎服，日 1 剂。

二诊：2013 年 8 月 17 日。患者脱发欲止，仅在梳头，洗头时脱落几根。头皮油腻顿减，眠好夜安，心悸气短已失。腰酸困缓解，饮食亦增，二便通调。舌质正常、苔白不干，其脉弦数势缓。此所速效者，肝木、肾水、心火五行生态同调，法相通，药协从，相得益彰。再予原方 8 剂，服法同前。

三诊：2014 年 8 月 27 日。患者脱发已止，新发有生，头皮油腻已退，睡眠安好，心无不舒，腰亦舒，诸症基本平复。为增强体质，巩固疗效，再予原方 5 剂，隔日 1 剂，水煎服。

斑秃，合并月经不调

张某，女，13 岁，包头市人。

初诊：2016 年 3 月 20 日。患者头后、头前各有斑秃 1 处，大者约 4cm×3.5cm，小者如币钱，局部光亮。12 岁月经初潮，月经周期为 30 天左右，近 3 个月经闭，虽年少但亦觉腰、骶酸困，体无力，饮食偏少形体亦弱，二便尚可。舌质淡红、苔白，脉沉弱。

辨治：肝肾精血不足，不能充养于发，且肝血虚，冲、任、胞宫不充，失于疏泄；肾阴精虚，不能充腰，天癸不盛，以致脱发，经闭，骶、腰酸困等症。此脾亦虚，失于运化、统血、生血，亦难为诸脏使。肝木，肾水，中土体内五行生态制衡变异，诸症由生。拟用补肝肾益精血，疏泄经血，健脾运化。

处方：柴胡10 g，当归15 g，熟地黄10 g，白芍10 g，川芎10 g，益母草12 g，红花10 g，制首乌10 g，枸杞子15 g，桑椹15 g，黑芝麻15 g，黑豆10 g，生晒参10 g，苍术 10 g，白术 10 g，血余炭 10 g，炒谷芽 10 g，怀牛膝10 g，10 剂，水煎服，日 1 剂。

二诊：2016 年 4 月 1 日。患者斑秀已露发根，头皮已不光亮，月经未行，腰、骶酸困缓解，乏力好转，面色亦有改观，饮食有加，二便调畅。效不更方，继服前方 10 剂，服法同前。

三诊：2016 年 4 月 12 日。患者斑秃头发渐长欲复，月经又服 4 剂时已行，量、色正常，亦无明显异见。腰、骶已舒，饮食正常，二便调畅，舌质，舌苔正常，其脉沉弱势起，唯虑月经未稳，再予 10 剂，隔日 1 剂，水煎服。

脱发，合并月经不调、脘痞

王某，女，28 岁，包头市人。

初诊：2016 年 10 月 4 日。患者散在脱发年余，近期加重，每梳头、洗发所脱较重，头发也显稀疏，头皮油腻。月经后期，甚至隔月，色重量少，行经不畅，腰酸困，手足心热，时有头汗。心下痞，嗳气，纳减，大便不爽，小便黄。舌偏红、苔白，脉弦数。

辨治：肝肾阴血亏虚，失于养发，主发，复加肝失疏泄，冲、任、包宫失于充畅，天癸、腰府失于肾之壮充，以致脱发，月经不调等症由生。脾虚失于运化，升清，胃实食、热郁滞失于和降，乃至心下痞等症由生。拟用补肝肾养阴血，疏肝调经，养血生发，兼以补益精血，壮腰主发，健脾运化以升清，泻胃消导以和降，辛开苦降。

处方：枸杞子15 g，桑椹15 g，沙苑子10 g，黑芝麻10 g，血余炭10 g，杜仲15 g，怀牛膝15 g，柴胡10 g，当归15 g，生地黄15 g，白芍15 g，川芎15 g，桃仁10 g，红花10 g，益母草30 g，生晒参15 g，瓜蒌10 g，黄连10 g，半夏10 g，焦槟榔15 g，焦三仙各10 g。8 剂，水煎服，日 1 剂。

二诊：2016 年 10 月 14 日。患者脱发有所减少，平素基本不脱，仅梳发，洗发时虽脱亦减，头皮油腻显效。服药 5 剂后如期经来，色重转正常，经水有加，腰酸困缓解，手足心热亦减。胃脘已舒，饮食有加，嗳气未作，二便通调。疗效显然，治切病机，肝木、肾水、中土生态恢复有望，再予原方 8 剂，服法同前。

三诊：2016 年 10 月 24 日。患者脱发已止，新发渐生，腰酸困已除，手足心热不显。饮食正常，二便通调。舌质正常、苔薄白，其脉弦数势缓。继服前方 5 剂，隔日 1 剂，水煎服。

四诊：2018 年 4 月 5 日。患者自述上次调治后近 1 年半身体很好，头发茂密，月经正常，既准时，经水又正常，饮食亦好，腰无不适。近周来失眠，心烦，胸闷不舒，偶有心慌气短，余无明显不适，观其舌淡红夹有瘀色、苔薄白，脉细数。考虑心气阴两虚，失主神、脉，兼有肝络郁滞，诸症由生。拟用益气养阴，补心安神主脉，兼疏肝著。

处方：生晒参15 g，麦冬15 g，五味子10 g，炒酸枣仁20 g，生龙骨30 g，生牡蛎30 g，生铁落15 g，蜜甘草10 g，生地黄15 g，旋覆花10 g，茜草15 g，合欢皮15 g，降香10 g。6剂，水煎服。

随后追访而安。

脱发，合并月经不调

王某，女，49岁，包头市人。

初诊：2018年3月7日。患者头发散在脱落年余，近日严重，每于梳头，洗头时更甚。现头发已见稀疏，头皮油腻较重，虽洗亦难解，腰酸腿软。月经后期，量少色暗，行经不利，常六七日方止。饮食尚可，大便略迟，常两三天一行，不干，小便通利。舌有瘀色、苔白，脉弦细。

辨治：肝肾精血不足，不能充养于发，复加痰湿阻滞皮部，毛囊供血不足，以致脱发等症。肝血虚，肝失疏泄，冲、任、包宫失于充畅，年已七七，天癸亦衰，以致月经后期，量少，色重等症。拟用补肝肾，益精血，疏泄气血，填肾主发。

处方：制首乌15 g，枸杞子15 g，桑椹15 g，沙苑子10 g，黑芝麻15 g，血余炭10 g，女贞子10 g，芙蓉叶10 g，生山楂10 g，柴胡10 g，当归15 g，熟地黄15 g，白芍15 g，川芎15 g，桃仁10 g，红花10 g，益母草30 g，莪术15 g，怀牛膝20 g。7剂，水煎服，日1剂。

二诊：2018年3月16日。患者脱发尚没显效，服药4剂月经已行，量、色有所增多、好转，但仍未达标。头皮油腻有所减少，腰酸腿软缓解，大便通调，多能日行一次，小便利。治疗尚需时日。患者再予原方7剂，服法同前。

三诊：2018年3月25日。患者脱发治效明显，梳头所脱无几，洗头脱、断亦少，头皮油腻得控，腰腿恢复如常。饮食正常，二便通调。舌质正常、苔薄白，其脉弦数势缓。肝木、肾水生理功能欲复正常，相生相克制衡有望，继服前方7剂，隔日1剂，水煎服。

脂溢性脱发

李某，男，38岁，包头市人。

初诊：2017年3月28日。患者脱发年余，顶前欲光，鬓发缺失，头皮较厚松软，头油腻。形体较胖，肚腰亦隆起，腰酸困，常觉乏力。饮食尚好，大便调，小便略黄。舌淡胖、苔白，脉弦细。

辨治：肝肾精血亏虚，失于疏通排泄，痰湿过盛，阻碍毛囊供血，发不得养，腰不得充，复加脾气有虚，化湿不利，痰湿内蕴，储存于肌肤，以致脱发、头皮油腻、形体肥胖、肚腹隆起、腰酸困、乏力等症。拟用补肾益精血，疏泄理肝，化痰利湿，健脾强化。

处方：制首乌100 g，杜仲80 g，肉苁蓉80 g，枸杞子80 g，桑椹80 g，沙苑子60 g，菟丝子60 g，黑芝麻60 g，血余炭60 g，当归80 g，川芎60 g，红花50 g，决明子60 g，女贞子80 g，菊花60 g，生晒参80 g，苍术60 g，生山楂60 g，绞股兰80 g，车前子60 g，瞿麦60 g，泽泻50 g。1剂，共为细面，每次15 g，沸水冲焗，待温服，每日3次，食慎肥甘，多运动。

服上方近3个月，其发脱止，始长，较密而黑。

脱发

史某，男，22岁，包头市人。

初诊：2017年6月15日。患者脱发近年，斑秃增多，大小四五处，余处脱发亦有加，头皮厚软，形体肥胖，喜食肉甘白酒，多食，吃之又香，腹始微隆，大便调，小便微黄。舌胖淡红、苔白，脉沉数。

辨治：肝肾精血亏虚，疏通排泄不足，不能荣养于发，复加嗜酒、肥甘，伤脾以蕴痰湿，脱发、肥胖诸症由生。拟用补肝肾益精血，加以疏泄，健脾兼祛湿热痰郁。

处方：制首乌15 g，枸杞子15 g，沙苑子10 g，黑芝麻15 g，桑椹15 g，当归15 g，生白芍15 g，川芎15 g，红花10 g，生晒参15 g，葛根15 g，枳椇子10 g，女贞子10 g，苍术15 g，绞股蓝15 g，生山楂10 g，生柏叶10 g，荷叶10 g，车前子10 g。每日1剂，水煎服。忌酒，慎肥甘，多运动。

服上药近月，脱发亦止，头发渐长。

脱发，合并头发早白

田某，男，28岁，天津市宝坻区人。

初诊：1970年4月12日。患者头顶前及两鬓头发散在脱落，可见发稀疏。头发早白，散见白发，顶前为主，顶后尚健。饮食亦佳，睡眠亦安，二便亦调。舌质正常、苔白，脉弦数。

辨治：肾主发，发者血之余；肝藏血，主血；脱发者，精血失荣；白发者，肾之虚。拟用补肝肾益精血，兼以疏泄。

处方：制首乌 90 g，桑椹 50 g，沙苑子 50 g，枸杞子 50 g，黑芝麻 80 g，生地黄 60 g，肉苁蓉 50 g，女贞子 60 g，黑豆 80 g，菟丝子 50 g，红花 50 g，生麦芽 50 g，1 剂，共为极细面，每次 15 g，沸水冲焗，待温服，每日 2 次。服完，继用。

服上药近月，头发不脱且长，服上药 5 个月，每日梳发 2 次，每次 3～5 分钟，白发变黑，由根而变，且白发不生。

脱发，合并月经不调、带下病、失眠

陶某，女，41 岁，包头市人。

初诊：2019 年 10 月 17 日。患者 1 年前曾患脱发，月经不调，失眠，带下病，经治而解。近期复发，脱发散落，梳头、洗发时较重。头皮油腻，腰酸，失眠。月经先期，量少色重，口苦胁胀，带下黄白相间。饮食尚可，大便调，小便黄，舌偏红、苔白厚，脉弦数。

辨治：肝肾阴血不足，失于充养头发，复加肝有郁瘀，失于疏泄，下焦湿热蕴滞，心虚失于秘阳，肝木、肾水、心火、脾土生克制衡生态有异，诸症由生。拟用补肝肾益精血，清肝疏泄，养心镇静秘阳，清热解毒；祛湿除带。查原方用药调治。

处方：牡丹皮 10 g，生栀子 10 g，柴胡 10 g，当归 15 g，生白芍 15 g，益母草 30 g，枸杞子 15 g，沙苑子 10 g，桑椹 15 g，黑芝麻 10 g，熟地黄 10 g，红花 10 g，炒酸枣仁 20 g，生龙骨 30 g，生牡蛎 30 g，生薏苡仁 15 g，椿根皮 15 g，鱼腥草 15 g。8 剂，日 1 剂。

二诊：2019 年 10 月 27 日。患者月经已行，经水量有所加，色有所浅，口苦、胁胀已解，睡眠已安。带下已有所减，为白色。脱发有所减少，腰酸缓解。初见成效，原方 8 剂再服，服法同前。

三诊：2019 年 11 月 26 日。患者脱发欲止，梳头、洗发有脱几根，腰部已舒，带下病已除。尚需巩固，唯恐月经不调未除，继服前方 8 剂，隔日 1 剂，水煎服。

此后 3 个月未来，电话追询身体很好，月经按月已来，带下亦好，脱发已止，新发已生。